DE

LA PROSTITUTION

DANS

LA VILLE DE PARIS.

II

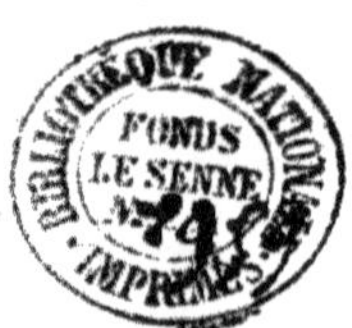

Chez J.-B. Baillière et Fils.

HISTOIRE NATURELLE DE L'HOMME, comprenant des Recherches sur l'influence des agents physiques et moraux considérés comme cause des variétés qui distinguent entre elles les différentes Races humaines; par J.-C. PRICHARD, membre de la Société royale de Londres, correspondant de l'Institut de France; traduit de l'anglais, par F.-D. ROULIN, sous-bibliothécaire de l'Institut. Paris, 1843, 2 vol. in-8 accompagnés de 10 planches gravées et coloriées, et de 90 figures intercalées dans le texte. 20 fr.

L'auteur a indiqué avec soin, en traits rapides et distincts : 1° tous les caractères physiques, c'est-à-dire les variétés de couleurs, de physionomie, de proportions corporelles, etc., des différentes races humaines ; 2° les particularités morales et intellectuelles qui servent à distinguer ces races les unes des autres; 3° les causes de ces phénomènes de variété.

TRAITÉ DE GÉOGRAPHIE ET DE STATISTIQUE MÉDICALES, ET DES MALADIES ENDÉMIQUES, comprenant la météorologie et la géologie médicales, les lois statistiques de la population et de la mortalité, la distribution géographique des maladies, et la pathologie comparée des races humaines, par le docteur J.-CH.-M. BOUDIN, médecin en chef de l'hôpital militaire du Roule. Paris, 1857, 2 vol. in-8, avec 9 cartes et tableaux. 20 fr.

TRAITÉ DE LA VIEILLESSE, hygiénique, médical et philosophique, ou Recherches sur l'état physiologique, les facultés morales, les maladies de l'âge avancé, et sur les moyens les plus sûrs, les mieux expérimentés, de soutenir et de prolonger l'activité vitale à cette époque de l'existence; par le docteur J.-H. REVEILLÉ-PARISE, membre de l'Académie de médecine, etc. Paris, 1853. 1 vol. in-8 de 500 pages. 7 fr.

« Peu de gens savent être vieux. » (LA ROCHEFOUCAULD.)

Paris. — Imprimerie de L. MARTINET, rue Mignon, 2.

DE

LA PROSTITUTION

DANS

LA VILLE DE PARIS,

CONSIDÉRÉE SOUS LE RAPPORT

DE L'HYGIÈNE PUBLIQUE, DE LA MORALE ET DE L'ADMINISTRATION ;

OUVRAGE APPUYÉ DE DOCUMENTS STATISTIQUES

Puisés dans les archives de la Préfecture de police ;

PAR

A.-J.-B. PARENT-DUCHATELET,

Membre du Conseil de salubrité de la ville de Paris,
de l'Académie de médecine.

Troisième édition

COMPLÉTÉE PAR DES DOCUMENTS NOUVEAUX ET DES NOTES

PAR MM.

A. TREBUCHET,
Chef du bureau sanitaire,
Secrétaire du Conseil de salubrité,

POIRAT-DUVAL,
Chef de bureau à la Préfecture
de police ;

SUIVIE D'UN

Précis Hygiénique, Statistique et Administratif

SUR LA PROSTITUTION DANS LES PRINCIPALES VILLES DE L'EUROPE.

Avec Cartes et Tableaux.

TOME SECOND.

PARIS

J.-B. BAILLIÈRE ET FILS,

LIBRAIRES DE L'ACADÉMIE IMPÉRIALE DE MÉDECINE,

Rue Hautefeuille, 19 ;

Londres, H. BAILLIÈRE, 219, REGENT STREET. | New-York, H. BAILLIÈRE, 290, BROADWAY.

MADRID, C. BAILLY-BAILLIÈRE, CALLE DEL PRINCIPE, 11.

1857

DE

LA PROSTITUTION

DANS

LA VILLE DE PARIS.

CHAPITRE XVII.

DES HÔPITAUX CONSACRÉS AU TRAITEMENT DE LA SYPHILIS.

ARTICLE I.

ÉTAT DANS LEQUEL SE SONT TROUVÉS LES HÔPITAUX CONSACRÉS AU TRAITEMENT DES PROSTITUÉES AFFECTÉES DE SYPHILIS, DEPUIS 1497 JUSQU'A 1691.

Première apparition de la syphilis à Paris. — Première idée d'un hôpital spécial. — Zèle que déploie la magistrature. — Obstacles sans cesse renaissants qui s'opposent à ses projets. — Préjugés et ignorance des anciens administrateurs des hôpitaux. — Coutume barbare de fustiger les syphilitiques à leur entrée et à leur sortie de l'hôpital. — Ce n'est que sous Louis XIV, en 1657, qu'il est question de prostituées malades. — Considérations générales sur l'horreur qu'inspiraient à cette époque les malades affectés de syphilis. — Preuves que cette maladie déterminait chez les prostituées des accidents affreux. — Une division de l'hospice de Bicêtre consacrée au traitement de cette maladie.

L'existence de la maladie vénérienne fut constatée à Paris, d'une manière officielle, le 6 mars 1497. On en trouve la preuve dans un arrêt du parlement, qui porte la date de ce jour, et qui ordonne à tous les étrangers atteints *de la grosse vérole*, de retourner dans leur pays ; aux habitants aisés, de ne pas sortir de leurs maisons, et aux habitants pauvres, de se retirer dans une maison qu'on allait bâtir pour les recevoir. Cet établissement n'était que pour les hommes; *on promettait bien d'en établir plus tard un autre pour les femmes, mais rien n'annonce que ce projet ait été réalisé.*

L'année suivante, 1498, le prévôt de Paris, voyant l'insuffisance de la maison établie dans le faubourg Saint-Germain, et reconnaissant que, malgré cette ressource, les vérolés circulaient publiquement dans les rues de Paris, renouvela l'ordonnance du parlement; cette fois, il menaça les délinquants d'être jetés dans la rivière, tandis que le parlement punissait de la *potence* la même infraction (1); on a tout lieu de croire que ces punitions, bien capables d'effrayer, n'ont jamais été mises en usage; on venait de reconnaître que le virus vénérien ne se communiquait que par un contact immédiat, et non pas par l'intermédiaire de l'air, comme on le pensait dans les premiers temps de son apparition.

Tous ces établissements n'avaient pour objet que de séquestrer de la société des personnes saines, tous les gens affectés du *gros mal*, comme on l'appelait alors; *la guérison des malades n'entrait pas encore dans les vues des philanthropes et des administrateurs de cette époque.*

La nécessité *de soigner* ces malades commença à être reconnue dans l'année 1505. On trouve en effet dans un arrêt de cette année ce passage remarquable..... « Voyant (y est-il dit) que ces malheureux y manquent de tout ce qui est nécessaire (il était question des maisons où on les enfermait), qu'ils traînent une vie misérable, qu'ils sont dans le plus grand abandon, la cour

(1) Nous donnons ces Documents plus loin, chapitre XXII, DE LA LÉGISLATION.

ordonne qu'il sera construit un hôpital spécial destiné à cette maladie. »

S'il était facile au parlement de rendre des arrêts, il n'était pas toujours en son pouvoir d'en assurer l'exécution : ce qui se passa à cette époque en donne une triste preuve : *Trente ans après la promulgation de l'arrêt précédent, rien n'avait été changé à l'ordre de choses qui l'avait motivé; on pourrait même dire que le mal s'était aggravé.*

Excité par la grandeur de ce mal, le parlement, en 1535, sortit de son indifférence, et nomma de nouveaux commissaires pour trouver un local destiné au *traitement* des hommes attaqués du *gros mal.* Cette commission proposa à cet effet la maison de la Trinité, composée de deux salles : l'une assez grande pour contenir 124 lits, et l'autre 248.

Remarquons avec surprise que, dans tous ces projets, il n'est pas dit un mot des femmes, et par conséquent des prostituées; or, le mal devant être aussi grand chez elles que chez les personnes de l'autre sexe, nous devons juger par là de l'état sanitaire des prostituées, à cette époque de notre histoire.

Des intrigues de toute espèce rendirent inutiles les efforts que venait de faire le parlement; il nomma donc de nouveau les mêmes commissaires, qui proposèrent un petit hôpital dépendant de la paroisse Saint-Eustache; mais les marguilliers de cette église s'y opposèrent. Il fallut que la cour rendît, en 1536, un nouvel arrêt, portant que, nonobstant les observations des marguilliers, « *ils seraient tenus de bailler ledit local pour mettre et loger les pauvres malades de grosse vérole.* »

Il est digne de remarque que, dans ces deux arrêts, on confondait avec les vénériens, les teigneux, les épileptiques, et ceux qui étaient attaqués de la danse de Saint-Guy.

Il paraît que le soin du petit hôpital fut confié aux administrateurs de l'Hôtel-Dieu; mais ils ne le firent qu'avec répugnance, et avec une telle mauvaise volonté, qu'on y manquait de linge pour changer les malades, d'onguent, de charpie et de médicaments, pour soigner leurs ulcères.

Le parlement fit donner des avis dont on ne tint aucun compte. Il fit citer à la barre, par un huissier, les administrateurs, qui se disculpèrent comme ils purent; nonobstant leur réponse, il donna à l'administration des ordres *précis*, *prompts* et *sommaires*, afin qu'elle se mît en mesure de faire cesser toute espèce de plainte, et déclara que, s'il n'était pas obéi, il sévirait avec toute la plénitude de son pouvoir.

Par suite de ces mesures énergiques, l'ordre se rétablit, mais ce ne fut que pour très peu de temps. La disette des objets de première nécessité se fit bientôt sentir, et l'hôpital retomba dans l'état de détresse dont on l'avait fait sortir; devenu inhabitable, et les malades n'y recevant plus de secours, ils s'introduisirent furtivement à l'Hôtel-Dieu, qui jusqu'alors les avait repoussés; on toléra d'abord cet abus, plus tard leur admission devint publique, ils étaient confondus avec les autres malades; on les recevait dans les mêmes salles, on les couchait dans les mêmes lits que les blessés et les fiévreux.

Cet état de choses ne put rester longtemps caché; il excita des réclamations de toutes parts, et les malheureux vénériens, privés d'un hôpital spécial, furent expulsés de l'hôpital général, où ils venaient de s'introduire.

Le parlement, indigné de ce qui se passait, assembla, en 1559, le prévôt des marchands, les échevins et les curés de Paris, pour aviser aux moyens de remédier à un si grand mal; le résultat de la délibération fut de mettre tous ces malades dans une maison de la rue de Loursine. Mais tel était à cette époque le faible ascendant du parlement, ou le manque de ressources, que tous ces établissements, regardés comme si nécessaires, restèrent encore en projet.

Le silence est toujours complet sur les femmes et sur les prostituées; on dirait qu'elles n'existent pas ou qu'il n'est pas nécessaire de s'en occuper.

Je ne m'étendrai pas sur les manœuvres et les intrigues de toute espèce qui furent mises en usage pour faire avorter les bonnes intentions du parlement et des premiers magistrats de Paris. L'administration de l'Hôtel-Dieu se signala parmi les opposants; à tort ou à raison, elle repoussait les syphilitiques de ses salles; elle ne voulait pas les soigner dans une maison du dehors.

Le bureau des pauvres, institution qui venait de se former, et qui était soutenue par le parlement, fit à cette époque un grand nombre de démarches pour surmonter la répugnance des administrateurs de l'Hôtel-Dieu à soigner les malheureux syphilitiques; on s'entendit enfin, et par une transaction du 1er janvier 1560, il fut convenu que l'Hôtel-Dieu donnerait une certaine somme, que le bureau en fournirait une autre, et que le soin des syphilitiques resterait à ce dernier.

Il est pénible de dire que les administrateurs de l'Hôtel-Dieu refusèrent de donner la somme convenue, et que pendant un grand nombre d'années ils employèrent mille subterfuges pour éluder l'exécution de la convention faite en 1560; ce ne fut qu'en 1614 que, forcés dans leurs derniers retranchements, ils consentirent enfin à donner les secours indispensables pour le traitement des malades qu'ils repoussaient de leur maison, et qu'on ne voulait recevoir nulle part.

Que devinrent ces malheureux depuis l'année 1559 jusqu'en 1614, c'est-à-dire pendant plus d'un demi-siècle? L'imagination s'effraie à la vue d'un pareil ordre de choses, et l'on se demande s'il est permis de se plaindre en mettant en regard l'époque actuelle avec ces temps anciens.

Dans toutes ces discussions, je dois le répéter, pas un mot des femmes malades, encore moins des prostituées.

Voilà donc un traitement et des moyens de guérison assurés aux syphilitiques; mais quels étaient les soins et les commodités offerts par la maison dans laquelle ils étaient reçus? Nous l'ignorons, on sait seulement qu'ils étaient *châtiés et fustigés* avant et après leur traitement; que personne n'y était admis sans cette correction préalable; que la fustigation était donnée *très rigoureusement*, et que cette mesure se pratiquait encore en 1700, à l'Hôtel-Dieu, à l'égard des malades sur lesquels on reconnaissait quelques symptômes vénériens.

L'histoire ne nous apprend pas l'époque à laquelle cessa cet abus aussi ridicule qu'inhumain; nous savons seulement que, dans une délibération de 1675, les administrateurs de l'hôpital général arrêtèrent qu'ils en référaient à l'autorité supérieure, parce que, disaient-ils, la crainte de ce châtiment empêchait les malades de déclarer leur état.

Il faut arriver à 1657, sous le règne de Louis XIV, pour trouver la première indication d'une attention quelconque donnée aux femmes attaquées de syphilis. Pour interdire l'entrée de la Salpêtrière aux femmes *gâtées*, on décida, en 1658, qu'elles seraient visitées; mais cette visite était illusoire et n'en pouvait atteindre qu'un petit nombre; en effet, le chirurgien n'avait l'autorisation de visiter ces femmes *que lorsqu'elles portaient sur la figure des marques probables de maladie.* Quand on sait que la Salpêtrière venait d'être bâtie pour y recevoir les filles livrées à une prostitution publique et scandaleuse, et que déjà à cette époque le plus grand nombre des vénériens n'avaient aucune marque extérieure de la présence du virus dont ils étaient affectés, on se fera facilement une idée des ressources que pouvait offrir une visite ainsi faite pour s'assurer de l'état sanitaire de ces femmes.

Malgré les règlements, on reconnut bientôt que les prostituées, étant retenues prisonnières à la Salpêtrière, il fallait bien les y traiter. Une chambre particulière avait été consacrée à cet usage; bientôt elle se trouva trop petite, et l'administration fut obligée d'ordonner quelques constructions pour agrandir le local; mais revenant toujours à l'article de l'édit, qui défendait de traiter des vénériens dans l'établissement, elle suspendit ses premiers ordres.

Cette chambre accordée furtivement et contre tous les règlements, dans le coin d'une prison, est le premier hôpital destiné au traitement des prostituées ; l'existence en fut révélée dans l'année 1683.

On se fera une idée de l'état sanitaire des prostituées restées libres dans Paris, et d'une multitude d'autres femmes, lorsqu'on saura que la certitude de la fustigation ne les arrêtait pas, et que pour être renfermées à la Salpêtrière, seul local où elles pussent recevoir quelques soulagements aux maux qui les dévoraient, elles se faisaient arrêter comme mendiantes, bien que la mendicité ne fût pas leur ressource habituelle.

Avant de poursuivre ce récit, revenons sur ce que nous venons de voir, et donnons un instant de réflexion à des usages dont nos pères ont admiré la sagesse, et qui aujourd'hui excitent notre surprise et notre indignation.

Que signifient *ce châtiment et cette fustigation donnée très rigoureusement* aux hommes et aux femmes à leur entrée et à leur sortie de l'hôpital? C'était, disait-on, afin d'inspirer de l'horreur pour une maladie qui était imputée à grand crime, et pour éviter la trop grande affluence aux hôpitaux de ceux qui en étaient affectés.

Ainsi, la criminalité dépendant d'une maladie contractée, et non du libertinage, on pouvait commettre tous les désordres imaginables et conserver l'estime de la population; mais si ces désordres vous rendaient malade, à l'instant même vous deveniez l'objet de l'indignation et du rebut général : point de distinction entre l'épouse vertueuse et la prostituée; point de commisération pour des écarts de jeunesse et même pour des maladies héréditaires. L'inhumanité, pour ne pas dire la barbarie, fut portée à un tel point, qu'on expulsa des hôpitaux les enfants nés de mères infectées et infectés eux-mêmes, et qu'il fut nécessaire que le procureur-général interposât son autorité pour empêcher un renvoi aussi inhumain.

Par une anomalie bien singulière, c'était chez les gardiens de la santé publique, chez les administrateurs des hôpitaux, que se trouvait cette fausse manière d'envisager les choses ; ils auraient cru déshonorer les maisons qu'ils régissaient, s'ils y avaient admis un syphilitique ; ils auraient cru se déshonorer eux-mêmes s'ils avaient donné quelques soins à l'amélioration du sort de ces malheureux. Ces bons bourgeois à vue si courte excitent notre pitié, nous les excusons en considération du temps où ils vivaient ; gardons-nous cependant de jeter sur eux une trop grande défaveur, puisqu'à l'époque actuelle, dans beaucoup de nos provinces, on refuse de soigner les syphilitiques de l'un et de l'autre sexe, et cependant nous vivons dans le dix-neuvième siècle !

La magistrature, formée de la partie la plus éclairée de la nation, a-t-elle donc cru se déshonorer en s'occupant d'une manière si persévérante et si active du sort des syphilitiques. Le clergé parisien, cet autre foyer de lumière, a-t-il pensé faire une œuvre immorale en secondant le parlement et le bureau des pauvres dans tout ce qu'ils ont entrepris pour le soulagement de la classe des malheureux dont nous nous occupons ? Une remontrance faite au parlement par l'évêque de Paris, en 1497, montre quel intérêt ce prélat portait au succès du petit hôpital qui venait d'être fondé ; non-seulement il le surveillait, mais il donnait même pour son entretien une somme considérable prise sur sa cassette.

Je reviens à l'histoire des soins sanitaires donnés aux femmes et aux prostituées attaquées de syphilis.

On a vu précédemment que le local de la Salpêtrière, qui servait à traiter les femmes gâtées, étant insuffisant, l'administration avait arrêté qu'on l'agrandirait par quelques constructions; mais nous avons vu aussi qu'on n'avait pas exécuté cet arrêté. Le nombre des malades s'étant encore augmenté, le mal des premières, qui n'avaient pas été traitées s'étant encore accru avec rapidité, *on craignit que la contagion putride ne se répandît dans la maison.* Les médecins et chirurgiens dressèrent procès-verbal de cet état horrible; ce procès-verbal fut mis sous les yeux du procureur-général qui en ordonna la communication au ministre. Pendant que l'on faisait les démarches nécessaires pour obtenir que l'autorité prît des mesures capables d'améliorer le sort des syphilitiques, *ces malades perdaient leurs organes*, *ils périssaient*, soit par les ravages de la maladie vénérienne, soit par les fièvres qu'occasionnait un air entièrement vicié.

Le premier président du parlement et le procureur-général prirent sur eux d'ordonner *que nonobstant tout règlement*, *tout édit à ce contraire*, les vénériennes qui se trouvaient à la Salpêtrière seraient traitées dans un local convenable; on trouva ce local dans une division de l'hospice de Bicêtre, et toutes les femmes malades de la Salpêtrière y furent transférées.

ARTICLE II.

ÉTAT DE CES MÊMES HÔPITAUX, DEPUIS 1691 JUSQU'AU 12 MARS 1792.

Triste tableau du nouvel hôpital établi à Bicêtre. — Exemples remarquables de guérisons spontanées. — Rapport fait à Louis XV par Mareschal. — Il fait décider la construction d'un nouvel hôpital. — Projet de M. de Breteuil. — Il veut convertir en hôpital le couvent des Capucins du faubourg Saint-Jacques. — Peinture affreuse de l'état de Bicêtre, par Cullerier. — Particularités relatives au mode de traitement. — Conduite indigne des chirurgiens attachés à Bicêtre. — Conduite toute contraire de Cullerier. — Il réforme les abus.

Nous venons de voir que le traitement des prostituées affectées de syphilis ayant été interdit à l'hospice de la Salpêtrière, elles furent transportées, uniquement pour leur guérison, dans une division de Bicêtre : examinons ce qu'était ce nouvel hôpital.

Suivant Cullerier (1), auquel j'emprunte ces détails et la plupart de ceux que j'ai consignés dans le paragraphe précédent, « les malheureuses qui y étaient reçues, épuisées par la débauche, par une mauvaise nourriture et par une maladie à laquelle on avait laissé faire des progrès effrayants, périssaient en grand nombre pendant leur traitement, et presque toutes les autres étaient renvoyées à la Salpêtrière avec les gencives ulcérées, les dents branlantes et la langue en lambeaux. » Qu'on juge, d'après cette description, de l'état des malades et des ressources que leur présentait le nouvel hôpital.

Aucun changement favorable aux prostituées atteintes de syphilis ne fut opéré pendant un siècle tout entier ; aussi, quelque dure et pénible que fût, dans la prison de la Salpêtrière, le sort des filles qui y étaient

(1) *Notes historiques sur les hôpitaux établis à Paris, pour traiter la maladie vénérienne*, Paris, an XI, in-8.

renfermées, il leur paraissait doux en comparaison de celui qui les attendait à Bicêtre; on ne les y envoyait donc que dans le cas où la maladie avait acquis une gravité extrême, ou lorsque les douleurs devenaient intolérables; on gardait dans la prison toutes les autres, on ne leur faisait rien, et grâce au régime plus que sévère auquel elles étaient assujetties, plusieurs se trouvaient guéries à la fin de leur détention qui durait toujours plusieurs mois. Je tiens ces derniers détails d'anciens employés de la Salpêtrière, et en particulier de la sœur Pélagie qui, pendant trente ans, fut chargée de la division des *filles du monde*, comme on les appelait anciennement et comme cette sœur les appelait encore.

Il n'entre pas dans mon sujet de parler des dilapidations et des infamies de toute espèce qui se commettaient dans cette maison au détriment des malheureux malades, et des intrigues mises en usage pour s'opposer aux réformes que quelques gens de bien cherchèrent à y introduire à différentes époques; je me contenterai de citer quelques passages du mémoire de Cullerier : ils pourront donner une idée de l'état dans lequel se trouvait l'hôpital, et de la position des malades qui venaient y chercher des secours à leurs maux.

En 1720, « on soustrayait aux vénériens la majeure partie de la viande que leur accordait l'administration; ou remplaçait cet aliment par du fromage et du beurre; on leur distribuait le même bouillon que celui qu'on donnait aux pauvres non malades, auxquels on n'accordait qu'environ une livre de viande par semaine. »

En 1730, « on comptait à Bicêtre 400 malades attaqués de syphilis; ils occupaient un local étroit, peu aéré, sale, étayé en plusieurs endroits et menaçant de s'écrouler. Les malades s'y trouvaient dans le plus triste état; ceux qui attendaient leur tour étaient couverts d'ulcères; ceux qui avaient subi le traitement étaient exténués, hideux, et reprenaient lentement et difficilement leurs forces; les bains, dont l'usage est si précieux pour préparer les malades aux traitements et pour faciliter l'action des médicaments, étaient inconnus dans cette maison. »

G. Mareschal, premier chirurgien de Louis XV, chargé à cette époque de visiter Bicêtre et de s'entendre avec l'administration pour établir, soit à Bicêtre, soit à la Salpêtrière, une autre salle de traitement pour les femmes, s'exprimait en ces termes dans son rapport : « J'ai vu les vénériens de Bicêtre, j'ai examiné ceux qui venaient de passer aux remèdes, ils étaient assez bien guéris, mais leur convalescence est pénible; j'ai vu ceux qui n'étaient pas encore entrés dans les remèdes, et j'ai été effrayé de leur état; le temps qu'ils sont obligés de rester pour attendre leur tour, est un mal pire que celui qui les a conduits à l'hôpital; *il vaudrait mieux mettre ces malades dans une grange, dans une écurie, seulement sur de la paille, pour les y traiter, que de les laisser languir dans la dangereuse situation où ils sont. Il est instant de les retirer de cette atmosphère pestiférée.* »

Le nom imposant de Mareschal, qu'on savait tout-puissant auprès du souverain, fit sortir de la torpeur l'administration des hôpitaux; elle ordonna des améliorations, et arrêta la construction d'un hôpital spécial; on en commença les travaux, mais les dilapidateurs et intrigants, qu'on rencontre partout et qui ne se lassent jamais, trouvèrent le moyen de suspendre ces constructions, de sorte qu'en 1784 tout était dans le même état qu'en 1730.

En 1784, M. de Breteuil, ministre de l'intérieur, visitant Bicêtre et la Salpêtrière, « *fut indigné de l'état horrible dans lequel étaient les vénériens à Bicêtre.* » On lui rappela tout ce qui avait été tenté pour améliorer le sort de ces malheureux, et on l'engagea à reprendre les projets de ses prédécesseurs. Ce ministre s'en occupa sérieusement; mais pour éviter de nouvelles constructions, il jeta les yeux sur le couvent des Capucins du faubourg Saint-Jacques, qui lui parut très convenable pour un hôpital spécial. Par une fatalité inouïe, ces projets d'amélioration avortèrent encore.

Sans entrer dans des détails circonstanciés, je vais donner en peu de mots une idée exacte de ce qu'étaient, en 1787, les ressources que la société fournissait aux malheureux affectés de la syphilis; ces détails nous serviront plus tard à établir un parallèle entre l'ordre de choses existant aujourd'hui et celui d'une époque à laquelle nous touchons, à laquelle appartient la moitié de la génération actuelle.

Après une description minutieuse des salles, des lits, des fenêtres, etc., Cullerier s'exprime ainsi: « Le nombre des malades, comparé à l'étendue des salles, est à peine croyable. On serait tenté de révoquer en doute la possibilité de vivre avec de l'air en aussi petite quantité, et d'une qualité si préjudiciable à la santé, si le fait n'était pas aussi notoire. Dans les salles d'expectants, la moitié des malades se couchaient depuis huit heures du soir jusqu'à une heure après minuit, et les autres depuis ce moment jusqu'à sept heures du matin (il n'y avait qu'un lit pour huit malades) : ainsi ils avaient environ une moitié de la nuit de repos et de tranquillité (1).

» Ce local était noir et tapissé de toute espèce de malpropretés ; les croisées étaient clouées et ne donnaient jamais passage à l'air, parce qu'elles se fussent brisées en les ouvrant; beaucoup étaient murées, *ce qui avait transformé des salles de malades en cachots de criminels*. Le carreau ne se voyait plus, tant il était couvert d'ordures; les paillasses étaient remplies de paille qui n'avait pas été renouvelée depuis plusieurs années; les draps et les couvertures étaient en lambeaux, et tout leur tissu se trouvait imprégné des matières excrémentielles des malades et du pus qu'avaient fourni leurs ulcères ; les traversins n'étaient pas couverts de toile, et la tête des malades reposait sur un coutil souillé des émanations sales et putrides de ceux qui les avaient précédés pendant des années.

» Comme on n'admettait au traitement que 100 personnes à la fois, 50 hommes et 50 femmes, et comme on ne recommençait chaque traitement que tous les deux mois, il s'ensuivait que 200 à 250 malades, parmi lesquels se trouvaient tous ceux qui n'avaient ni argent ni protection, restaient abandonnés et attendaient, pendant six mois, neuf mois, une année, la faveur d'être reçus au traitement ; pendant une aussi longue expectation, le mal faisait des progrès, de nouveaux symptômes se développaient, les organes de la génération s'altéraient, les uns étaient attaqués de gangrène, les

(1) *Notes historiques sur les hôpitaux*, page 44.

autres de fièvre d'hôpital, *et la mort en emportait un grand nombre*. Pouvait-il en être autrement? car ces malheureux n'ayant personne pour pourvoir à leurs besoins, languissaient douloureusement sans aucun des secours qu'on n'obtenait dans cette maison qu'avec de l'or.

» Le régime était le même pour tous : point de bouillon nourrissant pour ceux dont les forces étaient épuisées, point d'aliments légers pour ceux dont les organes digestifs étaient altérés, point de choix pour la qualité ; les expectants avaient pour nourriture du pain bis, du fromage, du beurre rance et rarement de la viande. Les employés de ce département arrachaient de force aux malades ce qui leur revenait, et commettaient, sans se cacher et comme si c'eût été pour eux un droit légitime, les plus criantes et les plus scandaleuses exactions. »

Ces détails, que tout le monde peut lire dans le petit opuscule de Cullerier, m'ont été confirmés verbalement par ce chirurgien quelque temps avant sa mort (1); je les ai depuis vérifiés en m'adressant à un chirurgien remarquable par son savoir, qui, dans sa jeunesse, avait fréquenté Bicêtre, et que chacun de nous a connu; je veux parler de Lallement, mort en 1834 chirurgien en chef de la Salpêtrière : voici, en peu de mots, la substance des renseignements qu'il voulut bien me donner :

« Tous les chirurgiens de la division des Vénériens, à Bicêtre, s'enrichissaient en fort peu de temps; car ayant le droit d'admettre dans les salles et d'en expulser qui bon leur semblait, ceux qui avaient de l'argent pas-

(1) Michel Cullerier, mort à Paris, le 3 janvier 1827.

saient à l'instant par-dessus tous les autres ; on connaissait la marche qu'il fallait suivre ; il suffisait de s'adresser au domestique du chirurgien et de lui remettre trois pièces d'or, formant 72 fr.

Par le conseil de Lallement, j'ai eu recours à un vieillard, placé alors comme agent de surveillance à l'hospice de la Salpêtrière, et qui, dès sa jeunesse, a été employé aux écritures dans la division des vénériens de Bicêtre, hospice où il est né ; je vais donner avec exactitude les précieux documents que je dois à son obligeance.

La division destinée aux femmes, à Bicêtre, s'appelait la salle de la Miséricorde ; on y recevait indistinctement et sans aucune séparation, les nourrices, les femmes mariées, les jeunes filles, les prostituées de la ville et toutes celles qu'on envoyait de la Salpêtrière ; ces dernières, parmi lesquelles se trouvaient beaucoup de femmes flétries, étaient plus surveillées que les autres et reléguées dans les combles ; plus de la moitié de cette population appartenait à la classe des prostituées. Voici, suivant le rapport de la même personne, le mode suivi depuis un temps immémorial, pour la réception des vénériens, à l'hospice de Bicêtre.

Tous ceux qui dans Paris, hommes et femmes, étaient pris de maladies vénériennes, *et qui ne pouvaient plus en supporter les douleurs*, venaient à Bicêtre pour réclamer leur admission ; mais cette admission, pour le commun des malades, ne se faisait jamais immédiatement : on les inscrivait, et ils étaient obligés d'attendre leur tour ; *ils n'avaient droit d'exiger leur admission qu'après une année révolue*, mais comme on n'écoutait pas les plaintes de ces malheureux, il se pas-

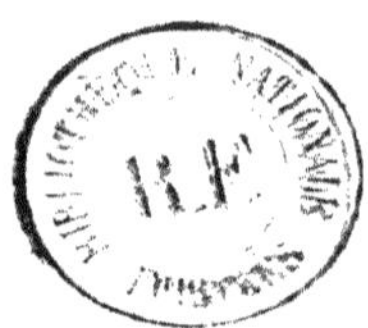

sait dix-huit mois, deux ans et quelquefois davantage, avant qu'ils reçussent les premiers secours; on admettait cependant d'urgence les nourrices, pour lesquelles le lieutenant de police payait quelquefois une somme, *et ceux qui étaient apportés sur des brancards, à cause de la gravité de leur maladie.*

Comme on transportait de la même manière à l'Hôtel-Dieu ceux qui tombaient gravement malades dans les salles de Bicêtre, la route en était toujours couverte, ce qui faisait un spectacle pénible à voir et quelquefois hideux; car les brancardiers, sous le prétexte de réclamer des secours pour les malades, découvraient les plaies de ces malheureux, et, s'arrêtant à chaque pas, les exposaient dans cet état aux regards des passants.

Les salles étaient très basses, encombrées de lits qui devaient servir à huit malades: et comme on ne pouvait pas les aérer, il y existait en permanence une odeur d'une incroyable fétidité.

Le traitement, qui était le même pour tous, devait durer six semaines, ni plus ni moins, c'était la règle; ce temps expiré, les malades étaient obligés de sortir: guéris ou non guéris, ils ne pouvaient plus rien réclamer.

Lorsque le nombre des expectants était trop considérable, ou lorsque les plaintes devenaient graves, voici ce qui arrivait: on accordait aux malades dix, douze ou quinze jours de traitement, on les renvoyait ensuite pour en recevoir d'autres qu'on traitait de la même manière; ils n'étaient admis de nouveau qu'après huit ou dix mois, mais dans ce nouveau traitement on avait bien soin de défalquer, sur les six semaines qu'on leur devait, les journées qui leur avaient été accordées pour leur traitement provisoire, et qu'on appelait *le blanchîment*.

Il est difficile de se faire une idée de la gravité des affections traitées dans cette division de Bicêtre; aussi la mortalité y était-elle très grande : on peut évaluer à plus de cent par année la perte des femmes, et à soixante celle des hommes.

La place de chirurgien à Bicêtre était très recherchée, car, outre les priviléges qu'elle accordait, elle était une source inévitable de fortune par la réputation qu'elle donnait dans la ville, pour le traitement des affections vénériennes, et par la rétribution de trois louis exigée de tous ceux qui voulaient jouir de la faveur d'être plus tôt guéris, et pour cela d'être admis avant tous les autres.

A cet état de choses, succéda un homme qu'on peut à juste titre regarder comme le plus probe, le plus honnête, le plus humain et en même temps le plus instruit de tous les chirurgiens qui l'avaient précédé dans son service : cet homme est Michel Cullerier.

Ici commence une ère toute nouvelle pour les soins que réclament les malheureux attaqués de la syphilis; nous allons voir des abus monstrueux, existant depuis trois siècles, attaqués sans relâche par celui-là même qui avait le plus d'intérêt à les perpétuer; nous allons voir s'établir un ordre de choses, non parfait sans doute, et dont je signalerai bientôt les inconvénients, mais que notre génération n'a pas assez apprécié, parce qu'elle ignorait ce qui se passait avant elle, et parce que rien ne pouvait lui faire connaître l'espace immense qu'il avait fallu franchir pour passer subitement, et presque sans transition, de la barbarie à un état satisfaisant.

Ce fut en 1787 que Cullerier obtint par la voie du concours, qu'il avait demandé lui-même, la place de chirurgien dans la division des syphilitiques à Bicêtre; ne pouvant supporter le spectacle qu'il avait sous les yeux, il fatigua par ses mémoires et par ses représentations l'administration de cette époque, mais ce fut sans succès; la formule ordinaire des réponses faites à ses observations était : *néant au mémoire.*

Enfin Cullerier trouva dans M. Desyeux, qui venait d'être nommé administrateur de Bicêtre, un homme capable de comprendre ses projets et d'apprécier l'excellence de ses vues; dans l'espace de quelques mois on enleva les ordures qui dataient de plus d'un siècle; on arrêta le gaspillage, on améliora le régime, tous les malades furent admis indistinctement, on leur donna des couvertures; on perça des croisées, et ce département, quoique bien hideux encore, devint moins insalubre.

Beaucoup de détenus dans la prison de Bicêtre, ayant été mis en liberté après les événements du 14 juillet 1789, et la surveillance ne s'exerçant plus sur les malfaiteurs et sur les prostituées, l'espace devint plus que suffisant, soit dans l'hôpital, soit dans la prison qui se trouvait à côté de l'hospice, ce qui permit à Cullerier de disposer les malades et d'en admettre au traitement un bien plus grand nombre qu'auparavant. Le sort des vénériens s'améliora, mais, quoique amélioré, il parut si horrible aux membres de l'Assemblée constituante qui visitèrent Bicêtre, qu'il fut décidé qu'on les transporterait dans le nouvel hôpital des Capucins du faubourg Saint-Jacques (hôpital du Midi), ce qui eut lieu le 12 mars 1792.

ARTICLE III.

DES HÔPITAUX CONSACRÉS AU TRAITEMENT DES MALADIES VÉNÉRIENNES DE 1792 A 1834.

Conditions avantageuses que réunit l'hôpital du Midi. — Combien la mortalité y est faible. — Imperfection du service jusqu'en 1811. — M. Pasquier le régularise et le crée en quelque sorte. — Cullerier, chirurgien du nouvel hôpital. — Expériences comparatives sur différents modes de traitement. — L'administration des hôpitaux fait des démarches pour n'être pas chargée du traitement des prostituées malades. — Embarras que cause l'invasion de 1815. — Réclamations de l'administration des hôpitaux. — Traitement des prostituées organisé à la Pitié. — Inconvénient que leur présence détermine dans un hôpital qui ne leur est pas spécialement consacré. — Elles sont de nouveau dirigées sur l'hospice du Midi.

Nous venons de voir, dans le paragraphe précédent, les membres de l'Assemblée constituante, indignés de l'état dans lequel se trouvait à Bicêtre la division consacrée aux syphilitiques, obtenir que ces malades fussent transportés dans un lieu plus convenable que laissait disponible la suppression des ordres monastiques récemment décrétée ; nous allons suivre ces malades dans le nouvel hôpital, et en ne nous occupant que des prostituées, faire connaître les embarras qu'elles occasionnèrent pendant longtemps à l'administration.

Tous ceux qui ont vu l'hôpital des Capucins connaissent sa situation avantageuse et salubre, la propreté et l'aérage des salles, les promenades qui en dépendent, les bains qui y sont et toutes les commodités qu'on a su y réunir ; on peut y classer les malades par séries, et jusqu'à un certain point par catégories ; la nourriture y est bonne, le linge en abondance et d'une propreté parfaite, le service de santé régulier et confié à des gens de savoir et de probité. On donne des consultations et on soigne gratuitement ceux des malades du dehors qui ont quelques ressources, on admet tous les autres, de sorte qu'on peut dire qu'à l'époque actuelle *il n'existe pas de malades qui restent sans secours;* enfin la mortalité n'a été que de 1 sur 47 malades, tandis que si nous nous en rapportons aux témoignages des anciens employés, elle devait être à Bicêtre *d'un sur* 10 *ou* 12.

Dans les premières années qui suivirent la fondation de cet hôpital, les prostituées étaient admises indistinctement dans la division des femmes avec toutes les autres malades de leur sexe; à cette époque où régnaient encore le désordre et l'anarchie, elles se présentaient d'elles-mêmes comme par le passé, lorsque la violence des maux, dont elles étaient attaquées, devenait insupportable; plus tard, sous M. Dubois, on en fit entrer quelques-unes de force, en leur donnant un billet de recommandation, sur la présentation duquel les hôpitaux les envoyaient dans celui de leurs établissements qui leur était consacré.

Ce ne fut qu'en 1811, pendant l'administration de M. Pasquier, que l'on attribua aux prostituées une division spéciale dans l'hospice du Midi; tous ceux que j'ai questionnés pour avoir des renseignements sur l'histoire de cet hôpital, et en particulier les médecins et les chirurgiens, ne m'ont jamais parlé qu'avec enthousiasme du service que M. Pasquier avait rendu, soit aux mœurs, soit au bon ordre intérieur de l'hôpital, en obtenant cette séparation.

Voilà donc un service spécial attribué aux prostituées ; on sait actuellement ce qu'elles deviennent, on connaît la manière dont elles sont traitées, on peut s'assurer de leur guérison. Je ne saurais trop louer l'harmonie qui exista à cette époque entre la préfecture de police et l'administration des hôpitaux ; c'était à qui ferait le plus d'efforts pour opérer le bien : en voici une nouvelle preuve.

Des ennemis de Cullerier le dénoncèrent au préfet de police et au conseil des hôpitaux, comme suivant une méthode de traitement vicieuse et capable de procurer les plus grands maux. Cullerier, instruit de ce qui se passait, répondit aux attaques de ses ennemis et n'eut pas de peine à les confondre ; mais comme il s'agissait d'une question entièrement médicale que les médecins ne pouvaient décider, puisqu'ils étaient eux-mêmes en dissidence sur ce point de doctrine, le préfet désira qu'il fût fait dans un autre hôpital, et sur un certain nombre de malades à la fois, des expériences comparatives, seules capables de mettre les partis d'accord, et de faire sortir les gardiens de la santé publique d'une incertitude aussi désagréable que pénible.

Le conseil des hôpitaux accueillit la proposition de M. Pasquier, et par arrêté du 1er juillet 1812, il mit à sa disposition, dans l'hôpital Saint-Louis, une salle de 60 lits ; un médecin fut chargé de ce service ; pendant qu'il traitait par les *frictions* ces 60 malades, un autre en traitait un pareil nombre, aux Capucins, par le *sublimé*.

Il suffisait, en apparence, de quelques mois d'expérience pour décider à jamais la question ; elle l'aurait probablement été, si l'on avait pu la confier à d'autres qu'à des médecins; mais on n'avait pas encore trouvé le moyen de calmer la jalousie qu'un trop grand nombre de membres de ce corps ont les uns contre les autres. Il en résulta des conflits qui rendirent inutiles les bonnes intentions du préfet et des hôpitaux; aucun rapport ne leur fut adressé, et, au bout de deux ans, on n'était pas plus avancé que le premier jour sur la méthode à laquelle il fallait accorder la préférence d'une manière exclusive.

L'administration des hôpitaux reconnut bientôt, par expérience, le grave inconvénient d'admettre, dans un hôpital non consacré au traitement des affections vénériennes, une proportion notable de prostituées; et pour en être débarrassée, elle s'adressa, en 1814, au directeur général de la police du royaume. Elle exposait dans son mémoire qu'il fallait rendre à l'hôpital Saint-Louis sa première destination, en n'y admettant que les maladies de la peau, et renvoyant à l'hospice du Midi toutes les affections vénériennes; que les prostituées, à Saint-Louis, n'ayant ni parloir, ni promenades spéciales, y commettaient mille désordres avec les militaires qui s'y trouvaient; qu'elles étaient un sujet de scandale pour les autres malades de l'un et de l'autre sexe, et qu'on ne pouvait en venir à bout. Revenant sur l'origine de ce traitement à Saint-Louis, et sur les expériences auxquelles il était destiné, l'administration disait au directeur général que le but qu'on s'était proposé avait été entièrement manqué; que les médecins chargés des expériences ne s'étaient pas entendus; qu'un seul rapport avait été fait dans l'origine, mais qu'on n'y avait pas ajouté de preuves à l'appui ; enfin, qu'on avait fini par adopter, à Saint-Louis, l'habitude de traiter indistinctement les malades, soit par les frictions, soit par la méthode qu'on reprochait à Cullerier, et cela, suivant que le hasard dirigeait un malade sur une salle ou sur une autre. Deux propositions terminaient ce mémoire remarquable.

Par la première, l'administration demandait que les expériences fussent continuées, mais seulement sur douze malades, six à l'hôpital du Midi et six à Saint-Louis, et que le traitement en fût surveillé et dirigé par une commission nommée *ad hoc* par la Faculté de médecine.

Par la seconde, que si les prostituées sortaient de Saint-Louis, elle s'engageait à augmenter de 60 le nombre des lits qui leur étaient affectés dans l'autre hôpital; mais elle y mettait cette condition qu'elle entendait n'être pas responsable de l'évasion des filles envoyées par la police, en supposant que cette évasion pût avoir lieu.

Ces propositions pleines de sagesse furent prises en considération par le directeur général de la police ; des pourparlers eurent lieu entre la commission, qui remplaçait alors le préfet de police, et l'administration des hôpitaux. Mais, pendant que l'on traitait cette affaire, l'invasion de 1815, et les malheurs qui la suivirent, vinrent rompre tous ces projets, et donnèrent lieu à de nouveaux embarras qui font époque dans l'histoire des prostituées de Paris.

Les armées de l'Europe entière s'étant précipitées sur la France, une partie vint à Paris, tandis que l'autre ravageait nos provinces ; la première amena à sa suite une foule de femmes tant françaises qu'étrangères ; la seconde infecta de la manière la plus horrible les courtisanes qu'elle rencontra dans tous les lieux où elle fit quelque séjour. La première classe de ces filles resta dans Paris et dans ses environs après le départ des étrangers; la seconde, ne pouvant pas être reçue dans les hôpitaux des provinces, se dirigea sur la capitale, dans l'espoir d'y trouver quelques secours.

De la réunion de ces deux causes, il résulta que Paris se trouva encombré d'un nombre effroyable de prostituées, presque toutes malades à un très haut degré; pour comble de malheur, on manquait de moyens de traitement; car les hôpitaux, remplis de malades étrangers, restèrent occupés par eux pendant un temps fort long; les Prussiens, entre autres, occupaient, à l'hospice du Midi, les salles des prostituées.

Que faire en pareille circonstance? Les secours manquaient, et cependant le ministre de la guerre pressait le préfet de police de prendre quelques mesures avant l'arrivée des troupes que l'on se proposait de diriger sur Paris, pour la formation de la garde royale et de la légion de la Seine.

Pendant les pourparlers qui eurent lieu à ce sujet entre la préfecture de police et l'administration des hôpitaux d'une part, et le ministre de l'intérieur d'une autre, le préfet de police prit le parti de convertir en hôpital la prison de la petite Force, destinée à la correction des prostituées. En un instant, cette prison fut encombrée au point de n'avoir qu'un lit pour quatre malades, ce qui renouvela, pendant quelque temps, les horreurs de Bicêtre; il fallut pour cela renoncer à toute répression, abandonner à elles-mêmes les filles restées libres et à peu près saines, et tolérer des désordres d'autant plus choquants pour les habitants, qu'ils ne frappaient plus leurs yeux depuis quelques années.

Des clameurs ne tardèrent pas à s'élever ; on accusa la police de négligence et presque d'immoralité ; il fallut rouvrir la prison, faire revivre les moyens répressifs, et pour cela renoncer au traitement des femmes malades qu'on saisissait ; mais le bien était fait, les mesures tout exceptionnelles auxquelles des circonstances extraordinaires avaient forcé de recourir venaient de fournir les résultats les plus avantageux : le chiffre des malades s'était abaissé d'une manière notable ; on ne trouvait plus de ces affections graves et véritablement effrayantes par leur intensité ; tout, enfin, annonçait un retour marqué vers un meilleur ordre de choses.

Ce traitement dans la prison et le désordre inévitable qui en fut la suite, expliquent les lacunes que nous ont présentées, pour l'année 1815, plusieurs tableaux qui se trouvent dans quelques-uns des chapitres précédents.

En rendant à la prison sa destination primitive, un hôpital devenait indispensable ; mais l'administration de la préfecture de police n'en avait pas ; il fallut donc rouvrir de nouvelles négociations avec l'administration des hôpitaux et le ministère de l'intérieur, repasser par la filière interminable des bureaux, et perdre beaucoup de temps avant de rien obtenir.

Les hôpitaux, épuisés par les dépenses excessives que venait de leur occasionner l'invasion étrangère, et connaissant par expérience les inconvénients graves que présentait, dans un hôpital, une réunion considérable de prostituées, tâchèrent d'éluder la demande du préfet ; ils firent observer qu'ayant dépensé près de 500,000 fr.

pour les militaires prussiens qui s'étaient emparés de la division des prostituées, il fallait que le ministère de l'intérieur leur rendît cette somme pour les mettre à même de répondre aux demandes du préfet de police. Ils ajoutaient que, l'expérience venant de démontrer la possibilité de traiter les prostituées à la Force, c'était dans cette prison et avec les fonds de la préfecture qu'elles devaient être traitées.

Il ne fut pas difficile au préfet de police de combattre de pareilles prétentions, et de démontrer l'impossibilité où il était d'exécuter ce qu'on lui proposait; il fit observer « qu'en envoyant dans la prison les femmes malades, mais non coupables de délits, ce serait confondre, sous un seul et même régime, deux établissements bien distincts, un hôpital et une prison, *ce qu'il ne ferait jamais ;* que le préfet de police et les hôpitaux avaient chacun des devoirs particuliers à remplir; que ces devoirs consistaient, pour le préfet de police, à signaler, à saisir les malades, et à les diriger sur les hôpitaux ; et pour ces derniers, à soigner ces malades et à les guérir, sans examiner la nature de leur maladie, par la seule raison qu'ils étaient malades et qu'ils réclamaient un traitement. » Ces raisons furent enfin écoutées, et, après bien des conférences, on convint qu'une grande salle de la Pitié serait assignée aux prostituées envoyées par la police.

Ce nouveau service ne fut organisé que dans les derniers jours de 1815.

La salle obtenue, les embarras recommencèrent; pour fournir aux dépenses journalières de ce service, le préfet s'adressa de nouveau au ministre de l'intérieur, alléguant pour raison que l'accroissement prodigieux du nombre des affections vénériennes tenant à une cause tout à fait étrangère à la ville de Paris, il fallait venir à son secours, et considérer qu'il s'agissait ici d'un intérêt général.

Le ministre ne voulut pas accueillir cette demande; il répondit au préfet que son raisonnement pourrait s'appliquer à toutes les villes de France, dans lesquelles le passage des troupes étrangères avait augmenté le nombre des maladies vénériennes, d'où il résulterait que, dans toute la France, les individus attaqués de cette maladie devraient être traités aux dépens du trésor; que, dans la circonstance actuelle, le mal étant particulièrement circonscrit dans Paris, il importait surtout à cette ville d'en arrêter les progrès; que le mal était local, et qu'il fallait le combattre par des ressources locales.

Dans une réponse énergique adressée au ministre, le préfet, M. Anglès, lui demandait si l'on pouvait comparer à une ville de province une capitale de 600,000 âmes, vers laquelle une foule de causes diverses avaient dirigé les prostituées malades de plus de la moitié de la France; il lui prouvait que si l'on pouvait dire, avant 1814, que le mal était local, ce n'était pas raisonner logiquement que de le considérer de la même manière en 1816; à ce sujet, il entrait dans des détails curieux sur l'inscription des filles, sur le mouvement des passe-ports, sur les renseignements qui abondaient de toutes parts; tous prouvaient, ce qui a été dit plus haut, que l'accroissement subit du nombre et de la gravité des affections vénériennes dans Paris tenait à la présence des étrangers et à l'arrivée d'une foule de filles infectées, qui, ne trouvant pas de ressources dans leurs provinces, venaient chercher dans la capitale quelques soulagements à leurs maux.

Ce nouveau mémoire n'eut pas plus de succès que le premier; les secours demandés furent refusés, et la ville de Paris se vit obligée d'organiser du mieux qu'elle put, dans l'hospice de la Pitié, un nouveau service pour le traitement des prostituées; ces femmes y restèrent jusqu'en 1822.

Pendant les six années que dura ce service, organisé dans les bâtiments de l'hôpital de la Pitié, on eut souvent occasion de vérifier les inconvénients graves que présentait la présence d'un grand nombre de prostituées dans un hôpital recevant d'autres malades. Les désordres qu'elles occasionnaient dans celui où elles étaient, fatiguèrent l'administration qui revint souvent à la charge auprès du préfet de police pour en être débarrassée; les premières plaintes arrivèrent en 1818; elles se succédèrent presque sans interruption, et prirent en 1821 un degré d'énergie qu'elles n'avaient pas eu jusqu'alors.

L'administration des hôpitaux, se fondant sur les raisons que j'exposerai bientôt, demandait à toute force à être débarrassée du traitement et de la surveillance des femmes de la police; elle exprimait de nouveau le désir de les voir toutes dirigées sur la petite Force, et que le préfet se chargeât de leur traitement, en le faisant faire où il voudrait et par les personnes qui lui conviendraient.

Le préfet, en répondant à toutes ces demandes, retombait toujours dans les raisonnements suivants :

Que l'obligation de traiter les malades qui n'ont pas le moyen de se faire soigner chez eux est de l'essence de l'institution des hôpitaux, et que, sous ce rapport, rien ne pouvait dépasser le dénûment absolu des prostituées; que ces hôpitaux n'ont pas à s'enquérir de la nature de la maladie et de la culpabilité de celui qui réclame des soins; qu'ils ne doivent voir qu'un individu malade et qui manque des ressources nécessaires à sa guérison; que, pour ce qui regarde les prostituées, les devoirs du préfet se bornent *à diriger sur une prison* celles qui causent du scandale, et *sur un hôpital* celles qui sont dangereuses pour la santé publique; qu'il n'entrait pas dans les attributions de la direction des prisons de faire recevoir et traiter les indigents atteints de maladies; que ce serait aller contre toutes les règles d'une bonne administration de mettre sous le même toit et d'assujettir au même régime deux établissements aussi différents qu'un hôpital et une prison; que ce serait assimiler une maladie indépendante de la personne, due à l'exercice de son métier, et contractée contre sa volonté, aux infractions des règlements et aux actions les plus coupables, et qui méritent les plus graves châtiments; qu'il est dans l'intérêt des mœurs et de la santé générale que les prostituées redoutent la prison, seule manière de les punir, et qu'elles entrent à l'hôpital sans répugnance et même avec plaisir, si cela était possible; qu'on obtiendrait évidemment un résultat tout contraire en confondant les deux établissements; qu'on ne pouvait pas perdre de vue que, lorsque des malades sont envoyés et traités gratuitement dans un hospice, vu leur état d'indigence, et, ce qui est plus impérieux encore, vu la nature contagieuse de leur maladie, le lieu où on les enferme doit conserver le caractère d'un hospice, sans pouvoir être rangé sur la ligne des prisons; que les prostituées vénériennes ne sont envoyées ou retenues dans un hospice, ni pour délits, ni même pour contraventions aux règlements qui les concernent, mais uniquement pour y être traitées; qu'elles n'y sont pas *détenues*, mais simplement *consignées* jusqu'à guérison, comme cela se pratique dans d'autres hôpitaux, pour des maladies moins funestes à la société que celle dont il s'agit.

Si les arguments mis en avant par les hôpitaux étaient forts et basés sur les motifs les plus louables, il faut avouer que les réponses du préfet n'avaient pas moins d'énergie, et qu'il était difficile d'y faire des oppositions véritablement sérieuses : aussi le conflit entre les deux administrations fut-il long et animé ; enfin les hôpitaux l'emportèrent, ou pour mieux dire il se fit un accommodement ; les prostituées sortirent de la Pitié, et l'on réserva cent lits dans l'hospice du Midi à celles que la police y envoyait.

Ce nombre de lits, bien insuffisant pour les besoins des prostituées, a forcé la Préfecture de police à diriger sur l'infirmerie de la prison de Saint-Lazare toutes celles qu'elle ne peut envoyer à l'hospice, et malheureusement le nombre en est considérable ; c'est un inconvénient grave, auquel l'état des finances de la ville de Paris n'a pas encore permis de porter remède, et qui, malheureusement, n'a pas assez fixé l'attention de tous ceux qui, par leur position, se trouvent à la tête des affaires de notre cité. Puisse ce travail les éclairer sur ce point, et leur prouver qu'il faut pour les prostituées un hôpital spécial comme une prison spéciale !

ARTICLE IV.

ÉTABLISSEMENTS ACTUELLEMENT CONSACRÉS AU TRAITEMENT DES MALADIES VÉNÉRIENNES. — SAINT-LAZARE, LOURCINE, MIDI, ETC.

[La nécessité de séparer les femmes atteintes d'affections syphilitiques, des filles publiques envoyées dans les hôpitaux pour le traitement de cette maladie, était comprise par l'administration de la police tout aussi bien que par celle des hospices, et le vœu exprimé par Parent a été réalisé en 1835.

Le traitement des maladies vénériennes est centralisé aujourd'hui dans des hôpitaux spéciaux qui sont :

1° Saint-Lazare pour les prostituées;

2° L'hôpital de Lourcine pour les femmes dites *du civil ;*

3° L'hôpital du Midi pour les hommes;

4° Les maisons de santé et quelques autres établissements.

§ 1. — Maison de Saint-Lazare.

La maison de Saint-Lazare, située faubourg Saint-Denis, est placée sous l'administration de la Préfecture de police. Elle renferme une population générale de mille trois cents détenues environ, divisée en trois sections principales.

La *première* contient les prévenues et condamnées;

La *seconde* est à la fois un lieu de punition et un hôpital pour les prostituées;

La *troisième* est affectée aux jeunes filles renfermées soit par application des articles 66 et 67 du Code pénal, soit par voie de correction paternelle.

Moyenne des malades. — Nous ne nous occuperons

ici que des infirmeries de la seconde section (1). Elles sont placées dans un grand corps de bâtiment auprès de la chapelle, et renferment, en moyenne, trois cents malades dans seize salles de vingt lits chacune, savoir :

Vénériennes	193
Galeuses	18
Fiévreuses	60
Femmes enceintes	8
Nourrices	3
Enfants en bas âge	3
Filles de service	22
	307

En 1850, alors que la maladie vénérienne avait éprouvé une recrudescence par suite des désordres qui suivirent la Révolution de février, le nombre des malades s'était élevé à cinq cents. Le tiers de ces malades était obligé de coucher sur des matelas étendus dans les couloirs.

Médecins. — Le personnel médical des infirmeries est composé de deux médecins qui visitent les malades deux fois par jour ; de deux aides internes chargés de recueillir et d'exécuter les prescriptions des médecins ; et enfin, d'un pharmacien.

Contrôle de service. — Le service du contrôle et d'inspection des infirmeries est fait par le médecin en chef du dispensaire.

Direction des infirmeries. — Sous le rapport médical, les infirmeries sont dirigées comme celles des autres hôpitaux, mais la nature de l'établissement dans lequel elles se trouvent placées, a permis d'y introduire les

(1) Voyez, pour ce qui concerne les première et troisième sections le chapitre PRISON.

mêmes moyens de surveillance et de répression que ceux auxquels on a recours à l'égard des femmes détenues par voie judiciaire et dont la conduite est un objet de trouble et de scandale. Inutile de dire, par conséquent, que les refus de traitement n'y existent pas et que les actes d'insubordination y sont immédiatement et efficacement réprimés.

Huit religieuses de l'ordre de Marie-Joseph ont la direction et la surveillance des salles.

Classement des malades. — Les malades sont classées par catégories; les jeunes filles non inscrites forment une division à part et ne sont pas en contact avec les vieilles prostituées qui ne pourraient qu'achever de les corrompre. Celles qui ont manifesté l'intention de rentrer dans leur famille sont même traitées séparément.

Durée du traitement. — La durée du traitement est en moyenne de quarante-cinq jours pour les filles publiques inscrites ; elle est de trois mois pour les insoumises.

Cette différence provient, d'une part, de ce que la maladie est prise à son début chez les filles publiques inscrites, tandis que chez les insoumises, au contraire, l'infection remonte généralement à une époque déjà ancienne quand commence le traitement, et d'autre part, de ce que les infections sont communément plus graves chez les insoumises que chez les filles publiques.

Sortie des infirmeries. — Les filles traitées à Saint-Lazare sont ramenées à la Préfecture après guérison et subissent une contre-visite au Bureau médical du Dispensaire avant d'être mises en liberté.

Mouvement des entrées.—Le mouvement des entrées a été pour 1853 et 1854, savoir :

	1853.	1854.
Filles de maisons de Paris, syphilis......	307	313
— Banlieue, id........	214	263
— isolées, id........	120	124
Pour ces trois classes, affections psoriques et de l'utérus....................	350	358
Insoumises, syphilis..................	313	460
— affections psoriques et de l'utérus................	212	282
	1,516	1,800

Mortalité. — La mortalité a été pour :

1853................	16
1854................	17

On ne saurait attribuer la totalité de ces décès à la maladie vénérienne ; ils proviennent, pour la plupart, d'autres maladies dont les femmes portaient le germe en entrant dans les infirmeries.

Car, ainsi que l'a remarqué M. le docteur S. Rossignol, ancien interne de la maison de Saint-Lazare (1), « chez les filles qui vivent dans l'oisiveté la plus absolue, dont les deux moitiés de la vie se passent, comme disait la Fontaine, l'une à boire, l'autre à ne rien faire, les fonctions assimilatrices présentent presque constamment des perturbations, un état morbide. Rien de plus fréquent que d'observer chez ces filles tous les degrés de la dyspepsie, de la gastralgie, l'anémie, la chloro-anémie, et ces mille accidents que l'on appelle aujourd'hui, avec MM. Cerise, Trousseau et autres, la *névropathie protéiforme*, ce que Whytt et Louyer-Villermay

(1) *Aperçu médical sur la maison de Saint-Lazare.* Thèse, pag. 33. Paris, 1856.

désignent sous le nom d'*hystéricisme*, c'est-à-dire une mobilité extrême, une susceptibilité outrée du système nerveux, avec une singulière aptitude à provoquer une excitation convulsive (P. Dubois), accompagnant surtout les troubles menstruels. — Cela entraînerait trop loin de rechercher toutes les causes qui peuvent ainsi jeter le trouble dans les fonctions de l'appareil nerveux et de l'appareil de la nutrition, car il faudrait produire la liste tout entière des influences qui peuvent donner naissance, prochainement ou à la longue, aux affections que j'ai mentionnées ci-dessus. Je dirai quelques mots seulement d'une des causes les plus fréquentes chez ces filles, des excès alcooliques.

» Si, dans le monde, les femmes se font, par coquetterie, par de faux préjugés, une habitude de peu manger et de boire peu, de se condamner à une alimentation insuffisante, en revanche la malheureuse fille qui se livre à la prostitution a besoin, pour exercer son abominable métier, de s'étourdir; elle ne peut de sang-froid contempler ses œuvres et s'y livrer: il lui faut un voile qui l'empêche de distinguer toute l'horreur de ses actes, et ce voile c'est à l'ivresse qu'elle le demande. Elles préludent toute la journée par quelques libations excitantes, et la nuit, l'orgie est à son comble. On comprend qu'avec un pareil régime les fonctions digestives sont altérées, dépravées, l'appétit se perd de plus en plus; elles offrent tous les degrés de la dyspepsie, de la gastralgie, etc., et elles ne tardent pas à tomber dans l'atonie, la chloro-anémie, faciles à expliquer par le défaut de réparation, d'alimentation; et ces états morbides sont encore accrus par les déperditions que ces filles font par des ménorrhagies ou une leucorrhée qui achèvent de les épuiser. Le désordre de l'action nerveuse croît de jour en jour, à mesure que les forces diminuent. Souvent elles présentent une aménorrhée plus ou moins complète, des accidents dysménorrhéiques.

» Peu à peu dans cette économie débilitée, minée par des excès de tous genres, et par une mauvaise alimentation, pénètre la tuberculisation; sous l'influence de cette détérioration de l'organisme, lors de l'établissement de la menstruation, on voit souvent la phthisie se développer comme en serre chaude, parfois avec une spontanéité, une acuité extrêmes, et la malade succomber très vite; d'autres fois, ces filles éprouvent alors une première atteinte; elles toussent, elles maigrissent, elles ont quelques crachats sanglants, hémoptysie, douleurs, etc., etc.; puis tout cesse. Leur constitution semble se faire à ce régime et à ces excès, elles sont pâles, affaiblies; mais elles vivent avec les apparences de la santé; la phthisie n'est pas guérie, elle reste latente. Et, quelques années après, quand l'aménorrhée se complète et se prolonge, ou que des pertes les épuisent, tous ces accidents éclatent de nouveau; la phthisie qui sommeillait se développe avec une intensité parfois effrayante. Il en est de ces femmes comme de ces gens qui font un faux pas et vont tomber un peu plus loin; ainsi ces femmes continuent à vivre trois, quatre, cinq ans, puis elles tombent; la jeune fille pubère est tombée en faisant le faux pas, entraînée par la maladie. Combien de filles, hélas! terminent leur courte carrière, succombant à l'invasion de cette terrible diathèse. »

Régime d'infirmerie. — Le régime d'infirmerie se compose de bouillon au déjeuner et de cent quatre-vingt-dix grammes de viande cuite et désossée au dîner (1).

Les malades se distinguent en :

Malades à la diète.
Malades au quart de portion.
Malades à la demi-portion.
Malades aux trois quarts de portion.
Malades à la portion entière.

Les malades à la diète reçoivent dans les vingt-quatre heures un litre de bouillon.

Les malades au quart de portion reçoivent deux tiers de litre; tous les autres malades un demi-litre.

Les malades mises au régime maigre, reçoivent avec le bouillon, en remplacement de la viande, l'espèce et la quantité d'aliments qui sont ordonnés par le médecin, tels que riz, pruneaux, vermicelle, œufs ou lait.

Les malades et, notamment, les convalescents mis aux trois quarts ou à la demi-portion, reçoivent par jour, si le médecin l'ordonne, un double décilitre de vin.

Les femmes enceintes arrivées au huitième mois de leur grossesse et les nourrices avec leurs nourrissons, occupent une salle spéciale; elles sont admises au régime d'infirmerie avec la différence que la portion de viande cuite et désossée est pour elles de deux cent cinquante grammes, c'est-à-dire plus forte de soixante grammes que celles des malades, et qu'elles reçoivent tous les jours un double décilitre de vin.

Les enfants non sevrés reçoivent pour ration un

(1) Pour faire le bouillon d'infirmerie on met dans la marmite trois cent soixante-quinze grammes de viande crue, soixante-quinze grammes de légumes verts et six grammes de sel par malade. La viande servie aux malades est ordinairement du bœuf, mais le veau et le mouton rôtis peuvent être prescrits exceptionnellement par les médecins.

demi-litre de lait et quarante grammes de farine ou l'équivalent, selon les prescriptions du médecin.

« Sous le rapport hygiénique les infirmeries se trouvent dans des conditions de salubrité satisfaisante. Jamais on n'y a observé d'épidémie grave. Le choléra et la fièvre typhoïde ont sévi sans faire de grands ravages. Dans la salle des femmes en couches et des nourrices, les accidents puerpéraux sont très rares (1). »

Des visites aux malades. — Les malades peuvent être visitées par leurs parents qui doivent, à cet effet, se pourvoir d'une permission auprès de l'administration. Les communications ont lieu au parloir les mardi et vendredi. En cas de maladie grave ou d'impossibilité à la malade de se rendre au parloir, les parents peuvent être admis dans les salles, par exception et sur l'autorisation du Directeur.

Infractions à la discipline. — Les infractions à la discipline des infirmeries sont punies de la privation de parloir ou de la mise au séparé. Ces infractions sont extrêmement rares, on en compte à peine deux par cent malades.

Travail. — Les malades ne sont pas assujetties au travail, mais cependant elles s'occupent généralement à des travaux d'aiguille.

Offices religieux. — On ne contraint pas les femmes d'aller aux offices religieux, mais elles s'y rendent volontairement, s'y montrent très assidues, s'y conduisent avec respect et y sont attentives. Celles qui sont très malades ou en danger de mourir appellent sans répugnance l'aumônier. A tous les offices, on est sûr d'en

(1) S. Rossignol, *loco citato*, pag. 12.

rencontrer un certain nombre; mais toutes y accourent lorsqu'on y chante des cantiques; elles les apprennent par cœur et s'accompagnent mutuellement, car dans leur nombre, il s'en trouve souvent qui ont de très jolies voix, et même quelques-unes qui sont bonnes musiciennes.

Filles de service. — Vingt-deux filles de service, prises parmi les vieilles filles dont nous avons parlé dans les chapitres précédents, comme formant une population flottante, sont chargées de la propreté des salles, de faire les lits et les gros ouvrages. Elles assistent au pansement et remplissent l'office d'infirmières. Elles reçoivent : les onze plus anciennes, dix francs par mois, les onze autres, six francs par mois.

Il n'y a pas d'hommes à Saint-Lazare, si ce n'est les guichetiers.

Administration des infirmeries. — Le directeur de la prison administre les infirmeries, pour ce qui concerne l'ordre et la discipline; il est chargé, avec l'inspecteur général des prisons, de veiller à ce que les dispositions arrêtées par l'administration soient ponctuellement exécutées. Nous reproduisons ces dispositions avec l'arrêté réglementaire du 11 juillet 1843, sur le service général des infirmeries de la 2e section.

Nous préfet de Police,

Vu l'arrêté de notre prédécesseur, du 9 août 1836, portant règlement sur le service des infirmeries de la 2e section de Saint-Lazare; considérant que plusieurs dispositions de cet arrêté ne sont plus en harmonie avec l'organisation actuelle de ce service et qu'il est nécessaire d'apporter quelques modifications dans l'ensemble de ses dispositions ;

Avons arrêté et arrêtons ce qui suit :

DISPOSITIONS GÉNÉRALES.

Article 1er. — L'infirmerie de la 2e section de Saint-Lazare est partagée en deux divisions, dans lesquelles sont traitées indistinctement :

1° Toutes les filles publiques que le dispensaire de salubrité reconnaît atteintes de la syphilis et autres maladies contagieuses ;

2° Celles chez lesquelles ces mêmes maladies se manifestent pendant leur séjour dans la maison.

Art. 2. — A chacune de ces divisions sont attachés un médecin, un aide interne, une dame inspectrice (les sœurs n'ont remplacé les inspectrices qu'en 1850), et autant de filles de salle que les besoins du service l'exigeront.

Un pharmacien est chargé du service de pharmacie pour les deux divisions.

Art. 3. — Les médecins ont la direction exclusive du service médical; les aides internes, le pharmacien, la dame inspectrice, et les filles de salle, sont sous leurs ordres pour tout ce qui concerne le service. Le pharmacien a autorité sur la dame inspectrice et les filles de salle.

Les aides internes l'ont seulement sur les filles de salle.

Art. 4. — Il sera fait chaque jour deux visites, une le matin, une le soir. Les médecins pourront, pour celle du soir, se faire suppléer par un des aides internes.

La visite du matin commencera à sept heures, du 1er avril au 30 septembre, et à huit heures du 1er octobre au 31 mars, et plus tôt même si le nombre des malades le rend nécessaire, de manière que la distribution des médicaments soit toujours terminée une heure avant celle des aliments.

Les visites du soir seront faites de quatre à cinq heures, du 1er avril au 30 septembre, et de trois à quatre heures du 1er octobre au 31 mars.

Art. 5. — A la visite du matin, les médecins feront les prescriptions de médicaments et d'aliments pour toute la journée, sauf les modifications qui pourraient être jugées nécessaires lors de la visite du soir.

Ils feront toujours à haute voix les prescriptions relatives aux aliments, afin que chaque malade sache bien ce qui doit lui être donné à la distribution.

Tous les matins l'un des médecins examinera et dégustera les aliments; il fera part de ses observations au directeur, qui y donnera telle suite que de raison.

Pour tout ce qui intéresse l'ordre et la discipline, les médecins devront se concerter avec le directeur de la maison auquel appartient la police de l'infirmerie.

Néanmoins ils pourront, de leur propre autorité, lorsqu'ils le jugeront convenable, retrancher aux malades, à titre de punition, une partie des aliments.

S'il s'élevait à cet égard des contestations, il nous en serait référé.

Art. 6. — *Aides internes*. — Les aides internes seront logés dans la maison de Saint-Lazare; ils ne pourront jamais s'en absenter tous deux en même temps, notamment pendant la nuit.

Art. 7. — L'aide interne de garde donnera ses soins aux infirmeries de la première section de Saint-Lazare, lorsqu'il en sera requis par le directeur ou par le médecin de cette section.

Art. 8. — Les aides internes suivront chaque jour la visite des médecins, ils tiendront un cahier sur lequel seront inscrits les numéros des lits et les noms des malades; ils inscriront sous la dictée des médecins toutes les prescriptions de médicaments et d'aliments, ainsi que le diagnostic des maladies.

Après la visite, les aides internes contrôleront le relevé des prescriptions relatives au régime alimentaire que les dames inspectrices auront dû écrire également sous la dictée des médecins. Les cahiers de visite seront refaits au moins chaque jeudi et dimanche. Les aides internes feront les pansements matin et soir, et ils exécuteront toutes les prescriptions des médecins.

Art. 9. — Les accouchements seront faits par les aides internes dans les deux sections, en l'absence des médecins, ou sous la direction de ceux-ci, lorsqu'ils en seront requis par eux.

Art. 10. — Ils feront les bons de linge à pansements, et les remettront, revêtus du visa de l'un des médecins, au directeur de la maison.

Art. 11.— *Pharmacien*. — Le pharmacien sera logé dans la maison de Saint-Lazare.

Il devra se concerter avec les médecins pour le temps pendant lequel il pourra s'absenter.

Art. 12. — Il sera chargé de la tenue de la pharmacie; il veillera, sous la direction des médecins, à ce qu'elle soit toujours suffisamment pourvue des médicaments et ustensiles nécessaires; il fera tous les bons relatifs à ce service, et les remettra, revêtus du visa d'un des médecins, au directeur de la maison.

Art. 13. — Il préparera les médicaments, les étiquetera, et numérotera convenablement, d'après le relevé qu'il en aura fait sur le cahier des visites.

Il fera tous les matins, le cahier à la main, une heure au moins avant la distribution des aliments, et le soir, une heure après, la distribution des médicaments.

Il les fera prendre sous ses yeux, s'ils doivent être pris immédiatement, et, dans le cas contraire, indiquera la manière de les prendre; il se servira de vases ou de fioles étiquetés et ayant une capacité certaine.

Les médicaments seront placés dans un appareil et portés par une fille de service.

Art. 14. — Le pharmacien s'entendra avec le directeur pour que la pharmacie et les ustensiles qui en dépendent soient tenus dans un état de propreté et d'entretien convenable.

Art. 15. — Le pharmacien fera prendre les bains des malades, et surveillera la distribution du bois nécessaire au chauffage de la chaudière.

Il veillera à ce que les bains ne soient donnés qu'aux malades désignées par les médecins.

Il fera donner les bains aux arrivantes et aux femmes des ateliers auxquelles les médecins en ordonneront.

Il en dressera la liste, et la fille de service des bains remettra cette liste aux médecins.

Art. 16. — *Dames inspectrices.* — Les dames inspectrices suivront la visite du médecin; elles tiendront un cahier sur lequel elles inscriront, en même temps que les aides internes, les prescriptions d'aliments.

Elles rendront compte aux médecins de tout ce qui se sera passé pendant leur absence, et recevront d'eux les prescriptions qu'ils auraient à leur faire.

Elles feront, le cahier à la main, les distributions d'aliments.

Elles veilleront avec soin à ce que la plus grande propreté règne dans les salles et à ce que l'ordre et le silence y soient constamment observés.

Elles tiendront la main à ce que la tenue des malades soit toujours décente, à ce qu'elles portent constamment le costume d'infirmerie, et elles ne les laisseront pas sortir des salles vêtues de manière à compromettre leur santé.

Elles sont chargées de la police des bains pendant leur durée; elles veilleront à ce que l'ordre et la décence soient constamment observés dans les salles des bains, et à ce que les malades soient convenablement vêtues en allant se baigner et en sortant du bain.

Art. 17. — Les dames inspectrices empêcheront les filles de salle et les malades de faire entre elles aucune espèce de trafic de vivres, de boissons, etc.

Elles s'opposeront à ce qu'il soit donné aux malades d'autres vivres ou boissons que ceux prescrits par le médecin.

Elles seront responsables des infractions qui auraient lieu à cet égard.

Art. 18. — Les dames inspectrices se tiendront sur la cour pendant tout le temps que les malades s'y trouveront. Elles veilleront attentivement à ce qu'elles ne fassent rien de contraire à leur santé, comme de s'asseoir sur la pierre, de se coucher sur le gazon, etc.

Art. 19. — L'inspecteur général des prisons, le directeur et les médecins de la maison de Saint-Lazare sont chargés, chacun en ce qui le concerne, de veiller à l'exécution du présent arrêté, qui sera affiché au greffe, dans les cours et dans les salles d'infirmerie.

§ 2. — Hôpital de Lourcine (1).

On se demandera peut-être à quel titre les hôpitaux viennent prendre place dans l'affligeant tableau de la prostitution parisienne, aujourd'hui surtout que l'administration de la police fait traiter dans la maison de Saint-Lazare les filles publiques placées sous sa juridiction. On pourrait être tenté de considérer cet article comme un anachronisme ou une anomalie. La réponse à cette observation se trouve dans les pages qui vont suivre ; on en sera convaincu après lecture.

Dès à présent, nous devons rappeler qu'il y a deux sortes de prostitution : la prostitution avouée, tolérée,

(1) Nous sommes heureux de remercier M. Battel, chef de la première division de l'administration de l'assistance publique, d'avoir bien voulu rédiger, pour ce chapitre, les paragraphes 2, 3 et 4, concernant l'hôpital de Lourcine, l'hôpital du Midi et les autres hôpitaux ; on y reconnaîtra le talent et l'exactitude de cet habile administrateur.
(A. T. et P. D.).

et sévèrement réglementée, qui s'affiche, provoque, se produit au grand jour, et va tête levée ; et la prostitution clandestine, qui marche dans l'ombre, échappe à la surveillance la mieux organisée, se soustrait aux mesures que la police prescrit, et, par ce motif, est incontestablement la plus dangereuse. C'est à cette dernière, dans laquelle la première se recrute le plus fréquemment, qu'appartiennent en grand nombre les malades de Lourcine. C'est également de cette source impure que proviennent la plupart des affections traitées à l'hôpital du Midi. Il importe donc de la suivre et de l'étudier dans ces asiles pour compléter le tableau que Parent s'est proposé de tracer, non pas dans l'intention stérile d'étaler une plaie sociale pour satisfaire une vaine curiosité, mais dans le but plus noble et plus relevé d'en sonder la profondeur pour faire tourner, s'il est possible, au profit de la morale, l'étude de l'immoralité.

C'est dans ce sens que j'ai compris la pensée qui l'a dirigé dans son remarquable travail, et que j'ai consenti à m'y associer pour ma faible part.

Puissent quelques renseignements utiles ressortir des articles qu'on va lire ! Si j'avais contribué, en publiant, dans la sphère de ma compétence, le chiffre des victimes de l'incontinence et de la débauche, à mettre la jeunesse en garde contre l'entraînement des passions, et à lui faire redouter les dangers qui en découlent, je ne regretterais pas d'avoir surmonté la répugnance que doit naturellement éprouver tout homme qui se respecte à traiter un sujet qui se rattache d'une manière si directe aux faiblesses, aux vices et aux souillures de l'humanité.

L'ouverture de l'hôpital de Lourcine date déjà de vingt années.

Après une longue correspondance entre l'administration hospitalière et la Préfecture de police, il fut décidé que l'hôpital du Midi serait exclusivement consacré au traitement des hommes syphilitiques; que les femmes inscrites sur le livre de la prostitution seraient traitées à Saint-Lazare, et celles dites *du civil* dans un hôpital qui leur serait spécialement consacré. Par suite d'un accord qui fut fait entre l'administration des hôpitaux et la ville de Paris, on affecta à ces dernières un immeuble, situé rue de Lourcine, et dans lequel M. De Belleyme, alors préfet de police, avait tenté sans succès, malgré ses généreux efforts, d'établir une maison de refuge contre la mendicité.

Cet immeuble, qui appartenait à la ville de Paris, fut cédé par elle à l'administration des hôpitaux moyennant le prix de 350,000 fr. On y fit à la hâte les réparations et appropriations les plus urgentes, et l'on commença à y recevoir des malades le 27 janvier 1836.

Nous allons donner sur cet établissement et sur l'hôpital du Midi, les renseignements qui nous paraissent devoir figurer dans le cadre que nous nous sommes tracé.

L'hôpital de Lourcine est situé au n° 95 de la rue de ce nom, dans le 12e arrondissement. Il se compose de vieux bâtiments qui, malgré de nombreuses réparations de toute nature, laissent à désirer sous beaucoup de rapports. Il est desservi par douze sœurs dites *De la compassion*. Ça été une bonne fortune pour l'administration de trouver un ordre de religieuses qui consentît à donner ses soins à des malades syphilitiques, car, dans la plupart des hôpitaux de province, les sœurs refusent de desservir les salles où ces malades sont traités. Il y a même un bon nombre d'hôpitaux dans les départements circonvoisins où les vénériens ne sont point admis; exclusion injustifiable, qui les fait refluer sur les hôpitaux de la capitale, ainsi grevés d'une dépense qui ne devrait leur incomber à aucun titre.

Le personnel de l'hôpital est ainsi composé :

Service d'administration..	1 directeur. 2 commis. 1 garçon de bureau.
Service du culte........	1 aumônier.
Service médical.........	3 Médecins et chirurgiens. 3 internes.
Service de pharmacie....	1 pharmacien. 3 internes. 2 garçons.
Services généraux.......	5 sœurs. 2 novices. 9 serviteurs.
Service des salles.......	7 sœurs. 13 infirmières.
Au total..........	53 personnes.

donnant lieu à une dépense en traitements d'environ 26,300 fr.

La dépense totale de l'hôpital varie suivant le prix des denrées et le nombre des malades. Elle a été, en 1855, de 181,543 fr.

Lourcine contient 7 salles de malades et 276 lits. Une salle de 36 lits est spécialement consacrée aux mères nourrices et à leurs enfants infectés, et une autre de 13 lits aux jeunes filles âgées de moins de quinze ans.

Ces dernières ne sont pas toutes atteintes de la syphilis; la plupart même ne présentent que des inflammations produites par de mauvaises habitudes ou autres causes analogues. Mais il en est aussi qui sont admises pour une véritable affection syphilitique. De douze à quinze ans, c'est quelquefois les suites de la débauche; au-dessous de cet âge, c'est presque toujours le résultat d'une tentative criminelle.

Pour les malades au-dessous de quinze ans, toutes les fois que les organes sexuels présentent des traces de violence, le chirurgien, au moment de l'admission, est tenu de les constater par un certificat qui est adressé à M. le préfet de police, et par ce magistrat à la justice lorsqu'il juge qu'il y a lieu à poursuivre, ou lorsque les familles fournissent des renseignements de nature à faire saisir le coupable.

Il est profondément affligeant de voir que de jeunes enfants, dès leurs premiers pas dans la vie, ont déjà subi le contact impur du vice, et deviennent ainsi victimes de la plus détestable perversité. Il n'est pas moins triste de penser que c'est la suite d'un exécrable préjugé, malheureusement trop répandu dans la classe populaire, qui se persuade que les approches d'une jeune fille en bas âge ont pour effet de guérir de la syphilis l'individu qui en est atteint. On a peine à comprendre qu'une erreur si abominable puisse exister, et qu'il y ait des êtres assez pervers pour ne pas reculer devant un crime que les lois punissent des peines les plus sévères, pour obtenir ainsi la guérison impossible d'un mal que la science seule peut guérir, et dont la cure s'opère aujourd'hui d'une manière si prompte et si sûre.

On voit aussi trop souvent à Lourcine de toutes jeunes filles d'une dépravation précoce, et que l'habitude d'un libertinage sans frein y ramène sans cesse.

Ce sont ordinairement les plus éhontées. La supérieure de l'hôpital nous en a signalé une, entre autres, à peine âgée de quatorze ans, de l'extérieur le plus agréable, qui venait se faire traiter pour la troisième fois.

On regrette encore d'y rencontrer des femmes mariées, souvent d'honnêtes mères de famille, victimes de l'inconduite de leurs maris. Plusieurs viennent y faire leurs couches et y allaitent jusqu'à parfaite guérison l'enfant auquel elles ont transmis, dans leur sein, la maladie dont elles ont été infectées. J'ai dit plus haut qu'elles étaient placées dans une salle particulière. Il en est de même des plus jeunes filles, qu'on s'efforce de préserver ainsi du contact dangereux de celles plus âgées qui pourraient achever de les pervertir par de mauvais conseils et de funestes exemples.

Les mêmes séparations qui ont lieu pour les salles existent aussi pour les promenoirs. Il y en a un pour les mères nourrices, un autre pour les plus jeunes filles et un troisième pour les malades qui n'appartiennent à aucune de ces deux catégories.

Les malades entrantes sont visitées au spéculum, et la même visite se répète pendant leur séjour aussi souvent qu'elle est jugée nécessaire. Il existe, à cet effet, à l'extrémité de chaque salle, une petite pièce particulière, garnie d'un lit mécanique propre à faciliter cet examen, et où les regards ne peuvent pénétrer de l'intérieur de la salle. La généralité des malades se prête à cette visite sans observation, mais il en est quelques-unes auprès desquelles il faut insister pour qu'elles s'y soumettent, et ce sont presque toujours les plus immodestes. Cette apparence de résistance s'explique par le désir qu'elles ont de faire croire à un reste d'honnêteté en déguisant leur cynisme sous des semblants de décence et de pudeur.

Lorsque les filles de la police étaient en promiscuité avec les autres à l'hôpital du Midi, outre les inconvénients que ce mélange offrait pour les mœurs, il en présentait aussi pour le bon ordre et pour la discipline. A Lourcine, cet élément de trouble étant aujourd'hui écarté, la police de l'établissement est devenue facile. Il est rare que le directeur se trouve dans la nécessité de sévir. Maintenant plus de ces complots, de ces coalitions et révoltes comme il s'en produisait au Midi. Tout au plus quelques désobéissances individuelles, quelques actes isolés d'insubordination, qui sont aussitôt réprimés que commis. La peine le plus fréquemment appliquée, et à laquelle les malades sont le plus sensibles, est la privation de parloir, qui les empêche de recevoir la visite de leurs parents ou de leurs amis. Cette seule punition manque rarement son effet, même à l'égard des plus insoumises. Mais lorsqu'elle est insuffisante, le directeur usant d'un pouvoir discrétionnaire, qui ne lui a pas été jusqu'ici contesté, fait conduire celle qui trouble l'ordre dans la salle basse, qu'il appelle, par euphémisme sans doute, *salle des réflexions*, et qui pourrait à bon droit être dénommée *cachot*, car cette pièce est presque souterraine, et la lumière n'y pénètre pas. La punition dont je parle n'est jamais infligée pour plus de deux heures, et l'on m'assure qu'elle est moins efficace et moins redoutée que la privation de parloir. C'est souvent sur la demande des médecins qu'elle est prononcée, soit parce que les malades ont été insolentes, ou insubordonnées avec eux ou avec les élèves, soit parce qu'elles ont troublé l'ordre, soit, enfin, parce qu'elles ont refusé de prendre les médicaments prescrits.

Les refus dont je parle, de la part de certaines malades, sont l'effet d'un caprice, de l'esprit de contradiction, ou quelquefois du désir de prolonger leur séjour à l'hôpital lorsqu'elles y ont formé l'une de ces intimités coupables dont la morale s'indigne. On a remarqué que quelques malades auxquelles des pilules de proto-iodure de mercure avaient été prescrites de préférence à la liqueur de Van Swieten, qui a l'inconvénient d'exciter davantage la salivation, avaient imaginé de faire le semblant d'avaler les pilules en présence de l'interne ou de la sœur qui les surveillait, et qu'aussitôt affranchies de cette surveillance, elles rejetaient les pilules pour se jouer de la prescription. Lorsque ces faits se produisent, pour y mettre ordre, une punition est d'abord infligée, et le médecin substitue aux pilules la liqueur de Van Swieten, que la malade est obligée de prendre en présence de l'interne ou de la sœur. Par ce moyen, la surveillance ne peut plus être mise en défaut.

L'attention des sœurs se porte particulièrement sur les intimités honteuses dont j'ai parlé tout à l'heure. Les rapprochements dans les dortoirs sont à peu près impossibles; mais ces femmes, que leurs goûts dépravés entraînent et que leurs passions dominent, emploient pour les satisfaire toute sorte de ruses qu'il n'est pas toujours possible de déjouer. C'est surtout dans les promenoirs qu'elles se concertent et dans les lieux d'aisance qu'elles se rencontrent. Il est bien difficile de les y suivre et de les y surveiller sans cesse.

Lorsque les punitions sont restées sans effet, et qu'une

malade se montre incorrigible, le directeur, comme *ultima ratio*, fait intervenir le commissaire de police; celui-ci adresse à l'insubordonnée un dernier avertissement, et la prévient que si elle donne lieu à de nouvelles plaintes, il la fera transférer à Saint-Lazare. Cette menace suffit toujours par soumettre les plus rebelles et ramener les plus récalcitrantes.

L'hôpital de Lourcine n'étant pas une prison, et les malades n'y étant pas consignées par la police, elles peuvent en sortir quand elles en ont la volonté. Néanmoins, lorsqu'elles en font la demande avant guérison, on leur oppose toutes les difficultés permises. Le médecin leur fait d'abord des représentations; si elles insistent, il les renvoie au directeur. Celui-ci s'efforce de leur faire comprendre que, dans leur propre intérêt, elles ne doivent pas interrompre leur traitement; qu'elles reviendront un peu plus tard dans une situation plus grave, et que leur guérison sera beaucoup plus lente et plus difficile. Lorsqu'elles s'obstinent, il refuse d'abord, pour leur laisser encore le temps de la réflexion, de leur rendre leurs vêtements, faute desquels il leur est impossible de sortir, et, comme dernier moyen, il les menace d'avertir la police pour qu'elle les soumette à une surveillance dès qu'elles auront quitté l'hôpital. Il est rare que par ces menaces ou ces mesures dilatoires on ne parvienne pas à les ramener et à les intimider, mais pourtant ces moyens échouent quelquefois.

Par des motifs faciles à comprendre, l'entrée de l'hôpital est interdite aux étrangers. On autorise exceptionnellement les médecins à le visiter, mais une ou deux fois seulement. Toutes autres personnes ne peuvent communiquer avec les malades qu'au parloir.

Le parloir est ouvert au public du dehors deux fois par semaine, le jeudi et le dimanche de une heure à trois heures. Le nombre des visiteurs est chaque fois d'une centaine de personnes en moyenne.

On n'introduit que quinze visiteurs à la fois et ils ne peuvent séjourner plus d'un quart d'heure. Les autres attendent au dehors, exposés à l'air ou à la pluie, que leur tour d'entrée soit arrivé. C'est là une disposition fâcheuse et à laquelle l'administration s'efforcera certainement d'obvier.

Le parloir est divisé en deux parties, l'une pour le public proprement dit, et l'autre pour les parents, c'est-à-dire pour les pères ou mères, frères ou sœurs des malades.

Dans la première partie, les malades sont séparées des visiteurs par une grille en fil de fer et par une barrière intérieure, éloignée de 75 cent. de la grille.

Dans la seconde, celle destinée aux parents, ceux-ci communiquent librement et sont assis côte à côte avec les malades.

Il n'est pas toujours facile de reconnaître si les personnes qui se présentent comme parents le sont effectivement, ou si elles le sont au degré voulu par le règlement. On cherche à s'en assurer autant que possible par les questions qu'on leur adresse, mais, malgré cette précaution, on a plusieurs fois reconnu des pères et frères de contrebande.

Dernièrement un visiteur se présente, demande à voir sa fille. Après les questions d'usage, elle lui est amenée au parloir des parents; la sœur de cette dernière survient et demande à son tour la malade : on lui répond qu'elle est déjà au parloir, en conversation avec son père. Elle en exprime son étonnement en déclarant que son père était mort depuis plusieurs années. Sur ce renseignement, le prétendu père est aussitôt expulsé et la malade punie. On devine aisément ce que devait être ce père.

Au parloir grillé, les visiteuses sont en majorité. Les visiteurs sont presque tous les amants des malades. Une religieuse est constamment présente pour surveiller ce qui se passe, et la vérité est qu'il n'y a jamais de scandale à réprimer.

Il était intéressant de savoir si les maisons de tolérance cherchaient à attirer de jeunes filles de Lourcine et quels moyens elles pouvaient employer pour y parvenir. La supérieure, questionnée à ce sujet, m'a répondu qu'elle n'en pouvait avoir la certitude, mais qu'il y avait toute sorte de raisons pour n'en pas douter. L'embauchage, me disait-elle, ne peut se faire au parloir, à raison de la surveillance de la religieuse et des barrières qui séparent les malades des visiteurs. Mais aux consultations, qui ont lieu trois fois par semaine, et où toutes les personnes qui se présentent sont admises, rien ne saurait être plus facile. Il est évident que les émissaires des dames de maisons peuvent, sous prétexte de consulter, se mêler aux femmes qui vont être reçues, les examiner, juger celles qui peuvent leur convenir, et recruter ainsi des sujets qu'elles enlacent en leur promettant et leur apportant en effet de l'argent et des secours abondants, chaque semaine, pendant toute la durée du séjour à l'hôpital.

Ce proxénétisme peut encore se pratiquer aisément

par voie de correspondance, car les malades écrivent à volonté et reçoivent directement toutes les lettres qu'on leur adresse.

Enfin, on ne saurait douter que parmi les 276 femmes qui composent la population de l'hôpital, et dont plusieurs sont au moins aussi corrompues que des filles publiques, il n'y en ait quelques-unes qui consentent facilement, à prix d'argent, à prêter leur entremise aux maîtresses des maisons de tolérance.

C'est là un mal, et un grand mal assurément, mais il est bien difficile d'y trouver un remède, parce qu'il s'agit de faits à peu près insaisissables et qui, jusqu'ici, ne reposent que sur des présomptions.

Une autre circonstance qu'on ne saurait trop déplorer, c'est l'impossibilité où se trouve l'administration d'empêcher l'admission à Lourcine d'un certain nombre de prostituées, non pas assurément de la ville de Paris, — on peut, à cet égard, s'en rapporter à la vigilance de M. le préfet de police, — mais de filles qui arrivent de tous les départements circonvoisins. Repoussées des hôpitaux situés dans les localités qu'elles habitent, envoyées même quelquefois par les maires de leurs communes, elles se présentent malades à l'hôpital, et elles y sont aussitôt reçues. Elles se gardent bien de faire connaître la profession qu'elles exercent ; souvent même elles indiquent un domicile dans Paris ou dans la banlieue, et comme la vérification de leur dire est toujours postérieure à leur admission, il devient à peu près impossible de les faire sortir de l'hôpital (1). Si l'on s'y décidait, cependant, qu'arriverait-il ? ces malheureuses,

(1) En 1854, l'hôpital de Lourcine a reçu 136 vénériennes appartenant à d'autres départements, et 52 en 1855.

jetées sur le pavé, sans ressource, sans moyens d'existence, continueraient leur métier clandestinemnt, et, avant d'avoir été arrêtées, propageraient la contagion de leur mal; ou bien elles se présenteraient à la préfecture de police, qui ne pouvant les séquestrer à Saint-Lazare, parce qu'elles sont étrangères au département de la Seine, et que d'ailleurs cette prison n'a pas toujours assez de lits pour les filles vénériennes domiciliées, les ferait recevoir d'office à l'hôpital de Lourcine, dans l'intérêt de la santé publique. Force est donc de les y conserver, et il faut se résigner à l'inconvénient si grave d'une pareille promiscuité pour prévenir un danger plus grave encore.

Pendant leur séjour, ces malheureuses tiennent école de prostitution, poussent les autres à la débauche, leur donnent l'adresse de maisons de tolérance. Ces coupables tentatives sont souvent révélées aux sœurs par les filles de service, qui en ont reçu la confidence ou surpris le secret; mais la preuve est presque toujours impossible à obtenir. Ces créatures, qui n'ont ni foi ni loi, ni conscience, alors même qu'elles résistent aux obsessions et aux mauvais conseils, ne se dénoncent pourtant et ne se trahissent jamais entre elles. En les interrogeant, même de la manière la plus pressante, on n'en obtient que des dénégations. Les faits n'en sont pas moins à peu près constants, mais à défaut d'aveux précis, de révélations nettement articulées, on se trouve dans l'impossibilité de sévir.

Un aumônier est attaché à l'établissement. Il s'efforce par ses conseils, par ses prédications, de moraliser les malades et de ramener à des sentiments honnêtes celles qui ne sont qu'égarées. Parfois il a la consolation de voir ses efforts couronnés de succès.

Toutes les malades qui ne sont pas dans la nécessité de garder le lit assistent aux offices religieux. Elles s'y rendent avec empressement et sans qu'on ait besoin de les y inciter. Leur tenue y est toujours convenable et décente, sinon recueillie. On en a vu souvent verser des larmes à la parole du prêtre, les entretenant des remords qu'entraîne l'inconduite et du bonheur qu'on goûte dans la pratique de la vertu. Tant il est vrai que la religion exerce toujours son empire même sur les cœurs les plus endurcis, et que ses enseignements réussissent encore à toucher ceux qu'ils ne parviennent pas à convertir !

Pendant leur séjour à l'hôpital, les malades ne restent pas inoccupées ; elles s'utilisent de diverses manières. Les unes concourent à l'entretien de la propreté des salles ; d'autres donnent des soins aux plus malades ; quelques-unes s'emploient à la cuisine. Il y a, en outre, pour les travaux de couture, un atelier où se confectionne tout le linge de l'établissement. Chaque ouvrière reçoit une petite rétribution, qui est en moyenne de vingt à vingt-cinq centimes par jour.

C'est dans cet hôpital surtout que l'oisiveté aurait les plus sérieux inconvénients. Outre que le travail est un moyen de moralisation, il donne à celles qui s'y livrent la possibilité de se procurer quelques douceurs ; il est un élément précieux d'ordre et de discipline, prévient les écarts, les conversations licencieuses, mais il fait surtout obstacle à ce dangereux enseignement mutuel du vice, si difficile à empêcher dans un établissement de cette nature.

Le régime alimentaire à Lourcine est le même que celui des autres hôpitaux. Seulement, comme les affections qu'on y traite n'exigent que rarement la prescription de la diète, on y consomme plus de pain et de viande que dans les hôpitaux ordinaires. Ainsi nous voyons, par les comptes administratifs, que tandis que, pour ces derniers établissements, la dépense par jour était, en moyenne,

	En 1854.	En 1855.
	c.	c.
Pour le pain, de.........	20.42	20.02
Pour la viande, de........	33.80	34.34

Elle était à Lourcine :

Pour le pain, de.........	26.18	26.15
Pour la viande, de........	38.20	38.24

On trouvera, à l'article de l'*hôpital du Midi*, la comparaison de la dépense de consommation des denrées alimentaires avec celle de Lourcine.

Malgré les différences qui viennent d'être signalées, le prix de journée à Lourcine est toujours sensiblement moindre que celui des hôpitaux généraux. Ainsi, le prix, qui a été, en moyenne, pour ces établissements, de 2 fr. 15 c. 12 en 1854, et de 2 fr. 19 c. 84 en 1855, n'a été à Lourcine, pour les mêmes années, que de 1 fr. 95 c. 88, et de 2 fr. 09 c. 60. Cette différence tient à ce que, pour les vénériennes, la dépense en vin et en médicaments est beaucoup moins élevée.

Le directeur de l'administration générale de l'assistance a eu l'heureuse idée de publier, depuis plusieurs années, des renseignements statistiques très nombreux et très instructifs sur les deux hôpitaux consacrés aux syphilitiques. J'y trouve, entre autres, un relevé fort intéressant de toutes les malades vénériennes traitées à l'hôpital du Midi jusqu'en 1836, et depuis cette époque, à l'hôpital de Lourcine, jusqu'en 1855. Ce relevé se divise en cinq périodes; les quatre premières de dix années, et la cinquième de onze années. En voici les résultats, en ce qui concerne les malades adultes, c'est-à-dire âgées au moins de seize ans :

	Malades traitées.
De 1804 à 1814 (10 ans)	12,942
1815 à 1824 (10 ans).....	12,481
1825 à 1834 (10 ans).....	17,430
1835 à 1844 (10 ans).....	16,330
1845 à 1855 (11 ans).....	15,376

Ou, en moyenne, par année,

Pour la 1re période............	1,294
— la 2e —	1,248
— la 3e —	1,743
— la 4e —	1,633
— la 5e —	1,398

Les chiffres des trois premières périodes, comprenant les filles de la police, ne peuvent être comparés à ceux des deux dernières, où ces malades ne figurent plus, mais ils peuvent être comparés entre eux. Voici les faits qui ressortent de cette comparaison.

Dans les deux premières périodes, le nombre des malades a été à peu près identique, avec une légère diminution pour la seconde, malgré l'accroissement de la population. Mais dans la période suivante, l'augmentation a été considérable, puisqu'elle s'est élevée en moyenne à 500 par année.

Si l'on compare aussi entre elles les deux dernières périodes, pendant lesquelles on n'a plus eu à s'occuper du traitement des filles inscrites, on trouve, — et c'est un fait digne d'être remarqué, — une diminution moyenne de 235 par année, bien que depuis 1835 la population générale soit augmentée dans une proportion considérable, et que l'année 1848 ait donné, à elle seule, 2,139 malades, conséquence naturelle de la licence de ces jours néfastes et de la démoralisation générale des esprits, qui devait nécessairement entraîner les désordres des mœurs.

Pour mieux faire apprécier les diverses oscillations du mouvement des malades vénériennes adultes, dans ces onze dernières années, je crois devoir en indiquer le nombre, année par année, d'après des documents officiels.

Année	Nombre	Année	Nombre
1845	1419	1851	1102
1846	1574	1852	1114
1847	1384	1853	1274
1848	2139 (1)	1854	1358
1849	1381	1855	1384
1850	1247		

Faut-il conclure de là que la maladie vénérienne est en décroissance et qu'elle tend à s'éteindre progressivement? On serait tenté de le croire, et je serais heureux de le démontrer; mais il serait peut-être téméraire de le prétendre aussi longtemps que cette démonstration ne sera pas assise sur une base plus large et ne reposera pas sur une plus longue suite d'années. C'est une vérité devenue triviale, que la statistique a aussi ses illusions et ses mirages, et que les chiffres, si positifs qu'ils soient, n'ont pas toujours la signification qu'ils semblent avoir. Le mieux est donc, en pareille matière, de ne pas hasarder légèrement une opinion qui pourrait se trouver

(1) Sur ces 2139 malades, 331 ont été traitées à l'hôpital du Midi, faute de place à Lourcine.

démentie par les faits, et d'attendre, pour se prononcer, que le temps et l'expérience aient permis d'invoquer l'appui de leur autorité.

Les enfants au-dessous de seize ans ne sont pas compris dans le relevé ci-dessus. Pour compléter le renseignement, je dois dire que, dans la période décennale de 1835 à 1844, ils ont été au nombre de 1,698, dont :

Garçons........	644
Filles..........	1054

ou, en moyenne, de 170 par année.

Dans la période de onze ans, de 1845 à 1855, le nombre de ces enfants n'a été que de 1435, dont :

Garçons........	556
Filles..........	878

ou, en moyenne, de 130 par année ; diminution notable, surtout eu égard, comme je l'ai dit ci-dessus, à l'accroissement de la population du département.

On est frappé de la différence qui existe entre les deux sexes ; en voici l'explication. Le chiffre des enfants au-dessous de seize ans comprend non-seulement les enfants nés à l'hôpital, et qui sont en nombre à peu près égal pour chaque sexe, mais aussi les jeunes filles qui présentent quelques affections des organes génitaux par suite des causes que j'ai indiquées plus haut, et des tentatives coupables dont elles sont l'objet. Ces causes, qui n'existent pas pour les garçons, font nécessairement pencher la balance du côté des filles.

Ce qui a trait à la mortalité et à la durée du séjour présente aussi un intérêt réel. Voici, sous ces deux rapports, les chiffres relevés pour les adultes (femmes) pendant les cinq mêmes périodes. En ce qui concerne la mortalité, j'y en ajouterai même une sixième, celle de 1792 à l'an IX (dix ans moins cinq mois), d'après les renseignements publiés par Cullerier.

	Mortalité.	Durée du séjour.
1792 à l'an IX	1 sur 48	»
1805 à 1814.......	1 sur 67,24	65 jours 82
1815 à 1824.......	1 sur 57,46	71 — 54
1825 à 1834.......	1 sur 88,58	50 — 06
1835 à 1844.......	1 sur 97,35	47 — 29
1845 à 1855.......	1 sur 72,69	57 — 20

On voit par là que la mortalité va s'affaiblissant, non pas suivant une marche constante et régulière, mais pourtant d'une manière assez évidente pour qu'on ne puisse conserver aucun doute à cet égard.

Il en est de même de la durée du séjour qui, dans les trois dernières périodes, est sensiblement moins prolongée que dans les précédentes.

Ces deux faits ressortiront avec bien plus d'évidence encore lorsque nous parlerons de l'hôpital du Midi.

Il ne faudrait pas croire que la mortalité ne reconnaisse pour cause que la maladie vénérienne, car cette affection n'y prend qu'une part très faible, et souvent même elle n'y contribue pas du tout. Ainsi, j'ai vérifié qu'en 1854, sur les 1358 adultes qui ont passé par l'hôpital de Lourcine, on a perdu 29 femmes, mais pas une seule n'est morte de la syphilis. En 1855, sur 1,384 admissions, 14 décès; un seul, dû à une affection vénérienne.

Faut-il induire de là, comme le font quelques médecins spécialistes, qu'on ne meurt plus aujourd'hui de la syphilis? Comme on le verra plus loin, à l'article de *l'hôpital du Midi*, ce serait une grave erreur, qu'il importe d'autant plus de combattre qu'elle pourrait avoir pour effet d'inspirer une dangereuse sécurité. Qu'on se persuade bien au contraire que si les affections vénériennes ont aujourd'hui des suites moins terribles, il n'est pas rare encore de les voir se terminer d'une manière fatale. Et quand la mort d'ailleurs n'en devrait pas être la conséquence, n'est-ce donc rien que les affreux ravages qu'elles produisent dans tout l'organisme? N'est-ce rien que les altérations profondes, parfois hideuses et repoussantes qu'elles laissent trop souvent après elles? N'est-ce rien enfin que les honteux stigmates dont elles ne cessent de marquer leurs victimes?

Si la syphilis n'a que rarement une issue funeste pour les adultes, il n'en est malheureusement pas de même chez les enfants.

Sur 85 enfants nés à Lourcine en 1854, ou âgés de 1 à 2 ans et entrés avec leurs mères, on en a perdu 24.

En 1855, sur 60 enfants du même âge, il en est mort 10.

Ne sont-ce pas là de bien déplorables effets de l'inconduite et de l'immoralité des parents?

Les documents officiels de l'administration de l'assistance ne font pas connaître les professions auxquelles appartiennent les malades admises à Lourcine.

Pour me renseigner à ce sujet, j'ai compulsé le registre des entrées de l'hôpital, à la date du 10 novembre 1856, et j'y ai trouvé que, pour les 197 adultes présentes, sur 207 malades, les professions qui avaient fourni le plus ample contingent étaient :

Les domestiques, pour	42
Les lingères et chemisières	33
Les couturières	31
Les journalières	23
Les blanchisseuses	15
Les fleuristes	6
Les modistes	5
Les brunisseuses	5
	160

Les 37 autres malades appartiennent à des professions qui ne figurent que pour des unités ou pour un chiffre extrêmement faible.

Les malades admises à Lourcine, en 1854 et 1855, présentaient au moment de leur entrée les affections suivantes :

NATURE DES AFFECTIONS.	1854.			1855.		
	Enfants.	Adultes.	Total.	Enfants.	Adultes.	Total.
Abcès de la vulve	»	»	»	»	19	19
Bubons	»	85	85	»	28	28
Catarrhes utérins	»	86	86	»	16	16
Chancres	»	176	176	»	150	150
Phlegmons	»	»	»	»	19	19
Plaques muqueuses	»	123	123	»	359	359
Roséoles	»	134	134	»	23	23
Syphilis	51	88	139	37	238	275
Ulcérations	»	61	61	»	87	87
Uréthrites	»	»	»	»	8	8
Vaginites	76	425	501	22	351	373
Végétations	»	122	122	»	50	50
Vulvites	»	58	58	»	28	28
	127	1,358	1,485	59	1,336	1,435 (1)

(1) 35 enfants nés dans l'établissement ne figurent pas dans ce tableau.

Voici, pour les mêmes années 1854 et 1855, la classification, par âge, des malades admises :

AGES.	1854				1855			
	Nombre d'admissions.		Proportion des admissions sur 100 pour chaq. période d'âge.		Nombre d'admissions.		Proportion des admissions sur 100 pour chaq. période d'âge.	
	Fem.	Enf.	Fem.	Enf.	Fem.	Enf.	Fem.	Enf.
Enf. nés à Lourcine..			p. °/.	p. °/.			p. °/.	p. °/.
et enf. de 1 à 2 ans...	. .	85	. .	66,92	. .	60	. .	73,47
— de 2 à 4 ans....	. .	12	. .	9.44	. .	7	. .	8.54
— de 4 à 8 ans....	. .	7	. .	5,52	. .	8	. .	9,76
— de 8 à 12 ans...	. .	9	. .	7,09	. .	4	. .	4,87
— de 12 à 16 ans...	. .	14	. .	11,03	. .	3	. .	3,66
Malad. de 16 à 20 ans..	329	. .	24,22	. .	423	. .	30,57	. .
— de 20 à 25 ans.	371	. .	27,32	. .	607	. .	43,89	. .
— de 25 à 30 ans..	432	. .	31,82	. .	185	. .	13,38	. .
— de 30 à 40 ans..	128	. .	9.43	. .	133	. .	9,61	. .
— de 40 à 50 ans..	76	. .	5,59	. .	24	. .	1,73	. .
— de 50 à 60 ans..	22	. .	1,62	. .	8	. .	0,55	. .
— de 60 à 70 ans..	»	. .	»	. .	4	. .	1,27	. .
	1,358	127			1,384	82		
	1,485		100,»»	100,»»	1,466		100,»»	100,»»

L'examen de ce tableau donne lieu de remarquer que, pendant les deux années 1854 et 1855, 145 pauvres enfants nés à Lourcine, ou de l'âge de 1 à 2 ans, y ont été traités de la syphilis ;

Que bon nombre de jeunes filles au-dessous de 16 ans y ont été amenées pour la même maladie ;

Qu'en 1854, c'est l'âge de 25 à 30 ans qui a fourni le plus grand nombre de malades (31.82 p. °/₀), tandis qu'en 1855, c'est l'âge de 20 à 25 ans (43.89 p. °/₀) ;

Qu'un certain contingent a été fourni par les femmes de 40 à 50, et par celles de 50 à 60 ;

Qu'on en a même compté 4, en 1855, qui avaient de 60 à 70 ans.

Malgré tout ce que les détails qui précèdent ont d'affligeant pour la morale publique, on aurait tort de supposer que la population de Lourcine ne se compose que de femmes perdues et vouées pour toujours à l'inconduite.

Parmi ces pauvres créatures, il en est qui n'ont été qu'égarées ou séduites, qui n'ont succombé que par faiblesse ou par entraînement. Elles ont conscience de leur faute, s'en repentent et ne demandent qu'à revenir à l'honnêteté. Ce repentir est-il sincère ? Sera-t-il durable ? A quels signes peut-on le reconnaître ? Il est difficile, sans doute, de scruter la profondeur des replis du cœur humain. On ne saurait discerner, pendant un séjour de quelques semaines, quelles sont celles de ces femmes qui, ayant abjuré leurs tristes antécédents, ont la ferme intention de se réhabiliter ; mais, au moindre désir qu'elles en témoignent, les saintes filles préposées aux soins des malades les encouragent et leur tendent une main secourable. Un asile hospitalier, fondé par la charité privée, et subventionné par l'administration de l'assistance, est toujours prêt à les recevoir (1). Là on les recueille, on les moralise, on leur enseigne les vérités de la religion, et, après un certain temps de séjour et d'épreuve, on leur procure des places dans des maisons respectables. Comme ancien membre de l'association qui a fondé cet utile établissement, il est à ma

(1) L'asile-ouvroir fondé par feu le baron de Gérando en faveur des convalescentes sortant de Maison d'accouchement, des Cliniques et de Lourcine.

connaissance personnelle que beaucoup de jeunes filles y ont été ramenées au bien, et j'en sais d'entre elles qui, devenues des sujets d'élite, ont mérité et obtenu toute la confiance des maîtres qu'elles ont servis. Plusieurs sont restées dans les mêmes maisons depuis quinze ou seize années, et y sont encore, sans jamais s'être écartées de leurs devoirs et sans avoir donné matière au plus léger reproche.

Après les affligeants détails dont cet article abonde, il nous est doux de le terminer par l'énonciation de faits aussi consolants (1).

§ 3. — Hôpital du Midi.

L'hôpital du Midi, exclusivement destiné aux vénériens de la ville de Paris, est situé champ des Capucins, au faubourg Saint-Jacques. Cet établissement n'est pas de ceux dont on peut admirer la construction et louer les dispositions intérieures. La plupart des salles y sont trop étroites; plusieurs sont situées sous les combles et ne présentent pas les conditions que l'on introduit de nos jours dans les hôpitaux de malades. C'est que l'administration, si limitée dans ses ressources, les a affectées d'abord et de préférence aux établissements qui, par la nature des maladies qui y sont traitées, lui ont paru plus dignes de son intérêt. Toutefois, il y a été successivement apporté des améliorations considérables. Les mêmes salles qui, précédemment, choquaient la vue et l'odorat et inspiraient une profonde répulsion, aug-

(1) Nous avons encore à parler des prix de journée à Lourcine et du nombre de malades appartenant à chacun des douze arrondissements. Mais, pour faciliter les rapprochements et éviter les répétitions, nous renvoyons ces renseignements à l'article de l'hôpital du Midi.

mentée encore par la pensée de l'affection qui y est traitée, présentent aujourd'hui un aspect d'ordre et de propreté qui les a complétement transformées. Ce qui les fait surtout différer de celles des hôpitaux ordinaires, et ce qui les rend peu agréables à l'œil, c'est que les lits qui les garnissent sont de simples couchettes qui les font ressembler à des chambrées de casernes, tandis que partout ailleurs on trouve des lits à montants, garnis de rideaux blancs, qui offrent une bien meilleure apparence. Je dois cependant ajouter qu'il existe quelques-uns de ces lits au Midi. On en compte environ une trentaine, mais ils sont réservés aux individus qui sont le plus gravement malades.

Au nombre des autres améliorations importantes introduites depuis plusieurs années, je ne dois pas omettre celle qui a rapport au régime alimentaire. Précédemment on servait aux malades, deux ou trois fois par semaine, un affreux ragoût de bœuf traditionnel, que, dans leur argot d'hôpital, ils qualifiaient de *rata* (1), et auquel beaucoup d'entre eux s'abstenaient de toucher. Sans doute la population du Midi n'a pas droit à une alimentation succulente ou recherchée; mais elle peut prétendre du moins à une nourriture salubre, qui n'excite ni répugnance, ni dégoût. Cet état de choses a été réformé avec raison. On a compris que l'alimentation était un puissant auxiliaire du traitement; on a considéré qu'il s'agissait réellement de malades sans se préoccuper outre mesure de la nature de la maladie, et on leur a appliqué le régime ordinaire des hôpitaux. Il n'en est certainement pas résulté une augmentation de dé-

(1) *Rata*, n'est évidemment autre chose que la contraction ou l'abréviation du mot *ratatouille*.

pensé, parce qu'une nourriture saine et convenablement préparée doit, sans aucun doute, aider à la guérison et réduire par conséquent la durée du séjour à l'hôpital.

L'hôpital du Midi contient 336 lits, 60 de plus que celui de Lourcine.

22 de ces lits sont placés dans des chambres particulières, réservées pour les malades qui consentent à payer un prix de journée de 1 fr. 50 c. C'est là une heureuse innovation de l'administration de l'assistance, car cette création répondait à un besoin réel. Il est en effet beaucoup de malades, possédant quelques ressources, qui n'hésitent pas à s'imposer un léger sacrifice pour n'être pas confondus dans les salles communes avec les individus les plus dépravés, dont se compose habituellement la population de l'hôpital du Midi. Moyennant une somme aussi minime, non-seulement ils sont traités à part, mais ils ont encore la faculté de choisir le médecin de l'hôpital dont ils désirent recevoir les soins, et, d'ordinaire, ils ne manquent pas de s'adresser à celui de nos habiles praticiens qui, par son talent hors ligne, sa bonté et sa générosité sans égales, s'est placé au premier rang des spécialistes de l'époque (1).

L'hôpital, comme on le pense bien, n'est pas desservi par des sœurs. On n'y emploie même de femmes que celles qui sont indispensables pour la lingerie. Le service y est fait par des surveillants et des infirmiers. Voici, du reste, la composition du personnel :

(1) M. le docteur Ricord. — Un autre chirurgien du plus grand mérite, qui porte dignement un nom célèbre dans la spécialité, M. le docteur Cullerier, vient d'être récemment attaché à l'hôpital du Midi.

Service d'aministration	1 directeur. 2 commis. 1 garçon de bureau.
Service du culte	1 aumônier.
Service médical	3 médecin et chirurgiens. 3 internes.
Service de pharmacie	1 pharmacien. 3 internes. 2 garçons.
Services généraux	19 personnes.
Service des chambres et salles	4 surveillants. 18 infirmiers.
En tout	50 personnes.

dont les frais s'élèvent, pour appointements seulement, à environ 28,700 fr.

La dépense totale de l'hôpital a été, en 1855, de 203,123 fr.

Les malades sont reçus directement à l'hôpital en se présentant aux consultations, qui ont lieu tous les jours, excepté le dimanche.

Le nombre des malades qui s'y présentent s'élève quelquefois de 120 à 130.

Les individus qu'on admet appartiennent presque tous à la classe ouvrière. Voici le relevé des professions des malades existants à la date du 6 décembre 1856, au nombre de 313. Ce relevé a été fait sur le registre même de l'hôpital :

Journaliers	31	*Report*	153
Maçons (ouvriers)	17	Marchands ambulants	7
Sans profession (1)	15	Domestiques	6
Cordonniers	13	Palefreniers	6
Menuisiers	11	Tailleurs de pierre	6
Commis marchands	9	Tourneurs	6
Employés	9	Cochers	5
Serruriers	9	Limonadiers (garçons)	5
Boulangers	8	Marchands de vin (garçons)	5
Compositeurs	8	Mécaniciens	5
Charretiers	8	Tailleurs	23
Peintres en bâtiments	8	Divers	86
Bijoutiers	7		313
A reporter	153		

Nous devons ajouter que ce renseignement ne mérite pas une entière confiance, parce qu'il ne repose que sur les déclarations des malades, et qu'il en est parmi eux, (ceux qui exercent des professions honteuses), qui n'oseraient les avouer et qui en indiquent une à laquelle ils n'appartiennent pas. Tels sont les suppôts des mauvais lieux, et les misérables qui vivent du produit de la prostitution. Pas un seul, on le comprend, ne s'est déclaré tel, et cependant les surveillants savent qu'il en existe, parce qu'ils sont souvent reconnus et signalés par d'autres malades.

Parmi les admis, il en est toujours quelques-uns qui y sont amenés par les suites du vice le plus honteux. La nature et le siége de leur affection ne leur permet pas d'en dissimuler la cause. On en compte au moins une vingtaine chaque année, et si le nombre n'en est pas plus considérable, c'est que, pour ne pas déceler leur turpitude, tous ceux d'entre eux qui possèdent quelques ressources préfèrent se faire traiter chez eux. Au Midi, ils sont honnis des autres malades ; on les laisse à part ; on ne leur témoigne que du mépris. A la moindre

(1) Ou professions probablement non avouables.

discussion, ils sont menacés de se voir administrer *la savate.* Du reste, presque tous ont perdu le sens moral au point de n'avoir plus conscience de leur dégradation. Si on leur fait honte de leurs vices, il en est parmi eux qui ne s'en défendent pas; il s'en trouve même parfois qui poussent le cynisme jusqu'à oser s'en vanter. On aurait peine à croire à un tel excès d'immoralité si le fait n'était attesté par les surveillants mêmes de l'hôpital. J'ai appris, par les mêmes témoignages, que ces individus y étaient désignés sous le nom de *tantes;* qu'ils tenaient le même langage que les femmes galantes; qu'ils cherchaient quelquefois à établir de honteux rapports avec d'autres malades, et que presque tous demandaient leur sortie avant que leur guérison fût complète. On en est réduit aux conjectures sur les causes de ces sorties prématurées : les surveillants ne se les expliquent pas. Ils pensent toutefois qu'on peut les attribuer au désir de renouer de coupables relations et de satisfaire d'irrésistibles ardeurs.

Parmi les autres malades, il en est aussi qui, bien qu'ils puissent de temps en temps obtenir des médecins une permission de sortie pour la journée, prennent la détermination de quitter définitivement l'hôpital avant que leur cure soit achevée. Quand le médecin ne parvient pas à vaincre leur résolution, il leur annonce que lorsqu'ils se présenteront de nouveau, l'entrée de l'hôpital leur sera interdite, et en effet, lorsqu'ils reparaissent, on refuse de les recevoir. Force leur est alors de s'adresser à la Préfecture de police, qui les fait réintégrer, mais qui en même temps les consigne dans l'établissement. C'est là le but que le médecin se propose, car, dès ce moment, il est assuré que le malade ne pourra faire lever sa consigne et obtenir sa sortie que lorsque la guérison sera complète.

Au Midi comme à Lourcine les malades peuvent être visités au parloir deux fois par semaine. On ne les voit aussi qu'à travers une grille. Les visiteurs du sexe masculin sont en très grande majorité.

La privation du parloir est, ainsi qu'à Lourcine, la punition qu'on inflige aux malades qui ont commis quelque faute. Mais, en général, les punitions sont très rares, parce que les malades tiennent une conduite régulière et se montrent très subordonnés. Pour des fautes légères, les médecins les mettent à la diète, mais cette diète est toujours partielle, et ne les prive que d'une partie de leurs aliments.

A l'inverse de ce qui avait lieu fréquemment autrefois, on ne les voit plus commettre d'indécences ni tenir de discours licencieux. Il y a aussi sous ce rapport une amélioration notable.

Malheureusement on n'a pas encore trouvé le moyen de les occuper pendant leur séjour à l'hôpital. Quelques valides aident les infirmiers, mais c'est le très petit nombre. Beaucoup d'entre eux passent leur temps à jouer au domino. Il leur est expressément interdit de jouer de l'argent. S'ils sont surpris contrevenant à cette défense, le Directeur leur inflige une amende, la fait verser dans la caisse du bureau de bienfaisance de l'arrondissement, et leur en remet la quittance. Ses décisions à ce sujet ne rencontrent jamais de résistance et ne donnent lieu à aucune réclamation.

Quelques malades se livrent à la lecture. L'hôpital possède une Bibliothèque de six à sept cents volumes dont l'administration se propose d'augmenter successivement le nombre. Les livres prêtés sont fidèlement rendus, et il est très rare qu'ils subissent de détérioration entre les mains des malades. Quand il en est autrement, on leur en fait payer la valeur.

Le service du culte se fait par un aumônier qui réside dans l'établissement. Tous les malades valides se rendent volontairement aux offices ; leur tenue y est exemplaire. Chaque dimanche la chapelle est remplie, et on y compte au moins 150 malades.

Les admissions de vénériens au Midi ont suivi la progression suivante :

De 1804 à 1814.	13,927
De 1815 à 1824.	11,965
De 1825 à 1834.	14,388
De 1835 à 1844.	32,469
De 1845 à 1855 (onze ans)......	34,327

Il semblerait résulter de là que de la période décennale de 1825—1834 à la période décennale suivante, le nombre des vénériens ait plus que doublé ; il n'en est pourtant pas ainsi. La différence considérable que présentent entre elles ces deux périodes s'explique par le passage des femmes vénériennes à Lourcine en 1836, circonstance qui a permis d'attribuer aux hommes les lits devenus vacants ; en telle sorte que les malades, qui, faute de places au Midi, étaient obligés de se traiter chez eux, ou d'entrer, quand ils en trouvaient le moyen, dans les hôpitaux ordinaires, sont tous venus se faire recevoir dans l'hôpital spécial dès qu'ils en ont eu la possibilité.

Pour bien faire apprécier le mouvement de la population vénérienne pour chaque sexe, nous en donnerons le tableau depuis 1845.

	LOURCINE.	MIDI.
1845.............	1,419	2,931
1846.............	1,574	2,789
1847.............	1,384	2,837
1848.............	2,149	2,747
1849.............	1,381	2,772
1850.............	1,247	3,159
1851.............	1,102	3,019
1852.............	1,114	3,367
1853.............	1,274	3,660
1854.............	1,358	3,425
1855.............	1,384	3,632
Total pour onze années.	15,386	34,338
Moyenne par année....	1,399	3,121

Ce relevé démontre que le nombre des femmes vénériennes a peu varié depuis onze années et qu'il semble plutôt tendre à décroître. Pour les hommes, le résultat est inverse, et l'augmentation sensible. Dans les cinq premières années (1845 à 1849) le nombre moyen des hommes admis a été de 2,815 ; dans les six dernières (1850 à 1855) il a été de 3,378. La différence en plus est donc, en moyenne, de 563.

Dans la période de onze ans, le nombre des hommes a été plus que double de celui des femmes. Le chiffre total des admissions ayant été de 49,724, les hommes y figurent pour 34,338, ou 67.04 p. 100, et les femmes pour 15,386, ou 32.96 p. 100 seulement.

Le nombre moyen des malades traités chaque année dans les deux hôpitaux a été de 4,520.

Envisagées au point de vue médical, les admissions qui ont eu lieu au Midi pendant les années 1854 et 1855 ont été déterminées par les causes suivantes :

	1854.	1855.
Accidents secondaires	260	161
Accidents tertiaires	107	63
Adénite	137	169
Balano-posthite	93	81
Blennorrhagie	260	215
Bubons	170	51
Bubons suppurés	88	31
Chancres	301	925
Chancres indurés	209	65
Chancres infectants	174	199
Gonorrhée	109	66
Épididymite	315	431
Orchite	97	214
Phymosis	78	113
Plaques muqueuses	76	167
Rétrécissements	75	80
Roséole	96	63
Syphilis	253	97
Uréthrite	282	323
Varicocèle	99	37
Végétations	89	55
Vérole constitutionnelle	57	26
	3,425	3,632

Les malades admis en 1854 et 1855 se répartissent entre les divers âges de la manière suivante :

AGES.	1854.		1855.	
	NOMBRE d'admissions.	PROPORTION des admissions sur 100 pour chaque période d'âge.	NOMBRE d'admissions.	PROPORTION des admissions sur 100 pour chaque période d'âge.
		p. °/o		p. °/o
Malades de 12 à 16 ans	76	2.22	5	0.14
— de 16 à 20 ans	1,050	30.66	575	15.83
— de 20 à 25 ans	979	28.58	1,286	35.40
— de 25 à 30 ans	390	11.38	936	25.77
— de 30 à 40 ans	666	19.45	587	16.17
— de 40 à 50 ans	168	4.90	155	4.07
— de 50 à 60 ans	72	2.11	70	1.93
— de 60 à 70 ans	24	0.70	16	0.44
— de 70 à 80 ans	»	»	2	0.25
	3,425	100	3,632	100

Ce tableau démontre qu'en 1854, on a reçu 76 enfants et adolescents au-dessous de l'âge de 16 ans. D'où venaient ces enfants? à quels parents, à quelles professions appartenaient-ils, si tant est qu'ils eussent déjà une profession? Ici encore on en est réduit aux conjectures. On ne sait rien à l'hôpital sur les antécédents des malades. Les questions qu'on pourrait leur adresser ne fourniraient aucun renseignement, car leurs réponses ne seraient pas sincères et ne pourraient être contrôlées. Il y a lieu toutefois de supposer que la plupart d'entre eux sont en apprentissage ou travaillent dans des fabriques et des ateliers. Ils y entendent les discours les plus licencieux ; ils ont sous les yeux les plus fâcheux exemples. Les plus âgés les pervertissent, les entraînent, les excitent à mal faire, et se constituent leurs initiateurs. Ils ne sont du reste, en général, que trop disposés à céder à ces dangereuses incitations. Ils considèrent leur participation à une débauche comme une prouesse qui les grandit, comme un acte d'émancipation qui les transforme, et les élève de l'adolescence à la virilité. Ils se croient hommes, en un mot, pour être entrés avant le temps dans la carrière du vice, et se regardent comme très supérieurs aux jeunes gens de leur âge, qui ont assez de retenue pour ne pas les imiter. Ainsi se produit dans les classes inférieures des grandes villes une démoralisation précoce ; ainsi se peuplent les établissements consacrés au traitement des affections vénériennes. On sait d'ailleurs que ces affections se contractent plus facilement dans le jeune âge qu'à une époque plus avancée de la vie.

En 1854, c'est l'âge de 16 à 20 ans qui a donné le

plus de malades, 1,050 sur 3,425, ou près de 31 pour 100. En 1855, c'est celui de 20 à 25 ans (1286 ou 35,40 pour 100). Une différence analogue se fait remarquer pour l'âge de 25 à 30 qui, en 1854, n'a donné que 11.38 malades pour 100, tandis qu'il en a produit 25.77 pour 100 en 1855. Il n'y a rien à induire de différences, si considérables qu'elles soient, lorsqu'elles ne sont constatées que pour deux années. Il faudrait les suivre pendant une longue période pour reconnaître si elles se reproduisent ou alternent d'une manière à peu près constante, et pour leur assigner une cause ou en trouver la signification.

L'âge de 50 à 60 fournit aussi un certain contingent ; celui de 60 à 80 présente même encore quelques victimes.

La durée comparative du séjour pour chaque sexe offre des différences remarquables :

PÉRIODES.	DURÉE DU SÉJOUR.	
	Hommes.	Femmes.
	jours.	jours.
1805 à 1814........	57.32	65.82
1815 à 1824........	61.79	71.54
1825 à 1834........	44.89	50.06
1835 à 1844........	32.23	47.29
1845 à 1855........	33.46	57.20

La durée du séjour a toujours été infiniment moindre pour les hommes que pour les femmes, bien qu'elle ait aussi diminué dans des proportions assez notables pour ces dernières. Mais pour avoir une idée plus exacte des différences de sexe à sexe, il faut les considérer année par année dans la période la plus rapprochée. Voici les chiffres pour les onze dernières années :

ANNÉES.	DURÉE DU SÉJOUR.	
	Hommes.	Femmes.
	jours.	jours.
1845	36.18	56.65
1846	38.22	49.84
1847	37.21	61.73
1848	36.12	45.70
1849	36.06	49.86
1850	32.94	58.78
1851	33.47	66.51
1852	30.23	64.38
1853	30.00	56.21
1854	31.06	62.75
1855	29.72	59.89
Séjour moyen	33.46	57.20

Ainsi le séjour des femmes est, en moyenne, de 23 jours 74 c. plus prolongé que celui des hommes. Pour ces derniers, on voit que le séjour s'abrége successivement, et que les guérisons, qui ne s'opéraient, dans les premières années de la période, qu'en 38, 37 et 36 jours, s'obtiennent maintenant en moins de 30 jours. Pour les femmes, au contraire, la durée du traitement tend plutôt à s'accroître. Dans plusieurs années elle a été plus que double de celle des hommes. Il résulte de là que le traitement d'une vénérienne est beaucoup plus dispendieux que celui d'un vénérien.

Les frais occasionnés, en moyenne, par chaque malade ont été :

	AU MIDI.	A LOURCINE.
	jours.	jours.
En 1853	30.00	56.14
En 1854	31.06	61.12
En 1855	29.72	60.30

Ainsi une femme malade coûte à peu près le double d'un homme.

Le traitement des femmes est plus dispendieux non-seulement parce que leur séjour à l'hôpital est plus prolongé, mais aussi parce qu'elles consomment davantage en aliments et en médicaments. C'est ce qu'on aurait peine à croire et ce qu'on pourrait regarder comme une anomalie si les Comptes administratifs n'en faisaient foi. On y lit, en effet, qu'en 1854 et 1855 chaque malade a dépensé, par journée, savoir :

	1854.		1855.	
	Hommes.	Femmes.	Hommes.	Femmes.
	c. d.	c. d.	c. d.	c. d.
Vin	11.04	12.45	13.30	15.11
Viande	34.83	38.20	36.06	38.24
Comestibles divers	16.84	21.35	17.29	22.35
Médicaments	10.29	10.72	08.98	13.61

Une quantité de vin et d'aliments plus élevée pour les femmes que pour les hommes semble contraire à la nature des choses et ne se remarque en effet que dans cet établissement; mais en examinant de plus près, on trouve aisément son explication et sa raison d'être. A la différence des hommes, les femmes qui viennent se faire traiter sont souvent affaiblies et exténuées par les privations et par une nourriture insuffisante. Beaucoup d'entre elles sont lymphatiques, chlorotiques, anémiques. Les médicaments agissent d'une manière plus active sur ces estomacs débilités et augmentent notablement leur appétit. A raison de ces diverses circonstances, les médecins n'hésitent pas à leur prescrire le vin comme tonique et une alimentation substantielle et abondante pour réparer leurs forces et améliorer leur constitution.

C'est du reste ce qui s'est constamment pratiqué et ce qui élève le prix de journée des malades du sexe féminin, comme on le verra par le tableau suivant, que j'ai dressé pour 20 années, c'est-à-dire depuis l'époque où a été ouvert l'hôpital de Lourcine :

ANNÉES.	PRIX DE LA JOURNÉE. Au Midi.	A Lourcine.
	fr. c.	fr. c.
1836......	1 59,27	2 18,20
1837......	1 54,87	1 76,25
1838......	1 53,21	1 66,10
1839......	1 56,87	1 70,40
1840......	1 48,65	1 64,97
1841......	1 41,84	1 67,08
1842......	1 40,66	1 69,60
1843......	1 45,48	1 72,41
1844......	1 48,60	1 63,44
1845......	1 46,95	1 80,91
1846......	1 63,91	1 81,20
1847......	1 84,44	1 80,12
1848......	1 64,67	1 73,12
1849......	1 69,60	1 86,57
1850......	1 64,53	1 74,71
1851......	1 66,86	1 75,02
1852......	1 55,28	1 80,74
1853......	1 75,46	1 92,93
1854......	1 87,92	1 95,98
1855......	1 88,20	2 09,60

Ainsi, à l'exception de la seule année 1847, le prix de journée des femmes a été constamment le plus élevé. Il en résulte que l'entretien d'un lit à Lourcine est plus dispendieux que celui d'un lit au Midi, dans les proportions suivantes :

ANNÉES.	DÉPENSE MOYENNE D'UN LIT. Au Midi.	A Lourcine.
	fr. c	fr. c.
1853......	641 03	704 83
1854......	687 03	715 57
1855......	687 23	766 01

J'ai fait connaître quelle avait été la mortalité chez les femmes vénériennes par périodes décennales depuis un demi-siècle à compter de 1805; voici le même renseignement pour les hommes traités à l'hôpital du Midi (1) :

De 1805 à 1814 (dix ans) 1 sur 56.04
De 1815 à 1824 (dix ans) 1 sur 62.03
De 1825 à 1834 (dix ans) 1 sur 80.32
De 1835 à 1844 (dix ans) 1 sur 126.44
De 1845 à 1855 (onze ans) 1 sur 168.96

On voit par là que depuis 1805 le chiffre de la mortalité s'est abaissé progressivement, et qu'elle a été trois fois moindre dans la dernière période que dans la première.

Pour justifier ce que j'ai dit, page 63, de la mortalité occasionnée par les affections syphilitiques, je vais indiquer les causes des décès survenus à l'hôpital du Midi pendant les années 1854 et 1855. Ce relevé est extrait des documents officiels publiés par l'administration de l'assistance.

DÉSIGNATION DES MALADIES.	DÉCÈS. En 1854.	DÉCÈS. En 1855.
Accidents tertiaires	2	2
Adénites	2	3
Balano-posthite	1	1
Bubons	3	1
Chancres indurés	0	6
Épididymite	1	5
Orchite	0	1
Phymosis	1	2
Plaques muqueuses	0	2
Rétrécissements	2	3
Roséole	0	3
Syphilis	2	2
Uréthrite	1	1
Varicocèle	0	1
Vérole constitutionnelle	0	1
	15	34

(1) Pour la période écoulée de 1792 à l'an IX, Cullerier avait trouvé que la mortalité avait été de 1 sur 47.

Voici, pour 1854 et 1855, le tableau des malades admis, classés suivant leur état civil ; je n'y ai pas compris les enfants au-dessous de seize ans :

ÉTAT CIVIL.	NOMBRE d'admissions.		PROPORTION sur 100 malades.		NOMBRE d'admissions.		PROPORTION sur 100 malades.	
	Hom.	Fem.	Hom.	Fem.	Hom.	Fem.	Hom.	Fem.
Célibataires...	3,063	1,099	89.43	80.92	3,223	1,137	89.01	82.15
Mariés..	281	212	8.20	15.62	303	204	8.34	14.74
Veufs et veuves.	81	47	2.37	3.46	96	43	2.65	3.11
	3,425	1,358	100. »	100. »	3,632	1,384	100. »	100. »

Les proportions pour chaque sexe dans chacune des catégories se maintiennent à un chiffre à peu près identique pendant les deux années.

Les célibataires forment un peu plus des 4/5es des admissions.

Parmi les individus mariés, les femmes figurent pour une proportion presque double de celle des hommes.

Entre les veufs et veuves, d'ailleurs en petit nombre, il n'existe qu'une légère différence.

Il n'est pas sans intérêt, au point de vue de la moralité, de faire connaître le domicile des malades admis pendant les deux mêmes années, et leur rapport avec le chiffre des habitants.

Voici le détail :

DOMICILE.	POPULATION d'après le recensement de 1851.	1854.			1855.		
		Nombre des malades admis.	Proportion des malades sur 1000 habitants.	Proportion pour chaque nature de domicile.	Nombre des malades admis.	Proportion des malades sur 1000 habitants.	Proportion pour chaque nature de domicile.
				p. 100.			p. 100.
Paris.	996,067	3,194	3.20	65.05	3,542	3.90	69.48
Communes suburbaines	341,086	997	3.18	20.30	1,243	3.60	24.38
Départements . .	»	629	»	12.82	305	»	5.98
Étranger.	»	90	»	1.83	8	»	0.16
	1,337,153	4,910	»	100. »	5,098	»	100. »

On voit par ce tableau :

Que les 65 ou 69 centièmes des malades admis appartenaient à la ville de Paris ;

Les 20 et 24 centièmes aux communes du département de la Seine ;

Que les départements ont fourni, en 1854, un contingent de près de 13 centièmes, et de près de 6 centièmes en 1855 ;

Qu'enfin 98 malades venus de l'étranger figurent aussi pour une certaine proportion.

Les malades de la ville de Paris se subdivisent entre les douze arrondissements dans les proportions du tableau page 86.

Il résulte de ce tableau que c'est le 12e arrondissement qui a fourni le contingent le plus considérable

ARRONDISSEMENTS.	POPULATION générale d'après le recensement de 1851.	1854.		1855.	
		Nombre de malades admis.	Proportion pour 1000 habitants.	Nombre de malades admis.	Proportion pour 1000 habitants.
1er.........	105,755	216	2.04	218	2.06
2e..........	113,416	217	1.90	191	1.68
3e..........	64,095	216	3.36	234	3.65
4e..........	45,894	133	2.89	137	2.98
5e..........	96,650	334	3.45	358	3.70
6e..........	103,658	317	3.05	383	3.69
7e..........	69,670	181	2.59	190	2.73
8e..........	108,348	395	3.64	425	3.92
9e..........	45,785	189	4.12	206	4.49
10e..........	92,088	273	3.96	320	3.47
11e..........	66,290	188	2.83	284	4.28
12e..........	84,418	535	6.33	596	7.66
	996,067	3,194	3.20	3,542	3.55

pour l'une comme pour l'autre année. Sa part contributive a été de 6.33 et de 7.66 pour 1000 habitants, tandis que la moyenne générale n'a été que de 3.20 et de 3.55. Cette triste supériorité s'explique par la nature de la population, par son défaut d'aisance et par son degré de moralité (1). — Je me souviens d'y avoir fait jadis le recensement de la population indigente. Cette opération, qui n'avait lieu que dans la saison d'été, exigeait des visites très matinales pour qu'on pût rencontrer les pauvres au logis. J'ai trouvé plusieurs familles encore au lit, si l'on peut appeler de ce nom les misérables grabats sur lesquels elles étaient étendues. Les parents et les enfants couchaient pêle-mêle; des frères et des

(1) Voyez Transon et Dublanc, *Observations sur quelques industries, et, en particulier, sur le commerce des chiffons, dans le 12e arrondissement de Paris.* (*Annales d'hygiène*, Paris, 1854, t. I, p. 57.)

sœurs adultes étaient côte à côte dans un état de nudité presque complète, et j'ai su que les mêmes faits s'étaient présentés plusieurs fois à l'observation des personnes qui ont été chargées depuis d'opérer de pareils recensements. Y a-t-il lieu de s'étonner dès lors des chiffres qui se trouvent inscrits dans le tableau qui précède, si l'on considère en outre que les individus dénués de ressources, si nombreux dans cette circonscription, ne peuvent, lorsqu'ils ont contracté une affection vénérienne, s'adresser qu'à l'hôpital pour obtenir guérison?

L'arrondissement qui tient le second rang dans cette échelle est le 9ᵉ, qui, bien que très distancé par le 12ᵉ, est néanmoins fort au-dessus de la moyenne. C'est un effet analogue produit par des causes à peu près identiques.

Les deux arrondissements qui ont payé le moindre tribut sont le 2ᵉ et le 1ᵉʳ, où la population est toute différente, et où l'aisance et la richesse sont généralement répandues.

Les communes de la banlieue les plus maltraitées sont :

	SUR 1000 HABITANTS.	
	1854.	1855.
Grenelle, pour	7.39	12.24
Gentilly	6.15	5.42
Vaugirard	5.71	6.38
Montrouge	5.76	5.88
La Chapelle	5.72	7.17

Le 12ᵉ arrondissement de Paris, dont la proportion était pourtant formidable, a été, comme on le voit, sensiblement distancé par la commune de Grenelle, qui est certainement redevable du rang qu'elle occupe au voisinage de l'École militaire.

Le chiffre des autres communes trouve son explication dans leur voisinage de la ville de Paris, dont elles sont pour ainsi dire les faubourgs. Les maisons de tolérance du plus bas étage y abondent, et la population nombreuse qui confine aux barrières se trouve ainsi dans les conditions nécessaires pour fournir aux hôpitaux de vénériens un ample contingent (voyez t. I, p. 207 et 563).

Parmi les départements ceux qui ont le plus abusé de l'hospitalité parisienne sont les départements limitrophes ou peu éloignés de la capitale. Voici le chiffre des malades que quelques-uns d'entre eux nous ont envoyés :

	1854.	1855.
Seine-et-Oise	80	84
Seine-et-Marne	28	34
Aisne	28	20
Oise	27	16
Yonne	22	4
Aube	17	10
Eure	14	2

On voit qu'en 1855 cette invasion de vénériens des départements s'est un peu atténuée. On n'en a plus reçu, au total, que 305, tandis qu'en 1854, 629 avaient été admis. Cette diminution doit être attribuée à une circulaire de M. le Ministre de l'intérieur adressée à MM. les préfets pour leur rappeler que chaque localité doit supporter ses charges; que les hôpitaux de la capitale n'appartiennent qu'à ses habitants, et que nul étranger à la commune ne peut y être admis qu'à la condition du remboursement des frais de séjour soit par lui-même, soit par sa commune ou son département. L'avertissement paraît avoir produit son effet.

Disons en terminant que l'hôpital du Midi a acquis une célébrité européenne. En ce qui concerne les maladies vénériennes, c'est aujourd'hui la meilleure école pour les jeunes gens qui se destinent à l'art de guérir. Aussi les étudiants et les médecins étrangers s'y pressent-ils en foule pour assister aux savantes et spirituelles leçons du célèbre chirurgien qui sert si noblement l'humanité et la science soit par les soins qu'il prodigue aux malades, soit par le brillant enseignement qu'il met à la portée de tous d'une manière si libérale et si attrayante.

§ 4.— Des autres hôpitaux et de la Maison municipale de santé de la rue du Faubourg-Saint-Denis.

Ce serait une erreur de penser que toutes les affections syphilitiques sont traitées exclusivement dans les deux hôpitaux de Lourcine et du Midi. Bien que les règlements l'interdisent, bon nombre de malades, de femmes surtout, parviennent à se faire admettre et soigner dans les hôpitaux ordinaires. Ces admissions ont presque toujours lieu *d'urgence*, c'est-à-dire à l'hôpital même, soit par les médecins, à la consultation, soit par les internes, dans le cours de la journée.

Comme elles constituent une exception, et même une infraction à la règle, les billets qui les autorisent n'indiquent pas la nature réelle de la maladie, car cette indication serait une cause de refus de la part des directeurs. Ils portent ordinairement la désignation de *fièvre*, à l'aide de laquelle tout malade peut être admis sans difficulté, et sans éveiller l'attention de l'administration.

Les motifs qui déterminent ces admissions irrégulières sont de plusieurs natures.

Les médecins tiennent tous, plus ou moins, à traiter

dans leurs services tous les genres d'affections. Ils sont souvent sollicités à cet effet par ceux de leurs internes, qui, n'étant pas destinés à passer par les hôpitaux du Midi et de Lourcine, éprouvent le désir bien légitime d'être initiés, dans les hôpitaux auxquels ils sont attachés, au traitement des affections syphilitiques afin de compléter autant que possible leur éducation médicale. Les malades, presque toutes du sexe féminin, ne sont pas difficiles à trouver. Elles se recrutent surtout parmi les nombreuses jeunes filles connues sous le nom de *grisettes*, qui consultent volontiers les internes parce qu'elles en reçoivent des soins gratuits et désintéressés, ou parmi celles qui font habituellement partie du ménage de garçon des étudiants en droit et en médecine.

Les malades dont nous parlons préfèrent de beaucoup les hôpitaux ordinaires parce qu'elles y jouissent de plus de liberté, reçoivent les visites de leurs amis et connaissances, et sont l'objet de soins attentifs. Confondues, sans distinction, avec toutes les autres malades, elles peuvent aux yeux des personnes du dehors, dissimuler la nature de leur maladie et échappent ainsi à l'espèce de flétrissure morale qui résulte d'un séjour plus ou moins prolongé à Lourcine, où la clôture est d'ailleurs plus étroite et la règle beaucoup plus sévère.

On a dit souvent et avec raison que la prostitution trouvait facilement à se recruter dans les hôpitaux ; c'est là un fait qui, malheureusement, ne saurait être contesté, et je dirai tout à l'heure comment ce recrutement s'opère. Mais on aurait tort de penser qu'il a lieu parmi les filles dont nous venons de parler : leur sociabilité, leur esprit d'indépendance, leur goût prononcé pour les plaisirs, les bals publics, les spectacles, les dîners dans les cabinets particuliers, toutes choses qui supposent l'affranchissement de toute entrave et nécessitent la jouissance de la liberté la plus illimitée; ces diverses circonstances, dis-je, les rendent inaccessibles aux offres qui leur seraient faites de la part des maisons de tolérance, qu'elles ont en horreur parce qu'elles les considèrent, non sans raison, comme des lieux de séquestration ou de servage, et que la liberté étant pour elles le plus précieux des biens, elles ne voudraient l'aliéner à aucun prix.

Ce que je dis ici s'applique surtout à cette classe nombreuse de jeunes filles qui font *profession* d'être maîtresses d'étudiants; qui passent de mains en mains selon leurs caprices ou ceux de leurs amants; qui les quittent ou qu'elles quittent par lassitude, par brouillerie, par voie d'échange ou même de succession. Il n'est pas extraordinaire en effet, de voir l'étudiant devenu docteur, ou avocat, et retournant dans sa famille, céder à l'un de ses amis, nouvel arrivant, sa chambre, son mobilier et sa maîtresse. Très peu de ces femmes restent sans emploi, parce qu'elles sont comme une sorte de monnaie en circulation et que la valeur de chacune est parfaitement connue. Mais il est rare qu'elles vivent dans ce milieu au delà de 26 à 28 ans, c'est-à-dire de l'époque où elles commencent à se flétrir. Elles cessent alors d'avoir cours parmi les jeunes gens, car ceux qui formeraient une liaison avec des femmes d'un âge disproportionné deviendraient l'objet des plaisanteries et des sarcasmes de leurs camarades. Elles sont réduites alors à chercher des ressources dans le travail, à se placer, quand elles peuvent, dans des magasins de modes, des ateliers de broderie ou de confection, ou autres analogues, et à contracter, dans une autre classe, des intimités intéressées où elles trouvent le complément de leurs moyens d'existence.

Ces folles et insoucieuses créatures forment donc une classe tout à fait à part, une véritable spécialité. Quoiqu'elles se livrent à l'inconduite, comme elles ne trafiquent pas de leurs faveurs, et n'ont habituellement qu'un amant à la fois, comme aussi le cœur a une certaine part dans leurs liaisons irrégulières, elles se considèrent avec quelque raison comme supérieures à toutes les femmes qui s'abandonnent au premier venu pour un salaire, et même aux femmes entretenues, pour lesquelles, par le même motif, elles affectent le plus profond dédain.

Le recrutement dans les hôpitaux pour les maisons de tolérance s'exerce à l'égard :

1° Des jeunes filles sans expérience qui appartiennent à des parents pauvres chez lesquels elles n'ont reçu que de mauvais exemples;

2° Des ouvrières à l'aiguille qui ne gagnent qu'un salaire insuffisant;

3° Des filles demeurant en garni, qui, à leur sortie de l'hôpital, sont dénuées de toute ressource, et n'ont pas même de quoi payer le gîte de la première nuit;

4° Des domestiques sans place qui ont été renvoyées par leurs maîtres pour raison d'inconduite;

5° De toutes les filles, en si grand nombre, qui, adonnées à la paresse, aiment mieux vivre du produit honteux de la débauche que de subvenir à leur existence au moyen d'un travail honnête et assidu qui, trop souvent, il faut bien le reconnaître, ne leur rapporte qu'un trop faible salaire.

C'est principalement sur cette considération qu'insistent le plus vivement les entremetteuses, les affidées des maisons de tolérance, qui séjournent comme malades dans les hôpitaux, et malheureusement leurs incitations séduisantes, qui reposent sur l'affranchissement de toute espèce de travail et sur la perspective d'une perpétuelle oisiveté, d'un certain luxe, de riches vêtements, d'une table bien servie et de tous les besoins satisfaits, ne sont que trop souvent écoutées.

Les filles publiques atteintes d'affections autres que la syphilis sont traitées, dans les hôpitaux ordinaires, comme toutes les autres malades. Elles y sont les intermédiaires naturels des dames de maisons auxquelles elles appartiennent. Ces dernières, soit par elles-mêmes, soit par leurs émissaires, se rendent dans les salles des hôpitaux les jours d'entrée publique; elles examinent les jeunes filles dont il leur semble pouvoir tirer le meilleur parti, et les désignent à leurs pensionnaires pour qu'elles aient à les circonvenir. On en a vu, et j'ajoute, on en a expulsé, d'assez hardies pour avoir osé hasarder par elles-mêmes des propositions directes à certaines malades, à la faveur de quelques douceurs ou de quelque menue monnaie qu'elles leur distribuaient. Mais comme elles n'ignorent pas qu'elles sont attentivement surveillées, et qu'elles s'exposeraient à des peines graves, si elles étaient prises en flagrant délit d'excitation à la débauche, elles emploient le plus ordinairement les intermédiaires dont j'ai parlé plus haut.

Malheureusement, beaucoup de jeunes filles ne sont que trop disposées à se laisser prendre à ces fallacieuses amorces.

L'immodestie de certaines d'entre elles, leurs inclinations vicieuses, se manifestent parfois jusque dans les salles des hôpitaux et les désignent suffisamment aux courtières de prostitution. La liberté de leur langage, le cynisme de leurs conversations scandalisent jusqu'aux internes eux-mêmes, bien qu'en dehors des hôpitaux leurs oreilles soient faites à de pareils discours et s'en effarouchent difficilement. L'un de ces jeunes gens m'a rapporté que, faisant un jour le pansement d'une malade, il avait pu saisir une discussion qui s'était élevée entre deux jeunes filles placées dans les lits voisins. Chacune prétendait que c'était elle que l'un des internes recherchait de préférence et viendrait voir à sa sortie, et qu'il lui en avait fait *la promesse*. Promesse assurément de pure invention; mais ce fait peut donner une idée de la moralité des deux interlocutrices, et des facilités qu'aurait pu trouver auprès d'elles l'interne, s'il eût voulu se prévaloir de ce qu'il avait entendu.

Il est même de ces créatures qui oublient toute pudeur et toute retenue au point d'oser faire des avances aux élèves, et de leur adresser par lettres des déclarations, qui, loin de flatter leur amour-propre, ne font le plus souvent qu'exciter leur mépris et soulever leur dégoût. Car c'est ici le lieu de le faire remarquer, à l'honneur de la génération actuelle, et la vérité nous fait une loi de le proclamer: à la différence de ce qui avait lieu jadis, les internes des hôpitaux comprennent parfaitement la dignité de leur profession. Appelés souvent à suppléer le médecin, ils savent respecter tous les malades, pour en être eux-mêmes respectés. Plus de ces regrettables légèretés, de ces déplorables écarts comme on n'avait que trop souvent à en réprimer autrefois. Les malades ne sont plus aujourd'hui en présence que de jeunes internes studieux, instruits, et qui savent tout ce qu'on doit s'imposer de circonspection et de retenue dans des établissements consacrés à la souffrance et au malheur.

L'hôpital Saint-Louis compte toujours un assez bon nombre de vénériens parmi ses malades; mais ce sont en général des affections anciennes, devenues constitutionnelles, et qui se compliquent, pour la plupart, de maladies de la peau.

En dehors des deux hôpitaux spéciaux et de l'hôpital Saint-Louis, c'est dans la *maison municipale de santé*, de la rue du faubourg Saint-Denis, que se trouve le plus grand nombre relatif de malades atteints d'affections vénériennes. Cet établissement, qui relève aussi de l'administration de l'assistance, et qui est généralement plus connu sous le nom de *Maison Dubois*, parce que le célèbre praticien Antoine Dubois en a été le chirurgien en chef pendant plusieurs années; cet établissement, dis-je, où l'on n'est admis qu'en payant, ouvre ses salles communes, ou ses chambres particulières, aux syphilitiques des deux sexes, lorsqu'il s'en présente. Leur nombre y est en moyenne de 15 à 18, sur une population de 150 individus; mais, dans cette catégorie, les femmes forment la minorité.

Les hommes qu'on y traite pour cette affection sont le plus souvent des habitants de la province, célibataires ou mariés, qui prétextent des affaires ou le désir de faire un voyage à Paris, et qui ne s'y rendent réellement que pour pouvoir cacher à leur famille la nature de leur maladie;

De jeunes commis marchands, qui ne pourraient se

faire soigner convenablement chez les patrons qui les emploient ;

Ou bien encore des fils de famille, que leurs parents ne peuvent se dispenser d'éloigner en pareille circonstance, par un juste sentiment de convenance et par respect aussi pour d'autres enfants et pour leurs entours.

Les femmes syphilitiques sont, pour la plupart, de la catégorie des *entretenues*, ou de celles qu'on qualifie habituellement de *Lorettes*, et quelquefois aussi des filles publiques.

La police ne s'oppose pas à ce que ces dernières soient traitées à la maison municipale de santé, mais elle vient s'assurer de leur présence et a l'œil sur elles au moment de la sortie.

Pendant leur séjour dans l'établissement, la conduite de ces filles est ordinairement à l'abri de tout reproche. Elles redoutent par dessus tout d'être reconnues pour ce qu'elles sont, et la crainte de trahir leur profession par leur attitude ou leurs discours les maintient dans la retenue et dans le devoir.

Il n'en est pas de même des *Lorettes* et des femmes entretenues. Elles se montrent souvent exigeantes, impatientes de la règle, et sont plus difficiles à gouverner. Leurs manières, leur langage et les visites qu'elles reçoivent, les font aisément reconnaître, même à l'œil le moins exercé. Un ancien directeur de l'établissement m'a assuré qu'il avait vu des jeunes gens, des commis marchands surtout, n'ayant qu'une indisposition légère, se faire admettre tout exprès pour former une liaison avec ces femmes entretenues, qui la plupart, comme on le sait, se font un jeu de tromper les pauvres dupes aux dépens desquelles elles vivent, pour dissiper en plaisirs et en orgies leurs libéralités avec des amants de leur choix.

Ces liaisons sont faciles à contracter dans la maison municipale de santé. Par une disposition vicieuse, qui n'est pas du fait de l'administration, et qui tient à la nature des localités, le jardin ou promenoir est commun aux deux sexes. Il en résulte que les malades ont toute liberté de communiquer entre eux, et que rien, par conséquent, ne met obstacle à des relations immorales, qu'il est regrettable de voir nouer dans un établissement public.

Au surplus, cet état de choses ne tardera pas à disparaître. La maison de santé va être incessamment démolie et reportée dans le haut du faubourg Saint-Denis. Le plan, que j'ai eu sous les yeux, démontre que l'administration s'est préoccupée des inconvénients que je viens de signaler; car dans la maison nouvelle, il y aura un promenoir séparé pour chaque sexe.

En terminant ce paragraphe, je reconnais qu'il eût été désirable d'indiquer le nombre de vénériens traités dans les hôpitaux non spéciaux, pour donner un chiffre général qui présentât l'ensemble des malades pour la ville de Paris, mais malheureusement c'est un renseignement qu'il est impossible d'obtenir, par la raison que les registres des hôpitaux ordinaires ne désignent pas la maladie sous son véritable nom, ainsi que je l'ai indiqué page 87. D'après mes évaluations, qui ne sont qu'approximatives, je crois cependant pouvoir affirmer qu'il y a environ un cinquième de ces malades qui reçoivent des soins dans les hôpitaux autres que Lourcine et le Midi.

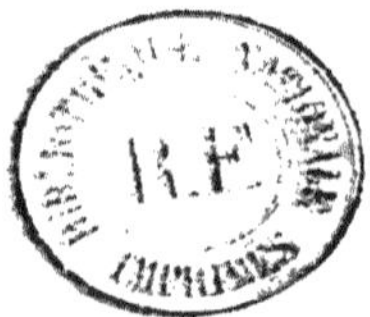

CHAPITRE XVIII

DES PRISONS CONSACRÉES A LA RÉPRESSION DES DÉLITS COMMIS PAR LES PROSTITUÉES.

§ 1. — Quelques généralités sur ces prisons.

L'emprisonnement étant chez nous, et à l'époque actuelle, le seul moyen que l'on puisse mettre en usage pour maintenir les prostituées dans la ligne du devoir, et réprimer les désordres dont elles se rendent coupables, la question des prisons n'est pas sans importance pour une histoire générale de la prostitution.

Dans les temps anciens, les ordonnances sur la prostitution prononçaient également la détention contre les prostituées; mais nous ne savons pas ce qu'étaient les prisons, où elles se trouvaient placées, et si l'une d'elles était plus particulièrement qu'une autre consacrée aux prostituées. Tout me semble prouver qu'on les jetait pêle-mêle avec les autres femmes dans ces horribles réduits, véritables tombeaux, où la mort était presque inévitable, et dont, à l'époque actuelle, nous pouvons avec peine nous faire quelque idée.

Ce fut Louis XIV qui fit bâtir à la Salpêtrière la première prison destinée à la correction des prostituées. Cette prison subsiste encore, et bien qu'elle ait changé de destination, on continue à la désigner dans la maison sous le nom de Force. Voici ce que j'ai pu recueillir sur le régime intérieur de cette prison avant la Révolution : les renseignements dont je vais rendre compte m'ont été fournis par M. Lallement, chirurgien de la Salpêtrière; par la sœur Pélagie, chargée de la surveillance des prostituées, et par deux de ses filles de service qui vivaient encore en 1829.

Cette division de la Salpêtrière était uniquement destinée aux prostituées que l'on connaissait sous le nom de *filles du monde.* Bon nombre de ces filles s'y trouvaient retenues par lettres de cachet; elles y restaient trois, six et neuf ans; quelques-unes de ces dernières y demeurèrent plus de quinze et vingt ans. J'ai prié la sœur Pélagie de m'expliquer les motifs de cette longue détention, mais elle n'a jamais voulu me donner à cet égard le moindre détail.

Les lits étaient censés servir à six personnes; mais comme ils ne pouvaient en contenir que quatre (deux à la tête et deux aux pieds), il y en avait toujours deux qui couchaient sur le *carreau nu*, jusqu'au moment où l'une des six avait fini son temps de détention, ou était envoyée à Bicêtre pour se faire traiter; alors l'avant-dernière venue prenait place dans le lit, et une autre destinée à ce même lit arrivait et se couchait sur la terre; point de matelas, point de paille, point d'oreiller, mais la terre nue; en hiver seulement on leur fournissait une couverture dans laquelle elles s'enveloppaient.

Le plancher des salles dans lesquelles se trouvaient ces lits n'était élevé que de cinq pieds au-dessus du carreau; les fenêtres, très éloignées les unes des autres, ouvertes d'un seul côté, n'avaient que deux pieds en tous sens, ce qui rendait la ventilation difficile, pour ne pas dire impossible; enfin, les murs étaient tellement rapprochés, que les deux personnes couchées sur le carreau obstruaient complétement le passage. Au dire de la sœur Pélagie, ces salles, en tout temps très humides, n'étaient pas froides en hiver; mais il y régnait habituellement, et surtout le matin, une odeur infecte.

La nourriture était fort médiocre; cependant la mortalité n'y dépassait pas la moyenne ordinaire; on y traitait les détenues avec fermeté; il est faux qu'on leur rasât les cheveux, comme on le disait dans le public; la sœur Pélagie récitait la prière, et faisait une lecture pieuse le matin et le soir; tous les dimanches, un aumônier venait y célébrer l'office divin.

Les prostituées restèrent dans cette prison jusqu'à l'époque des massacres des 2 et 3 septembre 1793; car on y avait accumulé les détenus politiques. On eut soin seulement de faire sortir les prostituées deux jours avant ces massacres.

Ce que je viens de dire de l'habitude qu'on aurait eue autrefois de couper, dans quelques circonstances, les cheveux des prostituées arrêtées et mises en correction, m'engage à placer ici quelques détails sur ce singulier mode de punition.

Il en est question, pour la première fois, dans l'ordonnance de police du 6 novembre 1778, et depuis, il a été de nouveau compris dans toutes les mesures qui ont pu être prises pour la répression de la prostitution; mais si cette espèce de correction a été tentée, tout prouve qu'il a fallu y renoncer. Plusieurs renseignements me font croire qu'elle n'a jamais été qu'un épouvantail très bien imaginé, il est vrai; il est d'observation que les filles publiques tiennent singulièrement à leurs cheveux; aujourd'hui même plusieurs de ces malheureuses résistent au désir de se retirer dans le couvent du *Bon-Pasteur*, par la crainte d'être rasées en y entrant. Cependant cette pratique est, dit-on, abolie depuis longtemps dans le couvent dont je parle; mais le souvenir s'en est conservé, et c'est un moyen qu'emploient quelques vieilles prostituées, et en particulier les dames de maisons, pour maintenir dans le vice les jeunes filles qui montrent quelque tendance à revenir à la vertu.

Lorsque le préfet de police Anglès s'occupa si activement, en 1816, de tout ce qui regarde les postituées, on remit en question s'il ne convenait pas de faire revivre, parmi les moyens de répression, celui qu'avait imaginé le lieutenant de police Lenoir. Plusieurs membres de la commission, consultés à ce sujet, furent d'avis de l'adopter, mais seulement pour ces filles incorrigibles qui retombent toujours dans les mêmes fautes et qui font le tourment de l'administration; cette opinion ne prévalut pas dans la majorité de la commission. On fit observer avec raison, que raser une prostituée délinquante, c'était lui imposer une véritable punition corporelle, une peine afflictive et infamante ; que cette peine dépassait les bornes des pouvoirs confiés au préfet de police, qui ne prononçait pas, comme l'ancien lieutenant de police, une véritable sentence, en vertu du pouvoir dont celui-ci était revêtu; on ajouta, à l'appui de cette dernière opinion, que dans les temps antérieurs l'application de cette mesure n'avait pas eu lieu pendant plus de trois mois, tant elle avait alors d'inconvénients ; qu'à l'époque actuelle, il faudrait nécessairement avoir recours à l'exécuteur de la haute justice, et qu'elle exaspérerait à un point excessif l'esprit des prostituées, dont on connaissait la hardiesse, l'insubordination et le caractère d'indépendance. Depuis, il ne fut plus question de cette mesure.

Revenons maintenant à l'histoire des prisons consacrées à la punition des prostituées.

Toutes les personnes arrêtées dans Paris par un agent quelconque de l'administration, sont amenées à la Préfecture de police; là se trouve en permanence un employé qui, sur le procès-verbal d'arrestation et les autres pièces à l'appui, les envoie dans un endroit spécial appelé le *Dépôt;* ce dépôt, dont le nom indique assez la destination, n'est pour elles qu'un lieu de passage; dans les vingt-quatre heures au plus tard, et le plus habituellement le jour même de l'arrestation, les prévenus ordinaires sont interrogés par un magistrat, qui les met à la disposition du Procureur du roi, ou qui ordonne leur mise en liberté. Quant aux prostituées, elles sont interrogées par un commissaire de police spécialement attaché au *Bureau des mœurs :* ce commissaire soumet son rapport au préfet, lequel ordonne la mise en liberté, ou envoie la femme dans une prison spéciale pour un temps, dont la durée est subordonnée à une foule de circonstances et d'exigences particulières. Ainsi la police des prostituées exige à Paris trois prisons : une provisoire et temporaire nommée le DÉPÔT; une autre permanente, où elles subissent véritablement la peine due au délit qu'elles ont commis; c'est la *deuxième section* de la MAISON DE SAINT-LAZARE, enfin le DÉPÔT DE SAINT-DENIS. Examinons l'une après l'autre ces trois sortes de prisons.

§ 2. — Du dépôt de la Préfecture de police.

Origine de ce dépôt. — Son régime intérieur à la fin du siècle dernier. — Dépôt transféré à la Force. — Établi plus tard à la Préfecture de police. — Comparaison entre ce dépôt et celui qui existe aujourd'hui. — Manière de transporter les prostituées d'un endroit à un autre. — Scandale qu'elle occasionnait autrefois. — Notables améliorations. — Son état actuel.

Dans le dernier siècle, ce dépôt portait le nom de salle ou de maison Saint-Martin; il était situé rue du Vert-Bois, au coin de la rue Saint-Martin, près d'un endroit où est aujourd'hui une fontaine. Ce dépôt, dont je n'ai pas pu trouver l'origine et dans lequel on ne renfermait que les prostituées, n'était qu'une maison délabrée, ayant quelques chambres très peu spacieuses, sans meubles, et sur le carreau desquelles on jetait de temps en temps quelques bottes de paille; la nourriture, comme dans toutes les autres prisons, consistait en une ration de pain noir, bien inférieur à celui que reçoivent les prisonniers actuels; la soupe, quelle qu'elle fût, passait dans cette maison pour un repas somptueux et recherché. Les prisonnières la recevaient du dehors; elle leur était fournie par leurs connaissances, mais le plus ordinairement par des associations charitables. Une demoiselle respectable s'était consacrée par vertu et par dévouement à la surveillance de cette maison, en acceptant l'humble titre de concierge. Un demi-siècle s'est écoulé depuis que la prison Saint-Martin a été supprimée; mais le souvenir de cette vertueuse fille ne s'est pas effacé de la mémoire de ceux qui l'ont connue; tous les vieillards auprès desquels j'ai pris des renseignements m'ont parlé de *mademoiselle Héance* et n'avaient pas d'expressions suffisantes pour exalter son mérite.

La maison de Saint-Martin ayant été supprimée en 1785, les prostituées qui l'habitaient furent dirigées sur l'hôtel de Brienne, dit la *Petite-Force*, et mises dans une annexe de cette nouvelle prison.

Je ne décrirai pas cette prison, contre laquelle j'ai entendu bien des personnes élever la voix ; on lui reprochait une distribution des plus vicieuses, le défaut d'aérage, un encombrement extrême, surtout dans les salles de l'infirmerie, des lits qui, véritables grabats, servaient à deux personnes ; on pense aisément, d'après cela, que la surveillance y était difficile, et que l'on manquait de place pour y établir des ateliers. De pareils inconvénients étaient graves ; mais qu'étaient-ils en comparaison de ceux qu'offrait la Salpêtrière ? Ces deux établissements repoussent tout parallèle qu'on voudrait établir entre eux.

Comme les prostituées furent abandonnées à elles-mêmes pendant la Révolution, et que les moyens de répression furent entièrement négligés, il n'est pas étonnant qu'il ne soit pas question de dépôt et de prison pour elles pendant toute cette époque.

Ce dépôt fut rétabli en 1798, ou, pour mieux dire, on dirigea les filles publiques, qu'on arrêtait alors, sur le dépôt général qui se trouvait dans une des cours de la Préfecture de police.

Dans ce dépôt général, que j'ai visité plusieurs fois et dont je n'oublierai jamais l'aspect hideux et repoussant, à peine pouvait-on faire la distinction des sexes : aussi les prostituées se trouvaient-elles pêle-mêle avec toutes les femmes arrêtées, coupables ou non coupables, jeunes ou vieilles, vertueuses ou débauchées. Un pareil état de choses ne pouvait pas être toléré dans un gouvernement régulier, et si quelque chose doit étonner, c'est qu'il ait pu subsister aussi longtemps. On doit à M. Delavau la construction d'un nouveau dépôt, qui réunit toutes les conditions désirables; il fut ouvert en 1828; les filles publiques ont dans ce local une division à part, et si quelques unes se trouvent encore confondues avec les autres prévenues, cela n'arrive que lorsqu'elles ont été arrêtées pour des délits qui ne sont pas du ressort de la prostitution.

Cette salle, très vaste et convenablement construite, est largement ventilée par des fenêtres opposées; elle est garnie de lits de camp et de paillasses; ces lits de camp se relevant le jour contre les murs, laissent à découvert un banc qui règne tout autour de la salle chauffée convenablement en hiver par un calorifère à vapeur; les détenues y sont donc aussi bien qu'on peut le désirer. Comme la plupart ne restent là que quelques heures, on ne leur fournit que le pain et une ration de bouillon, mais elles peuvent faire venir du dehors tout ce qui leur convient; elles reçoivent de l'eau en aussi grande quantité qu'elles le désirent et en font une très grande consommation.

Dans le siècle dernier, les filles enfermées dans la salle Saint-Martin y attendaient souvent leur jugement pendant un temps fort long, car le lieutenant de police, qui les jugeait en dernier ressort dans une salle du Châtelet, *ne consacrait à ce travail qu'un jour par mois*; or comme il jugeait aussi le même jour les cochers de fiacre et autres gens de cette classe, il était souvent obligé, faute de temps, de renvoyer au mois suivant les affaires de quelques prostituées.

J'ai dit (page 102) que, par un arrêté du préfet, qui

remplace le lieutenant civil, les filles amenées au dépôt, les unes sont mises en liberté, les autres envoyées dans la prison, pour un temps plus ou moins long.

La manière de transporter ces filles d'une prison à une autre, et, en général, d'un endroit quelconque dans un autre endroit, n'est pas une chose indifférente pour tout ce qui regarde le bon ordre dans une ville comme Paris; je vais donc en dire quelques mots.

Autrefois, pour éviter le scandale, on allait les chercher de nuit à la *salle Saint-Martin*, la veille du jugement, et on les accumulait dans une chambre attenante à celle où se tenait le magistrat; après le jugement, on attendait la nuit pour conduire dans la même charrette, à la Salpêtrière, celles qui avaient été condamnées. Dans ce transport elles étaient surveillées par les gardes de l'Étoile, corps peu nombreux, dont les fonctions se bornaient à faire la police des prostituées et à mener les criminels à l'échafaud.

Le soin d'éviter le scandale que présente inévitablement le transport, en plein jour, d'un grand nombre de filles publiques, au travers des rues et des quais de Paris, a été tout à fait négligé par les administrateurs dont nous avons si souvent eu occasion d'admirer les règlements. Pour faire passer les filles du dépôt à la prison, on les confiait à des soldats qui les conduisaient par le bras; dans cette marche qui attirait tous les regards et que suivaient en grand nombre les polissons des rues, les filles affectaient une effronterie scandaleuse, riaient aux éclats avec les soldats, et prenaient avec eux toutes les libertés possibles; de là des évasions fréquentes, le plus souvent favorisées, soit par les souteneurs, soit par les soldats eux-mêmes, et le spectacle le plus hideux et le plus dégoûtant livré aux regards de la population. Cet état de choses dura jusqu'au 20 mars 1816, époque à laquelle on lui substitua le mode actuel de transport, qui n'offre rien à désirer et peut être donné comme un véritable modèle.

C'est dans une voiture suspendue et parfaitement close que se font tous les transports que nécessitent les prostituées; à toute heure, cette voiture parcourt les rues de Paris; personne ne la connaît et ne sait ce qu'elle contient; elle conduit les filles du dépôt à la prison, du dépôt à l'hôpital, *et vice versâ*; car je dois ajouter que les filles qui ont terminé leur traitement ou fini le temps de leur détention, sont ramenées à la préfecture, où l'on s'assure de nouveau de l'état de leur santé, et où l'on apprend ce qu'elles vont faire et où elles se proposent de demeurer. Elles sont libres ensuite.

Avant de terminer ce qui regarde le dépôt actuel, je dois dire qu'on y laisse quelquefois, pendant un temps plus ou moins long, certaines femmes qui cachent leurs noms, sur lesquelles on n'a pas de renseignements, qui ne peuvent se faire réclamer de personne, et que l'on peut considérer comme vagabondes; il faut bien sequestrer ces femmes jusqu'à ce qu'on ait reçu la réponse aux demandes que l'administration adresse aux autorités de leur pays; il est évident que le dépôt est pour cette classe un refuge tout naturel.

Le séjour que font les prostituées au dépôt est de vingt-quatre ou de quarante-huit heures.

Le régime y est en commun de jour comme de nuit.

Cependant il y a quelques chambres, dites la pistole, où l'on peut être quatre, deux ensemble, ou seule, en payant.

La maison n'étant qu'un lieu de passage, on n'y travaille pas.

Le régime alimentaire se compose de 700 grammes de pain par jour pour les femmes, 750 pour les hommes, de la soupe au déjeuner et de légumes au dîner. — Le jeudi et le dimanche on distribue de la soupe grasse et de la viande au lieu de légumes.

Il est entré 30,940 personnes au dépôt en 1853, savoir :

19,746 hommes.
11,194 femmes.

et 31,367 en 1854, savoir:

19,158 hommes.
12,209 femmes.

Les prostituées figurent, dans ce nombre, pour un chiffre important.

Les tableaux suivants indiquent les entrées des prostituées dans cette prison, et leurs sorties, pour les années 1853 et 1854.

		1853.	1854.
Femmes publiques inscrites entrées		3,955	4,241
Envoyées en permission	à Saint-Lazare 2e section	2,751	2,949
	à la maison de répression à Saint-Denis	3	1
Envoyées en traitement à l'infirmerie de St-Lazare.	Vénériennes	580	647
	Galeuses, atteintes d'ulcérations et autres maladies	343	332
Mises en liberté		289	312
		3,966	4,241

		1853.	1854.
Femmes publiques insoumises entrées.		1,139	1,515
Envoyées en traitement à l'infirmerie de St-Lazare.	Vénériennes, galeuses, atteintes d'ulcérations et autres maladies......	522	737
Envoyées au 2e quartier, 3e section de Saint-Lazare. .		52	13
Envoyées en correction, article 377 du Code Napoléon.		28	21
Mises en liberté.......	après enregistrement....	143	176
	après avertissement.....	394	568
		1,139	1,515

Le chiffre des malades ne concorde pas exactement avec celui des infirmeries de Saint-Lazare qui est plus élevé, parce que, parmi les filles publiques désignées comme envoyées en punition, et les insoumises indiquées comme envoyées en correction, se trouvaient des vénériennes et des galeuses, qui ont pris place, à leur arrivée à Saint-Lazare, dans les infirmeries de cette maison.]

§ 3. — De la maison de Saint-Lazare comme lieu de punition et de correction.

Malgré les inconvénients justement reprochés à la Petite-Force qui remplaça comme prison la Salpêtrière après avoir été un lieu de dépôt, elle servit à sa destination primitive jusqu'en 1829 ; à cette époque, les prostituées furent transportées aux Madelonnettes de la rue des Fontaines, et plus tard à Saint-Lazare, où elles sont encore aujourd'hui.

La population de la prison de Saint-Lazare consacrée aux prostituées flotte entre 450 et 550 ; dans quelques circonstances, elle s'élève à 600. (Voy. plus haut p. 33.)

Les rez-de-chaussée de cette prison sont consacrés aux ateliers ; les étages supérieurs, aux dortoirs.

Les ateliers sont vastes et divisés en plusieurs sections, suivant le genre de travaux auxquels sont occupées les détenues ; des poêles les échauffent convenablement en hiver ; chacun d'eux a ses latrines, une fontaine et une pierre à laver. Une cour, suffisamment vaste, sert de promenoir ; les détenues ont la permission d'y aller trois fois par jour, et comme un grand lavoir se trouve au milieu de cette cour, elles profitent des récréations pour savonner et laver leurs effets ; quelques-unes, plus riches ou plus paresseuses que les autres, dédaignent ces soins et confient leur linge à des camarades qui font dans la prison le métier de blanchisseuses ; ce lavoir est une chose de première nécessité dans toute prison de femmes ; tous les jours on en reconnaît les avantages.

La nourriture consiste en 700 grammes de pain de prison, et en soupe tantôt grasse et tantôt maigre, mais toujours de très bonne qualité ; sur les sept jours de la semaine, les femmes reçoivent deux fois de la viande cuite et désossée (environ quatre onces), et les autres jours des légumes farineux ; elles trouvent en outre à la cantine une foule de douceurs qu'elles se procurent, soit avec la rétribution de leur travail, soit avec les secours qu'elles reçoivent du dehors ; ces secours leur sont fournis par les dames de maisons chez lesquelles elles étaient ou chez lesquelles elles doivent entrer, ou bien par leurs amants. La moitié des filles détenues reçoit ces secours, dont le montant paraît être en moyenne de 3 fr. par semaine, et qui va pour un certain nombre à 5, 7 et 10 fr. ; on en a vu recevoir jusqu'à 6 fr. par jour. Mais cela se remarque rarement, et surtout ne dure jamais très longtemps. Comme le gain de ces femmes, sans compter la masse qu'on leur distribue au moment de leur sortie, est de 4 sous, il en résulte que la moitié d'entre elles peuvent disposer de

6 à 8 sous par jour, somme considérable pour des détenues, ce qui rend leur position, je ne dis pas agréable, mais certainement tolérable : la preuve qu'elles ont ce qu'il leur faut, c'est qu'elles se procurent souvent des inutilités, et en particulier de ces fleurs qui abondent dans certaines saisons. Le goût pour les fleurs et les bouquets est un des caractères des prostituées ; elles en achètent à profusion, non-seulement dans la prison, mais encore dans l'hôpital, et se les distribuent avec une grande générosité ; on ne tolérait pas autrefois l'entrée dans la prison de toutes ces inutilités ; ce n'est que depuis la révolution de juillet qu'on s'est beaucoup relâché sur la sévérité de la discipline ; on s'est fondé sur ce principe que les prostituées n'étant pas jugées, elles ne devaient pas être traitées comme d'autres prisonniers. Le raisonnement est juste, et je ne suis pas étonné que des légistes et des philanthropes aient eu cette opinion ; mais ce n'est pas ainsi que raisonnent les gens instruits à l'école de l'expérience : comme la prison est le seul moyen d'arrêter le désordre et le scandale de la prostitution, et qu'on ne peut maîtriser les prostituées que par la terreur que cette prison inspire, je doute qu'on obtienne par cet excès de condescendance tout le fruit que doit produire la détention, c'est-à-dire l'amélioration du détenu, ce qui chez les prostituées répond à l'obéissance passive aux règlements de police ; mais j'anticipe ici sur un sujet qui se trouvera plus naturellement placé à la fin du paragraphe suivant.

Aujourd'hui on distribue le pain le matin et les autres vivres à midi ; il n'y a point dans la prison de réfectoire commun et d'heures assignées aux repas ; chaque fille s'associe une autre fille qu'elle appelle sa *mangeuse* ;

elle partage avec elle son assiette; c'est dans les ateliers que se font les repas; on y tolère les fourneaux et tous les moyens de réchauffer et de préparer ce qu'on peut désirer; les planches sont couvertes de mets variés, ce qui fait que la plus coupable qui a su par sa faute même se procurer des ressources est moins punie que la malheureuse qui n'a violé les règlements que pour satisfaire sa faim. Ce sont pour l'ordinaire les dames de maisons qui portent leurs filles à violer ces règlements. Or, comment empêcher ces femmes de promettre à leurs filles des ressources abondantes, lorsqu'elles trouvent dans les infractions qu'elles leur font commettre, des gains bien supérieurs à toutes les indemnités qu'elles peuvent fournir?

D'après tout ce que je viens de dire, on cessera d'être surpris, en apprenant que la santé des prostituées s'améliore dans la prison, que peu y contractent des maladies communes, et qu'elles en sortent toujours plus grasses qu'elles n'y étaient entrées; c'est une particularité que nous avons déjà observée dans l'hôpital, et que présente également l'infirmerie de la prison; cet effet est donc constant et peut être considéré comme une loi chez les prostituées envisagées dans leur ensemble.

Depuis que les filles publiques ne sont plus à la Force, leur mortalité, m'a-t-on dit, a singulièrement diminué; cette mortalité, à l'époque actuelle, n'est plus que de huit à dix par année; elle était auparavant de vingt à vingt-cinq; mais j'ai tout lieu de croire que ces calculs comparatifs ne sont pas tout à fait exacts pour ce qui regarde les temps anciens.

[C'est à la *deuxième section* de Saint-Lazare que les filles publiques subissent maintenant les punitions qui leur sont infligées. Mais les abus signalés par Parent ont été réformés il y a plus de vingt ans. Ces abus avaient eu pour origine l'état d'impuissance où l'autorité s'était trouvée momentanément réduite après la révolution de juillet 1830, et non ce principe, que les prostituées, n'étant pas jugées, ne doivent pas être traitées comme les autres prisonniers.

Les souteneurs qui avaient forcé les portes de la prison le 29 juillet 1830 et mis les filles en liberté, continuaient à tenir une attitude menaçante ; ils avaient pris rang dans la garde nationale ; et faisaient avec elle le service de la prison en remplacement de la gendarmerie de Paris licenciée. Ils voulaient communiquer avec les détenues, et, pour ne pas céder à cette exigence, le directeur crut devoir tolérer l'envoi, de leur part, et de la part des maîtresses de maisons, de vivres, argent, lettres, fleurs et autres futilités. Cette concession, que la situation rendait excusable, a empêché des actes de violence. C'est sous l'impression de cet état de choses que Parent a écrit.

Depuis 1836, les filles ont un régime et un costume uniforme ; elles prennent leurs repas au réfectoire, en présence des sœurs, sous la surveillance desquelles elles se rendent en ordre aux dortoirs, aux ateliers, et des ateliers dans les cours, pour les récréations, matin et soir. L'argent qui leur est adressé du dehors ne leur est remis qu'au moment où elles sortent, ainsi que leurs effets d'habillement, qui leur sont retirés à leur arrivée à la prison et déposés au vestiaire. Parent n'a pu connaître ces réformes et améliorations qu'il avait sollicitées ; son œuvre, que nous ne faisons que compléter, continue, par conséquent, à en parler.

Parent voudrait voir supprimer la cantine qui n'est bonne, dit-il, qu'à entretenir la gourmandise des filles (voyez plus haut, p. 151). La cantine nous paraît, au contraire, indispensable, pour les prostituées surtout, qui ne trouvent pas toujours dans le régime alimentaire de la prison une nourriture suffisante, habituées qu'elles sont, pour le petit nombre à la vérité, à une nourriture abondante et reconfortante. La cantine leur procure le complément de ce qui leur est absolument nécessaire. On n'y trouve que du café au lait ou à l'eau, à 10 centimes la tasse sans sucre, du pain, du saucisson, et du vin par décilitre. Les filles, ne touchant que la moitié de ce qu'elles gagnent (l'autre moitié revient à l'entrepreneur), ne prennent habituellement que du pain et du café. Ce n'est pas là de la gourmandise. — Revenons à notre sujet.

Après avoir été interrogées par le commissaire spécialement chargé du service administratif du dispensaire, les filles qui ont contrevenu aux règlements sont amenées du dépôt de la Préfecture à Saint-Lazare dans des voitures cellulaires et écrouées, en vertu d'un ordre du Préfet de police, pour un temps qui n'est jamais moindre de huit jours, et qui dépasse rarement six semaines.

En arrivant à la prison, les filles sont déposées dans une salle spéciale, où elles passent la nuit, examinées le lendemain par les médecins, et dirigées dans les ateliers ou les infirmeries, après avoir pris un bain et endossé le costume de la maison, qui consiste en un peignoir fermé, couleur bleue avec raies noires, et un bonnet noir.

Elles sont occupées généralement à des travaux d'aiguille ; le travail journalier ne peut être moindre de dix heures ni excéder douze heures. Il leur est accordé une récréation d'une heure le matin, et une récréation d'une heure le soir, dans de vastes cours plantées d'arbres.

Elles ont droit à la moitié nette de leur travail, qu'elles touchent toutes les semaines.

Les ateliers sont situés au rez-de-chaussée, les filles y sont assises sur des bancs en gradins, sous la surveillance d'une sœur qui se tient dans une chaire, d'où elle domine toute la salle. Deux détenues font, à tour de rôle, des lectures pieuses et morales pendant le travail.

Le régime est commun de jour comme de nuit ; les dortoirs, placés au-dessus des ateliers, se composent d'une série de pièces renfermant chacune quatre lits au moins, et prenant entrée de chaque côté d'un grand couloir, qui les éclaire et facilite la surveillance de nuit.

2751 filles ont été envoyées en punition à Saint-Lazare en 1853, et 2949 en 1854. — Nous devrions dire plutôt qu'il a été infligé 2751 punitions en 1853 et 2949 en 1854, parce qu'il y a eu des filles qui ont été punies jusqu'à huit fois dans le cours de l'année.

La population de la deuxième section a été, en moyenne, de 150 détenues ; la durée moyenne des punitions a été de trois semaines.

Sept vieilles filles sont attachées comme filles de service à la deuxième section.]

Les travaux d'aiguille et la confection du linge l'emportent sur tous les autres, et ceci se conçoit aisément, puisqu'elles y retrouvent, pour la plupart, des occupations auxquelles elles ont été accoutumées. Il est cependant des ateliers pour divers travaux : on y fait de la broderie grossière, des cabas, des chapeaux de paille ; on s'y livre à l'épinçetage des étoffes de soie et de laine, au découpage des étiquettes.

Ces travaux, pour lesquels il faut de l'adresse et de l'intelligence, plaisent, en général, aux détenues, et peuvent leur être de quelque utilité lorsqu'elles renoncent à la prostitution.

Quant aux filles qui n'ont ni industrie, ni adresse, on les occupe à éplucher du coton, de la laine, etc., etc., à nettoyer des racines, graines, pepins, et principalement de la gomme arabique, qu'elles réduisent en petits fragments.

Il est quelques prostituées incapables de ces travaux si simples, et que l'on occupe à bouter des cardes, ouvrage qui consiste à prendre des petites pointes de fil de fer et à les introduire dans des trous pratiqués dans un cuir pour les y recevoir. Enfoncer des épingles dans une pelote n'exige pas plus d'iutelligence et de travail d'esprit. Eh bien, le croirait-on ? il se rencontre des êtres incapables d'une occupation si simple ; j'en ai compté jusqu'à 15 et 20 dans la division des imbéciles. Je dois dire, cependant, que j'ai plusieurs fois trouvé, dans cette division, des femmes qui n'étaient incapables de travailler que parce qu'elles se trouvaient dans un état de cécité presque complète. J'ajouterai que, pour quelques-unes, cette infirmité avait été l'unique raison qui les avait forcées de se livrer à la prostitution ; ces dernières se trouvant dans l'impossibilité de travailler, on ne pouvait que leur adresser le reproche de n'avoir pas eu le courage de se laisser mourir de faim.

Les gains variant singulièrement dans ces ateliers, il n'est pas indifférent pour les prostituées qui entrent dans la prison, d'être placées dans l'un ou dans l'autre; leur répartition se fait donc par l'agent des travaux et par la première surveillante; mais cette formalité n'est nécessaire que pour celles qui n'ont jamais paru dans la prison. Les autres sont classées d'avance, et vont d'elles-mêmes dans l'atelier où elles ont déjà travaillé et où se font les travaux pour lesquels on leur a reconnu une plus grande aptitude.

Ces ateliers divers n'ayant pas toujours existé dans la prison, on peut apprécier aisément le bien qu'ils ont fait; il suffit pour cela de comparer l'état intérieur de la prison au moment actuel, à ce qu'il était il y a douze ou quinze ans; or, quelle différence sous une foule de rapports !

Je tiens de l'ancien concierge de la Force et de plusieurs de ses surveillants, que l'oisiveté est plus pernicieuse aux prostituées renfermées dans une prison, qu'aux autres prisonnières; qu'avant l'établissement des ateliers dans la prison on ne pouvait venir à bout de les maîtriser; qu'elles se battaient sans cesse, et faisaient un tel bruit, qu'elles étourdissaient tout le voisinage; que le mouvement, la turbulence et l'agitation qui leur sont naturels, prenaient alors plus d'intensité et leur faisaient commettre mille désordres et mille turpitudes que les gardiens ne pouvaient empêcher, bien qu'ils fussent plus nombreux qu'à l'époque actuelle. Une circonstance particulière a démontré, il y a quelques années, les avantages immenses qui résultent de l'occupation pour maintenir l'ordre dans une prison de prostituées; les travaux ayant manqué pendant un mois dans un atelier composé de cent femmes, trois jours suffirent pour y mettre le désordre qui parvint bientôt à son comble; elles se volaient leur pain, se battaient, se faisaient un plaisir de contrevenir à tous les règlements, insultaient les chefs et mettaient les gardiens aux abois. Il a suffi de rétablir les travaux pour que tout rentrât dans l'ordre subitement et sans transition; aujourd'hui même la surveillance est plus nécessaire le dimanche que dans le reste de la semaine, et ce n'est pas ce jour-là qu'il faut visiter la prison pour apprécier la conduite et la manière d'être de la population. J'ai étudié la prison des prostituées à une époque où elles n'y faisaient rien, et j'en suis toujours sorti indigné; j'ai depuis multiplié ces visites en différentes circonstances, et je dois à la vérité de dire que je n'y ai plus retrouvé la même population, tant la métamorphose était générale et tranchée. On n'y voit plus ces regards altiers et agaçants, ces costumes indécents, ces gestes et ces postures lubriques, ces disputes qui se renouvelaient sans cesse; on n'y entend plus ces conversations ordurières, ces cris et ces vociférations capables d'effrayer; l'activité du travail a remplacé tous les désordres; un surveillant des travaux suffit dans chaque atelier pour y maintenir la règle, et l'on ne pourrait pas se douter que l'on a sous les yeux la portion la plus vicieuse des prostituées, si d'avance on n'en était pas instruit. Je ne doute pas que le régime intérieur de la prison n'ait autant contribué que les autres mesures prises par l'administration au changement remarquable qui s'est opéré dans le moral de nos prostituées, ce qui les rend l'objet de l'étonnement de tous les étrangers qui arrivent à Paris, et qui, bons observateurs, peuvent comparer cette cité aux autres capitales de l'Europe.

Les avantages obtenus par les travaux sédentaires sont assurément très grands, et nous devons nous applaudir des résultats qu'ils ont eus ; mais croit-on être parvenu, par leur moyen, au dernier degré de perfection que puisse présenter une maison pénitentiaire destinée à la répression du scandale et des désordres de la prostitution ? Je ne le pense pas, et je vais sur cela exposer mon opinion.

Les ressources que beaucoup de prostituées trouvent dans la prison, le bien-être même qu'un grand nombre y éprouve, font que la réclusion perd pour elles toutes ses horreurs ; qu'elles se font un jeu de leur arrestation, et que, pour agir sur l'esprit de celles qui attachent de l'importance à la liberté, il faut prolonger la détention pendant des mois entiers et faire peser sur l'administration des dépenses qui, en se multipliant, finissent par devenir assez considérables.

Si la prison faisait une impression très grande sur l'esprit des prostituées, on ne verrait pas parmi elles un si grand nombre de récidives, car c'est par les récidives que l'on peut reconnaître l'efficacité d'un moyen répressif. Or il est bon de savoir que près de la moitié de la population de la prison se compose de filles qui ont été arrêtées quinze, vingt, trente, et même quarante fois.

Ce fait est constant, les opinions sont unanimes sur

ce point ; j'ai acquis la preuve que ce qui existe aujourd'hui s'est constamment représenté dans les années antérieures, en remontant jusqu'à 1816, sous l'administration de M. d'Anglès.

Il est curieux de lire les procès-verbaux de plusieurs commissions chargées, à différentes époques, d'examiner ce qu'il conviendrait de faire à l'égard de ces filles ; je me contenterai de rappeler ici ce que disait une de ces commissions nommée en 1816. Le rapporteur s'exprimait en ces termes :

«.... La liste des femmes mises en liberté porte souvent les noms d'individus arrêtés pour la vingtième, la vingt-cinquième et la vingt-huitième fois ; on peut dire plus. Il est cruel d'avoir à noter dans les fastes de la dépravation que telle fille, âgée de trente ans, a été détenue trente-deux fois, et que l'exemple n'en est pas unique.... Certaines filles vivent pour ainsi dire de la prison ; une détention de quatre à cinq mois n'est qu'un jeu pour elles ; leur corruption est portée à un tel point, que cette détention n'est plus pour elles une punition ; la commission croit faire trop peu pour l'acquit de la morale publique et pour le soulagement de la surveillance, que de proposer à son excellence le ministre de la police d'ordonner qu'à l'avenir toutes les filles publiques arrêtées pour la vingt et unième fois seraient envoyées pendant un an dans une autre prison, avec les condamnées ordinaires. »

Cette mesure reçut l'approbation du préfet d'Anglès, qui, en s'adressant au ministre de la police générale pour avoir son approbation, ajoutait : « Il serait à désirer qu'on pût imposer cette détention d'une année à la seizième arrestation ; si on ne le propose pas, c'est qu'on a la certitude affligeante que dans ce cas la prison où on les mettrait pourrait être facilement encombrée dans l'espace d'un seul mois. »

Le ministre accorda l'autorisation demandée; on envoya dans la prison des condamnées quelques-unes de ces filles incorrigibles; mais cette mesure ne faisait aucune impression sur les autres, et la crainte d'une aussi longue détention ne diminuant pas le nombre des récidives, on prit le parti d'y renoncer. Il faut ajouter à ces raisons, comme je crois l'avoir dit ailleurs, le respect pour la liberté individuelle qui s'infiltrait alors dans tous les esprits; on commençait à reconnaître que si la police des prostituées présentait un ordre de choses tout à fait exceptionnel et nécessitait beaucoup d'actes arbitraires, il fallait ne pas dépasser certaines bornes; et que si, par un acte administratif, on pouvait priver de la liberté pendant un certain temps des individus coupables d'infraction à des règlements de police, on n'avait pas le droit de les assimiler à des gens souillés de délits ou de crimes, condamnés par un tribunal compétent, et surtout leur faire subir la peine réservée à ces derniers coupables.

Si la prison de la Force, malgré son mauvais régime, les grabats, le défaut d'ateliers et plusieurs autres imperfections, effrayait si peu un bon nombre de prostituées, quelle impression doit faire sur elles la prison actuelle, où tant d'avantages se trouvent réunis, et où il leur est possible de se procurer une existence qu'on peut appeler douce, et que des milliers de veuves, de mères de famille et de respectables ouvrières envieraient certainement? aussi, je dois le répéter, est-on obligé, pour certaines fautes graves, pour certaines récidives, de prolonger la détention pendant des mois entiers, au grand détriment de la fortune publique, et sans qu'il en résulte pour ces femmes un grand avantage.

L'humanité et la religion exigent qu'on n'aggrave jamais le sort d'un condamné, et que la détention, lorsqu'il doit la subir, n'altère ni sa santé, ni ses forces; donnez-lui donc une nourriture convenable et des vêtements adaptés aux saisons, chauffez les ateliers et couvrez convenablement sa couche; ne le laissez jamais oisif, et pour cela intéressez-le dans le travail que vous lui imposez. Mais procurer des jouissances à ce détenu, lui faire oublier qu'il est en prison, lui en rendre le séjour agréable, c'est neutraliser par un moyen l'effet qu'on cherche à obtenir par un autre, c'est marcher dans un sens contraire au but vers lequel on doit tendre. Faites donc que la prison *lui soit dure*, qu'elle le corrige, et qu'il en sorte avec la ferme volonté d'éviter à l'avenir tout ce qui pourrait l'y ramener; sans cela vous aurez employé votre autorité et la force dont vous êtes revêtu à faire souffrir un homme en pure perte; et, sans procurer à la société le moindre avantage, vous l'aurez entraînée dans de grandes dépenses.

Je n'ai pas la prétention de savoir gouverner les hommes, et j'avoue sur ce point toute mon ignorance; mais le simple bon sens ne nous indique-t-il pas que sans la connaissance des goûts et des habitudes, des inclinations et des antipathies d'une population, on ne peut rien faire de bon dans cette direction, et qu'avant de diriger les autres, il faut apprendre à les connaître, et consulter avant tout l'expérience? L'observation de tous les jours nous démontre que les prostituées sont pour la plupart de véritables enfants, et qu'il ne faut pas les considérer, sous le rapport de l'intelligence, comme des coupables ordinaires; qu'elles se font remarquer entre toutes les femmes par la légèreté de leur esprit, la fausseté de leur jugement, et surtout par leur imprévoyance, leur insouciance complète de l'avenir, le besoin des jouissances du moment, la gourmandise et l'amour effréné des parures; il en résulte qu'elles sont plus sensibles à la privation d'objets futiles et insignifiants, qu'à une prolongation de la détention, et même à des souffrances personnelles, dont elles ont peut-être l'habitude.

Partant de ces données, et nous rappelant surtout que nous n'avons pas affaire à des criminels, mais à de simples infracteurs des règlements de police, je voudrais dans cette maison un régime uniforme; je proposerais un réfectoire commun, je supprimerais la cantine, et à bien plus forte raison ces cuisines particulières qui se font dans les ateliers, et qui établissent une si grande différence entre une détenue et une autre; je laisserais arriver à chacune l'argent qu'on peut lui envoyer du dehors, mais j'en défendrais l'emploi à l'intérieur, et, par cette mesure, je paralyserais les spéculations coupables des amants et des dames de maisons; j'arrêterais les lettres à leur entrée et à leur sortie; toutes celles qui ne seraient pas relatives à des affaires de famille ne seraient remises aux détenues qu'au moment de la sortie : cette seule privation serait considérée par elles comme une punition immense; j'imposerais le silence absolu pendant certaines heures, et j'interdirais toute espèce de chansons; j'affublerais ces femmes d'un vêtement grossier; je défendrais toute frisure et tout arrangement particulier de la coiffure que je rendrais encore uniforme ; je les assujettirais à un régime pour ainsi dire militaire, les faisant marcher deux à deux au pas et en cadence pour aller d'un atelier à l'autre, de leurs chambres aux réfectoires, *et vice versâ*; le besoin qu'elles ont de s'agiter, d'aller et venir sans cesse, leur rendrait, j'en suis sûr, cet assujettissement très pénible; elles n'en seraient dispensées qu'aux heures de récréation.

Ces différents moyens de punition, et d'autres analogues, sans rendre la détention plus nuisible à la santé, frapperaient l'esprit des prostituées; ils leur feraient considérer la prison, non comme un lieu d'asile, où elles viennent se refaire et se reposer, mais comme un lieu de punition. Elles ne se laisseraient plus séduire par les promesses de secours que leur font les dames de maisons pour contrevenir aux règlements, et mettraient dans toute leur conduite beaucoup plus de prudence et de circonspection.

Pour rendre plus efficace cette série de moyens, j'accorderais une libre entrée dans l'hôpital et dans les infirmeries à toutes les douceurs et à toutes les futilités, car les malheureuses qu'on y renferme ne sont pas coupables d'un mal qui, pour être la suite de leur métier, n'est pas le résultat de leur volonté; j'attacherais une haute importance à ce qu'on fût *mal* dans la prison, et *aussi bien* que possible dans l'hôpital; qu'on trouvât tous les genres de privation dans celle-là, et toutes les douceurs possibles dans celui-ci; enfin qu'on redoutât d'entrer dans la première, et qu'on désirât d'être admis dans la seconde.

Dieu me garde de faire l'éloge des châtiments et des punitions corporels employés contre des prisonniers, et surtout contre des prisonniers du sexe féminin! Dans tout moyen de correction, on me verra toujours pencher pour les mesures les plus douces; mais si, dans le but d'abréger la détention, d'inspirer aux coupables une crainte salutaire, et de rendre les récidives moins communes, quelques-uns de ces moyens peuvent être proposés, pourquoi ne les examinerait-on pas? Pourquoi serait-il défendu de peser avec impartialité leurs inconvénients et leurs avantages? C'est ici le lieu de parler avec quelques détails du *tread-mill* ou moulin à marcher, et de voir s'il pourrait s'appliquer avec quelque avantage à la correction des prostituées (voyez page 132).

[*Troisième section de Saint-Lazare.* — Les jeunes filles renfermées à la troisième section ont des ateliers et des dortoirs séparés de la deuxième section, avec laquelle elles ne communiquent pas.

« Ces jeunes filles, dont l'état intellectuel offre un grand intérêt pour le médecin et le moraliste, sont pour la plupart de malheureuses petites créatures que l'on enferme dès l'âge de sept à huit ans pour abriter leur enfance contre les atteintes funestes de la corruption. Rien de plus digne d'éloges que le but que se propose l'autorité en enlevant ces pauvres petites filles, les unes à d'infâmes parents qui les vouaient à une vie honteuse, les autres à des parents faibles ou impuissants à les gouverner, à les protéger, et en les maintenant sous sa tutelle jusqu'à seize, dix-huit et vingt ans (1). »

On y a fait l'application d'un système cellulaire sage-

(1) S. Rossignol, *Aperçu médical sur la maison de Saint-Lazare*, page 8.

ment adouci, c'est-à-dire que le régime y est commun pendant le jour et isolé pendant la nuit.

Les jeunes filles retenues en vertu de l'article 66 du Code pénal et de l'article 397 du Code Napoléon, portent le costume des condamnées, une robe et un bonnet couleur marron; le costume des filles publiques est porté par les jeunes prostituées déposées à cette section, à titre provisoire, en attendant que leurs parents aient fait connaître leurs intentions à leur égard.

Elles sont occupées, les unes et les autres, à la couture dans des quartiers séparés; la durée du travail est huit heures en hiver et dix heures en été.

Aucune portion de leur travail n'étant attribuée par les règlements aux enfants détenues en exécution des articles 66 et 67 du Code pénal, ou par voie de correction paternelle, le produit net du travail de ces enfants est abandonné en totalité à l'entrepreneur, qui, en retour, est tenu d'enseigner ou de faire enseigner successivement aux jeunes filles appliquées à un genre d'industrie, toutes les parties dont cette industrie se compose, de telle sorte que cet apprentissage soit complet et qu'elles puissent, à la fin de cet apprentissage, être admises comme ouvrières chez tous les fabricants. L'entrepreneur ne peut introduire dans le quartier d'éducation correctionnelle de Saint-Lazare que des industries utiles au point de vue de l'instruction professionnelle des enfants, et prises notamment parmi celles qui ont été le plus habituellement enseignées dans ces derniers temps.

L'administration, afin de s'assurer que l'apprentissage est complet, a le droit de faire examiner les enfants, lorsqu'elle le juge convenable, par des experts désignés à sa demande par le tribunal de commerce.

Une récréation d'une heure est accordée matin et soir aux jeunes filles de la troisième section; elles prennent ces récréations dans les mêmes cours que les condamnées, mais à des heures différentes.

Le régime alimentaire est gras cinq jours de la semaine et maigre le vendredi et le samedi.

Dans son rapport sur le budget spécial des prisons pour 1854, M. le rapporteur s'exprimait ainsi en parlant de Saint-Lazare :

« Dans cette maison sont entassées pêle-mêle bien » des infirmités honteuses de l'âme et du corps; mais, » malgré la séparation de fait qui existe entre les diverses » sections, le cœur s'attriste en pensant que de jeunes » filles de douze à dix-huit ans, dont la faute a été sou- » vent l'étourderie et la légèreté, passent sous la même » porte et respirent le même air que des prostituées du » plus bas étage, dont la corruption est souvent sans » remède et quelquefois contagieuse.

» Ce n'est pas, à coup sûr, la faute de ces vénérables » sœurs dites de Marie-Joseph, à qui est confiée la garde » de ce triste troupeau. Elles sont là quarante-cinq, y » compris la mère supérieure, veillant jour et nuit, infa- » tigables dans leur travail, dans leurs instructions, » dans leurs espérances. Elles se lèvent en toute saison » à quatre heures et demie du matin, se livrent à leurs » exercices religieux, et à six heures, tous les jours, » entendent, dans leur oratoire, une messe qui est dite » par le premier aumônier de la prison. Elles n'ont pour » distraction qu'une promenade faite, chaque jour, après » le déjeuner de midi, et le soir en été, dans le jardin

» de la communauté. Le reste du temps est employé à » la surveillance des ateliers, des préaux, du réfectoire, » et aux soins que réclament les malades.

» Il n'y a pas de force humaine capable de suffire à » une si rude tâche. Dieu seul peut la donner aux saintes » femmes qui, le front calme, le cœur pur et le sourire » sur les lèvres, ont élu domicile au milieu de cette » fange qui ne saurait les souiller, et que quelquefois » leur souffle purifie. »

C'est au mois de janvier 1850 que les religieuses ont été substituées aux surveillantes ordinaires. L'administration ayant pensé que les sœurs auraient plus d'autorité sur les détenues, qu'elles exerceraient surtout un ascendant moral plus salutaire, a passé, le 6 décembre 1849, un traité avec la supérieure de la congrégation de Marie-Joseph, dont la maison mère est au Dorat (Haute-Vienne); en vertu de ce traité, quarante-cinq sœurs s'occupent du service général de la prison, ateliers, lingerie, éducation, infirmeries, etc.

L'apparition des religieuses a procuré, en effet, tout le bien qu'on en avait espéré; leur influence sur les prostituées rend celles-ci beaucoup plus circonspectes dans leur conduite, et surtout plus soumises; aussi l'administration se trouve-t-elle moins souvent dans la nécessité de sévir contre elles.]

§ 4. — Du dépôt de mendicité de Saint-Denis.

Projet d'y mettre toutes les prostituées reconnu impraticable. — Presque toutes les vieilles femmes renfermées dans cette maison sont d'anciennes courtisanes. — État actuel de cette prison.

Pour compléter ce qui regarde la prison des prostituées, il ne me reste plus qu'un mot à dire sur le dépôt de Saint-Denis; lorsque l'administration voulut régulariser à Paris les moyens répressifs de la prostitution, elle eut en l'an IX (1801) le projet de consacrer la maison de détention de *Franciade* (nom de Saint-Denis à cette époque) à la correction des prostituées; je dois ajouter que ce projet fut reconnu impraticable, et que la maison de Saint-Denis resta consacrée aux mendiants vagabonds, libres et infirmes, ainsi qu'aux vieillards sans ressources, qui tombent chaque jour entre les mains des inspecteurs de la police, ou qui réclament comme une faveur d'être admis dans cette maison.

Ceci n'a pas empêché d'y envoyer chaque année, de la prison de Paris, quelques prostituées qui se trouvaient dans des circonstances particulières que je vais rapidement exposer.

Dans le principe, et jusqu'en 1816, on y envoyait ces filles dégoûtantes, autant sous le rapport physique que sous le rapport moral; qui, sans ressources, mourant de faim, se font arrêter partout, et peuvent être considérées comme des mendiantes et de véritables vagabondes. A une époque où l'on avait l'habitude de faire reconduire dans leur pays, par la gendarmerie, quelques-unes de ces filles, on envoyait à Saint-Denis celles qui, par leur âge et leurs infirmités, étaient hors d'état de faire la route.

Plus tard, cette ressource leur fut refusée; on fit observer avec raison que Saint-Denis pouvait à peine suffire aux malheureux et aux vieux nécessiteux, et qu'il était contre toute justice d'y envoyer des femmes qui ne doivent qu'à la débauche les infirmités qui les accablent; ce n'était pas connaître les prostituées, et surtout la suite de leur vie, que d'ouvrir un pareil avis; car j'ai acquis la preuve que parmi les femmes qui existent à Saint-Denis, et dont la position excite la pitié, un bon nombre avaient passé la majeure partie de leur vie en faisant le métier de courtisanes; si donc, à l'époque actuelle, on ne les envoie plus directement dans ce dépôt, elles y arrivent tôt ou tard, sous le titre de mendiantes, de vagabondes, et de femmes sans aveu.

Depuis dix ou douze ans le nombre des prostituées envoyées à Saint-Denis, par ordre de l'administration, s'élève tout au plus à huit ou dix dans le courant d'une année; le plus ordinairement, ces envois se font à la demande des médecins, pour des cas incurables, tels que cancer, désorganisation, fistules recto-vaginales, idiotisme, etc., etc.; quelquefois aussi comme moyen de répression, par exemple, lorsqu'une fille ne veut pas subir une opération reconnue indispensable; mais, dans ce dernier cas, elle ne reste enfermée que jusqu'au moment où le médecin de Saint-Denis déclare que l'affection n'est plus susceptible de transmettre la syphilis. Je tiens de ce dernier médecin qu'il meurt au moins une sur quatre de ces filles, dans le cours d'une année, ce qui ne doit pas surprendre, vu l'état dans lequel elles sont lorsqu'on les y envoie.

[Cette maison est bien plutôt un asile qu'une prison. C'est le dépôt où, conformément à l'article 274 du Code pénal, le mendiant doit être conduit, non pas pour subir sa peine, mais après l'avoir subie. On y reçoit aussi des vagabonds, mais à la disposition du gouvernement, et quelques personnes âgées, à titre d'hospitalité. Il y a loin de cette destination charitable à la répression qui signifie le châtiment d'un crime ou d'un délit.

Saint-Lazare déverse sur la maison de répression les vieilles prostituées que leurs infirmités ou leur état d'idiotisme ne permettent pas d'employer ni de conserver dans les ateliers et les infirmeries. Elles y sont envoyées et reçues à titre d'hospitalité.

La population de cette maison est considérable :

Hommes	603
Femmes	321
Total	924

La mortalité y est en moyenne par mois :

Hommes	7
Femmes	5

Il n'y a d'autre division que celle des sexes.

Le régime y est commun de jour comme de nuit.

La nourriture est la même que celle des prisons ordinaires.

Les femmes travaillent à la couture, à la confection des cabas et des chaussons de lisière, à la préparation de la filasse.

La moitié du produit net du travail appartient aux détenues. Sur cette moitié il leur est remis un quart comme denier de poche et le reste en sortant.

De vastes infirmeries existent dans le quartier des hommes et dans celui des femmes.

Si le dépôt de la préfecture peut être considéré comme la première page de la vie d'une prostituée, la maison de répression en est la dernière, ainsi que nous l'avons dit en parlant du sort définitif des filles publiques.]

§ 5. — Du TREAD-MILL, ou moulin à marcher, et de son application à la répression des délits de la prostitution.

Origine et description du *tread-mill*. — M. de Chabrol, préfet de la Seine, est le premier qui en parle en France. — Critique virulente qu'en fait M. Barbé-Marbois. — Faits nombreux qui démontrent que le *tread-mill* est un excellent moyen de répression. — Qu'il n'est pas nuisible à la santé des hommes et des animaux. — Opinion des médecins du bagne de Toulon sur l'effet de cet appareil. — Autres preuves de son innocuité. — Combien le mouvement et l'exercice sont nécessaires à la santé des détenus. — Précautions indispensables dans l'application du *tread-mill* à la répression des délits dont se rendent coupables les prostituées. — Nécessité d'établir une différence entre l'infirmerie et la prison, sous le rapport de la discipline intérieure. — Possibilité d'améliorer le régime de l'infirmerie. — Résultats cliniques et statistiques qui le prouvent. — Combien il est important, pour l'amélioration morale des prisonnières, que les travaux qu'on leur impose soient utiles à quelque chose.

Il y a bientôt vingt-huit ans que les Anglais ont introduit dans leurs prisons des tambours, de dimensions différentes, qui, étant suspendus sur leur axe, sont mis en mouvement par un nombre plus ou moins grand d'individus qui marchent dans leur intérieur et les font tourner sur eux-mêmes ; dans cet exercice, les hommes agissent seulement par leur poids, et n'ont d'autres efforts à développer que ceux que nécessite la marche sur un plan incliné.

Il paraît que la plupart des prisons d'Angleterre sont munies de cet appareil, et qu'on en compte souvent un grand nombre dans la même prison : en 1824, il en existait vingt dans celle de Brighton.

Les prisonniers qui travaillent dans cette roue doivent y être appliqués pendant *sept heures et vingt minutes*, ils font trente pas par minute, et le nombre de tours faits par la roue représente sur le terrain un espace de 13,333 pieds anglais, équivalant à 2,052 toises françaises ou 4,000 mètres, ou tout au plus une de nos lieues de poste. Ces détails ont été fournis par M. Chabrol de Volvic à M. Barbé-Marbois, qui les a consignés dans le *Rapport sur l'état des prisons*, présenté en 1824 au duc d'Angoulême.

Je dois commencer par avouer que M. Barbé-Marbois se montre, dans ce rapport, le plus grand ennemi de la machine à marcher; il dit qu'elle est préjudiciable à la santé des prisonniers et *dangereuse pour les femmes*; qu'elle n'enseigne au détenu aucune industrie qui puisse lui servir quand il sortira; que la roue s'est quelquefois brisée; que des hommes et des femmes, placés sur les marches, ont été renversés sur le dos et précipités d'une assez grande hauteur, et que des fractures ont été la suite de ces chutes.... Il qualifie cette invention de nouvelle méthode pour tourmenter les hommes, que l'on veut convertir en véritables machines; il termine en disant que la roue à marcher est un supplice, que l'introduire dans les prisons de France serait y renouveler la torture, et qu'il est injuste, qu'il est déraisonnable *de rendre une peine plus rude, dans l'espérance qu'elle sera plus courte*.

L'opinion d'un sage et d'un magistrat tel que M. Barbé-Marbois étant d'un poids immense dans une décision de cette nature, je dois examiner jusqu'à quel point elle est fondée, et mettre dans cet examen une attention extrême; c'est dans le mémoire même de M. Barbé-Marbois et dans les renseignements fournis par M. de Chabrol, renseignements qui forment la majeure partie de ce mémoire, que j'irai puiser les éléments de ma conviction.

M. Barbé-Marbois commence par exposer les objections faites par quelques personnes au *tread-mill*. Suivant ces personnes, l'exercice de cette machine est préjudiciable à la santé des ouvriers, soit par le genre de travail, soit par les fractures qu'elle peut occasionner. —Elle est surtout dangereuse pour les femmes. — Il dit qu'un chirurgien a observé que les femmes qui travaillent à la machine sont plus fréquemment indisposées que les autres, et que le comité de discipline d'*une* prison, après avoir longtemps insisté sur l'introduction de la machine, a reconnu cependant que les femmes ne peuvent y être employées sans danger, et que, pour elles, il faut avoir recours à une occupation mieux accommodée aux habitudes de leur sexe. Il ajoute : M. John Hippisley, un des magistrats visiteurs les plus distingués, après avoir vu lui-même la maison de correction de Coldbath, a fait un rapport au secrétaire d'État de l'intérieur; il entre dans des détails sur les suites de la fatigue de ce travail; la *sueur*, dit-il, l'*épuisement des forces*, les *accidents*, méritent une sérieuse attention; il demande qu'on renonce à employer cette machine pour la discipline, soit des hommes, soit des femmes.

« Les médecins prétendent, dit encore M. Barbé-Marbois, que, loin d'être préjudiciables à la santé, les machines à marcher la fortifient et la conservent; cependant ils sont obligés de convenir que les prisonniers, au moment de leur libération, ne sont pas mieux portants que ne l'étaient ceux qui avaient subi leur détention sans rien faire. »

L'opinion de la société établie pour améliorer la discipline des prisons en Angleterre, est favorable au *tread-mill*. Une enquête générale a été faite, en 1823, dans les vingt maisons de correction de la Grande-Bretagne, par ordre du secrétaire d'État de l'intérieur. Les magistrats visiteurs, les maires, les chapelains, les chirurgiens, les gouverneurs ont été consultés, et tous ont déclaré que le *tread-mill* produit partout de bons effets. Les prisonniers y sont employés tous les jours, les dimanches exceptés : généralement, les trois quarts des hommes et la moitié des femmes y travaillent. Or, il résulte d'une expérience de plusieurs années, que la santé des prisonniers, loin d'en souffrir, en a été améliorée, et que l'on n'a vu survenir aucun inconvénient qui puisse être imputé à la machine : une femme a même déclaré que cette machine l'avait guérie de douleurs rhumatismales.

Dans une séance où quarante-neuf magistrats du comté de Surrey étaient réunis pour entendre le rapport définitif sur les effets du *tread-mill*, séance qui eut lieu à Newington, le 13 janvier 1824, tous les magistrats, à l'exception d'un seul, ont déclaré que la machine a eu les plus heureux résultats, en ce qui concerne l'état physique des prisonniers. Un seul magistrat a allégué contre le *tread-mill* que c'est une punition terrible, un nouveau genre de torture, une aggravation de la peine infligée par les lois.

C'est cette dernière opinion qu'adopte M. Barbé-Marbois : ainsi, récusant les témoignages les plus recommandables et résistant aux preuves les plus convaincantes, il se déclare l'ennemi d'un moyen que nos voisins d'outre-mer, qui, en fait de liberté, sont aussi jaloux que nous pouvons l'être, n'ont pas craint de propager dans leurs prisons, et dont ils retirent les plus grands avantages; le doyen des magistrats français jette l'anathème sur une mesure qui paraît mauvaise uniquement parce qu'elle lui répugne. Quant à moi, j'approuve le moulin à marcher, et je demande qu'on en fasse usage; je l'approuve ici comme moyen répressif des délits de la prostitution; je l'approuve, parce qu'il me semble bon, et je base mon opinion sur les raisons que je vais exposer.

Il résulte de ce que j'ai dit dans le cours de ce chapitre que la prison, loin d'effrayer les prostituées, est regardée par elles avec indifférence; que plusieurs la considèrent comme une maison de retraite ou un refuge contre le besoin; qu'elles ne se corrigent pas de leurs vices et de leurs défauts par les détentions successives qu'on leur fait subir, et que, par conséquent, le but qu'on s'était proposé en les incarcérant se trouve à peu près manqué.

Or, la raison qui a engagé nos voisins à mettre en usage, dans leurs prisons, la machine à marcher, c'est qu'ils ont reconnu, par expérience, « qu'elle était un des meilleurs moyens d'empêcher les récidives; qu'elle corrigeait plus efficacement que les exhortations des juges et des chapelains; que plusieurs gouverneurs, qui voyaient autrefois revenir les mêmes délinquants au bout de quelque temps, ont déclaré qu'il n'y avait maintenant rien de si rare que les relaps; enfin, que la seule menace de cette peine a réformé plus puissamment que toutes les exhortations et que tous les châtiments. » Ces résultats sont avérés; M. Barbé-Marbois lui-même les reconnaît; le moyen est donc véritablement efficace, il ne s'agit plus que de savoir s'il est aussi terrible et aussi pernicieux qu'on voudrait le faire penser. Je vais appeler à mon secours, dans ce nouvel examen, le raisonnement et l'expérience.

Suivant le rapport de M. Barbé-Marbois, l'espace parcouru par les hommes qui marchent dans cette machine pendant sept heures et vingt minutes représente 13,333 pieds anglais; or, comme le pied anglais correspond à trois de nos décimètres, il nous vaut, en termes ronds, 40,000 décimètres, ou 4,000 mètres, ou 2,052 toises, c'est-à-dire à peine une de nos lieues de poste.

Dans cet exercice, la marche ordinaire d'un prisonnier est de 30 pas par minute; mais on sait qu'un piéton ordinaire fait par minute 125 pas, et que, dans la marche la plus lente, celle qu'on peut comparer à la promenade, et dont les pas n'ont que trois à quatre décimètres de longueur, le nombre de ces pas est ordinairement de 80 à 90 dans le même espace de temps.

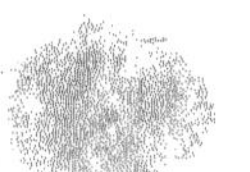

C'est donc avec une extrême lenteur que le prisonnier se meut dans la machine à marcher; non-seulement il s'y meut avec lenteur, mais on lui donne nécessairement de nombreux moments de relâche; car, sans cela, comment ne parcourrait-il qu'une lieue dans un espace de temps représenté par sept heures et vingt minutes?

Nous n'avons pas de *tread-mill* dans nos prisons, mais il en existe dans plusieurs manufactures, et nous pouvons apprécier l'effet qu'ils déterminent sur la santé des hommes et des animaux qui y travaillent : je m'empresse de déclarer que cet effet est plutôt utile que désavantageux ; en voici les preuves :

Le bœuf que l'on fait marcher dans ces tambours

engraisse pendant cet exercice; les chevaux s'y portent bien, mais leur conformation de quadrupède fait qu'ils y contractent des habitudes vicieuses, qui leur rendent la marche pénible sur un plan horizontal; ce qui ne peut pas avoir lieu pour l'homme, bipède par excellence.

J'ai vu une petite filature de coton dont les métiers n'étaient mis en mouvement que par des hommes marchant dans un *tread-mill*; c'était volontairement, et pour une très faible rétribution, que ces hommes, prisonniers de guerre, se livraient à cet exercice pendant la majeure partie de la journée. Cet exercice, qu'ils n'avaient pas interrompu depuis plusieurs mois lorsque je les vis, ne les empêchait pas de jouir de la meilleure santé.

Lorsque je visitai, en 1820, le bagne de Toulon, j'y remarquai une vaste corderie, dont tous les rouets étaient mis en mouvement par quatre hommes, marchant au pas accéléré dans un *tread-mill*, et faisant par conséquent 125 de ces pas par minute; aussi se remplaçaient-ils toutes les demi-heures, ce qui ne leur procurait que six heures effectives de travail dans la journée.

N'ayant pas fait d'observations directes sur la santé de ces hommes lorsque je les vis, je me suis adressé en 1831 au conseil de santé du bagne, en lui soumettant une série de questions auxquelles MM. Fleury et Reynaud eurent la bonté de répondre. Comme je ne puis pas donner dans son entier ce précieux document, je me contenterai d'en présenter l'analyse.

« L'atelier dans lequel était la machine en question fut établi en 1800, et supprimé en 1825. On y employait les hommes trop peu vigoureux pour être attachés aux ouvrages de force qu'exécutent d'ordinaire les condamnés. Il n'a été supprimé que parce qu'on a trouvé un moyen d'occuper plus avantageusement ceux qui y travaillaient. Cette roue n'inspirait aucune terreur et ne donna lieu à aucun accident; des détenus y ont été employés pendant des mois et des années sans inconvénients pour eux; l'on n'a pas remarqué, *malgré le soin tout spécial qu'on prend de noter les occupations des hommes envoyés aux hôpitaux*, que les forçats dont je m'occupe aient fourni, relativement, plus de malades ou plus de morts que ceux de tous les autres chantiers ou ateliers du port de Toulon. Aujourd'hui, ces roues ou tambours mus par des hommes se trouvent encore à bord des bateaux plats destinés a curer le port, et à la machine à mâter; nombre de détenus cherchent à y être employés à cause de la rétribution de 13 centimes et demi qu'on leur donne, et s'ils y reçoivent des blessures, elles sont indépendantes de la machine, et dues à des causes fortuites, qui se rencontrent dans ces travaux comme dans tous les autres. »

En sortant des barrières de Paris, et parcourant les plaines de Vanvres, de Vaugirard, de Montrouge et d'Arcueil, n'y verrons-nous pas par centaines ces immenses roues destinées à extraire des carrières la pierre avec laquelle on construit les édifices de Paris? Or, ces roues ne sont autre chose que des *tread-mill*, et des *tread-mill* bien imparfaits, puisque les hommes sont obligés de marcher dans une position gênée sur des échelons assez distants les uns des autres, et en faisant plus de 40 pas par minute. J'ai visité ces carrières, j'ai questionné un grand nombre d'ouvriers qui y travaillent, j'en ai rencontré des centaines dans les hôpitaux, aucun ne s'est plaint à moi des inconvénients que pouvait avoir pour eux la marche sur les roues dont je viens de parler.

Il est connu en mécanique que l'action dynamique d'un homme ou d'un animal domestique est à peu près la même, soit qu'ils agissent en montant, et par conséquent par leur seul poids, soit qu'ils se trouvent attelés à un manége sur un plan horizontal, en faisant alors usage de toute leur force musculaire ; qu'on aille donc à l'hospice de Bicêtre, près Paris, et l'on y verra vingt ou trente vieillards de 70 ans et plus, attelés à une roue immense, et tirant de cette manière, d'un puits très profond, toute l'eau nécessaire à une population de quatre mille individus. Non-seulement ces hommes ne redoutent pas ce travail, mais tous ceux de la maison ne sont pas assez heureux pour y être employés ; on n'arrive qu'à tour de rôle, et souvent après plusieurs années d'attente. J'ai retrouvé dans cet atelier le souvenir du lieutenant de police Lenoir, qui fit construire la roue, et j'ai lu dans l'ouvrage d'un contemporain que cette innovation fut dans son origine accueillie avec transport (1). On parla dans ces derniers temps de lui substituer un appareil à vapeur ; mais on renonça à ce projet, pour ne pas ôter aux vieillards et aux infirmes les douceurs qu'ils peuvent se procurer dans l'état actuel des choses.

M. Barbé-Marbois s'écrie en terminant son mémoire : « Si des médecins ont pu dire que cet *horrible* exercice fortifie la santé et la conserve, ils se sont permis une

(1) Voyez Girault, *sur les fosses d'aisances.*

raillerie barbare. Voudraient-ils le conseiller à leurs malades, ou en faire eux-mêmes l'expérience ? »

Je répondrai au vénérable vieillard, et lui prouverai que les médecins, pour avoir fait l'éloge d'une méthode qui lui paraît barbare, ne sont point pour cela des barbares : voici mes arguments.

Je me suis mis, à Toulon, dans la machine à marcher, et, pendant un certain temps, j'ai rendu mon pas conforme à celui des forçats à côté desquels je me trouvais ; il m'a semblé que cet exercice devait fatiguer à la longue, mais il ne m'a pas paru excéder les forces ordinaires d'un homme, fût-il délicat.

J'ai marché pendant longtemps, dans la plaine d'Arcueil, sur les échelons de la roue d'une carrière ; mais cet exercice m'a fatigué et m'a paru bien plus pénible que la marche dans le tambour de Toulon, et par conséquent dans le *tread-mill* des Anglais.

Je n'ai donc pas attendu, pour reconnaître l'effet des roues à marcher, que M. Barbé-Marbois portât son défi ; je parle avec connaissance de cause ; et j'affirme qu'il existe peut-être dans Paris deux à trois mille personnes chez lesquelles un exercice quotidien du *tread-mill* serait éminemment salutaire ; je trouverais ces personnes parmi les savants et les gens de cabinet livrés à des études non interrompues ; j'irais les chercher dans nos grands séminaires, à l'Ecole polytechnique, dans nos colléges et nos grandes écoles, pendant et après les examens et les concours ; j'y amènerais les couturières, et en général tous ceux qui ont embrassé des professions sédentaires, et dont le mauvais état de l'estomac résiste à toutes les médications ; enfin, on pourrait y envoyer, parmi les gens riches, ces hypochondriaques et ces femmes nerveuses, qui y trouveraient plus vite la santé qu'en allant s'adresser à toutes les sources minérales (1).

Le mouvement est pour les prisonniers une chose de première nécessité; ils en ont d'autant plus besoin, qu'ils menaient, avant leur incarcération, une vie plus active; sous ce rapport les filles publiques l'emportent sur tous les autres, et pour s'en convaincre, il suffit, comme je l'ai déjà dit, de visiter leurs prisons les jours où elles ne travaillent pas. Pourquoi ne chercherait-on pas à user chez elles cet excès de force? Pourquoi dédaignerait-on un moyen dont les avantages réels ne sont pas compensés par de graves inconvénients, si toutefois ces inconvénients existent véritablement?

Je déclare franchement ma manière de voir, et, répétant ce que j'ai dit, me fondant aussi sur toutes les raisons que j'ai précédemment développées, je pense qu'il sera bon d'introduire le *tread-mill* dans la prison des prostituées.

En faisant cette proposition, je me garderai bien de réclamer l'abolition complète du mode actuel de punition ; je voudrais qu'il fût conservé, mais modifié par l'autre : ainsi, pour une faute que l'on punit aujourd'hui par trois mois de détention, je réduirais cette détention à quinze jours, mais avec la condition que la fille ferait chaque jour tant de tours dans le *tread-mill*, ou y marcherait pendant un temps déterminé.

Dans ces condamnations, les médecins de l'administration, et en particulier ceux qui sont attachés aux infirmeries des prisons, seraient consultés pour savoir quel est le nombre de tours que la force et la constitu-

(1) *Nouveaux éléments d'hygiène*, par Ch. Londe, Paris, 1847, t. I.

tion particulière à chaque fille lui permettraient de faire dans la machine, ou l'espace de temps pendant lequel elle pourrait y marcher; il est bien entendu que ces médecins essaieraient eux-mêmes cette machine, afin d'en bien connaître l'effet et de ne rien donner au hasard dans ces décisions nouvelles; c'est une précaution qu'il est indispensable de prendre pour répondre aux réclamations des filles, et afin de ne point passer pour barbare aux yeux des gens du monde et de quelques gens se disant philanthropes.

L'introduction de cette innovation dans le régime des prisons offrira certainement des difficultés; ceux qui soumissionnent pour l'entreprise des travaux des détenus feront des réclamations; un nouveau rouage sera ajouté à la machine administrative actuelle; mais si ce mode de punition empêche les récidives, s'il diminue de moitié le nombre des jours de détention, s'il résout un problème qui jusqu'ici a dépassé les facultés de tous ceux qui s'en sont occupés, pourrait-on payer trop cher de si grands avantages? Je ne cesserai pas de le répéter, car c'est ma conviction intime, il faut rendre la prison dure, il faut qu'on n'en fasse pas un jeu, il faut qu'on ne s'expose pas à y rentrer vingt et trente fois, il faut enfin qu'on ne la regarde pas comme un asile où l'on se fait enfermer quand on manque de ressources. Un mot à l'appui de cette dernière opinion.

Lorsque les portes de la prison furent enfoncées, le 30 juillet 1830, les souteneurs et autres bandits qui y pénétrèrent se trouvèrent obligés d'employer la force pour en faire sortir la moitié de la population qui s'obstinait à vouloir y rester. Ces femmes, jetées dans la rue et rencontrant le médecin de la prison, M. Jacquemin, l'arrêtèrent en lui exposant leur malheur et l'embarras dans lequel elles se trouvaient. Dès le soir, la plupart étaient venues d'elles-mêmes se reconstituer prisonnières. Se conduirait-on autrement si l'on avait été mis à la porte d'un hospice ou d'une maison de santé ?

Répétant ce que j'ai dit, je soutiendrai qu'autant il est nécessaire que la prison soit dure, autant il importe que l'hôpital soit agréable sous toute espèce de rapports ; j'accumulerais donc le bien-être dans ce dernier établissement avec autant de soin que je l'éloignerais de l'autre ; et s'il était possible que l'hôpital fût en vue de la prison, et que les filles coupables pussent voir et apprécier la différence que l'on sait établir entre elles et celles de leurs compagnes qui ne sont que malades, j'en féliciterais l'administration, et je lui dirais qu'elle vient d'acquérir, par ce seul moyen, une force dont elle ne tardera pas à voir les heureuses conséquences.

Je dirai ici mon opinion, quelque singulière qu'elle puisse paraître : je supprimerais dans la prison tous les ateliers lucratifs et je les ferais passer dans l'hôpital ou dans les infirmeries ; à la tête de ces ateliers, je place celui de couture, parce qu'il est à la fois plus avantageux, plus constant, plus conforme aux goûts et aux habitudes des femmes, et moins fatigant que la plupart des autres.

Ceux qui n'adopteront pas mon système le combattront probablement, en disant que les femmes malades ne peuvent pas travailler, ou que le travail retardera leur guérison. J'ai prévu l'objection, et je vais y répondre.

Dans les nombreuses visites que j'ai faites, soit à

l'hôpital, soit dans les infirmeries des diverses prisons où les prostituées ont été ou sont renfermées, je n'en ai jamais vu qu'un très petit nombre hors d'état de travailler, ou auxquelles le travail dût être interdit. J'ai consulté à ce sujet tous les chefs de service, et leur opinion s'est trouvée sur tous les points conforme à la mienne; il me fallait quelque chose de plus positif : voici comme je l'ai obtenu.

Un homme qui possède à un haut degré l'esprit d'exactitude et d'observation, M. le docteur Marc d'Espine (de Genève), étant interne dans la division des prostituées à l'hospice des Vénériens, fit à ma sollicitation les observations suivantes :

Passant en revue, à des époques plus ou moins éloignées, tous les malades de son service, et notant avec soin l'espèce de lésion, l'état d'indolescence et de souffrance, l'habitude de se lever ou de rester au lit de chacune d'elles, il trouva que sur 100 prostituées vénériennes, on pouvait en compter 75 en état de s'occuper d'un travail *qui exige de la force des bras et des jambes*, et 25 obligées de rester au lit; que parmi ces dernières, 12, bien que dans l'impossibilité de se lever, pouvaient se tenir toute la journée sur leur séant sans en éprouver de douleur, et se livrer aux travaux de la couture, du tricot, des épluchages, etc.; que pour les 13 dernières, tout travail serait nuisible.

On trouve, en effet, dans cette catégorie : les femmes atteintes de bubons, d'affections qui s'accompagnent de fièvre et d'inappétence, les femmes opérées de végétations, et celles dont l'affection réside particulièrement à l'anus. Suivant M. Marc d'Espine, le travail sédentaire d'un atelier hâterait la guérison d'un grand nombre de ces femmes, qui se lèvent et sont toute la journée occupées à courir dans les salles ou dans le jardin. Je le répète, ces résultats numériques sont la moyenne d'observations faites de mois en mois pendant un semestre entier.

Pendant que M. d'Espine s'occupait de ces recherches à l'hospice des Vénériens, M. de la Morlière en faisait pour moi de semblables dans les infirmeries de la prison de Saint-Lazare, dont il est chargé. Il résulte des observations de ce médecin, que sur 100 malades, 83 pourraient être employées à des travaux actifs, et que 17 ne pourraient sans danger s'y livrer. Si ce résultat diffère un peu de celui de M. Marc d'Espine, c'est que les lits de l'hospice sont probablement réservés aux affections les plus graves, et qu'on n'y envoie que peu d'affections chroniques; du reste, M. de la Morlière, partageant l'opinion de M. d'Espine sur les avantages du travail, termine ainsi la note qu'il a eu la complaisance de me donner : « Dans mon opinion, un travail musculaire, proportionné à la force et à l'état de santé, serait aussi utile au traitement du mal vénérien, qu'à l'amélioration morale de ces filles. »

En ramenant, par tous les moyens, le bien-être dans l'hôpital, et le supprimant dans la prison, les actes de l'administration seront empreints d'un caractère d'équité et de justice qui ajoutera beaucoup à son autorité; les prostituées cesseront de considérer ses agents comme des ennemis, qui ne se servent de leur force que pour les tourmenter. Je reviens encore sur ce que j'ai dit, car on ne saurait trop se pénétrer de cette vérité : c'est que les filles publiques, sous une foule de rapports, ressemblent à des enfants ; qu'elles en ont les caractères, les goûts et les faiblesses ; qu'il faut surtout frapper leur esprit, et que des riens, des misères, des punitions d'enfants, feront plus d'impression sur elles que les détentions les plus longues : l'expérience est faite, et nous en avons la preuve. Ayons soin surtout de ne leur point imposer des punitions arbitraires; qu'une distance immense sépare la réclusion nécessitée par une maladie due à leur métier, il est vrai, mais indépendante de leur volonté, de la réclusion, punition de fautes qu'elles pouvaient éviter. Quand elles viendront au-devant de la première, quand elles la réclameront, quand en même temps la seconde leur inspirera de la terreur, on aura fait un pas immense dans la voie des améliorations sanitaires et dans celle de l'ordre et de la morale publics.

Je reviens au *tread-mill*, sur lequel je n'ai plus que quelques mots à dire.

En exerçant à un travail quelconque les hommes renfermés dans une prison, et ce travail y étant considéré comme une punition, il est de la dernière importance qu'il ait un résultat utile, et que les détenus en aient connaissance. Dans ce cas, ils s'y soumettent, et l'on obtient de la peine qu'on leur impose le résultat qu'on en attendait ; mais si la fatigue qu'ils se donnent n'a pour résultat que de battre l'air ou l'eau, de changer de place un corps inerte, ou de surmonter une résistance, on les voit alors se révolter et manifester leur indignation par tous les moyens possibles ; le travail devient pour eux une torture, il aigrit leur caractère ; ils ne le considèrent plus comme une punition de leurs fautes, et ceux qui le leur imposent cessent d'être à leur égard les arbitres de la justice et les vengeurs de la société outragée, mais deviennent à leurs yeux de véritables tyrans.

Si donc le *tread-mill* est appliqué à la punition des prostituées, qu'on ait soin d'appliquer à quelque chose d'utile la somme de force qu'elles produiront, on ne manquera pas d'entrepreneurs pour en tirer parti; si ces entrepreneurs ne se présentaient pas, je me servirais du travail des détenues pour faire arriver dans la prison actuelle une masse considérable d'eau, dont on manque absolument. Croirait-on que dans l'infirmerie de Saint-Lazare, où se trouvent 200 malades, on ne peut, faute d'eau, donner des bains que deux ou trois fois par semaine; or quelle maladie en réclame davantage que la syphilis et les diverses maladies de la peau qu'on remarque chez les filles publiques; faire servir la punition des détenues au bien-être des malades, est encore un moyen d'agir moralement sur l'esprit de cette population et de faire impression sur elle.

Je termine cette longue et importante digression sur le *tread-mill* par une observation: Comment, diront quelques personnes, si tout ce qui se fait à l'époque actuelle pour la répression de la prostitution n'est qu'une suite d'actes arbitraires; si l'on peut, jusqu'à un certain point, contester au préfet de police le droit d'incarcérer les filles, et si cette incarcération, suivant quelques personnes, est un véritable attentat à la liberté individuelle; comment lui conseiller d'ajouter arbitrairement à cet attentat une peine corporelle? La réponse à cette objection se trouvera dans le chapitre où je traiterai en détail tout ce qui a quelque rapport à la législation des prostituées et à la répression du scandale occasionné par la prostitution.

Il me reste encore quelques observations à faire sur la prison des filles publiques; je vais les traiter successivement, en commençant par certaines habitudes qui sont particulières à ces filles dans leur état de captivité.

§ 6. — De quelques habitudes particulières aux prostituées pendant leur détention.

Nom particulier qu'elles donnent à leur incarcération. — Elles vendent leurs vêtements en entrant dans la prison. — Pourquoi elles se défont de ces vêtements. — Prêts usuraires faits par quelques prisonnières aux autres détenues. — Inconvénient grave qui en résulte. — Des associations qui s'établissent entre elles pour prendre leurs repas. — La prison a sur elles des effets fâcheux. — Nécessité de divisions particulières.

Les prostituées ont un terme particulier pour exprimer le temps qu'elles passent en prison; elles lui donnent le nom de *police*. Ainsi, pour elles, cette expression : « Je viens de faire quinze jours, deux mois de police, » répond à cette autre : « Je viens d'être renfermée pendant quinze jours, deux mois. »

Si elles ne doivent rester que très peu de jours en prison, elles gardent les vêtements qu'elles ont sur elles; mais si leur détention doit se prolonger pendant six semaines ou plus longtemps, elles sont dans l'usage de vendre ce qu'elles ont de propre ou de le prêter à celles qui vont sortir : elles calculent que le tiers du produit de leur travail, qui leur est donné en masse à la fin de leur détention, leur suffira pour se procurer de nouveaux vêtements; mais le plus souvent le résultat ne répond pas à leur prévision.

De graves inconvénients sont la suite inévitable de cette habitude; je dois les relater, car ils sont dignes d'une véritable attention.

Pour la plupart, cette vente de vêtements n'a lieu

que pour se procurer de quoi boire et manger pendant les premiers jours; pour quelques autres, elle leur procure les premiers fonds d'une spéculation fort lucrative que voici : elles prêtent à leurs camarades de petites sommes, et en exigent un intérêt exorbitant. Ainsi celle qui emprunte 10 sous en rendra 15 après quinze jours; celle qui a besoin de 1 franc remboursera 30 sous après le même espace de temps. Si celle qui emprunte est mise en liberté, deux jours après avoir emprunté, elle doit rendre la somme représentée par le capital et l'intérêt; en général, cet argent est rendu très exactement sur ce que produit le travail, à la fin de chaque semaine. De tout temps il y a eu dans la prison de ces femmes connues par leur habileté en fait d'opérations financières; on en a vu quelques-unes faire produire de cette manière 15 ou 20 francs à une somme de 250 francs, et cela dans l'espace d'un petit nombre de mois : suivant les renseignements que j'ai pris, on peut assurer que sur 600 prostituées prisonnières, on trouvera dix ou douze banquières de premier ordre et une vingtaine d'un ordre inférieur.

Peut-on tolérer un pareil ordre de choses dans une maison de correction? Je ne pense pas que personne puisse s'en déclarer le protecteur; car ces usurières épuisent les autres prisonnières et les mettent dans l'impossibilité de racheter des vêtements au moment de leur sortie : de là vient le dénûment complet de beaucoup de filles au moment de leur mise en liberté, dénûment qui va presque à la nudité, et les met quelquefois dans la nécessité de faire de nouveaux emprunts pour avoir une robe quelconque et une vieille paire de souliers, à moins toutefois que la dame de maison chez laquelle elle doit entrer ne lui envoie des vêtements convenables.

Je crois pouvoir rapporter à la gourmandise, et par suite à la cantine, un ordre de choses, suivant moi, intolérable. Si les filles ne pouvaient rien acheter pendant leur détention, elles n'emprunteraient pas, et les banquières cesseraient leur métier : nouvelle raison pour apporter dans le régime de la prison une réforme dont j'ai montré plus haut l'indispensable nécessité ; je voudrais voir les filles publiques vêtues comme les autres détenues, d'une manière grossière et uniforme, aux frais de l'administration, et leurs vêtements mis en dépôt, pour leur être rendus lors de leur sortie.

J'ai parlé des associations qui s'établissent entre deux filles pour manger dans la même écuelle et mettre en commun tout ce qui sert à leur repas. Le plus ordinairement ces liaisons de table n'ont rien de criminel ; on voit même certaines filles qui s'associent à de plus malheureuses qu'elles, uniquement par esprit de commisération, mais il n'en est pas toujours ainsi : la *mangeuse* d'une fille, pour me servir de leur langage, a eu ou doit avoir plus tard avec elle des rapports coupables, et qu'il serait bien important d'interdire.

Une opinion généralement admise parmi ceux qui ont été à même d'étudier les prostituées, c'est qu'elles contractent dans la prison et dans l'hôpital les vices affreux qu'on leur connaît, *et qu'elles en sortent toujours plus libertines et plus dégoûtantes sous ce rapport qu'elles n'y étaient entrées.* Je le répète, cette opinion est unanime ; elle m'a frappé, et m'a fait souvent réfléchir sur la question de savoir si des perfectionnements n'étaient pas nécessaires dans la distribution et le régime intérieur de la prison. J'ai parlé du régime intérieur, je dois dire deux mots de la distribution des bâtiments.

Il y faut nécessairement, comme dans l'hôpital, quelques divisions particulières pour que les jeunes et les débutantes dans le métier ne se trouvent pas confondues avec ces misérables ordurières qui ne pourraient que mettre le comble à l'infamie des autres, et ajouter encore à leur dégradation. Pénétrons-nous bien d'une vérité : c'est que la prostitution, pour la majeure partie de celles qui s'y adonnent, n'est qu'un état de transition; qu'après l'avoir exercé pendant deux ans, une année, six mois, et souvent pendant un temps plus court encore, elles rentrent dans la société et s'y trouvent confondues avec le reste de la population; il faut donc, dans l'intérêt de cette population, soigner la morale des prostituées; il faut faire en sorte que lorsqu'elles rentreront dans le monde, elles n'y propagent pas la corruption et les vices contre nature. Nous devons considérer le temps qu'elles passent dans l'exercice de la prostitution comme une période de maladie dans leur vie tout entière; et comme ceux qui sont affectés de maladies qui ne doivent durer qu'un temps limité verraient leur état s'aggraver et même devenir mortel si on les abandonnait au milieu des incurables, des gangrenés et des pestiférés, de même nous verrions les filles publiques se pervertir davantage par leur contact continuel avec quelques femmes, et devenir, après un certain âge, plus pernicieuses pour leur sexe qu'elles ne l'ont été pour l'autre lorsqu'elles étaient plus jeunes.

C'est donc avec un sentiment de peine que j'ai entendu dire à plusieurs personnes que ces soins et ces distinctions à établir entre les prostituées ne signifient rien, parce que, disaient-elles, ces filles étaient aussi corrompues les unes que les autres, et que, sous ce rapport, les jeunes l'emportaient souvent sur les vieilles. Ce langage ne prouve qu'une chose, c'est que l'on peut avoir sans cesse des prostituées sous les yeux sans les connaître, et que pour parvenir à cette connaissance, il faut une perspicacité particulière, qui n'est pas donnée à tout le monde, ou une étude spéciale à laquelle peu de gens ont le courage de s'adonner.

Il faut nécessairement trois ou quatre divisions dans une prison destinée aux prostituées : dans l'une on placerait les filles arrêtées pour la première fois ; dans une seconde et une troisième, les filles vicieuses, mais séparées de l'objet de leurs amours ; et dans une quatrième, celles qui auraient quelque tendance à revenir au bien, qui gémiraient de leur position ou qui seraient en butte à l'animosité des autres. M. Chefdeville, ancien concierge de la Force, et qui pendant plus de vingt ans en a été chargé, m'a fait part, à cet égard, de sa longue expérience. M. Jacquemin, médecin des infirmeries de la Force, attachait une grande importance au moyen de pouvoir isoler certaines malades et de leur interdire la compagnie des autres ; que faut-il de plus pour prouver la nécessité des séparations que je demande dans les prisons?

Ces divisions, si toutefois on se décidait à les opérer, exigeraient une étude spéciale pour connaître l'étendue qu'il serait nécessaire de donner à chacune d'elles ; mais comme le nombre des prostituées soumises à l'administration va toujours en augmentant, comme il augmentera certainement encore, et parce qu'il faudrait pour cela des constructions particulières, il est probable que nous attendrons encore longtemps avant de voir une prison qui puisse, sous ce rapport, nous servir de modèle. Je me borne donc à demander quelques divisions, mais des divisions tranchées et sans communication les unes avec les autres. Je m'en rapporte pour le reste du bien à faire, à la sagesse et au zèle du directeur de la prison et des surveillantes diverses des détenues. Ces séparations nuiront, je n'en doute pas, au profit que procurent les ateliers, et par conséquent auront pour ennemis ceux qui sont intéressés aux travaux qui s'y exécutent; mais comme ma mission a pour objet le bien-être de la société, et non d'augmenter la fortune des entrepreneurs, je dois proposer ce que je crois utile, et ne voir que d'une manière bien secondaire les intérêts particuliers, que je respecte toutefois autant qu'ils le méritent.

Il est temps d'aborder une question importante: je veux parler des soins moraux et religieux donnés aux prostituées pendant leur détention.

§ 7. — Des soins moraux et religieux donnés aux prostituées pendant leur détention.

Quelques mots sur ce qui se pratiquait à cet égard dans le siècle dernier. — Ce qui a été essayé dans celui-ci. — La surveillance de la prison confiée à des religieuses. — Quelques détails sur les offices divins célébrés dans la prison des prostituées. — Notes sur quelques aumôniers qui leur furent donnés. — Des dames de charité qui se consacrent à l'instruction des prostituées. — A quel point elles étaient respectées. — Preuves que les religieuses ne peuvent pas être utiles aux prostituées. — Les femmes mariées sont seules capables de les instruire et de les corriger. — Éloge mérité de madame Lavenard. — A quel point il importe de bien choisir les surveillantes des ateliers. — Qualités que doit avoir un aumônier dans l'hôpital ou dans la prison des prostituées. — Manière dont il doit s'y prendre pour opérer quelque bien.

Nous avons vu précédemment la respectable demoiselle Heance se consacrer au bien des prostituées dans le dépôt Saint-Martin, leur donner des instructions religieuses, et tâcher d'en ramener quelques-unes à la vertu. J'ai fait remarquer également que, dans la prison de la Salpêtrière, la sœur Pélagie y faisait une lecture pieuse le matin et le soir, et qu'un ecclésiastique y venait tous les dimanches célébrer l'office divin. Je n'ai pas pu recueillir de plus amples détails sur tout ce qui se pratiquait à cet égard dans le siècle dernier.

Lorsque, après nos troubles politiques, la nécessité de rétablir le bon ordre dans la société se fut fait sentir, on ne pensa pas d'abord à l'emploi de ces moyens religieux et moraux pour l'amélioration des prostituées; les premiers soins à cet égard leur furent donnés, en 1807 ou 1808, par des dames respectables, que l'abbé Legris-Duval forma en société, et qui allaient, à tour de rôle, faire des lectures et des instructions dans les ateliers et les infirmeries de la Force. Plus tard on établit un aumônier; enfin on remplaça les surveillantes par des religieuses. Je vais dire quelques mots sur ces religieuses, sur les aumôniers, et sur les dames vénérables dont je viens de parler.

Ce fut en 1824 que M. Bonneau, inspecteur général des prisons, remplaça par des religieuses les surveillantes qui jusqu'alors avaient été chargées de l'inspection et de la direction des prostituées; il espérait obtenir par leur coopération une modification complète dans l'esprit et le caractère de ces filles, et par ce moyen en ramener un nombre considérable dans le chemin de la vertu.

Une triste expérience vint bientôt prouver combien cette espérance était vaine; ces religieuses, respectables sous une foule de rapports, mais ne connaissant pas la population à la tête de laquelle on les plaçait, introduisirent dans la prison une foule de pratiques religieuses qu'on ne retrouve guère que dans les couvents. La journée se passait en prières, en lectures, et surtout en récitations du chapelet; il suffisait d'affecter la dévotion, de faire devant ces dames le moindre acte de religion, et surtout de demander un chapelet, pour être à l'instant préférée à toutes les autres, et obtenir les douceurs dont on pouvait disposer en leur faveur. L'hypocrisie remplaça pendant quelque temps le naturel grossier de ces femmes, et put faire croire à un esprit superficiel qu'une métamorphose s'était subitement opérée en elles, par le seul effet des modifications apportées dans le régime de la prison.

L'hypocrisie ne saurait se contraindre longtemps, et les penchants naturels qui n'ont pas été détruits finissent toujours par reparaître avec une énergie d'autant plus grande qu'ils ont été plus longtemps comprimés. Voici ce qui arriva dans la prison : les exercices religieux particuliers aux sœurs absorbaient constamment une grande partie de leur temps ; tous les jours elles allaient ensemble à la messe de la paroisse, et assistaient, les dimanches, à toutes les parties de l'office ; à huit heures du soir, elles se renfermaient chez elles, et ne reparaissaient que le lendemain matin.

Il résulta en peu de temps, de cette espèce d'abandon dans lequel se trouvaient les prostituées, un désordre complet, qui n'existait d'abord que pendant l'absence des religieuses; mais bientôt ces dames ne furent plus maîtresses de la population. Les gardiens se trouvaient dans l'impossibilité de se faire obéir; c'était surtout la nuit que le désordre était à son comble. Enfin il s'établit un tel relâchement dans la discipline, que les filles jouaient tous les jours la comédie dans les salles, et y chantaient tout ce qu'elles voulaient, et cela en présence des religieuses. D'après ces détails, on apprendra sans surprise qu'il fallut remercier les religieuses, dix mois après leur entrée, et se hâter de rétablir l'ordre de choses qui existait auparavant; on reconnut alors que, pendant leur courte gestion, les dépenses de la lingerie et de la pharmacie avaient presque doublé, et qu'une seule surveillante, aux appointements de 1000 francs, faisait plus de bien moral et remplissait mieux les intentions de l'administration que quatre religieuses, pour lesquelles on avait dépensé une somme de 4000 francs.

Déjà lorsque les prostituées étaient à l'hôpital de la Pitié, l'administration nomma un chapelain, et les filles reçurent avec joie et reconnaissance cette marque de souvenir et d'intérêt; il en fut de même à l'hôpital du Midi. Elles assistaient volontiers aux offices divins, qui étaient célébrés dans la chapelle de cet hospice; elles s'y comportaient avec décence, et toutes y accouraient lorsqu'on y chantait des cantiques : je dois ajouter ici qu'on leur donna également un aumônier dans la prison où on les renfermait, de sorte que les secours religieux ne leur manquaient jamais pendant tout le temps qu'elles se trouvaient, d'une manière ou d'une autre, sous la main de l'administration.

J'ai dit que les secours religieux ne leur manquaient pas; puis-je en dire autant des moyens d'instruction? Chacun pourra en juger par quelques-uns des détails suivants.

On leur disait régulièrement la messe; mais que sont les cérémonies de la messe pour des personnes qui savent à peine qu'il existe un Dieu? pour des personnes qui ignorent ce qu'elles doivent à la société, ce qu'elles se doivent à elles-mêmes, à bien plus forte raison ce qu'elles doivent à leur Créateur, et qui, pour la plupart, ne sont tombées dans le désordre que par suite de leur ignorance? Quel bien moral peut faire un aumônier qu'on ne voit à l'autel qu'une fois la semaine, et qui disparaît ensuite ?

Pendant un certain temps, un de ces aumôniers ajouta aux cérémonies de la messe la lecture de l'Epître et de l'Évangile, en langue vulgaire, et y joignit quelques courtes explications. Mais ces explications étaient-elles appropriées à l'auditoire? Non, assurément, et je puis en parler, car j'ai voulu les entendre. Était-ce à des prisonniers obligés, sous peine de mourir de faim, de manger ce qu'on leur donne, qu'il fallait prêcher la nécessité de l'abstinence en certains jours de l'année? à des êtres que la paresse avait contribué à jeter dans le désordre, l'obligation de ne pas travailler le dimanche? et à des individus dont toutes les pensées n'avaient jamais roulé que sur des choses matérielles, la beauté de ces vertus ascétiques qui ne peuvent être comprises et senties que par des personnes adonnées depuis longtemps aux pratiques religieuses, et auxquelles la conscience ne reproche rien?

Enfin, lorsque le discours avait quelque rapport aux personnes qui composaient l'auditoire, était-ce en jetant le désespoir dans l'âme, en ravalant ces femmes, en leur faisant une peinture triviale et grossière des peines de l'autre vie, sans jamais les encourager et ranimer leur espoir, qu'on pouvait espérer de faire impression sur elles?

Voulant obtenir quelques renseignements utiles à mes travaux, j'ai soumis une série de questions à deux de ces aumôniers, mais je n'ai obtenu que des réponses qui me donnaient la preuve de leur ignorance du caractère des femmes auxquelles ils s'adressaient; je leur ai demandé des rendez-vous pour causer avec eux, et j'ai bientôt reconnu qu'ils n'avaient point les qualités nécessaires pour remplir les fonctions dont on les avait chargés. Ces deux ecclésiastiques dont je parle n'existent plus; j'ai pu m'exprimer sur eux avec plus de liberté que je n'aurais fait s'ils avaient été vivants.

Si jusqu'ici les prostituées ont reçu de la charité chrétienne quelques instructions solides, elles le doivent à ces dames vénérables dont j'ai déjà parlé plusieurs fois, et qu'un zèle plus qu'humain pouvait seul soutenir dans l'exercice des pénibles fonctions qu'elles s'étaient imposées. La plus grande simplicité présidait aux instructions faites par ces dames. Elles ne manquaient pas d'adresser aux détenues quelques paroles bienveillantes; elles s'asseyaient au milieu d'un atelier ou d'une salle de l'infirmerie, et sans interrompre les travaux, elles commençaient par une courte lecture, qu'elles faisaient suivre d'une instruction familière, toujours improvisée et ne manquant jamais de cet à-propos que des femmes seules peuvent donner à des instructions de cette nature. Point de petites idées et de pratiques insignifiantes, mais de ces paroles qui portent coup, qui encouragent, qui relèvent l'âme, et qui commandent la confiance pour la personne que l'on entend. Je ne suis pas le seul qui, se tenant dans la pièce voisine de celle où étaient ces dames, ait pu quelquefois écouter leurs discours et en admirer l'à-propos, ainsi que la noble simplicité. Plusieurs de mes amis, que leurs fonctions ou la simple curiosité attiraient quelquefois dans les prisons, ont eu le même avantage ; ils partagent mon opinion sur le mérite de ces dames, et souvent il nous arrive de nous entretenir des pensées nobles et touchantes qui composaient leurs discours, et de nous rappeler mutuellement les sentiments de respect et de vénération dont nous nous sentions pénétrés à la vue de ce qui se passait sous nos yeux.

On conçoit ce que des êtres nés dans les derniers rangs de la société, auxquels on ne parle généralement qu'avec mépris, et qui sont pénétrés du sentiment de leur abjection doivent, éprouver en voyant des personnes de leur sexe quitter les plus hautes positions sociales, et pour ainsi dire les marches du trône, pour venir les instruire, et à cet effet s'installer au milieu d'elles, ne point redouter leur contact et les horreurs d'une prison, leur parler avec douceur, avec bonté, avec ce ton de la bonne compagnie qui ajoute tant de force au plus simple discours, et que les gens d'une classe inférieure apprécient d'autant plus qu'ils y sont moins habitués. Aussi est-il d'observation que les prostituées de Paris ont toujours eu pour les dames de charité, car c'est ainsi qu'elles les appellent, un respect tout particulier. A l'époque où je faisais mes recherches, on voyait avec plaisir l'arrivée de ces dames ; jusqu'aux tribades et aux vieilles dégoûtantes, toutes leur donnaient des marques de déférence. Je tiens des gardiens et des surveillantes qu'il est inouï d'avoir entendu les prostituées profiter de l'absence de ces dames pour les tourner en ridicule ou dire sur elles quelques mots déplacés, tant la vertu désintéressée a de force et d'ascendant, même sur l'esprit des êtres les plus vicieux !

Il est démontré, pour moi, que les religieuses n'opéreront jamais le bien moral des prostituées, soit dans la prison, soit dans les infirmeries ; on pourra les respecter si elles s'y prennent avec adresse, mais leurs observations ne feront jamais une bien vive impression, parce que les filles publiques sont persuadées que les religieuses ne font alors que leur métier. C'est du reste ce qui m'a été dit par une foule de ces filles que j'ai eu occasion de questionner dans les hôpitaux, et ce que m'ont assuré tous ceux qui ont été à même de les observer et d'étudier la tournure de leur esprit.

Pour conduire des prostituées, pour les instruire et leur inculquer quelques préceptes de morale, pour leur inspirer certains sentiments de pudeur et de bon ordre, il faut nécessairement avoir recours à des femmes mariées ou qui l'aient été : le titre de femme mariée, et surtout celui de mère de famille, inspirent à ces filles un respect tout particulier, et les engagent à se soumettre sans murmure à tout ce qu'on exige d'elles. Une femme mariée peut, sans se compromettre, tenir un langage qui serait déplacé dans la bouche d'une religieuse, et c'est ce langage qui produit souvent un effet magique sur l'esprit faible de ces malheureuses; elles doivent être persuadées que ceux qui sont préposés pour être à leur tête connaissent jusqu'aux plus petites particularités de leur vie. Or, si des religieuses n'ont pas cette connaissance, il leur manque une partie essentielle de ce qui leur est nécessaire pour faire le bien; et si l'on découvre qu'elles en sont instruites, elles perdent à l'instant l'estime et le respect dont elles doivent être entourées, et par suite cette autorité et cette force morale sans lesquelles la surveillance devient illusoire.

L'administration a le bonheur d'avoir maintenant, dans madame Lavenard, une de ces femmes dont on ne saurait assez exalter le mérite, et qui possède à un haut degré toutes les qualités nécessaires pour remplir admirablement les fonctions qui lui ont été confiées. Chargée des salles de l'infirmerie de la prison et de la conduite de 200 malades, madame Lavenard sait y maintenir le bon ordre et s'y faire en même temps estimer et respecter; ayant étudié d'une manière spéciale la population livrée à sa surveillance, et connaissant les défauts et les bonnes qualités de chaque individu, elle peut les répartir dans les salles avec une sagesse parfaite, et sans laisser soupçonner les motifs qui la font agir. Madame Lavenard est une femme religieuse; mais, comme elle est en même temps femme d'esprit et de tact, elle ne parle pas habituellement de religion à ses malades: elle leur sert d'exemple, elle leur prodigue ses soins; mais elle réserve ses avis et ses observations pour ces circonstances particulières que le hasard semble faire naître, et qu'elle ne laisse pas échapper. C'est alors qu'un mot convenablement placé va droit à son but, et fait plus d'impression sur les esprits qu'une série de pratiques religieuses qui n'apprennent rien, et qui rendent la religion ridicule aux yeux de ceux qui ne la connaissent pas. L'étude approfondie que madame Lavenard a faite de cette population lui fournit le moyen d'indiquer aux dames de charité quelles sont les filles qui présentent quelque ressource, et de seconder indirectement ces dames d'une manière tout autrement efficace que si elle se chargeait du rôle de missionnaire, en prêchant et exhortant dans toutes les circonstances.

La preuve que les femmes de cette trempe ne sont pas communes, c'est qu'il a fallu, dans certaines circonstances, confier la surveillance de quelques ateliers à des femmes prises dans d'autres prisons où elles étaient envoyées par arrêts des cours d'assises. L'expérience prouve que ces femmes remplissent très bien les fonctions qui leur sont confiées : l'intelligence, en effet, n'est pas ce qui leur manque; mais quelle autorité et quel ascendant moral peuvent-elles avoir sur l'esprit des prostituées, qui connaissent la position de leurs surveillantes, et qui ne manquent pas de la leur rappeler chaque fois qu'elles reçoivent une injonction qui contrarie leurs goûts? Si l'ordre se maintient ici, ce n'est plus par l'influence d'un pouvoir moral, mais par la crainte de la salle de police ou du cachot. Avec ce système, point d'amélioration à espérer, mais, au contraire, la perspective du mal qui peut résulter du mauvais exemple. Je dis mauvais exemple, car quelle opinion les prostituées doivent-elles se faire de la justice de l'administration, lorsque, n'étant coupables que de quelques infractions contre des règlements de police, elles voient prendre leurs surveillantes parmi des femmes condamnées, non en police correctionnelle, mais par des cours d'assises ! Ce point m'a toujours paru très grave ; et si la coutume d'aller choisir des surveillantes parmi les femmes condamnées à une longue détention remonte à un temps fort ancien, l'habitude n'en est pas moins vicieuse, et mérite, je crois, d'être corrigée.

On voit, d'après ce que je viens de dire, que si l'on conserve quelque espoir d'agir sur le moral des prostituées, de les améliorer et d'en ramener quelques-unes dans le chemin de la vertu, il faut principalement compter sur les vénérables dames qui se sont consacrées d'une manière spéciale à l'instruction de ces filles ; il faut que ces dames soient protégées par l'administration supérieure et secondées par tous les officiers et *officières* de l'hôpital et de la prison, et que tout concoure au but qu'elles se proposent.

Dans les instructions faites à ces femmes, on ne doit pas avoir uniquement pour but le bien présent et immédiat ; il faut porter les vues plus haut et ne pas oublier un point important : c'est que la prostitution, comme je l'ai déjà dit, n'est pour la plupart des filles qui s'y livrent qu'un moment dans leur existence ; qu'elles ne font ce métier que pendant un ou deux ans, quelquefois même pendant un temps moins long, et qu'elles finissent par rentrer dans la société où le mal qu'elles peuvent faire est toujours en raison de leur corruption et de leur ignorance.

C'est ici que je regrette la mort de l'ami à l'instigation duquel je me suis livré à des recherches sur les prostituées, et auquel il faudra reporter le bien que mon livre pourra faire, si toutefois il en opère. Cet ami n'eût pas manqué, dans les ouvrages qu'il se proposait de publier, de montrer les prostituées dans toutes les circonstances où elles se trouvent ordinairement, et de leur donner, sous forme de colloques et d'exemples, des avis salutaires ; il ne devait pas seulement les engager à quitter leur métier et leur en faciliter les moyens, il se proposait de les conduire ensuite dans le monde et de leur indiquer comment elles devaient s'y prendre pour faire oublier, par la régularité de leur vie, l'infamie de leur jeunesse. Rien de mieux conçu que les cinq ou six petits ouvrages dont il me traça le plan : c'étaient des histoires piquantes et agréables qui n'avaient pas ce ton sentencieux et dogmatique qui repousse, mais dans lesquelles les préceptes se trouvaient pour ainsi dire voilés, et qui offraient indirectement des règles de conduite qu'on n'imposait pas, mais qui se déduisaient pour ainsi dire d'elles-mêmes. Puisse mon travail fournir à d'autres les éléments nécessaires pour exécuter le projet si bien imaginé par l'homme de bien que je n'ai fait qu'entrevoir, et dont je ne cesserai pas de déplorer la perte.

On pourrait croire, d'après ce que je viens de dire, que je regarde comme tout à fait inutiles pour les prostituées les soins que pourraient leur donner et les exhortations que pourraient leur faire les aumôniers de la prison et de l'hôpital. Telle n'est pas ma pensée, et c'est ici le lieu de m'expliquer sur ce point important.

D'après ce que j'ai vu et d'après les renseignements que j'ai puisés à des sources différentes, il est démontré pour moi qu'un homme d'esprit et de moyens, tel qu'il en existe beaucoup dans le clergé français, peut seul être chargé de ces fonctions aussi importantes qu'elles sont difficiles à remplir. Au lieu donc de les confier à des hommes que ne distingue aucune qualité supérieure, ou dont les manières ou l'extérieur pourraient offrir quelque prise à la critique, je voudrais y voir ces hommes respectables dont le zèle est tempéré par l'expérience, qui ne précipitent rien, qui savent approprier la semence à la nature du sol dont la culture leur a été confiée; qui connaissent les faiblesses de l'espèce humaine et la nécessité d'y compatir dans une foule de circonstances; qui sont éloignés de l'esprit de domination, qui cherchent à s'entourer des lumières des autres; en un mot, qui veulent le bien, qui y tendent, qui font pour cela tous leurs efforts, qui se dévouent aux fonctions pénibles et repoussantes que la Providence leur impose, laissant à cette Providence le soin de faire fructifier leurs travaux.

Une des qualités principales d'un ministre de la religion, dans les circonstances dont nous parlons, est le don de la parole : je désire une élocution facile, qui permette d'improviser quelques mots sur toutes les circonstances fortuites qui se présentent et de saisir tous les à-propos. Cette élocution simple et facile se faisait surtout remarquer chez quelques-unes des dames de charité dont j'ai parlé plus haut; aussi remarquait-on que leur auditoire était toujours plus nombreux, qu'on les écoutait avec plus de plaisir et de recueillement, et qu'elles fixaient l'attention même de celles qui semblaient affecter de ne pas vouloir les entendre.

Si je trace ici la ligne de conduite que devrait garder, suivant moi, un ministre de la religion dans les circonstances où je le suppose, ce n'est pas pour m'ériger en censeur, moins encore pour faire prévaloir mon opinion ; mais ayant peut-être acquis, par l'étude à laquelle je me suis livré, un certain nombre de connaissances qui peuvent être de quelque utilité à ceux qui auront des fonctions à remplir dans les maisons où sont renfermées les prostituées, je leur dois le résultat de mon expérience, le fruit de mes observations, et jusqu'à un certain point, celui de mes méditations.

D'après ces motifs, je voudrais que l'aumônier ne parût jamais dans les ateliers ; il doit les abandonner aux dames de charité, qui seules possèdent ce qui est nécessaire pour y faire du bien. S'il ne peut s'interdire absolument les salles de malades, qu'il n'y vienne que lorsqu'il y est demandé, et que sa visite soit annoncée d'avance ; que son costume ne se fasse pas remarquer ; que ses manières soient graves, et qu'elles n'aient rien d'emprunté ; que s'il est obligé d'adresser un des premiers la parole, ce soit avec réserve, mais qu'il réponde avec douceur et bonté à toutes les questions qui lui seront faites, et s'il donne un avis ou quelque instruction, que ce soit sans prétention, en quelques mots, et pour ainsi dire par hasard. Si sa fortune lui permettait alors de distribuer aux plus infirmes et aux plus nécessiteuses quelques friandises ou quelques mets agréables ; s'il pouvait, en un mot, se faire la réputation d'homme humain et de *brave homme*, il se trouverait dans les conditions les plus favorables pour remplir avec fruit les fonctions de son ministère.

Si les cérémonies du culte religieux peuvent se faire dans la prison ou dans l'hôpital, faut-il forcer les prostituées à y assister? Je répondrai à cette question par ce que j'ai vu, et je la résoudrai par l'expérience.

J'ai vu dans une prison les prostituées obligées d'aller à la chapelle pendant qu'on y célébrait la messe, et j'ai été scandalisé de la manière dont elles s'y comportaient; j'ai vu, à l'hospice des Vénériens, la chapelle ouverte à celles qui voulaient y entrer, et j'ai été édifié du maintien plein de décence de celles qui s'y trouvaient. En fait de religion, comme en beaucoup d'autres choses, la contrainte fait plus de mal que de bien; la liberté seule attire par elle-même, et repousse les hypocrites. En voici une nouvelle preuve. Avant la révolution de 1830, tous les détenus de la Conciergerie étaient forcés d'assister à la messe. Tous les gardiens les y accompagnaient; le directeur s'y trouvait avec eux. Mais parce que cette assistance à l'office divin leur était imposée, l'ennui et la contrainte se montraient sur tous les visages. Les détenus affectaient de tousser, de cracher et d'éternuer sans raison; ils remuaient sans cesse les pieds, et ne s'arrêtaient qu'au point nécessaire pour n'être pas punis. Depuis 1830, les prisonniers font ce qu'ils veulent lorsque la chapelle est ouverte; plus de contrainte à cet égard : cependant tous s'y rendent; et bien que les gardiens ne les y accompagnent plus, ils s'y tiennent en silence; leur conduite y est des plus décentes, et fait l'étonnement des gardiens et de l'aumônier lui-même. Je viens de lire dans un livre remarquable, récemment publié, que, dans la maison pénitentiaire de Boston, la liberté accordée aux prisonniers de ne pas venir à l'école rend beaucoup plus zélés et plus dociles ceux qui s'y rendent volontairement (1). Ainsi donc pas de bien à espérer par le moyen de la contrainte : cette vérité est de tous les temps et de tous les lieux.

J'ai dit, en parlant de l'hôpital, que les prostituées qui s'y trouvent renfermées avaient un goût particulier pour les cantiques ; qu'elles se rendaient toutes à la chapelle de l'établissement lorsque ces chants religieux y avaient lieu, et que ce moyen semblait surtout efficace pour charmer leur ennui et fixer leur esprit pendant un certain temps. Partant de cette donnée, pourquoi l'aumônier ne profiterait-il pas de ce moyen pour les attirer dans le seul lieu où il peut se trouver sans inconvénient avec elles ? Pourquoi n'entremêlerait-il pas ces chants de quelques instructions familières, appropriées à l'auditoire, et dont le principal mérite serait la brièveté ; car on doit se rappeler qu'un des caractères particuliers de l'esprit des prostituées est la légèreté et l'impossibilité de suivre un raisonnement pendant plus de quelques minutes ? Pourquoi enfin ne composerait-on pas pour ces malheureuses des cantiques dans lesquels elles trouveraient des avis salutaires, et qui leur seraient plus utiles que des chants qui ne sont destinés qu'aux personnes éminemment religieuses, qui ont une instruction profonde, et qu'un abîme immense sépare, sous tous les rapports, des femmes dont nous nous occupons ?

Parmi les moyens de s'insinuer dans l'esprit des prostituées et de gagner leur confiance, il n'en est pas de plus efficace que de les relever à leurs propres yeux, de

(1) *Du système pénitentiaire aux États-Unis*, par MM. G. de Beaumont et de Tocqueville. Paris, 1834, in-8, p. 90.

ranimer leur confiance, et de leur persuader que la porte de l'honneur n'est pas entièrement fermée pour elles. Lorsqu'elles sont réunies en grand nombre devant nous, rejetons la pensée que nous n'avons sous les yeux que des criminelles, indignes de toute commisération, et que la société doit poursuivre de ses vengeances ; figurons-nous plutôt que nous sommes dans une maison d'aliénées, dont un grand nombre sont incurables, il est vrai, mais parmi lesquelles il s'en trouve qui offrent des chances de guérison, et sur lesquelles on ne peut agir que par des moyens moraux sagement et habilement conduits.

Le célibat auquel sont assujettis les ministres catholiques, leur ôte un puissant moyen d'action sur l'esprit des prostituées, qu'ils sont, dans quelques circonstances, appelés à conduire ; on peut leur appliquer ce que j'ai dit précédemment des religieuses et des dames de charité. Mais comment remédier à cet inconvénient? Je n'en verrais qu'un seul : ce serait de confier de préférence les places d'aumônier à un homme qui, avant de recevoir les ordres, aurait été engagé dans les liens du mariage. S'il était père de famille, s'il avait lui-même des filles, quelles sources d'allusions heureuses et irrésistibles pour son auditoire ! quel moyen de s'attirer le respect ! quelle énergie enfin ne gagneraient pas ses instructions et ses discours, par la possibilité d'une liberté plus grande dans le langage et d'une retenue moins affectée !

Je viens d'indiquer quelques-unes des qualités qui me semblent essentielles dans un ecclésiastique placé comme aumônier à la tête d'une prison destinée à la correction des prostituées ; mais où trouver cet homme précieux ? Fasse le ciel que mes vœux ne restent pas stériles! Puisse-t-il inspirer à quelques-uns de ces hommes instruits et d'une trempe d'esprit supérieure la vertu nécessaire pour renoncer aux places brillantes, et le courage indispensable pour se livrer dans l'obscurité aux fonctions les plus repoussantes, mais aussi les plus utiles de son ministère!

§ 8. — Du parloir et des lettres écrites dans la prison ou qui y sont admises du dehors; des livres et des jeux qu'on y peut tolérer.

Scandale offert par l'ancien parloir de la prison. — Moyens mis en usage pour y remédier. — Quelles sont les personnes qui peuvent communiquer avec les prostituées détenues. — Bon résultat des mesures actuellement en usage. — Ce qu'elles nous indiquent relativement à la position des prostituées à l'égard de leurs familles. — Activité de la correspondance avec le dehors de la prison. — Objets de cette correspondance. — Il serait avantageux de la supprimer. — Les livres d'histoire recherchés par les prostituées. — Elles n'ont pas de goût pour ceux qui traitent de sujets obscènes. — Jeux auxquels elles se livrent dans la prison.

Les communications plus ou moins faciles avec les gens du dehors, ou, pour parler autrement, les visites que peuvent recevoir les détenues étant d'une importance très grande dans toute maison de correction, on a dû s'en occuper chaque fois qu'il a été question d'améliorer les moyens répressifs des désordres occasionnés par la prostitution.

Avant 1816, le parloir de la prison offrait le scandale que présente aujourd'hui celui de l'hospice des Vénériens : on n'y voyait que les souteneurs des filles et toute espèce de mauvais sujets des deux sexes; on n'y entendait que des rires indécents et des provocations ordurières; on s'y concertait sur les lieux les plus convenables pour se retrouver au moment de la mise en liberté.

Pendant les deux années suivantes, on tâcha de remédier à ce désordre par quelques règlements insignifiants; ce ne fut qu'en 1818, qu'un arrêté du préfet de police décida que dorénavant les prostituées détenues ne seraient plus visitées que par leurs pères et mères et leurs plus proches parents du sexe féminin, et que ces parents, pour être admis au parloir de la prison, devraient se munir d'une permission particulière, fournie par les bureaux de la Préfecture de police. Cette permission, outre le nom de la personne détenue, que l'on voulait voir, devait contenir le nom, et de plus la demeure de la personne à laquelle elle était donnée; plus tard, on accorda aux frères et aux oncles des détenues la même permission, qu'on ne refusait pas non plus à leurs sœurs; mais dans tout état de choses, on prenait des renseignements pour savoir si la personne n'était pas en état de nuire à la fille enfermée. La carte délivrée en cette circonstance n'était valable que pour un temps; le porteur devait la laisser entre les mains du concierge, qui la lui rendait à sa sortie.

L'expérience a démontré l'efficacité de cette mesure. Depuis qu'on la met en pratique, le parloir est désert; rien de plus rare que la demande des permissions nécessaires pour y arriver : preuve évidente que la majeure partie des filles qui se livrent à la prostitution sont abandonnées de leurs familles, quelque corrompues que soient elles-mêmes ces familles. Très peu de pères et de mères profitent de ces permissions pour voir leurs enfants; car c'est à peine si cinq ou six les réclament, dans le courant d'une année : on pourrait dire que les sœurs des détenues sont les seules qui en fassent usage; car il est d'observation qu'un certain nombre de prostituées entraînent avec elles leurs sœurs dans le désordre. J'ai donné ailleurs un document officiel pouvant, jusqu'à un certain point, nous indiquer quel est habituellement le nombre de sœurs qui, dans le même temps, se trouvent inscrites sur la liste des prostituées.

Cette difficulté d'arriver au parloir a rendu la correspondance par lettres bien plus fréquente qu'auparavant; aussi s'est-il établi dans la prison et dans l'infirmerie un certain nombre de femmes dont la principale occupation est d'écrire pour les autres, et cela à raison de dix à vingt centimes par lettre. Cette industrie rend pour celles qui l'exercent le séjour de la prison bien moins désagréable; aussi remarque-t-on qu'elles y reviennent sans cesse. Comme elles ont, pour la plupart, vieilli dans le métier, elles en connaissent toutes les dispositions, et savent à merveille ce qui convient à chaque fille, suivant la circonstance. Ainsi, elles ont un style particulier pour écrire aux amants, *quel que soit leur sexe;* elles en ont un autre pour faire une première déclaration d'amour ou pour y répondre, pour demander au préfet leur mise en liberté, et mille autres choses semblables; elles sont, en un mot, dans la prison, ce qu'un certain écrivain dont j'ai parlé est pour les filles publiques au dehors, c'est-à-dire un secrétaire, un conseiller, un homme d'affaires, un confident de tous les secrets. J'ai voulu voir ces lettres, mais elles ne m'ont rien présenté qui fût digne d'attention; toutes calquées sur le même modèle, elles offrent à la lecture une monotonie fatigante; il n'y a que les déclarations d'amour adressées aux tribades et la correspondance suite de cette première déclaration qui m'aient paru curieuses. J'en ai déjà dit quelques mots en parlant des amants des prostituées ; mais comme je n'ai eu dans les mains qu'un très petit nombre de ces dernières lettres, je ne puis en tirer aucune conséquence.

Chacun peut aisément juger, d'après ce que je viens de dire, si la présence de ces écrivains dans la prison est utile ou nuisible; quant à moi, je pense qu'elle a plus d'inconvénients que d'avantages. On ne peut pas interdire aux prostituées de communiquer avec leurs familles; mais sur vingt lettres qu'elles écrivent; que dis-je ? sur cinquante, il n'y en a certainement pas une qui soit véritablement indispensable. D'après les règlements, toutes ces lettres doivent passer par le greffe et être soumises à un visa. Répétant ce que j'ai déjà dit dans un des paragraphes de ce chapitre, et par les motifs que j'ai exposés, je supprimerais cette correspondance qui amuse les détenues; je ne ferais d'exception que pour les affaires de famille dont le directeur apprécierait l'importance et la nécessité.

La police des livres introduits dans la prison n'a pas toujours été la même. D'après les règlements, il n'en doit pas entrer ; j'en ai vu cependant en plusieurs circonstances, et particulièrement le dimanche, lorsque, les ateliers restant fermés, ces filles pouvaient demeurer dans les cours la majeure partie de la journée ; il se formait alors des groupes autour d'un lecteur, et l'auditoire paraissait fort attentif. J'ai vu ces livres, dans lesquels je n'ai jamais rien trouvé de répréhensible, encore moins de graveleux ; c'étaient toujours des histoires, des narrations, des romans fort ordinaires. A ce sujet, M. Chefdeville m'a assuré que parmi les livres pris à des milliers de femmes qui entrèrent à la Force pendant qu'il en fut directeur, c'est-à-dire pendant vingt ans, à peine en a-t-il saisi quelques-uns qui attaquassent les bonnes mœurs d'une manière directe. Ceci se comprend, car à quoi ces livres pourraient-ils servir à ces femmes? Qu'y apprendraient-elles? Ne sont-elles pas blasées sur toutes les turpitudes qu'ils contiennent? n'en sont-elles pas fatiguées?

Ce goût pour les histoires, particulier aux prostituées, goût qu'ont pu observer comme moi tous ceux qui fréquentent la prison, et qui n'a pas échappé aux dames de charité, ne doit pas être oublié par les personnes qui voudraient par la suite composer des ouvrages capables d'être utiles à ces malheureuses, et dont on pût favoriser la lecture dans les salles de l'hôpital et dans celles des infirmeries.

Les jeux de hasard, proscrits pour tout le monde dans les prisons ordinaires, peuvent-ils être tolérés dans une maison consacrée aux prostituées? J'ai vu rarement ces femmes tenir des cartes dans leurs mains, mais j'ai souvent remarqué qu'elles aimaient avec passion le jeu de loto. Dans les après-midi de certains dimanches, j'ai trouvé quelquefois huit ou dix groupes prenant à ce jeu un très grand intérêt, et, chose remarquable, c'est que ces groupes n'étaient composés presque exclusivement que de ces vieilles filles décrépites, rebut de leur classe, et n'ayant pas d'autre demeure que la prison; les jeunes aimaient mieux lire, ou marcher en tous sens pour se livrer à l'exercice. Interdire ces jeux innocents à des femmes que l'on empêche de travailler, paraît un peu dur; mais lorsqu'ils plaisent principalement à celles qui sont incorrigibles, qui aiment la prison, qui s'y trouvent bien et qui en font leur demeure, la question change d'aspect et devient digne d'être prise en considération.

Nous retrouvons encore dans ces jeux le caractère de l'enfance, que j'ai dit être celui des prostituées considérées en général. Ils ne sont pas toujours les mêmes : un d'eux reste en vogue pendant quelque temps pour faire place à un autre. Hélas! sous ce rapport, ne pourrait-on pas mettre tous les hommes dans la classe des enfants ?

§ 9. — Des moyens de répression et des causes des punitions infligées aux prostituées.

Nécessité d'avoir dans une prison des moyens de répression capables d'intimider. — Idée du séparé et du cachot dans la prison des prostituées. — Le directeur seul est chargé d'infliger les punitions. — Jusqu'où s'étendent ses pouvoirs à cet égard. — Ces moyens de répression sont indispensables dans l'infirmerie. — Suppression d'une mesure très utile. — Nécessité de la remettre en usage. — Circonstances dans lesquelles l'arbitraire est utile.

Pour qu'un homme, aidé de quelques assistants, puisse se faire obéir par plusieurs centaines de coupables, il faut que cet homme soit armé de moyens répressifs qui le fassent redouter, sans pour cela diminuer l'estime due à ses vertus particulières, et surtout à son esprit éprouvé d'équité et de justice. Si ces moyens sont moins nécessaires dans une prison de femmes, et surtout dans une prison de prostituées, que dans les maisons occupées par des hommes, il ne faut pas croire qu'on puisse s'en passer. Voici, à cet égard, ce qui se pratique pour les prostituées de Paris.

Il existe dans la prison deux endroits, l'un appelé le *séparé* et l'autre le *cachot*. Le *séparé* est un lieu destiné à recevoir les jeunes filles au-dessous de seize ans, en attendant que l'on ait écrit à leurs parents pour connaître leurs volontés; on y renferme aussi quelquefois des filles au-dessus de seize ans, que l'on espère faire revenir à une meilleure conduite. On enferme dans le *cachot* pour les batteries, les réponses impertinentes, la malpropreté des salles, le refus du travail et les manques graves à la discipline de la maison.

Quelquefois on punit un atelier tout entier : cette punition consiste à ne recevoir, pendant un certain temps, ni lettres, ni argent. Mais les circonstances qui nécessitent ces punitions générales sont rares; il arrive souvent que l'occasion d'en faire l'application ne se présente qu'une seule fois dans l'espace d'une année.

Toutes ces punitions particulières sont infligées par le directeur, qui a la faculté d'agir ici d'une manière tout à fait arbitraire, et cela par la force même des choses; seulement il ne peut pas prolonger au delà de cinq jours la réclusion dans le séparé, sans en donner avis au préfet de police, qui autorise ou refuse cette prolongation.

L'ordre se maintient assez bien dans les infirmeries, par la surveillance de tous les instants qu'exerce madame Lavenard, et par l'ascendant qu'elle a sur l'esprit de ses malades; il arrive cependant quelquefois qu'il est nécessaire d'infliger une punition, ou seulement d'en faire la menace. Dans le premier cas, l'intendante doit faire son rapport au directeur, qui seul a le droit d'infliger la punition.

Anciennement, c'est-à-dire avant 1830, lorsqu'une fille s'était rendue coupable de quelques fautes pendant son traitement, madame Lavenard attendait le moment de sa guérison, et s'entendant alors avec le directeur et le médecin, elle demandait que la sortie, qui devait avoir lieu immédiatement, fût ajournée à trois, six ou huit jours, suivant la gravité des fautes dont la fille s'était rendue coupable. Depuis l'époque dont je viens de parler, ce mode de punition n'existe plus : c'est une arme puissante retirée des mains de madame Lavenard, et, dans plus d'une circonstance, on a eu l'occasion de regretter la suppression d'un ordre de choses dont on ne pouvait pas abuser, puisque cet abus n'intéressait personne. Je hais l'arbitraire autant que qui que ce soit; je défendrai toujours les lois protectrices des libertés; mais, au nom de la raison, ne poussons pas les principes à l'excès, reconnaissons que l'arbitraire est quelquefois nécessaire; et dans notre propre intérêt, comme dans l'intérêt de tous, ayons le courage de le confier à des personnes qui ne sauraient en abuser, et dont les antécédents répondent de ce qu'elles peuvent faire. L'expérience de tous les jours nous prouve que si les prostituées résistent aux punitions et crient à la violence et à l'arbitraire lorsqu'on les leur inflige, elles sont les premières, quelques moments après, à s'avouer coupables, et à reconnaître la justice de la punition. De la douceur en tout, une distribution des peines et des récompenses faite avec une impartialité poussée jusqu'à l'excès; jamais de punition injuste, et surtout imposée dans un moment de colère : avec ces qualités, on se fera bénir des prostituées prisonnières; on obtiendra d'elles tout ce qu'on voudra, et la société s'en trouvera bien.

La jurisprudence de l'administration, dans tout ce qui regarde les punitions qu'elle inflige aux prostituées, varie suivant les circonstances, et surtout suivant les idées particulières des préfets qui se succèdent rapidement à la Préfecture de police; on peut dire cependant d'une manière générale que les variations ne portent que sur quelques points, et que, pour tout le reste, ce qui se pratique aujourd'hui est le résultat de longs tâtonnements et d'une expérience qui date de plus de vingt-cinq années.

Comment exposer cette jurisprudence et cette graduation d'une même peine, puisqu'il n'en existe pas d'autre que l'incarcération, dont on varie la longueur suivant les cas différents? La chose est moins aisée qu'on ne pense; je resterai dans les généralités pour tous les cas généraux; je citerai des faits pour les cas exceptionnels.

Il est des circonstances qui abrégent toujours la détention, et qui même, quelquefois, font que l'on n'applique pas la peine. Les filles se trouvent dans ce cas lorsqu'elles sont grosses, infirmes, malades, convalescentes, ou nouvellement accouchées; lorsqu'elles nourrissent, lorsqu'elles ont à leur charge un ou plusieurs enfants, ou des mères et pères vieux et infirmes, lorsque leur misère est extrême; quand elles ont rendu certains services à l'administration, par exemple, en aidant à découvrir quelques malfaiteurs; quand elles sont nouvellement inscrites ou prises en contravention pour la première fois; enfin, quand, surprises en flagrant délit par un inspecteur, elles lui obéissent sans murmurer, et se rendent d'elles-mêmes, et sur la simple injonction de cet inspecteur, au poste qu'il leur assigne.

L'état mental de ces femmes doit être pris en considération dans l'appréciation des peines qu'elles méritent; il faut les bien connaître, car il s'en trouve beaucoup dont le jugement est si faux et les facultés intellectuelles si bornées, qu'on commettrait de grandes injustices en les punissant toutes de la même manière : nouvelle preuve à ajouter à tant d'autres de l'impossibilité d'un règlement fixe, ce qui va se démontrer à chaque pas que nous allons faire dans ce nouvel examen.

S'il est des circonstances qui atténuent les fautes et portent à l'indulgence, il en est d'autres qui les aggravent et les font punir avec plus de sévérité. Il faut ranger parmi ces circonstances aggravantes : la récidive de la même faute, le mensonge obstiné, la rébellion, les secours prêtés par les souteneurs, et surtout des vols faits antérieurement, soit aux dames de maisons, soit à toute autre personne ; des condamnations aux travaux forcés ou l'état de surveillance sous les yeux de la haute police. On peut y ajouter une fausse déclaration de nom et d'adresse, la provocation faite à de trop jeunes enfants, à des militaires en faction ou occupant un poste, les injures envers les agents de l'autorité, l'état d'ivresse, une infraction aux règlements dans un quartier autre que le sien, etc., etc.

On met au rang des fautes légères dont se rendent coupables les prostituées :

1° De se trouver dans des lieux qui leur sont défendus ;

2° De se montrer à des heures indues ;

3° De s'enivrer et de coucher, dans cet état, sous des portes, dans les rues ou les places publiques ;

4° D'aller demander asile aux différents postes militaires, lorsque, étant attardées par suite d'intempérance, elles ne peuvent plus regagner leur logement ;

5° De se promener de jour dans les rues, à petits pas, dans les lieux qui leur sont interdits, de manière à se faire remarquer en regardant fixement les hommes qu'elles rencontrent ;

6° De frapper aux carreaux de leurs chambres ou des cabarets dans lesquels elles se trouvent ;

7° De s'absenter de chez leurs dames de maisons à l'heure à laquelle elles savent que s'y fait la visite ;

8° De demander l'aumône ;

9° De tarder plus de vingt-quatre heures à se rendre au dispensaire, lorsque, ayant été reconnues malades, elles en ont reçu l'ordre de la personne qui les a visitées ;

10° De s'évader de l'hôpital ou du dispensaire, lorsqu'elles y sont amenées par les agents de l'autorité ou d'après ses ordres ;

11° De sortir la tête nue et la gorge découverte ;

12° De ne pas quitter Paris lorsqu'elles en ont reçu un passe-port, surtout lorsqu'il est avec secours de route.

Tous ces cas différents se punissent, lorsqu'il n'y a pas de circonstances atténuantes, par une détention qui ne peut être moindre de quinze jours, qui, le plus ordinairement, se borne à un mois, et que les circonstances aggravantes font porter à deux mois et rarement à trois.

On pouvait autrefois placer dans la même catégorie de fautes le retard à s'acquitter de la taxe. De tous les délits, si l'on peut se servir de cette expression, c'était le plus fréquent, car on comptait tous les mois les coupables par centaines. La nécessité de punir cette faute n'existe plus, heureusement, depuis la suppression de la taxe.

La durée de la prison était toujours, dans ce cas, de trois mois.

On considère comme fautes graves tout ce qui peut se rapporter aux circonstances suivantes :

1° Insulter d'une manière outrageante les médecins de l'administration dans l'exercice de leurs fonctions ;

2° Manquer de se rendre aux visites sanitaires, et continuer de se livrer à la prostitution, sachant qu'on est malade ;

3° Tenir en public des propos obscènes ;

4° Se présenter à la fenêtre dans un état de nudité ;

5° Attaquer les hommes avec insistance, de manière à les fatiguer en voulant les entraîner malgré eux.

Dans ces différents cas, on ne prononce jamais moins de trois mois de prison; on va quelquefois à quatre, et pour certains individus, jusqu'à cinq et six : tout cela, je le répète, suivant les antécédents des délinquantes et une foule de circonstances qu'il est impossible de prévoir et d'indiquer.

J'achèverai de donner une idée de cette jurisprudence de l'administration à l'égard des prostituées, en citant quelques faits qui m'ont paru intéressants; ils démontreront jusqu'où s'étend la sollicitude de l'autorité, et feront voir combien sont minutieux les détails où l'entraîne quelquefois le bien qu'elle cherche à faire, soit à la société en général, soit à chacun de ses membres en particulier.

On permet aux filles de coucher dans des garnis, mais elles ne peuvent pas s'y livrer à la prostitution. Dans les visites nocturnes que l'on fait quelquefois de ces garnis, si l'on trouve une fille inscrite couchée avec un homme, on varie sa peine suivant les cas différents :

1° Si elle habite le garni dans lequel elle est trouvée, un mois de prison ;
2° Si elle demeure ailleurs, deux mois;
3° Si elle appartient à une dame de maison, trois à quatre mois.

On a eu pour but en cela de favoriser les dames de maisons, et de mettre obstacle à la prostitution clandestine.

Dans les cas de résistance, avec menace de se servir du couteau : pour cela seul, six mois.

Une fille injuriant les agents de l'autorité, ameute le peuple, frappe un inspecteur; amenée au dépôt, elle en blesse un autre avec son poing; elle est favorisée par des souteneurs : six mois.

Ayant tenu des propos obscènes en entendant sa condamnation, on ajoute deux mois pour ce nouveau délit : en tout, huit mois.

L'administration ne se mêle pas ordinairement des querelles que les prostituées ont entre elles et des coups qu'elles se donnent alors, elle aurait trop à faire si elle voulait s'entremettre dans ces disputes que la jalousie fait naître à chaque instant; mais lorsqu'il résulte de ces coups quelques blessures graves, on fait venir les deux parties, on écoute les dires, et bien que cette affaire ne soit pas dans la catégorie des délits relatifs à la prostitution, on condamne la coupable, et quelquefois les deux champions, à une détention d'un à deux mois. Pourrait-on blâmer une pareille conduite qui n'a jamais été l'objet de la moindre réclamation de la part des prostituées?

Une fille de trente-quatre ans fut arrêtée sur la place Louis XV pour un délit que l'on punit ordinairement par une détention de deux à trois mois; comme cette fille avait déjà été arrêtée *cinquante-huit* fois, on crut être indulgent à son égard en ne la condamnant qu'à huit mois.

Une autre fille de cinquante-quatre ans, arrêtée cinquante-huit fois depuis sa première inscription, cinq fois condamnée pour vol, arrêtée de nouveau provoquant à la débauche, fut envoyée *pour une année* dans la prison des Madelonnettes. C'est le seul exemple d'une réclusion aussi longue, imposée par le préfet de police à une prostituée.

Lorsqu'une prostituée inscrite et demeurant dans ses meubles favorise la prostitution clandestine, on la traduit ordinairement devant le procureur du roi; mais lorsque la masse de preuves matérielles exigées par la justice n'ont pas pu être recueillies, il suffit qu'une réunion de preuves morales et de mauvais antécédents s'accumulent contre elle, pour qu'elle soit punie administrativement. Ces preuves morales se déduisent d'une foule de circonstances; je n'en citerai qu'une seule qui est la plus ordinaire, c'est celle d'une prostituée *couchée avec un homme*, dans la chambre ou l'appartement de celle que l'on poursuit. Dans ce cas, la longueur de la détention, extrêmement variable, n'est jamais très prolongée; dans plusieurs circonstances, elle a été portée à trois mois et plus.

Lorsqu'un mandat de perquisition dans une maison clandestine a fait découvrir les preuves matérielles du délit, le tribunal, en condamnant la coupable, considère comme innocentes les prostituées qui ont pu y être trouvées et les renvoie; mais cet acquittement ne les rend pas innocentes aux yeux de l'administration, qui les punit toujours en raison des circonstances dans lesquelles elles se trouvent.

Toutes les filles saisies hors des barrières, dans ces maisons infâmes réputées coupe-gorge, où se réunissent les bandits et les voleurs de toute espèce, sont ordinairement punies par une détention de trois à six mois.

Que de mères ont à se plaindre de prostituées qui subjuguent leurs fils, qui en font leurs amants, et qui les entraînent dans toutes sortes de désordres! Fort souvent ces filles injurient et maltraitent de paroles ces malheureuses mères qui leur arrachent leurs enfants en leur adressant des reproches : si le fait est constaté, on condamne ordinairement la fille à un mois de détention; si l'injure a eu lieu en public et devant un grand nombre de personnes, on porte la peine à deux mois; et si le fils dénaturé se joint à la fille et insulte aussi sa mère, on ne fait rien à ce dernier, sur lequel on n'a pas d'autorité; mais la fille, à laquelle on peut reprocher cette conduite contre nature, est incarcérée pour trois mois.

Une prostituée avait une sœur, modèle de sagesse et de vertu; irritée de la comparaison que l'on faisait sans cesse entre sa conduite et celle de sa sœur, elle insultait cette dernière chaque fois qu'elle la rencontrait, et l'apostrophait de la manière la plus indigne; avertie deux fois et n'en tenant pas compte, elle fut condamnée à trois mois de prisou.

Le dol, la fraude et la supercherie ont toujours été considérés, ainsi que le mensonge, comme passibles d'une punition particulière.

Une prostituée malade, ne voulant pas rester dans l'hôpital tout le temps nécessaire à sa guérison, y entra par le civil, afin d'avoir la liberté de sortir quand il lui plairait. Sortie en effet au bout de douze jours, et ayant infecté plusieurs personnes, elle fut, pour ce seul fait, condamnée à trois mois de réclusion.

Une fille enfermée pour trois mois s'entendit avec une vieille femme de la Salpêtrière qui vint la réclamer, se disant sa mère. Pour en imposer avec plus de force et déjouer tous les soupçons, elle donna sa chambre à cette vieille femme, qui s'y installa. Le moyen réussit; mais la fraude étant découverte et la fille arrêtée pour un nouveau délit, elle fut condamnée à six mois de détention: trois mois pour le délit et trois mois pour la punition de la supercherie.

Une femme mariée, âgée de vingt-quatre ans, appartenant à la classe la plus basse et la plus crapuleuse des prostituées, se fait condamner à deux mois de prison; elle a le talent de tromper les dames de charité; elle assure qu'elle veut rentrer avec son mari, et le fait venir de fort loin pour s'en retourner, disait-elle, avec lui : à peine sortie, elle injurie son mari et s'échappe, le laissant au milieu de Paris, que le pauvre homme voyait pour la première fois. Arrêtée de nouveau, elle fut condamnée à six mois de réclusion, deux mois pour la peine qu'elle avait encourue, deux mois pour avoir trompé les dames de charité, et deux mois pour le mauvais tour joué à son mari.

Les atteintes directes et publiques aux bonnes mœurs ont toujours été punies d'une manière très sévère; je n'entrerai pas à cet égard dans des détails circonstanciés; chacun pourra, je pense, en apprécier les motifs.

Une fille, dans la boutique d'un rogomiste, fume et se laisse toucher de la manière la plus indécente; cette action excite l'indignation et la clameur de tous les témoins; le fait étant constaté, la fille, pour cela seul, est condamnée à six mois de prison.

Une fille, sur sa porte, se laisse embrasser en plein jour d'une manière un peu leste par un grenadier; arrêtée, elle fut condamnée à quatre mois de réclusion, deux mois pour le fait en lui-même, un mois pour avoir manqué la visite, un autre mois parce qu'elle était infectée.

Une autre aborde un homme en le touchant d'une manière inconvenante; six mois de prison furent sa punition.

Plusieurs furent condamnées à la même peine pour s'être livrées à des actes de prostitution sur la voie publique, sous des portes, ou même dans des coins retirés, mais où le hasard pouvait conduire quelqu'un.

L'administration s'est toujours crue obligée de punir d'une manière sévère les prostituées qui mettaient le trouble dans les ménages; mais elle ne fait usage de son autorité, dans ce cas particulier, que lorsque la fille sait que l'individu qui l'entretient est marié.

Une femme dénonce une prostituée comme débauchant son mari : comme il était impossible de prouver que cette fille eût connaissance de la position particulière du mari; comme elle assurait n'avoir avec lui que des relations semblables à celles qu'elle avait avec tous les autres hommes; comme le mari ne faisait pas à son égard de grandes dépenses, on renvoya la fille avec admonition et injonction de rompre tout à fait avec cet homme, mais on ne lui fit rien.

Une autre femme fit à l'administration une plainte absolument semblable, et envoya en preuve des lettres écrites par la fille à son mari, et des reçus de sommes diverses qui lui avaient été données. La fille mandée allègue pour sa défense les raisons données par la précédente; mais les lettres et les quittances prouvent son mensonge : elle est donc condamnée à quatre mois de détention, deux mois pour le fait principal, un mois pour son mensonge, et un mois parce qu'elle était infectée.

Dans un autre cas absolument semblable, une fille recevant, dans la prison, des sommes considérables qui devaient ruiner le ménage de celui qui les lui faisait passer, on ajouta deux mois à la punition première, et l'on donna à la prison les ordres les plus sévères pour que rien ne pût lui arriver du dehors.

Un jeune homme d'une famille estimable s'attache à

une prostituée, et dépense en peu de temps avec elle plus de vingt mille francs; des amis interviennent, ils veulent retenir le jeune homme et expulser la fille; celle-ci s'y oppose. Elle fait une esclandre, elle injurie d'une manière grossière et les amis de son amant et les agents de l'autorité; elle est condamnée à six mois de détention pour avoir subjugué et entraîné dans de folles dépenses un mineur, qui par conséquent n'était pas libre de sa fortune, et pour avoir injurié des hommes respectables qui faisaient leur devoir.

Je terminerai ces citations par le fait suivant, arrivé en 1827. Deux enfants de dix à douze ans conduisent deux filles dans un café, et leur paient des glaces. Le public, indigné de l'impudeur de ces filles et de ces enfants, ne peut contenir sa surprise; on se rassemble autour d'eux, et d'un mouvement spontané on les met à la porte.

La police, instruite de cet événement, prend des informations et fait arrêter les filles et les deux enfants. On sut par l'enquête que ces derniers étaient depuis longtemps adonnés à la plus honteuse débauche; qu'ils avaient provoqué les filles, qui d'abord les rejetèrent, et ne les admirent qu'avec peine auprès d'elles; que la dame de maison à laquelle ces filles appartenaient les réprimanda fortement de ce qu'elles avaient introduit chez elle des enfants aussi jeunes, et que le lendemain elle les renvoya. Les filles alléguèrent pour excuse que les jeunes gens avaient déjà été dans d'autres maisons; mais on leur répondit qu'elles devaient savoir le mal qu'il y avait à recevoir un enfant, même mauvais sujet; qu'elles n'ignoraient pas que des enfants de cet âge n'ayant rien en propre, il fallait nécessairement qu'ils volassent à leurs parents ou à d'autres l'argent qu'ils leur donnaient, et que c'était se rendre coupable d'impudeur et en même temps d'effronterie que d'aller s'asseoir dans un café avec des enfants de cet âge, et recevoir leurs caresses aux yeux de tout un public.

Le commissaire interrogateur proposa pour ce fait seul trois mois de détention; le chef de bureau dit qu'il fallait en infliger quatre; le chef de division porta ce nombre à six; enfin, le préfet de police, M. Mangin, crut être indulgent en s'arrêtant à dix.

Je ne sais si je me trompe et si tout le monde partagera ma manière de voir; mais j'avoue que je ne saurais refuser mon approbation à cette conduite de l'administration. Est-il rien de plus sage, de plus moral et de plus paternel, que tout ce que nous venons de voir? Cette administration ne va-t-elle pas au-devant de toutes les réclamations qui pourraient lui être adressées, et ne met-elle pas, dans les punitions qu'elle impose, une justice distributive véritablement admirable? Que le public cesse donc d'être ingrat à son égard; qu'il juge, en apprenant ces détails, si c'est avec raison que ses ennemis lui donnent le nom d'immorale, et s'il est possible de porter plus loin l'accomplissement scrupuleux de tous ses devoirs envers les administrés.

[La soumission avec laquelle les filles observent actuellement les règlements qui les concernent, ne rend plus nécessaire la sévérité d'autre fois. Sous M. G. Delessert, au moment de la révolution de 1848, on donnait un avertissement pour une contravention légère, la récidive entraînait un mois, minimum des punitions. Cette mesure avait été prise dans l'intérêt des entrepreneurs des travaux des prisons pour que les filles pussent achever les ouvrages qui leur étaient confiés. Le maximum des punitions était trois mois et s'élevait rarement à six mois. Caussidière fixa le minimum à huit jours et le maximum à un mois. — Aujourd'hui, on inflige huit jours pour une faute légère, six semaines pour un fait grave. Il est rare qu'on aille à trois mois.]

§ 9. — De la mise en liberté des prostituées prisonnières.

Motifs qui abrégent leur détention. — Différence qui existe entre les prostituées et les détenues ordinaires. — Grave inconvénient qui résultait autrefois de la sortie de la prison. — On ignore pourquoi il fallut tant de temps pour y remédier. — Rapport fait à ce sujet au préfet de police Anglès. — Améliorations notables qui lui sont dues.

Les prostituées ne restent pas toujours dans la prison aussi longtemps que le porte l'arrêté en vertu duquel elles y ont été renfermées; il est des motifs qui, pour quelques-unes, abrégent le temps de leur détention; je dois en dire quelques mots.

La grossesse, un accouchement récent, une convalescence pénible, un état quelconque de maladie, ont de tout temps engagé les médecins à solliciter en faveur des femmes qui se trouvent dans ces diverses positions un adoucissement à leur peine et surtout leur sortie de la prison; on conçoit que ces demandes n'ont jamais été refusées.

On use de la même condescendance à l'égard des femmes qui nourrissent leurs enfants, qui donnent la preuve que des affaires indispensables de famille les appellent au dehors, et que leur absence nuirait d'une manière essentielle à d'autres personnes; on s'empresse d'en faire autant pour celles qui, touchées de repentir, demandent à entrer dans une maison de retraite ou de pénitence, et particulièrement lorsqu'elles sont réclamées par leurs parents, qui s'engagent à les reprendre et à les surveiller. Dans ces deux derniers cas elles sortent immédiatement, mais seulement lorsque leurs antécédents ne sont pas mauvais, et lorsqu'elles n'ont pas déjà trompé l'administration par de fausses protestations de repentir et par la promesse d'une meilleure conduite. L'appréciation de tous ces cas, ainsi que de beaucoup d'autres, doit être abandonnée à la sagesse et à la prudence de ceux qui, par leur position, ont toujours cette population sous la main, et qui connaissent dans leurs plus petits détails les antécédents aussi bien que les vices et les bonnes qualités de ceux qui la composent.

Il arrive quelquefois que des prostituées, renfermées dans la prison, donnent à l'administration quelques bons renseignements, soit pour découvrir un malfaiteur, soit pour faciliter une recherche quelconque; on conçoit que, dans ce cas, il est juste de les récompenser en leur accordant ce qu'elles apprécient le plus, je veux dire la liberté.

Dans les prisons ordinaires, les demandes en grâce se font presque toujours pour les détenus qui se sont signalés, entre tous les autres, par leur bonne conduite dans la prison, par l'obéissance et la soumission dont ils ont fait preuve et par le bon exemple qu'ils ont donné aux autres, en n'enfreignant pas les règlements. Que de mal ne ferait-on pas à la société en suivant la même règle de conduite à l'égard des prostituées prisonnières? Dans cette dernière population, les plus vicieuses sont celles qui se conduisent le mieux, auxquelles on n'a rien à reprocher, et qu'un gardien inexpérimenté proposerait pour modèle. Pour cette race la prison n'a plus d'horreur, elles y sont venues tant de fois qu'elles s'y trouvent bien et la regardent en quelque sorte comme leur demeure naturelle; tout dépend ici des antécédents et des circonstances particulières, qu'il est facile d'apprécier sans crainte d'être trompé par des dehors hypocrites.

A une certaine époque qui remonte au commencement de l'administration du préfet de police Dubois, c'est-à-dire en l'an IX, la prison consacrée aux prostituées se trouvant trop petite, on était forcé de faire tous les deux ou trois mois une revue générale pour mettre en liberté celles que l'on croyait suffisamment corrigées, et celles dont l'état d'insolvabilité était démontré, ou auxquelles il ne manquait que quelques jours pour arriver au terme de leur détention. Cette élimination ne se faisait pas à des époques fixes, mais principalement lorsqu'on projetait quelques-unes de ces mesures générales qui devaient procurer l'arrestation d'un nombre considérable de filles qu'on n'aurait pas pu loger sans cette élimination préalable.

Pour mettre ces filles en liberté, on se contenta, pendant fort longtemps, de leur ouvrir les portes; mais comme leur nombre s'élevait à cent, à cent cinquante, et dans quelques circonstances à deux cents, il en résultait un tapage qu'augmentaient les mauvais sujets qui, toujours instruits de l'heure à laquelle devait avoir lieu l'ouverture des portes, accouraient d'avance de tous les points de Paris, et formaient dans la rue un véritable encombrement. On se figure aisément ce que devaient être ces entrevues qui donnaient constamment lieu à des disputes et à des batteries sanglantes. En un instant, les cabarets voisins se trouvaient remplis, l'ivresse y favorisait toute espèce de désordres, et pendant vingt-quatre heures le repos et la sûreté du quartier étaient véritablement compromis.

Cet état de choses excita des plaintes, et sur les rapports des commissaires de police des quartiers circonvoisins, le préfet de police nomma une commission « qui devait vérifier l'ancienne organisation de Saint-Martin et de la Salpêtrière, et présenter un projet pour éviter ces mises en liberté continuelles, que rendaient inévitables l'exiguïté du local et le manque de travaux. » Ce sont les expressions de la lettre qui nomme la commission; ce projet devait être soumis au ministre de l'intérieur.

Le rapport de la commission fut présenté au préfet le 2 thermidor an IX; il y était question d'une organisation générale de la police des prostituées, mais peu de ce qui regarde la prison et la mise en liberté des filles. Qu'est devenu ce rapport? quelles suites lui a-t-on données? Je l'ignore complétement, je n'en ai eu connaissance que par de simples extraits; ce que je sais, c'est que le mode vicieux de vider la prison continua pendant bien des années, comme on va le voir par la suite de ces détails.

Un rapport que demanda, en 1816, le préfet de police Anglès, lorsqu'il s'occupait du travail qu'il avait entrepris sur la répression de la prostitution, pourra jeter quelque jour sur ce qu'était, à cette époque, le mode de mise en liberté; en voici quelques passages que j'ai trouvés dans un extrait que fit un employé à l'époque même où il parut :

« Pendant fort longtemps cette mise en liberté avait

lieu d'après une liste soumise chaque mois au préfet; elle renfermait ordinairement 80, 100, 125 et rarement 200 noms. Toutes ces filles étaient mises simultanément en liberté, ce qui avait de graves inconvénients; car, d'une part, c'était jeter à la fois dans la société une masse de femmes turbulentes, et rendre trop sensible au dehors une opération qui, en bonne police, ne devrait avoir aucun caractère de publicité; d'un autre côté, c'était désorganiser entièrement les ateliers de la prison, où cent nouvelles détenues étaient appelées à remplacer tout d'un coup cent ouvrières exercées.

» On crut remédier à cet inconvénient en ordonnant qu'au lieu d'une seule liste de mise en liberté par mois, il en serait fourni une par semaine; mais le travail nécessité par cette liste hebdomadaire ne *pouvant cadrer avec le travail habituel des employés*, mit dans la nécessité d'y renoncer, et l'on revint à regret au travail d'une seule liste par mois : seulement, pour obvier aux inconvénients que présentait la sortie subite de cent femmes et plus, des ordres furent donnés pour que sur ce total il n'en fût mis dehors qu'un certain nombre par jour. Mais a-t-on (c'est toujours le rapporteur qui parle) atteint par ce moyen le but proposé? nous allons voir la preuve du contraire.

» La mise en liberté de dix à quinze femmes annonçait aux autres qu'une élimination allait avoir lieu, ce qui faisait concevoir à celles qui se trouvaient à peu près dans le même cas l'espoir d'être libérées dès le lendemain, Cette idée d'une liberté prochaine s'emparant de toutes les têtes, il en résultait non-seulement un abandon presque complet des ateliers, mais de plus une turbulence, une véritable indiscipline qu'on ne pouvait pas maîtriser et qui rendaient très pénible la direction de la prison. »

Ce qui prouve que cet état de choses existait encore en 1816, c'est que dans le rapport auquel j'emprunte ces citations, se trouvent les observations suivantes :

« Pour remédier à ce désordre, il faudrait arrêter définitivement, à la fin de chaque mois, la liste des femmes qui doivent être mises en liberté ; cette liste une fois connue, les femmes qui s'y trouveraient nommées sortiraient directement de prison, *mais en petit nombre à la fois et en mettant entre une sortie et une autre un intervalle d'une à deux heures :* de cette manière la prison serait débarrassée en deux jours, peut-être même en un jour, et cela sans transfèrement, sans frais, sans embarras, sans éclat. Quant aux ateliers, il sera plus avantageux pour les travaux qui s'y exécutent d'y faire entrer subitement et sans transition des travailleuses nouvelles et inexpérimentées, que de les mettre au milieu de ces femmes turbulentes qu'on ne peut maintenir, et qui, par leur exaltation, paralysent tous les travaux pendant douze jours et plus, *car c'est le temps qui s'emploie à l'épuisement de la liste dans le mode actuellement pratiqué pour la mise en liberté.*

Sauf quelques modifications de peu d'importance, le projet dont j'ai précédemment indiqué la teneur fut mis à exécution ; on choisissait, parmi les moins vicieuses, celles dont la détention devait bientôt finir, et particulièrement celles qui, condamnées à la prison pour n'avoir pas payé leur taxe, étaient reconnues véritablement insolvables ; on faisait pour la forme leur décompte, et le médecin de la prison fournissait un certificat prouvant que ces filles, ayant été visitées, avaient été reconnues saines.

Outre ces sorties régulières, on en accordait quelquefois d'autres, à certaines époques de l'année : il y en avait une qui ne manquait jamais à la fête du roi, elle se composait de 100 à 150 filles, prises parmi celles qui avaient séjourné trois mois et plus dans la prison.

Qui ne voit dans ces détails une nouvelle preuve de ce que j'ai déjà dit précédemment du peu d'impression que la prison a toujours fait sur l'esprit des prostituées? elles s'y font mettre sans cesse, et l'on est, pour ainsi dire, obligé d'épier une occasion favorable pour les mettre en liberté, et se procurer, par ce moyen, un espace suffisant pour en renfermer d'autres, dont les excès ne peuvent plus être tolérés.

Un perfectionnement important fut apporté à tout ce qui regarde cette sortie de prostituées, par l'établissement des voitures fermées, destinées à les transporter d'un point sur un autre ; mais les sorties n'en restaient pas moins périodiques, ce qui causait, lorsqu'elles avaient lieu, un tel surcroît de travail à quelques employés, pour la régularisation des comptes, que beaucoup de ces filles n'étaient mises en liberté qu'à dix et onze heures du soir. Il fut donc décidé, en 1817, que celles qui se trouvaient dans ce cas, passeraient la nuit au dépôt ; on avait, en effet, remarqué que beaucoup de ces femmes, mises ainsi sur la voie publique au milieu de la nuit et sans un sou dans leur poche, ne pouvaient plus trouver de gîte, couchaient dans la rue, et que d'autres, plus avisées, se réfugiaient dans les corps de garde, et y devenaient l'occasion de toute sorte de désordres.

Depuis quelques années, tout ce qui regarde la sortie de la prison est aussi bien réglé que ce qui regarde la sortie de l'hôpital; on sait, jour par jour, quel est le nombre de filles qui ont fini leur détention, et la voiture qui conduit à la prison les dernières condamnées, en ramène les anciennes : point d'embarras, point de tumulte, la machine est montée et marche dans la perfection. L'état sanitaire, qui est constaté avant la sortie de la prison, l'est de nouveau par les médecins du dispensaire; et par les questions que l'on adresse à la fille et les divers renseignements que l'on consigne sur sa feuille, on se procure le moyen de la suivre, de savoir ce qu'elle fait, et de la retrouver lorsqu'on le jugera nécessaire. Plus j'étudie le mécanisme de ce système, plus j'en admire la simplicité; je ne vois pas les perfectionnements qu'on pourrait y introduire, et à l'aide desquels on pourrait ajouter au bien immense que l'administration fait tous les jours à notre population.

CHAPITRE XIX.

DE LA TAXE A LAQUELLE LES PROSTITUÉES DE PARIS ÉTAIENT AUTREFOIS ASSUJETTIES.

§ 1. — Détails historiques sur cet impôt; circonstances qui ont nécessité sa création et motivé sa suppression.

Cet impôt n'est pas nouveau. — Il existait dans l'ancienne Rome. — On en trouve quelques traces dans les temps modernes. — Définitivement établi chez nous au commencement du siècle actuel. — Il est mal accueilli par l'opinion publique. — Sert de prétexte à tous les mécontents pour attaquer l'administration. — Nécessité où s'est trouvée l'administration de maintenir cette taxe. — Efforts que fait un préfet de police pour la supprimer. — Réponse du conseil municipal. — Son successeur n'est pas plus heureux. — La taxe est enfin abolie sous M. Debelleyme. — Exposé des principales raisons qui ont motivé cette abolition. — Avantages qui en résultent.

L'impôt mis sur les prostituées n'est pas une invention moderne; nous en trouvons plusieurs exemples dans l'antiquité, et particulièrement à Athènes et à Rome. Dans cette dernière ville, non-seulement les lieux publics de prostitution payaient un certain droit à l'État, mais la vente même des prostituées, qui, pour la plupart, étaient esclaves, rapportait encore au fisc une somme importante. A cette époque, des marchands parcouraient toutes les provinces pour y acheter les plus belles femmes qu'ils y trouvaient, et venaient ensuite les vendre dans la capitale de l'empire; elles étaient surtout recherchées par les propriétaires de bains, qui, par leur moyen, attiraient chez eux un plus grand nombre de personnes. L'impôt dont nous parlons portait un nom particulier : on l'appelait *aurum lustrale*, or qui purifie, c'est-à-dire impôt qui purgeait ce qu'il y avait de vicieux dans ce malheureux commerce. Alexandre Sévère conserva l'impôt qu'il trouva établi à son avénement au trône ; mais, craignant que le trésor public ne fût souillé par l'argent qui en provenait, il ordonna que cet argent serait mis à part, et qu'on l'emploierait à l'entretien des égouts et des cloaques de Rome.

Dans les temps plus modernes, on retrouve bien des lois et des règlements sur les prostituées, mais il n'y est pas question de taxes et d'impôts. Fodéré dit avoir vu, dans les archives de Strasbourg, un document de 1455, qui prouvait qu'à cette époque les mauvais lieux de cette ville payaient à l'administration municipale une certaine rétribution. Le même auteur nous assure que cette taxe existait à Malte en 1783 (1).

J'ai trouvé la première proposition d'un impôt à mettre sur les prostituées de Paris, dans un projet de règlement présenté par un commissaire de police, vers 1765. Cet impôt était fort médiocre, car il se bornait à la somme de 20 sous une fois payée, lors de l'inscription qu'on devait faire de ces filles, inscription dont on démontrait la nécessité.

J'ai parlé (t. I, p. 614) du projet d'un nommé Aulas ; je dois ajouter ici que cet homme, remarquable par son ignorance sur ce point, voulait qu'on obligeât chaque dame de maison à payer, par an, la somme de 2,500 fr. : et comme il supposait qu'il pouvait y avoir dans Paris 500 maisons de cette espèce, il en serait résulté la somme énorme de 1,250,000 francs. J'ignore si l'administration de cette époque et des années suivantes, met-

(1) *Dictionnaire des sciences médicales*, t. XLV, p. 484.

tant à profit les idées de ce spéculateur, chercha à tirer quelque profit de la tolérance ou de la protection qu'elle accordait aux prostituées ; tout ce que je sais, c'est que dans l'ouvrage de Desessarts (1), un mot semblerait nous faire croire qu'on avait déjà assujetti les prostituées à une certaine taxe, car on y parle de la *capitation qu'elles payaient.*

Ce fut au moment où MM. Dubois et Piis furent nommés membre du *Bureau des mœurs*, et plus tard, placés à la tête de la Préfecture de police, que les spéculateurs leur adressèrent des projets d'organisation, dont la base reposait sur une taxe prélevée sur les dames de maison et sur les filles isolées. On se rappelle que le but apparent de cette taxe était de subvenir aux frais de l'inspection sanitaire, mais qu'en définitive elle ne servait qu'à enrichir quelques intrigants dont j'ai fait connaître les indignes manœuvres. Il faut attribuer à ces hommes et à leur conduite coupable la défaveur qui se répandit sur cette taxe dès son origine, non-seulement dans l'esprit des prostituées, mais encore dans celui de toute la population. Comment, en effet, pouvait-on ne pas croire que la police n'avait cherché qa'à se ménager un produit considérable sur tout ce qu'il y avait de plus impur ? On ne voyait que les abus, on n'apercevait pas de résultat heureux ; les intentions louables de ceux qui avaient établi et qui maintenaient cette taxe restaient cachées.

Je viens de prononcer le mot d'opinion publique ; ceci m'amène naturellement à parler de l'effet que produisit sur elle la perception de cette taxe.

(1) *Dictionnaire universel de police.* Paris, 1786-1791.

Tant que cet impôt a subsisté, il a servi de texte à tous ceux qui, mécontents de la police, ont voulu s'en venger; à cet égard, les pamphlets et même les volumes n'ont pas manqué, et tout s'est réuni pour envenimer les intentions les plus louables de l'administration, rendre ses opérations odieuses et lui retirer la confiance de tous ses administrés. Ainsi, par exemple, si l'on inscrivait des prostituées mineures et quelquefois sortant à peine de l'enfance, c'était pour augmenter la recette, et non dans un intérêt d'ordre et de salubrité; or, j'ai fait voir, en parlant de cette inscription, l'admirable sagesse qui régit tout ce qui s'y rattache, et la sollicitude véritablement paternelle que l'administration a toujours montrée dans ces circonstances épineuses et tout à fait délicates. On l'accusait encore de prélever des taxes illégales, et en ce sens on ne peut disconvenir que les apparences n'étaient pas en sa faveur; et comme il était facile de grossir la somme recueillie de cette manière, c'était tantôt 500,000 francs, d'autres fois 800,000 que fournissait à la préfecture la protection qu'elle accordait aux prostituées; je ne sais pas même si cette somme n'a pas été estimée par un auteur à plus d'un million (1).

(1) Dans un opuscule ayant pour titre : *Le bien par le mal* (Paris, 1856), M. J. Antin, employé de l'assistance publique, propose de rétablir la taxe, non-seulement sur les filles publiques, mais encore sur toutes les femmes galantes de Paris. « La prostitution, dit-il, ne pouvant être déracinée, peut être efficacement atténuée par l'impôt. On peut dire à ces milliers de femmes sans moyens d'existence réels avouables : Vous faites un commerce, payez votre patente. » « Supposant, dit M. Antin, 20,000 femmes auxquelles pourraient être appliquée la taxe nouvelle, savoir : 10,000 femmes à 50 fr., 5,000 à 80 fr., 3,500 à 100 fr., 1,500 à 200 fr., cela produirait 1,550,000 fr., qui pourraient être affectés à la création de nouveaux hospices pour la vieillesse. »

Si l'administration n'avait vu sa conduite blâmée que par quelques pamphlétaires obscurs, avides de vengeance et peu scrupuleux sur leurs moyens, elle n'aurait eu qu'à s'applaudir de l'attaque de pareils hommes; mais elle vit des députés de la nation monter à la tribune et la signaler à la population sous les couleurs les plus flétrissantes, je dirai même les plus atroces. A cette occasion, je dois faire remarquer que la tactique dont je parle a toujours été suivie par l'opposition, quel que soit le système qu'elle ait voulu combattre, car les membres de la chambre introuvable se servaient, pour attaquer M. Anglès, des mêmes armes qu'employèrent plus tard les membres d'une autre chambre, pour faire tomber le système que représentait M. Delavau.

Les fonctions rigoureuses que la police est quelquefois obligée de remplir dans l'intérêt général de la société, ne peuvent manquer de lui susciter des ennemis et de faire naître des gens habiles à exploiter contre elle la crédulité publique, si prompte à accueillir les idées qui flattent ses passions. La populace ne fut pas la seule qui se révolta à l'idée d'un impôt prélevé sur la prostitution et à l'idée de la protection accordée, disait-on, à l'immoralité; des hommes éclairés partagèrent cette opinion, et contribuèrent à la répandre dans les classes élevées de la société, classes dont l'administration était en droit d'attendre un peu plus de justice. J'ai déjà parlé du refus que fit, en 1816 ou 1817, l'administration des hôpitaux, de donner des soins aux prostituées attaquées de maladies vénériennes, et cela par la raison que la police percevant sur les courtisanes et les lieux de débauche des droits considérables, le produit devait naturellement être employé à la guérison de ces filles.

Si l'on eût donné, à cette époque, de la publicité à toutes les opérations du dispensaire; si l'on eût fait connaître les services qu'il rendait et ceux plus grands encore qu'il devait rendre par la suite; si l'on eût montré que les sommes prélevées étaient peu de chose et suffisaient à peine à maintenir l'ordre nouvellement établi, on aurait à l'instant fait taire tous ces bruits, rectifié le jugement public et fermé la bouche à tous les propagateurs de désordre et de scandale. Les administrations qui se sont succédé à ces différentes époques ne l'ont pas fait; pourquoi ont-elles gardé le silence? J'en ignore complétement les motifs.

Dans aucun temps les magistrats et tous les chefs de la préfecture de police ne se sont fait illusion sur les inconvénients graves que présentait la taxe prélevée sur les prostituées, mais ils avaient en perspective de grands maux à éviter, un bien immense à faire; des fonds leur devenaient pour cela indispensables : on les leur refusait, où les prendre? Ils imaginèrent donc d'imposer la partie de la population qui causait tout le mal, et sur laquelle ils exerçaient une autorité absolue et sans contrôle.

Était-ce au sortir de nos troubles politiques que l'on pouvait réclamer de l'administration les fonds nécessaires pour une institution entièrement nouvelle, dont peu de gens appréciaient l'importance, qu'il fallait créer dans toutes ses parties, et dont le succès était plus que problématique?

Pouvait-on faire la même demande à la fin de l'empire, lorsque les malheurs intérieurs de la France égalaient ceux qu'elle éprouvait sur les frontières, ou lorsque la capitale se trouvait envahie par les armées de l'Europe conjurée contre nous? Or, c'était justement à cette époque que nos prostituées, infectées par ces armées mêmes, répandaient avec plus de violence leur venin, et réclamaient une surveillance plus attentive et pour ainsi dire de tous les instants.

Le préfet de police Anglès, dont j'ai tant de fois parlé, et dont nous connaissons les travaux pour tout ce qui regarde la surveillance sanitaire, essaya, en 1816 et 1817, d'obtenir du conseil municipal les fonds nécessaires pour supprimer la taxe; mais il fut facile de lui démontrer l'impossibilité où était alors la ville de faire le moindre sacrifice. Il fit la même demande en 1819, mais ce fut encore sans succès; il revint à la charge en 1822, et cette fois il s'adressa au ministre de l'intérieur, lui montrant la nécessité d'une allocation fournie par la ville, pour donner au dispensaire une existence légale, le consolider et le mettre à l'abri des préventions outrageantes et des imputations calomnieuses dont il était l'objet; qu'alors seulement il réunirait au titre d'un établissement d'utilité publique celui d'une institution de bienfaisance et d'humanité. Le Conseil municipal, consulté de nouveau, refusa encore les fonds qu'on lui demandait, se fondant sur les raisons suivantes :

1° Que le système sanitaire adopté et suivi jusqu'alors pour la surveillance des prostituées n'avait excité aucune réclamation *qui fût fondée;*

2° Que la rétribution exigée de ces filles n'était pas un impôt, mais le juste paiement des médecins employés à les visiter;

3° Que l'expérience n'avait indiqué aucun inconvénient dans l'exécution de ce système sanitaire, et qu'au contraire elle en faisait ressortir tous les jours la valeur;

4° Que les comptes de perception et de dépenses étaient annuellement rendus ;

5° Enfin, que rien ne lui paraissait motiver un pareil changement, et qu'il ne pouvait adopter une nouvelle marche dont il n'entrevoyait pas la nécessité, et qui pourrait peut-être, au contraire, *produire des résultats fâcheux dans cette partie de l'action de la police.*

Ce refus du conseil municipal affligea profondément M. Anglès. Il se proposait de revenir à la charge dans des temps plus opportuns; mais le changement de système adopté dans cet intervalle par le gouvernement l'obligea de quitter la préfecture de police et de laisser la place à M. Delavau.

Ce nouveau chef de la Préfecture de police, satisfait de tout ce que son prédécesseur avait établi dans ce qui regarde les prostituées, n'y apporta que de très légers changements; seulement, à la fin de son administration, il crut devoir revenir sur cette question importante de la taxe, qui de jour en jour lui paraissait plus révoltante; et il chargea le chef du personnel, qui à juste titre avait toute sa confiance, de rédiger à ce sujet un mémoire détaillé.

On lisait dans ce mémoire : « Que, quelle que fût la légitimité de l'emploi de la taxe, elle n'en conservait pas moins quelque chose d'odieux. — Que le public, ne voyant pas le fond des choses, ne s'arrêtait qu'aux apparences; et que, malgré les soins de l'administration, ces apparences restaient mauvaises. — Que le recouvrement de cette taxe, qui ne pouvait se faire sans arbitraire et sans l'intervention d'agents très subalternes, donnait lieu à des désordres et à des réclamations souvent fondées. — Que les poursuites qu'il fallait nécessairement exercer contre celles qui ne payaient pas faisaient dire aux filles et aux malveillants que la police n'exerçait la surveillance que pour avoir de l'argent. — Que tant que la police sanitaire ne pourrait s'exercer que par la rétribution payée par les filles, il faudrait des agents pour la percevoir, des punitions contre les récalcitrantes, par conséquent des moyens de corruption et de l'odieux. On traitera, disait-on, avec les femmes pour ne pas les conduire en prison ; si on ne traite pas, on dira qu'on a traité ; les sommes déposées dans la caisse ne seront pas celles qui auront été perçues, *et plût à Dieu que ce fût la seule corruption possible!* » — On ajoutait : « Tout est arbitraire dans cet impôt, tout est soumis au caprice de ceux qui le perçoivent, et tellement soumis, que l'œil le plus sévère ne pourrait jamais exercer la moindre surveillance sur les comptes qu'ils ont à offrir. — Ne sait-on pas qu'on arrache tout par la crainte à ces malheureuses, qu'on trafique avec elles de leur liberté? on le sait, mais on n'en a pas la preuve matérielle. — Tout démontre donc qu'il faut supprimer la rétribution. »

M. Delavau, en adressant ce mémoire au conseil municipal, demandait, avec les fonds nécessaires pour supprimer la taxe, une autre allocation pour augmenter d'un escadron le service de la gendarmerie ; mais comme les deux sommes ne pouvaient être votées à la fois, on crut que le service de la gendarmerie devait passer avant tout, et la suppression tant désirée de la taxe fut encore ajournée.

Enfin, M. Debelleyme arriva à la Préfecture de police, et déployant dans ses nouvelles fonctions cette énergie qui ne connaît pas d'obstacles, il nomma une commission qu'il présida plusieurs fois, et qui décida, à l'unanimité, que la taxe était illégale et immorale, contraire au but de l'institution du dispensaire, réprouvée par l'opinion publique et préjudiciable à l'administration; qu'il était juste que les habitants d'une grande ville assurassent l'existence d'un établissement dont l'utilité publique n'est pas contestée, qui n'a été institué que dans l'intérêt des familles, et dans lequel chaque citoyen doit s'estimer heureux de trouver, pour lui-même et pour ceux qui l'entourent, des motifs de sûreté et de garantie toujours subsistant contre l'invasion d'un mal contagieux, qui menace à la fois sa santé et son honneur.

Cette commission arrêta encore qu'il fallait supprimer la taxe de 12 francs exigée par mois de chaque dame de maison, parce que ces femmes, considérant cette taxe comme une patente, assimilaient leur industrie à celle de toutes les autres patentes, et se croyant, par ce moyen, à l'abri de toutes les imputations odieuses qui s'attachent à leur métier, se persuadaient qu'elles acquéraient par cette patente *le droit* de faire tout ce qu'elles voulaient, et en particulier celui de débaucher la jeunesse, sans qu'on pût les en empêcher.

Depuis l'origine du dispensaire, on imposait une amende de 2 francs à toute fille qui avait manqué de se rendre à la visite qu'elle devait subir aux époques fixées par les règlements; fallait-il supprimer cette amende? La commission n'hésita pas à se prononcer pour la suppression, afin de faire disparaître du système du dispensaire jusqu'à la moindre trace de fiscalité.

Devait-on abolir de la même manière l'amende à

laquelle on assujettissait les dames de maisons, lorsqu'elles avaient contrevenu aux règlements qui les regardent? A cet égard, les avis furent partagés. Plusieurs membres opinèrent pour la suppression de cette amende, et ils fondaient leur opinion sur la nécessité de ne laisser subsister dans le public aucun prétexte pour croire et pour dire que la police vit du produit de la prostitution; d'autres furent d'un avis contraire: ceux-ci alléguaient pour raison que l'amende était la meilleure manière de punir ces femmes; qu'il était nécessaire de leur faire sentir de temps en temps la main de l'autorité, et de ne pas leur laisser croire que la police, en supprimant la taxe, abandonnait toute action sur elles. Cette dernière opinion prévalut, mais en l'adoptant on arrêta que ces amendes ne seraient perçues qu'au profit du Refuge, et que le produit en serait exclusivement consacré au soutien de cet établissement. Dans tous les cas, cette amende n'empêcherait pas, à leur égard, l'application d'une peine corporelle, consistant en une prison de vingt-quatre heures à huit jours, et même, dans certaines circonstances, la fermeture de la maison, soit pour quelques jours, soit d'une manière définitive. Ce dernier mode de punition est le seul que l'on ait conservé; on a reconnu par expérience qu'il n'en existait pas de meilleur pour maintenir ces femmes dans la ligne du devoir.

M. Debelleyme, plus heureux que ses prédécesseurs, obtint ce qu'il voulut du conseil municipal; la taxe fut supprimée, ce qui donna à l'administration une force qu'elle n'avait jamais eue jusqu'alors. Il suffit à M. Debelleyme de le vouloir, pour purger le Palais-Royal de toutes les prostituées qui l'encombraient depuis un demi-siècle, et son successeur, M. Mangin, put sans peine supprimer le *raccrochage* sur la voie publique. Rien de semblable ne s'était encore vu dans Paris; cette mesure, réclamée par tous les gens de bien, leur paraissait inexécutable, aussi son succès excita-t-il leur admiration et le contentement de tous les habitants. Honneur et reconnaissance à ces deux magistrats! ils ont plus fait pour l'embellissement de notre ville que s'ils y avaient érigé les monuments les plus fastueux. Puissions-nous voir leurs successeurs imiter leur exemple et perfectionner une œuvre si sagement entreprise (1)!

§ 2. — Exposé des motifs allégués par les partisans de la taxe et par ceux qui y étaient opposés.

On soigne la santé des prostituées, elles doivent en supporter les frais. — Elles empoisonnent la société, elles doivent payer les moyens d'arrêter la contagion qu'elles propagent. — Coupables d'un délit, elles sont passibles des frais de répression. — L'inscription à laquelle les prostituées ont consenti fait que l'administration n'agit pas à leur égard d'une manière arbitraire. — On ne peut pas forcer une femme à payer un traitement dont elle n'a pas besoin ou auquel elle refuse de se soumettre. — Encore moins la mettre à l'amende dans cette dernière circonstance. — Langage que pourraient tenir les femmes pour refuser de payer. — La perception de la taxe a toujours eu pour résultat un effet moral très fâcheux.

La perception de la taxe sur les prostituées s'est maintenue pendant un quart de siècle; elle a eu des antagonistes et des admirateurs; les uns et les autres se sont trouvés dans les rangs les plus obscurs et les plus éclairés de la société. Examinons un instant les raisons sur lesquelles chacun d'eux appuyait sa manière de voir.

Suivant les partisans de l'ancien système, la santé

(1) Voir ce que nous avons dit à ce sujet, tome Ier, page 542.
(A. T. et P. D.)

publique exige que trois à quatre mille filles soient visitées trois ou quatre fois par mois, et plus souvent même dans quelques circonstances; il faut, pour ces visites, un nombre suffisant de chirurgiens et de médecins; il faut également rétribuer ces hommes: or, qui fera les frais de cette rétribution? Il est évident que ce doit être la fille ou la matrone dont elle fait le profit. Par un métier infâme, une fille répand dans la société un poison subtil, qui attaque dans leur source les principes de la vie; par ce métier elle commet un délit contre la société : or, il est reconnu que celui qui commet un délit doit payer les frais de répression du délit et de ses effets, et que celui qui empoisonne doit payer les frais de maladie. Bien plus, comme par ces visites on empêche une maladie terrible de faire des progrès chez celle qui en est affectée, comme elle est la première à recueillir les avantages des soins sanitaires, n'est-il pas évident qu'elle doit savoir gré des soins qui lui sont donnés, et que c'est contre toute justice qu'elle se refuse au paiement des frais dont elle est la première cause?

Qu'on ne reproche pas à l'administration, disaient encore les partisans du système, d'emprisonner les filles pour les obliger à payer leur cotisation ou pour venir à la visite : qui veut la fin veut les moyens. Or, quel est l'individu assez peu au fait des choses humaines pour croire qu'une maîtresse de maison se séparera volontiers d'une fille qui lui rapporte trente à quarante francs par jour, ou qu'une fille quittera sa chambre et ses meubles pour s'enfermer dans un hôpital pendant six semaines, sans rien gagner tant que durera le traitement? Quelque impure que soit la source qui produit des revenus à l'État, du moment que ce produit n'est pas celui d'une prime accordée au désordre, on ne saurait en blâmer le recouvrement, à bien plus forte raison quand la perception a pour but de restreindre le désordre; quand elle a pour effet de diminuer les charges contributives que l'État est forcé de faire peser sur tous les producteurs.

Au moyen de l'inscription des prostituées et de l'engagement qu'on leur fait signer de se soumettre à tous les règlements que l'autorité jugera convenables, tout arbitraire cesse de la part de l'administration (c'est toujours le système des partisans de la taxe); par cette inscription et cette signature, il existe un contrat synallagmatique entre l'administration et la fille inscrite; celle-ci sait qu'elle doit payer une taxe, elle y donne son consentement; il n'y a donc plus d'arbitraire dans la perception et dans les punitions que l'on inflige. (Voyez tome I, page 351.)

Je viens d'exposer les raisons que mettaient en avant les partisans de la taxe, écoutons les réponses de ceux qui ne partageaient pas la même manière de voir.

Ils disaient d'abord que ce qui pouvait être trouvé bon sous l'ancien régime et sous l'empire, ne saurait être toléré à l'époque actuelle; que cette perception, quelque titre qu'on lui donnât, quelque destination qu'on lui affectât, était illégalement perçue sur une femme reconnue saine, puisqu'il est souverainement injuste d'obliger une femme qui n'est pas malade à payer une visite de médecin qu'on la force de subir contre son gré; que l'amende qu'on lui infligeait pour ne s'être pas fait visiter était plus illégale encore, soit qu'elle ait été reconnue saine ou malade, parce que l'amende est une peine qui ne peut être infligée que par les tribunaux chargés de faire l'application des lois. Une femme qui ne s'est pas présentée à la visite est pour cela condamnée à une amende ; il semble que la punition devrait se borner là ; mais il n'en est pas ainsi, car on ne l'oblige pas moins à se faire visiter et à acquitter les frais de cette visite, de sorte qu'elle paie deux fois : on ne saurait justifier un pareil système.

Si la taxe dont il s'agit, alléguait-on encore, est contraire aux bonnes mœurs, elle ne l'est pas moins à la législation qui nous gouverne. Comment, en effet, prouver la légalité d'une perception (qu'on lui donne le nom d'impôt ou d'honoraire, peu importe) qui n'est autorisée ni par la loi des finances, ni par aucun règlement de haute administration, qui ne figure dans aucun budget, et qui ne s'est perpétuée qu'à la faveur du silence que les chambres ont cru devoir garder sur cette partie de la police administrative, par la répugnance qu'éprouve naturellement l'honnête homme à s'occuper d'un pareil sujet, et le peu d'intérêt qu'inspire la classe des prostituées ?

Si ces femmes, supposait-on, venaient à s'entendre et à se coaliser pour ne pas se soumettre à la taxe, ne seraient-elles pas fondées à dire, pour motiver leur refus : « Nous voulons bien consentir à nous laisser visiter, et nous reconnaissons que l'autorité a le droit de nous y forcer, parce qu'il en est de la maladie vénérienne que nous propageons comme de la peste, contre laquelle il est permis au gouvernement d'établir des lazarets et des cordons sanitaires ; mais *comme cette visite a lieu contre notre gré et dans l'intérêt seul d'une administration chargée de veiller au maintien de la salubrité publique, que l'administration paie les méde-*

cins, et que l'on n'exige pas de nous un salaire que nous ne devons pas, puisque nous n'avons pas réclamé les soins de ces médecins : il est par trop étrange qu'après nous avoir contraintes, par la menace de l'amende et de la prison, à subir une visite pour une maladie que nous n'avons pas le plus ordinairement, on nous oblige ensuite à solder les frais de cette visite. »

Ces raisonnements me semblent sans réplique; aussi ceux qui les employaient les faisaient-ils suivre des réflexions suivantes : « Croit-on que si les prostituées refusaient de payer et trouvaient un avoué et un avocat assez éhontés pour se charger d'une pareille cause, croit-on que les tribunaux prononceraient dans une affaire de ce genre de manière à donner gain de cause à l'administration ? On a tout lieu d'en douter. »

A ces objections on ajoutait les suivantes :

« Cet état de choses fait qu'il existe une lutte continuelle entre les filles et les agents de l'administration ; par là le service de ces derniers devient de jour en jour plus pénible et plus difficile. On les regarde comme des limiers lâchés par l'administration, et cette taxe, devenue odieuse pour les filles, leur fait croire *que la tolérance qu'on leur fait acheter est une espèce de patente, en vertu de laquelle la prostitution est un commerce comme un autre ; en un mot, un métier que les lois autorisent, et que chacun a le droit d'exercer dès qu'il a rempli les conditions auxquelles ce métier est subordonné.* »

J'ai cru devoir m'étendre sur ces considérations, parce qu'elles m'ont toujours paru remarquables par leur force, et surtout pour répondre aux personnes qui seraient tentées de rétablir l'ancien système, sous prétexte que le vice doit être seul passible des dépenses nécessitées par les désordes que le vice fait naître, et que, sous ce rapport, on ne saurait montrer trop de sévérité. Ce système ancien compte encore des défenseurs; on dit même qu'il en a trouvé dernièrement dans le conseil municipal de la ville de Paris. Puisse ce travail les éclairer, et leur montrer qu'il serait aujourd'hui impossible de revenir sur ce qui a été fait. Il faut dorénavant que la dépense occasionnée par les soins que nécessitent les prostituées soit mise en tête des dépenses indispensables; cette vérité deviendra un jour triviale, mais en attendant il faut la prêcher et la manifester au grand jour. J'achèverai dans le paragraphe suivant ce qui regarde la taxe ancienne, sur laquelle il ne me reste que peu de chose à dire.

§ 3. — Manière dont cette taxe était prélevée; montant et emploi des sommes qu'elle rapportait.

Circonstances dans lesquelles les prostituées étaient dispensées d'acquitter leur taxe. — L'esprit de fiscalité se fait remarquer jusque dans ces dépenses. — Manière honteuse dont la taxe était prélevée dans l'origine du dispensaire. — Amélioration apportée par M. Pasquier dans ce mode de perception. — Quatre sources différentes de revenu suivant qu'il est fourni par les dames de maisons, par les filles isolées, par les amendes, par la vente des livrets. — Mécanisme de la perception dans ces différents cas. — Nombre prodigieux de filles qui sont dans l'impossibilité de payer cette taxe. — Tableau de ce qu'elle rapportait.

Si toutes les filles inscrites devenaient, par le seul fait de cette inscription, passibles de la taxe, la perception qui en était faite recevait de nombreuses modifications; on en dispensait celles qui étaient enceintes, les nouvelles accouchées, et celles qui allaitaient leurs enfants. Pour les premières, cette exemption n'avait lieu que pendant les deux derniers mois de la grossesse; pour les secondes, auxquelles on assimilait celles qui faisaient de fausses couches, elles restaient également deux mois sans payer, à partir du jour de leur accouchement; quant aux nourrices, on leur accordait six mois, outre les deux qui avaient précédé l'accouchement; mais il fallait pour cela qu'elles apportassent tous les mois leurs enfants au dispensaire, et qu'elles fournissent la preuve qu'elles les allaitaient véritablement.

Une maladie à domicile, un séjour dans un hôpital, une absence de Paris, un emprisonnement, donnaient lieu à une remise plus ou moins forte, suivant les circonstances. Ainsi, quinze jours de maladie donnaient droit à une exemption d'un mois de la taxe; la même exemption était acquise à celle qui, par correction, avait été mise pendant un mois en prison.

Pour ces sortes d'exemptions, les maladies à domicile étaient constatées par les médecins du dispensaire, qui appréciaient l'étendue de la remise qu'il convenait de faire à une femme; le séjour dans un hôpital, par le bulletin que l'administration fournit à tout malade au moment de la sortie; l'absence de Paris, par un passeport en règle ou un certificat des autorités locales, et le temps de détention par le bureau de l'administration des prisons.

La détention pour défaut de paiement variait pour la durée, mais elle ne dépassait jamais trois mois; car dans ce cas la fille était considérée comme insolvable, tenue quitte de tout son arriéré et mise en liberté.

Il arrivait souvent qu'une fille qui s'était évadée ou qui avait fait une longue absence sans en prévenir, et sans pouvoir justifier où elle avait été, se retrouvait, à son retour à Paris, redevable d'une somme considérable; dans ce cas, lorsque, pour éviter la détention, la fille offrait une partie de ce qu'elle devait, on faisait avec elle une sorte d'accommodement : mais alors le chef de la comptabilité devait être consulté, ainsi que l'officier de paix, car aucun arrêté n'avait autorisé ces transactions; l'usage s'en était établi pour l'avantage fiscal du dispensaire. Tout semblait réuni pour blâmer cette mesure ; car, par la terreur qu'inspirait la perspective de trois mois de prison, on enlevait à une malheureuse tout ce qu'elle possédait ou tout ce qu'elle avait pu se procurer. Sous ce rapport, l'esprit de fiscalité se montrait dans toute son étendue, l'administration semblait dépasser les bornes de son pouvoir, et prêtait en apparence des armes à ceux qui voulaient l'attaquer ; mais elle n'avait d'autre but dans cette mesure, en apparence trop rigide, que d'empêcher les filles d'exercer leur métier d'une manière clandestine, de rester quatre et cinq mois à Paris sans être visitées, et de propager pendant tout ce temps les maladies dont elles pouvaient être atteintes.

Examinons maintenant le mécanisme de cette taxe, ou, en d'autres termes, la manière dont elle était prélevée.

Nous avons vu, dans le principe, les chirurgiens aller eux-mêmes de maison en maison, et pour prélever un droit imposé en leur faveur, ne pas rougir de présenter d'une main la menace, et d'arracher de l'autre un argent qu'ils n'avaient pas gagné.

Depuis la suppression de ces abus scandaleux et la réorganisation du dispensaire par M. Pasquier, la comptabilité du dispensaire a subi plusieurs modifications qu'il serait aussi long que fastidieux de rappeler ici; je me contenterai donc d'exposer en peu de mots ce qui se passait pour le recouvrement de cette taxe peu avant la suppression.

La première de ces taxes, mise sur chaque maison de prostitution, était d'un recouvrement aussi simple que facile : on donnait à un employé autant de cartes que de maisons ; ces cartes étaient jaunes, et servaient de quittance à la maîtresse qui avait donné le montant de sa taxe, s'élevant à 12 francs par mois. On sait que les filles renfermées dans ces maisons étaient dispensées de payer.

La seconde taxe, mise sur les filles isolées et s'élevant à 3 francs par mois, était payée par elles au dispensaire lorsqu'elles venaient se faire visiter ; on leur donnait en échange une carte bleue qui leur servait de quittance ; tous les soirs, le garçon de service versait à la caisse la recette de la journée.

La troisième source du revenu du dispensaire provenait de l'amende à laquelle on assujettissait les filles qui avaient manqué à la visite sanitaire, et que, pour cette raison, on mettait en recherche. Le nom de celles qui se trouvaient dans ce cas était inscrit sur un bulletin carré ; le chef de la comptabilité, en les distribuant aux inspecteurs à la fin de chaque mois, donnait à chacun d'eux les instructions dont il pouvait avoir besoin pour le succès de ses recherches. Comme une prime avait été attachée à la saisie d'une fille ramenée au dispensaire, lorsque cette fille était trouvée malade, les inspecteurs tiraient au sort les quartiers qu'ils auraient à parcourir, et en revenant ils recevaient des chirurgiens un bulletin qui leur servait pour toucher l'indemnité de leur peine. Cette amende s'acquittait au dispensaire même.

Enfin, la quatrième source du revenu produit par la prostitution consistait dans la vente des livrets qu'on donnait aux dames de maisons lorsqu'elles ouvraient leur établissement, ou dans toute autre circonstance; mais ce n'était pas là un revenu véritable : les 75 centimes qu'on demandait pour le livret n'étaient que le remboursement de ce qu'il coûtait à l'administration.

Le nombre des bulletins carrés distribués pour les recherches des filles qui manquaient à la visite était d'environ 400 par mois; le nombre de ceux qu'on distribuait pour rechercher celles qui se trouvaient en retard de leur paiement *dépassait* 600 *dans le même espace de temps*. Ces derniers bulletins, pour n'être pas confondus avec les autres, avaient une forme longue.

Ce nombre de plus de 600 prostituées qui se trouvaient tous les mois dans l'impossibilité d'acquitter une taxe qui ne dépassait pas 10 centimes par jour, mérite de fixer l'attention et fait naître plus d'une réflexion. Il confirme ce que j'ai dit précédemment sur la pauvreté extrême de ces filles, et particulièrement sur l'imprévoyance qui forme en quelque sorte leur caractère, et qui, pour un grand nombre, est la cause première de leur inconduite; il confirme encore ce que j'ai dit sur la prison, dans laquelle on se trouvait si bien qu'on aimait mieux y être enfermé pendant trois mois, que de dépenser *deux sous par jour*. Notons qu'à l'époque à laquelle cette taxe était prélevée sur les prostituées, la prison était loin d'être aussi salubre et aussi commode qu'à l'époque actuelle.

Dans les premières années de l'organisation du dispensaire, on accordait six mois à ces filles pour payer leur taxe; mais ce long délai ne servait qu'à les endetter et à les mettre dans l'impossibilité de se libérer : à cette époque, on compta une fois à la Force 418 de ces filles insolvables, et sur ce nombre il y en avait plusieurs dont la dette s'élevait à 100 fr.; c'est ce qui obligea de réduire à trois mois le délai qu'on leur accordait.

Ce que je viens de dire sur la taxe à laquelle les prostituées ont été assujetties chez nous, pendant un quart de siècle, me semble suffisant pour en donner une idée, et faire apprécier à leur juste valeur les avantages et les inconvénients qu'elle présentait; sa suppression me permet de passer sous silence bien des détails que je n'aurais pas pu omettre si la perception existait encore. Je vais terminer par un tableau qui fera voir, par année, quel a été le produit d'un impôt qu'on a beaucoup décrié, qui a servi de prétexte à la calomnie d'une foule de gens méchants, vindicatifs et envieux, et cependant à l'aide duquel l'administration a fait un bien immense que les générations futures ne se lasseront pas d'admirer, et qu'à mon avis, on n'aurait pas acheté trop cher en dépensant plusieurs millions.

ANNÉES.	PRODUIT de la taxe des dames de maisons.	PRODUIT de la taxe des filles isolées.	PRODUIT des recherches.	PRODUIT des livrets	TOTAUX.
	fr.	fr.	fr.	fr. c.	fr. c.
1816	29,466	36,366	3,208	184 40	69,124 50
1817	28,164	41,238	3,352	52 50	72,806 50
1818	25,506	50,880	4,786	89 25	82,261 25
1819	25,866	53,307	5,128	54 80	84,355 00
1820	25,746	56,169	6,360	75 00	88,350 00
1821	26,250	59,274	6,510	91 50	92,125 50
1822	24,618	60,705	6,260	67 50	91,650 50
1823	21,540	59,091	5,340	75 00	86,046 00
1824	21,324	60,291	3,866	50 25	87,531 25
1825	20,784	59,454	6,376	62 25	86,676 25
1826	20,544	55,464	6,024	57 75	82,089 75
1827	21,972	52,647	2,588	63 75	77,270 75
1828	23,226	53,835	2,024	123 75	79,208 75

Voilà, en définitive, à quoi se réduisent ces sommes de 500,000 francs, de 800,000 francs, et même les millions, que la police de tout temps, de toutes les opinions et de tous les régimes, prélevait sur les prostituées, et à l'aide desquelles on prétendait qu'elle trouvait le moyen de corrompre tant de gens, de faire à son gré les révoltes et les élections, et de perdre tous ceux que l'on ne pouvait pas acheter. Examinons l'emploi des sommes véritablement perçues, c'est le meilleur moyen de justifier l'administration et de fermer la bouche à ses délateurs.

L'augmentation notable qui s'opéra dans la recette à partir de 1816 jusqu'en 1822, c'est-à-dire pendant tout le temps que M. Anglès resta à la Préfecture, tient d'une part au nombre plus considérable de filles inscrites, et, par conséquent, soumises à la taxe ; et de l'autre, à la circulation d'un plus grand nombre de filles saines, qui n'étaient pas obligées d'aller aussi fréquemment à l'hôpital que par le passé.

Si les apparences étaient contre la taxe des filles, parce que l'on ne voyait pas l'emploi de l'argent qui en provenait, il n'en était pas de même de l'amende que l'on faisait payer à celles qui négligeaient de se présenter à la visite ; l'expérience prouvait qu'elles venaient en foule à la fin du mois.

L'administration distribuait ces amendes aux inspecteurs à titre d'encouragement : on a toujours considéré cette amende comme le meilleur moyen d'assujettir les prostituées à la visite, et l'on a dit qu'elles y étaient plus sensibles qu'à la *prison même*.

CHAPITRE XX.

QUESTIONS DE POLICE ADMINISTRATIVE ET SANITAIRE.

Je comprendrai sous ce titre l'examen de plusieurs objets qu'il m'a été impossible de placer dans les chapitres précédents, mais qui cependant méritent par leur importance de n'être pas oubliés; je vais les traiter successivement, sans m'assujettir à un ordre méthodique et régulier, ordre dont le sujet ne me paraît pas susceptible.

§ 1. — Des inspecteurs chargés de la surveillance et de l'arrestation des prostituées.

En commençant par ce qui regarde les inspecteurs attachés d'une manière spéciale au Bureau des mœurs, je dirai : l'expérience a reconnu qu'il fallait pour cet emploi des hommes spéciaux, doués d'intelligence, de douceur et d'activité; impartiaux, incorruptibles, capables d'imposer; âgés de trente à quarante ans, et d'une force physique suffisante pour leur permettre de résister à la vie extrêmement active qu'ils mènent et aux opérations de nuit auxquelles ils sont quelquefois assujettis. Du temps de M. Anglès, sur les dix inspecteurs qui existaient alors, on en comptait toujours deux ou trois dans leur lit; car, disent les rapports faits à cette époque, *il est impossible à ces hommes de continuer quelques jours de suite leur métier sans être exté-*

nués. Les opérations les plus fatigantes sont celles qu'il faut faire dans les villages de la banlieue ou dans les garnis, à certaines époques de l'année, et particulièrement lors des changements de garnison.

Les inspecteurs de l'attribution des mœurs ont trois ordres de fonctions à remplir :

1° La surveillance de la voie publique ;

2° La surveillance des maisons de prostitution ;

3° Les recherches des insoumises et des filles retardataires, c'est-à-dire qui ont manqué de se rendre aux visites sanitaires.

Sur la voie publique, ils ont à faire observer tous les règlements de police, et en particulier ce qui concerne la décence du costume, la provocation, le stationnement, la circulation, etc.

Dans les maisons, ils doivent constater si le nombre des prostituées n'excède pas celui qui est accordé ; s'il ne s'y trouve pas des mineures ni des filles non inscrites ; si les filles ne se tiennent pas à la fenêtre ; si les fenêtres sont fermées ; si la maison est elle-même fermée après onze heures du soir, etc.

Pour ce qui regarde les insoumises, il faut qu'ils les recherchent dans les réunions, dans les garnis, dans les maisons de passe, en un mot partout où on les leur indique, et dans tous les lieux qu'ils connaissent comme étant particulièrement fréquentés par ces femmes.

Il en est de même des retardataires, dont on leur délivre tous les quinze jours la liste exacte, et qu'ils se répartissent entre eux suivant les quartiers dont ils sont chargés.

Pour le bien de ce service, on a partagé Paris en dix lots, autant qu'il y a d'inspecteurs ; le sort règle entre eux la répartition de ces lots; et tous les trois mois chaque inspecteur est obligé de passer de l'un dans un autre; de cette manière, ils se mettent tous également au fait de chaque quartier et de la population; ils ne peuvent pas contracter d'habitudes nuisibles au bien du service, et l'on obtient un moyen de contrôler l'exactitude et l'étendue de leur surveillance.

Tous les inspecteurs doivent savoir écrire correctement, car on exige d'eux un procès-verbal régulier et individuel pour tous les cas de contravention et pour toutes les filles insoumises qu'ils saisissent; ils doivent consigner dans ce procès-verbal tous les renseignements qu'ils ont recueillis sur la personne, les antécédents qu'ils en connaissent, ainsi que les détails les plus minutieux sur toutes les circonstances qui se rapportent à l'arrestation, et qui peuvent appeler sur l'individu l'indulgence ou la sévérité de l'administration. Si les actes qui doivent servir de base à une instruction judiciaire exigent de l'exactitude et de la précision, à plus forte raison en faut-il dans ces rapports, puisque c'est sur eux seuls que l'administration inflige des punitions, et qu'il n'y a pas d'appel de ses sentences.

Le soin particulier employé à la rédaction des rapports est dû surtout à M. Debelleyme; j'en juge du moins par une note de la main de ce magistrat, et apposée en marge d'une pièce que j'ai eue sous les yeux. Voici ce qu'elle contenait : « Les agents de l'autorité qui arrêtent les prostituées négligent trop de donner des détails sur toutes les circonstances qui accompagnent les délits; il me faut un rapport individuel et circonstancié de chaque arrestation : *en matière de prostitution publique, il faut prendre d'autant plus de soin d'impri-*

mer aux actes de l'autorité les caractères de la justice et de l'exactitude, que l'on procède en dernier ressort et d'après des règles arbitraires. »

On entrevoit par là le soin que met l'administration à diminuer autant que possible les inconvénients que présentent les mesures arbitraires et les précautions qu'elle prend pour n'être pas trompée; c'est sur les rapports ainsi rédigés que les filles délinquantes sont jugées, et lorsqu'elles nient s'être rendues coupables du délit dont on les accuse, elles sont confrontées avec l'inspecteur par qui le fait est prouvé.

Ces soins, qui justifient l'administration aux yeux du public, ne peuvent manquer de relever les fonctions de ces inspecteurs, et de faire reconnaître les services qu'ils rendent : ce sont des hommes de confiance, incapables de se laisser atteindre par la corruption, et qui se rendent précieux par la connaissance parfaite qu'ils ont de cinq à six mille personnes qui varient sans cesse, dont ils savent les noms, les antécédents et les habitudes, et qu'ils peuvent reconnaître partout où ils les trouvent.

Si le service est aujourd'hui mieux fait qu'il ne l'a jamais été, c'est que la plupart des inspecteurs sont attachés à l'attribution depuis huit, douze ou quinze ans; c'est qu'ils ne sont jamais distraits de leurs fonctions; c'est que la moitié de leur temps n'est pas, comme autrefois, consacrée à poursuivre les filles qui n'avaient pas payé leur taxe, et par conséquent qu'ils ne se trouvent pas dans la nécessité de négliger la surveillance pour grossir la recette.

On conçoit que des services aussi précieux doivent être rémunérés; aussi l'administration croit-elle devoir ajouter tous les trois mois quelques gratifications aux

1,200 francs d'appointements qu'elle donne à cette classe d'employés ; ces gratifications sont en général basées sur l'activité du service fait pendant le trimestre, et sur le nombre des insoumises amenées à l'enregistrement, ou des retardataires pour les visites sanitaires.

Depuis quelques années, les inspecteurs n'arrêtent aucune fille de force et malgré elle ; s'ils surprennent une insoumise se livrant à la prostitution dans une maison publique, ou provoquant à la débauche dans un endroit quelconque, ils se font connaître d'elle, et tâchent, par la persuasion, de l'engager à venir au bureau du dispensaire ou de s'y laisser conduire ; ils font la même chose à l'égard des filles qu'ils surprennent en flagrant délit de contravention aux règlements ou qu'ils peuvent convaincre de cette contravention ; ils se conduisent de la même manière vis-à-vis de celles qui ont manqué de se rendre aux visites sanitaires, qui ont disparu depuis un temps plus ou moins long, et qui leur ont été signalées.

Dans la majeure partie des cas, ces moyens de douceur réussissent, leur action étant toute de persuasion ; on ne s'enfuit pas à leur approche ; ils peuvent entrer dans les chambres des filles qui sont dans leurs meubles, sans qu'on les accuse de violation de domicile ; on ne leur refuse pas l'entrée des boutiques de rogomistes et de marchands de vins, où certaines prostituées se retirent pendant une partie de la journée, et loin d'être, comme autrefois, dans la nécessité de lutter avec les souteneurs, ils se voient souvent secondés par les habitants des garnis, et même par ceux qui les tiennent.

Dans les cas de résistance de la part de la fille, l'inspecteur ne doit pas insister, mais il est obligé de dresser un procès-verbal de tout ce qui s'est passé; c'est sur ce procès-verbal que le chef de l'administration lance un mandat d'amener, dont l'exécution est confiée, suivant les occurrences, à la police municipale ou au commissaire de police du quartier. Il est rare qu'il faille en venir à cette extrémité pour les simples contraventions aux règlements de l'administration; c'est surtout pour la recherche des maisons clandestines qu'on est obligé d'y avoir recours.

Lorsqu'il s'agit de rechercher, soit une retardataire, soit une prostituée qui s'est rendue coupable de quelques fautes, les inspecteurs doivent prendre les plus grandes précautions pour bien s'assurer de l'identité de la personne qu'ils recherchent; les conséquences d'une méprise pourraient, dans cette circonstance, devenir fort graves. Dans les cas de cette espèce, il vaut mieux s'exposer au danger de laisser un délit sans répression, que de s'adresser à une femme contre laquelle on n'avait rien à dire.

Il est des attentions d'une autre espèce que doivent encore prendre les inspecteurs lorsqu'il s'agit de rechercher des femmes qui n'ont pas paru depuis longtemps au dispensaire. Lorsque la fille disparue ne se trouve ni dans les maisons publiques, ni avec des femmes de mauvaise vie; si elle est chez des gens de bonnes mœurs, si elle se livre au travail, si sa conduite paraît régulière; si, en un mot, tout semble prouver qu'elle a renoncé à son honteux commerce, il faut se borner à recueillir avec mesure et discrétion des informations exactes sur la vie que mène la personne, et en faire le sujet d'un rapport détaillé; l'administration juge ensuite s'il est convenable de faire venir la fille disparue, afin de procéder à sa visite et à sa radiation définitive.

Supposons qu'une fille, à laquelle il est défendu de provoquer sur la voie publique, aille attaquer un inspecteur lui-même, qu'elle ne connaîtrait pas, quelle conduite l'inspecteur doit-il tenir dans cette circonstance ? Son devoir est alors de se faire connaître, d'admonester la fille, mais de ne jamais sévir contre elle; sans cela on lui reprocherait de dresser des piéges et d'être lui-même un agent provocateur.

Ces mesures conservatrices de la liberté individuelle ne s'observaient pas, il y a quelques années, avec autant de soin qu'à l'époque actuelle. C'était au milieu de la rue, en plein jour et de force, que les inspecteurs saisissaient une femme et l'amenaient au bureau de l'administration; quelquefois ils la conduisaient dans une maison de prostitution voisine et l'y consignaient, pour venir la reprendre plus tard, au risque d'exercer cette violence sur une femme honnête, ce qui pouvait avoir pour l'administration les conséquences les plus pénibles et les plus graves. Ordinairement, ils se contentaient de les déposer au corps de garde voisin, où elles passaient quelquefois la nuit; mais ces filles adroites trouvaient presque toujours alors le moyen de s'échapper, soit en feignant des accidents nerveux, qui effrayaient les soldats et excitaient leur compassion, soit en corrompant ceux-ci, au grand détriment de la discipline et de l'ordre public. Plusieurs lettres furent adressées, à ce sujet, au commandant de la place, mais ce fut toujours inutilement ; le meilleur était de renoncer à une coutume essentiellement vicieuse par elle-même, ce dont on reconnut enfin la nécessité.

En déposant ainsi dans un lieu quelconque et retiré

les filles récalcitrantes, les inspecteurs avaient pour but de se soustraire aux violences des souteneurs, ou simplement d'éviter les attroupements qu'elles faisaient naître par les cris qu'elles jetaient, par des convulsions et des accès d'épilepsie qu'elles simulaient, ce qui mettait dans la nécessité de les abandonner.

Je dois dire qu'un inspecteur qui avait mis les poucettes à une fille dont il ne pouvait pas venir à bout, fut fortement réprimandé; il n'est donc pas probable que cet usage se soit jamais étendu.

Si cet ordre de choses nous paraît sévère, en comparaison de celui qui existe aujourd'hui, que dirions-nous si l'on mettait ce dernier en parallèle avec ce qui se passait au commencement de ce siècle, et surtout avant la révolution? Je me suis assez étendu ailleurs sur ce sujet pour n'avoir pas besoin d'y revenir dans ce moment.

Dans les années 1820 et 1821, quelques prostituées prirent l'habitude d'entrer dans diverses églises, et de s'y conduire de manière à attirer les regards et à y causer du trouble : on les en chassa. Mais en restant à la porte des temples, le désordre devint encore plus criant, de sorte qu'on fut obligé de leur consigner toutes les églises pendant le temps qu'on y célébrait l'office divin. Cette mesure fut prise à la demande de l'archevêque de Paris et à la sollicitation pressante de plusieurs ministres protestants. Depuis cette époque, les commissaires de police ont toujours donné les ordres nécessaires pour que les maisons publiques fussent fermées, la veille de Noël, à dix heures du soir, et cela à cause de la messe de minuit, dont les cérémonies commencent à cette heure. Ceux qui connaissent les désordres qui ont lieu tous les ans, dans quelques paroisses de Paris, pendant cette cérémonie, apprécieront la sagesse de cette mesure, que réclamaient depuis longtemps l'ordre général et la décence du culte.

On sait que dans le carnaval, et dans toutes les fêtes publiques, les prostituées ont une tendance particulière à enfreindre les règlements et à s'abandonner à leurs penchants naturels ; c'est une observation que j'ai retrouvée fréquemment dans les rapports des commissaires de police. Je ne sache pas cependant que des ordres particuliers aient jamais été donnés aux inspecteurs pour ces circonstances particulières.

[Le service de répression, dit service actif du dispensaire, compte aujourd'hui vingt-quatre inspecteurs sous la direction d'un officier de paix, d'un brigadier, et d'un sous-brigadier. Il est chargé exclusivement de la surveillance des maisons de prostitution dans Paris et la banlieue, de la recherche des prostituées insoumises et des fauteurs de la prostitution clandestine. La répression des désordres causés par la prostitution, sur la voie publique, s'exerce par les inspecteurs d'arrondissement, sur tous les points de Paris à la fois ; le service actif y prend rarement part.

La mission du service actif est extrêmement délicate et épineuse. Il faut, comme le dit Parent, des hommes de choix qui sachent allier la douceur à la fermeté, et qui possèdent surtout du tact et du discernement.

L'officier de paix actuellement chargé de ce service, M. Weidenback, réunit toutes ces qualités à un degré éminent. Par son affabilité il a su gagner la confiance des filles et des maîtresses de maison, dont il a fait à l'administration des auxiliaires utiles pour la découverte de la clandestinité, et qu'il a amenées à l'observation des règlements sans contrainte ni rigueur. Son influence s'est fait également sentir sur toutes les parties de son service, si compliqué, si difficile. Dans aucun temps l'observation des instructions et règlements n'a été plus scrupuleusement suivie. Leur observation, au surplus, est en même temps une garantie contre les arrestations légèrement ou prématurément faites, et contre les récriminations auxquelles elles peuvent donner lieu.

Nous reproduisons une de ces instructions pour faire juger de l'esprit de prévoyance et de prudence qui les a dictées.

« Les inspecteurs chargés de la surveillance des insoumises doivent » agir avec la plus grande circonspection à l'égard de celles qu'ils » rencontrent sur la voie publique, et les suivre jusque dans les mai- » sons de tolérance et dans le domicile des filles inscrites, afin de ne » procéder à leur arrestation que lorsque le doute sur leurs dispositions » n'est plus possible.

» Il n'y aura lieu à procéder à l'arrestation d'une insoumise dans un » lieu public notoirement ouvert à la prostitution, que s'il y a trace » du flagrant délit ou aveu de la part de la fille ou de l'homme trouvé » avec elle, qu'il y a eu provocation de la part de la fille à un acte de » débauche.

» Les inspecteurs ne procéderont à l'arrestation, sur la voie pu- » blique, d'une insoumise qu'ils n'auraient pu surprendre dans un des » cas sus-énoncés, que lorsqu'une surveillance prolongée leur aura » permis d'observer des faits susceptibles d'être précisés, soit qu'on la » saisisse au moment où elle sortirait d'un lieu de prostitution ou cir- » culant avec des filles publiques, soit qu'elle occasionne par ses pro- » vocations un scandale public.

» Les inspecteurs observeront toujours, vis-à-vis de ces femmes, les » convenances que commande la dignité de l'administration, sauf à » faire constater juridiquement les outrages ou les voies de fait dont ils » auraient été l'objet de leur part, et ils s'abstiendront, de la manière » la plus absolue, de tout moyen de surprise ou de subornation.

» Quelles que soient les circonstances où elles ont été arrêtées, les » insoumises seront conduites immédiatement devant le commissaire de » police de la section où l'arrestation aura eu lieu, afin qu'il soit sans » délai procédé à leur examen. »

Le commissaire de police doit les interroger sans

retard, afin de prendre des mesures qui, sans rien faire perdre à l'autorité du droit qu'elle a de porter ses investigations sur tous les faits contraires aux bonnes mœurs, concilieraient néanmoins les ménagements que réclame une faiblesse passagère avec la juste sévérité qui doit atteindre la dépravation scandaleuse (1).

En effet, dans une ville qui, comme la capitale d'un grand empire, renferme autant d'éléments de désordres, la surveillance qu'exige la prostitution publique révèle souvent des fautes qui, bien que contraires aux bonnes mœurs, ne peuvent cependant être considérées comme des actes de prostitution, ni donner lieu aux mesures dont ces derniers sont ordinairement l'objet.

Ainsi il arrive quelquefois que des femmes mariées, que des jeunes filles, qui n'ont pas perdu tout sentiment d'honnêteté, aveuglées par une passion coupable, ou dominées par l'intérêt, s'adonnent à des hommes qui, habitués à ces sortes d'aventures, les conduisent, le plus souvent à leur insu, dans des asiles ouverts à la débauche.

Dans ce cas, il importe d'éviter des retards qui auraient les plus fâcheuses conséquences pour la femme mariée et la jeune fille, dont l'absence prolongée révélerait un écart qu'il vaut mieux ensevelir dans l'oubli que de livrer au grand jour, sans profit pour la morale, et au risque de compromettre la tranquillité des familles.]

(1) Voyez le *Message du Directoire au conseil des Cinq-Cents*, t. I, p. 20.

§ 2. — L'administration peut-elle permettre aux dames de maisons de recevoir et de coucher pendant la nuit entière des individus qu'elles ne connaissent pas, et que probablement elles ne reverront jamais?

Cette question est fort grave ; je n'entreprendrai pas de la résoudre, et me contenterai de simples observations.

Pendant l'administration de M. Dubois, on proposa d'astreindre toutes les dames de maisons à inscrire sur un registre spécial le nom et la profession de tous les hommes qui venaient passer la nuit chez elles ; mais ce projet n'eut pas de suite.

Il fut rappelé en 1816 et en 1822, sous MM. Anglès et Delavau ; mais avant de rendre cette mesure générale, on l'essaya sur les maisons qui se trouvaient dans le Palais-Royal, en obligeant les teneuses de ces maisons à faire parvenir tous les matins avant midi, à la Préfecture de police, le relevé de leur registre. Cet essai prouva l'inutilité de la mesure, et surtout l'impossibilité de la mettre à exécution. On le comprendra aisément si l'on se rappelle ce que j'ai dit à l'occasion de certaines maisons publiques de prostitution, qui admettent passagèrement chez elles des femmes étrangères, et en exposant les motifs qui rendent inutile une inscription semblable, proposée alors pour ces sortes de femmes.

L'inconvénient de laisser des étrangers coucher chez les dames de maisons est grand, et dans une foule de circonstances il a été signalé souvent d'une manière énergique dans les rapports des commissaires de police. Suivant ces commissaires, il résulte de cet usage que beaucoup de mauvais sujets échappent aux recherches de l'autorité, et qu'on ne peut pas découvrir leur demeure; que le nombre de ceux qui n'ont pas d'autre refuge que les maisons publiques est plus grand qu'on ne pense. Les commissaires disent avec raison que si, pour la sûreté générale, on force les logeurs à inscrire sur un registre spécial tous ceux qui viennent chez eux pour y passer même une seule nuit, il faut, à bien plus forte raison, l'exiger des femmes chez lesquelles doivent nécessairement se réfugier ceux qui ont intérêt à se soustraire aux recherches de l'autorité. Un de ces commissaires citait à l'appui de son opinion les assassins du portier de l'hôtel de Vaucanson, rue de Charonne, qui échappèrent pendant longtemps aux recherches de la police, et qu'il finit par trouver dans une maison publique de la rue Vieille-du-Temple.

Cette question, je le répète, est des plus délicates; il faut de la hardiesse pour la résoudre d'une manière ou d'une autre. Avant de rien prescrire, il faut considérer les mœurs, les habitudes et la tournure d'esprit des *logeuses* et des *logés;* il faut voir si l'on aura des renseignements exacts, et s'il sera possible d'assujettir les gens à donner leurs véritables noms; il faut surtout, en voulant améliorer un état de choses tolérable, prendre garde à ne pas l'aggraver.

§ 3. — Projet de soumettre à une visite tous les mauvais sujets.

Lorsque M. Anglès conçut le projet d'expulser de Paris toutes les prostituées qui s'étaient mises dans le cas d'être arrêtées plus de cinq fois et traitées plus de deux fois, il pensa qu'un des meilleurs moyens de compléter l'*assainissement* de ces filles était d'assujettir à une visite, et d'obliger à se faire soigner dans une infirmerie, tous ces vagabonds et mauvais sujets qui sont journellement amenés à la Préfecture, et qui partagent toutes les habitudes des prostituées.

L'examen de ce projet fut soumis à une commission qui s'en occupa tout de suite, et présenta quelques jours après son rapport, dans lequel j'ai puisé les détails qui vont suivre.

D'après cette commission, quatre espèces particulières d'individus pourraient être soumis à une visite à leur arrivée au dépôt de la Préfecture :

1° Les vagabonds bien reconnus comme tels ;

2° Les mauvais sujets qui ont la réputation de vivre habituellement avec les prostituées;

3° Les individus au-dessous de l'âge de vingt et un ans qui, arrêtés et amenés à la police, ne peuvent justifier d'aucune occupation ni donner de répondants de leur conduite ;

4° Enfin les individus suspects, arrêtés dans le cours d'opérations qui auraient été dirigées contre des prostituées (1).

Suivant cette commission, les chirurgiens de la Préfecture, qui font chaque matin la visite du dépôt, pourraient être chargés de la visite dont il s'agit, et cela sur les indications qui leur seraient données par les commissaires interrogateurs ; mais ces indications seraient elles-mêmes, dans quelques circonstances, fort délicates, car il faut prévoir le cas où des individus ne voudraient pas se laisser visiter. Pourrait-on, dès lors, les y obliger, et quel moyen employer pour les y contraindre?

(1) Comparez la loi du 9 juillet 1852, t. I, p. 158.

En admettant cette visite au dépôt, et en supposant que les hommes qu'on y trouve soient reconnus vénériens, il faudrait en faire deux classes particulières : la première se composerait de ceux dont la détention serait maintenue ; la seconde comprendrait ceux auxquels on accorderait la liberté.

A l'égard de ceux dont la détention serait maintenue, il serait superflu de prendre aucune mesure à leur égard ; car ils iraient de fait, pour leur traitement, à l'infirmerie de la prison, et cela par suite de la visite qui s'y fait de tous les prisonniers aussitôt qu'ils y entrent : cette visite est prescrite par l'article 4 de l'ordonnance de police du 10 septembre 1811, portant règlement général pour les prisons.

La question devient tout autrement grave à l'égard de ceux qui, reconnus innocents, doivent être rendus à la liberté. Sur quelle raison s'appuiera-t-on pour leur faire subir la réclusion que réclamerait leur guérison ? L'état de maladie ou de santé ne fait rien à la position dans laquelle se trouve un individu selon la loi. Pour que la nécessité de le faire traiter de la maladie vénérienne fût un motif légal de le mettre ou de le retenir en état de réclusion, il faudrait une loi sanitaire toute spéciale, comme il y en a pour les lazarets.

En supposant que l'on veuille traiter de force ces derniers individus, ne crieront-ils pas à la violation du principe sacré de la liberté individuelle ? A combien d'accusations l'autorité administrative ne sera-t-elle pas en butte ? Fussent-ils des plus gravement affectés, il serait dangereux de les retenir forcément ; car les plus stupides et les plus mauvais sujets ne sont pas toujours intimidés par la main de la police, et lorsqu'ils ne peuvent raisonner, il se trouve toujours des individus qui se chargent de raisonner pour eux (1).

La position de ces mauvais sujets est toute différente de celle dans laquelle se trouvent les prostituées ; celles-ci, en effet, se mettent par un enregistrement volontaire à la discrétion de la police, et elles n'obtiennent la tolérance d'exercer leur industrie qu'en se soumettant d'avance à toutes les mesures de surveillance instituées à leur égard, et contre lesquelles personne ne réclame, parce qu'elles sont indispensables.

La commission concluait à ce que la proposition qui lui était transmise ne fût pas prise en considération.

Ces raisons ne persuadèrent pas le préfet, car il ajouta de sa main au rapport la note que je transcris : « Je ne pense pas que la mesure que je propose puisse être jamais attaquée avec avantage ; il n'est question de l'appliquer qu'aux rôdeurs et aux vagabonds, ainsi qu'aux mauvais sujets de la basse classe du peuple. On envoie à l'Hôtel-Dieu les gens de cette espèce quand ils ont une maladie quelconque. Quelle difficulté voit-on d'envoyer à l'hospice des Vénériens ou à Saint-Louis ceux qui sont attaqués de la gale ou de la syphilis ? Je pense toujours que ces derniers méritent une attention particulière, car ils propagent rapidement une maladie qui vicie les générations. »

Si M. Anglès eût été préfet de police à l'époque actuelle, aurait-il raisonné de la même manière ? Quel changement opéré en quelques années dans les mœurs et dans les idées d'un peuple ! Quoi qu'il en soit, la mesure à laquelle le préfet attachait une grande im-

(1) Voyez Frégier, *Des classes dangereuses de la population dans les grandes villes*. Paris, 1840, t. I, p. 43.

portance resta en projet ; elle n'est plus qu'un épisode intéressant dans l'histoire des mesures qui ont été proposées pour la répression de la prostitution.

§ 4. — Des gravures obscènes.

Depuis que l'ordre existe dans tout ce qui regarde les maisons publiques de prostitution, c'est-à-dire depuis l'administration de M. Pasquier, on ne souffre plus dans ces maisons de gravures obscènes et de livres licencieux ; on est même à cet égard d'une très grande sévérité.

Dans le cours du siècle dernier, et particulièrement avant notre révolution, c'était dans ces lieux que se débitaient les gravures les plus obscènes sans que la police s'en occupât. De 1790 à 1793, on y distribuait à tous ceux qui y entraient ces caricatures infâmes contre Louis XVI, Marie-Antoinette et autres personnages que les meneurs de ce temps avaient intérêt à perdre. On peut donc dire que les mauvais lieux ont puissamment contribué aux malheurs politiques dont notre nation aura à gémir tant qu'elle subsistera. Lorsque survint l'anarchie, ce ne fut plus dans les mauvais lieux seulement que se trouvaient ces turpitudes : des marchandes n'eurent pas honte d'exposer, sous les galeries du Palais-Royal et ailleurs, les estampes les plus grossièrement licencieuses, où les habitudes de la lubricité, de la pédérastie, de la plus étrange luxure, étaient exposées aux yeux des passants. Ce scandale public diminua sous le Directoire, mais ce ne fut que sous le Consulat qu'il disparut complétement; il rentra alors dans les maisons de prostitution, et la vente des livres et des gravures devint une nouvelle source de fortune entre les mains des maîtresses de maisons. Je tiens de M. Peuchet, ancien archiviste de la Préfecture de police, que Napoléon, sur la fin de son consulat, donna des ordres formels pour saisir et détruire les livres et les gravures qui se trouvaient entre les mains de ces femmes; un exemplaire de chacun d'eux fut seulement déposé à la Bibliothèque nationale. Ce fait est exact, car le vénérable Van-Praët m'a donné la liste de ces livres, et me les a montrés dans un coin retiré du rez-de-chaussée de la Bibliothèque royale.

Je pourrais donner ici quelques détails sur les différentes époques auxquelles on publia le plus grand nombre de ces gravures graveleuses et obscènes, et cela depuis l'origine de la gravure jusqu'au moment actuel, mais cela ne servirait à rien. Je puis dire seulement que, depuis le commencement de ce siècle, des obscénités proprement dites n'ont pas été gravées ou ne l'ont été qu'avec tant de réserve qu'on n'en rencontre que très peu; le plus souvent même ce ne sont que des objets graveleux qui offrent plutôt des souvenirs à l'esprit que des exemples aux yeux : le mal a cherché à se reproduire depuis 1830, mais l'indignation publique et le verdict des jurés en ont fait promptement justice. C'est avec plaisir que je cite ces rapprochements; ils me serviront à répondre aux détracteurs de notre époque, et à ceux qui exaltent les vertus de nos pères au détriment des nôtres.

Osera-t-on maintenant, dans de nouveaux libelles et de sales pamphlets, accuser l'administration d'immoralité et de corruption, lorsqu'on sait qu'elle porte l'attention jusqu'à défendre, dans les repaires même de la débauche, les livres et les gravures capables d'y exciter les passions, et lorsqu'elle punit la dame de maison coupable de la vente de ces sortes d'objets, en faisant fermer sa maison pendant huit, dix et quelquefois quinze jours?

Je répète ici ce que je crois avoir déjà dit ailleurs, ces soins et ces attentions ont une portée plus grande que ne peuvent le croire des esprits superficiels : ils inspirent même aux prostituées les plus dévergondées du respect pour l'administration, ils frappent l'esprit de quelques-unes, ils leur montrent que ce n'est pas sans raison qu'on exige d'elles en public une mise décente; et comme la prostitution n'est pour la plupart qu'un état passager et transitoire, elles peuvent, lorsqu'elles rentrent dans la vie commune, réfléchir sur ce qu'elles ont vu, sur ce qui les a frappées, et par suite mettre dans leur conduite au milieu du monde une réserve dont elles n'auraient pas connu la nécessité.

[Les livres et gravures obscènes proprement dits ne pouvant qu'être imprimés et vendus clandestinement, le nombre en est forcément très restreint. Il a fallu l'anarchie de 93 pour que l'exposition s'en fît publiquement. — La répression s'en poursuit par l'art. 287 du Code pénal et par les lois des 21 octobre 1814 et 17 mai 1819.

Les dessins, gravures, statuettes, lithographies, médailles, emblèmes, représentant des sujets libres, sont au contraire très nombreux et fort répandus. L'intention libertine de l'auteur s'y manifeste souvent d'une manière évidente, et le voile dont est couvert à demi le sujet offre un stimulant de plus à l'imagination. Ils donnent lieu à de fréquentes plaintes.

Au point de vue de l'art, ces sujets peuvent être

utiles, mais leur exposition n'est pas sans inconvénient pour la pudeur publique.

L'article 20 de la loi du 9 septembre 1835, en les soumettant au dépôt au Ministère de l'intérieur et à l'autorisation préalable de l'autorité, avait mis un terme à la licence; mais le gouvernement provisoire (6 mars 1848), par l'abrogation de la loi de septembre, fit reparaître tous les mauvais ilvres et dessins qui se reproduisirent avec une activité incroyable.

L'art. 22 du décret sur la presse, en date du 17 février 1852, en exigeant de nouveau l'autorisation pour la publication et la mise en vente de ces sujets, les a maintenus dans d'étroites limites. On peut dire aujourd'hui que les livres et les gravures véritablement dangereux ont disparu (1). La surveillance et les recherches de la police ont tellement intimidé les détenteurs de ces objets, que pour échapper aux poursuites et aux condamnations, des éditeurs ont fait volontairement la remise des clichés et des planches ayant servi à les imprimer, lesquels ont été détruits. Une de ces remises, faite par une maison de librairie bien connue pour faire ce commerce scandaleux, se composait de 12,000 volumes et d'un nombre considérable de gravures en feuilles, et présentait une valeur de *vingt-deux mille francs*.

Le daguerréotype sert aussi à la reproduction de sujets obscènes, dans lesquels sont employées les filles publiques. La police obtient parfois de celles-ci d'utiles renseignements sur les auteurs de ces coupables productions que l'administration surveille tout particulière-

(1) Voyez *Catalogue des écrits, gravures et dessins condamnés depuis 1814 jusqu'au 1er janvier 1850, suivi de la liste des individus condamnés pour délits de presse*. Paris, 1850, in-12.

ment et que la justice condamne avec la plus grande sévérité.]

§ 5. — Fermeture des fenêtres, dépolissage des vitres.

De tout temps les prostituées ont eu une tendance particulière à rester à leur fenêtre pour se mettre en vue des passants et les attirer par des signes, des gestes ou des interpellations, souvent par des mises indécentes, quelquefois même par des postures lubriques.

On comprend aisément les avantages que les filles isolées retirent de cet usage, car, outre qu'elles n'ont pas la peine de courir et de se fatiguer, elles trouvent aisément des personnes qui leur louent volontiers des entresols, et qui les mettent à même par là de ne point entrer chez les dames de maisons, qu'elles redoutent par les raisons exposées dans plusieurs endroits de ce travail. Ce mode particulier d'exercer la prostitution est aussi favorable à certains tapissiers et marchands de meubles qu'aux filles elles-mêmes; car, ainsi que nous l'avons encore vu, ces spéculateurs meublent à bon marché ces petits logements, dont ils tirent un immense parti, en les louant ensuite sous les plus dures conditions à de malheureuses filles.

Sous l'ancienne police, il était défendu aux prostituées de rester à leur fenêtre et de faire des signes aux passants, sous peine d'être rasées et enfermées à l'hôpital.

A la fin de la révolution, la licence était portée sous ce rapport à un point dont il est difficile de se faire une idée : non-seulement les filles restaient à leur fenêtre dans un état complet de nudité, mais elles ne prenaient pas la peine de les fermer pour se livrer dans l'intérieur à tous les actes de leur métier, et cela à la vue des passants et de tous les voisins dont les fenêtres se trouvaient en face. Les maîtresses de maisons n'étaient pas plus réservées : jamais elles ne fermaient les fenêtres de leurs appartements lorsque le temps le leur permettait.

Il leur fut donc enjoint, sous des peines très sévères, de laisser leurs fenêtres constamment fermées ; plus tard, et sur l'observation qu'il fallait nécessairement aérer les chambres, on leur permit d'établir au-devant des croisées une chaîne assujettie avec un cadenas, et tenue assez longue pour qu'on pût l'entre-bâiller, mais non pas l'ouvrir entièrement.

Si ce moyen contribua à diminuer le scandale, il ne le détruisit pas d'une manière complète. Chez les dames de maisons, on continuait à voir tout ce qui se passait derrière les carreaux, et les filles libres, habitant les premiers et les entresols, frappaient sans cesse à leurs carreaux, s'y montraient comme par le passé, souvent à demi-nues. Celles-ci, pour être mieux reconnues, substituèrent des carreaux de la plus grande dimension aux petits vitrages qui étaient seuls employés dans les lieux qui pouvaient les recevoir.

Pour remédier à cet inconvénient, on prescrivit l'usage des rideaux ; mais si quelques filles en placèrent, elles éludèrent l'ordonnance en se tenant entre le rideau et la fenêtre.

Plus tard, on leur enjoignit de barbouiller intérieurement leurs carreaux avec du blanc de céruse ; mais quelques coups de mouchoir suffisant pour l'emporter lorsqu'il était sec, on leur imposa l'obligation de faire dépolir les carreaux, ce qui fut exécuté et maintenu avec rigueur.

Des plaintes nombreuses ont prouvé que ce dépolissage des carreaux était aussi désagréable pour les filles isolées que pour les dames de maisons : beaucoup de ces dernières ne pouvaient plus voir clair dans quelques-unes de leurs chambres ; quant aux autres, elles étaient ruinées sans ressource ; aussi se virent-elles dans la nécessité de quitter les entresols qu'elles occupaient en grand nombre depuis longtemps, et c'est ce qui explique pourquoi le tableau où je les ai reportées par étage de maison en présente si peu au rez-de-chaussée, à l'entresol et au premier.

§ 6. — De l'expulsion de Paris des mauvais sujets, et de leur renvoi dans leur pays.

Lorsque M. Anglès commença à s'occuper d'une manière active de tout ce qui regarde la prostitution, il crut qu'il rendrait un grand service à la ville de Paris s'il parvenait à en expulser toutes ces filles qui errent de jour comme de nuit dans les rues, au pourtour des barrières et dans les campagnes voisines. Décriées dans leur pays à cause de leur dépravation, repoussées de leurs familles, passant leur temps dans les cabarets, vivant avec des soldats et des malfaiteurs, elles formaient une population tellement ignoble, que les livres mêmes des prostituées auraient dû leur être fermés, suivant une expression énergique que j'ai trouvée dans plusieurs rapports faits à leur sujet.

Ce fut à la fin de 1815 que M. Anglès conçut le projet de purger Paris de tous ces mauvais sujets, qui se jouaient des règlements de l'autorité et se moquaient des punitions ; mais avant de rien entreprendre, il soumit ses idées à une commission qui se réunit, pour la première fois, dans le mois de janvier 1816. Cette commission avait à répondre sur cette question :

« Peut-on renvoyer de Paris, sans exception et sans qu'aucune considération puisse empêcher cette mesure, toutes les filles qui auraient été arrêtées plus de cinq fois pour infractions aux règlements, ou traitées plus de deux fois de la maladie vénérienne ? »

La commission répondit à la première question que si l'on expulsait de Paris, et cela indistinctement, toutes les femmes qui seraient arrêtées pour la sixième fois, on jetterait le trouble dans tout le système administratif et sanitaire ; que la plupart des filles avaient été arrêtées un bien plus grand nombre de fois, surtout à certaines époques, pour des motifs bien légers ; que beaucoup d'entre elles, devenues propriétaires de meubles, payant un loyer, et par conséquent des impôts, avaient acquis le droit de domicile ; mais qu'en limitant la mesure à toutes ces voleuses et rôdeuses qui se jouent des arrestations, qui en ont subi vingt ou trente, et dont on estimait que le nombre s'élevait peut-être à cinq ou six cents, on pouvait certainement opérer quelque bien ; qu'au reste, il était facile de faire une expérience qui lèverait tous les doutes à cet égard.

Quant à ce qui regardait l'expulsion des filles traitées plus de deux fois de la syphilis, la commission ne craignit pas de s'élever hautement contre cette mesure ; elle fit observer que les malheurs de la France, en amenant deux fois dans sa capitale les armées de l'Europe entière, y avaient singulièrement multiplié les affections vénériennes ; qu'un grand nombre de prostituées avaient été obligées de se faire traiter quatre, cinq et six fois; que la plupart de ces femmes, atteintes aussi fréquemment, se faisaient remarquer par leur soumission à tous les règlements, et par leur assiduité aux visites sanitaires; que cette assiduité était la seule cause à laquelle il fallait attribuer la connaissance qu'on avait eue de leur infection; que la mesure proposée les éloignerait à jamais de ces visites par la crainte d'être reconnues malades; que la contagion était la conséquence nécessaire et inévitable de leur métier; qu'elles ne la recherchaient pas, qu'on ne pouvait pas la leur reprocher et leur en faire un crime; car, ajoutait la commission, ne voit-on pas tous les jours quelques-unes de ces femmes soustraites à cette contagion, tandis que d'autres en sont à chaque instant les victimes, et cela par une aptitude particulière à leur individu, à leur constitution? comment, d'ailleurs, appliquer cette mesure aux Parisiennes, qui forment près de la moitié des prostituées de la capitale?

La force de ces arguments fit impression sur l'esprit du préfet; il se contenta donc de faire saisir tous les mauvais sujets étrangers à la ville, et de leur donner un passe-port pour leur pays, avec ordre de s'y rendre immédiatement; mais cette mesure, malgré la sévérité avec laquelle on l'exécuta, n'apporta pas de changements dans l'ordre des choses; les filles sorties de Paris par une porte, y rentrèrent par une autre trois ou quatre jours après; elles s'y cachèrent avec soin, et acquirent, sous ce rapport, une très grande habileté. Il résulte des renseignements recueillis quelques mois après, que, sur vingt filles expulsées, il en revenait dix-huit ou dix-neuf.

L'inutilité de ces tentatives suivies pendant six mois ramena M. Anglès à son idée première, qu'il soumit de nouveau à une commission, le 24 juillet de la même année.

Cette nouvelle commission, dans un rapport médité et adroitement rédigé, dans lequel elle tâchait de ne pas heurter d'une manière trop forte une opinion que le préfet manifestait d'une manière assez claire, montra cependant assez positivement sa façon de penser; on en jugera par l'exposé suivant :

Sans doute, disait-elle, l'expulsion rigoureuse de toutes ces femmes étrangères à Paris serait un grand service à rendre à la société; mais il faut d'abord s'assurer des moyens d'exécution, et faire que cette mesure ait un résultat véritablement avantageux.... Est-on sûr que ces malheureuses, en arrivant dans leur pays, seront accueillies par leurs parents, qu'elles y trouveront des ressources? Si tout le contraire leur arrive, ne seront-elles pas tentées de revenir à Paris, auprès des vagabonds avec lesquels elles ont contracté de longues habitudes?.... Expulser ces filles sans purger Paris de ce qui les y attire, sera toujours une mesure incomplète, pour ne pas dire illusoire..... Puisque l'expérience a prouvé qu'en les expulsant avec un passe-port de route obligée, elles rentrent aussitôt après, ne pourrait-on pas, lorsqu'on les saisit de nouveau, les punir de quelques jours de prison et les renvoyer ensuite?..... Mais ce renvoi, continuait la commission, peut-on le faire en tout temps et en toute saison? Comment renvoyer à quarante ou soixante lieues de Paris, dans le cœur de l'hiver, lorsque les routes ne sont pas praticables, une femme sans vêtements et souvent sans chaussure? C'est, en voulant l'impossible, faire naître des infractions pour avoir le plaisir de les punir ensuite.... Enfin, les confiera-t-on à la gendarmerie? De nouvelles difficultés se présentent; et quand on n'aurait que les habitudes que ces femmes contracteront avec les gendarmes, ne seraient-elles pas suffisantes pour faire écarter le moyen proposé?

Ce raisonnement, suivant moi sans réplique, ne fut pas goûté du préfet et de ceux qui le conseillaient secrètement; car le 19 août suivant il parut une ordonnance qui portait entre autres choses :

1° Tous les mois, il sera remis au préfet une liste de toutes les femmes étrangères à Paris, et renfermées dans la prison, avec l'indication du nombre de traitements qu'elles ont subis, et du nombre de fois qu'elles ont été arrêtées.

2° Toutes celles qui auront été arrêtées plus de cinq fois ou traitées plus de deux fois seront renvoyées de Paris, sans qu'aucune considération puisse empêcher cette mesure.

3° Chaque mois, *excepté lorsque la saison sera trop mauvaise*, il sera fait un renvoi des femmes étrangères à Paris. A cet effet, on les divisera par brigades de 5 à 10, en réunissant celles dont les lieux de naissance se trouvent sur la même route ou sur les embranchements de cette route, pour être conduites par la gendarmerie de brigade en brigade.

4° Des feuilles imprimées seront adressées au colonel de la gendarmerie, d'autres aux maires des communes, pour les prévenir du renvoi de ces filles, et les inviter à les surveiller.

A ces dispositions l'ordonnance ajoutait :

1° Toute fille expulsée de Paris, qui y sera revenue et reprise, sera placée dans une maison de force et de travail pendant six mois pour la première fois, et pendant quinze jours au cachot, et au pain et à l'eau; en cas de récidive, la peine sera doublée et la délinquante *rasée*, et, dans l'un et l'autre cas, reconduite par la gendarmerie.

2° Toute dame de maison qui aura reçu une fille expulsée de Paris aura sa maison fermée, et elle sera elle-même expulsée de Paris, si elle n'y est pas née.

A quoi bon consulter une commission pour faire tout le contraire de ce qu'elle propose? Les dispositions de cette ordonnance sont véritablement curieuses. Lorsque M. Anglès la signa, il n'avait certainement pas sur la vie, les coutumes et le régime des prostituées la connaissance dont il fit preuve quelque temps après. Aveuglé dans cette circonstance importante par une idée fixe et préconçue, il ne put voir ni la portée de la mesure, ni l'impossibilité de la mettre à exécution. Nous allons voir ce qu'elle devint.

Aussitôt après la publication de cette ordonnance, le directeur de la Petite-Force, prison consacrée alors aux prostituées, reçut ordre de faire un relevé de la population confiée à ses soins, et d'envoyer à la préfecture le nom de toutes les femmes qui avaient subi plus de cinq condamnations. Cette liste, qui arriva à la préfecture dans les derniers jours d'avril, portait 61 noms et renfermait des détails qui ne sont pas indignes d'intérêt.

Sur ces 61 individus, il y en avait :

De 15 à 20 ans...........	2	De 35 à 40 ans...........	10
— 20 à 25 —	11	— 40 à 45 —	8
— 25 à 30 —	13	— 45 à 50 —	2
— 30 à 35 —	15		

Sur ce nombre :

4 avaient été arrêtées..	6 fois.	2 avaient été arrêtées...	14 fois.
6..................	7 —	1..................	15 —
6..................	8 —	5..................	16 —
2..................	9 —	3..................	17 —
10..................	10 —	4..................	18 —
5..................	11 —	3..................	19 —
7..................	12 —	1..................	23 —
1..................	13 —	1..................	32 —

La moyenne de l'âge de toutes les femmes était de 32 ans ; la moyenne des arrestations qu'elles subirent fut de 13.

Parmi celles qui furent arrêtées 6, 7, 8 et 9 fois, la plus jeune avait 19 ans, et la plus âgée 28.

Il s'en trouva dans cette catégorie :

De moins de 20 ans.........	1	De moins de 30 ans.........	6
— de 25 —	5	— de 35 —	5

La moyenne de leur âge fut de 27 ans.

La moyenne de leurs arrestations, 8 fois.

Parmi celles qui furent arrêtées 10, 11, 12 et 13 fois, la plus jeune avait 21 ans, et la plus âgée 40.

Sur ce nombre, il s'en trouve :

De moins de 25 ans.........	4	De moins de 40 ans.........	6
— de 30 —	4	— de 45 —	2
— de 35 —	4	— de 50 —	3

La moyenne de leur âge fut de 34 ans.

La moyenne de leurs arrestations, 11 fois.

Enfin, parmi celles qui furent arrêtées de 14 à 32 fois, la plus jeune avait 28 ans et la plus âgée 45.

Sur ce nombre, il s'en trouva :

De moins de 25 ans.........	0	De moins de 40 ans.........	4
— de 30 —	4	— de 45 —	1
— de 35 —	10	— de 50 —	1

La moyenne de leur âge fut de 33 ans.

Le nombre de leurs arrestations, 18 fois.

Ces 61 femmes, qui, pour la plupart, étaient revenues après avoir été renvoyées avec des passe-ports, furent enfin confiées à la gendarmerie, et dirigées sur Lyon et Avignon, Dijon, Épinal et Nancy, Bruxelles, Lille, le Havre et Rouen, Caen, Alençon, le Mans et Orléans.

Le préfet de police, en renvoyant de cette manière

dans leur pays les filles dépravées, adressait aux maires de leurs communes la lettre suivante :

« Monsieur le maire, je fais remettre entre vos mains la nommée , âgée , née dans votre commune.

» Cette femme, au lieu d'exercer dans Paris une industrie honnête, et de se procurer par le travail les ressources nécessaires à son existence, n'a cessé au contraire d'attirer l'attention de la police par une conduite scandaleuse. A la suite d'une observation suivie, son état de vagabondage et de prostitution l'a fait reconnaître dangereuse au milieu d'une population telle que celle de la capitale. C'est dans son pays natal qu'elle doit perdre des habitudes aussi honteuses que nuisibles à la société ; et c'est à vous, en conséquence, monsieur le maire, qu'il appartient de lui faciliter tous les moyens de rentrer dans la ligne du devoir.

» La première chose à désirer, c'est qu'elle rentre dans le sein de sa famille, où les bons conseils et les bons exemples ne manqueront pas de changer ses inclinations ; il est naturel de croire d'ailleurs qu'elle y trouvera des ressources convenables. Dans le cas contraire, il est d'une extrême importance que, par l'influence de vos fonctions, vous la mettiez dans la nécessité de devenir enfin utile en se livrant, soit aux travaux de la campagne, soit à des occupations industrielles.

» Je ne saurais donc trop vous inviter, monsieur le maire, à faire, dans l'esprit des principes les plus sacrés du bon ordre et de la morale publique, tout ce qui dépendra de vous pour parvenir à ce but, à surveiller soigneusement la conduite de la personne, et surtout à veiller à ce qu'il ne lui soit délivré aucun passe-port pour Paris, sans des raisons reconnues légitimes, dont alors vous auriez bien voulu me prévenir. »

Nous allons voir quels furent les résultats d'une mesure en apparence si bien prise et si bien concertée.

Presque aucune de ces filles ne resta dans son pays ; elles revinrent à Paris, et quelques-unes furent reconduites de la même manière quatre, cinq et six fois de suite. Comment une fille amenée par des gendarmes dans un village ou dans une petite ville, signalée comme étant dangereuse à Paris même, aurait-elle pu trouver quelqu'un qui la prît pour domestique, ouvrière ou femme de journée ? Ses parents eux-mêmes n'avaient-ils pas un intérêt majeur à se débarrasser d'un être qui les déshonorait, et qui était plus redouté de la population qu'un forçat libéré ?

Beaucoup de ces filles, qui savaient ce qui les attendait dans leur pays et qui ne voulaient pas y retourner, donnèrent de fausses indications sur le lieu de leur naissance, de sorte qu'arrivées à quarante ou soixante lieues de Paris, les autorités, qui ne les reconnaissaient pas, ne voulant pas les recevoir, il fallait les ramener à Paris sans savoir où les diriger ensuite. Plusieurs d'entre elles périrent soit en route, soit dans les infirmeries de la prison, peu de temps après leur arrivée.

Qui le croirait? On envoya de cette manière, à une très grande distance, un assez bon nombre de filles originaires de Paris, et qui y avaient leurs familles. Voici ce qui donna lieu à cette erreur singulière.

Lorsqu'on distribua aux filles des passe-ports pour leur pays en espérant qu'elles s'y rendraient, quelques filles de Paris, condamnées à quatre et six mois de prison, imaginèrent, pour en sortir, de dire qu'elles étaient d'un autre pays, et de réclamer ces passeports, ce qui leur fut accordé; mais, rentrées dans la ville et saisies de nouveau, on ne les crut plus lorsque, pour éviter la gendarmerie, elles se disaient natives de Paris. Ceci nous montre le désordre qui existait à cette époque dans la tenue des registres; aujourd'hui rien de semblable ne pourrait avoir lieu.

Après quelques mois d'essais qui furent interrompus par l'hiver et par le mauvais temps, on crut remédier aux inconvénients qui avaient fait manquer complétement la première mesure, en ne faisant reconduire les filles par la gendarmerie que jusqu'à la résidence la moins éloignée du lieu de leur naissance. On espérait que les parents, avertis par les autorités locales, y viendraient chercher leurs enfants, et qu'en évitant de cette manière le scandale et en ménageant l'amour-propre, ces filles ne se verraient pas forcées, par la honte imprimée sur leur front, à fuir une seconde fois la maison paternelle. Mais ce second moyen eut encore moins de succès que le premier : ces filles, abandonnées à elles-mêmes, gagnaient une autre route que celle par laquelle elles étaient venues, et en fort peu de temps se retrouvaient à Paris ; pas un seul de leurs parents ne voulut les recevoir, et les maires eux-mêmes, peu curieux de conserver dans leurs communes des êtres semblables, firent sous main tout ce qui était nécessaire pour en être débarrassés.

A dater du 1er octobre 1816 jusqu'à la fin de décembre 1819, 437 mauvais sujets furent atteints par cette mesure ; mais dans les derniers temps, on n'y avait recours que dans des cas tout à fait exceptionnels : l'expérience avait démontré l'impossibilité de l'exécuter, et prouvé que les avis donnés par la commission primitivement consultée étaient les seuls qu'il fallût écouter. Non-seulement toutes les filles expulsées reparaissaient après un temps plus ou moins long, mais des obstacles insurmontables venaient sans cesse paralyser l'exécution des opérations que l'on avait arrêtées. Tantôt, comme je l'ai dit plus haut, c'était le mauvais temps et la rigueur des saisons, tantôt le dénûment complet de vêtements et de chaussures ; pour quelques-unes, un état de grossesse ; pour un très grand nombre, des infirmités graves ou un état de santé qui nécessitait en leur faveur la réclamation des médecins de la prison ; plus de la moitié restaient donc forcément à Paris, et comme on ne pouvait pas appliquer cette mesure aux filles nées dans cette ville, l'amélioration, en supposant même que les expulsées ne fussent pas revenues dans Paris, se trouvait réduite à rien.

On voit quelquefois au Bureau des mœurs un certain nombre de jeunes filles qui viennent toutes du même pays, qui se connaissent, et qui semblent s'être appelées l'une l'autre. On a cru pendant quelque temps qu'en les renvoyant dans leur pays par la gendarmerie, on arrêterait cette émigration par l'effroi qu'elle inspirerait aux mauvais sujets ; mais l'effet ne répondit pas à l'attente de l'administration, et l'on a cessé d'avoir recours à cette mesure.

On fit aussi pendant quelque temps une attention toute particulière à certaines filles nomades qui parcourent toutes les villes, y restent un certain temps, et en les quittant ont un soin tout particulier de faire légaliser leurs passe-ports. J'ai vu de ces passe-ports véritablement curieux par la preuve qu'ils donnaient de l'espace immense parcouru par ces femmes, non-seulement en France, mais dans les pays étrangers, pendant un an ou dix-huit mois. Sous M. Anglès et sous M. Delavau, on renvoyait toutes ces femmes dans leur pays avec un passe-port obligé. Aujourd'hui, quand une prostituée est réclamée par sa famille, on lui donne un passe-port avec secours de route, à moins qu'elle n'ait des ressources pour voyager à ses frais ; on ne renvoie plus ces femmes par le moyen de la gendarmerie.

Je ne saurais placer ailleurs un simple mot sur l'habitude qu'avaient les anciens d'expulser les femmes publiques de l'enceinte des villes dans tous les temps d'épidémie, persuadés que personne n'était plus capable de propager la contagion. La mesure était assurément très bonne, s'il avait été possible par ce moyen d'empêcher la population de se livrer à des excès toujours favorables au développement des maladies régnantes, surtout lorsqu'elles sévissent à la fois sur un grand nombre d'individus; mais quand on connaît les habitudes et les mœurs des prostituées, quand on se rappelle surtout ce que j'ai dit dans ce travail sur l'inefficacité des moyens énergiques employés contre elles depuis plus d'un quart de siècle, comment croire qu'une mesure semblable ait pu être exécutée quelque part à une époque où la police, telle que nous la comprenons et telle qu'elle existe aujourd'hui, n'existait pas encore, et lorsqu'on ne s'occupait des prostituées que d'une manière très secondaire? Ce qui me surprend, c'est que cette proposition n'ait pas été renouvelée dans les discussions qui ont eu lieu chez nous avant l'apparition du choléra; elle n'aurait pas été déplacée au milieu de toutes les mesures extravagantes et impraticables qui passèrent à cette époque par la tête de beaucoup d'hommes de mérite, mesures qu'on ne craignait pas de présenter à l'adoption de l'administration et de lui imposer en quelque sorte. Cette fois, les prostituées sont restées oubliées. Qu'en aurait-on fait, s'il avait été décidé que les 3,500 individus qui composaient cette population au moment de l'apparition du choléra sortiraient de la capitale?

§ 7. — Vols faits chez les dames de maisons.

Beaucoup de prostituées, attachées à des dames de maisons et logées chez elles, se font un jeu de disparaître et d'emporter tous les effets dont on les couvre.

Je n'ajouterai ici que peu de chose à ce que j'ai dit sur ce sujet en parlant des dames de maisons.

L'administration ne s'est jamais occupée que des vols commis par les filles chez les dames de maisons, et elle a toujours renvoyé devant les tribunaux toutes celles qui se plaignent de soustractions ordinaires. Ces plaintes furent souvent adressées par des fournisseurs, des marchands de vin, et surtout par des cochers de fiacre qu'on faisait quelquefois courir pendant une journée entière, et que l'on abandonnait ensuite à la porte d'une maison dont on sortait par une autre porte. La honte me retient pour ne pas citer les noms et la position sociale de quelques individus qui ne rougirent pas de réclamer l'intervention du préfet de police pour se faire payer ce que leur devaient certaines filles et quelques dames de maisons.

La manière différente dont les vols faits aux dames de maisons par les prostituées ont été envisagés par les préfets de police est digne de remarque ; tous reconnaissent la nécessité de réprimer ce désordre, mais tous ne croient pas en avoir le pouvoir, et craignent de dépasser en cela les limites que la loi leur accorde.

M. Pasquier sévissait rigoureusement : aussi les soustractions d'effets furent-elles rares pendant tout le temps qu'il resta à la Préfecture de police. M. Anglès s'obstina pendant longtemps à regarder ces délits comme étant de la compétence des tribunaux ; mais lorsqu'il vit qu'ils se multipliaient d'une manière effrayante, que quelques filles en faisaient métier, que certaines maîtresses de maisons en étaient ruinées, il prit un moyen terme en ne punissant pas pour le vol, mais en triplant, quadruplant la peine pour un délit du fait de la prostitution, lorsqu'il était commis par une fille accusée d'avoir soustrait des effets, ou connue pour son penchant au vol.

Comme il a toujours existé un mouvement très actif entre les prostituées de Rouen et celles de Paris, on remarqua que beaucoup de ces filles, après avoir volé à Paris, se réfugiaient à Rouen, et *vice versâ;* on finit même par reconnaître que plusieurs d'entre elles ne se décidaient à voler que pour se procurer le moyen de faire le voyage : c'est ce qui engagea l'administration de Rouen à ne recevoir sur les registres de ses prostituées celles qui arrivaient de Paris qu'après avoir demandé au préfet de police des renseignements sur leur compte. Il est probable que cette mesure fit naître un règlement qui fut mis à exécution pendant quelque temps, sons l'administration de M. Delavau : il portait qu'une fille ne pourrait pas passer d'une maison dans une autre, sans présenter un certificat constatant qu'elle avait fait à la dame qu'elle quittait la remise des hardes qui lui avaient été confiées.

Il paraît que des obstacles sans nombre s'opposèrent à l'exécution de ce règlement et le rendirent inutile. M. Debelleyme revint au système de M. Anglès. On alla plus loin sous M. Mangin; car j'ai trouvé des exemples de punition sévère pour de légers vols, même après la restitution des objets enlevés : cette punition était de quinze jours de prison pour la soustraction d'un peigne ou d'une paire de socques. Rien de plus louable que le but que se proposait M. Mangin; par cette sévérité excessive en apparence, il voulait empêcher les filles de contracter l'habitude du vol, et surtout favoriser les dames de maisons, dont il avait reconnu l'indispensable nécessité pour les réformes qu'il projetait, et dont il a été question en différents endroits de ce livre.

[Comme l'administration oblige les maîtresses de maison à vêtir les filles, elle a cru devoir intervenir au sujet des détournements d'effets, commis par celles-ci au préjudice desdites maîtresses de maison. Elle inflige en conséquence, aux filles coupables de ces détournements, et qui ne peuvent restituer les effets ou en payer la valeur, des punitions proportionnées à l'importance de la soustraction. Les maîtresses de maisons sont libres toutefois de s'adresser à la justice.

Pour les détournements commis dans les départements et à l'étranger, l'administration s'abstient d'en connaître, par la raison que les maîtresses de maisons des départements et de l'étranger échappent à son autorité, et que, comme nous l'avons dit (t. I, p. 436), il n'est sorte d'exactions que ces femmes ne commettent au préjudice des prostituées. C'est à l'autorité judiciaire qu'elles portent plainte.]

CHAPITRE XXI.

DE LA POLICE PARTICULIÈRE APPLICABLE AUX DAMES DE MAISONS, ET DE LA LÉGALITÉ DES PUNITIONS QU'ON PEUT LEUR IMPOSER.

Les dames de maisons ont un grand intérêt à enfreindre les règlements. — Ce qui rendait leur punition difficile. — Raisons alléguées par ceux qui assimilent les dames de maisons aux prostituées ordinaires. — Motifs sur lesquels se fondent ceux qui sont d'une opinion contraire. — Cette question restée indécise. — Il est avantageux pour l'ordre public et pour les dames de maisons elles-mêmes qu'elles soient assimilées au commun des prostituées. — Démonstration de cette vérité. — Inconvénient des lois répressives trop sévères. — Combien il serait avantageux pour l'administration de pouvoir graduer les peines. — Les crimes et les délits ne peuvent pas être envisagés de la même manière par la justice et par l'administration. — Tableau des principaux cas qui aggravent ou atténuent les délits dont se rendent coupables les dames de maisons. — La législation est insuffisante pour les besoins de la société à l'époque actuelle.

Les dames de maisons mises à la tête de leurs établissements ont à remplir des devoirs qui leur sont imposés par l'administration; mais ces devoirs étant contraires à leurs intérêts, elles ont un penchant irrésistible à s'y soustraire, et elles ne manquent pas de le faire chaque fois qu'elles sont sûres de n'être ni surprises ni découvertes. La crainte seule pouvait retenir des êtres de cette espèce, on l'a mise en usage; mais l'application des punitions a soulevé des questions auxquelles le défaut de législation spéciale sur la prostitution a donné une certaine gravité.

On ne connaît que trois manières d'atteindre et de punir les dames de maisons :

1° L'amende,

2° La perte de la liberté,

3° La clôture de l'établissement.

Sous l'empire, la police employait sans difficulté ces différentes punitions, et les distribuait suivant qu'elle les jugeait meilleures ; mais, après la restauration, le respect dû à la liberté individuelle fit faire des réflexions, et rendit bien plus scrupuleux tous les administrateurs qui se sont succédé à la Préfecture de police ; chacun d'eux, envisageant la question suivant ses vues, ses opinions et ses préjugés, a varié de conduite sans s'astreindre aux antécédents légués par ses prédécesseurs, ce qui fait que nous nous trouvons aujourd'hui dans un vague aussi complet que celui où nous étions il y a quelques années.

D'où vient ce vague et d'où naît cette incertitude ? Leur source est évidemment dans la manière d'envisager la position sociale d'une dame de maison : les uns l'assimilent aux prostituées ; les autres, la rangent dans la classe de tous ceux qui exercent une industrie, et ils pensent qu'elles ne sortent pas de la loi commune, quelle que soit cette industrie, et qu'elles peuvent de cette manière réclamer tous les droits et tous les priviléges dont jouit chacun des membres de la société.

Ceux qui soutiennent la première opinion s'appuient sur les considérations suivantes :

Les dames de maisons ne sont, de fait, que des prostituées qui en réunissent d'autres ; si elles n'appartiennent pas à la classe des prostituées lorsqu'elles demandent leur livret, la demande de ce livret équivaut à un véritable enregistrement parmi les prostituées. Si elles allèguent que, pour tenir des prostituées, elles ne se prostituent pas elles-mêmes, quelle garantie peut donner de cette allégation l'état auquel elles se vouent? Il y a faculté implicite pour elles de tirer partie de leur personne, comme elles le font des femmes qu'elles régissent, sans qu'elles puissent donner aucune garantie du contraire. Tous les peuples civilisés ont d'un commun accord placé les prostituées en dehors de la loi commune. Mais quelle est la plus coupable de celle qui se prostitue pour ne pas mourir de faim, ou de celle qui, par calcul, par avarice, prostitue les autres, et emploie pour cela les moyens les plus iniques, les plus immoraux, les plus infâmes, ceux enfin qui répugnent le plus aux règles de ce sentiment intérieur que la nature place dans le cœur de tous les hommes? Que l'on consulte à cet égard l'opinion du public, et l'on verra que s'il y a une différence entre une dame de maison et ses tristes victimes dans le mépris qu'il leur porte, l'avantage ne se trouve pas du côté de la première. Or, en cela comme dans beaucoup d'autres choses, le jugement du public doit être notre règle. J'ai sondé à ce sujet l'opinion de ceux qui ont étudié ce qui regarde la prostitution, et j'ai trouvé, dans tous, un mépris profond pour les dames de maisons, et un mépris adouci par la commisération pour les prostituées.

Les personnes d'une opinion contraire se fondent sur ce raisonnement:

Un grand nombre de ces femmes, quoique nées hors de Paris, y sont domiciliées depuis quinze, vingt et vingt-cinq ans; les unes sont principales locataires, les autres même propriétaires; elles font des baux de deux, six, huit et dix mille francs; elles paient des contributions plus ou moins fortes, et jouissent de la protection des lois comme tous les autres domiciliés. Peut-on assimiler à des vagabondes et à des personnes hors de la loi commune celles qui se trouvent dans cette position? Dans l'état actuel de notre législation, leur réclamation ne pourrait être que très embarrassante, et leur résistance plus embarrassante encore.

Toutes ces raisons, discutées en différents temps par les commissions permanentes et temporaires chargées d'examiner les améliorations dont était susceptible le régime des prostituées, ont laissé jusqu'ici la question indécise; dans toutes les circonstances les opinions se sont trouvées partagées.

Au milieu de cette incertitude on voit constamment l'administration montrer sa manière de voir à l'égard des dames de maisons, et prouver qu'elle les regarde comme de véritables prostituées; dans tous les projets de règlements dressés et présentés depuis vingt ans, on met toujours au rang des moyens coercitifs proposés contre les dames de maisons, l'amende, l'envoi dans la prison pendant six mois, la détention dans le dépôt de mendicité de Saint-Denis, le renvoi de Paris, et la fermeture temporaire ou permanente de la maison.

Si une dame de maison n'est pas assimilée à une prostituée; si, par le livret qu'elle prend, elle ne demande pas elle-même son inscription et son admission dans cette classe, il est évident qu'on ne peut lui imposer de punition pécuniaire, véritables amendes que les tribunaux seuls peuvent appliquer; on ne peut pas non plus l'expulser de Paris et la priver de sa liberté, de toutes les prérogatives celle que l'on doit le plus respecter.

Il faut louer l'administration de la réserve qu'elle met dans l'usage de la force qui lui est confiée, du respect qu'elle porte aux droits d'un peuple libre, et du soin qu'elle a d'éviter jusqu'au soupçon d'arbitraire; mais avec un peu de réflexion on reconnaîtra que cet ordre de choses est aussi nuisible à l'ordre public qu'aux dames de maisons elles-mêmes, et qu'on ne leur rend pas un service en les séparant de la classe des prostituées.

Aujourd'hui, l'administration n'a qu'un moyen de les punir, c'est de leur retirer le livret de tolérance pendant un temps plus ou moins long, ou d'ordonner la clôture définitive de leur établissement. Dans l'un et l'autre cas, la peine est extrême et n'est pas toujours proportionnée à la gravité du délit.

Supposons qu'une dame de maison soit condamnée à la peine la plus légère qu'on puisse lui imposer : par exemple, la clôture pendant huit jours de son établissement; non-seulement son loyer courra pendant ce temps qu'elle ne gagne rien, mais elle ne pourra conserver chez elle aucune fille, car l'administration les expulse toutes en fermant la maison, et celles-ci, pour ne pas mourir de faim, sont obligées de se placer ailleurs; il faut donc, à la fin des huit jours, que la dame de maison s'occupe de recruter son monde, de réhabiliter sa maison, et d'y faire revenir le public. La perte est bien plus grande, si la clôture se prolonge pendant un mois; elle équivaut à une ruine totale, si elle doit durer davantage.

On retrouve ici l'inconvénient des lois criminelles trop sévères : on cesse de les appliquer, et par la force des choses elles tombent en désuétude. Pour ne point diminuer le nombre des maisons de prostitution, qui, dans l'ordre actuel de notre société, rendent de véritables services, l'administration ferme les yeux sur certains délits, et ne punit que dans les cas où, poussée dans ses derniers retranchements, elle ne peut pas se dispenser de le faire.

Supposons maintenant que cette administration soit libre d'imposer à son gré une amende ou un emprisonnement plus ou moins long : elle peut proportionner la punition à tous les genres de délits, à leur gravité, à tous les cas de récidive; elle peut attaquer chaque femme par son faible, et ne laisser aucune faute impunie. Quelle est la dame de maison qui ne préférera pas une amende, même forte, à la clôture momentanée de son établissement? En supposant qu'une punition pécuniaire ne soit pas suffisante et qu'il faille recourir à l'emprisonnement, ne serait-il pas libre à l'administration de laisser subsister l'établissement en permettant à la maîtresse de se faire remplacer par une seconde? Elle accorde tous les jours ces permissions pour des raisons de santé, ou pour des voyages nécessités par des affaires de famille; cette permission n'aurait pas plus d'inconvénient dans un cas que dans un autre.

Un des délits les plus graves dont les dames de maisons puissent se rendre coupables, est la prostitution des mineures; on ne peut, dans ce cas, les atteindre qu'en les livrant au procureur du roi, qui les poursuit en vertu de l'article 334 du Code pénal; mais il faut à la justice tant de preuves, et des preuves d'une telle évidence, qu'il est rare de pouvoir les fournir : aussi, à l'époque actuelle, l'impunité est-elle la suite presque constante de ce grave délit. Quelle efficacité n'auraient donc pas alors des corrections administratives, qui, pour être arbitraires et sans appel, n'en seraient pas moins légitimes!

Les crimes et les délits ne peuvent pas être envisagés de la même manière par la justice et l'administration. Dans la prostitution d'une mineure, la justice n'aura qu'une peine à infliger; mais si cette mineure est recherchée par ses parents, si on la cache depuis longtemps, si elle est infectée, si elle a pu communiquer cette infection à un grand nombre d'individus, s'il y a une ou plusieurs récidives, l'administration verra dans ce cas des degrés de culpabilité que la justice, malgré sa rigueur excessive, ne pourra jamais atteindre.

Les dames de maisons ne doivent pas garder une fille chez elles sans venir la faire inscrire, et ne peuvent pas y conserver vingt-quatre heures celle qui aura été reconnue malade par le médecin du dispensaire; elles doivent avoir pour les médecins et les employés tous les égards possibles, et ne jamais insulter les agents auxquels la surveillance est confiée; il leur est enjoint de dépolir leurs carreaux, de cadenasser leurs fenêtres, d'empêcher les filles de les tenir ouvertes, de paraître au dehors dans un costume indécent; elles ne doivent pas se battre entre elles, et encore moins maltraiter les étrangers, etc. Or, que de nuances peuvent atténuer ou aggraver chacune de ces infractions! Une femme, par exemple, aura mis un ou deux jours de retard dans l'inscription d'une fille : le délit est grave, mais il est plus grave si cette fille est infectée, et plus grave encore s'il peut être prouvé qu'elle l'a fait communiquer avec des hommes; elle méritera le maximum de la peine applicable en cette circonstance si elle livre une fille que les médecins viennent à l'instant de déclarer malade et qu'elle doit soigneusement séquestrer. Parlerai-je des injures, du manque d'égards pour les médecins et les employés? Je n'en finirais pas s'il fallait entrer dans plus de détails.

Il est des devoirs de circonstance imposés aux dames de maisons, par exemple, à l'occasion d'une fête, d'une cérémonie publique ; il en est d'autres qui dépendent du caprice ou des vues particulières d'un préfet nouvellement en place : comment empêcher dans ces différents cas les infractions fréquentes.

Les inspecteurs qui font des visites nocturnes dans les maisons de prostitution ont soin de noter et de mettre au rang des infractions d'avoir trouvé la dame de maison couchée avec un étranger ou même avec une de ses filles : dans le premier cas, elle est censée se livrer à la prostitution ; dans le second, de favoriser ce vice infâme que n'osent avouer et défendre les gens les plus immoraux. Comment atteindre de tels délits, et par quels moyens les punir !

Il reste prouvé par tout ce qui précède, que le système qui consiste à séparer les dames de maisons du commun des prostituées assure à ces dames une impunité certaine pour la plupart des infractions aux règlements qui les gênent, et que ce n'est pas sans raison que ceux qui ont fait des prostituées et de la prostitution une étude spéciale, tout en approuvant la réserve de l'administration, désirent vivement une législation mieux appropriée aux besoins de notre société actuelle.

Au reste, la magistrature qui, par sa position, est appelée à maintenir les principes sur lesquels repose la société, a souvent prouvé par ses jugements sous quel point de vue elle considère les êtres ignobles qui font de la prostitution un moyen de fortune, et par un arrêt rendu le 29 décembre 1835, la deuxième chambre de la Cour royale de Paris a décidé qu'*une femme qui tient une maison de tolérance ne peut, à raison de l'industrie honteuse qu'elle exerce, être considérée comme commerçante, et que les billets souscrits par elle ne peuvent être regardés comme des actes de commerce.* Dans une courte plaidoirie, l'avocat général, M. Pécourt, a fait ressortir avec dignité ce qu'il y avait d'injurieux pour le commerce à lui assimiler une industrie de cette espèce.

[Depuis longtemps déjà l'amende et la prison n'étaient plus infligées aux maîtresses de maisons pour infraction aux obligations qui leur sont imposées, quand Parent a écrit cet ouvrage. La fermeture temporaire ou définitive de leur maison, telle est la seule mesure répressive que l'administration emploie à leur égard. Le minimum de ces punitions est de vingt-quatre heures de fermeture, le maximum le retrait définitif du livre. Il est arrivé qu'une maîtresse de maison a été expulsée du département, par application de la loi du 9 juillet 1852, pour avoir recélé un mineur et lui avoir fait dépenser en orgies de tous genres une somme importante qu'il avait dérobée à son patron, lequel n'a pas voulu porter plainte en justice.

Mais pour tout ce qui a le caractère d'un délit, l'administration laisse aux tribunaux à prononcer.

Il semblerait résulter, de ce que dit Parent, que l'administration ferme les yeux sur certains faits graves, parce qu'elle appréhende trop ou trop peu de la justice, et que les maisons de tolérance sont d'une nécessité indispensable pour la répression de la prostitution.

L'administration n'a jamais eu une condescendance semblable; elle se montre, au contraire, impitoyable pour les maîtresses de maisons qui abusent de sa confiance ou se montrent incapables, et les oblige à se démettre de leur exercice sous peine de retrait du livre.]

CHAPITRE XXII.

DE LA LÉGISLATION DES FILLES PUBLIQUES, ET DE LA LÉGALITÉ DES MESURES ADOPTÉES EN DIFFÉRENTS TEMPS CONTRE LES DÉSORDRES QUI RÉSULTENT DE LA PROSTITUTION.

On a dû remarquer dans les chapitres précédents qu'on y parle à chaque instant d'arrestations, d'inscriptions, de taxes, d'amendes, de prison, d'expulsions de Paris, de peines de différents genres, etc., etc. Tout cela suppose une autorité confiée à quelqu'un, et une étendue presque illimitée des pouvoirs les plus grands. Comme cette autorité, à l'époque actuelle de notre société, ne peut s'exercer sans une loi, je me trouve naturellement amené à traiter cet article d'une si haute importance, et à examiner en détail tout ce qui regarde la législation des prostituées, et la légalité des mesures qui ont été prises à leur égard en différents temps et en différentes circonstances.

§ 1. — Législation et police des prostituées depuis Charlemagne, et particulièrement depuis saint Louis jusqu'à Louis XIV, vers 1681.

Lois de Rome et de Byzance pour la répression de la prostitution. — Sévérité extrême de ces lois. — Capitulaires de Charlemagne. — Première ordonnance de saint Louis entièrement prohibitive. — Ses ordonnances rappelées par ses successeurs. — On reconnaît la nécessité de leur faire subir quelques modifications. — Rues particulières assignées aux prostituées. — Certaines parures interdites à ces filles. — Conflits entre le roi et certains bourgeois au sujet de l'expulsion des prostituées. — Arrêt rendu à ce sujet par le parlement en 1387. — Série d'arrêts et de règlements relatifs aux désordres occasionnés par les prostituées et aux parures qu'il leur était défendu de porter. — On revient, en 1560, aux lois entièrement prohibitives. — Inconvénients graves qui en résultent.

La prostitution publique, source intarissable de désordres, de délits et de crimes, a été chez tous les peuples un des principaux objets de l'attention du gouvernement ; sous des formes qui varient suivant les climats et les mœurs nationales, elle reste inhérente aux grandes populations. Des citations sans nombre pour prouver cette vérité ne nous instruiraient pas, et prendraient ici le caractère d'une érudition déplacée.

A Rome et à Byzance, sous le règne de Constantin, des deux Théodose et de Justinien, des lois sévères avaient été rendues pour refréner la prostitution publique ; j'insiste sur ce point, parce que cette législation a servi de base à celle de nos premiers rois.

Toutes ces lois étaient prohibitives, les peines excessives, les amendes exorbitantes ; on ne procédait que par la confiscation des meubles, des vêtements, de la maison ; on condamnait au fouet, au bannissement, aux travaux des mines, et même à la mort. Tout, dans cette législation draconienne, annonçait de bonnes intentions, mais une ignorance complète de ce qui regarde les mœurs, les habitudes et le régime des prostituées; car, en supposant qu'elle pût être appliquée, et je doute fort qu'elle l'ait jamais été, elle ne pouvait atteindre qu'un très petit nombre de femmes qui se font remarquer dans la masse de la population à laquelle elles appartiennent.

Les capitulaires de Charlemagne (1) offrent chez nous le premier exemple de cette sévérité excessive : la prison, le fouet, l'exposition au carcan, furent les peines portées contre les prostituées et contre ceux qui leur donnaient asile ; ces derniers devaient les porter sur leur dos jusqu'à la place du marché public, pour y subir la peine à laquelle leur locataire avait été condamnée.

Une ordonnance du même prince, de l'année 800, prescrit à tous les officiers du palais de rechercher les femmes publiques qui pourraient s'y introduire.

Tout fut abandonné pendant les quatre siècles qui suivirent les ordonnances de ce grand empereur, bien que l'histoire prouve que les maisons de débauche existaient *en tous lieux et en très grand nombre*, et que l'immoralité la plus grande se trouvait dans toutes les classes de la société (2).

Saint-Louis, à son retour de la Terre-Sainte, affligé des désordres qu'il remarqua dans ses États, chercha à y porter remède par une première ordonnance du mois de décembre 1254. Cette ordonnance portait (art. 34) que les femmes publiques seraient chassées, tant des villes que de la campagne, et que celui qui leur aurait

(1) De La Mare, *Traité de la police*, t. Ier, p. 489.

(2) Rabutaux, *De la prostitution en Europe depuis l'antiquité jusqu'à la fin du XVIe siècle*. Paris, 1851, in-4.

loué sciemment sa maison la perdrait. Voici le texte de ce curieux document :

« Expellantur autem publice meretrices, tam de » campis quam de villis, et factis monitionibus, seu pro- » hibitionibus bona earum per locorum judices capian- » tur, vel eorum auctoritate, a quolibet occupentur, » etiam usque ad tunicam, vel ad pellicium. Qui vero » domum publice meretrici locaverit scienter, volumus » quod ipsa domus incidat domino a quo tenebitur in » commissum (1). »

Pour faciliter l'exécution de ce règlement dans la ville de Paris, saint Louis prit sur sa cassette les fonds nécessaires pour permettre au couvent des Filles-Dieu de recevoir deux cents personnes. Ce couvent, spécialement destiné aux filles repentantes, avait été fondé par Guillaume III, évêque de Paris, pour y recevoir plusieurs prostituées qu'il avait converties par ses prédications.

Deux ans plus tard, en 1256, saint Louis prescrivit de nouvelles mesures dans une *ordonnance rendue pour l'utilité du royaume*, L'article 11 de cette ordonnance porte ce qui suit :

« Item, que toutes foles fammes et ribaudes com- » munes soit boutées et mises hors de toutes nos bonnes

(1) En 1254, Joinville, qui accompagnait saint Louis dans son voyage d'outre-mer, raconte dans ses Mémoires qu'à *Césarée*, un chevalier ayant été trouvé au *bordeau* « fut condamné par condition, ou » que la ribaude avec laquelle il avait été trouvé le mènerait parmi » l'armée, en chemise, ayant une corde liée à ses génitoires, laquelle » ribaude tiendrait d'un bout ; ou s'il ne voulait souffrir telle chose, » qu'il perdrait son cheval et son harnais, et qu'il serait chassé et fort » banni du service du roi. » Le chevalier, ajoute Joinville, préféra cette dernière peine. (A. T. et P. D.)

» citéz et villes, especiallement qu'elles soient boutées hors des ruës qui sont en cuer des dites bonnes » villes, et mises hors des murs, et loing de tous lieux » saints, comme églises et cimetières. Et quiconque » loëra maison nulle es dites citez et bonnes villes, et » lieus à ce non establis, à folles fammes communes, » ou les recevra en sa maison, il rendra et payera aux » establis à ce garder de par nous le loyer de la maison » d'un an. »

Enfin, une ordonnance du 25 juin 1269, rendue à Aiguemortes, renouvelle dans les termes suivants celle de 1254 :

« Cæterum notoria et manifesta prostibula, quæ » fidelem populum sua fœditate maculant, et plures » protrahunt in perditionis interitum, penitus exterminari præcipimus tam in villis quam extra ; et ab aliis » flagitiis, et flagitiosis hominibus ac malefactoribus » publicis, terram nostram plenius expurgari. »

L'exécution rigoureuse de l'ordonnance contre les prostituées ne tarda pas à prouver à leur auteur qu'il n'avait fait qu'aggraver un désordre auquel il voulait remédier, et que la destruction complète de la prostitution était une œuvre impraticable. Les prostituées, se voyant poursuivies, et pour ainsi dire traquées de tous côtés, changèrent d'allures ; elles quittèrent leur costume et prirent celui des femmes honnêtes, ce qui exposait celles-ci à toutes sortes d'insultes de la part des libertins. En peu de temps le mal devint si grand, que saint Louis crut devoir permettre aux prostituées de rester dans la ville et d'y exercer leur métier, mais seulement dans les endroits spéciaux qui leur furent assignés, et qui se trouvaient entièrement séparés des maisons particulières. Ces lieux, où les prostituées pouvaient se rendre, n'étaient ouverts que dans la journée, et fermés à six heures du soir, parce qu'on s'aperçut plus tard que beaucoup de femmes non publiques s'y rendaient la nuit pour n'être pas reconnues.

Nous voyons ici un premier exemple de la tolérance accordée à la prostitution. Cette tolérance est reconnue nécessaire par un roi qui s'est rendu célèbre, non-seulement par ses institutions et sa haute sagesse, mais encore par sa piété, et que l'Église a cru devoir placer parmi les bienheureux. Saint Louis tolère la prostitution, parce que l'expérience lui prouve qu'on ne peut la détruire; il la régularise pour diminuer le scandale et atténuer les maux dont elle était la cause : on reconnaît dans cette conduite un esprit supérieur qui essaie et tâtonne avant de rien arrêter, qui ne craint pas de revenir sur une première décision, et qui, en tolérant un mal qu'il ne peut empêcher, croit servir la religion aussi efficacement qu'en donnant à son peuple l'exemple des vertus les plus sublimes.

En 1347, ainsi que nous l'avons dit en parlant du costume des prostituées (tome I, p. 338), Jeanne Ire, reine de Naples, comtesse de Provence, ordonna à toutes les prostituées d'Avignon de porter une aiguillette (1).

(1) Ce document est trop curieux pour que nous ne le rapportions pas en entier.

1° L'an 1347 et le huitième du mois d'août, notre bonne reine Jeanne a permis un lieu particulier de débauche dans Avignon, et elle défend à toutes les femmes débauchées de se tenir dans la ville, ordonnant qu'elles soient renfermées dans le lieu à ce destiné, et que pour être connues elles portent une aiguillette rouge sur l'épaule gauche.

2° Si quelque fille, qui a déjà fait faute, veut continuer ce mauvais train de vie, le porte-clefs ou capitaine des sergents, l'ayant prise par

On voit cette tolérance plus positivement indiquée dans une ordonnance du prévôt de Paris, en date du 18 septembre 1367. On y assigne de nouveau certaines

le bras, la mènera par la ville au son du tambour, avec l'aiguillette rouge sur l'épaule, et l'établira à domicile dans le lieu public de débauche, en lui défendant de sortir dans la ville, à peine du fouet pour la première fois, et du fouet et du bannissement en cas de récidive.

3° Notre bonne reine ordonne que la maison de débauche soit établie dans la rue du *Pont-Troué*, près du couvent des Frères-Augustins, jusqu'à la porte Saint-Pierre, et que du même côté il y ait une porte d'entrée qui fermera à clef, pour empêcher qu'aucun homme aille voir les femmes sans la permission de l'abbesse ou baillive, qui tous les ans sera élue par les consuls. La baillive gardera la clef, et avertira les jeunes gens de ne causer aucun trouble, et de ne faire aucun mauvais traitement aux filles de la maison ; autrement et à la moindre plainte, ils n'en sortiront que pour être conduits en prison par les sergents.

4° La reine veut que, tous les samedis, la baillive et un chirurgien préposé par les consuls visitent toutes les femmes et filles du lieu de débauche, et s'il s'en trouve quelqu'une qui ait contracté du mal provenant de paillardise, qu'elle soit séparée des autres, pour qu'elle ne puisse s'abandonner et donner du mal à la jeunesse.

5° Si quelqu'une des filles devient grosse, la baillive prendra garde qu'il n'arrive aucun mal à l'enfant, et elle avertira les consuls qui pourvoiront aux besoins de cet enfant.

6° La baillive ne permettra absolument à aucun homme d'entrer dans la maison le vendredi saint, ni le samedi saint, ni le bienheureux jour de Pâques, à peine d'être cassée et d'avoir le fouet.

7° La reine défend aux filles de joie d'avoir aucune dispute ni jalousie entre elles, de se rien dérober, non plus que de se battre ; elle veut au contraire qu'elles vivent ensemble comme sœurs ; qu'en cas de querelle, la baillive les accorde, et qu'elles s'en tiennent à ce qu'elle aura décidé.

8° Que si quelqu'une a dérobé, la baillive fasse rendre à l'amiable l'objet du larcin ; et si la voleuse se refuse à le restituer, qu'elle soit fouettée dans une chambre par un sergent ; si elle retombe dans cette faute, qu'elle soit fouettée par le bourreau de la ville.

9° Que la baillive ne permette à aucun juif d'entrer dans la maison ; et s'il arrive que quelqu'un d'eux, s'y étant introduit en secret et par finesse, ait eu affaire à quelqu'une des filles, qu'il soit mis en prison pour avoir ensuite le fouet par tous les carrefours de la ville.

rues aux femmes qui se trouvaient répandues dans toutes les parties de la capitale, et l'on défend aux particuliers de leur louer ailleurs que dans ces rues, sous des peines corporelles. On avait donc reconnu l'inutilité de la défense qui leur fut faite par saint Louis de se prostituer chez elles. On supprime, à ce qu'il paraît, les lieux de débauche où elles devaient se rendre ; on les expulse de la société, on les cantonne dans un endroit, et on les laisse faire tout ce qu'elles veulent dans leur nouvelle demeure.

Ce n'est pas connaître les prostituées et leur esprit d'insubordination que de croire qu'elles seront retenues par de simples règlements. Elles étaient sous ce rapport, au XIVe siècle, ce qu'elles sont aujourd'hui. Comme elles dépassaient en plein jour les limites qui leur avaient été assignées, et commettaient publiquement toutes sortes de désordres, une ordonnance de police, du 17 mars 1374, leur prescrivit d'être rentrées dès six heures du soir dans les rues qui leur avaient été assignées par l'ordonnance de 1367.

Les rues assignées aux prostituées, à cette époque reculée, subsistent encore pour la plupart : ce sont les rues Mâcon, Froidmantel, Tyron, Robert, Baillchoi (Bailleul), de Glatigny, de la Boucherie, du Grand, du Petit et du Moyen-Hurleux, etc.; il paraît même que ce fut saint Louis qui les indiqua, car une ordonnance de 1419, qui les nomme exactement, dit que ce sont les lieux désignés jadis par ce roi.

Quelques années avant cette dernière ordonnance, c'est-à-dire en 1360, un règlement interdit aux courtisanes l'usage de certaines parures. On voit, par l'énumération des bijoux et des riches vêtements dont se paraient quelques-unes de ces femmes (1), que la classe riche de cette époque n'était pas meilleure que celle dont nous déplorons les déréglements et les prodigalités à l'époque actuelle.

La rue Chapon, située en dehors des murs de la ville, était une de celles où les prostituées avaient le droit de se réunir ; cette rue ayant été comprise dans l'enceinte de Charles V, les bourgeois y bâtirent, mais les prostituées qui l'encombraient nuisaient à leurs locations. Ces bourgeois, ne pouvant pas eux-mêmes remédier à cet état de choses, firent des réclamations au roi, qui, par une ordonnance spéciale, les délivra du voisinage dont ils étaient incommodés.

Sous le règne de Charles VI, les ordonnances de saint Louis, et toutes celles qui les confirmèrent, étaient tombées dans un tel oubli, que beaucoup de propriétaires des rues Beaubourg, Geoffroi-Langevin, Simon-le-Franc, de la Fontaine-Maubuée, des Jongleurs, et de toutes les petites rues qui entouraient Saint-Denis-de-la-Châtre, ayant loué des logements à des prostituées, toutes ces rues s'en trouvaient encombrées, ce qui occasionnait un scandale révoltant. Le roi, à l'occasion d'une nouvelle demande des habitants de la rue Chapon, ordonna aux particuliers d'expulser les prostituées qu'ils logeaient chez eux. Le successeur de Jules Aubriot fit même boucher avec du plâtre les portes de tous ces mauvais lieux, mais les bourgeois s'opposèrent à cette mesure ; il y eut de leur part une résistance unanime ; ils en appelèrent au parlement, qui, par un arrêt de 1387, leur donna gain de cause, et les main-

(1) De La Mare, *Traité de la police*. Paris, 1722-1735, t. Ier, p. 490.

tint dans le droit de louer leurs appartements à qui ils voudraient. Cet arrêt est très remarquable : je ne puis l'expliquer que par le désordre qui existait à cette époque malheureuse dans toutes les branches de l'administration. Une année auparavant, le 24 juin 1386, le même parlement avait, par un arrêt, confirmé tous les règlements antérieurs sur les prostituées ; cette contestation entre le roi et les bourgeois au sujet de leurs prétentions respectives dura sept années. Quel bien pouvait faire une administration ainsi constituée, lorsque les attributions des différentes autorités ne sont pas définies, et lorsque le roi lui-même voit ses arrêts cassés et son autorité méconnue (1) ?

Il existe un arrêté du prévôt de Paris, daté du 13 juin 1395, qui défend à toutes les filles de joie de se trouver dans les *bordeaux* ou *clapiers* après le couvre-feu sonné, sous peine de prison et d'amende arbitraire : l'annonce et la publication de cet arrêté devaient être renouvelées deux fois dans le cours de l'année ; ces *bordeaux*, où les filles devaient se rendre pour exercer leur métier, avaient donc été rétablis. Quelle vacillation, quelle incertitude, quelle contradiction dans les mesures d'ordre et de répression !

En 1415 et 1419, on renouvela la même défense ; on sait que le couvre-feu se sonnait à sept heures du soir en été, et à six en hiver.

En 1420, arrêt du parlement qui défend aux prostituées de porter certaines robes et certains bijoux, et ordonnance du roi Charles VI qui leur interdit de s'établir ailleurs que dans les rues précédemment indiquées,

(1) Félibien, *Hist. de Paris*, t. II, p. 704.

et qui, en même temps, leur défend de tenir cabarets. C'est la première fois qu'il est question de cabarets tenus par les prostituées. Nous avons déjà vu, et nous verrons encore les graves inconvénients de ces établissements dans les lieux de prostitution.

[En 1424, Charles VII prend sous sa protection la maison de Toulouse, dite le Chatel vert, pour laquelle Charles VI avait accordé, en 1389, des lettres aux filles de joie avec faculté de se vêtir comme il leur conviendrait, à la condition qu'elles porteraient autour d'un de leurs bras une jarretière ou lisière de drap d'autre couleur que la robe. Charles VII fait une loi expresse pour rétablir dans cette maison le bon ordre et la tranquillité, qu'une jeunesse inconsidérée troublait quelquefois.

Les capitoules exposent au roi que depuis longtemps ils possédaient à bon droit et à juste titre un bordel (*hospitium commune*), où ils recevaient tous les ans, des filles publiques et de ceux qui venaient les visiter, un impôt qui était employé pour l'utilité de ladite ville; que des mauvais sujets rendaient cette maison comme inabordable par le bruit qu'ils y faisaient, qu'en conséquence la recette de leur droit était réduite à rien : pourquoi ils suppliaient le roi de vouloir bien y pourvoir.

On voit par l'acte des coutumes de Narbonne que le consul et les habitants avaient l'administration de toutes les affaires de police, et le droit d'avoir dans la juridiction du vicomté une rue *chaude*, c'est-à-dire un lieu de prostitution.

Dans la même année 1424, au mois d'avril, Henry d'Angleterre (l'usurpateur) fait droit, par une ordonnance, aux réclamations des paroissiens de Saint-Méry, en ordonnant aux femmes et filles de joie de quitter les rues environnantes de l'église, et en ordonnant ainsi une expulsion locale à laquelle s'opposèrent les chanoines de Saint-Méry, ce qui est relaté dans un règlement rendu à ce sujet par le parlement de Paris. (Règlement du parlement Decrusy.)]

Le 17 avril 1426, nouvel arrêt du parlement qui défend aux prostituées de porter des robes et autres distinctions que les filles nobles avaient seules le droit d'avoir à cette époque.

De tous les règlements relatifs aux prostituées, ceux qui concernaient ces parures et ces distinctions ont été, à ce qu'il paraît, plus rigoureusement observés que tous les autres ; on trouve dans les registres de la chambre des comptes un état curieux d'une vente faite le 10 juillet 1427, de tous les objets saisis chez des prostituées qui se trouvaient en contravention avec la loi somptuaire qui les regardait : il y est question de robes de soie, de bijoux, de ceintures, de clous d'or et d'argent, de fourrures de petit-gris, etc. Tout semble démontrer que cette loi somptuaire est restée longtemps en vigueur, car il se fit des ventes semblables en 1746, en 1754, en 1758, en 1760, en 1761, en 1762 et en 1764 (1).

Si le parlement, en 1387, résistait aux ordres de Charles VI, et donnait gain de cause aux bourgeois contre l'autorité royale, tout prouve que cet état d'opposition ne dura pas longtemps. Nous venons de voir ce que fit ce corps relativement aux lois somptuaires ; je dois ajouter qu'il aida dans toutes les circonstances

(1) Desessards, *Dictionnaire de police*, p. 583.

les particuliers qui avaient à se plaindre des prostituées, et que, souvent, il fit déguerpir celles-ci des lieux où elles s'étaient établies.

Pendant trois siècles la sage tolérance reconnue nécessaire par saint Louis resta en vigueur dans Paris ; on se contenta de réprimer les désordres les plus scandaleux, et une sorte de protection fut accordée aux prostituées qui se conformaient aux règlements établis.

[Mais à la fin du XVe siècle survint l'invasion d'un mal terrible, que le désordre des mœurs du temps propagea dans toutes les classes; nous voulons parler de la *syphilis*, qu'importèrent à Naples, dit-on, en 1493, les soldats de Christophe Colomb. Par les accidents terribles que manifestait sa présence, cette maladie dut causer en France une terreur plus grande encore que celle de l'apparition de la peste.

C'est ce qui explique l'énormité des moyens qui furent pratiqués pour en arrêter la propagation, moyens que l'on dirigea particulièrement contre les femmes de débauche. Il reste à cet égard un monument important intitulé : *Règlement du parlement de Paris touchant les malades de la grosse vérole*, 6 mars 1496 ou 1497 (il porte ces deux dates dans la collection Lamoignon, d'où nous l'avons extrait).

» Pour pourvoir aux inconvénients qui arrivent chacun jour par la fréquentation et communication des malades qui sont de présent en grand nombre en cette ville de Paris, de certaine maladie contagieuse nommée la grosse vérole ont esté advisez, concludre et délibérez par reverend père en Dieu, monsieur l'evesque de Paris, les officiers du Roy, prevost des marchans et eschevins de Paris, oy le conseil et advis de plusieurs grands et notables personnages de tous estats, les poincts et articles qui s'ensuivent.

» Premièrement sera faict cry publique de par le Roy, que tous malades de cette maladie de grosse vérolle, estrangiers, tant hommes que femmes, qui n'estoient demourans et résidens en cette ville de Paris, alors que la ditte maladie les a prins, vingt-quatre heures après le dit cry faict s'envoisent et partent hors de cette ditte ville de Paris es lieux dont ils sont natifs, ou là où ils faisoient leur résidence quand cette ditte maladie les a prins, ou ailleurs où leur semblera, sur peyne de la hart. Et à ce que plus facilement ils puissent partir, se retirent ès portes Saint-Denis et Saint-Jacques, où ils trouveront gens députés, lesquels délivreront à chacun quatre sols parisis, en prenant leur nom par escript et leur faisant deffencc, sur peyne que dessus, de non rentrer en cette ditte ville, jusques à ce qu'ils soient entièrement garis de cette ditte maladie.

» 2° Item, que tous malades de cette ditte ville, ou qui estoient résidens et demourans en cette ville alors que la maladie leur a prins, tant hommes que femmes, qui auront puissance de eux retirer en maisons, se retireront dedans les dittes vingt-quatre heures, sans plus aller par la ville de jour ou de nuit, sur la ditte peine de la hart; et lesquels, ainsi retirés en leurs dittes maisons, s'ils sont pôvres et indigens, se recommanderont aux curés et marguilliers des paroisses dont ils seront pour estre recommandés; et sans ce qu'ils partent de leurs dittes maisons, leur sera pourveu de vivres convenables.

» 3° Item, tous autres pôvres malades de cette ville, hommes ou femmes qui auraient prins icelle maladie aux résidens et demourans ou servans en cette ville qui ne auroient puissance de eux retirer en maison dedans les dittes vingt-quatre heures après le cry faict, sur la ditte peine de la hart, se retireront à Saint-Germain des Prez, pour estre et demourer ès maisons et lieux qui leur seront baillez et delivrez par les gens et deputez à ce faire. Auxquels lieux, durant la maladie, leur sera pourveu de vivres et autres choses à eux necessaires, et auxquels l'on deffend, sur la ditte peine de la hart, de non rentrer en cette ditte ville de Paris, jusques à ce qu'ils soient entierement garis de la ditte maladie.

» 4° Item, que nul ne soit si hardy de prendre les dits quatre sols parisis s'il n'est estrangier, comme dit est, ou qu'il voulust partir de cette ditte ville, sans plus entrer jusques à ce qu'il soit entièrement gary.

» 5° Item, et quant aux femmes malades, leur sera pourveu de autres maisons et demeurances esquelles elles seront fournies de vivres et autres choses à eux nécessaires.

» 6° Item, a esté ordonné que pour satisfaire au dit cry, les dits malades qui estoient de ceste ditte ville, ou qui estoient demourans en ceste ville, alors qu'ils ont esté prins de ceste ditte maladie, seront mis à la maison qui ja esté louée pour ceste cause, estant à Saint-Germain des Prez (1), et où elle ne pourroit fournir, seront

(1) C'est ce qu'on appela l'*hôpital des petites maisons du bourg Saint-Germain*. Ces maisons n'étaient autres que des masures habitées par de pauvres ouvriers qui venaient tous les jours travailler à Paris. Plus tard, le *grand bureau des pauvres* organisa ces maisons, les établit tout autour des cours de la maladrerie Saint-Germain, et y logea 400 vieillards. Cet établissement occupait l'emplacement actuel des *Petits-Ménages*, rue de Sèvres. On y recevait en outre des vénériens, ou, comme on les appelait à cette époque, des *malades attaqués du*

prins granges et autres lieux estans pres d'icelle, afin que plus facilement elles puissent estre pansez. Et, en ce cas, seront ceux à qui seront les dittes granges et maisons remunerez et satisfaits de leurs louages, par ceux qui seront commis et deputez à recevoir l'argent cueilly et levé en cette ville de Paris pour les dits malades, par l'ordonnance des dits evesque et officiers du Roy, et prevost des marchands : et à ce souffrir seront contraints réaument et d'effect.

» 7° Item, après le dit cry fait, sera pourvue par ceux qui sont commis à recevoir le dit argent, à ce qu'ils mettent deux hommes ; c'est à savoir, un à la porte Saint-Jacques et l'autre à la porte Saint-Denis, pour, en présence de ceux qni seront commis par les officiers du Roy et prevost des marchands, payer les dits quatre sols parisis et prendre les noms de ceux qui les recevront, en leur faisant les deffenses dessus dittes.

» 8° Item, sera ordonné par le prevost de Paris aux examinateurs et sergens, que ès quartiers dont ils ont la charge, ils ne souffrent et permettent aucun d'iceux malades aller, converser ou communiquer parmi la ville ; et où ils en trouveront aucuns, ils les mettent hors d'icelle ville ou les envoyent ou menent en prison pour estre pugnis corporellement selon la ditte ordonnance.

mal de Naples, des enfants malades de la teigne, des épileptiques, des fous et des idiots.

Jusqu'en 1790, les gardes suisses et les gardes françaises, attaqués de maladies vénériennes, continuèrent à être traités aux Petites-Maisons, moyennant 15 et 30 francs ; ils y habitaient un local particulier. (Voyez *Statistique des décès dans la ville de Paris*, par M. Trébuchet, *Annales d'hygiène publique.*) (A. T. et P. D.)

» 9° Item, après le dit cry mis à exécution soient ordonnez gens par les dits prevosts et eschevins, lesquels se tiendront aux portes de cette ville de Paris pour garder et deffendre que aucuns malades de cette ditte maladie ne entrent apparamment ou segrettement en cette ditte ville de Paris.

» Item, soit pourveu par ceux qui sont deputez à recevoir l'argent donné et aumosné aux dits malades à ce que à iceux retirés ès dittes maisons soit pourveu de vivres et autres choses nécessaires soigneusement et en diligence, car autrement ils ne pourraient obeyr aux dittes ordonnances. »]

[Le règlement ci-dessus étant, sous certains rapports, tombé en désuétude, il y fut rappelé par une ordonnance du prévost de Paris, non moins sévère dans ses dispositions; elle porte la date du 25 juin 1498. En voici le texte :

« Combien que par cy devant ait été publié et ordonné à son de trompe et cry public par les carrefours de Paris, à ce qu'aucun n'en peut pretendre cause d'ignorance, que tous malades de la grosse verole vuidassent incontinent hors la ville, et s'en allassent, les etrangers ès lieux dont ils sont natifs, et les autres vuidassent hors de la ditte ville sur peine de la hart; néantmoins les dits malades en contemnant les dits cris sont retournés de toutes parts et conversent parmi la ville avec les personnes saines, qui est chose dangereuse pour le peuple et la seigneurie qui, à present, est à Paris. L'on deffend de rechef, de par le Roy et monsieur le prevost de Paris, à tous les dits malades de la ditte maladie, tant hommes que femmes, que, incontinent après ce présent cry, ils vuident et se départent de la ditte ville et forsbourgs de Paris, et s'envoisent sçavoir les forains faire leur residence ès pays et lieux dont ils sont natifs, et les autres, hors la ditte ville et forsbourgs sur peine d'estre jettez à la rivière, s'ils y sont prins ce jourd'huy passé. Enjoint à tous commissaires carteniers et sergens, prendre ou faire prendre ceux qui y seront trouvés pour en faire exécution. »

Il est certain qu'à partir de cette époque, les règlements qui ne traitaient de la prostitution que sous le rapport du scandale et des troubles qui pouvaient en résulter pour l'ordre public, eurent à s'en occuper encore au point de vue de l'hygiène publique, qui exigeait l'emploi de mesures sanitaires.]

En 1560, on en revint aux lois entièrement prohibitives : un édit rendu à Orléans, dans le mois de janvier de cette année, ayant ordonné que les lieux de prostitution seraient supprimés dans toute l'étendue de la France, on tâcha de l'exécuter à Paris, et c'est dans ce but que le prévôt des marchands rendit son ordonnance de 1565. Cette date est curieuse : cinq années écoulées entre le moment où l'on rend une loi et celui où l'on s'occupe de la mettre à exécution, montrent ce qu'était à cette époque la machine sociale. Ce qui achèvera de nous en donner une idée, c'est qu'il fallut des années pour assainir, si l'on peut se servir de cette expression, certaines rues de Paris. Les trois rues du Hurleux furent presque les dernières, les habitants résistèrent pendant cinq ans ; ils s'adressèrent à la justice pour être maintenus dans le droit de loger et de recevoir chez eux des prostituées, mais ils perdirent au tribunal du Châtelet ; ils en appelèrent au roi, qui confirma la sentence des premiers juges. Cette sentence ayant été lue aux deux extrémités de chacune de ces rues, les mauvais lieux qu'elles contenaient furent enfin fermés après trois siècles d'existence.

Suivant les commissaires de police de La Marre et Desessards, dans les ouvrages desquels j'ai puisé tous les détails de législation que je viens de rapporter, et beaucoup de ceux que je citerai encore, on parvint par ces voies rigoureuses à détruire dans Paris beaucoup de mauvais lieux ; mais ces auteurs conviennent qu'à leur place il s'en forma une multitude de secrets, plus pernicieux que tous les autres. Ainsi le mal inhérent à la prostitution est toujours resté le même ; sa force irrésistible a de tout temps fatigué ceux qui ont voulu employer la violence pour le comprimer ; il n'a cédé qu'aux esprits sages qui se sont contentés de le diriger, et d'opposer des digues à ses envahissements et à ses excès les plus révoltants.

Malgré les progrès immenses que fit la civilisation dans le XVIe et le XVIIe siècle, et les améliorations notables qui s'introduisirent alors dans l'ordre social, cet esprit d'intolérance contre tout ce qui regarde la prostitution, et que renouvela l'ordonnance de 1560, n'en resta pas moins en vigueur, et ce qui doit étonner, c'est qu'il se prolongea jusqu'à la fin du XVIIIe siècle. L'ordonnance du prévôt de Paris, publiée en 1565, fut renouvelée en 1619 ; on y enjoignait aux filles de débauche de *se mettre en condition* sous vingt-quatre heures, ou de vider la ville et les faubourgs, comme s'il était possible à une malheureuse, manquant de tout, et signalée à l'indignation et au mépris publics, de trouver une place de domestique, ou même du travail, à sa première volonté !

§ 2. — État de cette police et de cette législation depuis Louis XIV jusqu'à l'époque de la révolution.

Mesures prises en 1684 pour la répression des désordres inhérents à la prostitution. — Institution des lieutenants de police chargés particulièrement de la surveillance des mœurs. — Règlement de 1713. — Combien il est remarquable sous le rapport de tout ce qui tient à la conservation de la liberté individuelle. — Distinction qu'il établit entre la débauche et la prostitution publique. — Tout prouve qu'il n'a fait aucun bien. — Analyse des sentences prononcées par le lieutenant de police contre les prostituées, de 1724 à 1788. — Ordonnance célèbre de 1778, rendue par le lieutenant de police Lenoir. — Elle prescrit des choses impraticables. — Elle n'est cependant pas abrogée, et peut, d'après les lois actuelles, être remise en vigueur. — Elle fait ressortir et met en évidence la profonde sagesse de saint Louis. — Elle n'améliore pas les mœurs et ne diminue pas le scandale. — Elle simplifie la marche de l'administration. — Appareil judiciaire mis en usage dans les jugements du lieutenant de police. — Tableau d'une séance tenue par ce magistrat.

En 1684, le lieutenant de police avait remplacé le prévôt dans celles de ses attributions qui concernaient la police des femmes de mauvaise vie. La déclaration du roi du 20 août de cette année lui maintient toute autorité à cet égard.

C'est en 1684 que commence la période des règlements dont se rapprochent le plus les formes qui s'observent aujourd'hui administrativement en matière de prostitution. A cette époque très remarquable, la capitale s'était déjà beaucoup agrandie, et la population était devenue bien plus considérable. En un siècle et plus, un des fléaux les plus funestes à l'humanité avait eu le temps de prendre un grand développement, et c'étaient les prostituées qui contribuaient le plus puissamment à sa propagation ; la prévoyance même de Louis XIV confirma cette vérité, ainsi que nous l'avons fait remarquer ailleurs : ce ne fut plus dans une prison ordinaire que durent être envoyées les prostituées, ce fut dans un hôpital. Trois ordonnances du roi parurent le même jour 20 avril 1684 : l'une pour la punition et le traitement des filles d'une débauche publique et scandaleuse ; l'autre pour la correction des enfants mineurs appartenant à des familles pauvres ; la dernière pour la correction des enfants appartenant à des parents aisés ; les enfants pauvres devant être placés, les filles à la Salpêtrière, les garçons à Bicêtre ; quant aux autres, la maison du Refuge leur fut particulièrement affectée, et il y eut pour eux un règlement spécial. Ainsi, pour la première fois, on fait une distinction très sensible entre le scandale de la prostitution publique et le scandale des mœurs dans les familles.

[On voit successivement se modifier les moyens d'administration, et succéder les mesures préventives les plus sages aux mesures arbitraires et barbares qui les avaient précédées; et, il faut le reconnaître, l'ordonnance du 16 mars 1687, qui voulait que toutes les femmes publiques trouvées dans Versailles et dans les deux lieues de rayon eussent les oreilles coupées, contraste avec les voies judicieuses, mesurées, à l'aide desquelles on pourvoyait, bien avant cette dernière époque, à ce double but d'ordre et d'hygiène publique.]

Pour la répression comme pour la correction, il était procédé publiquement. Le lieutenant de police, nouvelle magistrature créée par Louis XIV, exerçait une juridiction toute spéciale en matière de mœurs ; il poursuivait, il prononçait des sentences, et veillait à leur exécution ; il graduait les punitions selon la gravité des cas. A cet égard, les attributions furent particulièrement réglées par la déclaration du 26 juillet 1713.

Ordonnance royale de 1713.

[« Louis, par la grâce de Dieu, etc., etc., salut.

» Le soin de réprimer la licence et la corruption des mœurs, qui semblent faire tous les jours de nouveaux progrès, étant un des principaux objets de la vigilance des officiers de police de notre bonne ville de Paris, il n'est pas moins nécessaire de régler la forme des procédures qu'ils doivent faire pour assurer la preuve des déréglements qu'ils doivent punir, et prévenir par là les inconvénients des plaintes téméraires ou délations inspirées par la haine des particuliers plutôt que par l'amour du bien public; et comme jusqu'à présent il n'y a point eu de loi précise qui ait établi un ordre absolument certain dans cette partie importante de la police, nous avons cru devoir y donner une forme aussi simple que régulière, qui puisse faire en même temps la conviction des coupables, la sûreté des innocents, et la décharge des officiers que leur ministère oblige à veiller à la recherche et à la poursuite de cette espèce de crime.

» Aux causes de notre certaine science, pleine puissance et autorité royale, nous avons dit et déclaré, disons et déclarons par ces présentes signées de notre main, voulons et il nous plaît que, dans les cas de débauche publique et vie scandaleuse de filles ou de femmes, où il n'écherra de prononcer que les condamnations d'amendes ou d'aumônes, ou des injonctions de vider les lieux ou même la ville, et d'ordonner que les meubles desdites filles ou femmes seront jetés sur le carreau, confisqués au profit des pauvres de l'hôpital général, les commissaires du Châtelet puissent, chacun dans son quartier, recevoir les déclarations qui leur en seront faites et signées par les voisins, auxquels ils feront prêter serment avant que de recevoir lesdites déclarations dont ils seront tenus de faire mention, à peine de nullité, dans le procès-verbal qui sera par eux dressé.

» Le rapport des faits contenus dans ledit procès-verbal sera fait, par lesdits commissaires, au lieutenant général de police les jours ordinaires des audiences de police, auxquelles les parties intéressées seront assignées en la manière accoutumée, pour y être pourvu contradictoirement ou par défaut, ainsi qu'il appartiendra, sur la conclusion de celui de nos avocats au Châtelet qui sera présent à l'audience, et entre les mains duquel lesdites déclarations seront remises, pour faire connaître au lieutenant général de police les noms et qualités des voisins qui les auront faites.

» En cas que lesdites parties dénient les faits contenus auxdites déclarations, le lieutenant général de police pourra, s'il le juge à propos pour la suspicion des voisins ou pour d'autres considérations, ordonner qu'il sera informé desdits faits devant l'un desdits commissaires, à la requête du substitut de notre procureur général au Châtelet, pour y être statué ensuite définitivement ou autrement par ledit lieutenant général de police, sur le récit des informations qui sera fait à l'audience par l'un de nos avocats, ou, en cas qu'il juge à propos d'en délibérer sur le registre, sur les conclusions par écrit de notre procureur audit siége, le tout à la charge de l'appel en notre Cour de parlement.

» Voulons que sur ledit appel, soit que l'affaire ait été jugée sur le récit ou le vu des informations, les parties procèdent en la grand'chambre de ladite Cour, encore qu'il y ait eu un décret sur lesdites informations, et que la suite de la procédure ait obligé ledit lieutenant général de police à ordonner que lesdites femmes ou filles seront enfermées pour un temps dans la maison de force de l'hôpital général, et, en cas de maquerellage, prostitution publique et autres où il écherra peine afflictive ou infamante, ledit lieutenant général de police sera tenu d'instruire le procès aux accusés ou accusées par récolement ou confrontation, suivant nos ordonnances et les arrêts et règlements de notre Cour, auquel cas l'appel sera porté en ladite chambre de la Tournelle, à quelque genre de peine que les accusés ou les accusées aient été condamnés; le tout sans préjudice de la juridiction du lieutenant criminel du Châtelet, qu'il pourra exercer, en cas de maquerellage, concurremment avec le lieutenant général de police, auquel néanmoins la préférence appartiendra, lorsqu'il aura informé et décrété avant le lieutenant criminel ou le même jour.

» Donnons en mandement, etc., etc., etc. »]

Je reviendrai plus tard sur l'examen des pouvoirs confiés au lieutenant de police; c'est en effet une des plus graves questions qui puissent être traitées dans un ouvrage sur les prostituées, et qui, même à l'époque actuelle, nous intéresse au plus haut degré.

Ce règlement de 1713 est particulièrement remarquable par les précautions conservatrices de la liberté individuelle qu'il exige; sous ce rapport, il a devancé les idées qui dominaient dans le siècle où il parut. On y trouve que dans le cas de *débauche publique et scandaleuse*, où il devait être prononcé des condamnations d'amendes, d'aumônes, des injonctions de vider les lieux ou même la ville, ou ordonné que les meubles seraient jetés sur le carreau ou confisqués au profit des pauvres de l'hôpital général, chaque commissaire, dans son quartier, recevait la déclaration des voisins après leur avoir fait prêter serment ; il assignait les parties à comparaître à l'audience du lieutenant de police ; là il rapportait en leur présence les faits contenus en son procès-verbal. Si ces faits étaient déniés par les parties, le lieutenant de police, sur les conclusions du procureur du roi au Châtelet, ordonnait des informations, le tout à la charge de l'appel en la Cour du parlement ; et dans le cas de maquerellage, *prostitution publique* (qu'on remarque bien ce mot) et autres, où il échoit peine afflictive, le lieutenant de police était tenu d'instruire le procès aux accusés, par récolement et confrontation, suivant les ordonnances.

Arrêtons-nous un instant sur ce règlement ou cette ordonnance, et tâchons d'en pénétrer l'esprit.

Comme on le voit d'abord, elle admet la distinction la plus claire entre la *débauche publique* et scandaleuse et la *prostitution publique*, et elle établit pour chacune de ces classes une manière particulière de procéder.

Dans le cas de *prostitution publique* et patente, s'affichant hautement dans les rues, simple confrontation et récolement pour toute forme de procédure ; point de recours en appel, point d'affiches de ce jugement ; et comme la classe des prostituées est au-dessous des peines infamantes, on ne les atteint que par des peines afflictives et corporelles, telles que l'expulsion des lieux qu'elles habitent ou même des murs de la ville, anciennement la flagellation, et plus rarement la section des cheveux, la prison pour un temps indéterminé, le juge ment en masse à certains jours d'audiences du lieutenant de police, audiences qui n'avaient lieu qu'une seule fois par mois.

Lorsqu'il ne s'agit que de *débauche publique*, c'est-à-dire ne s'exerçant pas sous les yeux des passants, mais secrètement, quoique au su de toute la population, les peines restent *infamantes* et autrement graves. Ce sont des amendes de 200, de 400 et de 500 livres, sommes assez fortes pour le temps ; c'est la confiscation et la vente des meubles à l'encan, la fermeture des maisons, un jugement spécial pour les coupables, la publicité de la sentence par l'affiche et le cri de cette sentence dans Paris, publicité plus infamante encore, résultant de la confirmation de la sentence par une cour supérieure.

Par l'appel réservé à cette classe, on voit que le législateur avait voulu principalement éviter que, sur de fausses dénonciations dictées par l'intérêt, la haine, la jalousie ou autrement, une femme ou une fille honnête d'ailleurs, mais obligée par état à recevoir beaucoup d'hommes, fût exposée à des poursuites et à des condamnations flétrissantes par simple soupçon de mauvaise vie.

A l'égard de ces appels, il fut question de savoir si les femmes qui voulaient profiter de cette faveur devaient être mises en liberté ou rester en prison en attendant le prononcé du jugement en dernier ressort. Ce cas fut résolu par un arrêt du parlement du 9 décembre 1713, qui décida que l'inculpée devait rester en prison.

On voit, en définitive, que les précautions et les formes judiciaires prescrites par la déclaration du 26 juillet 1713 n'étaient véritablement établies qu'à l'égard des femmes et des filles domiciliées, jouissant de ce qu'on appelait alors des droits de bourgeoisie, auxquelles on assimilait ceux et celles qui laissaient faire de leurs maisons des lieux de débauche, et non pour ces débauchées ou prostituées dont les noms n'étaient pas connus, dont les désordres avaient pour témoins tous les pavés des rues, ne possédant ni feu ni lieu, passant sans cesse d'un endroit à un autre, et dont le dénûment égalait l'abjection.

Aucun fait, aucune notion historique, n'ont pu me faire voir si la police qui existait dans la première moitié du siècle dernier sévissait quelquefois contre cette dernière classe de prostituées, autrement que par des *presses* ou saisies générales faites dans un quartier lorsqu'elles s'y trouvaient en trop grand nombre, et lorsqu'elles y excitaient du bruit ou des désordres trop marqués ; on les poursuivait comme on poursuit les bêtes sauvages qui s'approchent en trop grand nombre des habitations. Beaucoup venaient à s'échapper ; malheur à celles qui se laissaient atteindre : elles payaient leur négligence par quelques mois de prison.

Quant aux autres, le temps et l'expérience apprirent bientôt qu'en s'assujettissant à la lettre de la déclaration, on favorisait la prostitution au lieu de la réprimer ; on chargeait les gens de la justice d'une foule d'exécutions, par des procédures légales, contre une nuée de prostituées qui ne valaient pas le coût d'une assignation ; aussi ne les employait-on que dans les cas par trop scandaleux, et lorsqu'il s'agissait de rixes, de tapages, de meurtres. Je vais en donner la preuve.

On a conservé dans les archives de la Préfecture de police un exemplaire de la plupart des sentences prononcées par le lieutenant de police contre les délinquants dont nous nous occupons, et cela depuis l'année 1724 jusqu'à 1788, c'est-à-dire pendant soixante-quatre ans. J'ai eu la patience et le courage de lire toutes ces sentences, dont le nombre varie singulièrement suivant les années, et probablement suivant le zèle plus ou moins grand du chef de l'administration. Dans certaines années, on en compte de six à huit. Ce nombre s'est une fois élevé à douze, et une seule fois, sous Lenoir, à dix-huit. Le plus ordinairement il ne dépasse pas deux ou trois; il est des années où l'on n'en compte pas une seule.

Toutes ces sentences sont du même style; elles renferment les mêmes motifs, les mêmes condamnations, et sont évidemment calquées les unes sur les autres.

Entre autres documents instructifs, on y remarque:

1° Que la tolérance de l'administration à l'égard des prostituées et des maisons de prostitution était complète; qu'elle ne sévissait que dans les cas très graves, et qu'*elle délivrait des autorisations* qui répondaient aux tolérances actuelles;

2° Qu'on ne faisait de perquisitions que lorsqu'il y avait des plaintes portées de la part des voisins;

3° Que, dans tous les cas, le commissaire de police commençait par faire venir chez lui les coupables, et qu'il ne sévissait que dans le cas de récidive;

4° Qu'il y eut quelquefois des assassinats commis dans certaines maisons; dans d'autres, des filles et des hommes jetés par les fenêtres; que le tapage était le plus ordinairement occasionné par des soldats travestis; que les voisins couraient les plus grands dangers en rentrant chez eux, et que souvent même ils ne le pouvaient pas;

5° Que l'arbitraire le plus grand régnait dans toutes les arrestations; que rien n'était fixé par des règlements, et que tout dépendait du caprice des commissaires de police et de leurs agents;

6° Que toutes les filles arrêtées et interrogées sur les causes qui les avaient déterminées à se livrer à la prostitution et aux désordres qu'elles commettaient, alléguaient pour excuse le besoin qui les poursuivait, et l'excès de la misère à laquelle elles étaient réduites;

7° Qu'à mesure qu'on s'éloigne des premiers temps du siècle dernier, les punitions sont moins sévères, et la manière de procéder moins rude et moins expéditive;

8° Qu'on était dans l'usage de louer des boutiques à la foire Saint-

Laurent, pour y exercer la prostitution pendant tout le temps que durait cette foire;

9° Que les boutiques de certaines rues, et en particulier celle de la Corroierie et autres semblables qui donnent dans la rue Saint-Denis, étaient toutes louées et occupées par des prostituées;

10° Enfin que l'administration se voyait quelquefois obligée de prendre le parti des prostituées; de les défendre contre les voies de fait et les mauvais traitements des maîtres et maîtresses qui les logeaient, et qui se permettaient de les mettre en prison chez eux, lorsque ces malheureuses leur devaient quelque chose.

Je ne m'étendrai pas davantage sur ces sentences; j'ai cru devoir en donner l'analyse, parce qu'elles nous apprennent ce qu'était à Paris le régime des prostituées et des maisons de prostitution à une époque sur laquelle nous manquons de tous renseignements. Je me hâte de revenir à l'examen de la législation, sujet du chapitre que je traite en ce moment.

J'ai dit précédemment que les formes judiciaires prescrites par l'ordonnance de 1713 gênant la marche de l'administration, on aima mieux, dans bien des circonstances, abandonner les prostituées à elles-mêmes que de sévir dans tous les cas où l'on aurait pu le faire; c'est ce qui nécessita l'ordonnance de 1778, qui, réservant les faveurs prescrites par la déclaration de 1713 pour les cas douteux et pour les dénonciations et plaintes faites par parties privées, prescrivit des moyens de répressions plus simples et plus expéditifs. On lit dans le préambule de cette ordonnance ces paroles remarquables :

« Sur ce qui nous a été remontré par le procureur du roi, qu'après avoir porté une attention toute particulière sur ce qui peut intéresser la sûreté des citoyens, et renouvelé les règlements principaux dont l'exécution tend à la maintenir, il lui paraît également nécessaire de rappeler la rigueur des anciennes ordonnances contre les filles et femmes de débauche, dont les excès et le scandale sont aussi préjudiciables à la tranquillité publique qu'au maintien des bonnes mœurs; que le libertinage est aujourd'hui porté à un point que les filles et femmes publiques, au lieu de cacher leur infâme commerce, ont la hardiesse de se montrer pendant le jour à leur fenêtre, d'où elles font signe aux passants, pour les attirer, de se tenir le soir sur leurs portes, et même de courir les rues où elles arrêtent les personnes de tout âge et de tout état ; qu'un pareil désordre ne peut être réprimé que par la sévérité des peines prescrites par les lois et capables d'imposer, tant aux filles et femmes de débauche qu'à ceux qui les soutiennent et favorisent.

» Faisant droit sur ce réquisitoire du procureur du roi, ordonnons que les ordonnances, arrêts et règlements concernant les femmes et filles de débauche seront exécutés suivant leur forme et teneur, et, en conséquence :

» Art. Ier. — Faisons très expresses inhibitions et défenses à toute femme et fille de débauche de raccrocher dans les rues, sur les quais, places et promenades publiques, et sur les boulevards de cette ville de Paris, même par les fenêtres, le tout sous peine d'être rasées et enfermées à l'hôpital, même, en cas de récidive, de punitions corporelles, conformément auxdites ordonnances, arrêts et règlements.

» Art. II. — Défendons à tous propriétaires et principaux locataires des maisons de cette ville et faubours d'y loger ni sous-louer les maisons dont ils sont propriétaires ou locataires qu'à des personnes de bonnes vie et mœurs, et bien famées, et de souffrir en icelles aucun lieu de débauche, à peine de cinq cents livres d'amende.

» Art. III. — Enjoignons auxdits propriétaires et locataires des maisons où il aura été introduit des femmes de débauche, de faire dans les vingt-quatre heures leur déclaration par-devant le commissaire du quartier, contre les particuliers et particulières qui les auront surpris, à l'effet, par les commissaires, de faire leurs rapports contre les délinquants, qui seront condamnés à quatre cents livres d'amende, et même poursuivis extraordinairement.

» Art. IV. — Défendons à toutes personnes de quelque état et condition qu'elles soient, de sous-louer jour par jour, huitaine, quinzaine, au mois ou autrement, des chambres et lieux garnis à des femmes et filles de débauche, ni de s'entremettre directement ou indirectement auxdites locations, sous les mêmes peines de quatre cents livres d'amende.

» Art. V. — Enjoignons à toutes personnes tenant hôtels, maisons et chambres garnis au mois, à la quinzaine, à la huitaine, à la journée, etc., d'inscrire de suite, jour par jour et sans aucun blanc, les personnes logées chez eux, par noms, surnoms, qualités, pays de naissance et lieu de domicile ordinaire sur les registres de police qu'ils doivent tenir à cet effet, cotés et paraphés par les commissaires des quartiers, et de ne souffrir dans leurs hôtels, maisons et chambres, aucuns gens sans aveu, femmes ou filles de débauche se livrant à la prostitution, de mettre les hommes et les femmes dans des chambres séparées, et de ne souffrir dans des chambres particulières des hommes et des femmes prétendus mariés, qu'en représentant par eux des actes en forme de leur mariage, ou en s'en faisant certifier par écrit, par des gens notables et dignes de foi, le tout à peine de deux cents livres d'amende.

» Art. VI. — Mandons aux commissaires, etc., etc., etc. (1).

» 16 novembre 1778. *Signé* Lenoir. »

(1) Les principales dispositions de cette ordonnance ont déjà été

Cette ordonnance célèbre nous intéresse d'autant plus qu'elle n'est pas abrogée, et que l'administration actuelle est obligée d'y avoir recours, chaque fois qu'il s'agit de légaliser quelques-unes des mesures énergiques qu'elle est forcée de prendre quelquefois dans l'intérêt général.

Le but vers lequel tendait le lieutenant de police Lenoir, ainsi que le magistrat qui réclamait son appui, a-t-il été bien atteint par l'ordonnance précédente ? l'ordonnance n'offrait-elle pas, au contraire, tous les inconvénients attachés aux anciennes lois prohibitives ? N'était-il pas à craindre, en rendant la digue plus forte et plus imposante, que le fléau ne devînt lui-même plus énergique et plus fort s'il parvenait à l'affronter et à la rompre ? D'après ce qui a été dit dans le cours de cet ouvrage sur les affaires de la prostitution et sur les mœurs et les habitudes des prostituées, chacun est en état de répondre à cette question. Le magistrat prononce encore une prohibition absolue ; il ne laisse aux prostituées ni abri, ni asile sur aucun point de la ville. Pouvait-il les détruire? était-il en sa puissance de les nourrir ? Il devait réfléchir que, ne pouvant empêcher ces femmes d'exister, il était de toute nécessité qu'elles fussent quelque part.

Le magistrat avait peut-être l'intention, en déployant cette sévérité, de forcer les femmes isolées à rentrer dans les maisons publiques de prostitution. Mais en tolérant ces lieux, n'était-il pas lui-même le premier infracteur de son ordonnance ? Devait-il parler d'une

rappelées (t. I, pag. 503) à l'occasion des poursuites exercées contre les logeurs et les propriétaires qui consentent l'usage de leur maison à la prostitution.

manière aussi explicite et sans la moindre exception ? Une pareille ordonnance a tout lieu de surprendre, lorsqu'on examine l'époque à laquelle elle parut ; elle nous montre mieux que les plus éloquents panégyriques l'intelligence et la profonde sagesse de saint Louis, qui, dans un siècle de barbarie et d'ignorance, connut la vérité, et qui, sur plusieurs points de haute administration, devança en perspicacité et en intelligence les philosophes et les capacités du XVIIIe siècle.

Cette ordonnance eut le sort de toutes celles qui ne sont pas en harmonie avec les habitudes et les besoins de la classe pour laquelle elles sont faites, ou qui prescrivent des choses impraticables ; elle n'améliora pas les mœurs et ne diminua pas le scandale. D'après quelques notes que j'ai trouvées dans les archives de la Préfecture de police, les rues et les promenades restèrent encombrées de prostituées ; les Tuileries et autres jardins étaient impraticables après le coucher du soleil. Les filles se montraient, comme auparavant, à leurs fenêtres dans un état complet de nudité, et dans les rues rien n'égalait l'indécence de leurs postures et de leur mise ; elles avaient appelé à leur secours la coquetterie et le luxe. Une classe de menus marchands spécula sur leurs dispositions, et favorisa leur établissement sur tous les points, en leur donnant à prix d'argent des hardes et des meubles. Il n'y avait pas deux ans que l'ordonnance de 1778 avait été rendue, qu'*il fallut en rappeler les dispositions*, et par une ordonnance spéciale du 8 novembre 1780 (1) interdire à ces petits marchands le commerce abusif dont il s'agit, sous peine

(1) Nous avons cité cette ordonnance (t. I, pag. 506), en parlant des poursuites exercées contre les cabaretiers.

de 300 livres d'amende, de confiscation des hardes et vêtements au profit de l'hôpital général, et même de punition corporelle en cas de récidive.

Il est vrai que le magistrat, plus libre de ses actions depuis la nouvelle ordonnance, et délivré de la nécessité de faire dans une foule de circonstances des enquêtes et des procédures, poursuivait un plus grand nombre de filles; mais comme on ne connaissait ni le nom ni l'adresse de ces filles, comme les arrestations n'avaient rien de régulier, comme ces malheureuses ne savaient ni ce qu'on leur demandait ni ce qu'on leur défendait, elles menaient toujours la même vie, et ne s'occupaient que de se ménager des moyens de fuite dans le cas où elles seraient poursuivies.

On crut les intimider par une sorte d'appareil judiciaire. On les amenait à l'audience du lieutenant de police; là, sur le rapport d'un commissaire, ce magistrat, comme je l'ai déjà dit, prononçait trois mois, six mois de détention. Selon les circonstances, il ajoutait, disent toujours les notes dont j'ai parlé plus haut, pour chaque trait d'effronterie ou d'insolence à l'audience, un mois, deux mois, six mois, une année, *non sans faire les plus grands efforts pour conserver sa gravité ou résister à des mouvements de colère et d'indignation.*

Ce passage est digne de fixer l'attention; il nous montre en effet quel était le caractère des prostituées à l'époque qui précéda de quelques années la première révolution.

[Nous terminerons cet exposé par l'ordonnance du 2 mai 1781, concernant les militaires atteints de maladie vénérienne :

« Sa Majesté, jugeant qu'il est de sa justice et même de sa bonté de prévenir par la crainte d'une punition les maux que pourrait produire dans les troupes l'excès du libertinage, elle veut que tout soldat qui aura été traité trois fois d'une maladie vénérienne quelconque, soit condamné à servir deux ans au delà du terme de son engagement (1). »]

§ 3. — État de cette police et de cette législation depuis 1791 jusqu'à l'époque actuelle.

Tous les anciens règlements sont abolis au commencement de la révolution. — La loi du 22 juillet 1791, relative aux mœurs, n'est pas applicable aux prostituées. — Désordre, résultat de leur émancipation. — La Convention veut y apporter remède. — Le mal fait des progrès. — Triste peinture d'une séance du tribunal correctionnel à cette époque. — On crée, en l'an VIII, la Préfecture de police. — Différents projets d'amélioration présentés aux nouveaux magistrats. — L'administration s'arme d'arbitraire, et rétablit le bon ordre. — On ne procède pas autrement pendant tout le temps que dure l'administration impériale. — M. Pasquier forme le projet de régler, par une ordonnance impériale, tout ce qui regarde la police de la prostitution. — L'illégalité des mesures répressives se fait surtout remarquer après 1816. — Correspondance établie à ce sujet entre le ministre de la police générale et le préfet de police Anglès. — Projets de loi préparés en 1819 et 1822 par ordre du garde des sceaux. — Opinion curieuse d'un préfet de police sur l'organisation légale de tout ce qui regarde la prostitution.

A dater de 1791, tous les anciens règlements ayant été abolis et le mécanisme de l'administration entièrement changé, la prostitution publique cessa d'être l'objet spécial d'une disposition législative. La loi du 22 juillet de cette année, titre II, chapitre de la *police correctionnelle*, traite bien d'une manière très vague de cette partie, sous les expressions d'attentats publics aux mœurs; mais il est évident que le législateur de cette époque n'a voulu atteindre que ces êtres qui débauchent les jeunes gens de l'un et de l'autre sexe pour les prostituer à un individu. Ne disant rien de la prostitution, il

(1) Voyez t. I, p. 307, 547. — Michel Lévy, *Traité d'hygiène publique et privée*. Paris, 1857, t. II, p. 751.

paraît qu'il la regarde comme un métier que chacun avait le droit d'exercer, et qu'un règlement à cet égard serait un attentat contre la liberté individuelle.

Voilà donc les prostituées délivrées de toute surveillance, assimilées à tous ceux qui exercent une industrie quelconque, et libres de leurs actions. Par une inconcevable erreur de l'Assemblée constituante, elles se trouvent émancipées, faveur dont elles n'avaient peut-être jamais joui dans aucun temps et dans aucun pays.

Quel fut le résultat d'une pareille mesure ?

Une licence effrénée, un scandale sans exemple, dont on se fait aisément une idée, et dont j'ai déjà dit quelques mots dans une autre partie de ce travail.

Le mal parvint à un tel degré de gravité, que dans la Convention même, il s'éleva des voix pour se plaindre de ce qui se passait. Mais que pouvait faire à cette époque le bureau central de la ville, qui remplissait les fonctions de l'ancien lieutenant de police ?

Dans l'année 1796 (17 nivôse an IV), le Directoire exécutif, à peine installé dans ses fonctions, s'empressa d'obéir à l'opinion publique qui se manifestait de toutes parts sur les désordres des prostituées ; il envoya donc un message au conseil des Cinq-Cents (1).

Cette loi, si importante sous plus d'un rapport, eut le sort de beaucoup d'autres ; elle ne fut pas même discutée, malgré la nomination d'une commission composée de Dubois-Crancé, Mommayou et Tournié.

Cependant le mal augmentait de jour en jour, l'indignation publique se manifestait par toutes sortes de voies, et l'administration se voyait réduite à la néces-

(1) Voyez ce document important, t. I, p. 20.

sité de sévir. Mais comment pouvait-elle le faire, n'étant armée d'aucun pouvoir? Elle arrêtait bien les plus coupables et les plus scandaleuses, mais la masse des preuves matérielles que les tribunaux de cette époque exigeaient ne pouvant être produites, les prostituées trouvaient auprès d'eux l'impunité, et l'acquittement de ces femmes augmentait leur audace ainsi que leur licence. A cette époque, de vils avocats se chargeaient de la défense de ces filles; ils avaient adopté pour système de bafouer, de dénigrer, de ravaler et d'avilir aux yeux des juges et du public les agents de l'autorité, de sorte que ces agents ne voulaient plus faire d'arrestations. Le tribunal correctionnel, qui connaissait de ces sortes d'affaires, n'étant armé que de la loi de 1791, écoutait toujours les témoignages des souteneurs, des logeurs et des pratiques, *tous bons citoyens et se recommandant par leurs vertus civiques* (1). Les jugements de ce tribunal n'étaient en définitive qu'une suite d'arrêts impies et scandaleux; tous les jours, il renvoyait absous les gens les plus coupables, parce que le flagrant délit de la prostitution, l'acte même, n'était pas public.

Dans ces affaires, c'était le bureau central de la ville qui lançait les mandats d'amener; l'interrogatoire, les plaidoiries, le jugement, étaient publics, d'où résultait nécessairement une école de scandale où venait s'instruire la jeunesse des deux sexes.

Cet état déplorable de choses se prolongea jusqu'à l'an VIII, époque à laquelle fut créée la Préfecture de police. A peine cette nouvelle institution était-elle

(1) Voyez la Proclamation de la commune de Paris, t. I, p. 617.

organisée, que la plupart des commissaires de police adressèrent des mémoires à leur nouveau chef, dans le but de lui démontrer la nécessité urgente de pourvoir à l'insuffisance des lois pour la répression de la prostitution. Parmi ces mémoires, ceux de MM. Comminjot et Masson m'ont particulièrement frappé par leur lucidité et l'énergie de leur langage. M. Masson terminait son mémoire en disant : « *Une nouvelle loi se prépare pour la prochaine session du Corps législatif*, il appartient au préfet de police d'en hâter la discussion.

Cette loi tant désirée subit le sort de celle qu'avait préparée le Directoire exécutif; elle resta en projet, et ne fut pas même présentée.

Pendant tout ce temps, l'administration avait pris de l'énergie, sa puissance s'était accrue, et forte de l'opinion publique, qui voyait avec plaisir un gouvernement régulier s'élever sur les ruines de l'anarchie, elle résolut d'avoir par la force et par les voies administratives un état de choses qu'elle ne pouvait obtenir par la seule puissance de la loi ; en conséquence, un ordre émané du ministre de la police générale prescrivit de purger à l'instant le Palais-Royal de toutes les filles qui encombraient les boutiques et les entresols de ce palais, et de faire déguerpir toutes celles qui, se tenant sous les galeries du Théâtre-Français, y provoquaient à la débauche par leurs invitations, par leurs gestes indécents et leurs postures lubriques. Pour arriver à ce but, on ne craignit pas d'imiter la manière d'agir des anciens lieutenants de police : des pelotons de troupes de ligne furent mis à la disposition des agents de l'autorité, chaque fois qu'il s'agit de frapper de grands coups et d'imprimer une terreur salutaire ; on cessa de recourir aux tribunaux pour tout ce qui a rapport aux délits ordinaires de la prostitution, et la ville prit un aspect qu'elle avait perdu depuis bien des années.

Le temps n'était plus où le respect pour la liberté individuelle et l'inviolabilité du domicile était porté jusqu'au fanatisme, et laissait commettre toutes sortes de délits; j'en donnerai une seule preuve entre toutes celles que je pourrais fournir.

Il existait à peu de distance du Théâtre-Français une maison de prostitution très achalandée, et renfermant toujours ce qu'il y avait de plus immonde et de plus dangereux dans Paris; elle excita les réclamations d'un grand nombre de marchands et d'habitants voisins, mais toujours inutilement; enfin, elle fut redoutée par le *premier consul*, dont la voiture était obligée de stationner devant cette maison chaque fois qu'il allait au spectacle. Comme on n'avait pas de motifs suffisants pour fermer cet établissement tenu en garni, on se contenta de décerner à six, à huit et à dix heures du soir, trois mandats de perquisition et d'amener. Ces visites répétées tous les jours lassèrent les filles qui venaient dans cette maison et effrayèrent les hommes qui les fréquentaient; en peu de temps, elle fut abandonnée, et celui qui la tenait, se voyant ruiné, alla porter son industrie dans un autre quartier.

Depuis ce moment jusqu'à l'époque actuelle, c'est toujours au nom de la nécessité et en procédant par voie administrative, que l'on a régi les prostituées, soit qu'il se soit agi de règlements, d'inscriptions, de régime sanitaire, soit qu'il ait fallu imposer des taxes, condamner à la prison ou bannir de la ville. Mais, quoique tout ait cédé à l'administration, et que rien en apparence n'ait entravé sa marche, un sentiment intérieur lui a toujours dit qu'elle employait des moyens illégaux ; qu'elle dépassait les bornes de son pouvoir ; que si on lui pardonnait en raison de la population qu'elle régissait ainsi, et des motifs qui la faisaient agir, elle pouvait d'un jour à l'autre être attaquée, et se trouver dans la nécessité de se défendre ; elle a toujours reconnu que la gêne dans laquelle un pareil état de choses la tenait perpétuellement paralysait ses forces et lui ôtait dans bien des circonstances la possibilité de mettre à exécution certaines améliorations dont la société et les prostituées elles-mêmes auraient tiré de grands avantages. Il me reste à prouver qu'elle n'a jamais cessé de réclamer la loi qui doit l'investir des pouvoirs qui lui manquent, et que si jusqu'ici elle a semblé agir d'une manière arbitraire, elle ne l'a fait que contre son gré, en adoucissant toujours autant que possible la rigueur de ses mesures, parce que la nécessité l'y forçait, et surtout parce qu'elle se sentait encouragée par le sentiment du bien qu'elle opérait, et par l'approbation tacite de toute la population.

Dès l'année 1811, et peu de temps après l'arrivée de M. Pasquier à la Préfecture de police, on s'occupa dans les bureaux de cette administration d'un projet de règlement pour ce qui regarde les prostituées de la France entière, et des moyens de le mettre à exécution, *en obtenant pour cela une ordonnance impériale*. J'ai cherché inutilement ce travail dans les archives, mais une note détaillée, que j'ai trouvée dans une masse d'autres papiers, m'a montré quels étaient, à cette époque, les vues et les projets de l'homme supérieur qui dirigeait alors la Préfecture de police, et auquel nous avons vu qu'il fallait rapporter l'honneur de la plupart des améliorations qui se sont opérées depuis vingt ans, dans tout ce qui regarde le régime et la police des prostituées.

On s'occupa plus activement que jamais de ce projet de loi en 1816 : à cette époque, le régime constitutionnel, dont on commençait à connaître et à goûter les avantages, faisait ressortir aux yeux de bien des gens l'illégalité des mesures adoptées contre les prostituées, et rendait l'administration plus circonspecte dans ses mesures qu'elle ne l'avait été jusqu'alors. Il y eut à ce sujet une correspondance active entre le ministre de l'intérieur, le ministre de la police générale, et M. Anglès, préfet de police. Ce dernier, qui avait adopté la mesure d'expulser de Paris et de renvoyer dans leur pays les filles les plus scandaleuses, celles qui volaient et se faisaient mettre sans cesse en prison, demandait surtout qu'on l'armât du pouvoir qu'il ne possédait pas ; ce pouvoir, en effet, lui était indispensable pour disposer à un tel point de la liberté individuelle de gens qui faisaient partie de la société, bien qu'ils en fussent la partie la plus abjecte.

Si l'on ne donna pas de suite à ce projet, la faute doit en retomber sur le ministre de la police générale, qui prétendit que l'article 484 du Code pénal donnait aux administrations locales les pouvoirs nécessaires pour astreindre les prostituées à tous les règlements que la morale publique pouvait réclamer.

Nous voyons ici, pour la première fois, cet article 484 présenté pour rassurer le pouvoir et le mettre à l'abri des reproches d'abus d'autorité qu'on pouvait lui adresser. Je reviendrai bientôt sur l'examen de cet article qui, en ce qui regarde la prostitution, a été interprété différemment par les légistes qui ont eu occasion de donner à ce sujet leur avis.

Dix-huit mois après cette décision, le même ministre de la police, se trouvant obligé de répondre aux autorités municipales de quelques grandes villes qui voulaient établir chez elles des règlements locaux pour les prostituées, s'adressa, pour avoir des renseignements, au préfet de police qui lui répondit dans un mémoire particulier, et qui, profitant de cette circonstance, terminait son travail par les considérations suivantes :

« Tôt ou tard il faudra que les principes de la liberté individuelle triomphent pleinement, et que la prostitution devienne, à l'abri des principes généraux, un commerce libre comme un autre ; ou que la législation, admettant explicitement des distinctions et des exceptions, soumette à la surveillance des magistrats chargés de protéger les bonnes mœurs et le bon ordre, les individus qui, par état et par la dégradation de leurs sentiments, sont en opposition continuelle avec la religion, la morale, le bon ordre et les intérêts de la société. »

Ces observations, à ce qu'il paraît, frappèrent le ministre, car au commencement de 1819, le garde des sceaux s'adressa de son côté au même préfet de police, lui demandant des renseignements, afin, disait-il, de réunir en un projet d'*ordonnance royale* les principales dispositions des anciens règlements sur la matière, en les modifiant d'après notre législation. et y ajoutant ceux dont l'expérience aurait démontré les avantages. C'est à l'occasion de ce projet et de cette demande du garde des sceaux que M. Masson et M. Billecoq, avocat, furent chargés par le préfet de police de rédiger un projet de loi. Ce projet a-t-il été adressé au ministre ? Je l'ignore.

On s'occupa plus activement que jamais d'un projet de loi en 1822, et de nouvelles notes furent à ce sujet demandées à la Préfecture de police; mais on répondit qu'on ne pouvait rien ajouter aux documents qui avaient été fournis les années antérieures.

Depuis ce moment il n'a plus été question de loi ni d'ordonnance; les choses ont marché par la force de l'habitude. Un préfet de police m'a soutenu qu'il était impossible de faire de loi à ce sujet, *parce qu'une pareille loi serait considérée comme immorale, et par cela même soulèverait les esprits.* Mais les successeurs de ce préfet et la plupart des employés de l'administration n'ont pas partagé ces idées; ils voient sans cesse et de près les circonstances graves, délicates et épineuses, sur lesquelles ils doivent décider; et s'ils n'opèrent pas tout le bien qu'ils pourraient faire, s'ils ne répriment pas avec toute l'énergie qu'il faudrait employer, s'ils tolèrent en apparence quelques abus, si leur conduite est timide, incertaine et vacillante, c'est qu'ils sont arrêtés par le respect des droits que possèdent tous les membres de la société; c'est qu'on ne les a pas armés d'une autorité et d'une force suffisantes; c'est enfin parce que leurs droits et les bornes de leur autorité ne sont spécifiés nulle part, ce qui rend leur position fausse, et par conséquent embarrassante. Un pareil état de choses est trop grave pour ne pas réclamer de notre part une sérieuse attention (1).

(1) Voyez à la fin de ce chapitre (page 334) les jugements et arrêts rendus sur cette matière.

§ 4. — La liberté individuelle est-elle un droit que les filles publiques puissent opposer aux mesures répressives des désordres inhérents à la prostitution ?

Définition de la liberté individuelle. — Elle est le droit le plus précieux que puisse réclamer l'habitant d'un pays civilisé. — Nécessité de la restreindre dans quelques circonstances. — Chez les peuples anciens et modernes, les prostituées ont toujours été sous la dépendance immédiate de la police. — Sévérité des règlements dans l'ancienne Rome. — La conduite de l'administration à l'égard des prostituées n'a jamais été l'objet de reproches sérieux. — Les prostituées n'ont jamais réclamé des droits dont elles sentent le prix, mais dont elles se sont rendues indignes. — Opinion des jurisconsultes, et en particulier de Montesquieu, sur la liberté individuelle à l'égard des prostituées. — Tout démontre que cette liberté est un droit auquel les prostituées ne peuvent prétendre.

Avant d'entrer dans l'étude de cette importante question, examinons ce qu'est la prostitution, et comment elle doit être envisagée dans un État civilisé et régulièrement constitué.

Alléguera-t-on en faveur des prostituées la liberté que chacun possède de faire ce qu'il voudra ? en d'autres termes, peut-on et doit-on priver les prostituées de la liberté individuelle, que nous regardons tous à juste titre comme le plus précieux des droits que puisse réclamer un citoyen ?

A cela je répondrai que si la liberté individuelle est un des plus grands biens dont on puisse jouir, elle est aussi celui dont il est plus facile d'abuser ; que si elle est compatible avec le maintien de la paix intérieure, avec la conservation des bonnes mœurs, c'est seulement dans un État dont les citoyens sont parvenus à un haut degré de lumière et de raison. J'ajouterai que l'on se rend indigne de cette liberté en s'abandonnant au dérèglement de ses passions et à tous les excès d'une vie dissolue. La liberté, dans ce cas, serait la licence, et avec la licence il n'y a pas de société possible.

Or, puisque les lumières sont inégalement réparties, puisqu'il se trouve des individus non-seulement sans moralité, mais qui trafiquent de leurs vices, il serait aussi injuste qu'impolitique de donner à tous les mêmes droits et la même liberté.

Ceci établi, voyons si les prostituées se trouvent dans la catégorie de ceux à l'égard desquels la liberté individuelle doive être nécessairement restreinte.

Si nous examinons ce qui s'est passé chez les peuples anciens et modernes, nous verrons que cette classe a partout été sous la dépendance immédiate de la police, et qu'à l'exception des temps de troubles qui accompagnèrent le moment le plus affreux de notre révolution, elles n'ont jamais songé à réclamer ces droits et à s'en prévaloir lorsqu'on sévissait contre elles.

A Athènes, elles étaient reléguées parmi les esclaves, et perdaient à jamais leurs dignités et leurs prérogatives.

Rien n'égale la rigueur des lois qui les concernaient dans l'ancienne Rome; elles ne pouvaient ni tester ni témoigner en public; on leur ôtait la jouissance et la gestion de leurs biens; on les privait de la tutelle de leurs enfants; elles étaient, en un mot, dans un véritable état de mort civile.

Si, à mesure que nous nous approchons des temps modernes, nous voyons diminuer chez nous la rigueur des lois et des punitions qui les concernent, ceci doit être attribué au perfectionnement que n'a jamais cessé de subir notre ordre social, et à la douceur qui a successivement fait place à l'ancienne rudesse des mœurs;

mais cet adoucissement dans les moyens répressifs n'a pas changé le sentiment intime de la population à l'égard des prostituées ; et si, je le répète, nous en exceptons une époque très courte où de vils avocats ne craignaient pas de plaider en leur faveur, aucune voix ne s'est élevée pour accuser l'administration, pour blâmer sa conduite, et lui reprocher d'avoir mis de l'arbitraire dans les mesures souvent énergiques qu'elle a été obligée de prendre en quelques circonstances.

J'ai lu la plupart des pamphlets que les employés disgraciés et les oppositions vaincues ont, depuis plus de vingt ans, lancés contre la Préfecture de police ; j'y ai trouvé des calomnies, des déclamations et le reproche de gains illicites que lui procurait l'impôt prélevé pendant longtemps sur les prostituées ; mais jamais le reproche d'illégalité et d'acte arbitraire dans la conduite tenue à leur égard ; jamais de réclamations en faveur de ces filles. Et, qui le croirait? quelques-uns des livres dont je parle ne craignent pas d'accuser la police de négligence et d'incurie dans l'observation des règlements sanitaires et dans la répression des scandales commis par les prostituées !

J'ai lu une pétition adressée, par quelques logeurs, à la Chambre des députés pour se plaindre d'un préfet de police qui leur avait défendu de recevoir des filles publiques dans leur établissement. Je ne sais pas si cette pétition a reçu les honneurs d'un rapport ; mais ce dont je suis certain, c'est que les prostituées n'en ont jamais fait de semblables. Elles ont, comme je l'ai dit ailleurs, le sentiment de leur abjection ; elles savent qu'elles sont en opposition avec les lois divines et humaines, et qu'elles se trouvent, par le fait même de leur métier, dans l'impossibilité de réclamer des droits dont elles sentent tout le prix, mais dont elles se sont rendues indignes.

Cette approbation tacite donnée par toute la population, sans exception, aux mesures prises par l'administration contre les prostituées, quelles qu'aient été la sévérité et l'inégalité de ces mesures, est un fait des plus remarquables ; elle montre quelle est l'opinion publique à l'égard de ces femmes, et comment elle les considère ; elle nous prouve mieux que ne pourraient le faire les plus savantes dissertations, que la prostitution est considérée comme un délit ; que celles qui l'exercent sont en dehors de la société ; qu'elles ne peuvent en réclamer les droits, et que des mesures répressives particulières et tout exceptionnelles doivent être employées contre elles.

On dirait que la population, dans cette opinion particulière qu'elle s'est formée sur les prostituées, a été instruite à l'école de nos plus grands criminalistes et de ceux qui ont dirigé leurs méditations sur les questions les plus hardies de l'organisation sociale ; chaque fois qu'il s'est agi de prendre à l'égard des filles publiques quelques mesures exceptionnelles, nos plus habiles jurisconsultes, consultés par les préfets, ont toujours regardé la prostitution comme un délit, comme le plus grand outrage que la société pût recevoir ; en cela ils se sont accordés avec Montesquieu, dont l'opinion mérite d'être rapportée ici.

« La seconde classe est celle des crimes qui sont contre les mœurs : telles sont la violation de la continence publique et particulière, c'est-à-dire de la police sur la manière dont on doit jouir des plaisirs attachés à l'usage des sens, et à l'union des corps ; les peines de ces crimes doivent encore être tirées de la nature de la chose : la privation des avantages que la société a attachés à la pureté des mœurs, les amendes, la honte, la contrainte de se cacher, l'infamie publique, l'expulsion hors des villes et de la société, enfin toutes les peines qui sont de la juridiction criminelle (1). »

Ces considérations, que je pourrais développer en les appuyant d'autres autorités, me semblent suffisantes pour prouver que la liberté individuelle est un droit auquel les prostituées ne peuvent prétendre ; qu'elles en ont abdiqué les prérogatives, et qu'on peut les régir d'après un droit différent de celui que possèdent les autres membres de la société, quel que soit le rang qu'ils y occupent.

Mais ce droit particulier et tout exceptionnel, d'après lequel doivent être régies les prostituées, a-t-il été reconnu quelque part? La police en a-t-elle été investie par une loi spéciale? Lui suffit-il de l'assentiment tacite de toute la population pour se mettre à l'abri du reproche d'agir arbitrairement ? Nouvelles questions sur lesquelles je vais m'étendre dans le paragraphe suivant.

(1) *De l'esprit des lois*, liv. XII, chap. IV.

§ 5. — Insuffisance de l'autorité accordée par les lois actuelles au Préfet de police, pour la répression de la prostitution.

Immense étendue des droits que possédait autrefois le lieutenant de police. — Les plus importants de ces droits manquent aujourd'hui au préfet de police. — Erreur des jurisconsultes qui pensent que l'article 484 du Code pénal ne donne pas au préfet la force dont il a besoin. — Pourquoi nos Codes ne disent rien de ce qui regarde la répression de la prostitution. — Sagesse des motifs sur lesquels l'autorité s'appuie. — On ne peut pas lui reprocher d'agir d'une manière arbitraire. — Depuis un demi-siècle, elle réclame une loi. — Graves inconvénients qui résultent du manque de cette loi.

L'ancien lieutenant de police, soutenu par les formes du gouvernement qui existait à cette époque, et ne relevant que de l'un des grands tribunaux de France, exerçait son autorité avec toutes les formes judiciaires. Les filles délinquantes étaient traduites devant lui ; il prononçait des sentences, il infligeait des peines même corporelles. Rien n'entravait sa marche ; son pouvoir à cet égard était en quelque sorte discrétionnaire, parce qu'il considérait toujours la prostitution comme un délit contre les mœurs. Les prostituées trop scandaleuses contre lesquelles il sévissait étaient traitées en véritables délinquantes ; il lui aurait plu d'infliger les peines excessivement rigoureuses prescrites dans les temps anciens et en rapport avec la barbarie des mœurs de cette époque, qu'il n'aurait pas dépassé la ligne de ses pouvoirs ; en un mot, il administrait et jugeait tout à la fois ; il paraît même que cette autorité s'étendait sur tout individu atteint de maladie vénérienne, et qu'il pouvait, de sa seule autorité, faire enfermer les *hommes* à Bicêtre, et les *femmes* à la Salpêtrière.

Quelle différence entre cette autorité en quelque sorte illimitée et celle qui est attribuée au préfet de police! Ce magistrat, en effet, n'a que le pouvoir de réprimer le scandale, sans posséder celui de le punir. Aux tribunaux seuls est réservé le droit d'infliger des peines. Or, la répression peut-elle être efficace, peut-elle être possible sans la punition, et, en fait de prostitution, sans la punition immédiate? On ne peut trop regretter que les nouvelles lois qui nous régissent aient scindé la double autorité que possédait autrefois le magistrat particulièrement chargé de la répression du scandale occasionné par les prostituées, et qu'elles aient gardé le silence sur un point qui intéresse à un si haut degré le bien-être d'une société. Le préfet de police Anglès, dans les rapports qu'il adressait souvent aux ministres de la police et de l'intérieur, au sujet des filles publiques, s'est exprimé plusieurs fois à cet égard de la manière la plus énergique; il se plaignait du peu de bien qu'il pouvait faire, et du mal qu'il était dans l'impossibilité d'empêcher, ce qu'il attribuait à l'insuffisance des moyens de répression que l'autorité possède dans la législation actuelle. Il répétait sans cesse que les prostituées, par leur influence sur le bon ordre, et, ce qui n'est pas d'une moindre importance, sur la santé publique, ne pouvaient relever de deux autorités différentes; qu'il était indispensable qu'elles fussent tout à la fois et sous l'œil et sous la main de la police; que le préfet de police étant le surveillant et le protecteur des mœurs dans l'étendue du ressort de son administration, il devenait indispensable, pour la garantie de sa responsabilité, qu'il fût seul arbitre en ce qui concerne le personnel d'une classe qu'aucun tribunal ne pouvait suivre comme lui dans ses changements, dans ses habitudes, dans ses excès, dans son régime;

enfin que si dans la forme de notre législation le préfet de police ne peut avoir sur les filles publiques un pouvoir judiciaire, il pourrait du moins lui être déféré à leur égard un pouvoir discrétionnaire dans le sens implicite de la loi ; qu'avec une latitude et un point d'appui aussi fort, le préfet de police pourrait sans entrave, sans scrupule, et d'accord même avec tous les principes, opposer une digue au torrent de la prostitution, en diminuer *le volume* par le renvoi continuel de tout ce qui arrive d'impur à Paris, rendre à cette capitale l'aspect décent qu'elle doit avoir, et apporter enfin très rapidement dans la sûreté comme dans la salubrité de grandes améliorations.

Nous avons vu précédemment le ministre de la police générale soutenir que l'article 484 du Code pénal donnait aux administrations locales les pouvoirs nécessaires pour astreindre les prostituées à tous les règlements que pouvait réclamer la morale publique ; je dois ajouter que des légistes, consultés en différentes circonstances sur la valeur de cet article, ne s'accordèrent pas : les uns prétendant que l'autorité pouvait y puiser la force dont elle avait besoin, les autres soutenant une opinion contraire.

Voyons cet article :

« *Dans toutes les matières qui n'ont pas été réglées par le présent Code, et qui seront régies par des lois et règlements particuliers, les cours et les tribunaux continueront de les observer.* »

Mais cet article est-il assez explicite pour remettre en vigueur les anciennes ordonnances de police?

Si les auteurs du Code pénal ont voulu désigner ici la loi du 22 juillet 1791, ils ont plutôt désarmé que fortifié l'administration ; en effet, cette loi ne regarde que les personnes infâmes qui vont au-devant de la jeunesse pour la séduire et la livrer ensuite à la honte et à l'infamie ; elle n'a aucun rapport avec les prostituées, et ne pourrait jamais servir à les atteindre.

Il est donc évident que les auteurs dont nous parlons ont entendu par ce dernier article du Code pénal les lois antérieures à la révolution ; et ce qui achève de le prouver, ce sont les expressions décisives qui se trouvent dans l'exposé des motifs de la loi. Voici ce qu'on y lit : « Ainsi, cette dernière disposition maintient les lois et règlements actuellement en vigueur relativement.... *ainsi qu'à la police des maisons de débauche*. »

Cette omission, dans notre nouvelle législation, de tout règlement pour la répression des délits provenant de la prostitution peut-elle être attribuée au sentiment de pudeur qui a engagé le législateur à rester muet sur l'inceste ? En trouverait-on la cause dans la crainte du scandale que pourrait produire une loi sur la matière, et dans ses dispositions, et dans son application ? Mais ce serait faire injure à la mémoire des hommes célèbres qui ont rédigé nos codes, que de penser qu'ils ont été capables de se laisser influencer par des vues aussi étroites ; quant à moi, je pense qu'ils ont médité ce sujet important, mais que, n'ayant aucun des documents nécessaires pour agir avec connaissance de cause, c'est à dessein qu'ils ont tout laissé dans le vague, abandonnant ainsi à l'autorité administrative la répression de la prostitution, bien persuadés que si une autorité locale étendait les mesures jusqu'à l'arbitraire et la vexation, il s'élèverait assez de voix pour en obtenir justice.

Ainsi, en supposant que les règlements de 1713 et

de 1778 soient tombés en désuétude dans leurs dispositions purement judiciaires, on est forcé d'admettre que le principe de la répression de la prostitution et de la débauche reste toujours posé ; que cette répression appartient de droit au préfet de police ; qu'elle est un de ses premiers devoirs, et qu'il doit le remplir, sans se laisser intimider par les attaques qui pourraient être dirigées contre lui.

C'est ainsi qu'ont toujours raisonné ceux qui ont prétendu que l'administration était armée de tous les pouvoirs qui lui étaient nécessaires pour organiser des moyens de répression, et que l'article 484 lui laissait une latitude plus que suffisante pour agir avec sûreté dans tous les cas possibles. Examinons les motifs mis en avant par ceux qui ne partagent pas cette opinion et qui soutiennent la nécessité d'une législation spéciale.

En supposant que cet article 484 (1) ait un sens assez général pour remettre en vigueur les anciennes ordonnances de police concernant les filles publiques, il faut observer qu'aucune de ces ordonnances n'est relative à la prostitution publique, telle que nous l'entendons ; que presque toutes, et notamment l'ordonnance de 1778 qui remet formellement en vigueur les ordonnances antérieures, *sont textuellement prohibitives de la prostitution*, et que toute prostituée est condamnable par le seul fait de son métier ; que ces ordonnances déterminent des peines corporelles et afflictives, dont il faut faire l'application suivant les circonstances plus ou moins aggravantes, sans que la graduation des peines soit tracée par ces mêmes ordonnances.

(1) Voir les jugements et arrêts à la fin de ce chapitre, page 334.

A ces considérations importantes on doit ajouter les suivantes :

En voulant soumettre à la législation ancienne l'ordre actuel de notre société, quel sera le mode d'instruction, la forme de la procédure et celle du jugement ? Quel sera le tribunal chargé de ces causes scandaleuses que chaque jour verra naître et se multiplier ? En un mot, quels sont les juges qui pourront s'éclairer sur ces matières, comme avait autrefois la facilité de le faire un magistrat qui, au moyen d'une législation spéciale, réunissait dans ses pouvoirs la surveillance, l'arrestation provisoire, l'examen, la décision et l'exécution définitive de ses sentences ; car, et ici je dois répéter ce que j'ai dit plus haut, si la *femme de débauche*, ou l'individu favorisant la prostitution, et qui était domicilié, pouvait recourir à l'appel, la *prostitution publique*, considérée comme non domiciliée, ne le pouvait jamais. Que répondre à de pareilles objections ? Elles me paraissent péremptoires, et justifient bien la demande d'une loi que l'administration réclame en vain depuis un quart de siècle, et que beaucoup de jurisconsultes ont toujours regardée comme nécessaire.

Nous avons vu, dans le cours de cet ouvrage, que la prostitution était inhérente à toutes les réunions d'hommes ; qu'elle avait résisté à toutes les lois prohibitives ; qu'elle existe et qu'elle existera toujours dans Paris et dans les autres grandes villes ; que le cheval de bois ne l'empêcherait pas plus dans les places de guerre que l'échafaud de la Grève dans la capitale de la France. C'est un torrent qu'il faut supporter, tout en le resserrant dans des digues aussi étroites que possible.

J'ai démontré jusqu'à l'évidence cette dernière proposition, et je crois avoir prouvé que, sans une tolérance plus ou moins étendue, il était impossible de réprimer les désordres qui sont la suite inévitable du libertinage.

Si donc la tolérance est reconnue nécessaire, si elle est indispensable, si en la repoussant on aggrave le mal résultant de la prostitution, comment faire revivre des lois qui sont toutes prohibitives, que nous savons par expérience n'avoir jamais pu être mises à exécution, et dont le résultat a toujours été d'aggraver les maux qu'elles étaient destinées à détruire? Si le magistrat s'appuie sur ces lois, s'il les met en avant pour légitimer quelques-unes de ses mesures, ne s'expose-t-il pas alors à des reproches bien autrement graves que ceux qu'on lui adresse aujourd'hui? Ne court-il pas le risque d'être pris à partie par les habitants d'une rue ou d'un quartier qui auront à se plaindre de l'existence d'un lieu ou simplement d'une femme de débauche, qui se trouveront dans leur voisinage? Ces habitants, la loi à la main, lui donneront-ils quelque repos? Et si, dans le plus bref délai, satisfaction ne leur est accordée, ne verra-t-on pas fondre sur l'autorité, qui ne fait pas exécuter la loi, les plaintes, les articles de journaux, les écrits périodiques? Estimons-nous heureux de ce que les ennemis de l'ordre n'aient pas jusqu'ici pensé à tourner cette arme contre l'administration; ils ne l'auraient certainement pas vaincue, mais ils lui auraient suscité des embarras qui eussent augmenté les difficultés de sa position, dans les circonstances graves dont elle s'est si habilement tirée.

La nécessité, cet argument sans réplique, est, suivant moi, la principale raison que le préfet de police puisse alléguer pour légitimer sa manière d'agir, et faire taire ceux qui lui reprocheraient d'outre-passer ses pouvoirs dans la conduite qu'il tient à l'égard des prostituées; il pourrait donc, dans le cas d'attaque, leur tenir ce langage :

Dans tous les États policés, la prostitution est considérée comme un délit; en cela, les lois divines et humaines sont d'accord avec les principes de la civilisation, l'intérêt des mœurs et des familles, le cri de la société et les alarmes des mères.

La loi du 24 août 1790 confie à la vigilance et à l'autorité des corps municipaux le soin de réprimer et de punir les délits contre la tranquillité publique; or, on ne peut pas nier que la prostitution en général, et surtout telle qu'elle s'exerce à Paris, ne soit un délit contre la tranquillité publique.

Cette loi confie au même corps le soin de *maintenir le bon ordre* dans les endroits où il se fait de grands rassemblements; or, les promenades, les places et les rues de la capitale ne sont-elles pas des lieux où se font des rassemblements, et quoi de plus capable que la prostitution de porter à ce bon ordre les plus graves atteintes?

Une autre loi du 22 juin 1791, article 46, titre I, autorise les corps municipaux à prendre des arrêtés sur les objets confiés à leur vigilance, ou pour rappeler les citoyens à l'exécution des règlements *de police locale;* or, de tout temps, la police locale a eu le droit de faire des règlements contre la prostitution; et si elle ne les faisait pas, elle encourrait le blâme général.

Maintenant, pourrait encore dire le préfet, puisque

l'on ne peut empêcher la prostitution, puisqu'elle reste évidemment dans la catégorie des délits, il faut donc considérer celles qui s'y livrent comme étant dans un état perpétuel de délit ; et si la loi donne action contre l'individu *non encore prévenu de délit*, contre l'individu que je sais être *près de commettre un délit*, à plus forte raison me donne-t-elle une action permanente contre l'individu qui est en état permanent *de délit ;* que l'on déclare la prostitution licite, et l'on me débarrassera d'une des parties les plus pénibles de mes attributions : on me relèvera de cette cruelle alternative, ou d'exciter la critique en veillant aux mœurs, ou de provoquer les justes réclamations de tout ce qu'il y a d'honnête dans la société, de tout ce qui est respectable parmi mes administrés.

Si, comme on ne peut en disconvenir, la prostitution est un délit, l'administration a le droit de mainmise contre les coupables de ce délit, comme contre les coupables de tout autre délit ; elle attend le juge, elle le cherche, mais, en attendant, elle retient le coupable.

C'est un acte arbitraire, diront, non les véritables amis de la liberté, mais quelques esprits faux ; l'administration ne peut pas se constituer juge.

Quoi ! peut-on répondre à ce raisonnement, parce que l'Assemblée constituante et les assemblées subséquentes ont gardé le silence sur la répression de la prostitution, parce qu'aucune autorité judiciaire n'a été chargée de statuer sur ce genre particulier de délit, faut-il laisser toute carrière aux prostituées, et leur laisser commettre, sans rien dire, les plus affreux désordres ? Qu'on leur donne un juge, car l'administration ne retient qu'en prévention les filles qu'elle arrête : mais aucun juge ne se présente, il n'en existe pas ; l'administration pourrait donc retenir ces filles jusqu'à ce qu'il en existât un ; mais ce serait une barbarie, ce serait une charge pour la ville ; il faut donc que l'administration, malgré elle, limite la durée de l'état de prévention ; en l'absence du juge, il faut qu'elle en fasse les fonctions ; si elle ne rend pas des sentences, elle prend des décisions ; si elle n'applique pas des peines, elle inflige des punitions ; si elle ne prononce pas l'emprisonnement, elle ordonne la réclusion. Est-ce là de l'arbitraire ? Si c'est de l'arbitraire, il faut en accuser la législation ; car, pour l'administration, elle ne fait qu'exécuter ce que lui impose la responsabilité attachée au devoir de veiller à la conservation des mœurs et au maintien de la sûreté, de la décence et *de la salubrité publiques.*

Ces arguments sont d'une force immense ; ils donneront toujours gain de cause à l'administration, qui toujours pourra mettre en avant le bien qu'elle fait depuis plus de vingt ans, et se prévaloir de l'assentiment tacite donné par la population entière aux mesures qu'elle a prises, de quelque arbitraire que ces mesures aient paru être entachées.

Mais tout cela n'empêche pas l'administration de reconnaître qu'elle est dans une position fausse, et qu'elle doit redoubler de soin et d'attention pour tout ce qui regarde la liberté individuelle, la sévérité des mesures qu'elle prend et la graduation des punitions qu'elle impose.

Cet état de choses entraîne de graves inconvénients ; je vais exposer quelques-uns des principaux.

A chaque changement de préfet de police, tout est mis en question ; on avance ou on retarde l'âge de l'inscription, on augmente ou on diminue la longueur et la gravité des punitions ; chaque préfet craint de se compromettre ; et suivant qu'il a été magistrat, membre du ministère public, ou simple administrateur ; suivant l'opinion politique qui domine ou qui l'a fait monter au poste qu'il occupe, il donne à la machine une impulsion particulière, souvent toute contraire au bien général, et cet état de choses persiste jusqu'à ce que l'expérience soit venue démontrer la bonté ou les inconvénients des mesures les plus sages en apparence, mais que l'on n'aurait pas adoptées avec une législation fixe et la certitude de ne pas dépasser les bornes d'un pouvoir dont les limites ne sont pas tracées.

Cette crainte et cette réserve se font encore plus remarquer dans la conduite des agents secondaires ; elle leur fait prendre quelquefois de ces demi-mesures qui laissent imparfait le bien qu'ils ont en vue ; ils opèrent ce bien, mais ils sont obligés de procéder avec lenteur ; ils ne peuvent pas toujours agir comme l'exigerait l'intérêt du public, et par la crainte d'outre-passer les bornes de leur pouvoir dans l'application des moyens répressifs, beaucoup de fautes et de désordres restent nécessairement impunis.

Cet état de choses a placé l'administration de la police dans une situation telle, que si le rigorisme est en droit de taxer d'arbitraire une partie de ce qu'elle fait encore, la société, qui reçoit tous les jours les outrages et les insultes de l'impudicité, peut l'accuser d'être encore au-dessous de ce qu'elle attend de son ministère.

Reconnaissons donc la nécessité d'une loi, pour que cette administration achève sa mission ; hâtons-nous de l'armer du pouvoir qui lui manque pour qu'elle puisse marcher d'un pas ferme vers le perfectionnement d'une institution dont nous avons déja vu les bons résultats, et qui peut en produire encore de plus grands. Je vais en peu de mots exposer ma manière de voir sur les conditions que devrait présenter cette loi.

§ 6. — Projet de loi sur la répression des désordres qui résultent de la prostitution.

Impossibilité de renvoyer aux tribunaux correctionnels, ou même aux tribunaux de simple police, la punition des désordres qui résultent de la prostitution. — Raisons pour lesquelles ces affaires ne peuvent être traitées en audience publique. — Délits particuliers qu'il faut renvoyer devant les tribunaux ordinaires. — Programme d'une loi relative à la répression des désordres qui résultent de la prostitution. — Moyens d'en faire ressortir la nécessité. — Cette loi ne doit pas être faite pour Paris seulement. — Raisons qui prouvent qu'elle doit regarder la France entière. — Il faut qu'elle soit courte, et ne contienne que quelques généralités. — Articles dont elle doit se composer. — Avantages qui en résulteront. — Elle ne met pas en péril la liberté individuelle.

Un point capital, et qu'il est important de décider avant tout, c'est de savoir si les faits de débauche et de prostitution seront jugés par les tribunaux ou par l'autorité administrative.

Si on renvoie aux tribunaux la connaissance de ces affaires, sera-ce aux tribunaux correctionnels ou à ceux de simple police ? Mais la compétence de ces derniers ne s'étend qu'à 15 fr. d'amende et cinq jours de prison ; ce serait une véritable dérision.

Si on investit de ces affaires les tribunaux correctionnels, sera-ce en audience publique ou à huis-clos?

Si on invoque la publicité de l'audience, ce sera un appareil de scandale, ce sera pour la jeunesse de l'un et de l'autre sexe un cours permanent de débauche et d'immoralité ; ce sera autant d'audiences perdues pour les autres affaires ; ce sera une source intarissable de frais pour le trésor public : la morale, les finances, et la dignité de la magistrature n'auraient qu'à perdre dans l'établissement d'un pareil ordre de choses.

Étendra-t-on la compétence des tribunaux de police, pour y renvoyer le jugement de cette espèce de délits ? Mais les mêmes inconvénients se présentent avec la même force.

Les inconvénients inhérents à ce mode de répression sont tellement graves, qu'en y réfléchissant, on repousse l'idée de déférer à l'autorité judiciaire la connaissance des délits dont il s'agit. Considérons, en effet, que les délinquantes sont par milliers, qu'elles sont sans cesse en état de récidive ; qu'il faut les observer constamment, et proportionner les punitions à leurs antécédents, à leurs habitudes, à leurs excès, à leur état de dégradation, d'effronterie, et surtout à la variété plus ou moins grande des cas dans lesquels elles se trouvent. Sera-t-il possible à un magistrat d'apprécier toutes ces circonstances ? pourrait-il se dispenser des formes juridiques pour constater le délit, pour dresser l'instruction, pour prononcer le jugement ? Dans ce cas, que d'écritures, que de lenteurs, que de temps perdu ! et en fait de prostitution, toute punition devient illusoire si elle ne suit pas immédiatement le délit.

Une autre considération semble s'opposer encore au renvoi de ces sortes d'affaires devant les tribunaux.

Combien d'honnêtes pères de famille dans la classe

ouvrière, dans la classe marchande, et quelquefois dans des positions plus élevées, n'ont-ils pas à gémir de voir une fille livrée à la prostitution, à la suite d'une première faute? Qui n'a pas connu, il y a quelques années, les deux filles d'un honnête marchand du Palais-Royal, lesquelles, après avoir reçu une éducation soignée dans un couvent renommé, n'ont pas rougi d'afficher leur débauche dans les galeries de ce palais, sous les yeux mêmes de leur père? Serait-il convenable, par une procédure publique, de couvrir de honte une famille entière?

Il me semble superflu d'insister davantage sur un point aussi clair; je crois avoir prouvé que l'administration peut seule diriger et punir convenablement une classe de femmes que ses habitudes mettent véritablement hors de la ligne des lois communes. S'il en est une qu'il conviendrait de renvoyer devant les tribunaux, elle se compose de ces corrupteurs de la jeunesse, tels que les comprenait la loi de 1791; des teneurs de maisons clandestines, et même des hôteliers et loueurs de maisons garnies, des propriétaires et principaux locataires qui auraient laissé s'établir dans leurs maisons des filles ou femmes de débauche sans en avoir fait la déclaration à la police, ou malgré la défense de cette même police.

Revenons à la loi dont nous avons démontré la nécessité, et tâchons d'indiquer les conditions qu'elle doit remplir pour être véritablement utile.

Dans la présentation d'une pareille loi, il faudrait en exposer les motifs et les éléments dans des considérations concises, mais claires, affligeantes nécessairement, mais impérieuses, produites avec une circonspection telle, que l'on pût reconnaître la pureté des intentions du législateur, la nécessité où il est d'agir, le mal que doit arrêter et le bien que doit produire la mesure qu'il propose ; elles devraient enfin démontrer qu'on ne rompt pas l'équilibre des pouvoirs en donnant à l'administration, dans un cas particulier, un excès d'autorité dont on pourrait s'effrayer dans toute autre circonstance.

La proposition serait précédée d'un rapprochement analytique des ordonnances, arrêts, sentences, rendus en cette partie, à commencer de l'époque où les autorités en auraient fait mention pour la première fois, moyen puissant de faire ressortir la lacune qui existe à cet égard dans la législation actuelle ; on ne manquerait pas surtout d'y rappeler le Message du Directoire exécutif (voy. t. I, p. 20). Il y aurait grand parti à tirer de cette pièce, dont on pourrait citer quelques-uns des passages principaux.

Pour ce qui est de la loi en elle-même, une question se présente : Doit-elle être faite pour la seule ville de Paris, ou doit-elle s'étendre à la France entière ? Il me semble évident que si la loi doit opérer quelque bien, il faut qu'elle s'applique à tous les lieux où se trouvent des prostituées, et malheureusement où ne s'en trouve-t-il pas ? Il est une autre raison qui doit rendre la loi générale à la France : c'est que les prostituées de Paris appartiennent à tous les départements ; que beaucoup de prostituées de province ont exercé leur métier à Paris, et qu'il y a un échange continuel de cette population entre la capitale et les grandes villes qui l'entourent dans un rayon assez étendu. Il faut donc, pour retirer de la loi tous les avantages qu'on est en droit d'en attendre, que le bien qu'elle fera s'opère partout simultanément ; il faut que le magistrat de province ait sur les prostituées de sa localité une autorité semblable à celle que possède à Paris le préfet de police ; il faut que tous puissent s'entendre et se concerter ; il faut enfin que rien ne les gêne dans l'exercice de leurs importantes fonctions.

Autre question aussi importante que la précédente : La loi projetée contiendra-t-elle, dans une multitude d'articles, l'indication de tous les genres de délits qui peuvent dépendre de la prostitution, avec la punition applicable à chacun de ces délits ; ou bien se composera-t-elle de quelques articles généraux applicables à tous les cas, à toutes les localités et à toutes les circonstances possibles ?

Vouloir spécifier dans une loi tous les délits de la prostitution et indiquer une punition particulière à chacun d'eux, c'est courir après l'impunité par l'excès même des précautions employées pour que personne n'y échappe ; c'est circonscrire le magistrat dans un cercle qui paralyse toute sa puissance ; c'est relever de leur dégradation, par la loi même, des êtres qui se sont mis volontairement hors la loi.

Qui pourrait se vanter de prévoir tous les cas que peut offrir la seule inscription des mineures, et de pouvoir tracer des règles de conduite qui doivent varier presque autant que les individus ? Quelle nomenclature que celle des délits qui peuvent se commettre sur la voie publique, dans les maisons de prostitution, dans les maisons clandestines ! Et ces délits ne varient-ils pas en gravité suivant mille circonstances diverses ? Il est donc de la dernière évidence que la loi doit être très courte, et contenir seulement quelques articles applicables, comme je l'ai dit plus haut, à tous les cas, à toutes les localités et à toutes les circonstances.

Elle devrait, suivant moi, porter le titre suivant : *Loi relative à la répression de la prostitution.*

Je dirais dans cette loi :

Art. 1er. — La répression de la prostitution publique, soit avec provocation sur la voie publique, soit de toute autre manière, est confiée, à Paris, au préfet de police, et aux maires dans toutes les autres communes de France.

Art. II. — Un pouvoir discrétionnaire est donné à ces magistrats, dans le ressort de leurs attributions, sur tous les individus qui s'adonnent à la prostitution publique.

Art. III. — La prostitution publique est constatée, soit par provocation directe sur la voie publique, soit par notoriété, soit par enquête sur plainte et dénonciation.

Art. IV. — Le préfet de police à Paris, et les maires dans les autres communes, feront à l'égard de ceux qui, par métier, favorisent la prostitution, ainsi qu'à l'égard des logeurs, des aubergistes, des propriétaires et principaux locataires, tous les règlements qu'ils jugeront convenables pour la répression de la prostitution.

Art. V. — Le dispensaire de salubrité, établi à Paris pour la surveillance sanitaire des filles de débauche, *est assimilé aux établissements sanitaires d'utilité publique.* Il pourra en être établi de semblables dans toutes les localités où ils seront jugés nécessaires.

Art. VI. — Un compte rendu des opérations de ces dispensaires sera annuellement adressé au ministre de l'intérieur.

Je ne suis ni légiste ni administrateur, mais par ce que j'ai vu, par ce que j'ai lu, par ce que j'ai entendu, il me semble que ces cinq articles renferment tout ce qui est nécessaire pour donner à l'autorité la force et la puissance qui lui manquent depuis près d'un demi-siècle. En ne caractérisant pas la prostitution, en se contentant de la regarder comme un fait, on ne met pas le magistrat dans la cruelle alternative, ou d'aggraver le mal en poursuivant sans succès certaines actions réputées crimes ou délits, ou de fermer les yeux sur ces mêmes actions, et par là d'enfreindre lui-même la loi dont il est chargé de maintenir la stricte exécution.

Par le pouvoir discrétionnaire donné au magistrat, on le mettra à même de modifier sa conduite, suivant toutes les circonstances qui pourront se présenter ; il ne craindra plus de dépasser les bornes du pouvoir qui lui est confié ; la légalité prendra la place de l'arbitraire. De cette manière, aucune faute, aucune infraction aux règlements établis ne demeureront impunies ; les réclamations des citoyens seront écoutées, et le magistrat lui-même, ne pouvant plus alléguer l'impuissance d'agir où la loi le mettait auparavant, sera forcé de surveiller sans cesse, et de sévir dans toutes les circonstances où la répression deviendra indispensable.

Craindrait-on qu'une étendue aussi grande de pouvoirs dégénérât en abus, et devînt la cause de vexations que le législateur était loin d'appeler par la disposition de la nouvelle loi ? Mais quel intérêt pourrait avoir un magistrat à persécuter sans motif des êtres qui ne nuiraient pas et qui se conformeraient en tout à ses décisions ? En supposant que, dans quelques localités, une rigueur excessive déterminât une femme à renoncer à son métier et à rentrer dans la vie commune, faudrait-il s'en affliger ? D'ailleurs, n'avons-nous pas la presse par laquelle chacun peut faire entendre ses plaintes ? Quel plus sûr moyen de retenir le magistrat dans les limites de son pouvoir, et quelle meilleure garantie pour la population qui s'est mise volontairement sous sa dépendance, qui pourrait en sortir, mais qui y reste sciemment et parce qu'elle y trouve de l'avantage ?

En établissant dans l'article 3 les caractères particuliers qui constituent la prostituée aux yeux de la loi, on trace à l'administration la limite en deçà de laquelle elle doit toujours rester ; on respecte le droit que chacun possède de faire chez lui tout ce qui lui plaît ; on empêche les tracasseries que l'on pourrait exercer à l'égard d'une femme sur des apparences incomplétement fondées ; et si, par ce moyen, on n'arrête pas le désordre, on l'empêche, dans bien des cas, de se montrer au dehors et de s'afficher d'une manière scandaleuse. En conservant le droit d'enquête sur des plaintes ou des dénonciations, on se réserve le moyen d'atteindre celles qui se livrent à la prostitution dans les maisons clandestines, et qui, sous le rapport moral aussi bien que sous le rapport sanitaire, sont les plus dangereuses de toutes les prostituées.

Les logeurs et les maîtres des maisons garnies du plus bas étage, qui donnent asile aux prostituées, qui les favorisent, qui les soutiennent, qui les cachent et les soustraient à l'investigation des agents de l'autorité, devaient n'être pas oubliés dans une loi relative à la prostitution. Fauteurs infatigables des prostituées et de tous les désordres qu'elles amènent, ils ne doivent pas se plaindre de ce que l'on maintient à leur égard des règlements qui les concernent depuis plusieurs siècles.

Si l'on considère le bien immense que le dispensaire a fait, non-seulement aux habitants de Paris, mais à notre société tout entière, on ne sera pas surpris si je demande qu'une institution aussi éminemment utile soit reconnue par la loi, sanctionnée par elle, relevée de l'obscurité dans laquelle elle a été maintenue jusqu'ici et mise au rang des *établissements d'utilité publique.* En tenant ce langage sur le dispensaire, je parle d'après ma conviction intime, conviction que tout individu qui ouvrira mon livre partagera certainement.

Je me suis souvent demandé, au commencement de mes recherches, ce que faisait l'administration lorsqu'une prostituée, venant à perdre son père et sa mère, se trouvait par le fait même de cette mort chargée des soins que peuvent réclamer des frères et sœurs mineurs. Je croyais qu'à l'imitation de ce qui se pratiquait dans Rome ancienne on leur ôtait la tutelle et la surveillance de ces enfants; les personnes que j'ai interrogées à ce sujet m'ont répondu que nos lois et nos mœurs actuelles rendaient inapplicable chez nous la législation des Romains; que, si les prostituées sont mises hors de la loi commune, c'est seulement pour ce qui concerne la prostitution, mais qu'elles rentrent sous cette loi dans toutes les circonstances de la vie ordinaire et jouissent de tous les avantages qui y sont attachés.

Malheur aux enfants qui tombent en de pareilles mains! nous ne pouvons que les plaindre, car nous n'avons aucun moyen de les soustraire à la corruption dont ils sont entourés.

[On a vu (t. I, p. 24) que le Conseil des Cinq-Cents n'avait pas reconnu la nécessité d'une loi répressive de la prostitution et des filles prostituées, cette matière étant suffisamment réglée par les anciennes ordonnances.

Les tribunaux, de leur côté, loin de contrôler l'usage que fait de ces anciens règlements l'autorité administrative, ont reconnu que les maisons de débauche et les prostituées exigent des dispositions particulières toutes spéciales. Ceci résulte, en effet, des termes de plusieurs jugements et arrêts dont voici les considérants :

Jugement du tribunal correctionnel du 30 décembre 1845 :

Le tribunal, en ce qui touche la prétendue abrogation de l'ordonnance de 1778; attendu que cette ordonnance n'a été abrogée par aucun acte législatif, et que, aux termes de l'article 484 du Code pénal, dans toutes les matières qui n'ont pas été réglées par ledit Code pénal, et qui sont régies par des lois et règlements particuliers, les tribunaux doivent continuer à les observer ;

Attendu que les matières réglées par ladite ordonnance de 1778 n'ont été l'objet d'aucune disposition législative subséquente; que cette ordonnance a donc conservé force légale, et doit continuer à être appliquée ;

Attendu d'ailleurs que ladite ordonnance, émanant du lieutenant général de police, n'est que la reproduction d'anciennes ordonnances royales qui édictaient des peines dont celles prononcées par l'ordonnance dont il s'agit ne sont que le rappel ;

Sans s'arrêter au moyen de droit tiré de la non-applicabilité de ladite ordonnance et statuant au fond ; attendu que les faits sont constants, condamne *** à 50 francs d'amende et aux dépens.

Sur appel, la Cour, le 18 février 1846,

La Cour, en ce qui touche la question d'abrogation de l'ordonnance du 6 novembre 1778, adoptant les motifs des premiers juges, met l'appellation au néant.

Jugement de la 7e chambre correctionnelle du 10 janvier 1846 :

Attendu que l'ordonnance du 6 novembre 1778 n'est pas un simple règlement de police ; qu'il résulte en effet de son préambule qu'elle n'a été portée que pour rappeler et maintenir en vigueur les prohibitions et peines plus anciennement édictées par des ordonnances royales ayant la force et l'autorité de la loi ;

Attendu que les lois des 16-24 août 1790, 19-22 juillet 1791, et l'article 471, § 15, du Code pénal, sont sans application à l'espèce, puisqu'il ne s'agit pas de l'un des objets confiés spécialement à la vigilance et à l'autorité des corps municipaux par l'article 3, titre 2 de ladite loi des 16-24 août 1790 ;

Attendu que les anciennes lois rappelées par l'ordonnance de 1778, non plus que ladite ordonnance elle-même, n'ont été abrogées ni expressément ni tacitement par aucune disposition législative; que, loin de là, elles ont été explicitement confirmées par l'article 484 du Code pénal qui prescrit aux tribunaux d'observer, dans les matières non réglées par le Code, les anciennes lois et règlements particuliers ;

que l'obligation imposée à l'autorité judiciaire dans des termes absolus et sans distinction, doit s'entendre non-seulement des prohibitions et prescriptions, mais *encore de la pénalité portée* par lesdites anciennes lois et règlements, pourvu toutefois que cette pénalité soit conciliable avec la législation actuelle ;

Attendu en fait que le Code pénal ne contient aucune disposition relative aux femmes de mauvaise vie et aux lieux de débauche clandestins, d'où la conséquence que, pour réprimer des infractions de la nature de celle reprochée à ***, il faut nécessairement recourir à l'ordonnance de 1778 ;

Et attendu qu'il résulte, tant du procès-verbal dressé et des débats que, etc., etc., condamne à 400 francs d'amende.

Arrêt de la Cour d'appel du 3 avril 1846 :

En ce qui touche l'exception tirée de l'abrogation, soit en ce qui concerne les prescriptions, soit en ce qui concerne les dispositions pénales du règlement du 6 novembre 1778 ;

Adoptant les motifs des premiers juges au fond, met l'appellation au néant.

Deux arrêts de cassation, en date des 3 décembre 1847 et 28 septembre 1849, appuient les considérations invoquées par la Cour d'appel.

Cependant on n'a pas été sans contester à l'autorité administrative le droit de faire usage de la pénalité que prononcent ces anciens règlements et d'édicter d'autres peines que celle prononcée par l'article 471, n° 15, prétendant « que les infractions à ces règlements doivent se poursuivre par les articles 330 et 471 du Code pénal ; que l'article 484 ne saurait faire revivre une législation qui n'est plus compatible avec nos mœurs et qui a été abrogée par la législation nouvelle. »

La prostitution, les femmes qui s'y livrent, les maisons où elle se cache, constituent des outrages à la morale, mais qui ne rentrent pas dans la définition de l'article 330, qui, comme condition nécessaire de l'infraction punissable, exige la publicité.

Est-ce au moyen de l'article 471, qui prononce,

comme maximum, cinq jours de prison et 15 francs d'amende, qu'on réprimera ces outrages? On a vu par ce qui précède que la prison n'est pas toujours efficace pour la répression des scandales qui ne tombent pas sous l'application de la loi. A quelle licence effrénée ne se livreraient pas les 4 à 5,000 filles inscrites à Paris si jamais elles pouvaient être assimilées, pour les infractions aux règlements, à tous ceux qui, libres de leurs actions, ne sont passibles que des tribunaux ordinaires!

Et comment admettre que le Code pénal, dans son système complet de répression, n'ait pas prévu, n'ait pas puni ce qui se rattache à la prostitution, à cette cause de désordres si graves, ce fait qui attaque la société dans ses intérêts les plus vrais, et que le Code semble ainsi légitimer les actes les plus dangereux par l'oubli dont il les couvre?

C'est que le législateur a pensé sans doute que la prostitution, ne pouvant être interdite, devait être réglementée; qu'elle ne pouvait l'être par une loi dans laquelle serait écrit que la prostitution est une profession, et par cette dernière raison que l'administration qui y avait suffisamment pourvu saurait y pourvoir à l'avenir.

Voilà qui est écrit formellement dans l'article 484 du Code pénal, qui, dans les matières non réglées par le Code et régies par des lois et règlements particuliers, veut que l'observation en soit continuée.

Et, pour établir que telle a été la véritable pensée du législateur, nous dirons qu'il suffirait de recourir à l'orateur du gouvernement qui a présenté la loi, et qui, en énumérant le grand nombre de matières non régies par le Code et dont les règlements spéciaux doivent toujours recevoir leur exécution, s'explique sur la prostitution en signalant les maisons de débauche où elle s'exerce.

A l'appui de cette opinion, nous invoquerons un arrêt de la Cour du 3 octobre 1823 (*Bulletin des lois*, n° 138).

Il s'agissait de l'infraction à un ancien règlement et de troubles dans une maison de débauche.

Attendu (porte l'arrêt) qu'aux termes de l'article 484 du Code pénal, les faits poursuivis sont punissables comme étant prévus par l'ancien règlement et parlement de Bretagne du 29 juillet 1786, casse.

CHAPITRE XXIII.

LES PROSTITUÉES SONT-ELLES NÉCESSAIRES?

Si l'on ouvre les ouvrages qui traitent de la police et des mœurs, si l'on écoute ce qui se dit dans le public et dans toutes les classes de la société, on verra partout dominer cette opinion, que les prostituées sont nécessaires, et qu'elles contribuent au maintien de l'ordre et de la tranquillité dans la société.

Sans blâmer cette manière d'envisager un grand fait, j'aime mieux me ranger de l'avis de ceux qui les regardent comme inséparables d'une nombreuse population réunie sur un même point. Sous des formes qui varient, suivant les climats, les mœurs nationales, la prostitution reste inhérente aux grandes populations;

elle est et sera toujours comme ces maladies de naissance contre lesquelles les expériences et les systèmes ont échoué, et dont on se borne à limiter les ravages.

L'histoire nous prouve à quel point la société a toujours été révoltée du dégoûtant spectacle de la prostitution publique; elle nous la montre comme une source intarissable de désordres, de délits et de crimes; les nations civilisées l'ont toujours poursuivie et punie de peines plus ou moins sévères, et flétrie du sceau de l'infamie. Il n'est pas nécessaire d'être époux ou père pour sentir tous les funestes effets de la prostitution, il suffit d'avoir une mère et de réfléchir combien le sexe auquel elle appartient se trouve dégradé par la condition et les habitudes de la prostitution, qu'on peut envisager comme le plus grand contre-sens de la nature.

Les maladies affreuses que la prostitution propage depuis quelques siècles et la crainte d'une contagion inévitable ont-elles diminué le nombre des prostituées? Non, assurément : tout nous prouve que la certitude de maux encore plus grands ne le diminuera pas, et que, sous ce rapport, l'homme dominé par les besoins et aveuglé par les passions est plus stupide et plus imprévoyant que la brute.

A défaut de l'expérience générale et de tous les temps, ce fait suffirait à lui seul pour démontrer l'inutilité des lois prohibitives de la prostitution, parce qu'il n'est pas au pouvoir de l'autorité de l'anéantir. Les prostituées sont aussi inévitables, dans une agglomération d'hommes, que les égouts, les voiries et les dépôts d'immondices; la conduite de l'autorité doit être la même à l'égard des uns qu'à l'égard des autres; son devoir est de les surveiller, d'atténuer par tous les moyens possibles les inconvénients qui leur sont inhérents, et, pour cela, de les cacher, de les reléguer dans les coins les plus obscurs, en un mot de rendre leur présence aussi inaperçue que possible.

Cette décision déplaira peut-être à quelques moralistes sévères qui, du fond de leur retraite, croient pouvoir juger la conduite de ceux qui sont placés au timon de la machine sociale, et qui les rendent responsables de tous les abus qui subsistent. Respectons cette opinion, qui part d'un bon principe, mais engageons ceux qui la professent à mieux étudier les hommes et à se mettre au courant de leurs vices comme de leurs vertus. Pour moi, je répondrais aux détracteurs de la tolérance dont l'administration juge convenable d'user envers les prostituées, par ce passage de saint Augustin : *Quid sordidius, quid inanius, decoris et turpitudinis plenius meretricibus, lenonibus, cœterisque hoc genus pestibus dici potest? Aufer meretrices de rebus humanis, turbaveris omnia libidinibus; constitue matronarum loco, labe ac dedecore dehonestaveris. Sic igitur hoc genus hominum per suos mores impurissimos vita, per ordinis leges conditione vilissimum* (1).

Mais saint Augustin, avant de se renfermer dans les cloîtres, avait connu le monde, et son vaste génie lui faisait envisager les choses de la terre avec autant de profondeur que tout ce qui regarde les plus sublimes vérités de la morale et de la religion.

La prostitution existe et existera toujours dans les grandes villes, parce que, comme la mendicité, comme le jeu, c'est une industrie et une ressource contre la

(1) De Ordine, lib. II, cap. 12, ed. Benedict., t. I, p. 335.

faim, on pourrait même dire contre le déshonneur; car à quel excès ne peut pas se livrer un individu privé de toute ressource et qui voit son existence compromise! Cette ressource est, il est vrai, celle de la bassesse, mais elle n'en existe pas moins.

Si, malgré les lois, malgré les peines, malgré le mépris public, malgré la brutalité dont elles sont souvent victimes, malgré des maladies affreuses, malgré les suites inévitables de la prostitution, il existe partout des filles publiques, n'est-ce pas une preuve évidente qu'on ne peut les empêcher et qu'elles sont inhérentes à la société?

CHAPITRE XXIV.

L'ADMINISTRATION PEUT-ELLE ET DOIT-ELLE FAVORISER L'EMPLOI DES MOYENS PRÉSERVATEURS DE LA SYPHILIS?

Gravité et importance de cette question. — Variété des moyens proposés par les charlatans et les spéculateurs. — Avis donnés à ce sujet par le Conseil de salubrité. — Conduite tenue par l'administration. — Distinction qu'elle établit entre un moyen curatif et un moyen préservateur. — La morale publique doit l'intéresser autant que la santé publique. — Détails sur la conduite tenue par l'ancienne Faculté de médecine à l'égard d'un de ses membres. — Elle nous montre ce que nous devons penser de ceux qui proposent des moyens préservateurs. — L'indignation publique s'est toujours soulevée contre les auteurs de ces moyens. — Nouvelles considérations sur la distinction qu'il faut établir entre un moyen curatif et un moyen préservateur de la syphilis. — Erreur de bien des gens à cet égard. — Critique énergique d'un ouvrage moderne. — Avis donné à l'administration.

Cette question est une des plus graves de toutes celles qui regardent les mœurs publiques et la police des prostituées; son examen m'a toujours effrayé, et plus d'une fois, après l'avoir abordée, j'ai été tenté de la passer sous silence, au risque d'encourir le reproche d'avoir laissé dans mon ouvrage une lacune importante; mais, comme j'écris pour le bien public et pour les administrateurs, et que je n'ai jamais été dirigé dans cette longue et pénible carrière que par le désir de me rendre utile, je me déterminerai à consigner ici ma manière de voir et à dire clairement ma pensée à ce sujet.

Il s'est trouvé des hommes qui se sont annoncés comme possesseurs de moyens à l'aide desquels on pouvait braver impunément la contagion syphilitique, et se livrer sans crainte aux êtres les plus infects, et par conséquent les plus dangereux; de ces hommes, les uns ont gardé leur secret, les autres l'ont publié (1). Tous les moyens préconisés ont varié suivant les temps et les circonstances, et surtout suivant les théories qui se sont succédé dans la science médicale : preuve évidente de leur inefficacité; car, si la médecine possède un certain nombre de moyens véritablement utiles, ils restent constamment les mêmes et résistent à toutes les théories.

Parmi les inventeurs de ces moyens préservateurs, on compte quelques médecins, un certain nombre d'individus se disant chimistes, et beaucoup de pharmaciens. Les uns, plus réservés, ont débité leur drogue de la main à la main et parmi leurs connaissances; d'autres l'ont affichée dans l'intérieur de quelques pharmacies et dans des boutiques du Palais-Royal; il en est enfin

(1) Voyez l'article PROPHYLAXIE DE LA SYPHILIS, par MM. Cullerier et Ratier, dans le *Dictionnaire de médecine et de chirurgie pratiques*, t. XIII, p. 593. — J. Hunter, *Traité de la maladie vénérienne*, trad. par G. Richelot, avec des notes et des additions par le docteur Ph. Ricord. Paris, 1852, p. 749.

qui n'ont pas craint de publier et d'annoncer leur fallacieux moyen par des placards apposés sur les murs de Paris, et par la distribution de cartes et de billets sur la voie publique.

Je me hâte d'annoncer que si parmi ces hommes on compte quelques Parisiens, la plupart étaient des étrangers qui, n'ayant rien à perdre dans leur pays, venaient dans le nôtre pour y chercher fortune (1). Chaque fois qu'il s'est agi de réorganisation ou de modifications dans le régime des prostituées, on a vu ces hommes surgir de toutes parts et s'adresser au chef de l'administration, présentant d'une main leur invention, et de l'autre la demande d'une place ou d'un secours.

Les préfets de police ne se sont pas toujours contentés de renvoyer les inventeurs dont il s'agit ; ils ont cru nécessaire, dans quelques circonstances, de consulter le Conseil de salubrité, non pour savoir si ce qu'ils débitaient était véritablement efficace, mais pour connaître s'il s'y trouvait quelques substances vénéneuses ou capables d'altérer la santé. Le Conseil lui-même s'est souvent cru obligé de prendre à ce sujet l'initiative, et de dénoncer au préfet, dans les termes les plus énergiques, le mal qui pouvait résulter de ces sales et scandaleuses annonces. De 1812 à 1817, Dupuytren, Cadet de Gassicourt et Pariset ont fait, à ce sujet, plusieurs rapports fort remarquables et qui montrent l'élévation d'âme et les nobles sentiments de ceux qui les ont écrits (2).

(1) Voyez *Démonstration pratique de la prophylaxie syphilitique authentiquement constatée*, par le docteur Luna Calderon. Paris, 1815, in-8.

(2) Le Conseil de salubrité de la ville de Paris a rendu, dans un

Les chlorures, dont on s'est tant occupé depuis dix ou douze ans, comme moyens désinfectants, n'ont pas été négligés par ceux qui ne voient, dans une substance à la mode ou nouvelle, qu'un moyen de lucre et la matière d'une spéculation ; de tous les coins de Paris et de la France, on adressa des demandes au préfet de police, les unes pour n'être pas troublé dans la vente du moyen réputé préservateur, les autres *pour que des essais comparatifs pussent être tentés dans les maisons publiques de prostitution*, *et faire connaître par là l'efficacité de l'invention*. Je tairai les noms des auteurs de ces prétendues découvertes, et en cela je crois leur rendre un service dont probablement ils ne me sauront pas gré.

C'est ici le lieu d'indiquer quelle a été la conduite de l'administration chaque fois qu'il s'est agi d'expériences à faire dans les maisons publiques, car il est à remarquer que beaucoup d'inventeurs, soit par conviction, soit comme moyen de succès, ont adressé en différentes circonstances des demandes analogues.

Tous les préfets qui se sont succédé à l'administration de la police ont admis en principe qu'*il n'en était pas d'un moyen curatif employé dans un hôpital ou partout ailleurs, comme d'un moyen préservatif, dont l'essai ne pouvait être tenté que dans des maisons notées d'infamie ;*

Que l'autorité ne pouvait jamais intervenir dans des

grand nombre de circonstances, des services importants à l'administration. J'ai exposé les qualités et les fonctions qu'ont à remplir les personnes qui le composent (*Annales d'hygiène publique*, Paris, 1833, t. IX, p. 243). Voyez pour sa nouvelle organisation, *Annales d'hygiène*, 1852, t. XLVII, p. 228 et 286.

affaires de cette nature, sans s'exposer au très grave inconvénient de fournir la matière de propos et d'interprétations peu favorables aux bonnes mœurs comme à la considération qui doit s'attacher à tous les actes de l'administration ;

Enfin, que s'il est du devoir du préfet de police d'employer tous les moyens capables d'arrêter la propagation d'un mal qui atteint quelquefois d'innocentes victimes, et qui étend ses ravages jusque sur les générations futures, *il n'était pas moins de son devoir de préserver de toute atteinte la morale publique, et de faire en sorte qu'une découverte, même utile, ne pût pas être considérée comme une prime d'encouragement accordée à la débauche.*

Le Conseil de salubrité, consulté une fois sur l'emploi d'un de ces moyens, après avoir décidé qu'il n'était pas dangereux, ajoutait à son rapport : *que les expériences que l'on sollicitait étaient difficiles et délicates ; qu'elles avaient déjà été tentées, mais que ces tentatives avaient été accompagnées d'un tel appareil de scandale et d'indécence, qu'elles avaient marqué d'avance du sceau de l'indignité et de l'infamie quiconque aurait voulu les renouveler.*

Par ces expressions, le Conseil faisait allusion à un fait extrêmement grave qui eut lieu dans le courant du siècle dernier, et qui a trop de rapport au sujet que je traite en ce moment pour que je ne m'y arrête pas un instant.

Dans l'année 1772, un nommé Guilbert de Preval, docteur régent et professeur de matière médicale à la Faculté de médecine de Paris, s'annonça comme l'auteur d'un spécifique pour préserver de toute contagion syphilitique ceux qui en feraient usage. Cette annonce eut un retentissement extraordinaire ; elle exalta les têtes des jeunes débauchés qui se trouvaient dans l'ancienne cour. On y fit venir le sieur de Preval, on combla l'auteur de caresses qu'on donnerait à peine à celui qui viendrait de découvrir un nouveau continent ; mais on exigea qu'il fît sur lui-même et en présence de témoins l'expérience nécessaire pour démontrer l'efficacité du moyen qu'il indiquait. De Preval accepta ; l'expérience fut faite ; je pourrais en nommer les témoins, mais le rang qu'ils ont occupé dans la société me commande le silence.

Le bruit de cet événement ne tarda pas à se répandre dans la ville. La Faculté en fut instruite ; elle crut l'affaire assez grave pour mériter de fixer son attention ; et dans une séance mémorable tenue le 8 août 1772, et où les cent cinquante-six docteurs dont se composait ce corps se trouvaient réunis, de Preval fut expulsé de son sein, rayé de la liste de ses membres, et cela, je puis le dire, à l'*unanimité*, puisque cet homme n'eut pour lui que six personnes, qui toutes profitèrent de cette circonstance pour se venger, soit de la Faculté dont elles avaient à se plaindre, soit de quelques confrères qui s'étaient chargés de poursuivre devant les tribunaux l'affaire du sieur de Preval. Celui-ci appela de la sentence portée contre lui, et, dans les différents procès qu'il intenta à ses anciens collègues, il répandit à pleines mains contre eux les calomnies les plus atroces. Cette affaire dura cinq ans, car le décret de la Faculté ne fut ratifié par le Parlement que le 13 août 1777. Ce tribunal célèbre ajouta même à la première punition une amende de 3,000 francs.

On voit dans les différents mémoires publiés par la Faculté, soit pour répondre aux attaques de l'ancien collègue qu'elle avait retranché de son sein, soit pour se justifier, quelle était la manière dont cette compagnie envisageait la conduite du sieur de Preval ; je vais en extraire quelques passages qui m'ont paru remarquables.

« Nous ne voulons pas, disait la Faculté dans un de ces mémoires, confraterniser avec le sieur de Preval, parce que cet homme s'est déshonoré publiquement, parce qu'il se déshonore tous les jours, *parce que, fauteur du libertinage, il en est l'instigateur;* parce que, trompant ses concitoyens par de fausses promesses, il les précipite dans des maladies honteuses, dont des malheurs trop connus prouvent que son remède n'est pas curatif. *notre cause est donc celle des mœurs, celle du salut public.* »

« Ce n'est pas, disaient dans un autre endroit les membres de la Faculté, pour avoir trouvé un remède, soit préservatif, soit curatif, que nous avons rayé le sieur de Preval, c'est parce qu'il a osé s'annoncer *comme inventeur et distributeur d'un remède ayant la propriété de préserver de gagner le mal vénérien* ..; c'est pour avoir osé, dans la vue d'accréditer la vente de son prétendu spécifique, en faire sur sa personne des essais *dont l'homme le plus dissolu ne pourrait soutenir, l'on ne dit pas le spectacle, mais le récit*...; c'est pour avoir, par cette expérience infâme, *offert avec l'impunité un appât pour le vice, avoir anéanti les mœurs autant qu'il était en lui, et ouvert la porte au libertinage.* »

Enfin, dans un autre mémoire, la Faculté s'exprime en ces termes :

« *Ce serait à la morale qu'il appartiendrait d'examiner à quel point serait licite une invention dont l'unique objet serait d'ajouter à l'attrait naturel du vice celui de l'impunité. Nous savons*, ajoutaient les auteurs du mémoire, *ou au moins nous croyons qu'un préservatif pour la maladie dont il est question produirait un déréglement dont souffriraient la population et le bon ordre social, nous pourrions ajouter la pureté des mœurs.* »

Est-il rien de plus fort et de plus remarquable que cet avis motivé de la Faculté de Paris, avis qui n'est pas pris *ab irato*, mais à tête reposée, mûrement et après de longues et solennelles discussions ? Ce n'est pas la Faculté de théologie qui décide qu'un préservatif de la maladie vénérienne *ouvrirait la porte au libertinage et produirait un déréglement dont souffriraient la population, le bon ordre social et la pureté des mœurs*, c'est la Faculté de médecine qui le publie, qui l'imprime, qui le soutient devant les tribunaux, et dont la doctrine est approuvée par le premier corps de la magistrature. Si, à une époque de dissolution, où l'on s'honorait du titre de *roué*, et où il était de bon ton d'affecter l'immoralité et le mépris de tout principe, cent soixante médecins émettent à l'unanimité et d'une manière aussi tranchée leur opinion sur des moyens préservateurs, serait-il possible qu'au temps actuel d'autres personnes pussent plaider en faveur de ces mêmes moyens, et soutenir que leurs inventeurs méritent des *récompenses nationales ?* En vérité, je suis tenté de croire que les personnes qui ont parlé de la sorte n'ont pas assez réfléchi sur la portée de leurs opinions (1). J'aime à voir la manière dont l'indignation publique s'est soulevée contre la proposition de faire distribuer publiquement chez tous les pharmaciens le moyen dont on vantait l'usage. Jaloux de tout ce qui regarde l'honneur de mon pays, j'éprouve une certaine satisfaction à penser que l'inventeur de ce moyen n'est pas Français, et j'applaudis au sentiment de pudeur du peuple anglais, qui poursuivit, dit-on, d'un tel mépris son compatriote, que cet homme, pour n'être pas reconnu et pour trouver quelqu'un qui voulût bien lui parler et s'asseoir à ses côtés, fut obligé de changer de nom et de demeure.

Il faut donc, *en administration*, *établir une grande différence entre les moyens curatifs et des moyens préservateurs que* RÉPROUVE LA MORALE. On peut se faire à ce sujet des illusions; on peut, dans une conversation, se moquer de cette morale, et tourner en ridicule ceux qui y attachent de l'importance, et qui ne la considèrent pas comme une chimère; mais j'ai assez l'expérience des hommes et des choses pour savoir que ceux qui tiennent ce langage, et qui le tiennent avec le plus d'assurance, sont intérieurement convaincus du contraire. Oseraient-ils, dans un plaidoyer ou dans un discours débité en public, tenir le langage que leur pardonnent quelques amis? S'ils sont pères de famille, en feront-ils la base de l'éducation qu'ils donneront à leurs filles? Et s'ils cherchent à établir leurs fils, mettront-ils pour condition que les femmes qu'ils leur destinent doivent être élevées dans leurs principes? Comme je ne suis pas chargé de faire ici un traité de morale, je

(1) *Dictionnaire des sciences médicales.* Paris, 1820, t. XLVII, p. 326.

n'en dis pas davantage; mais si cette morale existe, si elle n'est pas un vain mot, si elle est de quelque importance pour le bonheur social, il est du devoir de l'administration de la respecter, de la protéger, et par conséquent de ne rien faire qui puisse lui porter atteinte: elle lui doit sa protection plus encore qu'à la santé publique. C'est ce qu'ont admirablement senti les chefs de l'administration que nous avons vus à la Préfecture de police; tous ont reconnu qu'en favorisant l'emploi des moyens préservateurs, ils seraient considérés par la population comme fournissant à la débauche des primes d'encouragement, *et qu'en attirant sur l'administration l'indignation publique, ils lui ôteraient toute sa force, et se verraient eux-mêmes dans la nécessité de céder à d'autres la direction des affaires.*

Je ferai ici une supposition que l'on peut faire aussi relativement à la nécessité de traiter les prostituées attaquées de syphilis. Que dirait-on d'un magistrat qui, se trouvant à la tête d'un pays où les bonnes mœurs sont respectées, où il n'y a pas de prostituées, où il n'y en a jamais eu, et qui viendrait gravement proposer leur établissement en prouvant à la population qu'il n'agit en cela que dans son intérêt? Un cri général d'indignation ne s'élèverait-il pas contre ce magistrat? Trouverait-il un journal pour se justifier, un avocat pour le défendre, un ami pour prendre son parti? Non, assurément, il n'en rencontrerait pas; les moins scrupuleux le considéreraient comme un fou, et son sort serait d'éviter les regards du public en allant s'ensevelir dans le fond d'une retraite. Eh bien! à *mes yeux, il n'y a pas de différence entre ce magistrat et celui qui favoriserait publiquement l'emploi des moyens préser-*

vateurs; tous deux pourraient alléguer pour excuse qu'ils n'ont pas d'autre intention que de satisfaire les goûts de leurs administrés, et qu'il faut les excuser en raison des motifs qui les font agir.

C'est donc à tort, et faute de réflexion, que des hommes respectables, et qui jouissent de mon estime, ont confondu dans une même catégorie ces moyens préservateurs et les soins sanitaires que l'on donne aux prostituées (1). En guérissant ces femmes et les individus qu'elles ont infectés, l'administration ne fait qu'un acte de charité qui nous ordonne de secourir des êtres souffrants, par cela seul qu'ils sont souffrants, sans nous embarrasser des causes de leur malheur; elle ne les considère pas comme des coupables, mais comme des imprudents; elle sait que ces imprudents existent et qu'ils existeront toujours; elle pense et réfléchit pour des gens qui, aveuglés par une imagination en délire, ne sauraient ni penser ni réfléchir; elle voit les maux qu'ils se préparent et tâche de les leur éviter; ne pouvant empêcher les gens de s'enivrer, elle garnit de barrières les précipices le long desquels doivent passer ceux qui sont dans l'ivresse. Mais, en veillant sur tous ces imprudents, elle n'a pas à se reprocher de leur avoir présenté elle-même la coupe dans laquelle ils se sont enivrés; elle sait qu'elle ne les a pas attirés dans le précipice en rendant les bords agréables et séduisants, et c'est pour cela qu'elle mérite la reconnaissance des bons

(1) La Société de médecine de Bruxelles a couronné, en 1836, un Mémoire de M. le docteur F.-S. Ratier, ayant pour titre : *Quelles sont les mesures de police les plus propres à arrêter la propagation de la maladie vénérienne?* (*Annales d'hygiène publique et de médecine légale*, 1836, t. XVI, p. 262.)

citoyens et qu'elle peut, tête levée, leur rendre compte de sa conduite.

Ainsi donc, faculté pleine et entière pour chacun de faire ce qu'il lui conviendra, et d'émettre son opinion sur tous les sujets possibles, mais libre aussi à moi de combattre ces opinions et de parler avec la liberté dont nous avons le bonheur de jouir dans notre pays. J'use aujourd'hui de ce droit en disant que, si l'administration ne peut empêcher les particuliers de faire ce qu'ils veulent et d'employer sur leurs personnes les moyens qu'ils jugent convenables, elle ne saurait approuver publiquement quelques-uns de ces moyens et leur donner de la vogue par cette approbation. Chargée de réprimer tout ce qui serait contraire à la morale et à la santé publiques, l'administration doit, suivant moi, plus de soins à la morale qu'à la santé, et, s'il lui fallait nécessairement négliger l'une au détriment de l'autre, je lui conseillerais d'abandonner celle-ci pour ne s'occuper que de la première. Que ceux qui ne partagent pas ma manière de voir sur ce grave sujet imitent mon exemple, qu'ils lèvent la tête et qu'ils me combattent ; mais je leur déclare d'avance qu'ils n'auront pas pour eux l'opinion publique et qu'il leur faudra du courage pour affronter son indignation. Ils en jugeront sans peine par les écrits modernes, par les discours prononcés aux tribunes de la France et de la Grande-Bretagne, par les pamphlets lancés contre l'administration et par les décisions des jurys ; ils en jugeront par ce qui se dit dans les salons, dans les réunions d'hommes et jusque dans les réunions de jeunes gens, qui ne craignent pas d'avouer leur vie dissolue ; ils en jugeront enfin par l'impression qu'a produite dans le monde l'article du livre dont j'ai parlé plus haut.

Si l'anonyme qui est l'auteur de ce malencontreux article s'était donné la peine de consulter les mémoires publiés par la Faculté de médecine dans l'affaire du sieur de Preval; s'il y avait vu que la Faculté avait traité ce Preval d'*homme sans mœurs et sans probité*, de *fripon*, d'*infâme*, pour avoir proposé un moyen préservateur qu'elle regardait comme subversif de l'ordre social, aurait-il publié son article? Cet auteur a-t-il pensé aux conséquences de sa doctrine lorsqu'il livrait à l'impression le passage suivant :

« En se servant de ce moyen pour empêcher *une fécondité réprouvée*, la morale publique serait moins souvent outragée, on verrait moins de filles mères, moins de femmes obligées de soustraire les fruits d'un amour illégitime... Si la morale le blâme, à cause de la facilité qu'il apporte à des relations *réprouvées*, d'un autre côté la médecine ne peut *qu'en approuver et en provoquer* l'usage de tout son pouvoir, puisqu'il devient un puissant obstacle à la contagion vénérienne. »

A de pareils conseils donnés au nom de la médecine, moi médecin et jaloux de l'honneur du corps dont je fais partie, je répondrai : Quoi ! c'est un médecin que chacun appelle tous les jours auprès de sa femme et de sa fille, qui leur indiquera les moyens de prévenir chez elles une *fécondité réprouvée*, et qui en provoquera l'usage par tous les moyens qui sont en son pouvoir ! Il n'était donc ni père, ni époux, celui qui proposait gravement, au nom de la morale, l'emploi de pareils moyens? Avec de semblables principes, la médecine pourrait-elle se vanter d'être un art salutaire et de contribuer au bonheur des peuples, ainsi qu'à la force des États? A mon gré, la Convention était plus sage et moins immorale en votant une récompense aux *filles-mères*.

Le médecin, auquel rien n'est caché, qui connaît les défauts et les habitudes les plus secrètes de ceux qui réclament son assistance, saura toujours compatir aux faiblesses humaines et soulager les maux qui résultent de l'inconduite; il pourra gémir lui-même sur ses propres fautes et sur les écarts de sa jeunesse, mais il n'osera jamais donner des conseils aussi pernicieux que ceux dont je viens de parler.

En résumant ce chapitre, je dirai à l'administration : Poursuivez sans relâche les maladies que propagent les prostituées, proposez-vous pour but de les faire disparaître du cadre des infirmités humaines; vos efforts, n'en doutez pas, seront couronnés de succès, mais ce sera l'œuvre de plusieurs générations; il faut pour cela vous armer d'une persévérance que devront avoir aussi vos successeurs, et dont les générations futures recueilleront les fruits. Puisque vous ne pouvez empêcher l'existence des prostituées, diminuez le mal que font ces femmes; gémissez sur cette fatale nécessité de tolérer un état de choses que vous regardez à juste titre comme contraire à l'ordre social; mais n'allez pas l'aggraver par d'imprudentes insinuations. Souvenez-vous que, si vous êtes constitués les gardiens de la santé publique, vous l'êtes également de la morale publique, et que, sous ce rapport, notre nation, malgré la légèreté qu'on veut bien lui attribuer, est plus exigeante qu'on ne l'imagine. Marchez dans la voie que vous ont tracée tous les administrateurs qui, depuis trente ans, se sont succédé à la Préfecture de police; souvenez-vous qu'*ils ont flétri de leur réprobation tous les moyens préservateurs qu'on leur a proposés*, et qu'en 1828 l'un d'eux, M. Debelleyme, a mis au rang des *outrages faits aux mœurs, non la confection et la vente secrète d'un de ces moyens*, mais le débit *trop patent* qu'en faisait dans un des jardins de Paris certain industriel très connu qui s'était adonné d'une manière particulière à sa préparation.

[Divers moyens préservatifs de la syphilis ont continué à être présentés à l'administration avec prière d'en provoquer l'usage (1). M. Ducoux, préfet de police, avait cru utile, pareillement à ce qui se fait en Belgique, d'obliger les maîtresses de maisons à avoir constamment à la disposition des filles et des visiteurs une préparation d'oxyde de sodium étendue dans vingt-six parties d'eau, avec une instruction pour s'en servir; mais c'est là une exception à la règle que s'est imposée l'administration de ne jamais imposer, ni même recommander tel moyen préservatif ou curatif, laissant à la science le soin d'en reconnaître l'efficacité et d'en prescrire l'emploi.

De toutes ces découvertes celle qui a eu le plus de retentissement dans ces derniers temps, est le procédé employé par le docteur Auzias-Turenne et les docteurs Sperino (de Turin), Boeck (de Christiania), et connu

(1) Voyez un bon travail publié récemment, intitulé : *Mémoire sur les mesures hygiéniques propres à prévenir la propagation des maladies vénériennes*, par M. Lagneau fils (*Annales d'hygiène publique*, Paris, 1855, 1856, t. IV, p. 298 ; t. V, p. 21, 241).

sous le nom de Syphilisation, présenté en même temps comme moyen préservatif et curatif.

L'Académie impériale de médecine, saisie de cette question, l'a condamnée comme dangereuse (20 juillet 1852). Voici comment M. le docteur Bégin, organe de la commission, termine son remarquable rapport :

1° La doctrine de la syphilisation n'est justifiée dans son application à l'homme sain ou malade, ni par le raisonnement, ni par l'analogie, ni par les expériences sur les animaux, ni par l'observation de prétendus syphilisés naturellement.

2° Leur emploi, à titre de prophylaxie contre la syphilis, est une monstruosité qui expose gratuitement aux plus grands périls la santé des personnes qui ont la folie de s'y soumettre.

3° A titre de traitement des accidents syphilitiques sous toutes les formes, elle ne repose sur aucun fait positif détaillé, authentique, sur aucune statistique comparative, et ce qu'on en connaît d'exact et de constaté, ne témoigne que de son incertitude, de ses difficultés, surtout de ses dangers et des stigmates honteux qu'elle laisse à sa suite.

Dans la séance du 22 août, l'Académie a adopté la conclusion suivante :

« *L'Académie déclare par un vote, qu'elle approuve les principes exposés dans le Rapport de la commission en ce qui concerne la pratique de la syphilisation*, *comme moyen prophylactique et comme méthode curative de la syphilis.* »

« Le rapport et les documents fournis par la discussion sur la syphilisation seront adressés à M. le ministre de l'intérieur (1). »

La commission nommée par le préfet de police l'a également condamnée comme dangereuse, le 2 décembre de la même année (2).]

(1) *Bulletin de l'Académie de médecine*, t. XVII, p. 1094. — La longue discussion à laquelle cette question a donné lieu a été réunie dans l'ouvrage ayant pour titre : *De la syphilisation et de la contagion des accidents secondaires de la syphilis*, communications à l'Académie de médecin, par MM. Ricord, Bégin, Malgaigne, Velpeau, Depaul, Gibert, Lagneau, Larrey, Michel Lévy, Gerdy, Roux, avec les communications de MM. Auzias-Turenne et C. Sperino, à l'Académie des sciences de Paris et à l'Académie de médecine de Turin. Paris, 1853, in-8 de 384 pages.

(2) *Rapport à M. le préfet de police* sur la question de savoir si M. le docteur Auzias-Turenne peut être autorisé à appliquer ou à expérimenter la syphilisation à l'infirmerie de la prison de Saint-Lazare, par MM. Mélier, *président;* Philippe Ricord, Denis, Conneau, et Marchal (de Calvi), *rapporteur*. Paris, 1853, in-8.

CHAPITRE XXV.

DES MAISONS DE REFUGE OUVERTES AUX FILLES PUBLIQUES QUI, TOUCHÉES DE REPENTIR, RENONCENT A LA PROSTITUTION.

La première de ces maisons a été fondée au XIIIe siècle. — Autres fondations semblables dans les siècles suivants. — Le zèle pour ces sortes d'établissements est porté à l'excès dans le XVIIe siècle. — Création de Sainte-Pélagie et du Bon-Pasteur. — Projet singulier et extravagant de Restif de la Bretonne. — Destruction de ces établissements en 1793. — Ce que fait l'abbé Legris-Duval pour les rétablir. — Origine de la maison actuelle. — Protection que lui accorde le préfet Anglès. — Quelle est la classe des prostituées dans laquelle on rencontre ordinairement celles qui reviennent à des sentiments et à des mœurs honnêtes. — Tableaux statistiques de toutes celles qui ont été admises pendant douze ans dans la maison de refuge actuelle. — Mortalité effrayante de cette maison. — Causes qui peuvent la déterminer. — Gravité et importance de ces recherches. — Services que rend cette maison aux filles qui s'y retirent. — Elle est non-seulement utile, mais nécessaire. — Améliorations qu'on peut apporter dans quelques parties de son régime intérieur. — Les femmes mariées sont bien plus capables que les religieuses de faire le bien moral des prostituées. — Considérations importantes sur les instructions et pratiques religieuses sur les travaux manuels et la division de la journée. — Détails sur une maison-modèle qui existe dans une ville de France. — Nécessité où est l'administration de suivre toujours ce qui se passe dans ces maisons.

En parlant du sort définitif des prostituées, j'ai dit que plusieurs de ces femmes, touchées de repentir et mues par des sentiments religieux, entraient dans des maisons de retraite, et s'y livraient, pour le reste de leur vie, au travail et aux exercices d'une vie pénitente. Je vais dire quelques mots sur ces maisons, dignes sous bien des rapports du plus haut intérêt.

Le premier établissement qui, à ma connaissance,

ait été consacré à recevoir les prostituées repentantes, remonte aux premières années du XIIIe siècle ; il fut fondé par Guillaume III, évêque de Paris, qui lui donna le nom de maison des Filles-Dieu. Nous avons vu saint Louis, lors de son premier édit, accorder à cette maison une somme considérable, à condition qu'elle entretiendrait deux cents filles qui, renonçant à leurs habitudes vicieuses, voudraient rentrer dans le chemin de l'honneur et de la vertu. Cette maison, se trouvant dans la direction de l'enceinte que Charles V faisait bâtir, on fut obligé de la détruire et de la transporter rue Saint-Denis, au coin de la rue qui porte encore aujourd'hui le nom des Filles-Dieu, où elle a subsisté avec la même destination pendant plusieurs siècles.

En l'année 1492, un religieux nommé Jean Tisserand, ayant converti par ses prédications un certain nombre de filles débauchées, les réunit en communauté sous le nom de *filles pénitentes*. Charles VIII approuva leur institut en 1496, et le pape Alexandre VI le confirma en 1497. Dans les statuts qui leur furent donnés par l'archevêque de Paris Jean Simon, il fut spécifié qu'on ne recevrait dans cette maison aucune fille qui n'eût perdu sa virginité (1).

Une autre maison s'établit en 1618 ; elle fut fondée par Robert de Montry, marchand de Paris, qui, ayant trouvé deux filles débauchées touchées de repentir, les retira chez lui et pourvut à leur existence ; celles-ci furent suivies de plusieurs autres qu'il secourut de la même manière (2).

(1) Félibien, *Histoire de Paris*, t. II, p. 886.
(2) Idem, *ib.*, t. II, p. 1313.

Sainte-Pélagie, établissement devenu depuis très célèbre, fut fondé en 1665 par la dame de Miramion, qui se trouvait, à cette époque, à la tête de toutes les institutions utiles ; elle fit d'abord sur dix filles l'essai des moyens et de la méthode qu'elle voulait employer sur cette classe. Cet essai ayant réussi, elle étendit sa maison qui se trouva par la suite composée de deux classes de personnes, l'une comprenant les filles renfermées par force et à la demande de leurs parents, l'autre celles qui venaient s'y réfugier d'elles-mêmes : en peu de temps, le nombre de ces dernières s'accrut d'une manière considérable.

A cette époque de zèle et d'enthousiasme religieux, on voyait des particuliers sans mission former des maisons semblables, et, de leur autorité, y faire enfermer les filles de mauvaise vie qu'ils voulaient forcer à se convertir. Les choses, à cet égard, en vinrent à un tel point que le Parlement fut obligé d'intervenir et d'arrêter ce zèle indiscret (1).

Il ne faut pas confondre avec les établissements dont nous parlons le Refuge et la Madeleine, que fonda Louis XIV. Il n'y avait en effet, dans ces deux divisions de la Salpêtrière, que des pensionnaires qu'on y renfermait contre leur volonté ; elles faisaient partie de la Force, où se trouvaient les filles incorrigibles.

Vers l'année 1686, une veuve nommée Lacombe, très religieuse dame, reçut par charité chez elle une fille repentante ; celle-ci en attira d'autres, et Louis XIV, qui avait entendu parler de cette dame, et qui voulait la protéger, lui donna une maison dans la rue du

(1) *Histoire de Paris*, t. II, p. 149.

Cherche-Midi. Cette dame Lacombe avait pour principe de ne refuser personne, et d'ouvrir son établissement à qui voulait y entrer. En peu de temps, la maison devint trop petite ; il fallut y bâtir une aile, puis en acheter une seconde, de sorte qu'en moins de deux ans on y comptait 120 personnes. Telle fut l'origine de la maison du Bon-Pasteur, à laquelle on donna des règlements en 1698.

Dans les dix années qui suivirent, trois autres établissements analogues se formèrent dans Paris ; ils étaient désignés sous les noms de Sainte-Théodore, de Sainte-Valère et du Sauveur ; j'ignore à quelle époque fut fondée la maison de Saint-Michel, qui avait la même destination.

Toutes ces conversions étaient-elles bien sincères? On a lieu d'en douter, lorsqu'on sait qu'elles s'opéraient à l'époque où Louis XIV faisait exécuter avec sévérité les règlements qu'il avait publiés contre les filles publiques (1).

On trouve un plaidoyer en faveur d'une maison de retraite pour les filles publiques repenties dans le *Pornographe* de Restif de la Bretonne. On sait que cet auteur, dans le dévergondage de son esprit, avait donné le plan d'un palais et d'une maison générale de prostitution pour la ville de Paris ; or, dans ce plan, se trouvait une division destinée à un chapelain, qui serait chargé d'enseigner les principes religieux aux enfants qui naîtraient dans le *Parthénion*, ainsi qu'un confesseur qui y ferait des instructions aux filles qui voudraient changer de vie, et qui trouveraient là, pour le reste de leurs

(1) De la Mare, *Traité de la police*, t. I, p. 530. — Félibien, *Histoire de Paris*, t. II, p. 1522.

jours, une retraite assurée. Pourquoi, dit cet utopiste, ne donnerait-on pas un confesseur à ces femmes et à leurs enfants, puisqu'on n'en refuse pas aux criminels condamnés à mort?

Les retraites ouvertes aux filles repentantes furent abolies, comme toutes les autres maisons religieuses, à l'époque de notre première révolution, mais on ne fut pas longtemps sans les regretter. J'ai lu un mémoire adressé à ce sujet à M. Dubois, peu de temps après son arrivée à la Préfecture de police. L'auteur y parlait des anciennes maisons et des services qu'en retirait la société; il y déplorait l'impossibilité où il voyait quelques parents de réprimer le libertinage de leurs filles par une détention salutaire, et de les préserver peut-être par ce moyen d'une honteuse prostitution. En conséquence, il réclamait la formation d'une maison capable de contenir huit cents lits, et il indiquait l'ancien couvent de Sainte-Croix, faubourg Saint-Antoine, comme très convenable à cette destination.

Si l'on n'écouta pas cette réclamation au moment où elle fut faite, on peut dire cependant qu'elle ne resta pas sans fruit; en effet, on rétablit, sous le consulat, la maison de Saint-Michel, destinée depuis longtemps aux femmes et filles déréglées qu'on y enfermait à la demande de leurs parents, ou qui y étaient mises par lettre de cachet.

En m'occupant de tout ce qui regarde la prison, j'ai dit que, dans les premières années de la restauration, un homme vénérable et digne sous plus d'un rapport d'être comparé à saint Vincent de Paul, l'abbé Legris-Duval, avait réuni en société quelques dames auxquelles il donna pour mission d'aller faire des instructions aux prostituées mises en prison par forme de correction, et d'être à l'égard de cette population de véritables apôtres. J'ai parlé de la manière dont s'y prenaient ces vénérables dames, et je n'ai pas caché l'admiration dont je me sentais pénétré à la vue de cet héroïsme de la vertu (1).

Pendant quelques années, cette association resta sans avoir de maison où elle pût recueillir les filles qui, touchées de repentir, avaient besoin d'un asile; on se contentait alors de les renvoyer dans leur pays lorsqu'elles y avaient des parents, ou de les placer quelque part; quant à celles qui manquaient entièrement de ressources, l'association les dirigeait sur le couvent Saint-Michel, en payant pour elles une pension. Ce n'est qu'à dater de 1821 qu'une maison spéciale a été donnée à cette association; cette maison a pris le nom de Bon-Pasteur; elle subsiste encore et vient même de recevoir de notables augmentations.

Le préfet de police Anglès honora d'une protection toute particulière l'association dont je viens de parler, et la favorisa par tous les moyens possibles. A partir de l'année 1817, il lui donna tous les ans le reliquat de la recette du dispensaire. Il fit plus, car il s'adressa au ministre de l'intérieur en le priant de venir au secours de l'établissement par une allocation sur les fonds dont il pouvait disposer. Les successeurs de M. Anglès ont suivi son exemple, et, lorsqu'il fut question de supprimer la taxe des filles, mais de conserver les amendes, on décida que le produit en reviendrait à la maison du Bon-Pasteur. Ces subventions étaient d'autant plus

(1) Voyez Frégier, *Des classes dangereuses de la population dans les grandes villes*, Paris, 1840, t. II, p. 249.

utiles que cette maison n'a pas de biens, et qu'elle ne subsiste que par les aumônes qui lui sont faites et par le produit du travail qui s'y exécute. A l'époque actuelle, la police ne pouvant rien fournir, la ville de Paris donne à la maison une subvention annuelle de 4,000 francs et le conseil des hospices 1,500 francs.

La classe des filles qui changent ainsi de vie, et passent subitement et presque sans transition de l'excès du vice à toutes les pratiques qui tendent à faire arriver au plus haut degré de la perfection, offre à l'observateur la matière de quelques recherches dont le résultat mérite d'être noté.

Les dames qui fréquentent la prison ont remarqué que c'était principalement dans le cas de maladies et d'infirmités graves qu'elles agissaient avec plus de force sur l'esprit des filles auxquelles elles portaient intérêt, ou lorsque, par une raison quelconque, ces filles ne pouvaient plus être admises dans les maisons de prostitution; ces dames en ont cependant vu quelques-unes venir spontanément et supplier qu'on voulût bien s'intéresser à elles. Une de ces dernières, enfant trouvé, ravie de la manière dont elle fut accueillie, se mit à fondre en larmes, répondant aux questions qu'on lui adressait sur la cause de son émotion, que c'était pour la première fois de sa vie qu'elle trouvait quelqu'un qui s'intéressât à elle, qui lui parlât avec douceur et qui lui témoignât de l'amitié.

Une éducation soignée, loin de favoriser un changement de conduite, paraît plutôt endurcir dans le mal celles qui ont reçu cette éducation; ceci se conçoit, car cette culture de l'esprit étant une chose rare chez les prostituées, celles qui la possèdent ont sur les autres des avantages qui doivent nécessairement les attacher à leur métier.

Relativement à l'influence des travaux primitifs sur le retour au bien, j'ai trouvé une grande divergence d'opinion parmi les personnes qui m'ont donné des renseignements : les unes m'ont assuré qu'elles n'avaient presque jamais vu leurs instructions réussir que sur les prostituées livrées dans leur jeunesse à de gros ouvrages, et particulièrement à ceux de la campagne; d'autres m'ont dit que ces dernières ne différaient en rien des autres, et qu'elles paraissaient même offrir moins de ressources. Cette différence dans le résultat de deux observations, l'une et l'autre très exactes, vient de ce que les dames de charité, agissant isolément, leurs instructions n'opèrent pas de la même manière sur tous les esprits. Il paraît néanmoins constant que les filles accoutumées aux travaux pénibles présentent plus de ressources que les modistes, fleuristes et couturières, etc. On peut dire qu'il est sans exemple qu'une femme soit revenue à des sentiments meilleurs après s'être adonnée à ces vices contre nature si communs parmi les prostituées. Il en est de même de celles qui ont vieilli dans le vice et qui ont atteint trente-six, quarante et cinquante ans; si quelques-unes ont réclamé l'assistance des dames de charité, elles ne l'ont fait que par hypocrisie, et quelques jours d'épreuve ont suffi pour les démasquer. Jusqu'ici, et en parlant toujours d'une manière générale, on n'a pu agir avec efficacité que sur les filles de dix-huit à vingt-cinq ans; c'est ce qui a déterminé à mettre dans les règlements de la maison du Bon-Pasteur qu'on n'y entrerait ni avant, ni après cet âge révolu.

Le nombre des filles admises dans cette maison, depuis le 25 octobre 1821, jour de l'ouverture de l'établissement, jusqu'au 9 avril 1833, a été de 245, savoir :

En 1821............	27	*Report*...	170
1822............	37	1828............	15
1823............	30	1829............	17
1824............	22	1830............	9
1825............	18	1831............	15
1826............	23	1832............	14
1827............	13	1833............	5
A reporter...	170	TOTAL...	245

87 sont sorties de la maison volontairement et sur leur demande.
40 ont été renvoyées pour cause d'insubordination ou de refus d'exécuter les règlements.
26 ont été placées dans les hôpitaux et hospices.
5 ont été placées à Saint-Michel, dans le quartier de la Madeleine.
50 sont décédées.
37 sont encore dans la maison.

245

Sur les 87 sorties volontairement et sur leur demande :

29 ont été rendues à leurs parents.
16 ont été placées par les soins des dames charitables qui s'occupent des prostituées dans la prison.
15 ont été remises à la police, qui les avait confiées à l'établissement.
27 sont sorties sur leur demande.

87

Sur les 26 placées dans les hôpitaux :

13 sont entrées à l'hôpital de la Pitié.
11 ont été admises à l'hôpital des Vénériens.
2 ont été reçues à la Salpêtrière, l'une comme épileptique, l'autre comme aliénée.

26

Les 5 placées à Saint-Michel y ont été envoyées ou sur leur demande, ou sur la demande de leurs parents.

Les 50 décédées sont mortes, savoir :

5 pendant la première année du séjour à la maison.
11 pendant la deuxième.
7 pendant la troisième.
27 pendant la quatrième et les années suivantes.
50

Le séjour des 37 élèves qui étaient dans la maison au 9 avril 1833 remonte :

Pour				Pour			
9	à......	1	année.	1	à......	6	années.
11	à......	2	—	2	à......	8	—
2	à......	3	—	3	à......	9	—
5	à......	4	—	2	à......	10	—
1	à......	5	—	1	à......	11	—

Ce tableau statistique donne lieu à plusieurs réflexions sur l'utilité et l'importance de l'établissement du Bon-Pasteur.

On voit d'abord qu'on y est admis volontairement, qu'on n'y est pas retenu de force, et qu'on est libre d'en sortir, point important et qui doit rassurer l'administration supérieure et la société.

Sur 245 femmes entrées, 40 se retirent, c'est 1 sur 6. Peut-on voir un résultat plus satisfaisant et qui parle plus en faveur de la maison.

Pendant tout le temps qu'ont duré mes recherches, j'ai eu souvent occasion de retrouver ces femmes dans les prisons, dans les hôpitaux ou ailleurs : je n'ai pas manqué de leur demander des détails sur la maison qu'elles avaient abandonnée et sur les causes qui les avaient fait sortir; toutes sans exception m'ont fait l'éloge de la nourriture et des bons procédés qu'on avait à leur égard : je parlerai bientôt des motifs qu'elles ont allégués pour motiver leur sortie. On considère ordinairement celles qui se retirent ainsi comme des mauvais sujets qu'il faut ranger parmi les incorrigibles. Ce que j'ai entendu de la bouche de plusieurs d'entre elles me prouve que cette manière de les envisager n'est pas tout à fait exacte : elles sont bien incorrigibles pour le moment ; mais les bons exemples qu'elles ont eus sous les yeux, les avis qu'on leur a donnés, les instructions qu'elles ont reçues, ont fait, je n'en doute pas, impression sur leur âme, et contribueront certainement à leur faire changer quelques mauvaises habitudes, à les ramener plus tôt dans le chemin de la vertu, et surtout à les empêcher d'être aussi nuisibles aux autres lorsqu'elles seront rentrées dans la vie commune.

Nous voyons que sur 245 femmes admises au Bon-Pasteur, 87 sont sorties pour rentrer dans la vie commune ; si à ce nombre nous ajoutons les 26 placées dans les hôpitaux et les 5 qui se sont retirées dans le couvent de la Madeleine, nous aurons la preuve que la maison du Bon-Pasteur a servi de passage entre une vie de désordres et une vie régulière à plus de la moitié des filles qui y sont entrées ; que ces malheureuses y ont pour ainsi dire réhabilité leur réputation, et trouvé par là le moyen de se placer avantageusement. Ce résultat pris en lui-même, indépendamment de toute considération morale et dans la seule vue du bien matériel de ces filles, n'est-il pas assez beau pour mériter notre admiration et nous faire apprécier comme elles le méritent la maison du Bon-Pasteur, ainsi que la société des dames vénérables qui la dirigent ?

Nous avons vu que le minimum de l'âge fixé pour entrer dans cette maison était de 18 ans, et le maximum de 25 ; je dois ajouter que sur les 245 filles admises, il ne s'en est trouvé qu'un très petit nombre dont le séjour dans la maison ait été de plus de 5 ans, et que 50 y sont mortes. Si maintenant nous consultons les tables de mortalité de Duvillard (1), nous trouverons que la mortalité, à cet âge, est de 1 personne sur 75, tandis que nous la trouvons ici de 1 sur 10. A quoi tient une mortalité aussi effrayante et qui dépasse tout ce qui a été observé jusqu'ici par ceux qui ont fait à ce sujet des recherches spéciales? Cette question est assez grave pour mériter toute notre attention.

On a supposé qu'elle était due aux jeûnes, aux veilles, aux macérations, aux mauvais traitements et aux austérités de toute espèce auxquelles les filles repenties étaient assujetties dans la maison du Bon-Pasteur. J'ai pris à cet égard des informations, dont voici le résultat :

Elles ont du pain à discrétion ; il est de bonne qualité, en tout semblable à celui que l'on donne aux hôpitaux.

Elles font gras trois fois par semaine ; les autres jours, elles ont des légumes et souvent du poisson.

L'eau rougie est la boisson ordinaire. Les fruits du jardin leur sont distribués ; il en est de même du lait, fourni par plusieurs vaches que possède la maison.

J'ai dit plus haut que toutes les filles qui avaient quitté cette maison se louaient de la manière dont elles y étaient nourries et traitées, preuve évidente que les renseignements qui m'ont été fournis sont conformes à la vérité.

Voilà pour le régime; passons aux exercices :

Elles se lèvent à cinq heures du matin.

(1) *Recherches sur les rentes, les emprunts et les rembousements*, Paris, 1787, in-4.

On leur donne une demi-heure pour s'habiller et faire leur toilette de propreté.

Elles vont à l'église faire une prière, qui dure une demi-heure.

Elles déjeunent, et reviennent à l'église pour entendre la messe.

Rentrées dans les ateliers, elles travaillent jusqu'à onze heures.

Elles retournent à l'église pour dire l'*Angelus*, et reviennent dîner.

Après le dîner, on leur accorde une heure de récréation, puis elles reprennent leur travail.

A cinq heures, elles retournent à l'église et reviennent souper.

Récréation d'une heure.

Travail et coucher à neuf heures.

Personne ne contestera que ce partage de la journée ne soit bien entendu et conforme à tout ce que pouvaient prescrire les règles d'une saine hygiène ; ajoutons-y huit heures non interrompues de sommeil, dans des dortoirs spacieux et sur un bon coucher, une maison des mieux aérées et des plus salubres, de beaux et vastes jardins, l'assurance de n'être jamais troublées dans cette retraite, et d'y pouvoir vivre et mourir si elles veulent, la possibilité d'en sortir quand elles l'exigeront, et demandons-nous si l'on ne prescrirait pas ce régime à des femmes épuisées par le désordre, et qu'on voudrait rappeler à la santé? Examinons s'il n'existe pas dans Paris des milliers d'individus de tout âge et de tout sexe qui envieraient ce sort ; voyons, enfin, si les vieillards et les infirmes de Bicêtre et de la Salpêtriere sont, sous plusieurs rapports, traités avec autant de soin ? On ne peut donc, raisonnablement, attribuer au régime ou aux austérités la mortalité extraordinaire qui existe au Bon-Pasteur ; cherchons-en donc la cause dans quelques autres particularités.

On conçoit que des femmes qui ont passé les premières années de leur vie dans la misère et dans la débauche, dans les alternatives de privations et de tous les excès de l'intempérance ; qui sont restées plus ou moins long-temps dans des cachots ou dans des prisons ; qui ont trop souvent supporté dans les hôpitaux et pendant leur enfance des traitements énergiques, et de nature à détruire les constitutions les plus robustes, peuvent renfermer en elles-mêmes le germe des maladies graves, qui doivent nécessairement les emporter tôt ou tard ; il y a là, selon moi, un des éléments de la mortalité dont nous cherchons à découvrir les causes ; mais comme cette mortalité est particulière à la localité dont il est ici question, et qu'elle ne se retrouve au même degré ni chez les filles libres, ni chez celles qu'on observe dans les hôpitaux et les prisons, poursuivons notre investigation, et voyons ce qu'elle nous apprendra.

La nouvelle manière de vivre à laquelle se trouvent soumises les personnes qui entrent dans le refuge du Bon-Pasteur est, sous tous les rapports, entièrement différente de celle qu'elles menaient auparavant ; le passage est subit ; elles sautent, si l'on peut s'exprimer ainsi, d'un excès à un autre, et cela sans la moindre transition. Ce brusque changement amène dans toute l'économie un bouleversement manifesté par des symptômes qui méritent d'être examinés par les psychologistes et les médecins. Voici ce que m'ont dit et ce que m'ont écrit à cet égard les personnes chargées de la surveillance du Bon-Pasteur : « Dans les premiers temps de leur entrée, leur santé devient incertaine; elles se trouvent soumises à l'influence des saisons; le printemps en particulier les agite ; *le sang leur porte à la poitrine*, quelquefois à la tête, *dont il semble déranger les fonctions;* il est indispensable alors de leur faire subir un régime doux : cet état se prolonge pendant deux années. En général, elles sont pour la plupart mal réglées ou ne le sont pas du tout ; elles meurent jeunes, et succombent presque toutes à des affections de poitrine; il n'y a que les filles bien constituées qui résistent à ces deux premières années. »

Qui ne reconnaît ici les tourments d'esprit qui agitent ces malheureuses filles, et l'indice des passions qui agissent chez elles avec d'autant plus d'empire qu'elles en ont connu les jouissances et s'y sont livrées avec plus d'impétuosité? L'exercice de leur métier les fatigue, leurs sens sont en quelque sorte blasés tant qu'elles le pratiquent, elles peuvent en être dégoûtées ; mais quelque temps de repos et de privations rend à ces sens leur première activité; le silence d'un cloître, des prières multipliées, des retraites fréquentes et les travaux de l'aiguille sont-ils bien capables de distraire et d'éloigner les pensées qui viennent alors assiéger l'esprit? J'ose assurer le contraire, et je base mon opinion sur ce que nous apprend l'observation de tous les jours, et particulièrement sur les aveux qui m'ont été faits par trois anciennes prostituées qui s'étaient retirées dans des chambres particulières, que j'ai aidées de mes conseils pendant plusieurs années, et qui sont parvenues à rentrer dans le monde et à y trouver des places avantageuses et honorables. Un hygiéniste célèbre, le professeur Hallé, disait dans ses cours, en traitant de l'*habitude*, qu'il avait vu plusieurs fois la cessation subite des pratiques pernicieuses de l'onanisme déterminer des accidents graves. S'il en est ainsi pour la pratique de l'onanisme, pourquoi n'en serait-il pas de même des excès vénériens devenus, par l'habitude, un état naturel pour l'économie?

Nous trouvons dans ces considérations un nouvel élément qu'il faut ajouter aux causes de la mortalité excessive du Bon-Pasteur; rappelons-nous que cette cause agit sur des filles âgées de dix-huit à vingt-cinq ans, époque de la vie à laquelle les passions parlent avec une force souvent presque irrésistible; je prouverai bientôt que cette mortalité ne se trouve pas dans les maisons qui reçoivent des filles à tout âge, et qui par conséquent ont unepopulation beaucoup plus âgée que celle sur laquelle portent nos observations.

Tous ceux qui ont fait une étude spéciale de l'influence que les professions peuvent avoir sur la santé savent à quel point le travail sédentaire, et, en particulier, celui de l'aiguille, est pernicieux aux filles honnêtes qui s'y livrent; qu'il est la cause des maux de tête et d'estomac, des affections nerveuses et des irrégularités dans la menstruation qu'on observe si fréquemment chez les personnes de cette classe, et qu'on peut lui attribuer la plupart des phthisies auxquelles on voit succomber un si grand nombre de ces filles (1). Si

(1) Des recherches de statistique médicale, faites avec beaucoup de soin par MM. Benoiston de Châteauneuf et H.-C. Lombard, de Genève, relatives à l'*influence des professions sur le développement de la phthisie pulmonaire* constatent que les femmes qui se livrent aux travaux de l'aiguille comme les *couturières*, les *lingères*, les *bro-*

l'influence d'une vie sédentaire, jointe au travail de l'aiguille, est si pernicieuse à des filles honnêtes et qui ont l'habitude de ce genre de vie, on comprend aisément quelle peut être son action sur des êtres qu'il a été impossible de fixer, qui se sont toujours fait remarquer par leur turbulence et leur agitation, dont la vie n'a été, en quelque sorte, qu'un mouvement perpétuel, et qui, je dois le répéter, passent subitement de ce dernier genre de vie à un autre qui lui est entièrement opposé; l'influence de cette nouvelle cause de mortalité est, suivant moi, très grande.

Enfin il est une cause plus puissante et plus énergique que toutes les autres, que j'ai découverte dans la prison, et qui mérite quelques détails.

Parmi les prostituées qui entrent au Bon-Pasteur, il en est très peu qui soient véritablement touchées de sentiments vertueux; la plupart ne voient, dans la retraite qu'on leur offre, qu'une condition plus douce, qu'un moyen de quitter un état de vie qui les fatigue, qui les épuise, qu'elles ont pris faute de ressources, et qu'elles ne sauraient continuer plus longtemps. Alors les autres filles provoquent le changement de celles qui se trouvent dans cette position, les engagent à s'adresser aux dames de charité, et les soutiennent dans leur détermination; c'est ce qui explique pourquoi les dames de charité réussissent plus fréquemment dans les cas de maladies et d'infirmités graves que dans d'autres circonstances. Le contraire a lieu lorsque la prisonnière qui serait tentée de revenir au bien jouit d'une bonne santé; dans ce

deuses, etc., ont une grande disposition à cette maladie. (Voyez *Annales d'hygiène publique et de médecine légale*, 1831, t. VI, p. 5 et suiv.; et 1834, t. XI, p. 5 et suiv.)

cas, elles sont détournées de leur projet par les conseils et par les railleries des autres. Qui pourrait, en effet, résister à l'ironie employée depuis le matin jusqu'au soir par deux ou trois cents personnes au milieu desquelles il faut vivre, et qui ne pardonnent pas un changement dans lequel elles ne voient qu'une censure amère de leur propre conduite? C'est ce qui avait déterminé anciennement l'administration à donner aux dames de charité dans la prison de la Force, une petite salle particulière où elles pouvaient recueillir et mettre en observation les filles qui s'adressaient à elles, ou que le médecin de la prison, M. Jacquemin, leur recommandait quelquefois. Cette petite division n'existe pas dans la prison actuelle; c'est une lacune importante à signaler dans ce qui regarde le régime administratif des prostituées, et qui disparaîtra certainement avant peu.

Revenant à l'objet dont nous nous occupions, c'est-à-dire à la mortalité du Bon-Pasteur, n'est-il pas évident que, parmi les filles qui entrent dans cette maison, il s'en trouve nécessairement un grand nombre portant les germes de la phthisie, et qui seraient allées périr aux hôpitaux, si une main charitable n'était pas venue leur offrir un asile? Aucune population ne se trouve donc dans de pareilles conditions; car indépendamment de ce qu'elle ne se recrute qu'avec des individus pouvant porter le germe de maladies graves, n'est-il pas évident qu'un travail sédentaire et d'aiguille, un changement si brusque dans toutes les habitudes, une continence absolue succédant à tous les genres d'excès, et enfin une constitution altérée par des maladies et des traitements énergiques, n'est-il pas, dis-je, évident qu'une réunion de pareilles causes doit favoriser le développement de plus d'un genre de maladies, et qu'il faut nécessairement une constitution robuste pour résister à ces rudes épreuves ?

Ainsi s'explique une mortalité effrayante, jusqu'ici sans exemple, et sur laquelle s'appuyaient les détracteurs de la maison du Bon-Pasteur pour démontrer son inutilité, et même, selon quelques-uns, le mal qu'elle pouvait faire.

Sans nous arrêter à prouver que cette maison ne peut pas faire de mal, car une semblable raison se réfute d'elle-même, examinons si elle est véritablement utile, et si elle mérite, soit des gens de bien, soit de l'administration, secours, protection et encouragement.

Considérons d'abord que la maison actuelle n'est pas une prison; qu'on n'y enferme pas, comme autrefois dans des établissements semblables, au moyen de lettres de cachet; qu'on n'y admet que les personnes qui le veulent et qui en témoignent le désir; qu'on ne contracte avec ces personnes aucun engagement, et qu'elles restent toujours libres de sortir quand elles en exprimeront la volonté d'une manière formelle. Quoi de plus rassurant sur tout ce qui regarde le maintien de la liberté individuelle? Serait-il d'ailleurs défendu d'ouvrir un asile à une classe particulière d'infortunées, et de leur procurer tous les secours que réclame la position dans laquelle elles se trouvent? Qu'on n'oublie pas surtout que les filles qui y ont été et qui s'en sont fait chasser, s'accordent toutes à louer, et le régime, et les soins dont elles ont été l'objet.

Considérons quelle est dans le monde la position malheureuse d'une fille qui, renonçant à la prostitution, n'a personne pour l'appuyer d'une simple recommandation, et qui, par conséquent, ne peut se présenter nulle part : l'esprit ne peut s'accoutumer à une pareille pensée, et nous en sommes pour ainsi dire accablés. Eh bien! c'est à cette classe que l'institution du Bon-Pasteur présente un moyen de réhabilitation, et par suite l'inappréciable avantage de se réconcilier avec leur famille, et de trouver le moyen de se placer avantageusement. J'ai parlé plus haut de trois anciennes prostituées retirées dans leurs chambres, et auxquelles j'ai pu rendre quelques services; je dois dire ici qu'en changeant à plusieurs reprises de demeure, et cela à dessein, et en se conduisant partout d'une manière parfaite, elles s'acquirent une si bonne réputation, et purent fournir de si bons renseignements, que l'une d'elles fut placée comme surveillante d'enfants, et l'autre auprès d'un vieillard qui, en mourant, lui laissa de quoi vivre. Que ceux qui s'intéressent au sort des prostituées me présentent le plan d'un établissement qui soit, pour ces malheureuses, plus utile que celui dont je viens de parler, et à l'instant je l'adopterai et m'en constituerai le défenseur.

De tout ce que j'ai dit précédemment se tire cette conclusion que : non-seulement la maison du Bon-Pasteur est utile, mais qu'elle est nécessaire, et que si elle n'existait pas il faudrait la créer. Je me trouve en cela d'accord avec tous les préfets de police qui, s'étant occupés d'une manière particulière de la répression de la prostitution, ont bien senti les services que leur rendait cet établissement; ils l'ont considéré comme le complément du bien qu'ils cherchaient à opérer, et c'est pour cela qu'ils se sont empressés, chaque fois qu'ils l'ont pu, de venir à son secours.

Si nous ne pouvons nous refuser à l'évidence en signalant le bien qu'a fait cette maison, il est du devoir de tout homme qui s'y intéresse de signaler les imperfections qu'il y a reconnues ; c'est un moyen d'ajouter au bien qu'elle peut faire, et de lui donner encore un plus haut degré d'utilité.

Si l'on n'est pas enfermé et cloîtré dans la maison du Bon-Pasteur, le mot de couvent en éloigne un grand nombre de personnes ; le titre de *couvinière*, qu'on donne dans la prison à celles qui manifestent le désir d'y entrer, a une grande efficacité pour les en détourner : pourquoi ne pas substituer un autre nom à celui par lequel on désigne aujourd'hui cet établissement ? Les noms, dans beaucoup de choses, ont une importance très grande, ils agissent d'une manière magique sur l'esprit d'une foule de personnes ; il ne faut donc pas les dédaigner.

Mais c'est surtout l'habitude où l'on est de leur couper les cheveux en entrant dans cette maison, qui fait sur l'esprit des prostituées la plus vive impression et qui leur inspire une certaine terreur. Cette mesure est bonne pour la propreté, j'en conviens ; mais quand on connaît l'attachement que toutes les femmes, et celles de cette classe en particulier, ont pour leurs cheveux, pourquoi exiger d'elles ce sacrifice ? N'est-il pas un épouvantail fait en quelque sorte exprès pour les éloigner d'une maison où l'on veut les attirer ? ajoute-t-il quelque chose à leur mérite et peut-il contribuer à leur amélioration ?

En parlant de la prison, je n'ai pas caché mon opinion sur les avantages immenses que les femmes mariées ou veuves avaient sur les religieuses de profession pour engager les prostituées à faire des réflexions sur elles-mêmes et les ramener à des sentiments meilleurs, et j'ai déduit les motifs sur lesquels je fondais cette opinion. Ce que j'ai dit sur la prison s'applique à la maison du Bon-Pasteur : si les instructions y étaient faites par des dames mariées ou veuves, elles auraient une tout autre efficacité ; si ces dames y commandaient et s'y trouvaient la majeure partie de la journée, plus de prostituées y entreraient et moins chercheraient à en sortir. Qu'on se garde bien de voir, dans cette manifestation de mon opinion, une attaque contre les religieuses qui sont à la tête de la maison dont je parle ; je respecte trop leur vertu et j'apprécie trop leur dévouement, ainsi que les services qu'elles rendent, pour me permettre d'affaiblir par quelques critiques la reconnaissance qui leur est due ; mais comme il s'agit ici de faire le plus de bien possible, il est de mon devoir d'indiquer les moyens qui me paraissent les plus efficaces pour parvenir à ce résultat.

Si mon opinion à cet égard n'était fondée que sur des théories spéculatives, je devrais m'en méfier, et ne l'énoncer qu'avec prudence et réserve ; mais comme elle est le résultat de renseignements recueillis auprès de personnes respectables qui fréquentent la maison du Bon-Pasteur ; comme aussi d'anciennes prostituées qui ont été dans cette maison, et dont les unes sont sincèrement repentantes, et dont les autres sont retournées à leur ancien métier et le pratiquent encore, j'ai quelque droit de croire que mon opinion est juste ; j'en suis même d'autant plus persuadé, sur ce point comme sur tous les autres, que je n'ai rien négligé pour arriver à la connaissance de la vérité.

En fait de pratiques religieuses, n'est-il pas convenable d'établir une distinction entre les personnes qui toute la vie ont cru à la religion, et celles qui en entendent parler pour la première fois ? N'est-il pas à craindre que ces dernières ne voient que du ridicule dans des exercices qui ranimeront la ferveur des premières ? et du ridicule au mépris il n'y a pas plus de distance que du mépris au dégoût.

Il n'existe pas une prostituée ayant été deux ou trois fois à l'hôpital ou en prison, qui ne connaisse parfaitement toutes les pratiques minutieuses auxquelles sont assujetties celles qui se réfugient dans la maison du Bon-Pasteur ; elles sont aussi instruites sur ce point que les filous sur les articles du Code qui regardent leur industrie. J'en ai interrogé plusieurs à ce sujet, et voici ce qu'elles m'ont répondu : « On ne nous parlera jamais que de l'enfer, ainsi que de la nécessité de faire pénitence et de nous mortifier ; on nous rappellera sans cesse notre vie antérieure ; nous serons assujetties à réciter des prières auxquelles nous ne comprenons rien ; traitées comme des enfants, on nous punira en nous retirant notre robe, en nous mettant un bonnet noir, en nous laissant à genoux, en nous faisant baiser la terre ; sous prétexte de pénitence, on nous enlèvera tout ce que nous pourrons avoir pour en faire hommage à la Vierge, et plus tard nous verrons ces objets passer entre les mains des autres, sans pouvoir les réclamer. » Voilà ce qui m'a été plusieurs fois répété et ce que quelques personnes dignes de foi m'ont également dit, tout en faisant l'éloge de la maison et des dames qui la dirigent. Suivant ces personnes, et ici je ne ferai que répéter leurs expressions : « Il y a une différence trop grande entre la vie que mène une prostituée et celle à laquelle sont assujetties des religieuses qui n'y sont arrivées qu'en passant par un long noviciat. Celles-ci sont instruites et ne voient que les choses du ciel; celle-là ne sait pas même souvent s'il existe un Dieu et si elle a des devoirs à remplir. Les premières courent au-devant des prières, des méditations et des austérités, qui leur paraissent la conséquence naturelle de leurs croyances; la dernière n'y voit que des pratiques insignifiantes, parce qu'elle n'y comprend rien et ne peut s'en rendre compte. C'est donc par degrés, et ici j'emprunte toujours le langage des mêmes personnes qui connaissent bien l'esprit, le caractère et le naturel des prostituées, c'est par degrés qu'il faudrait amener celles qui se décident à entrer au Bon-Pasteur, à la pratique de tous les exercices qui y sont en usage; il faudrait leur rendre la vertu agréable, les relever à leurs propres yeux, et se bien garder de les effaroucher; on devrait leur parler bien plus, dans le commencement, des avantages terrestres que produit la vertu que des biens célestes qui en sont la récompense; il serait bon de leur apprendre les devoirs que chacun de nous est obligé de remplir envers Dieu et la société, de leur montrer avec douceur en quoi elles ont failli contre ces devoirs, et de leur indiquer la nécessité ainsi que la manière d'expier une faute qui leur a attiré l'indignation publique et le rejet de cette société. Une fois qu'elles seraient convaincues de la possibilité de recouvrer l'estime publique et de se réhabiliter à leurs propres yeux; une fois qu'elles auraient essayé leurs forces et reconnu que l'entreprise n'est pas impossible, elles se porteraient d'elles-mêmes à l'exercice des pratiques religieuses auxquelles elles sont aujourd'hui forcément assujetties; on n'aurait pas le chagrin de voir la porte du

Refuge se fermer pour toujours sur celles qui, fatiguées de ces envies, prennent le parti de retourner à leur ancien métier. »

A ces considérations d'une haute sagesse, et auxquelles j'attache d'autant plus de prix, qu'elles viennent, je le répète, de personnes aussi remarquables par leur instruction que par leurs vertus, j'ajouterai les suivantes, qui me sont personnelles.

Je considère comme un point important pour la santé des filles reçues dans la maison du Refuge d'y introduire plus de variété dans les travaux, et surtout des occupations qui exigent du mouvement et un certain développement de forces; c'est ce qui me fait regretter que l'établissement de Paris ne soit pas à la campagne; qu'un vaste jardin n'y soit pas annexé, et que la culture des herbes potagères, dont la proximité de la ville assurerait le débit, n'y soit pas pratiqué en grand. Je verrais dans ces travaux horticoles des éléments de santé, et, par suite de la distraction qu'ils procurent, la garantie d'une persévérance plus générale et plus constante que celle qu'on observe aujourd'hui.

Toutes les filles du Refuge ne pouvant pas être employées aux travaux agricoles, et d'ailleurs ces travaux se trouvant nécessairement interrompus par les saisons, je voudrais y voir quelques industries qui doivent s'exercer à l'abri des injures de l'air: le tissage, qui peut s'opérer sur une foule d'objets différents, me paraît leur convenir mieux que d'autres industries; j'y joindrais le blanchissage du linge, occupation essentiellement appropriée au caractère des femmes, et qui a l'avantage de n'être pas soumis aux chômages, comme tant d'autres travaux, par suite des modes ou des commotions politiques.

Je me garderai bien, malgré ce que je viens de dire, de rejeter les travaux de l'aiguille ; ils sont trop précieux pour les femmes, et leur procurent trop de ressources pour que je ne les apprécie pas autant qu'ils le méritent. Je ne les blâme que comme occupation journalière, permanente et unique ; il ne faudrait, suivant moi, y avoir recours que comme moyen de délassement de travaux plus pénibles ; je les prescrirais donc le soir et dans la journée, pendant les instructions et les lectures. Je ne m'occupe pas ici des infirmes et des valétudinaires, incapables de tout travail tant soit peu pénible ; il est clair que les occupations sédentaires sont le partage exclusif de cette classe.

Il résulte de mes recherches, et elles ont été nombreuses, que le travail de l'aiguille est insuffisant pour fournir à la majeure partie des femmes qui s'y livrent ce qui leur est strictement nécessaire pour se loger, se nourrir et se vêtir ; qu'il faut attribuer à cette insuffisance l'immoralité d'un grand nombre d'ouvrières, et par suite la nécessité où elles se trouvent de se livrer à la prostitution. Si ce genre de travail a des résultats aussi fâcheux pour des filles probes et honnêtes qui ont des protecteurs, qui peuvent entrer partout et qui se recommandent par leurs antécédents, en aura-t-il de meilleurs pour des filles qui ne possèdent aucun de ces avantages, dont très peu parviennent à devenir d'habiles ouvrières, comme on le voit dans les ateliers de la prison, qui ne trouveront que difficilement des journées dans des maisons honnêtes, et que le moindre incident qui les fera reconnaître pour ce qu'elles ont été privera à l'instant de toute ressource ?

La maison du Refuge peut avoir deux destinations : ou elle ne sera qu'un passage pour les filles qu'on y recevra ; ou elle gardera ces filles jusqu'à la fin de leurs jours, remplissant à leur égard les fonctions d'une mère tendre et bienveillante.

Dans la première supposition, que deviendront ces filles avec le travail de l'aiguille, seule ressource qu'on leur procure à l'époque actuelle ? N'est-il pas évident qu'elles se retrouveront à peu près dans la même position où elles étaient lorsqu'elles ont été forcées de se livrer au désordre ?

Je le répète, j'approuve pour ces femmes et pour toutes les femmes en général le travail de l'aiguille, mais je voudrais qu'il ne fût que l'accessoire d'un métier ; je voudrais qu'il fût varié et non pas spécial, c'est-à-dire que telle femme ne sût faire autre chose que des chemises, telle autre des gilets, telle autre du feston, telle autre de la broderie ; quant au métier, je désirerais qu'il pût, autant que possible, être exercé dans une chambre isolée et non pas dans les ateliers, dont je connais toute la corruption.

Pour les filles qui ont quitté le désordre et qui ne veulent pas y retomber en sortant de la maison du Refuge, je ne vois que deux ressources certaines, la maison paternelle pour les unes, et la domesticité pour les autres. Relativement à celles qui rentrent dans leurs familles, il est évident que leur devoir est de se conformer à tout ce qui s'y fait, et de coopérer en tout au plus grand bien de ceux qui les composent. Quant aux autres, elles ne manqueront jamais de se placer, soit en ville, soit à la campagne, chez de petits marchands, chez de bons ouvriers, auprès de petits bourgeois, qui tous ne peuvent avoir qu'une domestique, laquelle doit tout faire, et qui ne reçoit ordinairement que des gages très médiocres. De quelle utilité ne sont pas, dans ces deux cas, pour une fille l'habitude d'un travail qui nécessite un certain développement de forces, la connaissance du blanchissage, et surtout la possibilité de réparer, même grossièrement, toute espèce de vêtements! Avec cette éducation elle trouvera vingt places, lorsqu'une autre bien plus habile, mais qui ne sait faire que des chemises, n'en trouvera pas une, et mourra par conséquent de faim. Il faut donc varier les travaux de ces femmes, c'est une chose indispensable pour leur santé, pour leur conservation, et par suite pour leur bien présent et pour leur avantage futur.

J'ai supposé tout à l'heure que la maison du Bon-Pasteur, adoptant en quelque sorte les filles qui s'y réfugient, et remplissant à leur égard le rôle d'une mère, les gardait jusqu'à la fin de leurs jours; voyons ce qu'il convient de faire dans cette circonstance.

Personne ne contestera que, pour le plus grand avantage de la maison, et par suite pour le plus grand bien des personnes qui s'y trouvent, il ne faille tirer de leur travail tout le parti possible; il le faut encore par la raison qu'on se procurera par ce moyen la possibilité d'être utile à d'autres malheureuses qui trouveront dans cette maison le moyen d'échapper au sort affreux qui les attend à l'époque de la vieillesse. Ainsi donc, dans le cas où la maison du Refuge garderait à perpétuité ces filles, j'insisterais toujours sur la nécessité des travaux horticoles, sur ceux du tissage, et particulièrement sur le blanchissage. Cette dernière industrie permettrait de faire par abonnement quelques entreprises, et je ne doute pas que certaines communautés, certains hôpitaux, des particuliers même, ne s'empressassent de venir de cette manière au secours de la maison, et d'augmenter ses ressources.

Lorsqu'on sait que plusieurs prisons dans lesquelles le travail est organisé, et qui ne reçoivent pour elles que le tiers de ce que gagnent les détenus, peuvent capitaliser des sommes assez fortes pour entretenir plusieurs centaines de condamnés et se soutenir par elles-mêmes sans rien coûter au gouvernement; lorsque déjà on voit de pareils résultats, on ne peut que faire des vœux pour qu'un système semblable soit promptement adopté dans les maisons de refuge ouvertes aux prostituées repentantes, et l'on reconnaît bientôt que, dans la vue du bien général et de celui de ces filles, on ne saurait accorder trop de secours à ces sortes de maisons.

Si l'utilité d'un établissement semblable n'est pas contestée, il s'agit d'y amener le plus grand nombre d'individus possible. Examinons les moyens les plus avantageux pour arriver à ce résultat.

Par les raisons que je viens d'indiquer et par celles que j'ai déjà données dans le cours de ce travail, je ne confierais pas à des religieuses la direction de la maison dont je parle, mais plutôt à des dames de charité, qui sont véritablement pour les soins moraux à donner aux prostituées ce que les religieuses sont pour les soins physiques à donner aux malades. J'ai fait voir dans le cours de ce travail le respect que les prostituées, sans exception, avaient pour les femmes mariées et pour les mères de famille; c'est donc par le moyen de ces femmes et de ces mères de famille qu'il faut leur inculquer les préceptes qui doivent leur être utiles; il faut qu'elles ne puissent pas penser de ces dames ce que je leur ai souvent entendu dire au sujet des religieuses, que *ces dernières, en les instruisant, ne font que leur métier, et qu'on ne doit pas prendre leurs paroles à la lettre.* Cette opinion des prostituées sur les religieuses m'a toujours frappé, et c'est pour cela que, dans l'intérêt du bien, je désirerais qu'on ne s'adressât pas à elles pour diriger les maisons de secours. Qu'on se rappelle ce qui arriva dans la prison de la Force il y a quelques années, et l'on verra si mon opinion n'est pas fondée sur l'expérience et l'évidence des faits.

Je dois ajouter que cet éloignement des prostituées pour les grilles, pour les religieuses et pour les pratiques qu'elles mettent ordinairement en usage, m'a été affirmé de vive voix et par écrit par les aumôniers qu'elles ont eus dans les prisons de la Force et des Madelonnettes.

Suivant moi, et en cela je ne fais que répéter ce que pensent de bons esprits avec lesquels je me suis concerté à cet égard, il faudrait que dans la maison du Refuge la journée fût partagée entre le travail et l'instruction; mais il conviendrait que les instructions se fissent autant remarquer par leur solidité que par leur brièveté. On doit en effet ne pas perdre de vue qu'elles s'adressent à des esprits légers qu'on ne saurait longtemps captiver, et sur lesquels l'ennui et le dégoût peuvent exercer une influence pernicieuse; quant aux travaux exercés dans cette maison, il faudrait qu'ils fussent, par leur nature, pénibles et fatigants, et que, sans excéder les forces, ils amenassent à la fin de la journée le besoin du repos et celui du sommeil.

Basant toujours mon opinion sur l'impression que le régime intérieur du Bon-Pasteur a fait sur l'esprit des filles qui en sont sorties, et sur celui des personnes respectables qui le fréquentent ou qui l'ont habité, je dirai qu'on devrait se borner, dans la maison dont je trace le plan, à l'instruction pure et simple, laissant au zèle et à la ferveur de chacun tout ce qui peut avoir rapport aux mortifications et aux actes de pénitence. Le désir d'une plus grande perfection viendra chez celles qui y seront portées bien plus sûrement et d'une manière plus durable que par la contrainte, et c'est ici que les dames de charité rendront encore d'éminents services.

En réglant de cette manière une maison de refuge, on aurait l'avantage de n'en point éloigner une foule de personnes qui voudraient y entrer, et surtout d'y ramener les décès à peu près au chiffre de la mortalité ordinaire; et mon opinion à cet égard n'est pas seulement fondée sur ce que nous apprennent les premières notions de la médecine et de la physiologie, mais principalement sur ce qui se passe dans une maison de refuge établie depuis quelques années dans un des chefs-lieux de nos départements. La population de cette maison est de deux cent soixante personnes, et l'on n'y compte que sept à huit décès par année. Cependant on y reçoit à tout âge et malgré des infirmités graves, tandis qu'à la maison de Paris on refuse les scrofuleuses et toutes celles qui ont dépassé vingt-six ans. Je m'empresse de dire que dans la maison que je mets en parallèle avec celle de la capitale, les travaux sont variés et simplement interrompus par quelques chants, les exercices religieux très courts, la nourriture bonne et substantielle. Le plus ordinairement les filles viennent s'y présenter d'elles-mêmes ; il est rare qu'elles demandent à en sortir ; elles s'y trouvent si bien et s'y modifient d'une manière si heureuse, qu'il arrive très fréquemment que leurs parents les reprennent contre leur volonté, et l'on en compte un grand nombre qui font la consolation de leur famille. Aujourd'hui la maison en contient plus de soixante qui y sont depuis douze à quinze ans ; la plupart de celles qui sont mortes y avaient séjourné le même espace de temps. La santé de ces femmes est en général fort bonne ; elles n'éprouvent pas, dans les deux premières années de leur entrée, les accidents nerveux et spasmodiques dont j'ai parlé plus haut ; leur menstruation y est régulière.

Cet établissement, remarquable sous une foule de rapports, a été fondé par une simple repasseuse, qui, d'après les renseignements qui m'ont été donnés, doit être considérée moins comme une personne de mérite que comme une femme de génie. Elle a commencé sa maison avec deux filles qu'elle accueillit par charité, et qui successivement en amenèrent plusieurs autres. Son local se trouvant trop exigu, elle s'est procuré plus tard un terrain, et ce sont les filles elles-mêmes qui y ont construit, de leurs propres mains, les habitations dans lesquelles elles demeurent aujourd'hui ; toutes les malades sont soignées dans cette maison par des médecins du dehors ; la directrice préside à tous les exercices, et répartit les travaux suivant les forces et la capacité de chacune, et montre dans toute cette administration une merveilleuse sagacité.

Ainsi, avec les seules ressources que fournit le travail des filles valides, cette femme admirable trouve le moyen de nourrir, de vêtir, de loger et d'entretenir jusqu'à la fin de leurs jours, et qui plus est, de rendre à la vertu, une population tout entière, dont le sort inévitable était de mourir de faim et de misère; elle opère un tel changement sur l'esprit de ces malheureuses, que beaucoup, arrachées pour ainsi dire de leur asile par leurs pères et mères, en deviennent le soutien et la consolation, et que sur un nombre considérable qui sont entrées dans la maison, on compte à peine quelques mauvais sujets qui soient retournés à leurs anciens désordres.

Mettant de côté toute idée religieuse, et n'envisageant l'établissement dont je parle que sous le rapport matériel, ne reste-t-on pas confondu par de semblables résultats? Compte-t-on parmi ceux qui passent pour les bienfaiteurs de l'espèce humaine beaucoup d'êtres aussi méritants que la vénérable fondatrice dont il vient d'être question? J'aime à croire que l'exemple qu'elle a donné au monde ne sera pas perdu, et que la maison de Laval, car c'est dans cette ville que se trouve l'établissement dont je parle, servira de modèle à tous ceux qui pourront s'établir dans la suite.

Je viens d'esquisser à grands traits tout ce qui m'a paru de quelque importance sur les maisons de refuge, prises en général, et sur leur organisation intérieure; il n'est pas douteux qu'elles ne doivent exiger des modifications suivant les temps, suivant les localités, et surtout suivant les ressources dont peuvent disposer ceux qui les dirigent. On comprend aisément les motifs qui m'ont engagé à ne point aborder ici des détails dans lesquels je me serais perdu.

L'admission dans la maison du Refuge qui se trouve à Paris exige quelques formalités administratives dont l'expérience a démontré la nécessité.

On ne peut y recevoir personne sans un ordre spécial du préfet de police ; il faut de même que ce magistrat soit instruit de tout ce qui regarde celles qui sortent de la maison, soit qu'on parvienne à les placer avantageusement, soit qu'il faille les en expulser par suite de leur mauvaise conduite : au moyen de ces relations entre l'administration et la maison du Refuge, on connaît tous les antécédents de la personne admise ; on voit si elle est véridique, et si l'on peut compter sur sa probité, et jusqu'à un certain point sur ses promesses. On évite à l'administration des recherches infructueuses sur une fille disparue, comme on la met à même de la suivre et de la surveiller lorsqu'elle reprend ses anciennes habitudes. Tout ceci se conçoit aisément et ne mérite pas que je m'y appesantisse.

[La maison de refuge n'existe plus, mais il s'est ouvert d'autres établissements analogues où les prostituées trouveraient le moyen de sortir de leur position, s'il pouvait y avoir quelque persévérance dans leur détermination. Malheureusement, une résolution, chez elles, est aussi promptement abandonnée que conçue, et, si avec l'âge, elles ne contractent pas toujours des infirmités qui les empêchent de travailler, elles prennent des habitudes d'intempérance qui les empêchent de se placer.

Les jeunes prostituées repentantes trouvent asile non-seulement au Bon-Pasteur, mais encore à la maison fondée rue de Vaugirard par les dames de l'œuvre des prisons, sous le patronage desquelles existe aussi à Vaugirard un ouvroir où sont réunies les filles et femmes de tout âge, prostituées et reprises de justice, qui désirent renoncer à leur vie de désordre. Elles y sont occupées à des travaux de couture dont le produit est employé à leur nourriture et à leur entretien jusqu'à ce qu'elles soient placées.

Les sœurs de Saint-Lazare ont aussi ouvert, dans un local dépendant de la prison, un petit ouvroir dit l'*ouvroir bleu,* où elles recueillent une trentaine de jeunes filles. Il ne leur est accordé aucune subvention pour cet ouvroir qu'elles entretiennent avec leurs seules épargnes. Le vénérable aumônier de la deuxième section s'emploie à réconcilier ces jeunes filles avec leurs familles par l'intervention du curé de la commune, avec lequel il se met en rapport, et à leur procurer du travail et un emploi. Des personnes charitables viennent prendre dans cet ouvroir des apprenties et des domestiques (voy. p. 125).

Le couvent Saint-Michel, l'asile Gérando recueillent aussi des jeunes prostituées, mais pas habituellement.

Dans tous ces asiles on ne fait que de la lingerie.

Les mêmes moyens de secours ont été organisés, pour les protestantes, par les Dames diaconesses qui visitent les prisons et qui ont ouvert une maison d'asile où elles recueillent les prostituées repentantes.]

Mon livre est fini : j'ai dit en commençant quel motif me l'a fait entreprendre, et quel but j'ai voulu atteindre. Si je n'avais pas la profonde conviction que les recherches auxquelles je me suis livré sur la prostitution tourneront à l'avantage de la salubrité et à celui des bonnes mœurs, je ne les publierai pas. C'est une des grandes misères de l'humanité que j'ai mise à découvert ; les hommes graves pour lesquels j'ai écrit m'en sauront gré. Ceux qui aiment leurs semblables ne craindront pas de me suivre dans l'étude que j'ai faite, ils ne détourneront pas les yeux des tableaux que je leur présente. Pour connaître le bien qui reste à opérer, pour entrer avec succès dans la voie des améliorations, il faut connaître ce qui existe, il faut savoir la vérité.

La prostitution, mal de tous les pays et de tous les temps; il semble qu'elle soit inhérente aux hommes réunis en société, peut-être sera-t-il à jamais impossible de la détruire; mais il n'en importe que plus de travailler à en diminuer la fréquence et les dangers. Elle est ce que sont les vices et les crimes, ce que sont les maladies : les moralistes s'appliquent à détourner des vices, les législateurs à prévenir les crimes, les médecins à éloigner les maladies; ils savent, les uns et les autres, qu'ils ne réussiront jamais complétement, ils ne se mettent pas moins à l'œuvre, persuadés que faire un peu de bien, c'est beaucoup pour la faiblesse de l'homme : j'ai suivi leur exemple. Un ami que je regretterai toujours a appelé mon attention sur le sort des prostituées; j'ai étudié ces femmes, j'ai voulu savoir la cause de leur dépravation, et découvrir, s'il se pouvait, les moyens de la diminuer. Ce que l'expérience m'a appris à ce sujet, je l'ai exposé avec franchise, persuadé que les législateurs et les personnes chargées par l'administration de veiller à la santé et à la moralité publiques y puiseront d'utiles enseignements.

FIN DE LA PROSTITUTION DANS LA VILLE DE PARIS.

PRÉCIS

STATISTIQUE, HYGIÉNIQUE ET ADMINISTRATIF

DE L'ÉTAT DE LA PROSTITUTION

DANS LES PRINCIPALES VILLES DE L'EUROPE,

POUR SERVIR DE SUPPLÉMENT

A L'OUVRAGE

DE PARENT-DUCHATELET.

PREMIÈRE PARTIE.

DE LA PROSTITUTION EN FRANCE ET EN ALGÉRIE.

I

COUP D'OEIL

SUR LA PROSTITUTION A BORDEAUX,

Par le docteur J. VENOT,

Chirurgien en chef de l'hospice Saint-Jean.

Bordeaux, grand centre de population (149,928 habitants au dernier recensement de 1856), ville éminemment luxueuse, de mœurs élégantes et faciles, offre à la prostitution les éléments nombreux et variés qu'elle rencontre dans les cités de premier ordre.

Deux classes distinctes se présentent tout d'abord :

1° Prostitution légale, officielle, soumise aux règles et au contrôle de l'autorité.

2° Prostitution clandestine, libre, jouissant du droit commun, jusqu'au jour où le niveau de la police intervient dans l'intérêt de la santé générale.

Ce qui indique surabondamment que ces deux genres de prostitution ne sont qu'un seul et même état; car la première prend chaque jour et presque exclusivement sa source dans la seconde ; et l'inscription seule sépare en deux phases cette triste condition de la femme dans notre société civilisée.

I. NOMBRE DES PROSTITUÉES.

La prostitution légale présente un chiffre fixe, déterminé, qui a néanmoins ses fluctuations administratives, et dont l'élévation ou l'abaissement tiennent surtout au plus ou moins de zèle des agents chargés d'en faire l'annuel contingent. Ces différences se trouvent en rapport, on le conçoit, avec le nombre des inscriptions obtenues. Ainsi, pour fournir un exemple saillant de cette variété numérique, nous mettrons en regard l'année 1847, pendant laquelle 52 inscriptions s'étaient opérées, et qui offrait le chiffre total de 493 filles soumises, et les neuf mois de l'année

1856, présentant déjà un résultat de 159 inscriptions et un effectif général de 555 prostituées (1).

La prostitution clandestine, elle, n'a pas de numération possible. Recrutée dans cette masse de jeunes filles que la paresse, la misère et le désir de briller mettent incessamment à la disposition du vice, elle se compose et se décompose chaque jour, prenant les allures que la débauche ou le retour au bien peuvent lui imprimer. Domicile réel de la syphilis à Bordeaux, elle fournit à l'hospice ses maladies les plus rebelles. Clientèle des maisons de passe, elle échappe à tout calcul, pendant un temps qui ne peut se mesurer qu'à son adresse à fuir les recherches de la police. Elle finit pourtant par devenir presque toujours tributaire, ou de l'activité des agents, ou de l'intensité d'un mal qu'elle ne peut plus dissimuler (2). Alors, forcément, elle conduit ses victimes à l'inscription, au dispensaire ou à l'hôpital, triangle fatal, mais obligé, de la prostitution légale.

Il est une *variété* de la prostitution clandestine qu'il faut mentionner ici, car elle est le type réel de la démoralisation au sein des grandes villes ; je veux parler des *femmes entretenues*.— A Bordeaux, plus que partout ailleurs, après Paris, se retrouve, avec tous les traits édifiants qui le caractérisent, ce *demi-monde*, si dramatiquement exploité depuis quelques années, mais qui a toujours tenu, dans nos mœurs dissolues, le haut du pavé de la prostitution.

A côté donc des filles de boutique, des ouvrières, des grisettes qui pullulent, après la journée, dans les *maisons de passe*, il est un nombre considérable de femmes vivant plus ou moins ostensiblement avec messieurs tels et tels, qu'elles s'ingénient à ruiner, et dont plusieurs portent audacieusement les noms. Logées dans

(1) Note relevée du registre du dispensaire, et fournie par M. Mathéron, chef de division.

(2) « Que s'il était permis de soumettre à une visite générale les filles qui » pullulent dans les lieux de rendez-vous, on pourrait établir comme propo- » sition démontrée que : *La syphilis a fixé sa plus cruelle symptomatologie* » *dans la dangereuse et considérable population des maisons de passe.* Là, sans » contredit, se trouve la source de ces complications tenaces que la pratique » nous met encore à même d'observer, malgré leur décroissance réelle chez » les masses légalement explorées ; là s'engendre et se communique le venin » syphilitique avec ses formes de Protée et sa malignité d'hydrophobe ; là, et » seulement là, se concentrent impunies et cachées, la propagande honteuse » du vice et l'atroce théorie de l'empoisonnement social. » (*Aperçu de statistique médicale et administrative sur l'hospice des vénériens de Bordeaux*, 1837, par le docteur J. Venot, page 46.)

de somptueuses petites maisons, ces *maîtresses* en titre de l'homme qui les entretient, ont habituellement un ou plusieurs amants de cœur, sans compter les caprices ou passes, cordes souvent essentielles de leur industrie. — On comprend que cette prostitution latente amène plus d'une victime à notre cabinet de consultations; victimes innocentes et d'autant plus muettes, que l'événement qui les conduit chez nous est très souvent le simple résultat d'une *entrée de faveur.*

Au surplus, ces dames donnent le ton à la mode; leur toilette est toujours riche, soignée, rarement excentrique. On les voit briller dans les promenades, aux stalles d'orchestre du grand théâtre, dans les représentations d'apparat; quelques-unes ont la calèche découverte et la robe bouffante dans les courses ou les cavalcades fashionables. D'autres promènent des enfants (les leurs ou d'autres) superbement vêtus; il en est qui donnent de grands dîners, des bals, des soirées musicales; chez d'autres, le jeu a plusieurs fois mis en défaut la surveillance de la police, etc.

Un fait pénible, c'est que la généralité de ces filles se recrute dans la population bordelaise.—Chez presque toutes on trouve, dans la cuisine ou l'office, une domestique âgée. — Cette domestique est la mère de *madame!*

Des revers de plus d'un genre précipitent souvent ces reines d'un jour dans la voie de la prostitution plébéienne; alors les atteignent tous les déboires de la position. Au moment où j'écris ces lignes, deux de ces ex-merveilleuses sont en traitement à l'hospice Saint-Jean, se rappelant *gaiement* les instants de rapide splendeur qu'elles ont passés au *Chemin neuf*, petit quartier Bréda de la ville de Bordeaux.

II. DE L'INSCRIPTION.

Elle fut longtemps irrégulière, sans méthode, presque laissée au bon plaisir d'une police souvent injuste, passionnée, ou peu soucieuse des véritables résultats de cette mesure tutélaire.

Depuis 1830 néanmoins, une règle à peu près fixe établit quelque ordre dans cet important chapitre de la salubrité publique (1). Sans remonter si haut, je prendrai le premier re-

(1) « Lorsqu'il est avéré, par des rapports exacts et renouvelés par des » témoignages irrécusables, qu'une fille se livre à la prostitution, elle est » mandée à l'hôtel de ville pour avoir à expliquer sa position. Si les raisons » qu'elle fournit ne démentent pas les renseignements pris sur sa manière de

gistre d'inscription, celui de 1834. A dater de cette époque, le livre du Bureau des mœurs prend une forme et un rang authentiques. En considérant cette année comme point de départ, et allant jusqu'au 1er janvier 1851, c'est-à-dire pendant une période de 17 années, on trouve que le nombre d'inscriptions opérées sur ce contrôle a été de 4,066. Voici le tableau de ces inscriptions, textuellement emprunté au *Compte rendu des travaux de la police de Bordeaux*, fait en 1855 par M. Dutasta, ex-chef de la police de sûreté.

1834..........	340	*Report*......	2,411
1835..........	416	1843..........	252
1836..........	178	1844..........	229
1837..........	217	1845..........	191
1838..........	246	1846..........	241
1839..........	256	1847..........	239
1840..........	287	1848..........	157
1841..........	252	1849..........	188
1842..........	219	1850..........	195
	2,411	Total....	4,066

Ces 4,066 filles étaient originaires des départements suivants :

1	Bordeaux..... 388 / Gironde...... 485	873		Report...	3,309
2	Basses-Pyrénées......	472	21	Deux-Sèvres........	32
3	Dordogne...........	274	22	Vendée............	29
4	Charente...........	232	23	Cantal............	27
5	Charente-Inférieure..	219	24	Côtes-du-Nord.......	26
6	Landes.............	205	25	Indre-et-Loire.......	24
7	Lot-et-Garonne......	180	26	Ariége............	23
8	Morbihan..........	100	27	Tarn.............	22
9	Seine.............	96	28	Puy-de-Dôme.......	21
10	Haute-Garonne......	94	29	Aude.............	21
11	Finistère..........	85	30	Rhône............	20
12	Loire-Inférieure.....	76	31	Seine-Inférieure.....	20
13	Haute-Vienne.......	73	32	Nord.............	17
14	Hautes-Pyrénées.....	65	33	Maine-et-Loire......	16
15	Corrèze............	60	34	Mayenne..........	15
16	Lot...............	50	35	Moselle...........	14
17	Ille-et-Vilaine.......	45	36	Manche...........	14
18	Gers..............	44	37	Aisne............	13
19	Vienne............	34	38	Pas-de-Calais.......	12
20	Tarn-et-Garonne.....	32	39	Oise.............	11
			40	Pyrénées-Orientales..	11
		3,309			3,697

» vivre; si surtout elle est dans les conditions d'âge et d'indépendance indi-» quées par la loi, on l'inscrit au livre matricule ouvert à cet effet au bureau » du chef de division de la police de sûreté. Dès lors elle est classée et reçoit » un numéro d'ordre au répertoire. » (*Aperçu de statistique médicale et administrative*, page 59.)

N°	Département	Nombre
	Report...	3,697
41	Sarthe	11
42	Bouches-du-Rhône	11
43	Allier	10
44	Seine-et-Oise	10
45	Bas-Rhin	10
46	Nièvre	10
47	Loiret	10
48	Doubs	9
49	Aveyron	8
50	Creuse	8
51	Hérault	8
52	Isère	8
53	Haute-Loire	8
54	Seine-et-Marne	8
55	Marne	7
56	Haute-Saône	7
57	Ain	6
58	Côte-d'Or	6
59	Eure-et-Loir	6
60	Jura	6
61	Orne	6
62	Ardèche	5
63	Aube	5
		3,880
	Report...	3,880
64	Calvados	5
65	Drôme	5
66	Indre	5
67	Meurthe	5
68	Saône-et-Loire	5
69	Ardennes	4
70	Cher	4
71	Loir-et-Cher	4
72	Loire	4
73	Meuse	4
74	Somme	4
75	Var	4
76	Hautes-Alpes	3
77	Gard	3
78	Lozère	3
79	Haut-Rhin	3
80	Vosges	3
81	Yonne	3
82	Eure	2
83	Marne (Haute-)	2
84	Vaucluse	2
85	Corse	1
86	Alpes (Basses-)	0
		3,958

ÉTRANGÈRES.

Pays	Nombre
Espagne	69
Allemagne	7
Amérique	7
Savoie	6
Belgique	5
Prusse	3
Suisse	3
	100
Report	100
Angleterre	2
Italie	2
Hollande	1
Autriche	1
Sardaigne	1
Bavière	1
Total	108

Récapitulation :		
	France	3,958
	Étranger	108
		4,066

Les années 1851, 52 et 53 ont fourni 800 inscriptions. Je pourrais pour ce nouveau nombre répéter l'indication des départements qui l'ont complété ; je me bornerai à signaler Bordeaux et la Gironde pour 117 et les Basses-Pyrénées pour 105. Il est à remarquer que sur le chiffre béarnais (105) on ne trouve que 9 filles sachant signer, et sur celui des Bordélaises (117) l'étonnante proportion de 109 *illettrées* pour 8 pouvant à peine écrire leur nom au registre. Précieux argument en faveur de la moralité de l'ignorance au sein des classes inférieures !

Ce total de 800 inscriptions était fourni par les professions suivantes :

		Report.	774
Tailleuses et couturières...	386	Marchandes.............	11
Domestiques.............	238	Musiciennes ambulantes...	5
Modistes................	75	Artistes dramatiques......	4
Sans profession..........	43	Passementières..........	2
Blanchisseuses...........	18	Brodeuses..............	2
Piqueuses de brodequins...	14	Gantières..............	2
	774		800

Arrivant maintenant à 1854, on trouve un effectif de 923 filles ou femmes ayant fait une ou plusieurs apparitions sur le théâtre de la prostitution. A aucun moment, toutefois, dans cette période de trois années, le nombre des présentes ne s'est élevé au-dessus de 588, ni n'est tombé au-dessous de 554. Nous avons vu qu'au moment où ces lignes sont tracées (septembre 1856), le nombre réel des filles publiques de Bordeaux est de 555.

Il résulte des supputations diverses de M. Dutasta, que sur ce total de 923 filles, 230 seulement appartenaient par l'inscription à l'année 1854, et que groupées ainsi qu'il suit, on pouvait apprécier combien chacune d'elles avait vécu dans la prostitution.

16	au moins	18 ans.
34	—	15
90	—	8
170	—	5
613	au plus..............	3
923		

Comment se décompose le personnel de la prostitution, ou plutôt quelles sont les causes qui le font varier sans cesse? On comprend qu'il s'agit dans ce chapitre des motifs de radiation, contre-poids perpétuel de l'inscription. Le compte rendu de M. Dutasta, tout en renonçant à établir une statistique fidèle sur ce point, assez difficile, à cause de la mobilité de ces radiations, presque toutes sollicitées par le caprice d'un moment, une faveur irréfléchie ou une passagère affection (1), n'en donne pas moins le

(1) Je renonce, monsieur le maire, à vous donner quelques détails sur ces radiations, qui sont presque toujours momentanées, n'ont aucun caractère définitif, et tiennent bien moins à des causes sérieuses et durables qu'à l'instabilité qui distingue si éminemment les jeunes prostituées. Cependant, quelques-unes ont trouvé dans le mariage le motif de leur affranchissement. Mais on peut penser ce que doivent être, en général, des gens qui, volontairement, attachent par des liens indissolubles leur existence à

pénible tableau de certaines de ces exemptions prescrites par l'âge, les infirmités ou d'autres circonstances naturelles. Il trace à ce propos les honteuses éventualités qui atteignent ces malheureuses, vieillies avant le temps, tombant dans la dégradation, reléguées aux derniers emplois dans les ateliers de la ville, et trop souvent flétries par quelques condamnations afflictives ou infamantes.

Quant à ce qui concerne l'inscription des mineures, ce *noli me tangere* du pouvoir judiciaire qui fait loi dans tant de localités, et qui prête de si puissantes armes à l'arbitraire et à la fraude en matière de passe-port, je laisse parler l'auteur du *Compte rendu* déjà cité. On peut facilement comprendre le progrès administratif qui s'est opéré dans notre ville, par l'extrait suivant du rapport de M. Dutasta au maire de Bordeaux.

« Je ne terminerai pas cette partie de mon travail sans vous entretenir de certains usages adoptés dans d'autres villes, qui me paraissent abusifs, jettent la confusion et l'irrégularité jusque dans notre service, et sont peut-être plus regrettables encore pour l'honneur des familles que pour la dignité de l'administration.

» Dans le courant de 1854, des filles mineures qui n'avaient guère plus de dix-huit ans sont venues solliciter l'inscription sur nos contrôles, exhibant avec confiance leurs passe-ports, sur lesquels était mentionné l'âge de vingt et un ans. J'ai eu dans les mains, au moins vingt de ces passe-ports ; les titulaires avaient :

3	18 ans.
2	19 ans.
15	20 ans.

Ce qui donne lieu à ces inexactitudes, est un fait assez commun et bien fâcheux par les conséquences qu'il entraîne. Dans une foule de petites localités, même dans certaines villes, la prostitution des mineures n'est pas tolérée. Là, toute fille qui ne présente pas *un passe-port de vingt et un ans* (c'est le terme consa-

celle de ces malheureuses. Ce sont, presque toujours, des hommes qui ont perdu, dans la paresse et dans la fréquentation de cette classe, tout sentiment de pudeur et jusqu'à l'instinct de l'honnêteté. Habituellement les femmes ainsi rayées se mettent à la tête de quelque maison de tolérance, ou continuent clandestinement leur ancien métier, et ne tardent pas à reprendre leur place dans les rangs d'où l'hymen les avait momentanément tirées. (*Compte rendu de la police de Bordeaux*, par E. Dutasta.)

cré) est chassée impitoyablement : comme si le déplacement était un remède à l'immoralité ! Mais, en revanche, on accueille sans difficulté toutes celles qui ont eu le bonheur ou l'adresse de se procurer ce talisman. Le corps le plus juvénile, la physionomie la plus enfantine, n'éveillent aucun soupçon chez ces sévères gardiens des mœurs. Le passe-port suffit ; c'est une pièce irrévocable, définitive, qui soustrait les mineures à l'autorité paternelle, et leur laisse la libre possession de leurs facultés physiques et morales, si honteusement exploitées. Quand ces titres n'ont pas été arrachés par surprise à la bonne foi des fonctionnaires, vous pouvez juger quel prix y ont mis des filles perdues, unies aux *dames de maison* ou autres agents de corruption qui voulaient s'assurer de leurs personnes.

» Cette surveillance est une source d'abus des plus graves. Certains fonctionnaires ne se font pas scrupule de prendre en main les intérêts des dames de maison contre les filles, de retenir les passe-ports de celles-ci et de les envoyer directement aux maîtresses d'autres établissements où il leur a été fait des avances. Quelquefois le caprice et l'esprit de fantaisie semblent avoir inspiré certaines mesures. Dans le chef-lieu d'un département voisin, on ne permet aux filles publiques de changer de maison qu'après avoir quitté la ville pendant au moins un mois. Après ce que nous avons appris ici de l'arbitraire dont on use dans certains endroits envers ces malheureuses, ces faits et bien d'autres encore ne doivent pas nous surprendre.

» Ces observations prouvent au moins l'ignorance de beaucoup de ces hommes appelés à diriger cet important service. Il serait temps que le gouvernement voulût bien leur tracer quelques règles, et vous jugerez, monsieur le maire, si comme premier magistrat de l'une des cités les plus populeuses de l'empire, ayant eu sous les yeux la preuve de ces abus, vous ne rempliriez pas un important devoir en appelant l'attention de l'autorité supérieure sur la nécessité d'y mettre un terme.

» En ce qui concerne notre ville, vous avez fait tous vos efforts pour régulariser, à l'intérieur comme à l'extérieur, le service de la prostitution et sauvegarder autant que possible l'honneur des familles, la santé et l'ordre publics.

» Par une circulaire du 18 novembre 1850, vous avez recommandé à MM. les commissaires de police la plus grande circonspection dans la mention de l'âge sur les livrets des domestiques, et sur les certificats des passe-ports demandés par de jeunes filles dont la majorité peut paraître douteuse. L'inscription de chaque fille publique donne lieu à un procès-verbal dans lequel se trouvent énoncées toutes les circonstances qui l'ont amenée. Aucune fille mineure n'est inscrite que lorsque tous les moyens de la faire changer de sentiment et de conduite ont été épuisés, soit par l'administration, soit par les familles présentes ou absentes. Pour éviter toute surprise, vous obtenez l'acte de naissance de chaque fille inscrite. Ces mesures n'abritent pas seulement votre responsabilité, mais elles ont plus d'une fois produit les résultats salutaires que vous aviez en vue : plusieurs filles perdues ou sur le point de l'être, ont été rendues à leurs familles ; et s'il est vrai que le plus grand nombre ait persisté dans la mauvaise voie, du moins vous avez eu la satisfaction de pousser jusqu'au bout, à leur égard, l'exercice de l'une des attributions les plus tutélaires de votre paternelle autorité. »

Terminons ce qui a trait à cet important chapitre, en signalant l'active surveillance que notre police exerce sur la prostitution clandestine. Le maire de Bordeaux a prescrit cette année l'inscription d'office de 51 filles insoumises et dont on ne pouvait plus attendre aucun retour à la vie honnête. Ce magistrat a encore fait fermer cinq maisons garnies où les proxénètes de la débauche exerçaient leur frauduleuse industrie ; enfin, M. le préfet a ordonné la clôture de cinq débits de boissons, cafés ou restaurants suspects, en conformité du décret du 28 décembre 1852.

III. DU DISPENSAIRE (1).

Organisé sur de faibles bases jusqu'en 1830, ce service public s'est depuis amélioré sensiblement, quoi qu'il soit encore entaché de beaucoup d'abus. Les visites qui étaient mensuelles, non contrôlées, incomplétement pratiquées, sont devenues, il est vrai, bimensuelles avec contre-visites, et sont répétées chaque huitaine quand le cas paraît l'exiger ; mais la distribution des

(1) On a depuis longtemps reconnu que la visite des prostituées, quoique consacrant une violation du droit commun, est une mesure importante d'hygiène publique et de morale. La société ne pouvant se régir que par des lois de nécessité, il faut admettre comme fondées toutes les précautions qu'elle consacre à la sûreté de son existence. (*Aperçu de statistique médicale et administrative*, page 54.)

filles en trois ou quatre catégories, le rare emploi du *spéculum*, et surtout le paiement direct de ces visites par les prostituées, sont autant de graves anomalies que nous nous efforçons en vain de vouloir corriger.

Les filles dites des bas quartiers sont soumises à la visite gratuite les 1er et 15 du mois.

Celles de la deuxième classe payant 1 franc 25 centimes, passent les 2 et 16 ;

Enfin, les demoiselles de maison ou en chambre sont imposées à 2 francs 50 centimes, et reçoivent la visite du médecin à domicile les 3 et 17.

Puis viennent les contre-visites qui ont lieu à des jours indéterminés.

Ce classement, vicieux à tous les points de vue, offre une seule garantie, c'est la probité incontestée des deux praticiens chargés de descendre au rôle peu digne que leur a tracé la routine administrative (1) : l'égalité et la gratuité des visites ; l'émargement au grand livre de la municipalité d'honoraires fixes pour les méde-

(1) Il est essentiel d'insister sur ce point de dignité professionnelle. Aussi crois-je devoir ajouter aux nobles indications du sacerdoce médical formulées par Parent-Duchâtelet, ce que j'écrivais en 1837 sur le même sujet. « A cette » délicatesse bien définie dans l'exercice médical, le chirurgien du dispensaire » doit joindre d'autres obligations qui sont toutes de position. Sévère et » grave avec les prostituées, il accomplira sa mission de manière à n'encourir » aucun reproche ; scrupuleux et juste, il appréciera l'état sanitaire de chaque » visitée avec discernement et vérité. S'il a des modifications heureuses à » proposer, d'importants changements à demander, des avis salutaires à » recevoir, il doit le faire sans crainte et avec toute la franchise qui caractérise l'homme en qui le pouvoir remet son entière confiance.

» Car cette confiance, le médecin du dispensaire doit l'avoir absolue, » complète, sans réticence. Quand il accepte le mandat de veiller à la salubrité publique, le praticien doit se considérer comme le plus incorruptible » représentant de l'état social. Aussi cette confiance est son premier mobile. Elle est encore une compensation aux désavantages pratiques qui » tiennent à l'emploi lui-même. Si la spécialité assure des droits à certaine » clientèle, combien de gens qui vous acordent du talent, du tact, du » jugement médical, et qui vous font l'injure de ne pas vous appeler pour » leur médecin ou celui de leur famille, par cela seul que vous êtes *docteur* » *d'un hôpital de vénériens.* — C'est un absurde préjugé, je le sais, mais il » est plus absurde encore d'en nier la fâcheuse influence sur les réalités de la » pratique, surtout quand l'homme qu'atteint ce préjugé conserve devant lui, » comme devant toutes les aberrations intellectuelles semblables, l'attitude » de l'honneur, de la conscience et de la raison ; quand, fidèle aux inspirations » d'une âme élevée, il ne vend à aucun prix une distinction qu'il n'a pas » achetée ; quand, enfin, en dehors de ses fonctions comme dans leur exercice, il demeure certain de la sympathie de ses pairs et de sa propre estime. » (*Aperçu de statistique médicale et administrative*, page 79.)

cins, voilà ce qui manque à ce service, dont, au surplus, les résultats hygiéniques sont assez satisfaisants (1) Pour tout livret, chaque fille reçoit une carte-calendrier où les majuscules S et M tracées par le docteur dans le casier du mois courant, indiquent la situation de santé ou de maladie de la personne explorée. La translation immédiate à l'hospice, ou la mise en liberté, résulte de l'une ou l'autre de ces indications.

Sont encore soumises à la visite les filles que les rondes de police ramassent sur la voie publique ; celles qui, après dix heures du soir, stationnent devant leurs portes, raccrochent plus ou moins ostensiblement ou deviennent l'occasion de scandale et de bruit. Le raccrochage, depuis quelques années surtout, est sévèrement surveillé, même dans les bas quartiers. Notons que ces dernières visites sont faites par le médecin de la prison municipale.

Enfin, la prostitution clandestine a fourni l'année dernière 178 visites au service médical, savoir :

A la suite d'arrestations........	76
Sans arrestations........... ...	102
	178

Il faut comprendre dans ce nombre une quinzaine de filles ou femmes mariées victimes des vices de leurs maris ou amants ; et dix petites filles plus ou moins déflorées et contaminées par des misérables dont la cour d'assises a fait justice. Sur ce nombre de 178, 106 ont offert des cas de syphilis généralement plus graves que ceux qui ont motivé l'arrestation des filles soumises.

(1) Je ne saurais trop insister sur l'abus criant de la *taxe*, triste impôt qui, peut-être, n'est conservé dans aucun dispensaire de France, hors celui de Bordeaux. — C'est une anomalie choquante, au milieu des améliorations si nombreuses apportées au code de la prostitution bordelaise, que ce prélèvement honteux des prix de visite, directement établi entre la prostituée et le médecin. — Supprimer la taxe et fixer l'honoraire du praticien, voilà ce qui serait juste et normal. Mais si l'on veut absolument que le dispensaire soit *entretenu à ses frais*, que l'impôt soit alors purifié en passant par la filière des finances municipales. — De cette manière il ne salira plus la main de l'homme de l'art, qui, je le répète, pour conserver sa dignité, ne doit recevoir de traitement que sur un chiffre fixe et au guichet du caissier de la ville. (Voyez Parent-Duchatelet, t. II, p. 208.)

IV. HOSPICE SAINT-JEAN

(*Enclos, Dépôt des vénériens, Hôpital du guet à cheval, Hospice des vénériens.*)

Telle est la synonymie de cette maison esssentiellement municipale, qui, de simple lieu de détention et de guérison des filles publiques malades, a, sous les administrations diverses qui se sont succédé, surtout depuis vingt ans, pris tous les développements, fait tous les progrès nécessaires pour mériter d'être classée au rang des hôpitaux les plus régulièrement établis.

Trois services distincts le composent :

1° *Service des hommes :* 25 lits pour les indigents, 10 lits pour les payants (1 fr. la journée).

2° *Service des filles du dispensaire :* trois salles de 12 lits chacune.

3° *Service des femmes du civil :* deux salles de 12 lits.

Ces services sont parfaitement séparés les uns des autres. — Les hommes occupent l'aile gauche du bâtiment, les femmes l'aile droite ; chaque classe dans un compartiment bien distinct.

L'administration est régie par une commission que préside M. le maire, assisté de deux conseillers municipaux. — Un directeur ayant sous ses ordres tous les employés, est l'agent direct de la commission administrative.

Le service médical comprend : un chirurgien en chef, un chirurgien adjoint, un pharmacien, un infirmier et deux infirmières. Aucun ordre religieux n'est attaché à cet hospice.

Renfermant ces considérations rapides dans ce qui concerne le traitement des prostituées, je ne m'occuperai ni de l'historique de l'établissement, ni de ses détails d'aménagements, de régime, de budget, ni même des vénériens hommes, qui forment l'élément principal de la clinique instituée il y a trois ans seulement, et qui porte déjà ses fruits comme annexe d'enseignement à l'école de médecine; — je ne mentionnerai que les faits relatifs à la population des deux services femmes, aux entrées, au parallèle des cas morbides dans les deux classes, à l'*exeat* comparatif et aux établissements dits de *refuge*.

Entrées. — Je trouve dans les registres du dispensaire, rapproches de celui de l'hospice (1er trimestre 1856), le tableau suivant :

		Filles.	Malades.
Première catégorie.	Maisons fermées................	172	25
Deuxième catégorie.	Filles isolées, maisons de passe....	189	70
Troisième catégorie.	Bas quartiers.................	571	429

Il faut bien quelque expérience pour ne pas s'étonner du petit nombre de filles malades dans les *grandes maisons.* — Cependant ce fait s'explique : par le privilége qu'ont ces filles d'attirer les classes riches et aisées, qui leur donnent des habitudes de luxe et de propreté; par leur alimentation généralement saine, suffisante, quelquefois confortable; par le repos, les bains; en un mot, par toutes les conditions d'une bonne existence.

Le contraire a lieu chez la plupart des autres filles qui vivent de privations ou d'excès de tout genre, s'abreuvent de mauvais vin, de liqueurs alcooliques, s'abrutissent dans de grossiers rapports avec des hommes crapuleux, dégoûtants. — Bien entendu que cette règle est sujette à de nombreuses et singulières exceptions, car dans l'aristocratie du vice comme dans les hautes distinctions sociales, *noblesse n'oblige pas toujours.*

Les filles isolées ou en chambre paient 1 franc la journée de leur traitement. — Les maîtresses de maison sont assujetties à la même redevance pour leurs filles malades. Cette disposition date du 20 mars 1839. (Arrêté pris sur la proposition de M. Valette, chef de la police de sûreté.)

La prostitution clandestine a fourni dans le même trimestre un total de 83 malades, nombre qui, multiplié par quatre, dépasse de beaucoup le chiffre de l'année dernière (178); mais indépendamment de la grande augmentation du personnel syphilitique de cette classe, il faut encore noter la gravité relative des symptômes qu'elle offre. Voici un relevé clinique qui prouvera surabondamment cette différence :

TRIMESTRE JANVIER-MARS 1856.

SYMPTOMATOLOGIE.	DISPENSAIRE. — 324 malades.	MOYENNE du traitement.	CIVIL. — 85 malades.	MOYENNE du traitement
		Jours.		Jours.
Blennorrhagies simples, vaginites.	215	40	22	48
— ulcéreuses	71	65	15	59
Chancres primitifs	158	28	11	28
Bubons. *Accidents secondaires.*	49	50	49	57
— graves	11	92	10	112
Accidents tertiaires	14	78	11	84
— ostéites	4	109	5	152
— carie	0	0	2	167

Les nombres excédant 90 indiquent que les malades ont eu plus de trois mois de traitement.

Exeat. — Ce vif désir de toute prostituée détenue à l'hospice n'est accordé que par le chirurgien en chef, et après constatation bien avérée de la guérison. Il peut être donné à la visite de chaque jour, mais le mardi et le samedi sont spécialement destinés à cette vérification de sortie. Le mouvement de la population est plus varié dans le service des filles du dispensaire que dans l'autre, moins nombreux d'abord et plus sérieusement affecté. Ajoutons que le chiffre moyen de la population est journellement pour le semestre actuel :

Service du dispensaire	48
Service du civil	25

Que dirai-je du régime intérieur et des moyens disciplinaires? Quels détails sur l'alimentation, la prohibition des visites du dehors, les relations de l'hospice Saint-Jean avec les autres hôpitaux de la ville, notamment Saint-André et la Maternité? Les bornes restreintes de ce travail m'obligent à n'en faire que la simple énumération.

V. DES ATELIERS ET DES MAISONS DE REFUGE.

Je serai moins laconique sur les *ateliers et maisons de refuge*, établissements qui ne sont nullement compris à Bordeaux. En effet, des ouvroirs informes réunissent dans deux dépendances de l'hospice les filles malades qui *veulent* s'y rendre pour travailler ; mais ce travail, qui n'est ni obligatoire ni taxé, cesse au moment de l'*exeat*, et n'a même pas l'avantage, étant facultatif, d'occuper les loisirs d'un long traitement chez les filles naturellement oisives.

Vainement, depuis vingt ans, j'ai dans plusieurs Rapports et Mémoires, insisté pour faire établir une *Maison de convalescence*, refuge essentiellement moralisateur et curatif ; vainement, j'ai fait de cette création l'argument ultime, le *delenda est Carthago* de la syphilis à Bordeaux, on m'a toujours répondu que la *Miséricorde* suppléait efficacement à l'innovation réclamée.

Or, qu'est-ce que la *Miséricorde?* Une sainte et pieuse retraite, où l'hygiène est sacrifiée dans ses plus vulgaires prescriptions aux pratiques de la religion et aux travaux manuels les plus rudes. La *Miséricorde!* c'est une sorte de couvent de force d'où nous reviennent, atteintes de récidives souvent sérieuses, des filles livrées à l'incurie, à la malpropreté, et fatiguées par une mauvaise nourriture et un travail excessif. Certes, les efforts moraux tentés dans cet établissement par les dignes sœurs qui le desservent méritent les plus grands éloges, mais les soins de santé, de salubrité et de convalescence, leur sont radicalement inconnus. Elles imputent à péché la moindre ablution, le plus innocent lavage ; le bain est une superfluité mondaine dont le nom n'est jamais prononcé dans le couvent. Étonnez-vous, après cela, des recrudescences !

Hâtons-nous pourtant d'espérer ce que des bruits administratifs récents nous permettent de regarder comme fondé. La généreuse initiative du préfet actuel de la Gironde (M. de Mentque) est, assure-t-on, disposée à seconder les vues de réalisation plus haut indiquées. Grâce à la sollicitude éclairée de ce magistrat, l'hospice Saint-Jean se trouverait bientôt gratifié d'une *salle dite de convalescence*. Alors, la visite de sortie, au lieu de mettre immédiatement en liberté les filles dont un traitement méthodique efface rapidement les symptômes, leur ouvrirait les portes de l'annexe, pour y passer un temps de repos calculé sur la gravité relative du mal qui les aurait conduites à l'hospice. De cette façon, le dispensaire ne peuplerait pas constamment notre service des mêmes femmes, des *habituées*, comme on les nomme; sujets tombés dans une aptitude vénérienne telle, qu'on pourrait, les prenant pour exemples, croire à l'inefficacité des traitements chez certaines organisations.

La création de ce lieu de transition entre l'hospice et la liberté n'aurait pas seulement un avantage médical bien constaté ; mais on devine que la morale publique y gagnerait infiniment. Basée sur des règles sévères, cette sorte de détention, en habituant au travail des femmes non entièrement perverties, leur ferait envisager toute la laideur du vice et les rendrait au sentiment de leur propre estime. La prostitution perdrait ses droits sur beaucoup de ces infortunées, qui ne redouteraient pas seulement l'hôpital, mais qui craindraient bien plus les causes qui y conduisent. On éteindrait aussi par là ce sale prosélytisme des *visiteuses* qui spéculent, à la porte de l'hospice, sur le probable *exeat* de telle ou telle vénérienne. Ce courtage infâme serait anéanti sans retour, et la guérison morale d'un grand nombre de prostituées suivrait inévitablement la cure physique de la syphilis : double bienfait qui vaut bien la peine qu'on y réfléchisse, quand on est animé du sentiment de l'humanité, éclairé par une sage et fructueuse pensée : celle d'améliorer les mœurs et de consolider la santé générale.

RÈGLEMENT CONCERNANT LA PROSTITUTION DANS LA VILLE DE BORDEAUX.

Le Maire de la ville de Bordeaux,

Vu les lois des 24 avril 1790 et 18 juillet 1837 sur les attributions municipales ;

Vu les art. 330 et suivants du Code pénal, relatifs à la répression des attentats aux mœurs ;

Vu l'arrêté du 21 janvier 1839, portant règlement sur la police des filles publiques ;

Vu la correspondance échangée entre l'autorité judiciaire et la Mairie de Bordeaux ; vu notamment la lettre de M. le procureur du roi, en date du 18 mars 1833, établissant en principe la légalité de l'action de l'autorité municipale dans les mesures à prendre pour la répression de la débauche publique, et par laquelle il reconnaît que *les filles publiques sont soumises à des règles exceptionnelles du droit commun ; qu'elles peuvent être arrêtées et envoyées en prison lorsqu'il arrive du tapage ou des querelles dans les lieux qu'elles habitent ; que les officiers de police sont autorisés à s'introduire dans leurs maisons ; que des quartiers peuvent leur être affectés ; qu'elles peuvent être soumises à des visites corporelles ; que des places particulières peuvent leur être affectées dans les spectacles, et enfin, qu'elles sont placées sous la surveillance spéciale de la police ;*

Considérant que dans le nombre des filles publiques qui affluent dans notre ville, il en est beaucoup qui, par le scandale de leur conduite, offensent les convenances et la morale publique, et qu'il est indispensable de leur affecter certains quartiers, afin de pouvoir surveiller et réprimer plus facilement leurs désordres ;

Considérant que les maisons de prostitution et de débauche peuvent servir plus particulièrement d'asile aux gens suspects, qui cherchent à se soustraire aux recherches de la police, et que les lois ont appelé de tout temps sur ces lieux la surveillance continuelle de l'autorité ;

Considérant que, tout en conservant une partie des dispositions des arrêtés antérieurs sur la prostitution, il a paru important d'en modifier un certain nombre, principalement en vue de la prostitution clandestine, dont les progrès incessants doivent éveiller toute l'attention et toute la vigilance de l'autorité ;

Arrête :

§ Ier. — *De l'inscription et de ses effets.*

Art. 1. Il sera tenu à la mairie un registre-matricule où seront inscrites toutes les filles ou femmes qui se livrent à la prostitution.

L'inscription comprend les nom, prénoms, âge, lieu de naissance, profession, domicile et signalement de la personne inscrite. En regard de ces indications, il sera établi sur ledit registre procès-verbal des circonstances qui auront déterminé l'inscription.

Art. 2. L'inscription a pour effet de soumettre l'inscrite aux visites corporelles ;

En cas de mal vénérien, au traitement obligé à l'hospice spécial de l'Hospice Saint-Jean ;

Enfin, à toutes les mesures générales énoncées dans le présent règlement, ou à celles qui leur seront prescrites en particulier dans l'intérêt du bon ordre, de la décence ou de la santé publique.

Art. 3. Les effets de l'inscription pourront être suspendus dans l'intérêt des mœurs et des familles, et lorsque les causes qui y avaient donné lieu ayant cessé d'exister, la personne inscrite aura prouvé qu'elle est revenue aux bonnes mœurs, ou qu'elle est en état de fournir aux besoins ordinaires de la vie par un mariage légitime, un héritage, l'exercice d'une profession honnête, l'occupation d'une place fixe, etc.

Cette suspension sera accordée par le maire sur la demande des personnes intéressées.

Art. 4. L'inscription des filles publiques a lieu d'office ou sur leur demande.

Art. 5. Nulle fille ne sera inscrite d'office que lorsque l'administration aura acquis la certitude qu'elle se livre manifestement à la débauche. Cette certitude pourra être acquise par divers faits, et notamment par les circonstances suivantes :

La fréquentation habituelle de femmes connues pour se livrer à la débauche ;

La rencontre en récidive chez des filles publiques ou dans un lieu de débauche ;

L'arrestation en récidive sur la voie publique pour conduite contraire aux mœurs, comme provocations, propos et actes licencieux ;

La communication du mal vénérien ;

La nature des relations, lorsqu'elles entraîneront du scandale, susciteront des plaintes, ou pourront menacer la santé publique ;

La domesticité dans une maison de prostitution jusqu'à l'âge de 45 ans.

Art. 6. Pourra être conduite au dépôt de la mairie et soumise à l'inspection des médecins de service, toute fille non inscrite qui sera surprise, même pour la première fois, en compagnie de filles publiques ou dans un lieu de débauche, ou tenant sur la voie publique une conduite contraire aux mœurs, ou logée dans une maison mal famée.

Si elle est reconnue atteinte de mal vénérien, elle sera transférée immédiatement à l'Hospice Saint-Jean pour y recevoir le traitement nécessaire à sa guérison.

Si elle est reconnue saine, elle sera rendue libre. Dans l'un ou l'autre cas, elle ne sera inscrite que si sa conduite ultérieure en fait reconnaître la nécessité.

Art. 7. L'inscription ne sera définitive pour les filles mineures domiciliées à Bordeaux, que lorsque leur père, mère ou tuteur auront refusé d'employer les mesures coercitives nécessaires pour les empêcher de se livrer à la débauche, et que l'administration aura épuisé elle-même, à cet égard, les moyens en son pouvoir.

Le procès-verbal d'inscription mentionnera tout ce qui aura été fait dans ce but.

Quant aux mineures étrangères à la ville, qui se livreront à la prostitution, avis en sera donné au maire de leur commune, et elles seront renvoyées dans leurs foyers, toutes les fois que leur père, mère ou tuteur consentiront à les recevoir.

Art. 8. Toute fille sera, au moment de l'inscription, soumise à la visite du médecin.

Il lui sera donné en même temps une carte contenant un extrait du présent règlement. Cette carte indiquera ses nom, prénoms, âge, lieu de naissance, etc. Le résultat des visites auxquelles elle sera soumise y sera mentionné exactement.

Art. 9. Lorsque la conduite d'une fille publique attirera l'attention et occasionnera du scandale, le maire pourra prescrire son renvoi immédiat dans une des rues affectées à la prostitution scandaleuse.

§ II. — *Des lieux de débauche.*

Art. 10. Sont réputés lieux de débauche :

1° Les maisons où des filles se placent sous la dépendance d'une maîtresse de maison pour se livrer à la prostitution ;

2° Les maisons dites de *rendez-vous*, c'est-à-dire, où des filles se rendent passagèrement pour s'y livrer à des actes de débauche ;

3° Les maisons ou les appartements où se logent *habituellement* des filles indépendantes ou isolées se livrant à la prostitution.

Art. 11. Les lieux de débauche ne pourront être tolérés qu'à charge, par ceux qui les tiennent, de se conformer aux dispositions ci-après.

Art. 12. Tout individu tenant une maison de filles placées sous sa dépendance sera tenu :

1° D'obtenir un livre spécial dont la demande sera adressée directement au maire, qui statuera sur renseignements et selon que les considérations de morale ou de convenance permettront ou non de le délivrer ;

2° De faire inscrire à la mairie sur le livre, dans le délai de vingt-quatre heures au plus, toutes les personnes qu'ils logeraient chez eux, à quelque titre que ce soit, et de se soumettre, sous ce rapport, à toutes les obligations imposées aux logeurs ordinaires par l'arrêté municipal du 25 mars 1818 ;

3° De conduire eux-mêmes à l'un des médecins du dispensaire toutes les filles dont la santé deviendrait suspecte dans l'intervalle d'une visite à l'autre ;

4° De prévenir tout désordre et tout scandale tant à l'intérieur qu'à l'extérieur de la maison ;

5° De ne pas tenir cabaret et de ne pas donner à boire ;

6° De déférer, en toutes circonstances, à toutes les injonctions de la police ;

7° De fermer leurs maisons à partir de onze heures du soir.

Art. 13. Tous ceux qui tiendront une maison dite de *rendez-vous*, seront soumis à obtenir préalablement une tolérance du maire comme les précédents.

Ils se conformeront aux dispositions prescrites par les paragraphes 3, 4, 5, 6 et 7 de l'art. 12.

Art. 14. Tous ceux qui tiendront une maison de filles indépendantes, dites filles isolées, se soumettront aux obligations prescrites par les paragraphes 1, 2, 4, 5, 6 et 7 de l'art. 12.

Art. 15. Tous individus tenant une maison tolérée devront désigner aux agents de l'autorité les filles qu'ils recevront passagèrement. Il leur est expressément défendu d'en soustraire aucune aux investigations des agents, dont ils devront, au contraire, faciliter toujours les recherches.

Art. 16. Lorsqu'une maison ou une partie de maison recevra habituellement pour locataires des filles publiques ; lorsque des filles, locataires ou non locataires, y auront été surprises plusieurs fois dans des conditions qui, conformément au présent règlement, auront déterminé ou pu déterminer leur inscription, ces maisons ou ces appartements pourront être réputés lieux de débauche, et, comme tels, soumis au régime particulier aux maisons tolérées.

Ces maisons seront déclarées lieux de débauche, au moyen d'un arrêté municipal qui sera notifié au maître ou à la maîtresse de la maison. Cet arrêté pourra prescrire, s'il y a lieu, la fermeture de la maison aussi bien que l'expulsion des filles de mauvaise vie qu'elle renfermerait, et sera exécutoire dans le délai de trois jours, à dater de la modification, sauf recours à M. le préfet.

Art. 17. Il est expressément interdit d'ouvrir des lieux de débauche sans en avoir fait la déclaration prescrite par le présent arrêté, et sans avoir obtenu du maire la tolérance nécessaire à cet effet.

En conséquence, les faits qui donneront lieu au classement d'une maison ou d'une partie de maison comme lieu de débauche, pourront aussi être poursuivis devant les tribunaux compétents.

Art. 18. Les maisons tolérées, à quelque catégorie qu'elles appartiennent et sous quelque dénomination que ce soit, se trouvent placées sous la surveillance de la police : les agents pourront s'y présenter à toute heure, pour y faire telles visites qu'ils jugeront nécessaires, et s'enquérir de la position des personnes qui y seront reçues.

Art. 19. En cas de désordres ou d'inexécution d'une seule des obligations prescrites aux individus tenant des maisons tolérées, ou même lorsque le maire en reconnaîtra la nécessité, dans l'intérêt de l'ordre, de la décence ou de la tranquillité publique, la tolérance pourra être, selon le cas, suspendue ou retirée, sans préjudice des poursuites à exercer.

Art. 20. Toute personne tenant une de ces maisons, qui sera convaincue d'y avoir attiré ou reçu des filles mineures, sera poursuivie conformément à l'art. 334 du Code pénal, sans préjudice de l'application des dispositions contenues dans l'article précédent.

§ III. — *Police morale.*

Art. 21. Il est défendu aux filles publiques :

1° De sortir de leur domicile après dix heures du soir ;

2° De se présenter sur les promenades ;

3° De s'arrêter dans les rues ou sur les places publiques, ou de les parcourir dans un costume susceptible d'attirer l'attention sur elles ;

4° D'adresser la parole aux passants ;

5° De se tenir sur le devant de leurs portes ;

6° De tenir des propos obscènes ;

7° D'appeler chez elles les hommes, même par signes ;

8° De se montrer au public dans un état d'ivresse ;

9° De se présenter devant les casernes et les corps de garde ; d'accoster les militaires ou de les recevoir chez elles après l'heure de la retraite.

Art. 22. Les filles publiques qui contreviendraient aux dispositions contenues dans l'article précédent, ou qui se conduiraient de manière à occasionner quelque désordre, seront immédiatement arrêtées, et déférées, s'il y a lieu, aux tribunaux, ou au moins retenues au dépôt de la mairie ou à l'Hospice Saint-Jean, à titre de correction.

Art. 23. Les filles publiques devront toujours être nanties de leur carte et la montrer à toute réquisition.

Art. 24. Toute fille qui sera surprise nantie de la carte d'une autre, subira, soit au dépôt de la mairie, soit à l'Hospice Saint-Jean, une consigne du nombre de jours que le maire jugera nécessaire, à raison du motif qui l'aura fait agir.

Art. 25. Les filles publiques seront tenues, à chaque changement de omicile, d'en faire la déclaration à la mairie dans le délai de vingtuatre heures. Cette disposition reste obligatoire tant que le maire le qugera convenable, même pour les filles jouissant d'une suspension des visites sanitaires.

§ IV. — *Police médicale.*

Art. 26. Les filles publiques sont assujetties, deux fois par mois, à la visite des médecins désignés pour constater leur état sanitaire.

Indépendamment de ces visites, elles seront contre-visitées toutes les fois que cette mesure sera jugée nécessaire.

Art. 27. La fille visitée est tenue de présenter sa carte au médecin, qui y apposera son cachet si elle est saine.

Si elle est reconnue atteinte ou suspecte de mal vénérien, elle est envoyée au dépôt de la mairie, pour être dirigée sur l'Hospice Saint-Jean. Sa carte, retenue à la mairie lors de son entrée à l'Hospice Saint-Jean, lui est rendue à sa sortie.

Art. 28. Les filles publiques qui négligeraient de se rendre aux visites sanitaires seront considérées comme suspectes de mal vénérien et retenues au dépôt de la mairie, ou même à l'Hospice Saint-Jean, pendant le temps qui serait jugé nécessaire pour reconnaître leur état sanitaire.

Art. 29. Toute fille publique conduite au dépôt de la mairie pour quelque motif que ce soit, sera soumise à l'inspection du médecin de service.

Art. 30. Les filles publiques reconnues atteintes de mal vénérien sont, à quelque catégorie qu'elles appartiennent, envoyées à l'Hospice Saint-Jean pour y être traitées jusqu'à leur complète guérison, et ne pourront jamais être soignées hors de cet hospice.

Art. 31. Lorsqu'un doute sérieux s'élèvera sur l'état sanitaire d'une fille non inscrite, le maire l'invitera à se présenter ou la fera conduire devant l'un des médecins de service, qui l'examinera et lui délivrera un certificat constatant le résultat de l'inspection.

Il sera ensuite statué, pour l'inscription de cette fille, conformément aux dispositions énoncées dans les art. 5, 6 et 7 du présent arrêté.

Dispositions générales.

Art. 32. MM. les commissaires de police sont chargés de surveiller et d'assurer, en ce qui les concerne, l'exécution du présent arrêté; ils devront notamment, en conséquence, signaler au maire tous les faits de prostitution clandestine qui parviendront à leur connaissance; maintenir l'ordre, tant à l'intérieur qu'à l'extérieur, parmi les filles publiques isolées ou de maison; constater au besoin, par enquête, les faits de nature à motiver l'inscription d'une fille publique ou le classement d'une maison comme lieu de débauche; enfin s'assurer que les filles inscrites sont toujours munies de leurs cartes, et que ces cartes sont revêtues des visas exigés.

Art. 33. Il est expressément défendu à tous agents de surveillance, sous peine de suspension ou de destitution, selon la gravité du cas, d'arrêter comme fille publique une personne qui ne serait pas bien connue comme telle, sauf les cas de flagrant délit exprimés dans les art. 5 et 6 du présent arrêté; d'entretenir des liaisons intimes avec des filles prostituées ; de les maltraiter en aucune manière et dans quelque circonstance que ce soit.

Art. 34. Le titre premier de l'arrêté municipal du 21 janvier 1839 est et demeure rapporté.

Art. 35. Le présent arrêté sera transmis à M. le préfet, conformément à l'art. 11 de la loi du 18 juillet 1837.

Fait et arrêté à Bordeaux, en l'hôtel de ville, le 31 octobre 1851.

Le maire, A. F. Gautier, aîné.

Par lettre du 9 octobre 1851, M. le Préfet a annoncé que rien ne s'oppose à l'exécution du présent arrêté.

II

DE LA PROSTITUTION A BREST,

Par M. le docteur J. ROCHARD,
Chirurgien en chef de la marine.

I. POPULATION.

La ville de Brest offre, sous le rapport de la prostitution, plus d'intérêt que les villes de l'intérieur, d'une importance égale, en raison de l'activité avec laquelle elle s'y exerce et du caractère particulier que lui imprime sa population toute spéciale.

Celle-ci se compose de deux éléments distincts : l'un stable, quoique progressif, c'est la population normale ou municipale ; l'autre mobile et variable pour le nombre et pour la composition, c'est la population flottante, représentée par le personnel des différents corps de la marine et de l'armée de terre, auxquels viennent se joindre les étrangers provenant de l'intérieur de la France, ou de nos colonies.

Le tableau suivant, qui résume les recensements faits en 1846, 1851 et 1856, permettra d'apprécier les variations que subit, d'une année à l'autre, ce dernier élément :

	ANNÉES		
	1846.	1851.	1856.
Population normale......	35,163	36,155	41,512
Population flottante.......	27,628	25,005	13,153
Totaux.......	62,791	61,160	54,665

La population normale n'a pas, comme on le voit, cessé de s'accroître depuis dix ans ; la population flottante, au contraire, a diminué de plus de moitié. Il est vrai que, dans ces dernières années, soldats et marins ont été appelés sur le théâtre de la guerre et que le port de Brest s'est trouvé presque désert : aussi ce dernier chiffre de 13,153 ne représente-t-il qu'un minimum, et la moyenne peut-être fixée à 25,000.

Les marins provenant des équipages de ligne, de l'inscription maritime et des bâtiments armés, y figurent pour deux cinquièmes à peu près ; l'infanterie et l'artillerie de marine, pour un cinquième ; les troupes appartenant au département de la guerre, pour un cinquième environ ; le reste est constitué par le personnel des écoles, des hôpitaux et des asiles, des maisons d'arrêt et du bagne. Les marins, qui y entrent pour la plus forte part, rapportent, de leurs campagnes, ce besoin de jouissances de toute nature qu'engendrent les longues privations, et l'argent nécessaire pour le satisfaire. Ils sont, pour la prostitution, une ressource puissante, qui alimente principalement les maisons de tolérance. Les soldats, au contraire, s'adressent de préférence aux filles insoumises. Aussi paient-ils à la syphilis un plus large tribut que les matelots.

II. FILLES PUBLIQUES. — MAISONS DE TOLÉRANCE.

1° *Nombre des filles publiques.* — Le nombre des filles publiques n'est pas très considérable, surtout si on le compare à celui des femmes qui se livrent à la prostitution clandestine. Il s'élève, en ce moment, à 344.

Elles se divisent en deux classes :

Filles en maisons (à numéros)	131
Filles isolées (en cartes)	213
Total	344

2° *Répartition dans les maisons de tolérance.* — Ces 131 filles sont réparties dans 20 maisons de tolérance, à raison de 6 filles, en moyenne, par maison.

De ces 20 maisons,

12	sont situées	rue Neuve-des-Sept-Saints.
5	—	rue Haute-des-Sept-Saints.
2	—	rue Charronnière.
1	—	rue des Malchaussés.
Total.... 20		

19 d'entre elles sont fréquentées par les matelots, les soldats, les ouvriers civils et militaires ; la 20e ne reçoit que des gens d'un rang plus élevé, et, tout à fait exceptionnellement, des hommes appartenant aux hautes classes de la société. Il y a vingt ans, on en comptait 4 ou 5 de cette espèce ; elles ont cessé d'exister ou se sont transformées, mais cela n'implique pas, il faut bien le dire, une amélioration dans la moralité de ceux qui les fréquentaient : on doit l'attribuer au nombre toujours croissant de ces

femmes galantes qui se distinguent des prostituées de bas étage par la recherche de leur mise, le soin de leur personne et le choix de leurs relations. Sans se faire illusion sur leur compte, ceux qui les recherchent échappent, près d'elles, à la repoussante banalité des filles de maisons.

En 1850, le nombre de ces établissements s'élevait à 22, dont 2 ont été fermés, sans l'intervention de l'autorité, l'un en 1853, l'autre en 1856. Il n'existe pas de maison de tolérance dans les faubourgs.

3° *Provenance des filles publiques.* — La plupart des filles publiques sont nées dans le Finistère, ou dans les Côtes-du-Nord. Quelques-unes proviennent des départements du Nord, de la Seine-Inférieure, du Morbihan, de l'Ille-et-Vilaine. Les maîtresses de maison s'approvisionnent en général dans les grandes villes voisines : Nantes, le Havre, Rouen, Rennes, en première ligne ; Lorient, Quimper, Morlaix, en deuxième ligne. Celles qui sont nées à Brest y sont en minorité. Les filles isolées, au contraire, appartiennent, pour la plupart, à la ville ou à la banlieue.

4° *Professions antérieures.* — Les professions qui en fournissent le plus sont celles de servantes, couturières, blanchisseuses, repasseuses. Beaucoup d'entre elles n'ont jamais exercé de profession. Nées dans le libertinage, elles n'ont jamais cherché à se créer d'autres moyens d'existence.

5° *Age des filles publiques.* — En ce qui a trait à leur âge, on peut établir les chiffres approximatifs suivants :

Filles publiques âgées	de 16 à 21 ans..........	30 à 35
—	de 21 à 30 ans..........	250 environ.
—	au-dessus de 30 ans..........	50 à 60

6° *Mouvement de la prostitution.* — A partir de 1852, les matricules du dispensaire ont cessé d'être tenues d'une manière assez régulière, pour permettre de suivre, année par année, le mouvement de la prostitution. D'après les renseignements fournis par la police, et, en s'en rapportant à des documents semi-officiels, le nombre des filles publiques s'est accru d'un quart depuis 1850. Il n'a pas varié depuis trois ans. Dans le compte moral présenté par M. le maire, au conseil municipal, à la session du mois de mai 1854, il est fixé à 345, et nous avons vu qu'il ne s'élève aujourd'hui qu'à 344. Depuis le mois de mars 1856, un tiers des filles inscrites a été renouvelé ; 35 d'entre elles ont été l'objet de poursuites et de condamnations judiciaires, un nombre à peu près égal a quitté la ville ou en a été expulsé, 10 ont été dispensées de la visite, en raison de leur âge, ou de leur conduite régulière, 8 ont succombé ou sont entrées au Refuge. Cet établissement, destiné à servir d'asile aux prostituées qui veulent rentrer dans la bonne voie, a été fondé par de pieuses femmes, aux dépens de leur patrimoine, et se maintient à l'aide des sacrifices qu'elles s'imposent. 50 filles, en moyenne, y sont renfermées. Soumises aux plus rudes privations par l'insuffisance des ressources dont le Refuge dispose, elles partagent leur existence entre le travail et la prière et vivent dans la séquestration la plus absolue.

7° *Règlements.* — Les filles publiques et les maîtresses des maisons qui les recèlent sont soumises aux dispositions suivantes :

Chapitre Ier. — *Règlement du dispensaire de Brest.*

Art. 1. Le dispensaire établi à Brest par ordonnance du roi, du 1er juillet 1829, dans l'intérêt de l'ordre et de la salubrité, pour les femmes publiques de la ville de Brest, et des communes de Saint-Marc, de Lambézellec et de Saint-Pierre Quilbignon, est dirigé par le maire de Brest, sous l'autorité du préfet du Finistère et la surveillance du sous-préfet de Brest.

Art. 2. Le personnel de cette administration se compose : d'un commissaire de police, directeur ; d'un ou deux docteurs en médecine ou en chirurgie, d'un secrétaire ou commis aux entrées, de deux agents de police, d'un concierge, et d'une infirmière.

Art. 3. Le commissaire directeur a dans ses attributions : les rapports journaliers au maire de Brest et au sous-préfet sur les filles conduites au dépôt ; les relations avec les autres commissaires de police de la ville de Brest ; l'enregistrement et la radiation des filles publiques sous l'approbation des maires compétents et le visa du sous-préfet ; la délivrance des cartes de sûreté ; la recherche des filles retardataires à la visite ; l'admission à l'hospice pour traitement, d'après le certificat du médecin constatant l'infection ; la proposition d'établissement ou de suppression des maisons de tolérance ; l'expédition des pièces comptables, signées par le maire de Brest et visées par le sous-préfet ; la tenue des écritures. Le commissaire directeur porte à la connaissance des maires de Brest et communes intéressées, du sous-préfet et du procureur du roi, s'il y a lieu, les abus de nature à compromettre la salubrité et la morale, qu'il parviendrait à découvrir au moyen des rapports fréquents que ses fonctions l'obligent à entretenir avec les filles publiques ; enfin il est spécialement chargé, sous l'autorité des maires et du sous-préfet, de la police intérieure et extérieure des maisons de prostitution ainsi que de l'exécution du présent règlement, sans préjudice des obligations des autres commissaires de police de Brest, qui n'en sont pas dispensés.

Art. 4. Les attributions particulières des médecins consistent à visiter régulièrement les filles publiques aux heures, aux jours et dans l'ordre arrêtés par le maire, à constater leur état de santé ou de maladie; ils délivrent, après visite, les certificats de santé aux femmes qui demandent leur inscription ou leur radiation; ils rédigent les rapports demandés par l'autorité, sur les différents points du service de santé.

Chapitre II. — *Classement des filles publiques.*

Art. 5. Les filles publiques sont divisées en deux classes, suivant qu'elles vivent séparément ou en commun. Les premières, dites *isolées*, ne sont pas tenues à fournir un répondant; les secondes, dites *en maison*, sont sous la responsabilité de la maîtresse de la maison.

Art. 6. La réunion des filles publiques rendant la surveillance plus facile, tant sous le rapport de l'ordre que sous celui de la salubrité, les maisons de filles publiques sont tolérées, à charge aux maîtresses de maison qui existent déjà, comme à celles qui voudraient en établir à l'avenir, de se conformer strictement aux dispositions suivantes : 1° D'obtenir un livre de tolérance dont la demande est adressée directement au commissaire de police directeur, qui recueille les renseignements nécessaires et les transmet, avec son avis, au maire de la commune où l'établissement doit avoir lieu. Le maire les soumet, avec ses observations, au sous-préfet, qui renvoie le tout, avec sa décision, au directeur chargé de notifier à la pétitionnaire le refus ou l'autorisation de tenir maison, et, dans ce dernier cas, de lui faire connaître, en lui délivrant le livre de tolérance, les obligations auxquelles elle s'assujettit. — 2° De tenir registre des noms, prénoms, lieu de naissance et âge des filles, avec la date d'entrée et de sortie. Ce registre, coté et paraphé par le maire, est vérifié et arrêté tous les mois par le directeur. — 3° De faire connaître, dans les vingt-quatre heures, au directeur, les mutations survenues. — 4° De conduire à la visite que le médecin de service fait au dépôt, tous les jours le matin, les filles dont la santé deviendrait suspecte dans l'intervalle des visites hebdomadaires (1). — 5° De prévenir le désordre et le scandale à l'extérieur comme à l'intérieur de sa maison, et de ne pas recevoir de filles mineures. — 6° Il est interdit aux maîtres ou maîtresses de maisons de tolérance de tenir débit de boissons. (Décision ministérielle du 6 octobre 1837.)

Art. 7. L'inexécution d'une seule de ces dispositions donne lieu à la suspension et même à la suppression du livre de tolérance, qui sera prononcée par le maire et le sous-préfet, sur la proposition du directeur.

Art. 8. Les filles isolées font connaître au directeur du dispensaire leur changement de domicile, par la présentation d'un certificat du commissaire de police de l'arrondissement qu'elles viennent habiter.

Art. 9. Les filles isolées, dites *entretenues*, qui ont des moyens d'existence connus, peuvent obtenir la faveur de n'être pas appelées

(1) Les visites ont lieu les mardi, mercredi, vendredi de chaque semaine. Cependant le médecin de service passe au dispensaire tous les jours.

au dispensaire, et de ne pas être tenues à exhiber leurs cartes hors de chez elles. La carte de sûreté leur est délivrée sur le certificat de santé d'un médecin de leur choix, agréé par le directeur. Ce certificat est renouvelé tous les mois. (L'abus reconnu de cette tolérance l'a fait cesser immédiatement.) Le directeur adresse aux autres commissaires de police l'état nominatif des filles jouissant des exceptions précitées, afin qu'ils concourent à exercer sur ces filles la surveillance la plus active.

Chapitre III. — *Inscription volontaire ou d'office.*

Art. 10. Toute femme qui veut faire métier de la prostitution est tenue d'en faire elle-même la déclaration au directeur, qui, en vertu de cette déclaration et de la présentation d'un certificat de santé, signé par un médecin du dispensaire, l'inscrit sur une matricule générale.

Art. 11. L'inscription comprend les nom, prénoms, âge, lieu de naissance, profession, domicile et signalement de la femme, ainsi que sa soumission aux mesures de surveillance et de salubrité en vigueur. Lecture lui est faite de sa déclaration, qu'elle doit signer; si elle ne sait pas écrire, il en est fait mention.

Art. 12. Indépendamment de l'inscription sur la matricule générale, les nom, prénoms et demeure de la personne sont portés sur un répertoire particulier, destiné à faciliter les recherches pour cause de désordre, de scandale, de retard de visites, etc.

Art. 13. Le directeur suspend l'inscription, lorsqu'il le juge nécessaire dans l'intérêt des mœurs et des familles, en faisant connaître sur-le-champ les motifs de cette suspension au maire, qui, s'il faut prendre des renseignements près des parents ou de quelque autorité, traite l'affaire administrativement, et qui, suivant l'occurrence, prononce en définitive l'inscription ou le renvoi au lieu de naissance ou à la famille.

Art. 14. A défaut de déclaration volontaire, toute fille convaincue de se prostituer, peut être inscrite d'office sur la matricule générale et assujettie au règlement du dispensaire.

Art. 15. La conviction de la prostitution clandestine résulte d'une enquête faite par le directeur, constatant jusqu'à la dernière évidence une des circonstances suivantes : 1° La fréquentation publique des femmes reconnues pour se livrer à la prostitution; — 2° la rencontre en récidive, par des agents différents, chez des filles isolées ou dans une maison de prostitution; — 3° l'arrestation en récidive, sur la voie publique, pour conduite contraire aux mœurs, comme provocation, propos et actes licencieux ; — 4° La plainte directe ou indirecte, de communication de mal vénérien, admise par le directeur; soumise d'abord au maire et justifiée ultérieurement par le rapport d'un médecin du dispensaire (Décision ministérielle du 6 octobre 1837); — 5° l'état de domesticité dans une maison de prostitution.

Art. 16. Le directeur, dans le cas de doute sur l'infection d'une fille non inscrite, après avoir pris les ordres du maire, notifie à la personne prévenue qu'elle ait à se présenter au dépôt, aux heure et jour fixés par le médecin, jusqu'à décision positive. Il prononce l'admission à l'hôpital, si la maladie est confirmée, et, à défaut de place, le maintien au dépôt.

Art. 17. Dans tous les cas, les parents de l'inculpée (s'ils sont bien famés d'ailleurs, et s'ils ont une existence bien connue) peuvent, sur leur déclaration écrite, ou devant témoins agréés par le maire, obtenir la faculté (1) de la faire traiter chez eux, toujours sous la surveillance du directeur et du médecin du service.

Art. 18. L'inscription d'office n'a jamais lieu que sur un rapport fait au maire, et une autorisation écrite de ce magistrat, approuvée par le sous-préfet.

Art. 19. Il est délivré, à toute fille inscrite au dispensaire, une carte de sûreté conforme au modèle. Toute fille est tenue de représenter sa carte lorsqu'elle en est requise, soit chez elle, soit au dehors. Cette carte est renouvelée tous les trois mois.

Art. 20. La matricule générale d'inscription, certifiée par le directeur et visée par le maire, est arrêtée par le sous-préfet tous les trois mois.

Chapitre IV. — *Radiation.*

Art. 21. Toute fille publique, inscrite sur la matricule générale, ne peut rentrer dans la vie privée, qu'après avoir obtenu sa radiation.

Art. 22. Toute demande en radiation est adressée directement au maire, qui charge le directeur de prendre les renseignements nécessaires.

Art. 23. Sur le rapport du directeur, le maire, dans sa conviction intime que la demanderesse, indépendamment de son retour aux bonnes mœurs, est ou n'est pas en état de fournir aux besoins ordinaires de la vie, par un mariage légitime, un héritage, l'exercice d'une profession honnête, l'occupation d'une place fixe, etc., propose au sous-préfet de refuser ou d'accorder la radiation.

Art. 24. Le sous-préfet adresse sa décision au maire, qui la transmet au directeur, pour être inscrite en entier, sur un registre particulier et mentionné seulement sur la matricule générale.

Art. 25. Le directeur délivre à la pétitionnaire, une copie certifiée de cette décision.

Art. 26. Le registre des radiations, certifié par le directeur, est visé par le maire et arrêté par le sous-préfet, sous trois mois.

Chapitre V. — *Police morale.*

Art. 27. Les filles publiques, nonobstant les attributions du commissaire spécial les concernant, sont encore placées sous la surveillance des autres commissaires de police, qui correspondent avec le directeur pour tout ce qui relève de l'attribution des mœurs.

Art. 28. Les commissaires de police signalent les filles qui se livrent

(1) Le traitement à domicile est rarement accordé. Il est toujours fait par un médecin du dispensaire.

clandestinement à la prostitution. — Ils s'assurent que les filles et les personnnes qui les logent, n'en imposent pas sur les changements de domicile. — Ils empêchent qu'elles ne stationnent en plein jour dans les rues, sur les places et promenades, et provoquent les passants par une mise, des paroles ou gestes indécents. — Ils tiennent la main à ce qu'elles soient toujours munies de leur carte de sûreté, et à ce que ces cartes soient revêtues des visas exigés. — Enfin ils maintiennent l'ordre parmi les filles isolées ou en maisons, tant à l'intérieur qu'à l'extérieur.

Art. 29. Toute fille publique dont l'état de santé paraît douteux, ou qui est prise en contravention, est arrêtée, conduite au dispensaire et consignée au dépôt.

Art. 30. Le concierge fait prévenir le directeur qui constate dans les vingt-quatre heures les motifs de l'arrestation et transmet expédition de son procès-verbal au maire, pour statuer ce que de droit.

Art. 31. Toute fille publique, amenée au dépôt, est soumise à la visite du médecin, avant sa sortie.

Art. 32. Il est expressément défendu à tous les agents de surveillance, sous peine de suspension et de destitution, suivant la gravité de l'infraction : — d'arrêter comme fille publique une personne qui n'est pas bien connue pour telle ; — d'entretenir des liaisons intimes avec les filles prostituées, et de chercher à se venger des refus qu'ils auraient essuyés, par de fausses déclarations qui provoqueraient contre elles des mesures de police ; — d'avoir un intérêt quelconque dans un établissement de prostitution ; — d'accepter de l'argent ou des cadeaux, sous aucun prétexte, des filles ou maîtresses de la maison ; — de les maltraiter en aucune manière, et dans quelque circonstance que ce soit.

Art. 33. Les filles et les maîtresses de maison portent leurs plaintes, s'il y a lieu, au directeur, qui, après avoir entendu l'agent inculpé dans sa justification, soumet l'affaire, avec son avis au maire, pour qu'il y fasse droit.

Chapitre VI. — *Police médicale.*

Art. 34. Les filles publiques sont soumises une fois la semaine, et plus souvent s'il est jugé nécessaire, à la visite du médecin de service. — Cette visite aura lieu, au dispensaire, aux heures, aux jours et dans l'ordre déterminés par le maire. — Cependant, le directeur peut, dans quelques circonstances nécessairement rares, prendre sur lui de faire faire la visite à domicile (1).

Art. 35. La fille visitée est tenue de présenter sa carte, sur laquelle si la fille est reconnue saine, le médecin inscrit la date de la visite, et appose avec sa signature un cachet portant l'inscription Dispensaire de salubrité.

Art. 36. Si la fille est malade, le médecin retient sa carte et

(1) Toutes les fois qu'une fille ne peut, pour cause de maladie, venir à la visite, le médecin se transporte à domicile pour la visiter.

délivre un billet d'entrée à l'hospice, portant les symptômes principaux de la maladie (1). — Le directeur vise le billet et la fait conduire par un des agents de service; à sa sortie, elle est conduite sous escorte au dispensaire pour reprendre sa carte.

Art. 37. Le médecin retient également la carte de la fille soupçonnée d'être malade, et donne son avis au directeur, qui prononce la consigne au dépôt, ou la renvoie chez elle, avec injonction de se présenter au dispensaire, à des époques déterminées, jusqu'à la décision positive du médecin.

Art. 38. Les filles malades ne doivent jamais être autorisées à se faire soigner à leurs frais, et ne doivent même être traitées au dispensaire qu'à défaut de place à l'hospice (2), qui est toujours chargé de fournir les médicaments et ustensiles nécessaires, sur la demande du médecin de service, visée par le directeur.

Art. 39. La fille visitée, reconnue enceinte, sera désignée au directeur, qui exercera à son égard une surveillance spéciale.

Art. 40. La fille enceinte, qui sera dans son huitième mois de grossesse, qu'elle soit malade ou non, sera dirigée sur l'hospice pour y faire ses couches (3).

Art. 41. Le médecin de service suit, avec une assiduité scrupuleuse, les traitements à domicile. Le commissaire-directeur et les autres commissaires de police redoublent de surveillance, envers les filles qui les subissent.

Art. 42. Les filles qui ne se présenteront pas aux visites prescrites, seront conduites au dispensaire, par ordre du directeur, ou par celui du commissaire de police de l'arrondissement. Il en sera rendu compte au maire.

Art. 43. Les filles qui se soustraient à la visite sont passibles, sur la proposition du directeur et l'ordre du maire, de la consigne au dépôt, pendant le temps qui sera jugé nécessaire pour reconnaître leur état de santé.

Art. 44. Toute fille privée de sa carte pour cause de maladie réelle ou supposée, qui est surprise nantie de la carte d'une autre, subit au dépôt une consigne d'un nombre de jours qui sera jugé nécessaire pour s'assurer de l'état de sa santé. Il en sera de même de la fille dessaisie, à moins que celle-ci ne prouve qu'elle lui a été frauduleusement enlevée.

Art. 45. Il n'est délivré de passe-port à aucune fille publique, que sur la présentation d'un certificat de médecin du service, visé par le directeur, constatant qu'elle a déposé sa carte et qu'elle est saine.

Art. 46. Toute fille publique étrangère (4) n'est admise à séjourner

(1) Il y a 60 lits destinés spécialement aux vénériennes. Le nombre de filles visitées varie beaucoup ; jamais il n'a dépassé 350 par semaine.

(2) Il arrive souvent que le nombre de filles malades est trop considérable pour qu'on puisse les admettre à l'hospice où il n'y a que 60 lits disponibles.

(3) Journellement on autorise les femmes à faire leurs couches en ville.

(4) Les filles étrangères à la localité n'obtiennent cette carte que lorsqu'elles sont *saines*. Dans le cas contraire, elles sont remises à la gendarmerie pour être conduites à leur pays natal.

dans la ville et banlieue, que sur la présentation d'une carte de sûreté, pour l'obtention de laquelle elle est envoyée sous escorte du dispensaire, à son arrivée.

Art. 47. Toute fille publique reconnue malade au dépôt, ou à l'arrivée, est envoyée à l'hospice. Les étrangères y sont admises aux frais de leur commune, ou sur les fonds généraux du département, comme cela a lieu pour tout autre genre de maladie.

Chapitre VII. — *Dispositions complémentaires.*

Le but principal du dispensaire étant de prévenir de l'infection vénérienne, les soldats, matelots, ouvriers de levées et autres employés au service du Roi, et ce but ne pouvant être atteint complétement qu'autant qu'ils seront empêchés de répandre eux-mêmes la maladie, l'autorité supérieure provoque, près de qui de droit, une décision qui rende désormais exécutoires les dispositions suivantes :

Les soldats, matelots, ouvriers, etc., marchant en corps, par détachement ou isolément, sont visités à leur arrivée une fois par mois au moins, pendant leur séjour, par les médecins du dispensaire, autorisés par le maire (1).

Les hommes atteints de syphilis, susceptibles d'être traités aux casernes ou à bord, y restent consignés jusqu'à parfaite guérison. Les autres sont envoyés sous escorte à l'hôpital (2).

Les soldats, matelots, etc., atteints de syphilis depuis leur arrivée, sont tenus de déclarer la fille qu'ils soupçonnent leur avoir donné la maladie, ou la maison dans laquelle ils croient l'avoir contractée.

Les officiers supérieurs de service du corps envoient le nom de la fille, ou l'indication de la maison au directeur, qui fait faire tout de suite les recherches nécessaires.

Les soldats, matelots, etc., sont prévenus que toute fille publique, qui n'est pas munie d'une carte de sûreté portant la date de la dernière visite, la signature du médecin et l'empreinte, Dispensaire de la salubrité, est réputée malade, et qu'ils doivent la signaler aux agents de surveillance du quartier, qui la font conduire sur-le-champ au dépôt.

Fait en commission à Brest, le 3 juin 1830. *Suivent les signatures.*

Vu par le ministre secrétaire d'État au département de l'intérieur, pour être exécuté dans toutes ses dispositions.

A Paris, le 22 novembre 1830. *Signé* Montalivet.

Corrigé, suivant décision ministérielle en date du 6 octobre 1837, d'après l'avis d'une commission mixte, nommée pour statuer sur l'utilité du dispensaire et revoir le règlement.

Pour copie conforme au règlement du dispensaire,

Le commissaire de police, directeur du dispensaire.

Signé Aumont.

(1) Cette visite n'a jamais été faite par les médecins du dispensaire. Elle est faite par les médecins de la marine.

(2) A l'hôpital de la Marine, un service spécial est affecté aux vénériens.

Quelques-unes des dispositions de ce règlement ont été modifiées. Le personnel du dispensaire a été réduit. Le commis aux entrées et l'infirmière ont été supprimés. Le nombre des médecins visiteurs, qui avait été de deux jusqu'en 1856, est maintenant réduit à un seul. Les prescriptions comprises dans le chapitre VII ont été remplacées par de nouveaux arrêtés, et notamment par celui du ministre de la guerre, en date du 10 mai 1842, et par la dépêche du ministre de la marine, du 28 janvier 1843. Conformément à ces instructions :

« Les militaires et les marins en congé de semestre, en congé » provisoire, de libération, ou appartenant à la réserve, sont » visités, avant leur départ et admis, au compte de la marine, ou » de la guerre, dans les hôpitaux militaires ou civils, lorsqu'ils » sont atteints de maladies vénériennes ou cutanées.

» Tout militaire ou marin atteint de syphilis doit en faire sa » déclaration au chirurgien-major du corps auquel il appartient, » et n'encourt aucune punition s'il se présente spontanément et » dès l'apparition des premiers symptômes. Dans le cas contraire, » et si l'apparition des symptômes primitifs remonte à plus de » quatre jours, il est traité à la salle des consignés, et puni d'un » mois de consigne à la sortie de l'hôpital.

» Au retour des bâtiments, dans les ports de France, aucun » homme n'est admis à descendre à terre, sans avoir été préala» blement visité par un des officiers de santé du bord. »

Les renseignements relatifs aux femmes qui ont communiqué la syphilis aux matelots ou aux soldats sont recueillis à l'entrée de ces derniers à l'hôpital, par le médecin de la marine, chargé du service des vénériens ; les 10, 20 et 30 de chaque mois, ces renseignements sont transmis par le directeur du service de santé au commissaire central. Celui-ci fait procéder, par le médecin chargé de la visite des prostituées, à l'examen des filles inculpées et rend compte au directeur, par l'entremise du sous-préfet, du résultat de ses recherches. Malgré tout le soin apporté dans l'exécution de ces mesures, elles n'atteignent pas toujours leur but, la plupart des malades ne connaissant ni le nom, ni la demeure de la femme qui les a infectés.

Enfin, en 1850, les dispositions suivantes ont été prises à l'égard des maisons de prostitution :

RÈGLEMENT DE POLICE CONCERNANT LES FILLES PUBLIQUES ET LES MAISONS DE PROSTITUTION.

Nous, Maire de la ville de Brest, chevalier de la Légion d'honneur,

Vu les lois des 14 décembre 1789, 24 août 1790, 22 juillet 1791 et 18 juillet 1837, qui règlent les attributions de l'autorité municipale pour tout ce qui intéresse la sûreté et la salubrité publiques;

Vu l'arrêté du gouvernement du 5 brumaire an IX (27 octobre 1800), d'après lequel les officiers de police locale doivent surveiller les maisons de débauche, ainsi que ceux qui y résideront ou qui s'y trouveront, et assurer les moyens de prévenir et arrêter les maladies contagieuses;

Vu les désordres qui se commettent dans les maisons de débauche de cette ville, et qui nous sont, chaque jour, signalés en plus grand nombre;

Considérant qu'il est urgent de réprimer la prostitution et de prévenir autant que possible la propagation des maux qu'elle entraîne à sa suite.

TITRE Ier. — *De l'inscription des filles publiques.*

Arrêtons :

Art. 1er. Toute femme qui se livre à la prostitution doit avoir fait préalablement une demande en inscription à l'administration municipale et avoir obtenu une carte sanitaire.

Art. 2. Les demandes devront être appuyées de l'acte de naissance et des pièces constatant l'identité et la position de la postulante; d'un passe-port régulier si elle est étrangère, ou, à défaut de passe-port, des papiers de sûreté dont elle sera nantie. Ces pièces resteront déposées à la mairie; elles ne seront rendues à la déposante qu'en cas de départ, de radiation des contrôles et sur la remise de la carte sanitaire.

Art. 3. Les cartes sanitaires ne seront jamais délivrées à des femmes âgées de moins de vingt et un ans. Elles ne leur seront remises qu'après que leur état de santé aura été constaté.

Art. 4. Les filles publiques sont classées :

En filles de maisons :

En filles isolées.

Les premières sont celles qui demeurent dans des maisons de débauche dites de tolérance, et qui se trouvent sous la dépendance de l'autorité de maîtres ou maîtresses de maisons.

Les secondes sont celles qui ont un domicile particulier, soit dans un appartement garni, soit dans un appartement à terme dont le mobilier est leur propriété.

Art. 5. Au moment de leur inscription, elles seront tenues de faire connaître à quelle classe elles veulent appartenir, et d'indiquer la maison de tolérance dans laquelle elles doivent être reçues, ou si elles sont filles isolées, leur domicile par rue, maison, numéro et étage.

Art. 6. Elles peuvent passer d'une classe à une autre, à charge par elles d'en faire la déclaration au bureau de la police municipale, et d'y échanger leur carte sanitaire. Il leur est enjoint de déclarer, dans les vingt-quatre heures au plus tard, au bureau de la police municipale, tous changements de domicile ou de maison de tolérance.

Art. 7. Toute femme qui se livre notoirement à la prostitution est réputée fille publique. A défaut de demande d'inscription, elle sera inscrite d'office, soumise aux dispositions du présent règlement, sans préjudice des poursuites qui pourront être dirigées contre elle. Cette inscription sera ordonnée par le maire, d'après les informations et renseignements fournis par la police.

Art. 8. Toute fille publique qui, quoique munie de sa carte, n'aura pas de domicile certain, sera considérée comme en état de vagabondage, et mise à la disposition du procureur de la république, conformément aux articles 269 et suivants du Code pénal.

Art. 9. Les filles ou femmes étrangères à la ville, qui y feraient métier de prostitution, seront arrêtées et remises à la gendarmerie pour être renvoyées dans leur commune, sous peine, si elles se représentaient, d'être arrêtées de nouveau, et mises à la disposition de M. le procureur de la république.

Art. 10. Il est défendu aux filles publiques de se montrer à leurs fenêtres, à quelque heure et sous quelque prétexte que ce soit ; de provoquer les passants, par gestes ou par paroles ; de se tenir sur le devant des portes d'allées ou autres ; de fréquenter les allées de traverse, les passages, les lieux obscurs, les cafés, cabarets et auberges ; de s'introduire dans les casernes et les corps de garde ;

De se faire remarquer dans les rues par leur costume, d'y stationner, d'arrêter et même d'adresser la parole aux passants ; de se promener en compagnie avec d'autres filles ;

De circuler dans les rues avant la chute du jour et après dix heures du soir.

Les maîtres ou maîtresses de maisons de tolérance seront tenus de nourrir, dans leurs établissements, les filles qui y seront attachées.

Art. 11. Les filles publiques devront toujours être munies de leur carte sanitaire, et la représenter à toute réquisition des officiers et agents de police.

Art. 12. Toute fille publique qui voudra renoncer à la prostitution sera, sur sa demande au maire, et lorsqu'il aura été constaté qu'elle est revenue à une conduite meilleure, rayée du registre d'inscription par ce magistrat.

Titre II. — *Des maîtres et des maîtresses de maisons.*

Art. 13. Il est expressément interdit d'ouvrir une maison de débauche dite de tolérance, pour y entretenir des filles publiques, sans en avoir obtenu l'autorisation du maire.

Art. 14. La demande qui lui sera adressée à cet effet devra être accompagnée d'une description des lieux et du consentement écrit du propriétaire de la maison.

Art. 15. Le nombre des filles qui pourront être admises dans les maisons de tolérance sera fixé par l'autorisation.

Art. 16. Toutes les ouvertures des maisons de tolérance, autres que les portes d'entrée donnant sur les corridors, devront être constamment garnies, en outre des rideaux, de persiennes ou verres dépolis, de manière que du dehors la vue ne puisse pénétrer à l'intérieur.

Art. 17. Les escaliers et les allées des maisons de tolérance devront être, aussitôt la chute du jour et jusqu'à onze heures, constamment éclairés.

Art. 18. Les maîtres ou maîtresses de maisons tiendront un registre coté et paraphé par le commissaire de police de leur quartier. Ce registre, qui devra être constamment à jour, indiquera pour chaque fille publique qui loge dans la maison, ou qui n'y aurait même passé qu'une nuit : 1° la date d'entrée ; 2° les nom et prénoms ; 3° le numéro de la carte d'inscription.

En cas de sortie, le registre indiquera :

1° La date de la sortie ; 2° la cause de la sortie ; 3° ce que la fille publique est devenue.

A cet effet, les maîtres ou maîtresses de maisons et logeurs devront immédiatement exiger des filles qu'ils recevront la représentation de leur carte d'inscription, s'assurer dans les vingt-quatre heures qu'elles y ont fait annoter par le commissaire de police la mention de leur nouvelle demeure, et si lesdites femmes n'étaient pas munies de leur carte d'inscription, en faire eux-mêmes dans la journée la déclaration au bureau de police à la mairie : le tout sous les peines portées par le paragraphe 2 de l'article 475 du Code pénal.

Art. 19. L'arrivée ou le départ, qu'elle qu'en soit la cause, d'une des filles admises, sera, le jour même, à la diligence des maîtres ou maîtresses de maisons, signalé au bureau de la police municipale.

Art. 20. Il est enjoint aux maîtres ou maîtresses de maisons, loueurs de chambres garnies, de déclarer, sans retard aucun, au bureau de la police municipale, les filles chez lesquelles le virus vénérien se manifesterait. A défaut de cette déclaration, celles reconnues atteintes de maladies, lors des visites médicales dont il sera parlé ci-après, seront envoyées au dispensaire, pour y être traitées aux frais des maîtres ou maîtresses de maisons.

Art. 21. Il est défendu aux maîtres ou maîtresses de maisons :

1° De loger des filles publiques en nombre plus considérable que celui autorisé ;

2° D'en admettre qui ne seraient pas munies de cartes sanitaires ;

3° D'accueillir, même temporairement, soit pendant le jour, soit pendant la nuit, des femmes qui se livreraient à la prostitution, qu'elles soient ou non munies de cartes ;

4° De laisser sortir les filles qu'elles entretiennent, avant la chute du jour, et de les laisser circuler après dix heures du soir ;

5° De recevoir des militaires après la retraite ;

6° D'ouvrir la porte de leur maison aux personnes qui s'y présenteraient après onze heures du soir.

Les dispositions du présent article sont également applicables aux filles isolées.

Art. 22. Toute personne tenant maison de débauche qui serait convaincue d'y avoir attiré ou reçu des mineurs des deux sexes, sera poursuivie conformément à l'article 334 du Code pénal.

Art. 23. Défense est faite aux maîtres et maîtresses des maisons de tolérance, ainsi qu'aux logeurs en garni ou non de filles publiques, de donner à boire ou de tenir cabaret dans leur établissement ou dans les maisons mêmes que ces dernières habiteront.

Art. 24. L'infraction aux dispositions qui précèdent sera punie administrativement par le retrait de l'autorisation, à quelque époque qu'elle ait été obtenue, sans préjudice des poursuites judiciaires.

Art. 25. Les maîtres ou maîtresses de maisons et logeurs sont responsables des désordres qui ont lieu, soit à l'intérieur, soit à l'extérieur de leurs habitations, par le fait des filles publiques qu'ils reçoivent.

Art. 26. Seront assimilés aux maisons de tolérance, et par conséquent soumis aux dispositions du présent titre, les logeurs en garni et autrement qui auront habituellement des filles publiques chez eux.

Titre III. — *Des visites médicales.*

Art. 27. Les filles ou femmes inscrites au registre de prostitution seront tenues de se conformer aux mesures sanitaires ordonnées par l'administration, et notamment à la visite médicale.

Art. 28. Indépendamment des visites hebdomadaires prescrites par le règlement du 3 juin 1830, des visites imprévues auront lieu toutes les fois que l'administration municipale le jugera convenable.

Les filles isolées seront visitées au dispensaire, dans le local à ce destiné.

Art. 29. Les visites médicales sont constatées sur la carte sanitaire par l'apposition de la signature du médecin, et, en outre, pour les filles de maison, par le visa du médecin sur le registre tenu en conformité des règlements du dispensaire.

Art. 30. Toute fille publique reconnue malade sera transférée au dispensaire, dans le jour même, pour y être traitée gratuitement ou, selon le cas, aux frais des maîtres et maîtresses de maisons ou logeurs qui n'auront pas fait la déclaration prescrite par l'article 19.

Art. 31. Les maîtres ou maîtresses de maisons et logeurs des filles publiques sont responsables de la visite, ainsi que de la guérison des femmes logées chez eux. En conséquence, ils seront tenus d'acquitter les frais du traitement des filles logées chez eux et trouvées malades, à l'égard desquelles ils auront négligé de se conformer à l'une des dispositions ci-dessus prescrites.

Art. 32. Les filles publiques envoyées au dispensaire seront soumises aux règles et aux travaux de l'hospice ; elles y resteront aussi longtemps que le médecin le jugera nécessaire, tant pour le traitement, que pour s'assurer de la parfaite guérison.

Art. 33. Les maisons de tolérance, ainsi que le domicile des filles isolées, seront ouverts à toute heure, de jour comme de nuit, aux officiers et agents de police, toutes les fois qu'ils se présenteront pour les visiter.

TITRE IV. — *Dispositions générales.*

Art. 34. Les filles publiques, dans l'intérieur de leurs habitations, s'abstiendront de tout bruit ou tapage, de tout acte contraire à la pudeur de nature à se manifester au dehors, et généralement de tout ce qui pourrait donner un juste sujet de plainte soit aux voisins, soit aux passants.

Art. 35. Les maisons dites de passe, dans lesquelles les femmes qui se livrent à la prostitution sont reçues temporairement, sont expressément interdites.

Art. 36. Un exemplaire du présent règlement sera remis aux maîtres ou maîtresses de maisons ; il en sera donné lecture aux filles publiques avant la délivrance des cartes médicales.

Art. 37. Dans le jour de la notification du présent arrêté, toutes filles publiques actuellement existant dans les maisons publiques ou chambres garnies, devront régulariser leur position vis-à-vis de la police, en se conformant aux dispositions qu'il contient.

Art. 38. L'exécution du présent règlement est confiée à M. le commissaire central de police, à MM. les commissaires d'arrondissement, et plus spécialement à celui chargé du dispensaire, ainsi qu'à tous les agents de cet établissement et aux sergents de ville.

Art. 39. Sont maintenues et continueront à être exécutées toutes les dispositions des précédents règlements de police auxquelles il n'est pas innové par le présent arrêté.

Fait à Brest, en l'hôtel de ville, le 23 janvier 1850.

Le Maire, BIZET jeune.

Les clauses de ce règlement ont été approuvées par M. le ministre de l'intérieur, ainsi que le constate une lettre de M. le sous-préfet de l'arrondissement de Brest, en date du 16 janvier 1850.

III. PROSTITUTION CLANDESTINE.

Il est peu de villes en France où le libertinage soit poussé aussi loin, dans les classes inférieures. Le nombre des femmes qui se livrent à la prostitution clandestine est au moins double de celui des filles de maisons et des filles en cartes réunies. Ce sont les agents les plus actifs de la propagation des maladies vénériennes. Cette classe se recrute principalement parmi les ouvrières de toutes les professions, les servantes d'auberges, de cabarets, de débits de vins, et le nombre en est considérable, les domestiques des maisons bourgeoises, quelques femmes de marins embarqués, auxquelles vient se joindre une foule de filles sans profession, souvent sans domicile connu. Ces dernières se tiennent le plus souvent dans les environs de la ville et fréquentent plus particulièrement les soldats, auxquels elles se livrent dans la campagne, sur les remparts et dans les fossés de la place, ainsi que dans des maisons de bas étage, situées dans les faubourgs. Les autres exercent leur métier dans des garnis qu'elles habitent ou qu'elles empruntent à cet effet, dans les maisons où elles sont employées, partout, en un mot, où elles peuvent trouver un refuge et échapper aux investigations de la police. Des hommes appartenant à toutes les classes de la société entretiennent des relations avec elles et les préfèrent aux femmes inscrites. Les moyens dont la police dispose pour réprimer ce genre de prostitution sont à peu près nuls; les deux agents attachés au dispensaire suffisent à peine à la surveillance des femmes publiques enregistrées sur les contrôles.

IV. MALADIES VÉNÉRIENNES.

Dans de pareilles conditions, on ne doit pas s'étonner des ravages que font, à Brest, les maladies vénériennes. Le service médical du dispensaire ne peut en donner une idée, parce qu'il ne s'adresse qu'à la classe la moins nombreuse des prostituées, à la seule qui soit l'objet d'une surveillance et qui reçoive, en cas de maladie, des soins réguliers; ce service, du reste, laisse beaucoup à désirer, de l'aveu de M. le maire lui-même. Voici comment il s'exprime à ce sujet dans son compte moral de 1854 : « Le nombre des lits du dispensaire est insuffisant; ce qui était » bien en 1829, ne l'est plus aujourd'hui. Il est indispensable » qu'on s'occupe sérieusement de la situation d'un établissement » qui intéresse à un haut degré la santé publique, et que l'action » de la police ne soit pas paralysée par l'insuffisance des moyens » de guérison. » Les soixante lits du dispensaire sont le plus ordinairement occupés. A certaines époques, les femmes reconnues malades sont dans la nécessité d'attendre, souvent pendant plusieurs jours, dans une sorte d'infirmerie appelée le violon du dispensaire, qu'il y ait de la place pour les recevoir. Le nombre des filles mises en traitement pendant l'année varie entre 350 et 360; les décès s'élèvent de 6 à 10 ; le nombre des journées de traitement de 18 à 20,000. Les dépenses de cet établissement sont à la charge de la ville, mais il a été construit et meublé, en 1829, aux frais des ministères de la guerre et de la marine, qui lui paient, depuis cette époque et par moitié, une subvention annuelle de six mille francs. Les hommes appartenant à la population normale de la ville ne sont point admis à l'hôpital civil, lorsqu'ils sont atteints de maladies vénériennes; c'est donc à l'hôpital de la marine seulement qu'on peut apprécier d'une manière exacte l'influence qu'elles exercent sur la santé de la population.

Un service de 238 lits leur est consacré et renferme en moyenne 200 malades. Le nombre des vénériens traités pendant l'année varie entre 1,100 et 1,500, et représente à peu près le cinquième de l'effectif de l'établissement, ainsi que le prouve le tableau suivant :

Années.	Fiévreux.	Blessés.	Maladies de peau.	Vénériens.	Totaux.
1850	3,437	922	327	1,163	5,849
1851	3,058	1,078	462	1,490	6,088
1852	3,219	906	252	1,120	5,497
1853	3,400	871	194	1,148	5,613

L'examen du compte général des hôpitaux prouve qu'en 1852, sur un total de 138,444 journées, les vénériens seuls en ont fourni 38,543, et qu'en 1853 ils y sont entrés pour 43,086, sur un total de 142,901.

Ces chiffres, quelque élevés qu'ils soient, ne représentent guère que la moitié des maladies vénériennes contractées par les hommes des départements de la marine et de la guerre. On ne reçoit à l'hôpital que celles qui présentent un certain caractère de gravité. Les autres sont traitées aux ambulances des différents corps, et dans les infirmeries régimentaires. Le nombre s'en est élevé à 859 en 1852, et à 1,334 en 1853.

Pour arriver à un chiffre exact, il faudrait encore y comprendre les matelots traités à bord des navires mouillés en rade et sur le compte desquels il est impossible d'obtenir des renseignements précis, en raison de l'extrême mobilité de cette partie du personnel. En ne tenant pas compte de ces derniers, et en comparant, pour les deux années précédentes, l'effectif des différents corps au nombre de leurs malades, on trouve qu'en 1852, la division des équipages de ligne, l'infanterie et l'artillerie de marine, l'infanterie de ligne, réunies, formaient un total de 5,947 hommes, dont 1,635 ont contracté la syphilis ;

qu'en 1853, sur un effectif de 6,294 individus, 2,144 en ont été atteints.

En résumé, plus du quart des marins et des soldats est infecté tous les ans; les vénériens entrent pour un cinquième dans le nombre des malades admis à l'hôpital et figurent pour près d'un tiers dans celui des journées. Ces données positives permettent de se faire une idée de ce que doit être la syphilis dans le reste de la population, des ravages qu'elle doit exercer parmi les prostituées de toute espèce, dont la majorité n'est soumise à aucun traitement régulier.

III

HISTOIRE STATISTIQUE ET MÉDICALE

DE LA

PROSTITUTION DANS LA VILLE DE LYON,

Par le docteur F.-F. A. POTTON,

Médecin de l'hospice de l'Antiquaille (hôpital des vénériens),
membre de la Société impériale de médecine de Lyon,
de la Société impériale d'agriculture, sciences et arts utiles de la même ville,
du Jury médical du département du Rhône,
des Sociétés de médecine, et académiques de Marseille, d'Angers, etc., etc.

Comme tous les vastes centres de population, Lyon, la seconde ville de France, paie un large tribut au mal qui vient d'être décrit. Après les développements curieux, après les observations philosophiques et morales qui précèdent, notre tâche est simplifiée ; nous n'avons plus à exposer en détail les causes générales de la prostitution, à rappeler ses conséquences. Partout, les grandes cités sont placées à cet égard dans des conditions identiques : ce qui est vrai à Paris, l'est également à Londres, à Amsterdam, à Bruxelles, à Lyon. Si quelques différences existent, elles ne sont marquées que dans les nuances ; on les rencontre moins dans le fond que dans la forme elle-même. Ce sont donc les sources spéciales, les caractères locaux, les traits distincts qu'il importe d'étudier ici.

L'agglomération lyonnaise, actuellement constituée par la ville ancienne, les faubourgs et les communes suburbaines, compte près de 295,000 habitants. Par sa position topographique, à proximité de la Suisse, de la Savoie et de l'Italie, passage naturel et incessant du midi au nord, du nord au midi de la France et de l'Europe, depuis plusieurs siècles, ville commerciale et manufacturière de premier ordre, elle a tiré, elle tire sans doute de ces avantages exceptionnels de puissants éléments de prospérité et de richesse ; mais, par compensation, elle leur a dû, elle leur doit aussi une part considérable dans les désordres, les vices, qui engendrent, accompagnent ou suivent la prostitution.

Quelques notes historiques en fourniront la preuve. Dans les XVe, XVIe et XVIIe siècles, Lyon possédait des marchés francs, des foires très célèbres attirant des pays lointains un immense concours d'étrangers et de négociants. Ces institutions avaient pour résultats constants et inévitables d'accroître la débauche locale, de favoriser la dissolution des mœurs. Les prostituées, disent les annales du temps, devenaient si nombreuses à ces époques, que plus tard, lorsque la ville était rentrée dans son assiette ordinaire, elles étaient contraintes, par la misère, de s'expatrier. Dulaure, dans son *Histoire de Paris*, parle d'émigrations de femmes de mauvaise vie, qui s'effectuaient de Lyon sur la capitale.

D'autres fois, Brantôme rapporte le fait dans ses *Mémoires*, ces femmes s'attachaient aux armées, pour lesquelles la ville était un lieu d'étape et de séjour momentané, elles les accompagnaient, les suivaient dans leurs expéditions. Lyon était ainsi exposé à toutes les maladies qui décimaient les troupes : au retour de la campagne d'Italie, en 1496, Charles VIII y laissa le mal de Naples, dont ses soldats étaient infectés.

De quelques fragments de Rabelais, qui fut, on le sait, médecin de l'Hôtel-Dieu de Lyon, il ressort que la prostitution était très commune, et fort dangereuse pour la santé, parce que la contagion était très fréquente.

Ce fléau, depuis lors, semble avoir conservé droit de domicile; il a résisté, il résiste à toutes les mesures prises contre lui. Il ne pouvait en être autrement, comme on en sera convaincu, si l'on considère l'origine principale du mal, et les circonstances extérieures qui aident à sa propagation.

Les causes si diverses, éloignées ou prochaines, directes ou indirectes, occasionnelles ou déterminantes, auxquelles les économistes, les philosophes, les moralistes, les médecins rapportent la prostitution, sont ici toutes accumulées; citons les plus habituelles :

Une énorme population flottante (120 à 130,000 individus de l'un ou de l'autre sexe) constitue les forces vives, agissantes, du commerce et de l'industrie; ces sujets, pour la plupart, sont dans la force de l'âge et célibataires.

L'armée entretient une garnison permanente, de 18 à 22,000 hommes; d'autres troupes viennent à chaque instant augmenter, d'une manière transitoire il est vrai, le chiffre déjà si élevé de la division militaire.

Le mode d'organisation du travail industriel est préjudiciable aux bonnes mœurs ; les hommes et les femmes réunis dans les mêmes ateliers vivent en quelque sorte en commun.

L'absence ou l'éloignement de la famille, la facilité ou l'espérance de l'impunité et du secret au milieu de l'agitation générale, l'affaiblissement ou l'oubli des principes religieux, concourent à augmenter le désordre.

La force et la faiblesse, la richesse et l'indigence, le travail et l'oisiveté, la simplicité et le luxe, le vice et l'ignorance se rencontrant, se provoquant, se heurtant à chaque pas, excitent, font germer les mauvaises passions.

Au milieu des troubles, des transformations qui ont agi sur la société, qui ont, dans quelques points, modifié son état, Lyon, loin de rester stationnaire, a joui du privilége de grandir toujours, de voir son activité commerciale croître progressivement, malgré quelques interruptions éphémères.

Cette ville est devenue, pour les pays voisins, le rendez-vous, sinon unique, du moins principal de tous les esprits inquiets, ou mécontents de leur sort, de tous ceux qui abandonnent la campagne pour demander à la ville des moyens d'existence moins pénibles, qu'ils espèrent aussi plus certains. Dans ces recrues quotidiennes, les femmes sont plus nombreuses, d'un quart environ : la majeure partie se consacre aux travaux d'aiguille, et à l'industrie de la soie : dès le début, elles se trouvent soumises à des chances plus défavorables que dans les autres localités, ce qui tient aux bases sur lesquelles reposent les manufactures lyonnaises.

Ailleurs, les magasins, les ateliers, les machines appartiennent au chef, à la fois négociant, ingénieur, capitaliste ; à Lyon, les métiers sont la propriété de l'ouvrier, qui vit chez lui, libre et indépendant. Qu'une crise suspende le mouvement des affaires, l'interruption du travail est immédiate pour lui : aucun lien, aucun engagement n'existant entre le capitaliste et le producteur, le négociant ne craint pas de laisser des milliers de bras sans ouvrage, ne s'inquiète point des résultats qui ne touchent pas à ses intérêts directs. Avec l'autre système, le propriétaire se voit obligé d'occuper ses subalternes, pour que ses usines, ses capitaux ne restent pas improductifs.

Il est facile de prévoir les conséquences de deux situations économiques si opposées, et les dangers que l'organisation lyonaise fait naître pour cette partie de la population flottante, composée surtout de femmes et de jeunes filles. La plupart de celles qui sont alors poussées au désordre, ou qui s'y abandonnent d'elles-mêmes, passent par une période intermédiaire, variable suivant les circonstances, avant d'arriver au dernier degré d'avilissement : elles commencent, elles marchent dans les conditions si bien décrites par Parent-Duchâtelet. Malgré les déplorables conséquences de leur inconduite, elles ne sont point immédiatement sous la surveillance de la police : la loi n'accorde pas d'action sur les faits particuliers, lorsqu'ils ne troublent pas ostensiblement la morale ou la tranquillité publiques. C'est là, ce sera toujours là, l'obstacle invincible opposé à la répression de la débauche dans les grandes villes ; ce sera, en tout temps, la grande difficulté pour dresser une statistique exacte, réelle, de la prostitution clandestine. Ce trafic honteux, bien qu'il n'offre, à Lyon, rien de spécial, considéré dans sa manière d'être et de se produire, mérite de nous arrêter, de fixer quelques instants notre attention, à cause de sa fréquence et de ses résultats : on jugera de son extension, de sa gravité, par l'exposé de quelques faits puisés à des sources authentiques, ou fournis par des recherches minutieuses.

Lors du dernier recensement de la population, il a été compté par un inspecteur délégué, homme expert et bien digne de foi, dans le deuxième arrondissement, la rue de Bourbon, les rues collatérales ou adjacentes, plus de 270 filles soit en chambres garnies, soit dans leurs meubles, dont la position, les habitudes indiquaient suffisamment que ce n'était pas de la profession déclarée qu'étaient obtenus les principaux moyens d'existence. Cette circonscription, a remarqué le même observateur, doit cette faveur singulière aux avantages et aux facilités qu'elle fournit pour les liaisons rapides et la débauche secrète. C'est que là se rendent, séjournent ou habitent de préférence un corps nombreux d'officiers et une foule de jeunes hommes riches, oisifs, amis des plaisirs et non mariés. Tous les autres quartiers réunis donnent à peine les deux tiers du chiffre que nous venons d'indiquer.

A côté de cette première catégorie de prostituées clandestines, se range une classe de femmes qui, bien que se livrant au libertinage, échappent à un dénombrement précis ; on ne peut, en pareille matière, atteindre et calculer les caprices de la volonté individuelle. La distinction entre les deux nuances est loin d'être tranchée : elles se confondent fréquemment. Cependant, tandis que les premières, filles entretenues, semblent avoir entièrement renoncé au travail, celles dont nous allons parler ont conservé et gardent encore des occupations constantes, régulières. Leurs salaires ne leur permettant pas de satisfaire aux exigences qu'entraîne la résidence dans une grande ville où les désirs et les habitudes des ouvrières ne sont plus en harmonie avec leurs ressources, elles prêtent volontiers l'oreille à la séduction. Après une faute ou une faiblesse, nombre de filles ne reculent plus devant la prostitution clandestine. La vanité aussi bien que l'attrait des jouissances physiques les conduisent. Beaucoup d'entre elles résident encore chez leurs parents : cette circonstance rend l'autorité supérieure très réservée dans l'application des moyens de répression provoqués par la police municipale. Sur plus de 250 femmes arrêtées dans le cours des années 1855 et 1856, traduites devant la justice, plus des trois quarts ont été relâchées, bien que les preuves de la prostitution fussent manifestes. Le magistrat hésite à déchirer le voile, à rompre le lien de la famille, le dernier, le seul peut-être susceptible de les ramener aux sentiments honnêtes. Suivant les notes, les appréciations les plus modérées de la police de surveillance, le nombre de ces filles est estimé, à Lyon, à 400, au minimum ; mais il est sujet à d'énormes fluctuations.

Durant les malaises du commerce en général, il augmente d'une manière rapide : c'est que les femmes sont frappées les premières ; leurs travaux, déjà faiblement rétribués, subissent ou une intermittence dans l'exécution, ou une diminution considérable dans le prix. Le chômage, alors, imprime à la débauche une impulsion nouvelle, un cachet spécial : on voit des jeunes filles quitter la mansarde ou l'atelier, et timidement dans le principe, demander au vice le pain que leur refuse le travail. Poursuivies de conseils perfides, entourées de coupables exemples, dominées par les tendances de leur âge, elles osent bientôt provoquer plus hardiment les passions. Le libertinage, qui ne devait être qu'un état transitoire, devient permanent ; la femme, une fois qu'elle est entrée dans cette voie, contracte des goûts qui laissent rarement la volonté ou la force de rentrer plus tard dans la vie laborieuse ; le travail n'est qu'un accessoire sur lequel ne reposent plus les espérances. Ainsi s'établit, ainsi se développe graduellement la débauche privée, moins éclatante, mais plus commune et plus contagieuse que la prostitution avouée. Cette dernière tend même à diminuer, diminue à Lyon, toutes les fois que la prostitution clandestine augmente. Les observations et les registres de la police établissent positivement cette remarque.

Nous n'essaierons pas de fixer, même par des chiffres approximatifs, l'étendue du mal dans ces moments ; les termes de la question sont variables, ils changent, en quelque sorte, tous les jours ; l'étude des faits suffit pour les démontrer ; ils ne reposent pas simplement sur des conjectures. On serait aussi loin de notre pensée que de la vérité elle-même, si de ce qui précède on arrivait à conclure que le mal est général. Au milieu de tant de principes de dissolution, il n'est pas de ville où la force de résistance soit aussi énergique qu'à Lyon. La cause des bonnes mœurs est soutenue par des croyances religieuses profondes, par l'instruction qui se propage et raffermit le sens moral ; les associations charitables et les institutions de bienfaisance multiplient les secours ; nulle part, ils ne se sont organisés sur une plus vaste échelle. Malgré leur influence salutaire, malgré les efforts de l'assistance publique, c'est d'abord parmi les ouvrières en soie que le désordre s'infiltre et tend à se propager. Il est favorisé par ces logements garnis trop multipliés, dans lesquels les ouvriers, hommes et femmes, dégagés de toute contrainte, se retirent aujourd'hui, abandonnant de plus en plus l'ancien usage qui retenait le compagnon chez le maître qui l'occupait ou l'avait occupé. Un large contingent est fourni encore par ces filles étrangères, domestiques, servantes d'auberge, de café ou de cabaret, par les femmes qui s'appliquent à la couture. Si ces malheureuses ne peuvent être assimilées aux filles *soumises*, elles sont le foyer impur dans lequel se recrute la prostitution *avouée*, qui devient, à cette heure, l'objet spécial et unique de notre examen. Ces considérations préliminaires nous ont paru indispensables pour permettre d'apprécier exactement l'état, les habitudes, la condition des femmes au sein de la population lyonnaise. On peut reconnaître et admettre avec nous que la prostitution est préparée par la théorie et les œuvres de la civilisation matérielle qui a pour base l'excitation et la multiplication des besoins et des jouissances; qu'elle est grandement développée dans la ville par l'application des doctrines économiques sur la production indéfinie de l'activité manufacturière, sans s'inquiéter de ses conséquences.

Lorsqu'il est reconnu qu'un mal est inévitable, le pouvoir qui est dans la nécessité de le subir, doit, par tous les moyens dont il dispose, chercher à diminuer ses progrès : c'est pourquoi il a voulu établir un ordre et une réglementation dans la prostitution publique. On ne saurait l'admettre comme une institution véritable, autrement les premières notions de la morale seraient blessées; mais un système de prohibition absolue, un excès de sévérité amèneraient d'autres abus graves. Si donc on ne peut songer à comprimer entièrement ce fléau, il importe à la morale et à la santé du peuple, que l'administration s'efforce de diminuer le scandale, de tempérer l'action du mal dans l'accroissement et la transmission de ses funestes effets. A toutes les époques, partout, on a senti l'urgence d'une législation particulière sur ce point. Des mesures exceptionnelles ont été adoptées à Lyon ; elles sont, en grande partie, semblables aux précautions prises dans d'autres grandes villes. Si ces mesures ne se justifiaient pas d'elles-mêmes, elles auraient un appui dans les paroles de Montesquieu : « Il y a tant d'imperfections attachées à la perte de la vertu dans les femmes, ce point principal ôté en fait tomber tant d'autres, que l'on peut regarder dans un État l'incontinence publique comme le dernier des malheurs. »

Le règlement de police, actuellement en vigueur à Lyon, date de 1852; nous donnerons des extraits de ses dispositions les plus importantes; toutes nos citations auront un caractère officiel.

Bien que faisant exception à la loi commune, les arrêtés concernant les filles publiques ne sont pas purement arbitraires; ils appliquent les lois des 16-24 août 1790, 19-22 juillet 1791, 18 juillet 1837, 19 juin 1851 ; les décrets des 4 septembre 1851 et 24 mars 1852 ; enfin, l'art. 330 du Code pénal : ils découlent de ces sources diverses.

Le vice ne doit jamais être dépouillé de sa honte : une demande formelle, pièce authentique, est exigée préalablement de toutes les femmes qui veulent se livrer à la prostitution. Ce n'est qu'après une déclaration semblable qu'une carte de tolérance est délivrée.

Il existe présentement, à Lyon, inscrites sur les registres de la police, 690 filles qui ont rempli cette formalité. Ainsi que l'ont très bien remarqué les docteurs Monfalcon et de Polinière, dans leur ouvrage sur l'*Hygiène de la ville de Lyon* (1), la prostitution n'offre point ce luxe de nuances et de procédés qu'elle étale autre part; elle n'aurait pas fourni à Parent-Duchâtelet la riche matière qu'il a trouvée dans l'enceinte de la capitale. Il serait donc sans intérêt d'entrer dans des faits généraux connus, de répéter des observations banales.

Les filles soumises se divisent en deux catégories : les unes sont séquestrées dans des maisons de tolérance ; les autres vivent isolées, indépendantes.

Étudiant les rapports, les proportions de ces deux dispositions les plus ordinaires, nous voyons que 370 femmes sont disséminées dans 54 maisons, tandis que 326 sont chez elles ou dans des appartements garnis. La répartition est loin d'être égale dans les divers quartiers ; elle s'est faite d'elle-même, naturellement, suivant les mœurs, les habitudes, la position de fortune, et en conséquence selon les avantages que la débauche espère tirer des conditions dans lesquelles elle s'établit.

Le *premier arrondissement* (quartier central du Palais des arts, de l'Hôtel de ville, du Jardin des plantes) compte 12 maisons qui réunissent 80 filles. Ce sont les établissements les mieux tenus sous le rapport du confortable, du luxe même et des soins hygiéniques ; ils ont consulté leurs intérêts pour se plier aux exigences, aux caprices de la population aisée dont ils servent les passions ou les vices ; 50 à 55 filles isolées résident également dans cette circonscription ; il est bien entendu que nous ne parlons que des filles inscrites.

Le *deuxième arrondissement* (quartiers des Cordeliers, de la préfecture, de Perrache) n'offre plus qu'une seule maison de 9 à 10 filles ; mais, par contre, plus de 80 filles en chambres sont répandues dans cette division.

Dans le *troisième arrondissement* (la Guillotière, les Brotteaux), sont entassées 35 maisons habitées par 230 prostituées environ ; 90 filles isolées complètent la statistique de ces lieux de désordre,

(1) *Traité de la salubrité dans les grandes villes*. Paris, 1846, p. 403.

où se rendent en foule les soldats, les remplaçants, les ouvriers de tous les états, les garçons des campagnes environnantes. Certaines rues y sont entachées d'un caractère de flétrissure qui éloigne toute la portion sage et honnête de la classe ouvrière.

Dans le *quatrième arrondissement* (quartiers de Serin, de la Croix-Rousse), il n'existe que 5 maisons occupées par 40 filles, et qu'un nombre à peu près égal de femmes en chambres. Mais c'est là, par contre, que la prostitution clandestine est plus multipliée et rencontre ses chances les plus favorables.

Le *cinquième arrondissement*, le vieux, le pauvre, l'honnête Lyon (quartiers de Saint-Georges, de Saint-Just, de Vaise et de Saint-Jean) ne possède qu'une seule maison, et 25 à 30 filles au maximum, éparpillées sur cette vaste surface.

Nous sommes entré dans ces détails, insignifiants en apparence, parce qu'ils aident à déterminer les conditions générales et particulières de la débauche, qui, dans ses manifestations, n'est pas seulement en harmonie avec le chiffre des habitants, mais avec le degré de bien-être, d'éducation, les coutumes, la position sociale : le vice est le même, son expression change ou varie suivant les lieux.

Le pouvoir administratif a décidé en principe que des permis ne seraient pas délivrés avant l'âge de vingt et un ans : cette détermination, qui remonte à 1835, est mise à exécution, autant que possible, pour les femmes séquestrées dans les maisons de tolérance, placées sous la dépendance des maîtres ou des maîtresses ; mais elle n'est que rarement appliquée aux filles qui ont leur domicile. La police se voit souvent contrainte d'arrêter des prostituées plus jeunes, de les inscrire d'office, de les tenir sous sa surveillance immédiate pour les soumettre à une inspection régulière dans l'intérêt de l'hygiène.

Près de la moitié de ces femmes sont mineures, on est forcé de les tolérer ; seulement, on ne remet de carte qu'à celles qui ont atteint vingt et un ans. L'inscription sur les contrôles n'est donc pas toujours volontaire.

Une division spéciale, organisée à la préfecture sous le nom de *Bureau des mœurs*, est chargée de veiller à l'exécution des ordonnances concernant la prostitution ; un employé principal, avec le titre d'inspecteur, a sous ses ordres six ou sept agents qui l'assistent dans son utile et difficile mission.

Lorsque les demandes d'inscription sont adressées, avant qu'elles ne soient admises, les actes de naissance, ou bien les passe-ports, les livrets, sont exigés comme condition préalable. Les noms, prénoms, âges, qualités, lieux de naissance ou d'habitation, sont relevés ; on trace le signalement de ces filles ; des notes sont recueillies sur leur profession, leur conduite antérieure, et portées avec les autres renseignements sur un *premier* registre.

Un *deuxième* registre, dans lequel les prostituées sont rangées par ordre de numéros, indique le domicile, les mutations de toute nature qui sont opérées. La police doit être avertie, dans les vingt-quatre heures, des divers changements qui s'accomplissent.

Pour rendre plus certaine la soumission aux arrêtés officiels, les maîtres et maîtresses de maisons sont passibles de lois sévères qui touchent directement à leurs intérêts : s'ils transgressent les règlements, les permissions obtenues peuvent aussitôt leur être enlevées. C'est le magistrat, dans ces cas, qui sévit plutôt que la loi ; son pouvoir absolu est autant de convenance que de nécessité.

Un *troisième* registre est remis à chaque maître ou maîtresse, il renferme toutes les indications jugées utiles ; soumis au visa du commissaire de police du quartier, tenu constamment à jour, il porte la date de l'entrée ou de la sortie des filles, la cause présumée du départ, ses circonstances..... Ces livres sont, en mainte occasion, d'un heureux secours ; en même temps qu'ils facilitent le bon ordre, ils peuvent servir à éclairer la justice ; ils permettent de suivre la prostitution dans son origine, ses causes, ses effets ; s'ils ne donnent pas toujours les moyens d'empêcher le mal, ils aident à combattre quelques-unes de ses funestes conséquences.

Ce n'est donc point pour céder à un sentiment de vaine curiosité, ou pour l'exciter, que nous avons réuni les observations qui suivent : notre désir, notre but sont plus sérieux. Nous donnons le résumé de nos recherches durant une période de douze années, pour fournir aux hommes de l'administration, aux économistes, aux médecins, des éléments d'études comparatives et d'appréciations qui pourront tourner entre leurs mains au profit de la société ou de la science.

Les communications dues à l'obligeance des employés chargés de la direction du *Bureau des mœurs* ont été contrôlées, confirmées par nos remarques, nos notes quotidiennes, personnelles, relevées à l'hospice de l'Antiquaille dans le service des femmes vénériennes.

De l'ensemble de nos observations, il ressort que sur 3,884 filles publiques enregistrées de 1844 à 1856 :

942 étaient âgées de moins de 21 ans.
2,476 étaient âgées de 21 à 31 ans.
386 avaient de 31 à 41 ans.
80 avaient plus de 41 ans.

Sur ce nombre total de 3,884, nous avons compté :

376 filles originaires de Lyon, ou habitant la ville dès la première enfance.
183 nées dans le département du Rhône.
1,395 venues des départements limitrophes, ou voisins, de l'Isère, de Saône-et-Loire, de l'Ain, de l'Ardèche, de la Loire, de la Côte-d'Or, du Jura, du Puy-du-Dôme, des Alpes.
1,128 venues des autres points de la France, et plus particulièrement du Bas-Rhin, du Haut-Rhin, de la Seine, de la Moselle, de la Meurthe, des Bouches-du-Rhône, du Gard.
802 arrivées de la Suisse, de la Savoie, des États allemands, de la Belgique, du Piémont, de la Hollande, de l'Algérie.

3,884

Nous devons prévenir que les citations qui précèdent ne sont point classées au hasard ; nous avons adopté, et nous suivrons toujours autant que possible l'ordre de fréquence dans les énumérations qui seront faites.

Sur ces 3,884 femmes :

,798 n'étaient pas mariées.
46 se sont déclarées comme séparées ou abandonnées de leurs maris.
40 étaient ou se disaient veuves.

3,884

Nous avons encore constaté que :

2,723 n'avaient pas d'enfants.
1,161 étaient accouchées ; la plupart avaient passé par les hospices, où elles avaient laissé leurs enfants.

3,884

Enfin que :

616 étaient devenues mères avant de se livrer à la prostitution publique.
38 seulement, à notre connaissance, avaient conservé leurs enfants.

On voit, par ces chiffres, que c'est la prostitution clandestine qui alimente surtout les hospices, et qui leur impose les plus lourdes charges; par contre, sur les 376 filles citées comme Lyonnaises, près du tiers (104) sortaient elles-mêmes de l'hospice de la Charité, étaient des enfants trouvés. Les hôpitaux rendent à la prostitution une partie des sujets que la prostitution leur envoie.

136 avaient perdu leurs parents.
90 n'avaient plus que leurs mères, incapables, la plupart, de les bien conduire, ou de les surveiller convenablement.
32 avaient leurs pères remariés, ou vivant dans le désordre; plusieurs de ces filles avaient été forcées, par de mauvais traitements, d'abandonner le toit de la famille.
14 avaient leurs pères et mères résidant en ville.

Sur le nombre total, plus de 3,484 de ces malheureuses prostituées n'avaient plus ou point de parents, ou bien elles en étaient entièrement séparées. On ne peut donc nier, dans ces cas, l'influence pernicieuse exercée par le manque ou l'éloignement de la famille : les preuves sont péremptoires.

Toutes ces femmes, sans doute, n'avaient pas commencé à Lyon leur vie de désordre. Plusieurs, concubines délaissées par leurs amants, par les militaires qu'elles avaient suivis, par les commis, les jeunes hommes auxquels elles s'étaient attachées, avaient abandonné, déjà coupables, le foyer domestique, et pour cacher leur vice ou leur faute, s'étaient réfugiées dans la grande ville, où elles avaient continué à vivre dans le désordre, sans surveillance, sans crainte de reproches.

La majorité avait quitté son pays, simple et honnête encore, pour venir, sans appui et sans guide, poursuivre l'apprentissage ou l'exercice de ces professions diverses qui occupent un si grand nombre de jeunes filles de quinze à vingt-cinq ans. Sans ressources, sans protection, souvent dans le besoin par les causes expliquées plus haut, elles ont succombé au sein des écueils qui les environnaient.

Pour établir les professions antérieures, nous avons été très fréquemment obligé de nous en rapporter aux déclarations des femmes elles-mêmes. Comme elles n'avaient, en général, aucun intérêt, aucun motif pour nous tromper, nous avons accepté leurs indications.

Avant leur inscription officielle :

1,554 étaient couturières, lingères, tailleuses, brodeuses, gantières, modistes, etc...., se lirvaient à des ouvrages d'aiguille.
775 appartenaient à des professions très diverses, blanchisseuses, repasseuses, enjoliveuses, gimpières, ovalistes, cartonnières, brunisseuses, bijoutières, ouvrières de la manufacture de tabac, chapelières, épinglières, déjarreuses.
732 n'avaient pas d'état véritable, de profession fixe; elles étaient journalières, domestiques, servantes de café, de cabaret, femmes de charge, commissionnaires.
410 ouvrières en soie, dévideuses, cannetières, frangeuses, ourdisseuses, metteuses en main, etc.
228 marchandes de toute espèce, revendeuses, mercières, marchandes de fleurs, de fruits, de légumes, filles de boutique.
161 filles arrivaient de la campagne, ayant jusque-là travaillé la terre.
54 artistes, musiciennes, femmes de théâtre, chanteuses, institutrices, et même femmes sans profession, nées de parents aisés, de négociants, d'officiers, d'hommes de loi.

3,884

Ainsi, les professions les plus faciles, qui sont les plus courues, les moins salariées, les états frappés des plus fréquentes et des plus longues interruptions dans le travail, ceux qui créent des rapports incessants entre les deux sexes, conduisent plus ordinairement et plus vite à la prostitution.

On a vu, en parlant de l'origine des filles publiques, que le plus grand nombre étaient étrangères et provenaient de la population flottante.

376, on le sait, étaient de Lyon.
740 habitaient la ville depuis plus de 5 années.
635 depuis 3 ans au moins, 5 ans au plus.
1,228 résidaient depuis 1 ou 3 ans.
905 n'avaient pas 1 an de séjour.

Ces deux dernières divisions comptent beaucoup d'étrangères, Suisses, Allemandes, Belges, attirées directement de leur pays par les maîtres ou maîtresses de maisons qui ont des agents, des courtiers qui les expédient ou les amènent. Ces pauvres filles enrôlées, trompées souvent sur le sort qu'on leur réserve, ignorent la langue française; incapables de se faire comprendre, elles sont réduites par la nécessité à subir la condition dégradante dans laquelle elles tombent en arrivant.

Si l'on recherche le degré d'instruction des prostituées, pour se rendre compte de l'influence exercée par l'ignorance, on trouve que parmi ces 3,884 femmes,

1,307, plus du tiers, savaient lire. 792 savaient lire et écrire, et parmi elles 62 avaient reçu non-seulement une instruction plus complète, mais une véritable éducation.

2,577 étaient entièrement illettrées. Les filles venant de la campagne, celles que les hospices y font élever, sont les plus ignorantes, les plus grossières, les plus disgraciées à tous égards.

Dans l'état humiliant qu'elles ont choisi ou qui leur est imposé par la police, les femmes, en général, sont loin de retirer les avantages qu'elles avaient espérés. Bientôt elles s'aperçoivent que la liberté, l'indépendance qu'elles avaient rêvées, existent moins que jamais. Nous ne parlons que pour mémoire des vexations de toute nature que les maîtres ou maîtresses de maisons leur font subir; elles sont en lutte permanente pour se soustraire aux règlements administratifs; la surveillance spéciale qui les poursuit leur semble injuste, intolérable.

Il leur est expressément défendu de circuler dans la rue soit de jour, soit de nuit, de se montrer aux fenêtres, de s'arrêter sur le devant des portes, de provoquer les passants, de fréquenter les lieux déserts et obscurs : elles doivent toujours être munies de leur carte sanitaire, la représenter à première réquisition.

Les maisons de tolérance, les domiciles isolés, sont à toute heure ouverts aux employés de la police ; toute fille, trouvée dans la rue, peut être arrêtée, mise en prison durant vingt-quatre ou quarante-huit heures : si elle est en maison, une contravention est déclarée au maître ou à la maîtresse rendus responsables et passibles de peines établies pour les moindres infractions aux ordonnances.

Sont regardés et traités comme délits, l'admission des militaires après la retraite, l'ouverture de la porte à tous les étrangers qui frappent après minuit, la vente du vin, des liqueurs, l'admission, même passagère, des prostituées du dehors.

Les noms, prénoms, domiciles, professions des individus qui viennent passer la nuit, doivent être inscrits sur des feuilles, envoyées dans les vingt-quatre heures à la préfecture, où elles sont déposées aux archives.

La violation de ces arrêtés est punie administrativement par le retrait de l'autorisation, sans préjudice des poursuites judiciaires.

Ce n'est qu'avec une permission spéciale, qu'après de longues formalités, qu'une maison de débauche peut être établie.

Avant de rien accorder, on fait une enquête préalable ; avec la demande on exige le consentement par écrit du propriétaire ; on fixe le nombre des filles tolérées ; on ne laisse pas des femmes isolées et des prostituées vivant en commun, habiter sous le même toit. Par respect pour l'ordre et la morale, on exige des arrangements, des dispositions qui empêchent les yeux ou les oreilles des voisins ou des passants d'être offusqués.

Si les maîtres ou maîtresses arrivent à la fortune dans leur honteux commerce (on en cite plusieurs exemples à Lyon), ce n'est qu'aux dépens des créatures qu'ils exploitent. Aussi est-il rare que le bail, que les conventions soient de longue durée, qu'une femme séjourne plus de quinze à dix-huit mois dans le même lieu ; elle change, elle a besoin de changer, mais pour retomber ailleurs dans une condition aussi misérable.

Ce sont les filles en chambre, celles qui hantent les plus chétifs réduits, qui persistent le plus longtemps dans la prostitution : nous avons noté :

1	fille qui exerçait son métier depuis 27 ans.
4	depuis 15 années.
17	depuis plus de 10 ans.
248	depuis 5 ans au moins, 10 ans au plus.
915	depuis 3 ans au moins, 5 ans au plus.
1,672	d'une année à 3.
1,027	depuis moins d'une année.

La plupart, nous devons en prévenir, n'étaient pas restées à Lyon d'une manière continue ; des lacunes multipliées existent sur les registres ; mais nous avons trop de motifs pour penser que dans les intervalles, ces femmes n'étaient pas revenues à une conduite plus régulière : les observations recueillies dans les hôpitaux, la médecine, en donnent la preuve.

Lorsqu'une fille renonce à la prostitution, elle est rayée des registres de la police ; mais cette radiation ne s'effectue que trois mois après la déclaration, lorsque le changement d'habitudes a été constaté. Le nombre des sujets qui s'astreignent à cette formalité, à cette démarche, est peu considérable : la plupart des femmes changent de position, s'éloignent momentanément, ou quittent la ville pour toujours, sans s'inquiéter en aucune façon de la flétrissure attachée à leur nom, sans songer à la faire disparaître.

Que deviennent ces malheureuses lorsqu'elles abandonnent ou semblent abandonner la débauche publique? Lorsque de guerre lasse, elles se retirent, le vice, le désordre ne leur ont donné en partage (sauf de très rares exceptions) que la maladie ou la misère.

Les unes, comme l'a remarqué Parent-Duchâtelet, vont mourir prématurément dans les hôpitaux dont elles connaissent le chemin depuis longtemps; les autres retournent à la prostitution clandestine, s'associent à des ouvriers, à des malfaiteurs, vivent avec eux en concubinage et même finissent par se marier; elles rentrent parfois dans les ateliers, mais c'est pour y semer la corruption; très peu deviennent des ouvrières capables de gagner leur vie par les seules ressources du travail. Le libertinage a détruit en même temps la vigueur du corps, la force de l'intelligence et de la volonté. Pesant toute leur vie sur la société, elles tombent bientôt à la charge des Bureaux de bienfaisance : les asiles charitables, les dépôts de mendicité, et quelquefois les portes de la prison s'ouvrent pour elles.

Remontant aux sources susceptibles de nous éclairer, c'est en vain que nous avons voulu dresser une statistique, sinon complète (le fait dès le principe nous a paru impossible), du moins sérieuse, importante par le nombre : nous ne sommes parvenus, malgré nos efforts, qu'à recueillir des chiffres assez faibles.

Sur les 3,884 filles qui ont servi de base à nos opérations, à nos calculs,

690 se livrent encore à la prostitution.
3,194 ont disparu, ont abandonné, ou ont semblé abandonner la vie de débauche. Sur ce nombre, 545 ont pris leurs passe-ports, retiré leurs papiers des mains de la police, ont réclamé et obtenu leur radiation des cadres.
212 ont été reconduites, renvoyées dans leur pays par l'autorité.
160 ont été réclamées par leurs parents.
234 sont entrées volontairement dans des refuges, des asiles de charité, ou bien ont été placées (il s'agit des filles mineures) dans des maisons de correction.
114 ont repris leurs anciennes professions, sont retournées dans leurs ateliers.
76 sont mortes dans les hôpitaux.
31 ont été condamnées en police correctionnelle.
4 ont passé en cour d'assises.
35 se sont mariées.

Nous n'avons pu, on le voit, découvrir les traces que du plus petit nombre; et encore est-il possible, est-il très probable même qu'il y a double emploi, des répétitions concernant le même sujet qui a dû passer par des positions très diverses.

Dans les mesures adoptées par l'autorité, ce n'est pas seulement l'ordre et la décence, mais l'hygiène, la santé publique, qu'on se propose de sauvegarder. La prostitution est la source la plus puissante, la plus habituelle de la maladie vénérienne: cette affection contagieuse, qui pénètre aux sources mêmes de la vie, porte atteinte à la fois au bien-être corporel et au bien-être moral des populations : elle est la suite inévitable du libertinage, a dit le baron de Gérando, aussi bien que la prison et la mendicité. C'est pourquoi, de tout temps, on a voulu combattre ses terribles effets sur l'organisme vivant, et empêcher sa propagation.

Dès l'explosion de la syphilis en Europe, on vit le mal apparaître à Lyon; dès son origine, les magistrats tentèrent de s'opposer à ses ravages. Les filles publiques étrangères à la ville ou à la province furent expulsées; les autres furent reléguées dans des quartiers isolés où la surveillance était plus facile.

Des peines sévères étaient infligées à celles qui étaient reconnues malades. Lorsqu'une Lyonnaise, frappée du mal vénérien, se présentait pour être traitée à l'Hôtel-Dieu qui, alors, recevait les affections de ce genre, une véritable enquête était ouverte pour rechercher si elle avait contracté la maladie par *sa faute*, et dans ce cas, elle avait la tête tondue et rasée. Cet usage bizarre s'est maintenu à Lyon presque jusqu'à la fin du siècle dernier (1).

Dans l'espoir de se rendre maître de la contagion à son principe, les secours étaient indistinctement fournis à tous les habitants infectés; mais l'inutilité de ces efforts reconnue, cette conduite généreuse fut malheureusement abandonnée. Les malades, convalescents ou guéris, à leur sortie de l'Hôtel-Dieu étaient en quelque sorte retenus en captivité pour les punir, et envoyés dans les ateliers de l'Aumône générale, condamnés à un travail plus ou moins long pour indemniser les hospices par le produit de leurs peines.

Ces Arrêtés singuliers sont tombés en désuétude : plusieurs autres aussi étranges ont été, suivant l'esprit des temps,

(1) Voyez mon ouvrage : *De la prostitution et de ses conséquences dans les grandes villes, dans la ville de Lyon en particulier*. Lyon, 1842, in-8.

suggérés à l'autorité comme moyens de répression. Mais ce n'est que depuis le commencement de ce siècle, que des mesures rationnelles ont été prises, qu'un service médical régulier a été institué; ce n'est que depuis la réunion de Lyon et des faubourgs, que ce service fonctionne avec ensemble. Le règlement qui consacre l'exécution de ces dispositions véritablement efficaces, ne date, on le sait, que de 1852.

Un conseil spécial de médecine, nommé par l'administration, est attaché au *Bureau des mœurs;* il surveille et constate tous les accidents que la débauche publique occasionne et tend à propager. Ces médecins-inspecteurs sont au nombre de onze pour l'agglomération lyonnaise. Six reçoivent par an mille francs d'honoraires; les autres, simplement adjoints, ne touchent que six cents francs. Ces sommes ne grèvent point le budget municipal; elles sont prélevées sur un revenu de vingt à vingt-deux mille francs que rapporte un droit de visite, exigé de chaque fille, et recueilli par un agent délégué (1). Ce n'est que sur le certificat du médecin que les cartes sanitaires, de tolérance, sont délivrées. Trois visites ont lieu, tous les mois, dans les maisons, où se rend le médecin-inspecteur, accompagné d'un agent de police. Les filles en chambre sont inspectées tous les huit jours à l'Hôtel de ville, dans une salle réservée pour cette destination. Des visites inopinées s'exécutent lorsque des motifs particuliers, des plaintes, les rendent nécessaires.

Toute fille, reconnue malade, est retenue, transférée à l'hospice de l'Antiquaille pour y être traitée et y rester jusqu'à sa guérison. Il est expressément enjoint aux maîtres ou maîtresses de maisons de déclarer, sans aucun retard, les femmes chez lesquelles le mal vénérien se manifeste. A défaut de cette dénonciation, celles qui sont reconnues malades sont aussitôt dirigées sur l'Antiquaille, et soignées aux frais des maîtres ou maîtresses. Selon le degré probable ou avoué de culpabilité, les maisons peuvent alors être fermées d'office durant un temps plus ou moins long.

L'Antiquaille est un établissement communal, créé par la ville en 1803, pour servir et d'hospice pour les filles vénériennes, et de lieu de punition, où étaient emprisonnées celles qui avaient commis quelque délit, ou qui avaient à subir une détention cor-

(1) Encore la TAXE comme à Alger, à Bordeaux, à Bruxelles, etc., mais supprimée déjà depuis longtemps à Paris. Voyez t. II, p. 198.

rectionnelle. Aujourd'hui ce n'est plus qu'un hospice ; la ville le soutient de ses deniers. Peu considérable au début, il a pris successivement un développement plus marqué. Il est, il a été l'objet constant de la sollicitude de la Commission générale des hôpitaux qui l'administre.

Le nombre des lits pour les femmes vénériennes est de 120 : la moyenne des lits occupés est de 85 à 90. Nous avons vu ces derniers chiffres descendre à 40, et monter à plus de 150 ; eu égard au nombre des prostituées inscrites, il y aurait donc par moments, à Lyon, une malade sur 5 filles en carte.

Mais nous devons dire ici que, parmi les malades, on compte plus d'un quart de jeunes ouvrières, de prostituées clandestines, de malheureuses, qui sollicitent elles-mêmes leur admission, lorsqu'elles ont épuisé toutes leurs ressources. Ce sont elles, toujours, qui arrivent avec les accidents les plus graves ; lorsqu'elles se décident à s'adresser à la police, leur maladie ordinairement est ancienne, a fait déjà de profonds ravages.

En 1853	il est entré à l'hospice	443	femmes publiques.
En 1854	id..........	555	id.
En 1855	id..........	445	id.
En 1856	id. (5 novemb.)	437	id.

Les difficultés multipliées, les démarches humiliantes imposées aux filles autres que les prostituées, pour la réception à l'hospice, sont cause que ce n'est souvent qu'à la dernière extrémité qu'elles se condamnent à vaincre la répugnance extrême qui existe dans le peuple contre l'Antiquaille, où le défaut d'espace oblige de confondre toutes les malades dans les mêmes infirmeries, et de les soumettre toutes au même régime, à la même discipline. Si quelques divisions distinctes sont établies, c'est uniquement par la religieuse, cheftaine du service, qui sait, par sa charité éclairée et son expérience intelligente, suppléer, autant que faire se peut, au vice de cette organisation.

Lorsque leur état le permet, on demande aux femmes un travail en rapport avec leurs forces et leur aptitude.

Un petit nombre de vénériennes échappent à la loi commune : celles qui entrent volontairement, qui paient, et ne sont pas à la charge de la ville ; les nourrices infectées par des enfants pris à la Maternité, sont admises aux dépens de l'administration des hôpitaux, et indemnisées par elle ; les préfets des départements circonvoisins font admettre, moyennant 1 franc 50 centimes par jour, quelques victimes dont les accidents sont très graves, ont résisté aux traitements suivis dans leurs pays. Enfin, de pauvres et braves femmes, contaminées par leurs maris, des petites filles que le libertinage a souillé et flétri, entrent encore dans cette catégorie. Ce mélange, aussi injuste que dangereux, est regrettable. Mais l'état des lieux s'oppose à la formation de divisions véritablement tranchées, bien que la justice et la morale publique les réclament.

Ces vénériennes libres, volontaires, qui devraient former une section à part, sont nombreuses.

En 1853.................	157	ont été reçues.
En 1854.................	158	id.
En 1855.................	225	id.
En 1856.................	205	id.

La durée moyenne du traitement est d'un mois quatorze jours si on la fait reposer sur l'ensemble des malades admises ; mais elle n'est que de vingt-huit à vingt-neuf jours, si on ne considère que les filles publiques.

Les admissions, ou demandes d'admission, augmentent sensiblement dans certaines circonstances, après les fêtes, les bals du carnaval, les vogues de la Croix-Rousse, et surtout de la Guillotière, durant les fortes chaleurs de l'été, à l'époque du tirage au sort, qui est pour la jeunesse un moment d'excitation et de désordre; enfin, dans les temps de crise commerciale et industrielle.

Toutes les femmes entrées par ordre de la police ne sont renvoyées que sur un certificat du médecin qui dirige le traitement. Si le désir, le besoin de sortir, est la préoccupation du plus grand nombre, quelques-unes, au contraire, s'efforcent de prolonger indéfiniment leur séjour; elles ne suivent que d'une manière très imparfaite la médication prescrite, et prolongent ainsi la durée moyenne du traitement.

Pour agir sur la portion mauvaise, turbulente, de cette population, les punitions autorisées par le règlement de l'hospice sont la diète, la retenue, le régime cellulaire pour les faits graves, les manquements essentiels ; après la guérison, les plus coupables peuvent être mises à la disposition de la justice : ces cas sont rares.

Pour bien juger des maux qui puisent leur source dans la prostitution, et frappent la classe ouvrière, nous devons rechercher le nombre des hommes qui, vaincus par la douleur ou la misère, surmontent la honte d'avouer leur maladie vis-à-vis de l'administration pour entrer à l'Antiquaille. La ville entretient 110 lits pour les vénériens civils. Ces places sont toujours occupées; quelquefois même, les malheureux qui sont inscrits se voient obligés d'attendre deux ou trois mois leur tour d'admission : on conçoit les conséquences, les dangers d'un tel retard.

Examinant également le nombre des vénériens traités durant une période de quatre années, nous voyons que

803 vénériens ont été traités......... en 1853.
760 id.................... en 1854.
875 id.................... en 1855.
785 id.................... en 1856.

Prenant un autre terme de comparaison, les soldats atteints de la syphilis admis à l'hôpital militaire, on jugera mieux encore de l'étendue du mal. Dans les neuf premiers mois de l'année courante, 2,500 vénériens ont été traités, sont entrés dans les salles spéciales : ce chiffre, très probablement, montera à 3,000 pour l'année entière, ce qui portera à 1 sur 7 environ les soldats de la garnison infectés dans l'espace de douze mois. Ce fléau est l'objet des réclamations, des plaintes incessantes des chefs de l'armée auprès de l'autorité civile; ils demandent, en signalant ces désordres, une surveillance plus active, une répression plus énergique de la prostitution sous toutes ses formes (1).

Connaissant toute la grandeur du mal, mais, dans l'impossibilité d'admettre et de faire soigner à l'Antiquaille un plus grand nombre de malades, l'administration des hôpitaux civils, afin de remédier à l'insuffisance des secours, a fondé pour les malheureux du dehors deux visites gratuites faites toutes les semaines par les médecins de la maison. Les remèdes sont distribués aux porteurs de certificats d'indigence qui, nous devons le dire, ne se refusent jamais.

Ces consultations attirent un grand concours de malades : depuis dix années que nous sommes chargé de ce service, nous avons traité en moyenne de 1,400 à 1,450 femmes vénériennes

(1) Voyez pour Paris, t. I, p. 307, 547.

par an; notre collègue, préposé à la visite des hommes, en a compté bien davantage. La moyenne de ses malades n'est pas moindre de 1,950 à 2,000 par an.

Malgré cette large assistance, la charité privée s'est encore vue contrainte, en cette occasion, de prêter son appui à la bienfaisance publique.

Un médecin instruit et dévoué, le docteur Munaret, aidé par les souscriptions de citoyens dont il avait stimulé la générosité par ses écrits, a créé, en 1841, le *dispensaire spécial*. Un conseil, composé des hommes les plus recommandables, administre cette institution. Considérant son but, appréciant ses avantages économiques, la commission des hôpitaux et hospices civils accorde aujourd'hui à cette œuvre, qui a vécu longtemps de ses propres fonds, des médicaments pour une somme de 500 francs.

L'organisation du dispensaire spécial est des plus simples : aucune formalité ici n'est imposée aux individus qui se présentent : un seul titre suffit pour être admis, la maladie. Un local approprié a été choisi au centre de la ville. Un médecin habile a bien voulu s'astreindre à quatre visites par semaine. Deux jours sont affectés aux hommes, les deux autres sont réservés aux femmes. Les malades sont reçus par un gardien, isolés les uns des autres, et introduits à tour de rôle auprès du médecin; ils reçoivent gratuitement les remèdes, et se soignent à domicile où même ils sont visités, si la gravité des accidents l'exige.

Dans un intervalle de quatorze années, le dispensaire spécial a secouru 19,929 malades, savoir : 16,391 hommes et 3,538 femmes; en moyenne 1,135 hommes et 260 femmes par an.

Si, parmi ces dernières, on recherche les conditions qui fournissent le plus de malades, on trouve un rapport constant avec les professions indiquées plus haut, comme fournissant le plus de sujets à la prostitution : cette remarque s'applique pareillement aux malheureuses qui viennent à la visite gratuite de l'Antiquaille.

Bien que les règlements de l'Hôtel-Dieu de Lyon en interdisent l'entrée aux maladies vénériennes, on rencontre dans les salles de médecine ou de chirurgie de fréquents accidents ou altérations syphilitiques. Aucun relevé officiel, authentique, n'a été dressé, mais les notes qui nous ont été transmises, nos observations personnelles, nous permettent d'avancer que 300 malades vénériens y sont reçus toutes les années.

On connaît, à cette heure, en partie du moins, les dangers, les suites déplorables de la prostitution.

Les maux qu'elle engendre frappent toutes les classes indistinctement, ils sont redoutables surtout pour la population ouvrière.

Tout en admettant que les dispositions adoptées par le pouvoir administratif sont bien entendues dans leur ensemble, nous croyons qu'en pareil cas, l'application, l'exécution des moyens étant difficiles, les secours restent impuissants, sont illusoires même, s'ils ne sont pas très abondants, très largement distribués.

Pour la surveillance, malgré leur bon vouloir, que peuvent six ou sept agents de police dont l'action se dissémine sur une ville de 300,000 âmes ?

Il a bien été arrêté que les filles publiques ne circuleront plus dans les rues, provoquant au libertinage par leur présence et leurs signes; mais cette défense est loin de recevoir son entière exécution.

Le bureau des mœurs demanderait un personnel plus nombreux. Son organisation, celle du dispensaire médical qui en dépend, gagneraient si le système parisien était suivi plus complétement.

Les inspections médicales, qui ne se renouvellent que tous les dix jours, devraient être plus rapprochées. M. Trébuchet a dit avec raison : « Plus on cernera la syphilis chez les filles publiques, où il est permis de la poursuivre à outrance, plus elle diminuera, par contre-coup, dans les autres classes de personnes qu'elle a coutume d'affecter (1). »

Les demi-mesures non-seulement sont stériles, mais elles font naître une fausse sécurité, toujours pernicieuse. Une preuve de l'urgence de multiplier les visites sanitaires, c'est la quantité prodigieuse de maladies vénériennes parmi les soldats de la garnison : cinq fois sur six au moins c'est dans leurs rapports avec les prostituées que les militaires puisent le principe syphilitique.

A l'Antiquaille, 230 lits affectés aux maladies vénériennes peuvent-ils être suffisants pour une ville comme Lyon, qui compte une population flottante si considérable?...

Que l'hospice reste établissement communal, mais que

(1) *Annales d'hygiène publique*, Paris, 1836, t. XVI, p. 284.

les obstacles, que les difficultés qui s'opposent à l'admission des malades soient simplifiées!... Que le nombre des lits soit accru pour l'extension des secours, aussi bien que pour un classement des malades, plus sage et mieux entendu!... La santé publique, d'une part, les convenances et la morale, de l'autre, y gagneront. Si l'étroitesse du local empêche que ces modifications s'opèrent aujourd'hui, nous avons motif de croire, et surtout d'espérer, que le transfert du dépôt de mendicité hors de la ville, qui a été résolu, permettra de remédier bientôt à un vice que tout le monde avoue, et donnera à l'Antiquaille un développement indispensable.

Alors les jeunes ouvrières, les prostituées clandestines, les filles malheureuses ne craindront plus de se présenter; alors aussi la surveillance, l'action de l'autorité seront plus efficaces; le but qu'on se propose sera plus sûrement atteint.

L'hygiène et la morale sont solidaires l'une de l'autre: d'une existence irrégulière à une vie déréglée il n'y a qu'un pas. Journellement de pauvres filles arrêtées déclarent n'être tombées dans la débauche que poussées par le besoin : suivant le témoignage de l'inspecteur du bureau des mœurs, elles n'ont pas perdu tous les bons sentiments, la plupart demandent ou accepteraient volontiers une occupation honnête, une position transitoire qui les aideraient à sortir de la voie honteuse dans laquelle l'indigence les a engagées. En attendant un avenir meilleur (si une autre organisation du travail doit le réaliser jamais), il est une fondation d'utilité publique, essentielle surtout à Lyon, que l'autorité supérieure devrait créer pour la classe ouvrière : c'est une maison ordonnée sur une large base, un atelier de travail, où seraient reçues sur leur désir, ou bien envoyées d'office par l'administration, les femmes, les filles mineures que la misère entraîne à leur perte. Un refuge semblable rendrait d'immenses services dans les moments de crises commerciales. La société trouverait là une compensation réelle à ses sacrifices pécuniaires. Divers essais de cette nature ont été tentés; l'impulsion est venue de l'esprit religieux, qui a donné l'exemple aux économistes en commençant une œuvre dont nos gouvernants se sont contentés de louer les avantages. Ces efforts partiels, isolés, nobles par la pensée qui les inspire, mais trop limités dans leurs ressources, et par conséquent dans leurs effets, ne peuvent exercer leur influence que sur quelques individus, et jamais sur les masses. Ces ateliers, en même temps qu'ils feraient éclater l'intérêt que les classes laborieuses inspirent à l'administration, agiraient très heureusement sur l'ordre et la moralité de la population lyonnaise. Les secours qui préservent doivent obtenir la préférence sur ceux qui remédient.

Cependant, parmi les victimes que la prostitution conduit à l'Antiquaille, toutes ne sont pas perdues sans retour ; durant leur passage à l'hospice, on ne s'occupe pas exclusivement de la santé du corps ; la religion s'applique à réveiller chez ces êtres faibles, égarés ou ignorants, les sentiments de vertu et les idées de réforme. La charité chrétienne a suggéré l'institution d'un lieu de convalescence morale. Un asile dit de *Notre-Dame de Compassion*, a été ouvert en 1827 : c'est une voie qui ramène dans le monde, qui sert à réhabiliter les malades guéries à l'Antiquaille. Dans cette maison, l'esprit et le cœur trouvent des forces, des consolations, des préservatifs que de simples conseils ou des exhortations passagères n'auraient pu donner à ces femmes déchues.

Rappeler à une vie normale la créature dépravée ou séduite, c'est arrêter à la fois dans son principe, la contagion du vice et de la maladie.

Dans ce refuge, 120 à 130 filles sont instruites de leurs devoirs, se livrent à l'apprentissage, à la pratique de métiers divers, qui plus tard pourront les nourrir. Toutes les années, 35 à 40 filles sont enlevées ainsi à la débauche : une moitié environ sort de l'Antiquaille, les autres viennent du dehors, sont arrachées directement à la prostitution clandestine.

Maintenant que nous croyons être arrivé à la fin d'un travail forcément resserré dans d'étroites limites, nous sommes en droit de le résumer par les propositions suivantes, corollaires de ce qui précède :

1° La prostitution clandestine ou publique est très répandue dans la ville de Lyon.

2° Elle y trouve soit des conditions particulières, soit des éléments généraux puissants pour exister et s'accroître.

3° Son influence corruptrice est double : elle se révèle par des désordres physiques et moraux.

4° Elle nuit au bien-être général de la population, en pervertissant les habitudes de la classe ouvrière, en détruisant l'esprit de conduite, en provoquant, en multipliant des accidents spécifiques, contagieux, des maladies graves qui portent une atteinte profonde à l'organisme vivant.

5° Dans tous les temps, le pouvoir qui a compris les immenses dangers de ce fléau, s'est efforcé de le combattre énergiquement, ne pouvant le détruire dans son principe.

6° Des précautions, des mesures très diverses, ont été proposées ou admises dans l'intérêt de la société sur laquelle il pèse, non pas seulement par la suspension ou la diminution du travail, mais encore par un accroissement de dépenses improductives.

7° Les moyens employés à Lyon pour lutter contre la prostitution et ses conséquences, bien qu'ils soient rationnels, sagement compris, nous paraissent insuffisants dans les circonstances actuelles; ils ne répondent pas, à notre avis, à la gravité du mal, et ne sont pas mieux susceptibles de l'arrêter dans ses effets que dans ses causes.

IV

COUP D'OEIL SUR LA PROSTITUTION A MARSEILLE,

Par le docteur Melchior ROBERT,
Chirurgien-adjoint de l'Hôtel-Dieu de Marseille.

Marseille, ville éminemment commerciale, attire dans son sein un nombre infini de spéculateurs de toutes les contrées. Cette affluence d'étrangers généralement haut placés dans les affaires est pour notre cité la cause d'une prospérité toujours croissante, aussi la richesse et la population augmentent-elles chaque année. Mais dans un pays où la science et l'art ne figurent qu'au dernier plan, les moments de loisir deviendraient à charge si l'on ne trouvait dans d'autres occupations le moyen de les employer; la table, les promenades, les exhibitions de toilettes fantastiques, les parties carrées, le luxe en tout et pour tout, en voilà plus qu'il ne faut pour séduire une femme peu disposée au travail, et dont les goûts exigent des dépenses au-dessus de ses moyens pécunaires. Eh bien ! tout cela est réuni à Marseille et peut à bon droit entrer en ligne de compte dans les causes de la prostitution.

Si l'existence des mauvais lieux a de tout temps été une triste nécessité à Marseille, l'administration n'a rien négligé pour opposer une barrière à l'extension de ce commerce honteux. C'est ainsi que les *Ribaudes* ne pouvaient autrefois avoir leur résidence que dans certains quartiers, dans certaines rues généralement éloignées des asiles religieux; il leur était également interdit de porter des habits riches à couleurs éclatantes, et de se couvrir de pierreries, pour qu'on pût les distinguer des femmes honnêtes. Des amendes, des peines infamantes, le fouet même étaient les punitions destinées aux contrevenantes. On voit déjà dans cette sévérité une tendance à réglementer la débauche et à réunir ses éléments dans quelques foyers faciles à surveiller.

Bien qu'une des villes les plus corrompues à cette époque, Marseille, moins civilisée en cela que Toulouse, Nîmes et surtout Avignon, n'avait pas encore essayé d'établir la tolérance des mauvais lieux en créant des règlements administratifs, en systématisant officiellement la pratique de la prostitution; c'est ce qu'elle tenta à plusieurs reprises, mais longtemps sans résultat.

Le premier essai de la municipalité sur ce point eut lieu le 10 février 1543, à l'instigation du parlement de Provence qui avait ordonné d'ouvrir un *Bourdeau* à Marseille. Après plusieurs années de tentatives, l'affaire fut abandonnée sans solution, et l'on vit les filles de joie continuer leur commerce dans quelques rues privilégiées pour cela, parmi lesquelles nous citerons la rue des *Ingariennes*. Les matrones, les entremetteurs qu'on nommait alors *Ruffians*, exerçaient leur industrie publiquement et ne craignaient pas de violer les lieux les plus sacrés pour débaucher les jeunes filles. La dépravation fut ainsi longtemps à son comble et ses progrès ne s'arrêtèrent que lorsque des administrateurs plus intelligents et surtout plus soucieux de la morale et de l'hygiène publique, vinrent y mettre un frein par des règlements très sévères. Le peu d'espace qui nous est accordé pour traiter ce sujet nous empêche de nous étendre sur les modifications successives qu'ont subies les statuts de la prostitution. Nous passons de suite à ce qui se pratique actuellement.

La population de Marseille a subi depuis 1821 une augmentation qui s'élève actuellement à un chiffre double. On peut juger de cette augmentation progressive, d'après les chiffres ci-dessous.

1821	109,483
1826	115,943
1836	146,239
1846	167,872
1856	233,817

Dans ce dernier chiffre figure la population flottante qui se compose du personnel du lycée, des pensionnats, des séminaires, des communautés religieuses, des hospices, de l'asile des aliénés, des prisons, et enfin des marins domiciliés à Marseille au nombre de 10,000 environ, formant un total approximatif de 18,000 âmes.

Au chiffre de 233,817 on peut ajouter encore celui qui forme la population flottante des équipages français et étrangers stationnés dans nos ports, et qui donne en tout 15,000 âmes dans les temps ordinaires, population qu'on pourrait évaluer pour l'année 1856 à 20,000 âmes sans crainte d'exagérer.

Le nombre des femmes inscrites sur le livre des mœurs n'avait pas augmenté en proportion des habitants, c'est à peine s'il s'était élevé à 400, chiffre qu'il n'avait jamais dépassé, depuis la création du dispensaire jusqu'en 1840. Si ce chiffre stationnaire n'était pas inexact, on serait en droit de proclamer une amélioration dans *l'état moral de la société ;* mais on sait trop bien que le chiffre officiel des prostituées est longtemps resté bien au-dessous de la vérité, et ce qui le prouve c'est qu'un surcroît d'activité dans la surveillance de la police, et l'application de règlements plus sévères qu'auparavant, ont promptement fait augmenter le chiffre des inscriptions. Depuis 1842, le nombre des femmes inscrites s'est graduellement élevé à 600, à 700, et en janvier 1856, le chiffre officiel a donné 816 prostituées inscrites. Tel est le nombre actuel des filles publiques, mais nous avons lieu de penser qu'il augmentera rapidement, car il n'est rien en comparaison du nombre des femmes qui vivent de la prostitution libre, de celles qui forment la classe des entretenues de tout genre.

Pour donner à ce travail de statistique toute l'importance qui s'y rattache, nous aurions voulu connaître le chiffre exact des prostituées, année par année, pendant une période de dix ans par exemple, afin de le comparer au chiffre des malades envoyées par le dispensaire dans la salle des vénériennes de l'Hôtel-Dieu. Comprenant l'immense intérêt qui se rattache à cette question, nous avons essayé autant par nous-même qu'en employant des intermédiaires que nous croyions mieux placés que nous pour cela, nous avons essayé d'aller puiser à la bonne source ; mais nous avons le regret de dire que nos essais et ceux de nos amis ont été infructueux. Nous n'avons donc rien de positif à dire sur les améliorations hygiéniques qui résultent des nouvelles dispositions prises par le bureau des mœurs.

Les prostituées inscrites sur les registres de la police sont celles qui alimentent la prostitution légale, officielle ; elles se divisent en deux classes : 1° les femmes en cartes et isolées ; 2° les femmes en maisons.

Cette classe de prostituées n'est séparée de la première, celle des femmes entretenues, que par l'inscription, et ce qui le prouve c'est qu'il y a entre elles un échange non interrompu qui fait que la femme entretenue est souvent forcée de se mettre à la carte ; et que, d'un autre côté, la femme en carte réussit assez souvent à se faire rayer des registres de la police.

J'indiquerai, en transcrivant les règlements de police, les conditions d'inscription et de radiation.

Il serait intéressant de connaître au juste les causes qui déterminent les femmes à faire abandon de tout sentiment pour se livrer à ce trafic honteux. Ce point de philosophie sociale ayant été traité avec une grande supériorité par Parent, nous nous bornerons à dire que si quelques-unes de ces malheureuses sont prédestinées à cet état abject par leurs penchants, leur caractère, le plus grand nombre tombent dans le vice plus encore par les conditions qui leur sont créées dans notre organisation sociale.

Nous ne dirons pas que l'on rencontre la prostitution à tout âge ; mais ce qu'il y a de positif, c'est que bon nombre de filles n'attendent pas la puberté pour s'y livrer, soit qu'elles aient été corrompues par l'exemple des personnes qu'elles fréquentent, soit qu'elles aient été directement débauchées de très bonne heure. S'il y a des prostituées précoces, on en rencontre aussi de tardives, et si l'on était tenté de voir la moindre poésie dans cette profession honteuse, l'illusion disparaîtrait bientôt à la vue de ces physionomies repoussantes. C'est généralement entre seize et soixante ans que flotte l'âge des prostituées à Marseille.

Il n'est pas moins intéressant de connaître les professions qu'exerçaient ces filles perdues avant leur faute. Comme dans presque toutes les villes, ce sont les tailleuses et les couturières qui en fournissent le plus grand nombre ; viennent ensuite les domestiques (femmes de chambre et cuisinières), les ouvrières modistes, les blanchisseuses, les marchandes et chanteuses ambulantes, etc. Un certain nombre entrent dans cette voie après avoir été débauchées et sans avoir exercé de profession. Sous le rapport des professions, Marseille offre une variété qu'il serait superflu et trop long de mentionner : tous les états donnent en quelque sorte leur contingent, et s'il y a plus de couturières et d'anciennes domestiques, c'est que ce sont les deux états qui, à Marseille comme ailleurs, occupent le plus grand nombre de femmes.

Les prostituées en carte et isolées ont pendant très longtemps envahi les abords du Théâtre à Marseille : c'était au point qu'une femme qui se respecte tant soit peu n'osait se hasarder dans des rues adjacentes encore très éloignées de la place du Théâtre. Les soins de l'autorité ont depuis longtemps essayé de dégager ce quartier qui serait assurément un des plus beaux de la ville ; mais jusqu'à ce jour ces tentatives n'ont amené que des résultats incomplets. Les alentours du Théâtre sont donc encore un des centres les plus peuplés par les femmes publiques isolées. Si l'on quitte ce quartier, il faut se transporter dans la vieille ville pour rencontrer quelque chose de semblable à ce qui se passe sur ce point ; il faut parcourir la rue Bouterie et toutes les petites rues adjacentes, la rue de la Reynarde, etc. Ces deux centres sont généralement fréquentés par les marins. Quant aux maisons, elles sont nombreuses aussi, et pour les désigner à l'attention publique, l'autorité a eu le soin d'exiger que l'on surmontât les portes du local d'un numéro de grosseur excentrique. Nous n'essaierons pas d'indiquer le siége de ces maisons. Qu'il nous suffise de dire qu'elles sont en général dans des lieux retirés, et que la surveillance active qu'y exerce la police s'oppose à tout désordre capable de donner du scandale.

La provenance des filles publiques n'offre pas moins de variété que les professions et l'âge. Si Marseille est une colonie comme population normale, on peut dire aussi que sa population de prostituées est une petite colonie ; et il y a ceci de remarquable, que la ville elle-même semble y entrer pour un chiffre très minime, proportionnellement au chiffre des étrangères. D'abord tous les départements de la France, sans en excepter la Corse, figurent sur les registres de la police comme lieux de provenance des prostituées ; ensuite, viennent les Suissesses, les Italiennes, les Africaines, les Espagnoles, les Allemandes et quelques Anglaises.

Le chiffre de ces dernières s'est accru depuis la guerre d'Orient : on peut dire même que la grande affluence d'étrangers à Marseille pendant cette guerre est venue contribuer à l'élévation du chiffre des prostituées.

Arrêtés et instructions relatifs à la police et au traitement sanitaire des femmes livrées à la prostitution, depuis 1821 *jusqu'à ce jour* (1).

1° ARRÊTÉ DE POLICE CONCERNANT LES FEMMES LIVRÉES A LA PROSTITUTION.

Nous, Maire de la ville de Marseille, officier de l'ordre Royal de la Légion d'honneur, chevalier de l'ordre royal Constantinien des Deux-Siciles :

Vu la loi des 19-22 juillet 1791, portant, article 10 du titre 1er, que

(1) Extrait d'un mémoire publié en 1855 sous la direction de l'administration.

les officiers de police ont en tout temps le droit d'entrer dans les lieux notoirement livrés à la débauche; et, article 46 du même titre, que les maires sont autorisés à ordonner les précautions et mesures convenables sur les matières confiées à leur autorité par la loi des 16 août et 24 du même mois 1790, titre 2, article 3, au nombre desquelles se trouve tout ce qui interesse la tranquillité, la sûreté et la santé des habitants;

Vu l'article 5, même titre, de ladite loi des 16-24 août 1790, par lequel est déclarée punissable toute contravention à la police, selon l'étendue des peines qui déterminent la compétence des tribunaux de police, disposition maintenue par l'article 480 du Code pénal;

Vu, enfin, l'arrêté du gouvernement du 5 brumaire an IX, section 2, article 8, portant que la police locale fera surveiller les maisons de débauche, ceux qui y résideront ou s'y trouveront;

Arrêtons :

Art. 1er. — Toute fille ou femme notoirement livrée à la prostitution publique sera inscrite sur un registre tenu à cet effet au bureau de police de la Mairie.

Art. 2. — Cette inscription sera ordonnée par le Maire, d'après les informations et renseignements fournis par le commissaire de police dans l'arrondissement duquel la fille ou femme qui en sera l'objet aura sa résidence.

Art. 3. — Les filles ou femmes ainsi inscrites seront tenues de se conformer aux mesures sanitaires ordonnées par l'administration, pour prévenir la propagation des maladies contagieuses dont elles peuvent être atteintes.

Art. 4. — Elle seront tenues, à chaque mutation de logement, d'en faire, le jour même, la déclaration tant au commissaire de police de l'arrondissement d'où elles sortiront, qu'à celui de l'arrondissement qu'elles iront habiter.

Art. 5. — Elles ne pourront se refuser d'ouvrir leurs portes, en tout temps et à toute réquisition, aux officiers ou agents de police.

Art. 6. — Très expresses inhibitions et défenses leur sont faites de se produire ou de vaguer dans les rues après dix heures du soir en hiver et onze heures en été; d'appeler directement ou indirectement les passants, soit de jour ou de nuit, aux portes, aux fenêtres, dans les rues, places, promenades ou chemins, ainsi que de stationner sur aucun passage public.

Art. 7. — Pareille inhibition et défense leur est faite de s'introduire dans les casernes ou corps de garde; de recevoir ou d'avoir chez elles des militaires après la retraite, et même de se trouver ailleurs en leur compagnie.

Art. 8. — Défenses sont faites à toutes personnes tenant maison de débauche, ainsi qu'aux logeurs de filles ou femmes prostituées, d'y avoir cabaret, et d'y donner à boire; il est également défendu à tout cabaretier et tavernier de recevoir dans leur cabaret ou taverne des filles publiques, et auxdites femmes de s'y introduire.

Art. 9. — Il sera délivré à chacune de ces femmes une carte d'inscription dont elles devront être toujours munies pour la représenter, à toute réquisition, à tous officiers ou agents de police.

Cette carte contiendra, entre autres, l'énonciation de la demande de la femme qui en sera porteur.

Art. 10. — Toute personne qui donnera à loger en garni à des femmes ou filles notoirement connues pour vivre de prostitution devra les enregistrer dès leur entrée, exiger d'elles la représentation de leur carte d'inscription ; s'assurer dans les vingt-quatre heures qu'elles y ont fait annoter par le commissaire de police la mention de leur nouvelle demeure ; ou si lesdites femmes n'étaient pas nanties de leur carte d'inscription, en faire eux-mêmes immédiatement la déclaration au bureau de police de la Mairie, sous les peines portées par le § 2 de l'article 475 du Code pénal.

Art. 11. — Toute fille ou femme inscrite qui désirera obtenir sa radiation adressera sa pétition au Maire, lequel, d'après les informations prises sur la conduite de la pétitionnaire et le rapport du commissaire de police de l'arrondissement, statuera ce qu'il appartiendra.

Art. 12. — Les contrevenants aux dispositions qui précèdent seront traduits par-devant le tribunal de police municipale, pour être poursuivis comme de droit, pour fait de contravention aux règlements de police, sans préjudice des poursuites et peines plus graves qu'ils auraient encourues, à raison de délits et crimes prévus ou qualifiés par les lois et règlements en vigueur, et nommément pour cause d'attentat aux mœurs et de corruption de la jeunesse.

Art. 13. — Les commissaires de police, chacun en ce qui le concerne, et plus spécialement dans l'étendue de leur arrondissement respectif, sont chargés de tenir exactement la main à l'observation du présent arrêté, de constater les contraventions, d'en poursuivre légalement les auteurs, et de nous les signaler.

Art. 14. — Le présent arrêté sera, préalablement à son exécution, soumis à l'approbation de monsieur le Préfet, et notifié à toutes les personnes que cette exécution peut concerner, à la diligence des commissaires de police.

Fait à Marseille, en l'Hôtel de ville, le 8 janvier 1821.

Le marquis DE MONTGRAND.

Vu et approuvé par nous, maître des requêtes, Préfet du département des Bouches-du-Rhône.

A Marseille, le 22 juillet 1821.

Comte DE VILLENEUVE.

2° ARRÊTÉ DE POLICE RELATIF AU TRAITEMENT SANITAIRE DES FEMMES LIVRÉES A LA PROSTITUTION.

Nous, Maire de la ville de Marseille, officier de l'ordre royal de la Légion d'honneur, chevalier de l'ordre royal Constantinien des Deux-Siciles :

Vu la délibération du conseil municipal de cette ville du 14 février

1820, relative à l'établissement d'une salle destinée au traitement des filles publiques atteintes de mal vénérien, au moyen d'une subvention sur les fonds communaux, et du produit d'une rétribution de 3 francs par mois que ces femmes seraient tenues d'acquitter pour les visites des hommes de l'art auxquelles elles seront soumises deux fois par mois ;

Vu les lettres du 11 juillet même année, de M. le conseiller d'État chargé de l'administration des hospices et des établissements de bienfaisance, à M. le Préfet du département des Bouches-du-Rhône, portant approbation de la délibération précitée ;

Vu la lettre à nous adressée le 27 septembre suivant par M. le Préfet, pour nous transmettre celle ci-dessus mentionnée de M. le conseiller d'État chargé de l'administration des hospices et des établissements de bienfaisance ;

Vu la délibération du Conseil général des hôpitaux de Marseille en date du 30 octobre 1820, relative à l'établissement de la salle destinée au traitement des maladies vénériennes et au mode d'organisation de ce traitement, ladite délibération approuvée le 1er décembre dernier par M. le Préfet ;

Arrêtons :

Art. 1. — A dater du 1er février prochain, toutes les femmes publiques seront tenues de se faire visiter deux fois chaque mois pour faire constater leur état de santé.

Art. 2. — Cette visite aura lieu dans le local qui sera, à cet effet, disposé en la maison des hospices, rue de la Roquette, n° 48, tous les lundis, mercredis et vendredis, depuis onze heures du matin jusqu'à deux heures après midi. Lorsqu'un des jours désignés pour la visite se trouvera férié, elle sera extraordinairement renvoyée au mardi, jeudi ou samedi qui le suivra immédiatement.

Art. 3. — Pour éviter la confusion et établir l'ordre nécessaire dans cette visite, les femmes publiques, réparties en six divisions, seront obligées de se présenter à la visite aux époques ci-après,

Savoir :

Celles de la *première division*, les premier et troisième lundis de chaque mois ;

Celles de la *deuxième*, les premier et troisième mercredis de chaque mois ;

Celles de la *troisième*, les premier et troisième vendredis de chaque mois ;

Celles de la *quatrième*, les deuxième et quatrième lundis de chaque mois ;

Celles de la *cinquième* , les deuxième et quatrième mercredis de chaque mois ;

Celles de la *sixième*, les deuxième et quatrieme vendredis de chaque mois.

Art. 4. — La *première division*, formée d'une première section de l'arrondissement de police du grand Théâtre, comprendra les femmes publiques logées dans les rues Thiars et Glandevès.

La *deuxième division*, formant une deuxième section du même arrondissement, comprendra les femmes publiques logées dans les rues d'Albertas et de Rameau.

La *troisième division* se composera de toutes les femmes publiques logées dans les arrondissements de police de la Halle neuve, de la Monnaie, de l'Hôtel-Dieu et du nord *extra muros*.

La *quatrième division*, formant une troisième section de l'arrondissement de police du grand Théâtre, comprendra les femmes publiques logées dans les rues Corneille, Marsais, Haxo, Latour, Suffren, Vacon et Beauvau.

La *cinquième division* se composera, d'une part, et pour la quatrième section de l'arrondissement du grand Théâtre, des femmes publiques logées dans toutes les rues dudit arrondissement non dénommées ci-dessus, et, d'autre part, de toutes les femmes publiques logées dans l'arrondissement de l'Observatoire.

La *sixième division* se composera de toutes les femmes publiques logées dans les arrondissements de police de l'Hôtel de ville, du Lycée, et du midi *extra muros*.

Art. 5. — La visite sera faite par MM. les médecins et chirurgiens désignés par l'article 7 de la délibération précitée du Conseil général d'administration des hôpitaux du 30 octobre 1820.

Art. 6. — Il sera, en conséquence, dressé, d'après les relevés particuliers qui seront fournis par chaque commissaire de police, un état nominatif ou registre matricule des filles publiques qui existent dans la ville, et qui seront soumises à la visite périodique.

Les 1er et 15 de chaque mois, il sera donné par les commissaires de police un relevé des mutations survenues parmi les femmes publiques dans leur commissariat respectif.

Le registre matricule sera établi et tenu au bureau de police de la Mairie, d'après les premiers documents fournis par les commissaires de police et les états successivement donnés des mutations survenues.

Un double de ce registre, ainsi que des mutations successives, sera remis, par le bureau de police, au préposé du local des visites, lequel devra, au fur et à mesure de la connaissance qu'il aura de ces mutations, opérer les rectifications convenables à son registre matricule.

Art. 7. — MM. les commissaires de police, et, à leur défaut, des inspecteurs et agents de police, veilleront à ce que l'opération des médecins et chirurgiens visiteurs puisse avoir lieu avec l'ordre, la décence et la tranquillité convenables.

Art. 8. — Il sera délivré à chaque femme soumise à la visite une carte portant vingt-quatre divisions respectivement destinées à recevoir une marque déterminée pour chaque visite que cette femme doit subir dans le courant de l'année.

L'empreinte de cette marque, apposée par le médecin ou chirurgien visiteur, après sa visite, sur l'une des divisions de ladite carte, constatera, pour chaque femme, l'accomplissement de l'obligation qui lui est imposée de se présenter à la visite.

Art. 9. — Il sera en outre remis au médecin ou chirurgien visiteur une feuille préparée d'avance, portant, pour chaque jour de visite, l'indication des femmes qui doivent être visitées. Il y marquera le résultat des visites qu'il aura faites à chacune des femmes inscrites sur ladite feuille qui se seront présentées.

Art. 10. — Les femmes publiques qui seront reconnues atteintes d'une maladie vénérienne quelconque ou de toute autre maladie contagieuse, seront retenues après la visite pour être envoyées à la salle destinée au traitement de ces femmes. Celles qui seraient étrangères à la ville de Marseille seront, après guérison, renvoyées aux lieux de leur naissance ou du domicile de leur famille. Celles de ces femmes appartenant à la ville de Marseille seront, s'il y a lieu et autant que possible, rendues à leurs parents aussitôt après leur guérison.

Art. 11. — Pour subvenir aux dépenses qui résulteront tant de la visite que du traitement des femmes publiques, il sera, indépendamment de la subvention accordée sur les fonds communaux, payé pour et par chacune de ces femmes, au moment de chaque visite, une rétribution de *un franc cinquante centimes*.

Art. 12. — Cette rétribution sera perçue par le préposé au local des visites qui devra chaque jour en faire le versement entre les mains du receveur municipal, en l'appuyant d'un double de la feuille de visite remplie par le médecin ou chirurgien visiteur, et mentionnée en l'article 9 ci-dessus, avec les résultats de laquelle devra coïncider le montant de la somme versée.

Art. 13. — Ce préposé nous adressera chaque semaine la liste des femmes visitées, ainsi qu'une liste de celles qui ne se seront pas présentées à la visite.

Art. 14. — Les femmes publiques, pour être tolérées dans leur demeure en ville, devront continuellement être pourvues de leur carte de visite, et elles seront tenues de la représenter à toute réquisition, tant des commissaires de police que des inspecteurs et agents de police. Celles qui ne pourront produire cette carte, ou qui sur son exhibition seront reconnues n'avoir pas subi les visites périodiques auxquelles elles sont soumises, seront considérées comme viciées, et conduites au local du traitement, où elles seront retenues en état d'observation pendant le temps nécessaire pour s'assurer de leur situation sanitaire.

Art. 15. — Les matrones et logeurs de femmes notoirement livrées à la prostitution seront responsables de la visite des femmes publiques qu'ils logent, et devront en conséquence s'en faire justifier par l'exhibition de leurs cartes.

Art. 16. — Le présent arrêté sera imprimé, après avoir été préalablement soumis à l'approbation de M. le Préfet, mais il ne sera adressé qu'aux commissaires de police, ainsi qu'aux agents chargés de son exécution et de le notifier à toutes personnes que cette exécution peut concerner : il ne sera affiché que dans le local destiné aux visites.

Fait à Marseille, en l'Hôtel de ville, le 8 janvier 1821.

Le marquis de **Montgrand**.

Vu et approuvé par nous, maître des requêtes, Préfet du département des Bouches-du-Rhône.

A Marseille, le 21 juin 1821. Comte de VILLENEUVE.

3° INSTRUCTION RÉGLEMENTAIRE SUR LE MODE D'INSCRIPTION DES FILLES PUBLIQUES ET DE PERCEPTION DE LA RÉTRIBUTION A LAQUELLE ELLES SONT SOUMISES POUR FRAIS DE VISITE ET DE TRAITEMENT.

I. — Les filles publiques seront inscrites par les soins des commissaires de police sur le registre matricule (*modèle* A) tenu au bureau de police de l'Hôtel de ville, ou soit par l'agent à ce préposé.

Il leur sera délivré une carte conforme au (*modèle* D).

II. — Les filles seront en outre inscrites chez chaque commissaire de police dans l'arrondissement duquel elles résideront, sur le registre d'arrondissement (*modèle* B).

Un double de ce registre sera tenu par le préposé aux visites.

Chaque fois qu'une fille passera d'un arrondissement dans un autre, elle se fera inscrire chez le commissaire dans l'arrondissement duquel elle viendra résider ; mention de cette inscription sera faite sur la carte, dans la case à ce destinée, par les soins dudit commissaire.

Il sera donné connaissance de ces mutations par le commissaire de police qui recevra la fille, tant au commissaire de l'arrondissement qu'elle quittera qu'au préposé aux visites, afin que mention de ces mutations soit faite sur le registre matricule et sur le registre d'arrondissement.

III. — La veille de chaque jour de visite, le préposé dressera par arrondissement, l'état à double expédition (*modèle* C) des filles qui devront être visitées le lendemain.

Il présentera cet état à la signature du commissaire de police de l'arrondissement, lequel le compulsera avec son registre, et l'arrêtera au nombre des filles qui devront être visitées.

IV. — L'état mentionné en l'article précédent sera remis aux chirurgiens chargés de la visite. Les filles qui se présenteront à la visite déposeront d'abord entre les mains du préposé la rétribution fixée pour chacune d'elles ; elles se présenteront ensuite aux médecins et chirurgiens qui, sur le vu de leurs cartes, procéderont à la visite, et marqueront ensuite d'une estampille les colonnes propres à chaque cas, selon que la fille sera saine ou malade, tant sur les deux expéditions des feuilles de visite que sur la carte qui leur aura eté présentée.

La visite terminée, les médecins et chirurgiens récapituleront sur les feuilles de visite le nombre de filles visitées et celui des absentes.

Le total des premières servira à constater le nombre des rétributions perçues par le préposé aux visites ; celui des filles malades déterminera le nombre de celles qui devront passer à l'hôpital.

Et celui des absentes aura pour objet de faire connaître les filles qui, s'étant soustraites à l'obligation de la visite, devront être poursuivies pour cette contravention.

A l'effet de quoi :

1° Une des expéditions de la feuille de visite, visée par le commissaire de police de l'arrondissement, sera remise le soir même de la visite, avec le produit des rétributions, égal au nombre des filles visitées, à M. le receveur municipal, par le préposé auquel il sera donné un récépissé de ce versement.

2° La seconde expédition de la feuille de visite sera remise au commissaire de police de l'arrondissement, qui poursuivra celles des filles qui ne se seraient point présentées à la visite et fera conduire à l'hôpital les malades qui ne s'y seront point rendues à la visite.

Pour l'exécution de cette dernière disposition, le préposé, avant de remettre la seconde expédition de la feuille de visite au commissaire de police, ira s'assurer à l'hôpital du nombre et des noms des filles qui y seraient entrées, et dont il rapportera au commissaire une note signée par l'économe de l'hôpital.

3° Les filles malades seront reçues à l'hôpital sur le dépôt, qu'elles feront entre les mains de l'économe, de leur carte portant estampille, dans la colonne intitulée *malade* de la case, de la visite qu'elles viendront de subir.

Les renseignements portés sur la carte serviront à inscrire les filles sur le registre de l'hôpital.

4° A leur sortie, leur carte sera adressée par l'économe au commissaire dans l'arrondissement duquel elles demeuraient avant leur entrée à l'hôpital, et où elles iront la retirer, en leur faisant connaître le lieu où elles se proposent de résider, afin que cette nouvelle mutation soit mentionnée sur les registres respectifs, ainsi qu'il est marqué ci-devant pour les autres mutations.

5° Il sera donné avis du décès des filles qui mourront à l'hôpital, par l'économe, au préposé aux visites qui en fera mention sur le registre matricule.

6° Les registres matricules d'arrondissement et les cartes seront renouvelés chaque année, à la suite d'un recensement général qui sera fait dans chaque arrondissement par les soins de MM. les commissaires de police.

Fait à Marseille, en l'Hôtel de ville, le 8 janvier 1821.

Le Maire de Marseille. Le marquis de MONTGRAND.

Vu et approuvé par nous, maître des requêtes, Préfet du département des Bouches-du-Rhône. A Marseille, le 20 juin 1821.

Comte de VILLENEUVE.

Par un arrêté du 24 décembre 1828, et imitant en cela M. le Préfet de police de Paris, M. le marquis de Montgrand, sur l'approbation du comte de Villeneuve, Préfet des Bouches-du-Rhône, modifie ainsi qu'il suit l'arrêté concernant la rétribution imposée aux femmes et filles publiques, à l'occasion des visites auxquelles elles sont soumises :

Art. 1er. — La rétribution qui était payée par les femmes et filles publiques, pour les visites périodiques auxquelles elles sont assujetties dans le local spécialement affecté à cet objet, cessera d'être perçue à partir du 1er janvier prochain.

Art. 2. — Toutes les dispositions de nos arrêtés du 8 janvier 1821, auxquelles il n'est pas dérogé par le présent, continueront d'être exécutées selon la forme et teneur.

Art. 3. — Le présent arrêté sera soumis à l'approbation de M. le Préfet ; il sera ensuite adressé aux commissaires de police et aux agents chargés de son exécution ; il ne sera affiché que dans le local destiné aux visites.

Fait à Marseille, le 24 décembre 1828. Marquis de Montgrand.

Vu et approuvé. Marseille, le 27 décembre 1828.

Comte de Villeneuve.

4° ARRÊTÉ RELATIF A LA POLICE DES ÉTABLISSEMENTS PUBLICS ET AUX FEMMES PROSTITUÉES.

Nous, Maire de Marseille, officier de la Légion d'honneur ;

Vu les lois des 19-22 juillet 1791 et 16-24 août 1790 ; vu notamment l'arrêté du gouvernement du 5 brumaire an IX, section 2, article 8, portant que la police locale fera surveiller les maisons de débauche, ceux qui y résideront ou s'y trouveront :

Vu enfin l'arrêté d'un de nos prédécesseurs, en date du 6 janvier 1821 ;

Considérant que des rixes fréquentes, souvent suivies de coups et blessures graves, ont lieu entre des hommes d'une certaine classe de la société et des filles publiques, et que le repos et la tranquillité des citoyens paisibles sont souvent troublés ;

Que ces scènes sanglantes prennent ordinairement naissance dans les cafés, débits de liqueurs, cabarets, tavernes, situés dans les rues qui avoisinent le grand Théâtre, et se terminent ensuite sur la voie publique ;

Que divers habitants nous ont adressé de nombreuses et récentes plaintes à cet égard, ainsi que sur la divagation des femmes publiques dans les rues, et les propos indécents et scandaleux qu'elles tiennent entre elles et les individus qui les hantent ;

Qu'il importe, dans l'intérêt de la tranquillité et de la morale publiques, de réprimer ces désordres et ce dévergondage,

Arrêtons :

Art. 1er. — Défenses sont faites à toutes personnes tenant maison de débauche, ainsi qu'aux logeurs de filles ou femmes prostituées, de tenir café, restaurant, auberge, cabaret, taverne, débit de liqueurs, et de donner à boire dans les établissements habités par lesdites femmes.

Art. 2. — Il est également défendu à tout cafetier, restaurateur, aubergiste, cabaretier, tavernier et débitant de liqueur établis dans l'intérieur de la ville et de la banlieue, de recevoir dans leurs établissements des filles ou femmes publiques, et auxdites femmes de s'y introduire, soit de jour, soit de nuit, seules ou accompagnées par un ou plusieurs individus.

Art. 3. — Les établissements publics situés dans les rues Rameau, d'Albertas, Glandevès, Corneille, Molière, Théâtre, depuis la rue Paradis jusqu'à la rue de la Tour, et depuis l'angle ouest de la rue Beauvau jusqu'au pont de Pierre, devront être fermés une demi-heure avant les autres établissements de ce genre, situés dans l'intérieur de la ville; les maisons dites de tolérance situées dans l'intérieur de la ville et les limites de l'octroi devront être fermées au public à dix heures du soir.

Art. 4. — Il est expressément défendu aux filles ou femmes prostituées de se produire et vaguer sur la voie publique, et de se promener ou de stationner sur les trotoirs ou au-devant de leurs portes après six heures du soir, depuis le 1er octobre jusqu'au 31 mars, et après sept heures depuis le 1er avril jusqu'au 30 septembre, pour quelque cause et sous quelque prétexte que ce soit. Elles devront rester dans leurs appartements Les établissements publics leur sont interdits soit de jour, soit de nuit.

Il leur est interdit également de stationner ou de se promener pendant le jour sur le devant de leurs portes ou dans les rues qu'elles habitent, ni sur aucun passage public. Elles pourront se tenir, soit pendant le jour, soit pendant la soirée, jusqu'à dix heures, à leurs fenêtres; mais il leur est défendu d'appeler directement ou indirectement les passants.

Art. 5. — Défenses expresses leur sont faites de se produire sur les promenades publiques, seules ou accompagnées; de s'introduire dans les casernes ou corps de garde, de recevoir ou d'avoir chez elles des militaires après la retraite, et même d'être ailleurs en leur compagnie. Il leur est également défendu de recevoir des jeunes gens au-dessous de l'âge de vingt et un ans. Cette défense est aussi faite aux personnes qui exploitent les maisons de tolérance.

Art. 6. — Les contrevenants aux dispositions qui précèdent seront poursuivis devant le tribunal de simple police, sous préjudice des peines plus graves qu'ils auraient encourues, notamment à raison des délits et crimes prévus et punis par les articles 330 et 334 du Code pénal.

Art. 7. — MM. les commissaires de police, chacun en ce qui le concerne, et plus particulièrement dans leurs arrondissements respectifs, ainsi que l'inspecteur et agents, seront chargés de tenir rigoureusement la main à l'exécution du présent arrêté.

Art. 8. — Les dispositions contenues dans l'arrêté du 8 janvier 1821 précité, auxquelles il n'est pas dérogé par le présent, continueront d'être en vigueur.

Art. 9. — Le présent arrêté sera publié et affiché partout où besoin sera.

Fait à Marseille, en l'Hôtel de ville, le 10 mars 1842.

Signé Consolat.

Organisé comme nous venons de le voir, et malgré les modifications successives dont il avait été l'objet, le service des mœurs était encore loin de répondre aux besoins de la localité; de nombreuses imperfections s'y étaient glissées, et il devenait urgent de les faire disparaître. Ces imperfections n'existent plus aujourd'hui, et grâce à la généreuse initiative de M. le Préfet des Bouches-du-Rhône, le service du dispensaire offre des garanties qui n'existaient pas il y a un an. Qu'il nous soit aussi permis de mentionner ici un travail remarquable sur cette question, dû à la plume d'un de nos plus savants confrères, M. le docteur Sauvet, et honoré de l'attention bienveillante du premier fonctionnaire de notre département.

Nous allons transcrire textuellement les deux arrêtés qui regardent spécialement le service du dispensaire.

Nous, Préfet des Bouches-du-Rhône :

Vu la loi du 5 mai 1855,

Considérant qu'il y a lieu de procéder à une nouvelle organisation du service médical établi à Marseille pour la visite des filles publiques,

Arrêtons :

Art. 1er. — Le personnel médical chargé de la visite des filles publiques à Marseille sera composé ainsi qu'il suit :

Deux médecins inspecteurs,
Un premier médecin adjoint,
Un second médecin adjoint.

Art. 2. — Le traitement affecté aux médecins inspecteurs sera de 1200 francs par an, celui du premier adjoint de 800 francs, celui du deuxième adjoint de 600 francs.

Art. 3. — Le service sera réparti entre ces fonctionnaires par divisions renfermant autant que possible le même nombre de filles publiques à visiter. En cas d'absence autorisée ou de maladie de l'un d'eux, son service sera fait à tour de rôle par chacun de ses collègues.

Art. 4. — Lorsqu'une fille se trouvera, par suite de maladie, dans l'impossibilité de se présenter au dispensaire pour y être visitée au jour assigné, avis en sera donné par l'inspecteur des mœurs au médecin chargé de la division à laquelle appartient cette fille. Le médecin se transportera chez elle à l'effet de constater si elle se trouve dans un cas d'empêchement légitime, et fera parvenir son rapport à l'inspecteur des mœurs.

Art. 5. — Il est interdit aux médecins chargés de la visite des filles publiques de visiter ou de traiter une fille publique à domicile.

Marseille, le 1er septembre 1855. *Signé* CRÈVECŒUR.

EXTRAIT DU REGISTRE DES ARRÊTÉS.

Nous, Préfet des Bouches-du-Rhône, vu la loi du 5 mai 1855 :

Considérant qu'il y a lieu d'organiser sur de nouvelles bases le service sanitaire des filles soumises dans la ville de Marseille,

Arrêtons :

Art. 1er. — Les filles publiques se rendront une fois par semaine au Dispensaire pour y être visitées par le médecin chargé du service. Le jour de visite de chacune d'elles sera fixé par l'inspecteur des mœurs.

Art. 2. — Chaque fille, avant de subir la visite, versera entre les mains de l'inspecteur des mœurs la somme de cinquante centimes ; elle recevra en échange un jeton d'acquit qu'elle remettra au médecin au moment de la visite.

Art. 3. — Toute fille qui se serait soustraite à la visite, ou qui aurait refusé le paiement de la taxe ci-dessus, sera immédiatement recherchée par les soins de la police pour qu'il soit pris à son égard telle mesure que de droit.

Art. 4. — Les fonds provenant des versements faits par les filles soumises seront employés à l'acquittement des dépenses qu'entraîne le service des mœurs, le surplus sera versé dans la caisse des hospices pour faire face au traitement des filles atteintes de maladies vénériennes.

Art. 5. — Le présent arrêté, exécutoire à partir du 1er janvier 1856, sera adressé à M. le commissaire spécial attaché à la Préfecture chargé d'en surveiller l'exécution. Une copie en sera affichée dans la salle d'attente du Dispensaire.

Marseille, le 1er décembre 1855. *Signé* CRÈVECŒUR.

Pour copie conforme, pour le secrétaire général empêché, le conseiller de Préfecture. LA BOULIE.

Avant la réorganisation du service, le personnel médical du Dispensaire comprenait douze médecins, ayant le titre de médecins visiteurs et aux appointements de 100 francs par an ; les filles publiques, réparties en six grandes divisions, passaient la visite deux fois par mois seulement, deux médecins visiteurs étaient affectés à chaque division. Comme on l'a vu dans les nouveaux arrêtés, quatre médecins seulement sont chargés de la visite ; on a conséquemment réparti les femmes prostituées en quatre grandes divisions. Chaque division se rend au Dispensaire une fois par semaine, de telle sorte que les prostituées qui, avant 1856, étaient examinées deux fois par mois seulement, passent sous les yeux du médecin au moins quatre fois par mois. Le nombre des filles soumises étant actuellement de 800 au moins, chaque médecin en examine environ 200 son jour de semaine. Nous connaissons le zèle de MM. les médecins inspecteurs, et nous sommes intimement convaincu qu'ils ne négligent rien pour s'acquitter de leur tâche le plus consciencieusement possible; mais nous soutenons que l'examen d'un si grand nombre de femmes en une séance quelque longue qu'elle soit, ne peut se faire sans une certaine célérité qui risque souvent de le rendre incomplet. Ce n'est pas tout : la visite au Dispensaire de Marseille, quoique entourée de nouvelles garanties, est encore, à notre avis, très éloignée de la perfection.

En effet, on se borne, comme au début de l'institution, à l'examen des parties externes : nous voulons bien croire que cet examen soit le plus minutieux possible ; mais encore personne n'ignore aujourd'hui que le col de l'utérus, que les parois du vagin, peuvent être le siége de chancres, sans que les parties externes en présentent le moins du monde.

Si nous disons vrai, bon nombre de femmes sorties du Dispensaire avec *patente nette* doivent semer les chancres à profusion le jour même de leur visite; car c'est surtout ce jour-là qu'elles sont recherchées par ceux que la crainte de la vérole retient loin des lieux de débauche. Voici du reste ce qu'écrivait en 1841 M. le docteur Pelacy (1) :

« L'expérience prouve, et nous appelons toute votre attention » sur ce point, que dans un grand nombre de cas il n'existe » aucun symptôme de syphilis ni aux grandes, ni aux petites » lèvres, ni à l'entrée du vagin ; il n'y a ni écoulement, ni phlogose, » ni douleurs appréciables, et cependant des ulcères plus ou » moins nombreux, plus ou moins étendus, siégent au fond du » vagin ou au col de l'utérus. Il n'est plus possible de contester » ce fait.

» La plupart des femmes qu'on voit chaque semaine subir l'exa» men au *speculum uteri*, aux cliniques de MM. Cullerier et Ri» cord, offrent soit des ulcérations, soit des érosions, soit de » simples rougeurs du col, soit enfin des pustules muqueuses, » accompagnant ou non des chancres externes.

» Les médecins visiteurs ne peuvent donc plus désormais borner » leurs recherches aux organes externes de la génération, et

(1) *Rapport fait au conseil de salubrité de la ville de Marseille sur l'état et les besoins du service au Dispensaire des filles publiques de cette ville, au nom d'une commission* (*Annales d'hygiène publique*, Paris, 1841, t. XXV, p. 306).

» doivent être mis en demeure d'appliquer le spéculum dans » tous les cas où la nécessité de cette application sera seulement » soupçonnée. Cet instrument est le seul moyen de voir, d'at- » teindre et de pouvoir traiter une foule d'affections qu'on ne » peut abandonner à elles-mêmes sans péril pour les malades, » et surtout pour la santé publique, la seule garantie sûre pour » le médecin contre les plus fâcheuses erreurs du diagnostic.

» Il y a déjà plusieurs années, du reste, que le spéculum est » en usage au dispensaire de Paris, et que les faits viennent tous » les jours déposer en faveur de son emploi. »

Malgré l'insuffisance du mode d'exploration mis actuellement en pratique, chaque séance au Dispensaire conduit à l'Hôtel-Dieu un nombre assez élevé de filles soumises atteintes de maladies vénériennes. Ces malades sont conduites sous escorte d'un employé du bureau des mœurs au bureau des entrées de l'hospice, où elles reçoivent en échange de leur carte un billet d'entrée pour la salle affectée spécialement aux femmes publiques.

La salle Sainte-Madeleine, qui contenait il y a peu d'années une cinquantaine de lits, a vu ses pensionnaires augmenter en peu de temps dans des proportions énormes. En 1854, le nombre des lits s'élevait déjà à soixante-dix; actuellement, il y a de quatre-vingt-quinze à cent lits, et si le chiffre des entrées se maintient dans les proportions qu'il a atteintes du 1er au 12 janvier 1857, on sera obligé de dépasser ce nombre.

Le nombre des filles entrées dans la salle des vénériennes depuis 1852 a presque constamment augmenté d'une année à l'autre.

En 1852,	601	filles sont entrées,	566	sorties,	3	mortes.
En 1853,	669	—	662	—	7	—
En 1854,	599	—	593	—	6	—
En 1855,	743	—	738	—	5	—
En 1856,	935	—	930	—	5	—

La diminution du chiffre des entrées en 1854 tient à la présence du choléra à Marseille pendant trois à quatre mois, et à l'éloignement d'un grand nombre de filles publiques.

Le nombre des entrées en 1856 a dépassé celui des filles inscrites en janvier 1857, que nous avons dit être de 816. Pour expliquer cette particularité, il faut être averti que bon nombre de femmes ne se bornent pas à entrer une fois par an à l'hôpital, et savoir qu'il en est que l'on trouve en défaut jusqu'à huit à dix fois dans l'année ; de telle sorte qu'une femme compte quelquefois pour huit ou dix dans le chiffre des entrées? On peut interpréter ce chiffre élevé de deux manières : en l'attribuant soit à un surcroît de femmes infectées cette année, soit à la sévérité et à l'attention qu'apportent MM. les médecins inspecteurs dans l'examen des malades.

S'il y a quelque chose de vrai dans la première interprétation, nous aimons à croire que la vérité réside surtout dans la dernière. *Que serait-ce alors si nos confrères se servaient du spéculum ?*

V

LA PROSTITUTION DANS LA VILLE DE NANTES,

Par le docteur BARÉ,
Médecin des pri ons.

PREMIÈRE PARTIE.

La surveillance et le service médical des filles publiques, organisés par M. Louis de Saint-Aignan, maire de Nantes, furent suspendus par suite d'influences déplorables, puis rétablis en 1830 par ce même et digne magistrat.

Devenu préfet du département de la Loire-Inférieure, il parvint à maintenir définitivement cette sage mesure d'hygiène publique, et à faire comprendre aux incrédules que fût-elle une juste punition pour le plus grand nombre, la syphilis n'en devait pas moins être combattue énergiquement, et dans un esprit de charité, et dans l'intérêt d'une longue suite de générations que menaceraient de cruelles maladies, si le virus syphilitique était abandonné à toute sa force d'expansion.

Il fut décidé que les filles notoirement prostituées seraient visitées une fois par mois à l'infirmerie des prisons.

120 à 130 subirent, quoique avec beaucoup de résistance, cette mesure sanitaire. Les infectées étaient nombreuses, et toutes étaient séquestrées, séance tenante, dans des salles spéciales également situées à l'infirmerie des prisons.

Les premiers résultats furent nécessairement très satisfaisants pour la santé générale de la ville. La surveillance devint plus sévère ; 160 à 170 femmes durent accepter sa rigueur à dater de 1833, et en 1838 leur nombre s'élevait à 200.

TABLEAU N° 1.

ANNÉES.	1er JANVIER.	ENTRÉES.	DÉCÈS.	GUÉRIES.	EN TRAITEMENT.	MOYENNE par mois.	MOYENNE de jours de traitement.
1833..	48	346	6	337	51	28.83	50.50
1834..	51	298	6	301	42	24.83	43
1835..	42	291	2	277	54	24.25	47.20
1836..	54	227	1	241	36	18.92	57.86
1837..	36	233	2	229	38	19.41	50
1838..	38	269	»	268	39	22.41	53

En jetant un coup d'œil sur ce tableau, on s'effraie du danger que faisaient courir ces malheureuses à tous ceux qui les fréquentaient, et l'on se demande comment aujourd'hui il existe encore des gens qui contestent la sage prévoyance d'un service médical aussi important, et qui parfois en marchandent les bienfaits.

L'autorité ne tarda pas à reconnaître qu'une seule visite par mois était insuffisante. Dans le long intervalle qui s'écoulait entre chacune d'elles, les symptômes primitifs prenaient un grand développement; les traitements étaient plus longs, plus dispendieux, et les infections dans la ville étaient encore nombreuses.

Ces considérations motivèrent l'arrêté du 31 décembre 1838; de nouvelles dispositions de surveillance y furent consignées, et la visite devint obligatoire tous les quinze jours.

Le double examen mensuel, beaucoup de zèle de la part de M. le commissaire central Delarralde et de quelques agents, se traduisirent bientôt par d'heureux résultats. Les symptômes primitifs, constatés presque à leur début, ne se montrèrent plus aussi graves, et le chiffre des formes secondaire et tertiaire de la syphilis s'abaissa considérablement.

Le nombre des infections continua aussi à décroître ainsi :

TABLEAU N° 2.

Nous comptons en	1840.........	103
	1841.........	196
	1842.........	233
	1843.........	143
	1844.........	197

C'est une moyenne de 16 malades par mois durant ces cinq années. En 1833, elle fut de 29, et la visite ne s'exerçait que sur 170 femmes.

M. Ferdinand Favre, maire de Nantes, toujours préoccupé de cette importante question d'hygiène publique, crut avec raison qu'il y avait encore un progrès à réaliser au point de vue de la répression de la syphilis et de la surveillance de la prostitution; alors parut l'arrêté du 14 février 1844, dont la principale disposition consistait à centraliser à la mairie tout le service au moyen d'un contrôle confié à un seul commissaire.

Quatre ans plus tard, sur l'invitation du Conseil municipal, la visite fut pratiquée toutes les semaines.

L'arrêté de 1838 ainsi complété nous régit encore aujourd'hui.

La rigueur du nouveau règlement devait amener à l'Hôtel-Dieu un plus grand nombre de vénériennes ; c'était son but : il fut atteint.

Mais après quelques années, un autre résultat devait également être obtenu : c'était celui de l'abaissement de la moyenne des journées de traitement, conséquence logique de la moindre gravité des symptômes syphilitiques.

TABLEAU N° 3.

ANNÉES.	EXISTANT au 1er janvier.	NOMBRE DES			RESTANT le 31 décemb.	NOMBRE de journées dans l'année.	MOYENNE de la population dans l'année.	PROPORTION de la mortalité sur 100.	JOURNÉES de traitement.
		entrées.	sorties.	décès.					
1845..	37	215	223	2	27	10,969	30.05	0.79	51.01
1846..	27	151	151	»	27	6,913	18 95	»	45.78
1847..	27	220	220	2	25	9,743	26.69	80	44.28
1848..	25	237	239	6	17	9,207	25.16	2.29	38.76
1849..	17	235	230	3	19	7,156	19 61	1.19	30.45
1850..	19	197	196	2	18	7,865	21 40	92	39.92
1851..	18	164	162	1	19	6,525	17.87	0.55	39.78
1852..	19	246	236	2	27	10,679	29.17	0.75	43.41
1853..	27	267	270	1	23	10,625	29.11	0.34	39.79
1854..	23	265	259	5	24	10.233	28.04	1.73	38.61
1855..	24	287	268	5	38	11,025	30.31	1.60	38.41

Ce résultat, on le trouve dans le tableau ci-dessus.

En effet, en 1845, la moyenne du traitement est de 51,01 ; en 1855, elle est seulement de 38,41.

Ce dernier chiffre est encore très élevé ; il descendra, je n'en doute pas, surtout si l'on parvient à faire disparaître des abus qui, dans nos salles de vénériennes, ont une influence très grande sur la moyenne générale des traitements.

Cette succession de mesures, consacrées par l'expérience de plusieurs années, laisse peu de chose à désirer comme moyens de surveillance et comme résultats hygiéniques.

L'insoumission, traquée avec persévérance, a presque disparu ; trois ou quatre femmes par semaine essaient, mais en vain, de se soustraire à la visite. La prostitution clandestine, si dangereuse dans toutes les grandes cités, est combattue dans la limite du possible, et grossit chaque jour le chiffre des filles inscrites.

Enfin la syphilis, constatée à son début, perd d'année en année de sa gravité et de son danger.

Jadis, de 1833 à 1839, dans l'infirmerie des prisons, nous pouvions montrer chaque jour à nos confrères les formes les plus variées de la syphilis constitutionnelle. Dans une de ces visites, je me le rappelle, notre ami Lucas Championnière s'étonna de trouver si nombreux des symptômes que dans les salles de Cullerier il n'observait que rarement. C'est qu'alors la ville de Nantes ne jouissait pas encore du bénéfice de sa nouvelle institution ; c'est qu'alors elle était la seule, dans un rayon de quarante lieues, à comprendre les bienfaits d'un service sanitaire consacré aux filles publiques ; c'est qu'enfin la basse Bretagne, la Vendée, l'Anjou, déversaient par le vagabondage, sur notre dispensaire, les maux les plus hideux et les plus invétérés de la syphilis.

Quel contraste avec ce qui se passe aujourd'hui ! De loin en loin j'observe bien encore des syphilides, des plaques muqueuses envahissant la vulve et le périnée, mais seulement sur des prostituées clandestines, sur de malheureuses jeunes filles arrêtées dans le cours de leur vie de débauche par les ravages du mal vénérien ; ou bien encore sur des filles étrangères surprises en état de vagabondage, et que, par pitié et par intérêt pour la santé publique, je dirige sur l'Hôtel-Dieu.

Les seules formes qui se présentent désormais sur les filles régulièrement visitées sont : les chancres, les vulvo-vaginites, les catarrhes utérins, quelques pustules muqueuses ; les bubons ne m'apparaissent que rarement; les symptômes secondaires, je le répète, sont des exceptions ; quant aux phénomènes tertiaires, je n'en vois plus.

Chose bizarre! ou mieux, bienfait de la sage prévoyance de notre époque ! la prostituée, jadis si dangereuse pour la santé publique, personnalité immonde dont l'approche ne pouvait se comprendre qu'avec le délire de la raison et l'oubli complet de sa santé, la prostituée, régulièrement visitée, peut être fréquentée presque impunément, n'occasionnant pas certainement la cinquième partie des infections contractées, soit par la population civile, soit par la population militaire.

L'autorité militaire n'est pas de cet avis. Lorsqu'il y a accroissement de maladies vénériennes dans la garnison, elle ne manque jamais d'en accuser le service sanitaire des filles publiques.

Erreur profonde cependant, qui a plus d'une fois occasionné d'injustes et oiseux débats, et qui ne se renouvellerait plus si l'on voulait étudier les habitudes des militaires et rapporter à leur véritable source les nombreuses infections dont ils sont atteints, et dont ils ne tardent pas à devenir les dangereux et actifs propagateurs.

En effet, c'est aux filles non surveillées qu'ils s'adressent de préférence.

Dans une ville de 100,000 âmes, port de commerce, grand centre industriel, là où résident 3,000 hommes de troupes, des corps d'état nombreux, des marins de toutes les nations, que d'éléments de séduction pour les grisettes, les bonnes d'enfants, les ouvrières des fabriques, etc., et par suite quelle cause permanente et active de syphilis !

Ces causes si diverses qui fatalement échappent à toute surveillance, à toute répression, peuvent rencontrer des incrédules quant à leur réaction sur la santé publique; cependant il est une manifestation qui leur revient de droit, et dont la signification, pour tout observateur impartial, est sans réplique.

La voici :

A l'Hôtel-Dieu de Nantes, deux salles sont consacrées aux vénériennes : l'une, salle 13, est destinée aux filles publiques inscrites et visitées ; l'autre, salle 12, est fréquentée par les vénériennes de toutes catégories, que le malheur plutôt que l'inconduite amène forcément dans ce triste asile de secours.

Dans la salle 13, les symptômes syphilitiques sont presque tous primitifs et se guérissent avec rapidité.

Dans la salle 12, les formes secondaires et tertiaires sont les plus communes, et les lits, quoique nombreux, font souvent défaut aux malades qui les convoitent.

Pour nous résumer :

Inscription, visite hebdomadaire, traitement dans un hôpital spécial, tels sont les moyens mis en œuvre dans la ville de Nantes pour combattre les dangers de la prostitution régulière.

Les filles infectées sont traitées à l'Hôtel-Dieu à raison de 1 franc par jour.

La commune supporte les frais de cet important service, et lui affecte chaque année une somme de 10,000 fr.

Mieux inspirée que plusieurs autres, notre administration n'a pas voulu frapper la prostitution d'un impôt et faire figurer dans son budget des recettes une si triste ressource.

Quelques membres du Conseil municipal, sans s'arrêter aux puissantes considérations qui devraient les mieux inspirer, ont récemment proposé dans un but purement fiscal, d'établir l'impôt de la taxe sur les maîtresses de maisons.

Avec Parent Duchâtelet (1), avec M. Venot, de Bordeaux (2), et tous les hommes compétents qui se sont occupés de la surveillance des prostituées, dans ses rapports avec la morale publique et la propagation de la syphilis, nous faisons des vœux pour que l'honorable administration de notre ville ne se laisse pas éblouir par le mirage financier qu'on lui présente et persiste dans ses convictions : qu'une grande cité doit placer au premier rang des dépenses d'utilité publique celles qui sont employées à préserver ses populations d'un fléau bien autrement grave dans ses conséquences que la variole, le typhus et le choléra.

Les visites sont gratuites, et pratiquées dans un local situé au centre de la ville ; cependant il est accordé exceptionnellement à quelques femmes de subir la visite à domicile, mais faite seulement par le médecin de l'administration. Elles ne peuvent sous aucun prétexte se faire traiter en ville de maux vénériens.

Un médecin titulaire et un suppléant composent le personnel médical du dispensaire.

Cette unité d'action et cette concentration de responsabilité ont semblé comme organisation et comme résultat bien préférables à la divisibilité de ces délicates fonctions. Elles ne dépassent pas les forces d'un seul médecin, et permettent à l'administration d'exiger beaucoup de son zèle et de son attention.

DEUXIÈME PARTIE.

Dans la ville de Nantes, 264 filles publiques inscrites (au 4 novembre 1856) sur le contrôle passent régulièrement à la visite.

234 sont réparties dans 31 maisons de tolérance.
20 sont établies dans le 5e arrondissement.
6 — dans le 3e id.
5 — dans le 6e id.
30 filles publiques habitent des garnis ou sont logées dans leurs meubles.

264

(1) Voyez t. II, p. 211.
(2) T. II, p. 405.

Sur ce nombre de 264 filles prostituées :

68 appartiennent à un grand nombre de départements plus ou moins éloignés.
69 sont nées dans le département de la Loire-Inférieure.
61 sont nées dans le Morbihan.
30 sont nées dans le Finistère.
20 sont nées dans les Côtes-du-Nord.
16 sont nées dans l'Ille-et-Vilaine.
264

Les 69 femmes appartenant à la Loire-Inférieure sont pour la plupart des grisettes débauchées dès leur bas âge, des domestiques d'auberges, des paysannes de la basse Loire, de la côte du Croizic et du bourg de Batz.

Les 127 femmes des quatre dernières séries sont à peu près indistinctement des paysannes, ne sachant ni lire ni écrire, ayant abandonné les champs pour servir dans quelque petite localité de la basse Bretagne, puis de là ayant émigré dans une grande ville pour s'y prostituer.

Dans cette voie de débauche, toutes n'ont pas le même bonheur et les mêmes principes, et, chose remarquable, c'est rarement leur jeunesse ou leur beauté qui décide leur classement.

J'ai vu des filles jeunes et belles faire leur début dans les maisons les plus infimes, se livrer tout d'abord aux matelots et aux ouvriers du port.

D'autres, beaucoup moins favorisées de la nature, échangent leur coiffe de toile et leur jupon de bure pour de brillantes toilettes que leur prêtent les dames de maisons, et seraient profondément humiliées si on les assimilait à leurs payses se prostituant dans les basses rues.

Dans les trente et une maisons de tolérance, trois sont tenues avec un certain luxe. Les douze ou quinze femmes qui les fréquentent sont habillées avec recherche, lorsqu'elles sortent en ville. Le soir, coiffées et vêtues comme pour un bal, elles se tiennent dans un salon, rendez-vous de quelques habitués, où, dans une commune joie, s'écoulent les heures que ne réclament pas d'autres visiteurs moins bruyants et plus lucratifs.

Trois autres maisons, quoique bien au-dessous des précédentes par la tenue et l'élégance des femmes qui s'y trouvent, se distinguent cependant par une certaine aisance et par un certain choix dans les hommes qui les fréquentent.

Les vingt-cinq autres maisons de tolérance ne reçoivent que des filles de bas étage; elles sont alimentées par les matelots français et étrangers, par les remplaçants, les conscrits, les soldats de la garnison, enfin par les nombreux ouvriers qui peuplent nos ateliers et nos usines.

Toutes les femmes de cette dernière classe s'enivrent. Ce défaut est une des conditions de succès près des gens qui les recherchent. Il n'est pas rare de voir une maîtresse de maison provoquer ces malheureuses à l'ivrognerie, et même leur reprocher de ne pas s'y adonner davantage ; c'est un moyen de séduction pour quelques-uns, et surtout un motif de dépense dans la maison.

Les trente filles isolées, habitant des garnis ou logées dans leurs meubles ont d'autres mœurs, d'autres habitudes. Elles ont plus d'ordre, et sont généralement plus laborieuses ; elles économisent pour acheter un meuble, un objet de ménage. Le matin, elles s'occupent de l'arrangement de leur chambre, de l'achat de leurs provisions ; dans la journée, elles travaillent à leur toilette, et le soir seulement elles se livrent à la prostitution.

Cette classe de filles publiques est visitée par des débauchés honteux, par des habitués et par des jeunes gens mineurs ; elles sont très dangereuses pour ces derniers, et sont surveillées très activement par les agents de la police de sûreté.

L'*âge* des prostituées varie entre seize et trente-deux ans. Ce sont là à peu près les limites extrêmes du début et de la cessation de la prostitution ; car il faut considérer comme des exceptions les jeunes filles de quatorze et quinze ans, et les vieilles femmes qui, malgré les ravages sinon du temps, du moins de la débauche, exercent cette profession.

A trente-deux ans, une fille publique est flétrie et vieille ; elle ne saurait après cet âge trouver place dans une maison de tolérance.

L'article 334 du Code pénal défend l'admission dans une maison de débauche des mineures et des femmes mariées.

Il a fallu par respect pour la loi refuser un livret à cette catégorie de filles publiques et leur interdire les maisons de tolérance. Cette obligation a jeté parfois l'administration dans un grand embarras.

Voici comment elle s'en est tirée.

Lorsqu'une fille mineure est prise en flagrant délit de prostitution, on en informe ses parents, faisant appel à leurs sentiments d'honneur, et réclamant de leur part une active surveillance (1).

Si, comme cela arrive presque toujours, la fille mineure persiste dans son désordre, et si ses parents à son égard renoncent à leurs droits, on l'inscrit sur le contrôle, on lui donne un livret, on la soumet à la visite, et on la laisse choisir sa demeure dans une maison garnie où moyennant six francs par mois, elle trouve un mauvais grabat pour se coucher.

Ces maisons sont au nombre de trois ; elles ne doivent pas être assimilées aux maisons de tolérance. Les femmes qui les tiennent ne sont que logeuses, et il leur est formellement interdit de recevoir des hommes. En cet instant, dix malheureuses jeunes filles sont dans cette catégorie. Pour exercer leur infâme profession, elles vagabondent, raccrochent dans les rues, ou empruntent pour quelques instants la chambre d'une fille isolée. Évidemment l'esprit de la loi est éludé ; mais comment concilier sa défense avec la protection de la santé publique, qui serait très compromise si l'on agissait autrement ?

Nous pensons que la mineure reconnue incorrigible devrait être classée comme les filles majeures ; la morale n'y perdrait rien, et la santé publique y gagnerait beaucoup.

Depuis vingt-quatre ans, j'ai vu la population des filles publiques se renouveler bien des fois. Mais les suivre dans leurs émigrations, dans les accidents de leur vie, établir, enfin une statistique sur leur mort ou les conditions diverses où elles se trouvent aujourd'hui, me semble tout à fait impossible. Je me bornerai à constater que beaucoup ont dû périr dans les hôpitaux de phthisie pulmonaire ; qu'un certain nombre sert en qualité de domestiques dans les maisons de tolérance et chez les filles isolées ; que quelques-unes sont devenues dames de maisons ; enfin que trois ou quatre seulement, par un retour bien difficile, et partant bien méritoire, m'apparaissent dans la ville, donnant le bras à leur mari et suivies de leurs enfants.

J'ai été témoin de nombreuses tentatives de conversion par de bons prêtres et des dames charitables sur de jeunes mineures. Ces efforts, je le dis avec peine, n'ont presque jamais réussi ; la discipline du couvent, loin de les disposer au repentir, ne faisait

(1) Voyez Parent-Duchâtelet, t. I, p. 356 ; t. II, p. 250.

que surexciter chez elles l'amour de l'indépendance et le désir effréné de satisfaire leurs passions.

Il en est de la prostituée comme du voleur. Entrés dans cette voie de la honte et de la dégradation, ils n'ont plus assez de conception et d'impressionnabilité morales pour rester inébranlables dans le repentir, pour se soustraire sans défaillance aux réminiscences de leurs passions purement instinctives.

Cette cure morale, pour être véritablement efficace, doit être tentée avant la flétrissure. Mettray rend à la société de bons et honnêtes ouvriers, qui dans leur enfance avaient commis de nombreux larcins. Des maisons d'éducation au milieu des champs, où seraient recueillies les jeunes filles à peine nubiles, déjà placées sur la pente de la prostitution, donneraient les mêmes résultats préservatifs, et sauveraient bien des familles de la honte et du déshonneur.

Il est une variété de prostitution qui depuis quelques années grandit de jour en jour dans notre ville, séduisant les jeunes gens des meilleures familles, détournant de leurs affaires et de leurs devoirs des hommes mariés, enveloppant dans son tourbillon funeste santé, fortune, honneur.

Ces prostituées de haut parage se recrutent parmi les filles de maisons, dans les coulisses des théâtres, chez les grisettes qui, à leur troisième ou quatrième amant, quittent la cornette et la maison paternelle pour le mirage de la toilette et le confort du petit appartement.

Le luxe affiché par cette classe de femmes désignées par la qualification d'*entretenues* est incroyable; leur effronterie va chaque jour grandissant; les rues fréquentées, les promenades, les spectacles, les fêtes publiques, nous les montrent toujours au premier rang, resplendissantes de toilette, et souvent de jeunesse et de beauté.

A cette exhibition, jadis si rare, aujourd'hui si envahissante, il est difficile de ne pas être effrayé des progrès de cette contagion morale, certainement bien plus redoutable que la contagion syphilitique, et de ne pas gémir sur l'impuissance de l'autorité à réprimer cette prostitution scandaleuse où vont s'engouffrer l'honneur et la fortune des familles.

MAIRIE DE LA VILLE DE NANTES.

1° ARRÊTÉ CONCERNANT LA SURVEILLANCE ET LE TRAITEMENT MÉDICAL DES FEMMES PUBLIQUES.

Extrait des registres de la Mairie du 31 décembre 1838.

NOUS, MAIRE DE NANTES, CHEVALIER DE LA LÉGION D'HONNEUR,

Vu les lois des 14-22 décembre 1789 (art. 50), 16-23 août 1790 (titre XI, art. 3), 10 juillet 1791, 19-22 du même mois (titre I, art. 10 et 46);

Vu l'arrêté du gouvernement du 5 brumaire an IX (27 octobre 1806) et le décret du 28 fructidor an XII (10 septembre 1805);

Vu les articles 270, 271, 273, 330, 331, 332, 333, 334, 335, 336, 337, 338, 339, 340, 471, 475, 479 et 480 du Code pénal;

Vu l'article 1834 du Code civil;

Considérant que l'article 50 de la loi du 14-22 décembre 1789 et l'article 3 du titre XI de la loi du 16-24 août 1790 nous confient le soin de prévenir tout ce qui peut altérer l'ordre public dans la cité, ou porter atteinte à la tranquillité et à l'honneur des familles;

Considérant qu'il résulte de l'article 52, titre III de la loi du 10 juillet 1791, que toutes femmes ou filles notoirement connues pour mener une vie débauchée, se placent dans un cas exceptionnel;

Considérant que les maisons de prostitution et de débauche sont ordinairement les asiles des gens suspects, et des lieux où la bourse et l'existence même des personnes sont le plus souvent compromises;

Considérant que, loin d'autoriser les maisons de débauche et de protéger les individus qui tiennent de pareils lieux, les lois ont, de tout temps, appelé sur eux la vigilance continuelle de l'autorité et de la police, et ordonné la répression immédiate et sévère de tous les actes scandaleux qui pourraient porter atteinte à la moralité publique;

Considérant que la tolérance qui laisse exister de pareils lieux dans les villes populeuses, a pour raison la nécessité seule d'éviter un plus grand mal; que par conséquent l'autorité municipale est incontestablement investie du droit d'y mettre toutes les conditions et restrictions qu'elle juge nécessaires ou simplement utiles;

Considérant qu'il est devenu urgent de prendre des mesures spéciales pour diminuer autant que possible le nombre des prostituées qui affluent dans la ville de Nantes;

Après examen de l'instruction de M. le directeur général de la police du royaume, en date du 17 octobre 1834, et celle de M. le ministre de l'intérieur, du 28 août 1833, sur les limites de la tolérance que l'autorité est forcée d'accorder à l'existence des maisons publiques de débauche;

Après nous être également rendu compte des dispositions adoptées à l'égard des femmes publiques dans les principales villes de France;

ARRÊTONS :

Art. 1er. Sont considérées comme filles ou femmes publiques toutes celles qui auront été reconnues, par des circonstances habituelles et notoires, pour se livrer à la prostitution.

Art. 2. Il sera dressé, par les soins de chaque commissaire, un état de tous les appartements notoirement connus dans la ville comme lieux de débauche, ainsi que des individus qui les tiennent ou les occupent (Code pénal, art. 471, § 15).

Art. 3. Toute fille ou femme publique qui demandera à se faire inscrire, devra représenter :

1° Son acte de naissance ;

2° Si elle n'est pas de la ville, son passe-port régulier, qui sera déposé au bureau de police, en échange de la carte de sûreté dont la délivrance est prescrite par l'article 3.

A défaut de passe-port, elle devra représenter les papiers de sûreté dont elle pourra être porteur : faute de quoi, elle sera réputée en état de vagabondage ; et poursuivie à raison de ce délit. Il sera pris, à l'égard de ceux qui l'auraient reçue, telle mesure qu'il appartiendra (art. 271 du Code pénal).

Art. 4. Une carte de sûreté sera délivrée à chaque fille ou femme publique immédiatement après l'inscription prescrite par l'article précédent.

Art. 5. Chaque fois qu'une fille ou une femme changera de demeure, elle devra, dans les vingt-quatre heures, en informer le commissaire de police de l'arrondissement qu'elle quittera, et celui de l'arrondissement où elle ira se loger. Ces mutations seront inscrites sur les registres des deux arrondissements (art. 471, § 15 du Code pénal).

Art. 6. Indépendamment de l'état des filles ou femmes publiques dressé par chaque commissaire de police, en conformité de l'article 3, il sera tenu, au bureau de police de la Mairie, un registre matricule sur lequel toutes ces filles ou femmes publiques seront inscrites d'après le relevé des registres d'arrondissements, et sur les notes fournies par les commissaires de police, du 1er au 5 de chaque mois. Ce registre et ceux des arrondissements seront renouvelés tous les ans, à la suite du recensement de la population.

Art. 7. Toute fille ou femme publique qui se soustraira à l'inspection prescrite par l'article 2 et aux déclarations ordonnées par l'article 4, sera traduite devant le tribunal de simple police, pour y être condamnée, conformément à l'art. 471, § 15 du Code pénal, si elle est domiciliée dans la ville de Nantes ; et, si elle est étrangère à cette ville, elle sera renvoyée dans ses foyers.

Art. 8. Lorsqu'une fille ou femme sera suspectée de prostitution, le commissaire de police fera, avec discrétion, les recherches propres à le fixer sur ce sujet ; et s'il résulte de son enquête que ses doutes sont fondés, il fera appeler la fille à son bureau, et l'inscrira sur le registre à ce destiné, sauf son recours devant nous.

Art. 9. Dans le cas où les renseignements sur l'état de prostitution d'une fille ou d'une femme parviendraient directement à la Mairie, ou au bureau central de police, ils seront immédiatement transmis au commissaire de police de leur arrondissement, qui s'assurera de leur exactitude ou de leur peu de fondement, pour en faire tel usage qu'il appartiendra.

Art. 10. Toute fille ou femme publique inscrite sur les registres pourra en être rayée, lorsqu'elle sera réclamée par des parents en état de subvenir à sa subsistance, ou lorsqu'elle prouvera avoir elle-même le pouvoir d'exister par son travail ou par tout autre moyen licite. Néanmoins sa radiation ne pourra s'effectuer que par décision du maire, après l'avis du commissaire de police de l'arrondissement dans lequel elle résidera.

Art. 11. Si, après sa radiation des registres, une fille ou femme publique continuait à se prostituer, ou si, plus tard, elle retombait dans la débauche, elle serait rétablie sur lesdits registres, conformément aux articles 7 et 8 du présent.

Art. 12. Toute fille ou femme inscrite sur les registres sera tenue de se conformer exactement aux mesures sanitaires ordonnées par l'administration (art. 471, § 15 du Code pénal).

Art. 13. Nulle femme ou fille publique étrangère à la ville de Nantes ne pourra y séjourner sans avoir obtenu du commissaire de police de l'arrondissement un permis de séjour.

Elle obtiendra ce permis de séjour en justifiant d'un certificat du maire de sa commune, ou de toute autre pièce qui sera jugée nécessaire, selon les circonstances.

Celles qui contreviendront à cette disposition, seront immédiatement renvoyées dans leurs foyers. (Décret du 17 janvier 1806.)

Art. 14. La fille ou femme publique étrangère à la ville de Nantes, qui aura obtenu le permis de séjour mentionné dans l'article précédent, sera tenue de se conformer à toutes les obligations imposées par le présent aux filles publiques résidantes et domiciliées ; le permis de séjour ne sera toutefois délivré qu'après qu'elle aura été visitée. Si elle était reconnue atteinte de quelque maladie contagieuse, elle serait immédiatement dirigée sur son lieu de naissance.

Art. 15. Lorsque les filles ou femmes publiques seront dans leur domicile, elles s'abstiendront de tout ce qui pourrait donner lieu aux plaintes des voisins ou des passants. Leurs portes et fenêtres devront être fermées, sauf à elles à les clore par des rideaux ou des persiennes.

Il leur est défendu de recevoir ou de garder qui que ce soit à boire chez elles après dix heures du soir.

Les filles publiques ou maîtresses de maisons ouvriront leurs portes en tout temps et à toute réquisition des commissaires et agents de police (art. 471, § 15 du Code pénal).

Art. 16. Les portes des maisons de débauche devront être fermées, en toute saison, à dix heures précises du soir. En cas de contravention à cette disposition, les contrevenants seront poursuivis conformément à l'art. 471, § 15 du Code pénal. Les individus qui se trouveraient à boire dans ces maisons après cette heure, seront invités à se retirer. Sur leur refus, ils seront, comme ceux qui s'y introduiraient ou qui tenteraient de s'y introduire, poursuivis conformément à l'article précité et à l'art. 479 dudit Code.

Art. 17. Il est expressément défendu aux filles ou femmes publiques de provoquer ostensiblement à la débauche, soit par une mise, des gestes ou des propos indécents, soit en se tenant à leurs fenêtres, soit en stationnant à leurs portes ou sur la voie publique, de manière à s'y faire remarquer, soit enfin en appelant par signes ou autrement les hommes qui passent près de leurs maisons, ou qu'elles rencontrent dans les différents quartiers ou faubourgs de cette ville (art. 330 du Code pénal).

Art. 18. Défense est faite à toute personne tenant maison publique de débauche, de recevoir des femmes mariées ou des filles mineures, sous peine d'être poursuivie et punie d'un emprisonnement de six mois à deux ans, et d'une amende de 50 à 200 fr., en conformité de l'art. 334 ci-dessus énoncé.

Il leur est également interdit de recevoir ou de garder des militaires après l'heure de la retraite.

Art. 19. Les objets qui auraient été oubliés dans les maisons de débauche ou chez les filles publiques logées dans leurs meubles, devront, dans les vingt-quatre heures, être déposés au bureau de police à la Mairie, où ils seront conservés à la disposition des propriétaires, sous peine, à ces personnes, d'être poursuivies comme coupables de vol.

Art. 20. Il est défendu à toute fille ou femme publique de stationner aux abords des casernes, auprès des corps de garde et dans les lieux de revues et d'exercices militaires, ainsi que dans le voisinage des collèges et pensions de jeunes gens de l'un et de l'autre sexe, sous peine d'être poursuivies conformément à l'art. 471 du Code pénal, et en outre, pour les filles et femmes étrangères à la ville, de se voir retirer l'autorisation de résider, et d'être renvoyées dans leurs foyers.

Art. 21. Toute maison publique de débauche dans laquelle il serait admis sans la carte ci-dessus mentionnée, des femmes ou filles notoirement livrées à la prostitution, et dans laquelle il serait contrevenu au bon ordre, sera fermée après enquête préalable, indépendamment de toute poursuite judiciaire, le cas échéant (art. 475, § 2 du Code pénal).

Art. 22. Toute personne qui logera en garni des filles ou femmes notoirement connues pour vivre du produit de leur prostitution, devra les enregistrer dès leur entrée, exiger d'elles la présentation de leur carte de visite, et s'assurer dans les vingt-quatre heures qu'elles ont fait annoter sur la première de ces cartes, par le commissaire de police, la mention de leur nouvelle demeure; ou si lesdites femmes publiques n'étaient pas nanties de leurs cartes, la personne qui les loge en fera immédiatement la déclaration chez le commissaire de police, sous les peines portées par le § 2 de l'art. 475 du Code pénal.

Art. 23. Défenses sont faites à toutes personnes tenant maison de débauche, ainsi qu'aux logeurs de filles ou de femmes prostituées, qui n'ont pas fait de déclaration à l'administration des contributions indirectes, d'y tenir café ou cabaret et d'y donner à boire. Défenses sont également faites à tous cabaretiers de recevoir des filles ou femmes publiques (Code pénal, art. 471, § 15).

Art. 24. La plus grande surveillance sera exercée de la part des officiers de police, pour découvrir les individus qui, mus par un coupable et sordide intérêt, et sans aucun égard pour la bienséance et pour le repos et l'honneur des familles, consentent à affecter, pendant un temps plus ou moins long, tout ou partie de leur appartement à des actes d'immoralité que réprouve la pudeur et que les lois condamnent et flétrissent.

Ceux qui seraient reconnus avoir exercé ce honteux trafic seront dénoncés aux tribunaux compétents et poursuivis selon toute la rigueur des lois (art. 471, § 15 du Code pénal).

Art. 25. Les filles ou femmes publiques devront représenter leurs cartes de sûreté ou de visite à toute réquisition des commissaires de police ou de leurs agents. Celles qui ne les produiraient pas seront considérées comme vagabondes et mises à la disposition de M. le procureur du roi.

Art. 26. Il est expressément défendu aux filles ou femmes publiques de paraître le jour sur la voie publique, de manière à s'y faire remarquer, et notamment sur les cours *Saint-Pierre*, *Saint-André*, *Henri IV*, le *boulevard*, la *promenade de la Bourse*, de la *Petite-Hollande*, le *Jardin des plantes*, les *passages couverts*, les *Musées de peinture et d'histoire naturelle*, la *Bibliothèque*, etc.

Il leur est expressément défendu de s'introduire dans les cafés, et, dès la chute du jour, la fréquentation des promenades publiques leur est sévèrement interdite (art. 471, § 15 du Code pénal).

Art. 27. Les commissaires de police et leurs agents devront, aussi souvent que cela sera jugé nécessaire, faire des rondes dans les quartiers de leurs arrondissements le plus habituellement fréquentés par les femmes publiques, et ils feront arrêter celles qu'ils y verraient stationner, y former des groupes, aller et venir dans un espace peu étendu, s'adresser aux passants, les attirer ou appeler par quelque signe ou de toute autre manière, se laisser aborder ou suivre par eux (art. 330 du Code pénal).

MESURES SANITAIRES.

Art. 28. A dater du 1er avril 1839, toutes les filles ou femmes publiques domiciliées à Nantes, ou qui auraient été autorisées à y résider, seront assujetties à la visite deux fois par mois, pour faire constater leur état sanitaire, sans préjudice de toutes autres visites que les rapports qui seraient faits contre elles, ou les circonstances rendraient nécessaires (art. 471, § 15 du Code pénal).

Art. 29. Nulle fille ou femme publique, sous quelque prétexte que ce puisse être, soit qu'elle loge séparément, soit qu'elle réside dans une maison commune à plusieurs femmes, soit enfin qu'elle se rende momentanément dans tout autre lieu, ne sera dispensée de se présenter ou de se soumettre aux visites prescrites par l'article précédent (art. 471, § 15 du Code pénal).

Art. 30. Les visites mentionnées aux articles ci-dessus seront faites par le médecin spécialement chargé de ce service, dans un lieu affecté par l'administration.

En cas d'absence ou de maladie de ce médecin, ce service sera fait sous sa responsabilité par un médecin qu'il désignera.

Art. 31. Pour éviter la confusion et établir l'ordre nécessaire dans les visites périodiques, les femmes publiques, réparties en deux divisions, seront obligées de se présenter à la visite aux époques ci-après indiquées : toutefois, si cette visite tombe un jour férié, elle sera remise au lendemain.

Savoir : Celles de la *première division*, comprenant les 1er, 2e, 3e et 4e arrondissements, les 5 et 20 de chaque mois, à onze heures du matin.

Celles de la *deuxième division*, comprenant les 5e et 6e arrondissements, les 15 et 30 de chaque mois, également à onze heures du matin.

Art. 32. Si, dans le cours d'une visite à l'autre, la fille publique vient à changer de demeure, elle devra néanmoins, pour la première fois, se présenter à la visite de l'arrondissement qu'elle aura quitté, à moins que la visite de son nouveau quartier ne doive avoir lieu avant celle de l'ancien (art. 471, § 15 du Code pénal).

Art. 33. Indépendamment des visites périodiques, il en sera fait de spéciales tous les jours, de sept à huit heures, pour les filles qui seront adressées au médecin par les commissaires de police ; et celles atteintes de maladies contagieuses, dans l'intervalle des visites ordinaires, seront retenues à l'hospice jusqu'à leur guérison (art. 471, § 15 du Code pénal).

Art. 34. L'ordre le plus sévère et le calme le plus absolu devront régner pendant tout le temps des visites.

Toute insulte, tout propos inconvenant adressé, soit au médecin pendant la visite, soit aux agents de l'autorité chargés de l'exécution des mesures qui doivent la précéder, sera immédiatement punie par l'arrestation des contrevenants.

Art. 35. Toute fille publique qui ne se présentera pas au jour qui lui sera indiqué par le médecin, sera conduite tout de suite à l'hospice pour y subir la visite, sans préjudice des poursuites à exercer contre elle (art. 467, § 15 du Code pénal.

Art. 36. Lors de la mise à exécution du présent arrêté, toutes les femmes publiques qui seront à l'hospice pour cause de maladie contagieuse, après leur guérison, devront, dans les vingt-quatre heures de leur sortie de l'hôpital, se présenter chez le commissaire de police de leur arrondissement, pour que ce fonctionnaire puisse opérer leur inscription sur son registre (art. 471, § 15 du Code pénal).

Art. 37. Toute fille ou femme étrangère au département de la Loire-Inférieure, qui arriverait à Nantes pour s'y faire soigner d'une maladie contagieuse quelconque, ne pourra être admise à l'hospice, si elle ne consent à payer, pour chaque jour, la somme de 1 franc, ou si cette somme n'est garantie, soit par le maire de sa commune, soit par le préfet de son département, ou par tout autre moyen. Après sa guérison, elle sera tenue de quitter la ville pour retourner dans son département, sous peine d'y être contrainte.

Art. 38. Les commissaires de police et les agents sous leurs ordres veilleront à ce que l'opération du médecin préposé à la visite puisse avoir lieu avec l'ordre, la décence et la tranquillité convenables. A cet effet, les gardes de ville devront constamment se trouver au lieu assigné pour la visite des filles ou femmes publiques de leurs arrondissements respectifs; mais le commissaire ou les agents de police se tiendront dans une chambre voisine de celle où se fait la visite, sans pouvoir y assister.

Art. 39. Il est défendu aux maîtresses de maisons de prostitution, de recevoir chez elles des filles ou femmes publiques qui ne leur présenteraient pas un certificat du médecin désigné (art. 471, § 15 du Code pénal).

Art. 40. Il est enjoint à tous les hôteliers, aubergistes et logeurs particuliers, de déclarer sans délai, aux commissaires de police, les noms, âge et lieux de naissance des filles ou femmes publiques qu'ils auraient reçues ou qu'ils recevraient chez eux, indiquant soigneusement le jour de leur entrée. Ils devront également faire, devant les mêmes fonctionnaires, la déclaration de la sortie de chez eux de ces femmes.

Tout contrevenant à la présente disposition sera déféré aux tribunaux pour y être poursuivi, conformément à l'art. 475, § 2 du Code pénal.

Art. 41. Les employés du bureau des passe-ports tiendront note exacte de toutes les filles publiques qui arriveront à Nantes, ou qui en partiront, et donneront communication de cette note au bureau de police.

Art. 42. Les contrevenants aux dispositions du présent arrêté seront traduits devant le tribunal de simple police, sans préjudice des poursuites et peines plus graves qu'ils auraient encourues, à raison des délits et crimes prévus et qualifiés par les lois et règlements en vigueur, et nommément pour cause d'attentat aux mœurs et de corruption de la jeunesse.

Art. 43. MM. le commissaire de police en chef, les commissaires, chacun en ce qui les concerne, et plus spécialement dans leur arrondissement respectif, sont chargés de tenir rigoureusement la main à l'exécution du présent arrêté, de constater les contraventions, d'en poursuivre les auteurs et de nous les signaler.

Art. 44. Les commissaires de police et les agents sous leurs ordres sont invités à mettre, dans leurs démarches relatives à l'exécution du présent, toute la discrétion, la prudence et le zèle que réclame l'intérêt public.

Art. 45. Le présent sera soumis à l'approbation de M. le préfet, imprimé, ensuite adressé à MM. les commissaires de police, à M. le médecin chargé de la visite, et aux agents de police.

Il sera publié dans la forme ordinaire. MM. les commissaires de police devront en outre informer des dispositions qu'il contient les personnes qu'il peut concerner, et, pour que ce but soit plus complétement atteint, les nouveaux registres des personnes qui logent ou qui reçoivent des filles ou femmes publiques contiendront en tête ledit arrêté.

Ferdinand FAVRE.

Approuvé en préfecture de la Loire-Inférieure.

Nantes, le 16 mars 1839. *Le Préfet*, Maurice DUVAL.

DISPOSITIONS PÉNALES.

Contravention aux règlements de police et aux lois. — Les peines de simple police (pour les contraventions non prévues par le Code pénal) consistent dans l'amende de 1 franc à 5 francs, non compris les frais de la procédure (Code pénal, art. 471, § 15), et en outre, en cas de récidive, dans l'emprisonnement pendant trois jours au plus (Code pénal, art. 474).

Attentat aux mœurs. — Toute personne qui aura commis un outrage public à la pudeur, sera punie d'un emprisonnement de trois mois à un an, et d'une amende de 16 francs à 200 francs (Code pénal, art. 330).

Corruption de la jeunesse. — Quiconque aura attenté aux mœurs, en excitant, favorisant ou facilitant habituellement la débauche ou la corruption de la jeunesse de l'un et de l'autre sexe, au-dessous de l'âge de vingt et un ans, sera puni d'un emprisonnement de six mois à deux ans, et d'une amende de 50 francs à 500 francs (Code pénal, art. 334).

Dans tous les cas, les coupables pourront être mis, par l'arrêt ou le jugement, sous la surveillance de la haute police (Code pénal, art. 335).

2° ARRÊTÉ CONCERNANT LA CENTRALISATION DU SERVICE DE SURVEILLANCE DES FEMMES PUBLIQUES.

Extrait des registres de la Mairie, du 14 février 1844.

NOUS, MAIRE DE LA VILLE DE NANTES,

Vu les lois des 14-22 décembre 1789, 16-24 août 1790, 19-22 juillet 1791 et 18 juillet 1837 ;

Vu l'arrêté du gouvernement du 5 brumaire an XI, et le décret du 23 fructidor an XIII ;

Vu les art. 330, 331, 332, 333, 334, 431, 479 et 480 du Code pénal ;

Vu notre arrêté du 31 décembre 1838 ;

Considérant que la surveillance des maisons de prostitution et filles publiques a laissé jusqu'à ce jour beaucoup à désirer, parce que cette partie de la police n'a jamais été centralisée ;

Considérant qu'il résulte de ce défaut de centralisation des inconvénients graves, dont le moindre est de ne pouvoir contrôler avec exactitude les filles soumises aux visites périodiques ;

Considérant qu'il importe de remédier à ces abus, en ajoutant à notre arrêté sus-visé, du 31 décembre 1838, quelques dispositions complémentaires ;

ARRÊTONS :

Art. 1er. Un contrôle des filles publiques sera établi à la Mairie, sous la surveillance de M. le commissaire en chef.

Art. 2. Les mutations y seront portées jour par jour par un commissaire de police désigné, qui sera, en outre, chargé spécialement de la surveillance des prostituées.

Art. 3. Chaque fille devra être pourvue d'un livret, en tête duquel seront imprimés le présent arrêté, ainsi que celui du 31 décembre 1838, et qui leur tiendra compte de la carte de sûreté.

Art. 4. MM. les commissaires de police feront connaître avec soin, au commissaire chargé de la tenue du contrôle, les filles publiques qui ne seraient point inscrites.

Art. 5. Les livrets des matrones et des filles seront délivrés à la Mairie.

A chaque changement de logement, elles seront tenues d'en faire la déclaration au bureau de police, après s'être présentées chez le commissaire de leur arrondissement, qui devra inscrire leur sortie sur le registre qu'il tient conformément à l'article du règlement du 31 décembre 1838.

Art. 6. A chaque visite, les filles publiques devront représenter leur livret au médecin spécialement chargé de ce service, pour qu'il le vise et y constate leur état sanitaire.

Art. 7. Les filles publiques enregistrées seront divisées en deux classes :

1° Les *isolées*, c'est-à-dire celles qui ont un domicile particulier ;

2° Les *filles de maisons*, c'est-à-dire celles qui se placent sous la dépendance d'une maîtresse de maison de prostitution.

Elles devront, au moment de l'enregistrement, faire connaître celle de ces deux classes à laquelle elles veulent appartenir, sauf à passer ensuite d'une classe à l'autre, après une déclaration préalable.

Art. 8. Les filles isolées ne pourront se loger que dans les rues qui leur seront désignées par la police.

Les filles de maisons ne pourront s'établir que dans une maison de prostitution reconnue et tolérée par l'administration.

Art. 9. Aucune maison publique ne pourra être ouverte sans une permission écrite, délivrée par notre bureau de police, et cette tolérance ne sera accordée que sur la production du consentement écrit du propriétaire de la maison.

Art. 10. Lorsqu'une maison clandestine de débauche sera signalée à l'administration, celle-ci fera procéder à une enquête administrative, pour s'assurer de l'exactitude du fait, et ordonnera, s'il y a lieu, l'expulsion des femmes, et, au besoin, fera fermer la maison. Ceux qui tiendraient ces maisons seront déférés aux tribunaux.

Art. 11. Les maîtresses de maisons tolérées seront responsables des filles qu'elles recevront chez elles ; et, dans le cas de désordres graves, la tolérance leur sera retirée par l'administration, qui pourra faire fermer immédiatement leurs maisons.

Art. 12. Il leur est défendu de recevoir et de garder chez elles des enfants des deux sexes.

Toute infraction à cet article sera immédiatement punie du retrait de leur autorisation, sans préjudice des peines de droit.

Art. 13. Au théâtre, les filles publiques et matrones ne pourront se placer ailleurs que dans les endroits qui leur seront indiqués par le commissaire de police de service, et elles devront s'y tenir décemment, sous peine d'être sur-le-champ expulsées de la salle et poursuivies ultérieurement, s'il y a lieu.

Art. 14. M. le commissaire en chef, MM. les commissaires de police et les agents sous leurs ordres, sont chargés d'assurer la ponctuelle exécution du présent arrêté, dont expédition sera transmise à M. le Préfet du département.

Le Maire, FERDINAND FAVRE.

Vu et approuvé par nous, Préfet de la Loire-Inférieure.

Nantes, le 19 février 1844. A. CHAPER.

VI

COUP D'OEIL SUR LA PROSTITUTION A STRASBOURG,

Par le docteur E. STROHL,
Agrégé à la Faculté de médecine,
Président de la Société de médecine de Strasbourg,
Médecin adjoint du dispensaire.

Quoique la prostitution à Strasbourg ne présente aucun caractère spécial qui la différencie de celle d'autres grandes cités, il n'en est pas moins intéressant de l'étudier, parce que le rapprochement de plusieurs faits nous permettra de déduire des conséquences pratiques qui ne manqueront pas d'importance.

Strasbourg est une ville de 75,500 âmes, ayant une garnison habituelle de 7 à 8000 hommes, siége d'une Académie complète, réunissant les cinq facultés; ville de commerce, d'industrie, servant de passage à une énorme quantité de voyageurs, que les chemins de fer amènent journellement de tous les points de la France, de l'Allemagne et de la Suisse. Toutes ces conditions entraînent la présence continue d'un grand nombre d'hommes non mariés, jeunes ou dans la force de l'âge, qui recherchent avidement la satisfaction d'un des besoins les plus énergiques de la nature humaine. D'un autre côté se trouve une nombreuse classe de pauvres (5000 familles), inscrits sur les registres des secours publics, d'ouvriers et d'artisans, tous mariés, et ayant généralement une grande famille qu'ils ont souvent de la peine à soutenir sans avoir recours à l'assistance publique. Nées et élevées dans ces conditions misérables, les filles voient le vice de trop près dès leur enfance, pour ne pas perdre à la fin la retenue que l'instinct naturel et des principes malheureusement peu solides déjà dès le début, imposent aux femmes dans tout le monde civilisé. Viennent alors, pour les unes les séductions du cœur, pour les autres celles du luxe et de la coquetterie, enfin les besoins impérieux de la faim et de la misère en général, et ces filles se précipiteront dans un abîme d'où elles auront de la peine à sortir. La plupart de nos prostituées ont été d'abord séduites par un amant, quelques-unes ont été vendues par leurs parents, et la paresse achève les autres. Quoique le gain d'une fille ne soit pas en proportion avec la cherté toujours croissante des objets de première nécessité, il ne lui est cependant pas impossible de se tirer d'affaire, grâce à l'esprit de bienfaisance qui anime presque toute la population de Strasbourg; mais il faut savoir s'imposer des privations, et être doué d'une volonté énergique.

Malgré le triste tableau que nous venons d'esquisser, on aurait néanmoins tort d'admettre une dépravation des mœurs plus profonde qu'ailleurs; celle-ci frappe exclusivement les basses classes, et il y existe encore de nombreuses exceptions, car nous verrons bientôt que le contingent de filles publiques fourni par la ville n'est pas trop considérable.

Les documents qui ont servi de base à notre travail ne sont pas bien nombreux ; il n'y a que peu d'années que le service des filles publiques a été organisé d'une manière sérieuse: jamais les registres n'avaient été régulièrement tenus; jamais un travail d'ensemble n'avait été entrepris; de sorte que nous ne pourrons pas remonter bien haut en donnant un résumé statistique.

La première ébauche d'organisation date du 18 août 1815. Un arrêté du Maire impose une carte de sûreté à toutes les femmes publiques, et les soumet à une visite mensuelle. Celle-ci avait lieu à l'hôpital pour les filles indigentes, et était faite gratuitement par les chefs ou les internes du service des vénériens. Les autres femmes ayant quelques ressources étaient divisées en deux classes et passaient la visite, soit à leur domicile, soit dans le cabinet de quatre officiers de santé, un par canton, nommés à cet effet par le Maire. Celles de la 1re classe payaient, par visite, 1 fr. 50; celles de la 2e classe, 1 fr., et celles qui se faisaient visiter à domicile, 3 fr.

Un nouvel arrêté du 9 avril 1818 ajoute surtout quelques dispositions de police au précédent, désigne les médecins cantonaux de la ville comme médecins visiteurs, et ordonne les visites une fois par mois au plus, et au moins tous les deux mois, à moins de cas spéciaux. A partir de ce moment les commissaires de police de chaque canton étaient les chefs du service des filles publiques, chacun dans son canton. Aucun de ces deux règlements ne fait allusion à la prostitution clandestine; le second même nous apprend que: « ne sont point comprises dans » la catégorie des filles publiques, ni conséquemment soumises » aux visites sanitaires périodiques, les filles ou femmes entre» tenues, ou qui demeurent chez leur père, mère ou tuteur, et » qui ne font pas métier public de la prostitution. »

Il faut arriver jusqu'au 17 décembre 1839, pour trouver une première organisation du service de santé, méritant ce nom. L'arrêté du maire, M. Schützenberger, s'occupe des maisons de prostitution, impose aux personnes qui les tiennent des obligations sévères, réglemente l'inscription d'office des filles se livrant à la prostitution, prescrit des formalités pour les inscriptions volontaires ainsi que pour les radiations, et soumet les filles à certaines obligations. Les mesures sanitaires ont également reçu de grandes améliorations. Ainsi ont été soumises aux visites les filles accusées d'avoir communiqué des maladies contagieuses, si toutefois les renseignements recueillis sur leur compte les assimilent aux prostituées, et celles qui ont été arrêtées dans des scènes de désordre, en compagnie de prostituées. Les visites régulières ont été portées à deux par mois ; elles devaient être faites chaque fois par deux médecins communaux au dispensaire loué par la ville à l'hôpital civil pour les visites gratuites, et par chacun des médecins communaux dans son canton respectif, pour les filles du canton payant alors 1 fr. 50 par visite. Enfin, la prostitution clandestine y a été sévèrement défendue.

Un supplément à cet arrêté, en date du 15 octobre 1845, réglemente *les maisons de passe* ou *de rendez-vous*, ordonne aux teneurs de se faire représenter, par les filles qui y viennent, la carte de sûreté, et leur défend de recevoir celles qui n'en auraient pas. D'autres articles additionnels ordonnent le renvoi dans leurs foyers des filles mineures dont les parents ne sont pas domiciliés à Strasbourg, et qui voudraient s'y livrer à la prostitution. Enfin, le nombre des visites sanitaires est porté à quatre par mois (1).

D'après ce nouvel arrêté, les commissaires de police conservaient la surveillance du service des filles publiques, chacun dans son canton, et devaient faire des rapports à l'adjoint du Maire chargé de la police.

Malgré les bonnes dispositions que ce règlement contient, il n'était pas suffisant. Il a produit d'excellents résultats pour les filles publiques inscrites, mais il n'obviait pas à la prostitution clandestine. Les articles qu'il renferme pour la limitation de cette dernière n'ont jamais été sévèrement exécutés par la police ; il manquait un chef prenant à cœur

(1) Cette prescription n'a pas été longtemps exécutée.

cet important chapitre de l'hygiène publique, stimulant le zèle des agents et des commissaires, les soutenant dans l'exercice de leurs délicates fonctions. Il n'en pouvait guère être autrement; les adjoints n'ont ni le temps ni l'habitude nécessaires pour s'occuper activement de ce service. D'un autre côté, la position indépendante faite à chaque commissaire de police dans son canton paralysait complétement le bon vouloir de ceux qui faisaient consciencieusement leur devoir. En effet, pour ne citer qu'un exemple, une fille se livrant à la prostitution clandestine se voyait-elle tracassée dans un canton et sur le point d'être inscrite d'office, elle déménageait, changeait de canton, et échappait ainsi pour longtemps aux poursuites. Aussi la santé publique n'a-t-elle pas été grandement améliorée par ce règlement; les maisons de tolérance devenaient plus saines, mais les maladies syphilitiques n'en continuaient pas moins à sévir sur les filles non soumises.

Tous ces inconvénients ont déterminé une modification dans le service sanitaire, modification introduite par l'arrêté suivant du maire, M. Coulaux, en date du 6 janvier 1853.

« Nous, Maire de la ville de Strasbourg,

» Considérant que l'autorité militaire nous a exprimé le désir de voir désigner un médecin unique, lequel serait chargé du service sanitaire ayant pour but de diminuer la propagation des maladies contagieuses et syphilitiques;

» Que l'opportunité d'une centralisation de ce service, en ce moment réparti entre MM. les médecins communaux, est depuis longtemps reconnue,

» Avons arrêté ce qui suit:

» 1° Le service des visites sanitaires sera centralisé et confié aux soins d'un docteur en médecine qui prendra le titre d'*inspecteur du service de santé.* »

L'article 2 nomme le doyen des médecins communaux à cette fonction, et l'autorise à se faire aider par des docteurs en médecine ou en chirurgie, préalablement agréés par le Maire. Il alloue un traitement supplémentaire au titulaire.

L'article 3 divise les femmes en deux catégories, en ce qui regarde les visites sanitaires: les unes seront visitées gratuitement au Dispensaire loué par la ville à l'hôpital; les autres le seront contre paiement, soit à la salle de consultation du médecin désigné, soit à domicile. Il fixe provisoirement à quatre par mois le nombre des visites.

L'article 4 règle les visites extraordinaires qui seront toujours gratuites.

L'article 5 accorde à l'autorité militaire le droit de faire assister un des chirurgiens de l'armée aux visites duDispensaire.

L'article 6 introduit une amélioration considérable en chargeant le commissaire de police central de désigner plusieurs agents spécialement chargés du service, des avertissements, de la garde et de la surveillance nécessitée par le présent arrêté.

L'article 7 impose à l'Inspecteur du service de santé l'obligation d'adresser un rapport hebdomadaire au Maire.

Ce règlement a été complété et légèrement modifié par un nouvel arrêté du Maire, en date du 5 décembre 1854. Il est précédé des considérants suivants :

« Vu les lois, etc.

» Considérant que la centralisation du service sanitaire a fait diminuer dans une proportion notable le nombre des maladies contagieuses ; que ce résultat a été constaté à la fois par les rapports des fonctionnaires de la police municipale, ainsi que par les attestations répétées de l'autorité militaire ;

» Qu'il convient de donner plus d'extension et de stabilité à ce service, auquel l'augmentation du nombre de femmes soumises à la surveillance, ainsi que la répétition des visites et contre-visites, a donné une grande importance ;

« Avons arrêté, etc. »

Le service sanitaire a été complétement distrait du service de la médecine communale. L'inspecteur est aidé par un adjoint nommé par le Maire. Les femmes arrêtées au milieu de désordres ou en flagrant délit de prostitution clandestine sont conduites à l'hôpital et visitées par l'interne de garde ou par l'interne du service des vénériens. Les femmes trouvées malades sont retenues immédiatement, et les autres sont encore soumises à la prochaine visite sanitaire. Le nombre des visites est réduit à trois par mois. Enfin le rapport de l'inspecteur est mensuel au lieu d'être hebdomadaire.

Deux grands progrès sont renfermés dans ces deux arrêtés : l'un qui centralise le service médical, et l'autre le service de la police. Chaque commissaire de police avait bien encore à surveiller son canton ; mais le commissaire central était le chef : il imprimait une direction unique, donnait ses ordres et faisait exécuter partout les règlements. C'est surtout depuis que M. Bonnissant, commissaire de police du canton nord, avait été chargé des fonctions de commissaire central, que de grands résultats avaient été obtenus. Il a organisé le service avec un zèle, une persévérance, un entendement parfaits, ayant à lutter contre la négligence et même le mauvais vouloir de ses collègues, contre les plaintes et les réclamations des filles livrées à la prostitution clandestine, de leurs familles, de leurs amants, etc.; enfin ayant à dresser les agents pour un service tout nouveau. Avec cette double centralisation, les filles avaient plus de peine à se soustraire à la surveillance de la police et aux visites sanitaires. A cet effet, le médecin inspecteur avait la liste complète des filles inscrites, et la tenait toujours au courant, notant les visites passées, constatant ainsi les absences et les signalant aux agents de la police. Ce surcroît de peine était largement récompensé par les bons résultats obtenus de cette manière, ainsi qu'on le verra dans l'exposé des détails qui va suivre.

Plus tard, la nouvelle organisation de la police a enlevé ce service à l'autorité municipale et l'a remis entre les mains du Préfet. A cette occasion, M. Migneret, Préfet du Bas-Rhin, a rassemblé toutes les prescriptions précédentes pour en faire un nouvel arrêté complet et modifié en différents points. Nous le donnerons dans son entier :

RÈGLEMENT DE POLICE SUR LES FILLES PUBLIQUES.

Nous, Préfet du Bas-Rhin, etc. :

Vu la loi du 5 mai 1855 (article 50) ;

Vu les lois des 16-24 août 1790, 19-22 juillet 1791, 18 juillet 1837 et 19 juin 1851 ;

Vu les décrets des 4 septembre 1851 et 24 mars 1852 ;

Vu l'article 330 du Code pénal ;

Considérant qu'il importe de prescrire des mesures pour réprimer le scandale qu'occasionnent les filles publiques, et prévenir les effets de la contagion engendrée par la prostitution,

Arrêtons :

Titre Ier. — *Des filles publiques.*

Art. 1er. A compter du jour du présent arrêté et à l'avenir, il est défendu à toute femme de se livrer à la prostitution, sans avoir fait préalablement une demande en inscription à la Préfecture, et avoir obtenu une carte sanitaire.

Art. 2. Les demandes doivent être appuyées de l'acte de naissance et des pièces constatant l'identité et la position de la postulante. Ces pièces resteront déposées à notre préfecture ; elles ne seront rendues à la déposante qu'en cas de départ, de radiation des contrôles et sur la remise de la carte sanitaire.

Art. 3. Les cartes ne seront délivrées qu'au point de vue sanitaire, et sans aucune dérogation aux lois protectrices de la morale publique.

Toute femme étrangère à Strasbourg pourra être reconduite au lieu de son domicile. Dans le cas où elle serait rencontrée de nouveau se livrant encore à la prostitution, elle sera arrêtée et mise à la disposition de l'autorité compétente.

Art. 4. Les filles publiques sont classées :

1° En filles de maison ;
2° En filles isolées.

Les premières sont celles qui demeurent dans des maisons de débauche, dites *de tolérance*, et qui se trouvent sous la dépendance de l'autorité de maîtres ou de maîtresses de maisons.

Les secondes sont celles qui ont un domicile particulier, soit dans un appartement garni, soit dans un appartement à terme, dont le mobilier est leur propriété.

Art. 5. Au moment de leur inscription, elles seront tenues de faire connaître à quelle classe elles veulent appartenir, et d'indiquer la maison de tolérance dans laquelle elles doivent être reçues, ou, si elles sont filles isolées, leur domicile par rue, maison, numéro et étage.

Art. 6. Elles peuvent passer d'une classe à une autre, à charge par elles d'en faire la déclaration au bureau chargé de ce service à la Préfecture, et d'y échanger la carte sanitaire.

Il leur est enjoint de déclarer, dans les vingt-quatre heures, au plus tard, au commissaire de police de leur quartier qui en préviendra la Préfecture, tous changements de domicile ou de maison de tolérance.

Art. 7. Toute femme qui se livre notoirement à la prostitution est réputée fille publique. A défaut de demande en inscription, elle sera inscrite d'office, soumise aux dispositions du présent règlement, sans préjudice des poursuites qui pourraient être dirigées contre elle.

L'inscription d'office aura lieu par décision spéciale du Préfet et au vu du procès-verbal du commissaire de police.

Art. 8. Toute fille publique qui, quoique munie de sa carte, n'aura pas de domicile certain, sera considérée comme en état de vagabondage, et mise à la disposition du Procureur impérial, conformément aux articles 249 et suivants du Code pénal.

Art. 9. Il est défendu aux filles publiques de se montrer, à quelque heure que ce soit, à leurs fenêtres, pour y provoquer les passants par gestes ou par paroles, et de se tenir sur le devant des portes, de fréquenter les passages, les lieux déserts et obscurs, de circuler dans les rues.

Art. 10. Les filles devront toujours être munies de leur carte sanitaire, et la présenter à toute réquisition des officiers et agents de police.

Art. 11. Toute fille publique qui voudra renoncer à la prostitution sera, sur sa demande, et lorsqu'il aura été constaté qu'elle est revenue à une conduite meilleure, rayée du registre d'inscription.

La radiation définitive ne pourra avoir lieu que trois mois après la déclaration faite.

Titre II. — *Des maîtres et maîtresses de maisons.*

Art. 12. Il est expressément interdit d'ouvrir une maison de débauche, dite *de tolérance*, pour y entretenir des filles publiques, sans en avoir obtenu l'autorisation.

Art. 13. La demande qui nous sera adressée à cet effet devra être accompagnée d'une description des lieux et du consentement écrit du propriétaire de la maison.

Art. 14. Le nombre des filles qui pourra être admis dans les maisons de tolérance sera fixé par l'autorisation.

Art. 15. Les fenêtres des maisons de tolérance devront être constamment garnies de verres dépolis, rideaux, jalousies ou persiennes, afin que du dehors la vue ne puisse pénétrer à l'intérieur.

Art. 16. Les escaliers des maisons de tolérance devront être, aussitôt la chute du jour et jusqu'à minuit, constamment éclairés.

Art. 17. Les maîtres et maîtresses de maisons tiendront un registre coté et paraphé par le commissaire de police du quartier.

Ce registre, qui devra être constamment à jour, indiquera pour chaque fille publique :

La date d'entrée ;
Les nom et prénoms ;
Le numéro de la carte d'inscription.

En cas de sortie :

La date de la sortie ;
La cause de la sortie ;
Ce que la fille publique est devenue.

Ils tiendront en outre des feuilles sur lesquelles ils inscriront tous les jours les noms, professions et domiciles des individus qui auront passé la nuit dans leurs maisons.

Ces feuilles seront remises dans les vingt-quatre heures à l'inspecteur préposé à la surveillance de la prostitution, pour être déposées aux archives de la Préfecture.

Art. 18. L'arrivée et le départ, quelle qu'en soit la cause, d'une des filles admises, seront le jour même, à la diligence des maîtres ou maîtresses de maisons, signalés au bureau chargé de ce service à la Préfecture.

Art. 19. Il est enjoint aux maîtres ou maîtresses de maisons de déclarer, *sans aucun retard*, au même bureau, les filles chez lesquelles le virus vénérien se manifesterait (1). A défaut de cette déclaration, celles reconnues atteintes de maladie, lors des visites médicales dont il sera parlé ci-après, seront envoyées au local par nous désigné, pour y être traitées aux frais des maîtres ou maîtresses de maisons ; et les maisons seront fermées pendant un temps fixé par nous, selon le degré de culpabilité des maîtres ou maîtresses.

Art. 20. Il est défendu aux maîtres et maîtresses de maisons :

De loger des filles publiques en nombre plus considérable que celui autorisé ;

D'en admettre qui ne seraient pas munies de cartes sanitaires ;

D'accueillir, *même temporairement*, soit pendant le jour, soit pendant la

(1) Une maîtresse d'une des premières maisons vient d'avoir son établissement fermé pendant dix jours, pour n'avoir pas déclaré immédiatement la maladie d'une fille dont elle était informée.

nuit, des femmes qui se livreraient à la prostitution, qu'elles soient ou non munies de cartes ;

De laisser circuler les filles publiques qu'elles entretiennent ;

De recevoir les militaires après la retraite ;

D'ouvrir la porte de leur maison aux personnes qui se présenteraient après minuit ;

De vendre du vin et des liqueurs ; en un mot, de tenir café, cabaret ou débit de boissons.

Art. 21. L'infraction aux dispositions qui précèdent sera punie administrativement par le retrait de l'autorisation, à quelque époque qu'elle ait été obtenue, sans préjudice de poursuites judiciaires.

Art. 22. Les maîtres et maîtresses de maisons sont personnellement responsables des désordres qui ont lieu, soit à l'intérieur, soit à l'extérieur de leur habitation, par le fait des filles publiques qu'ils reçoivent.

Titre III. — *Des visites médicales.*

Art. 23. Les visites médicales ont lieu trois fois par mois. Elles sont faites par un médecin nommé par nous, soit à domicile, soit dans le local que nous désignerons, et qui sera spécialement affecté à cette destination.

Les filles publiques sont, en outre, visitées chaque fois qu'elles changent de classe, et chaque fois qu'elles passent d'une maison de tolérance dans une autre.

Des visites inopinées auront lieu toutes les fois que nous le jugerons convenable.

L'agent de police qui accompagne le médecin dans les maisons de tolérance ne devra, sous aucun prétexte, être présent à la visite.

Art. 24. Les visites médicales sont constatées sur la carte sanitaire par l'apposition de la signature du médecin, et, en outre, pour les filles de maisons, par le visa du médecin sur le registre tenu en conformité de l'article 17.

Art. 25. Toute fille publique reconnue malade sera transférée à l'hôpital, dans le jour même, pour y être traitée.

Elle y restera aussi longtemps que le médecin le jugera nécessaire, tant pour le traitement que pour s'assurer de la parfaite guérison.

Titre IV. — *Dispositions générales.*

Art. 26. Les maisons de tolérance, ainsi que le domicile des filles isolées, seront ouverts à toute heure du jour comme de la nuit, aux officiers et agents de police, toutes les fois qu'ils se présenteront pour les visiter.

Art. 27. Les maisons de passe, c'est-à-dire celles dans lesquelles les femmes qui se livrent à la prostitution sont reçues temporairement, ne pourront être établies que sur une permission spéciale délivrée par nous.

Les maîtres et maîtresses de ces maisons sont tenus de se conformer strictement aux articles 12, 13, 15, 16 et 17 du présent arrêté.

Art. 28. Il sera donné lecture du présent règlement aux filles publiques et aux maîtres et maîtresses de maisons, avant la délivrance des cartes médicales ou de l'autorisation d'ouverture de maison de tolérance.

Art. 29. Le présent arrêté sera mis à exécution sans autre publication.

Strasbourg, le 20 novembre 1855.

Signé MIGNERET.

En dernier lieu, sur la proposition du nouveau commissaire

central, M. Brunet, un supplément à l'arrêté précédent a été mis en vigueur à partir du 1er janvier 1857. Le voici :

Art. 1er. Les femmes ou filles se livrant à la prostitution dans la ville et banlieue de Strasbourg seront, après les formalités requises, inscrites au commissariat central et au bureau des mœurs à la Préfecture, sur des registres dressés conformément au modèle annexé au présent ordre de service.

Art. 2. Toute femme ou fille qui désire obtenir son inscription sur le contrôle des femmes soumises, soit qu'elle habite la ville de Strasbourg, soit qu'elle y arrive, devra se présenter au commissariat central à la Préfecture. M. le commissaire central remplira les notices, inscrira provisoirement la postulante, s'assurera de son état sanitaire en exigeant un certificat du médecin, lui délivrera une carte conforme au modèle annexé au présent ordre, et transmettra ensuite à notre bureau des mœurs, à la Préfecture, les pièces constatant l'identité et la position de la postulante, le tout accompagné de son avis. M. le Préfet décidera de son inscription définitive. Avis de cette décision sera transmis à M. le commissaire central.

Les femmes déjà soumises qui habitent Strasbourg seront tenues de se présenter au commissariat central pour faire régulariser leur inscription. Une carte conforme au modèle adopté leur sera délivrée.

Art. 3. L'arrivée, le départ et les mutations des femmes soumises de toutes les classes, seront déclarés immédiatement à M. le commissaire central qui demeure chargé, après en avoir pris note, de les signaler au bureau des mœurs, à la Préfecture.

Il ne sera délivré de certificats (pour obtenir des titres de voyage) aux femmes soumises que sur le vu du certificat du docteur médecin, constatant qu'elles ont été visitées et reconnues saines.

Des peines disciplinaires seront infligées par M. le Préfet, sur le rapport du commissaire central, aux maîtresses de maisons de tolérance dont les pensionnaires disparaîtraient sans avoir été préalablement visitées, et contre celles de ces maîtresses de maisons qui négligeraient de déclarer immédiatement au commissaire central l'arrivée d'une femme dans leur maison.

Art. 4. Les femmes inscrites d'office sont celles qui se livrent notoirement à la prostitution. Cette notoriété pourra être acquise par divers faits, et notamment dans les circonstances suivantes :

La fréquentation des femmes soumises ;

La rencontre en récidive dans un lieu de débauche ;

L'arrestation en récidive sur la voie publique pour conduite contraire aux mœurs, comme provocation, propos et actes licencieux ;

La communication du mal vénérien ;

La domesticité dans une maison de prostitution jusqu'à l'âge de quarante-cinq ans.

L'inscription d'office sera prononcée, s'il y a lieu, par M. le Préfet, sur le vu de l'avis de M. le commissaire central.

Art. 5. Pourra être soumise à l'inspection du médecin des mœurs, toute femme ou fille non inscrite qui sera surprise, même pour la première fois, en compagnie de filles publiques ou dans un lieu de débauche ; celle qui tiendra sur la voie publique une conduite contraire aux mœurs, ou qui sera logée dans une maison mal famée.

Si la femme visitée dans les cas précités est reconnue saine, elle sera mise en liberté, et ne sera soumise qu'en cas de récidive.

Art. 6. Les effets de l'inscription pourront être suspendus, en attendant la radiation définitive, lorsque la femme inscrite reviendra aux bonnes mœurs, et qu'elle sera en état de pourvoir aux besoins ordinaires de la vie par son mariage, un héritage, l'exercice d'une profession honnête, l'occupation d'une place fixe, etc.

Art. 7. Il est défendu aux femmes soumises de sortir de leur domicile après dix heures du soir, de se présenter sur les promenades, de s'arrêter dans les rues, ou de les parcourir dans un costume indécent ; de se présenter devant et dans le voisinage des casernes et corps de garde, d'accoster les militaires, et de les recevoir chez elles après la retraite ; de recevoir des jeunes gens en état de minorité, et de se placer au théâtre ailleurs qu'aux troisièmes loges.

Art. 8. Les maisons de débauche de toute espèce ne pourront être tenues que par des femmes ou filles majeures.

Aucun homme, si ce n'est le mari de la maîtresse de la maison, ne pourra habiter dans une maison de débauche.

Art. 9. Les visites médicales sont classées en ordinaires et extraordinaires. Les visites ordinaires sont celles qui ont lieu chaque dizaine ; les visites extraordinaires sont celles qui doivent avoir lieu à l'arrivée et au départ des femmes soumises, et au changement de classes ou de maison.

Art. 10. Les femmes en maison et isolées pourront obtenir la faveur d'être visitées à leurs frais, à domicile ou dans le cabinet du médecin. Celles qui voudraient profiter de cette faveur en feront la demande à M. le commissaire central, qui demeure chargé de l'accorder ou de la retirer à l'occasion.

Art. 11. Les visites ordinaires faites dans les Dispensaires, et les contre-visites ou visites inopinées dans quelque endroit qu'elles aient lieu, sont gratuites.

Les visites extraordinaires, et celles des femmes ou filles autorisées à être visitées ailleurs que dans les Dispensaires, sont à la charge des maîtres de maisons de tolérance ou des femmes isolées.

Le médecin du Dispensaire est autorisé à réclamer pour les visites ordinaires passées à domicile ou dans son cabinet, une rétribution qui ne pourra excéder 2 francs, et pour les visites extraordinaires à domicile ou dans son cabinet, une rétribution qui ne pourra excéder 3 francs.

Art. 12. Les visites ordinaires auront lieu les 1er, 10 et 20 de chaque mois, dans le local du Dispensaire pour les femmes isolées ;

Les 2, 11 et 21 de chaque mois dans le local du Dispensaire pour les femmes en maison ;

Les 2, 12 et 22, pour les femmes en maison et isolées visitées à domicile ;

Les 4, 13 et 23, pour les femmes isolées visitées dans le cabinet du docteur.

Les visites des femmes se livrant à la prostitution clandestine auront lieu au Dispensaire ou au cabinet du médecin.

Art. 13. La veille des visites, le commissaire central, ou en cas d'empêchement l'employé chargé du bureau des mœurs, dressera un état régulier des femmes qui devront être visitées le lendemain, et le transmettra au médecin du Dispensaire.

Le jour de la visite et à l'appel de son nom, la femme soumise remettra sa carte d'inscription, et le docteur constatera par écrit ou par un signe particulier, tant sur l'état indiqué plus haut que sur ladite carte, l'état sanitaire ou douteux de la femme visitée.

Si la femme à visiter ne répond pas à l'appel de son nom, il constatera l'absence sur l'état.

La carte sera immédiatement rendue.

Art. 14. L'état constatant le résultat de la visite, certifié véritable par le médecin, sera dans la journée remis par le médecin à M. le commissaire central, afin que ce magistrat puisse donner les ordres nécessaires, et faire rechercher et arrêter les femmes qui se seraient soustraites à la visite (1).

M. le commissaire central fera connaître les résultats des visites au bureau des mœurs à la Préfecture.

Art. 15. Le présent ordre de service commencera à être exécuté le 1er janvier 1857 ; il sera immédiatement notifié aux parties intéressées par M. le commissaire central.

Strasbourg, le 20 novembre 1856.

Vu et approuvé, *le Préfet* : MIGNERET.

Cette organisation fonctionne maintenant. La plus grande amélioration introduite en dernier lieu est la centralisation complète du service de la police : les commissaires de police n'ont plus à s'occuper des filles publiques ; des agents spéciaux, dépendant directement du commissaire central, sont chargés exclusivement du service. Il en résulte que, connaissant personnellement les femmes soumises et celles qui tendent à se livrer à la prostitution, ils surveillent mieux les premières et sont à même de faire inscrire d'office les secondes quand l'occasion s'en présente. Une seule observation est à produire à ce sujet, c'est le trop petit nombre de ces agents ; ils sont trois, et malgré leur zèle, il leur est impossible de s'occuper de la prostitution clandestine d'une manière assez efficace pour la réprimer, nous ne dirons pas tout à fait, mais dans les limites auxquelles on pourrait aisément arriver.

Nous allons maintenant passer en revue les différents points qui regardent les filles publiques, en nous appuyant sur des données précises et officielles. Malheureusement, nous ne pourrons pas remonter bien haut : les documents exacts manquent tout à fait avant 1853 ; ce n'est que depuis les nouvelles organisations, depuis la centralisation du service, que les registres se trouvent au complet. Néanmoins nous possédons assez de matériaux pour arriver à des conclusions positives, et surtout pour reconnaître l'influence favorable d'une bonne organisation de ce service.

I. *Des maisons publiques.*

En 1855 et 1856, jusqu'au mois de septembre, il y avait 5 maisons de passe ou de rendez-vous et 25 maisons de tolérance. Depuis cette époque, 2 des premières se sont transformées en maisons de la seconde catégorie, probablement parce

(1) Dans ce cas, elles passent douze à vingt-quatre heures au dépôt de police, et sont alors amenées à la visite.

que le nombre des filles en chambre s'étant successivement accru, la clientèle de ces maisons a diminué, car ces filles préfèrent amener leurs amants temporaires dans leur domicile propre. Les 27 maisons de tolérance peuvent être classées en trois catégories, suivant le prix, la propreté du local et le ton qui y règne. La première catégorie, aristocratique, se compose de 7 maisons, renfermant de 40 à 50 filles, qui toutes se font visiter à domicile. Ces maisons sont situées généralement dans la partie centrale de la ville, mais, à l'exception d'une seule, dans des rues ne servant guère à la grande circulation. Rien, du reste, ne trahit à l'extérieur leur destination, et la police est très sévère à cet égard. Anciennement on était facile pour accorder des permissions d'établir des maisons dans des rues même très passantes, et il a fallu d'énergiques réclamations, souvent renouvelées, pour obtenir des translations exigées impérieusement par les mœurs. Depuis quelques années, et surtout actuellement, l'autorité se montre beaucoup plus sévère à cet égard, et tend à confiner ces établissements autant que possible dans les parties excentriques de la ville. Toutes ces maisons sont propres et bien tenues ; la condition des filles y est aussi bonne qu'elle peut l'être dans ces circonstances, et les maladies y sont rares. Ce sont surtout les étrangers et les hommes des classes un peu supérieures de la population qui les alimentent.

Les maisons de la seconde catégorie sont au nombre de 13 ; elles sont situées à côté de celles de la troisième classe, dans les mêmes rues, et se confondent avec elles par des gradations successives. Les artisans, les ouvriers, les sous-officiers et bon nombre de soldats les fréquentent ; la propreté y est douteuse ; les filles qui les habitent présentent une grande différence avec les précédentes, et les maladies s'y rencontrent déjà plus fréquemment.

Enfin il reste pour la dernière classe 7 maisons, dont la population est à peu près de 30 femmes. Elles portent le même cachet que partout ailleurs : leurs habitués sont les ouvriers et les soldats, et les maladies n'y sont guère plus fréquentes que dans les maisons de la classe précédente. En général, ni les maîtresses ni les filles n'y font fortune, ce que l'on ne peut dire, surtout des maîtresses, pour les établissements de la première catégorie.

Les maisons des deux dernières classes sont situées dans les rues suivantes. Au centre de la ville : rue de la Fonderie, donnant sur la place du Broglie, un des plus beaux quartiers de la ville : 9 maisons, avec 43 filles ; rue des Chandelles, 2 avec 11 filles ; rue des Sept-Hommes, 1 maison avec 5 filles ; rue du Coin-Brûlé, 1 maison avec 4 filles.

Dans les quartiers plus écartés se trouvent la rue de la Soupe-à-l'Eau, longeant la caserne de la Finkmatt, 5 maisons avec 22 filles ; la rue du Baquet-aux-Poissons, 1 maison avec 4 filles ; la rue des Ramoneurs, 1 maison avec 2 filles.

Pour avoir un exemple de l'inégale distribution des filles dans la ville, nous donnerons le tableau du mois de décembre 1856.

	FEMMES		
	en maison.	en chambre.	non soumises.
Canton Nord........	102	17	15
Canton Est.........	11	44	0
Canton Sud.........	18	22	2
Canton Ouest........	25	11	2
	156	94	19

II. *Des prostituées.*

1° *Filles en maisons.* — Leur nombre a subi une augmentation notable depuis la mise en vigueur du règlement de 1853 ; avant il n'atteignait pas le chiffre de 100. Ainsi je trouve dans un Rapport du médecin inspecteur, d'une visite du mois d'août 1853, un chiffre de 88, parmi lesquelles se trouvent même les filles en chambre, peu nombreuses à cette époque. A partir de là commence une augmentation toujours croissante : ainsi, en septembre, il y en avait 106. Il est vrai que ce chiffre, ainsi que tous les suivants, exprime le nombre des inscriptions totales du mois, en y comprenant les femmes qui ont quitté la ville, tandis que les 88 précédentes donnent le chiffre des filles venues à l'une des trois visites du mois. Le tableau suivant donne la moyenne calculée par trimestre, à l'exception du premier chiffre, qui comprend les quatre derniers mois de 1853 :

1853	4 derniers mois,	moyenne de	112,5	filles par mois.
1854	1er trimestre,	—	113,0	—
—	2e —	—	118,7	—
—	3e —	—	119,7	—
—	4e —	—	105,0	—

1855.	1er	trimestre.	moyenne de	108,7	filles par mois.
—	2e	—	—	114,7	—
—	3e	—	—	115,0	—
—	4e	—	—	133,7	—
1856.	1er	—	—	110,3	—
—	2e	—	—	121,0	—
—	3e	—	—	125,0	—
—	4e	—	—	147,6	—

L'augmentation des filles en maisons n'est pas bien considérable, comme on voit par le précédent tableau ; celle accusée au quatrième trimestre de 1856 provient surtout de l'ouverture de deux nouvelles maisons.

2° *Filles en chambre.* — Les documents ne nous fournissent rien relativement au nombre de ces prostituées avant le mois de septembre 1853 ; à partir de ce moment, nous trouverons une augmentation toujours croissante. Ce résultat est la conséquence de la sévérité avec laquelle on a recherché les femmes se livrant à la prostitution clandestine ; étant inscrites d'office, beaucoup d'entre elles préféraient se mettre en chambre plutôt que d'entrer dans les maisons.

1853.	4 derniers mois,		moyenne de	24	filles par mois.
1854.	1er	trimestre,	—	28	—
—	2e	—	—	38	—
—	3e	—	—	47	—
—	4e	—	—	59	—
1855.	1er	—	—	59	—
—	2e	—	—	63	—
—	3e	—	—	70	—
—	4e	—	—	67	—
1856.	1er	—	—	77	—
—	2e	—	—	88	—
—	3e	—	—	104	—
—	4e	—	—	99	—

La comparaison de ces deux tableaux montre trop clairement, pour que nous ayons besoin d'y insister, ce que peut une organisation rationnelle exécutée convenablement. En effet, tandis que la moyenne des filles en maisons reste à peu près stationnaire, celle des femmes en chambre monte de 24 à 104, et nous répétons de nouveau que cette classe a été recrutée presque exclusivement dans les filles qui s'étaient livrées auparavant à la prostitution clandestine, et qui n'étaient par conséquent soumises à aucune surveillance.

La condition de ces femmes est en général moins misérable

que celle des femmes en maisons des deux dernières classes : elles ne sont pas exploitées par les maîtresses de maisons ; mais, par contre, elles subissent toutes les chances de la fluctuation de leur commerce. Un grand nombre d'entre elles travaillent plus ou moins de jour et se livrent à la prostitution le soir pour gagner plus d'argent, les unes pressées par la misère, les autres par le goût des dépenses de toute nature. Leurs occupations consistent en la couture, la broderie, le filet ; quelques-unes font la chambre, aident dans les ménages pour le gros ouvrage, ou bien travaillent dans des fabriques ou dans d'autres établissements. Peu d'entre elles sont formellement entretenues, ou bien elles ne le sont que de temps en temps, par occasion.

Lieux de naissance.—Sur 253 filles (en chambre et en maisons) sur lesquelles nous avons trouvé des renseignements détaillés, il y en a 176 françaises et 77 étrangères. Naturellement Strasbourg et les environs fournissent le contingent le plus nombreux parmi les premières ; la ville et les départements du Bas-Rhin et du Haut-Rhin y figurent pour le chiffre de 151, et il n'y en a que 25 pour le reste de la France. Strasbourg en compte 51 ; le Bas-Rhin, à l'exception de la ville, 84, et le Haut-Rhin seulement 16. Les 25 autres se répartissent parmi onze départements, dans lesquels se trouvent celui de la Moselle pour 9, et celui des Vosges pour 5. La plupart des filles en chambre sont originaires de Strasbourg ou du Bas-Rhin, et ont alors habité la ville plus ou moins longtemps déjà avant de se livrer à la prostitution.

Les 77 étrangères viennent pour la plupart d'Allemagne, et sortent de maisons de prostitution. On sait que c'est un article de commerce : les maîtresses des grandes maisons sont en correspondance active avec la France et avec l'étranger ; leur faut-il des femmes, elles écrivent, et sont souvent alors mal servies, car on envoie le rebut ou les filles dont on voudrait se débarrasser. Aussi sont-elles obligées de faire de temps en temps un voyage elles-mêmes ou d'envoyer quelqu'un de confiance. C'est ordinairement de Mayence, de Francfort, de Carlsruhe, même de Munich, qu'on fait venir les étrangères, tandis qu'en France c'est à Nancy, à Metz, à Paris, au Havre, etc., qu'on s'adresse de préférence. Les maîtresses des maisons du second ordre font parfois de même, mais s'adressent aux établissements du voisinage. Enfin toutes ont en ville et dans les campagnes leurs pourvoyeurs, chargés de leur adresser les filles se livrant déjà plus ou moins à la débauche, mais qui souvent emploient les moyens les plus odieux pour jeter dans les bras du vice des femmes encore relativement honnêtes.

Sur les 77 étrangères, 32 appartiennent au grand-duché de Bade, 21 à la Bavière, 6 au Wurtemberg, 8 au grand-duché de Hesse, 4 à la Prusse, 1 à la Saxe, 3 à la Suisse, 2 à la Belgique.

Age des prostituées.

Age........	16	17	18	19	20	21	22	23	24	25	26 ans.
Nombre....	2	5	6	16	15	28	29	23	25	14	21

Age........	27	28	29	30	31	32	33	34	36	39	40 ans.
Nombre....	23	13	10	7	3	5	3	3	2	1	1

Ainsi qu'on le voit dans le tableau précédent, c'est l'âge de 19 à 27 ans qui fournit le plus grand nombre de prostituées ; cependant les années qui se trouvent avant et après n'en sont pas exemptes. Les deux prostituées de 16 ans ne sont pas malheureusement les seules de cet âge ; mais les autres n'en font pas encore assez ouvertement métier pour qu'on puisse les inscrire d'office. Nous avons déjà eu à visiter des filles de 15 ans et moins, filles à peine pubères et dont l'éducation ne laissait plus rien à désirer. Cet état de choses est déplorable ; mais il est une conséquence forcée du tableau que nous avons esquissé à grands traits au commencement. La grande question de l'inscription des mineures ne soulève pour nous pas le moindre doute ; si, en la leur refusant, on les empêchait de se livrer à la prostitution, si par là on les faisait entrer dans une meilleure voie, certes il n'y aurait qu'une réponse à donner ; mais la fille qui, à 14 ou 15 ans, a commencé à se livrer aux hommes, qui a continué pendant quelque temps, n'est guère capable de se modifier d'elle-même ou d'être ramenée par des parents qui n'ont su l'empêcher de se plonger dans le vice. Qu'en résultera-t-il? la fille restera fille publique, non soumise au contrôle sanitaire, et, une fois malade, elle communiquera pendant longtemps la maladie. Nous en avons vu plusieurs exemples quand les chefs de la police, voulant sauvegarder les mœurs, ont refusé l'inscription à des mineures qui la demandaient même ; arrêtées de temps en temps par le zèle des agents, quand elles se trouvaient dans une des razzias opérées dans les maisons mal famées, on ne tardait pas à les trouver atteintes de vérole, et parfois on acquérait la certitude qu'elles en étaient affectées depuis longtemps déjà. Il n'y a que deux partis à prendre pour conjurer les mauvaises conséquences de ce déréglement : ou bien surveiller et visiter les mineures, ou bien les enfermer dans un refuge, un disciplinaire ou un établissement de ce genre pour les moraliser. Il va sans dire que l'inscription doit être plus difficile pour une jeune fille de 16 ans : il faut être bien sûr qu'elle se livre habituellement à la prostitution et qu'elle manque des influences nécessaires pour changer de conduite.

Temps depuis lequel les filles se livrent à la prostitution. — Sur 262 femmes (les renseignements nous manquent pour une), nous trouvons les chiffres suivants :

Depuis........	1	2	3	4	5	6	7	8 années,
Il y a.........	22 (1)	44	57	38	25	15	16	8 filles.

Depuis........	9	10	11	12	13	17	18	22	24 années,
Il y a.........	8	3	4	4	4	1	1	1	1 filles.

En comparant ce tableau avec celui de l'âge des prostituées, on peut en déduire que la plupart d'entre elles commencent leur métier de 19 à 22 ans, ce qui correspond bien aux causes générales de la prostitution.

Profession antérieure à la prostitution. — Nous l'avons trouvée indiquée seulement chez 230, qui se répartissent ainsi :

		Report..........	204
Servantes..................	98	Brodeuses..................	4
Femmes de chambre.........	4	Giletières..................	2
Ménagères..................	2	Tailleuses..................	2
Couturières................	38	Demoiselles de comptoir.......	2
Journalières................	14	Travaillant aux champs.......	3
Ouvrières de fabrique........	16	Mercière..................	1
Ouvrières..................	12	Marchande de légume.......	1
Lingères..................	7	Revendeuse..................	1
Modistes..................	5	Écureuse..................	1
Blanchisseuses.............	5	Femme abandonnée..........	1
Repasseuses................	3	Sans état..................	8
A reporter.......	204	Total..........	230

L'état de servante avec les conditions qui lui sont analogues, comme journalières, ménagères, femmes de chambre, écureuses, fournissent plus de la moitié des filles publiques, 119 sur 230. Cela se conçoit ; elles ont toutes des amants non platoniques, beaucoup d'entre elles ont déjà eu des enfants, ou bien en ont encore à nourrir. Quand elles sont sans place, la misère force les unes à entrer dans une maison, et les autres tombent dans

(1) Ces 22 filles ont toutes commencé en 1856.

les filets des pourvoyeurs qui savent les attirer par des promesses ou par la ruse, et une fois entrée dans une maison, il est rare qu'une fille sache en sortir à temps. Ceci nous explique aussi pourquoi si peu de filles viennent directement de la campagne ; c'est qu'elles ont été servantes en ville depuis plus ou moins longtemps. La fréquentation des militaires est en général plus pernicieuse aux servantes que celle des jeunes gens du civil, et elle se fait sur une grande échelle ; chaque enfant du Bas-Rhin trouve à Strasbourg une payse, et les souvenirs du village nouent des liaisons forcément passagères, que les femmes reprennent avec un autre pays, quand le premier quitte la garnison. De cette habitude de changer d'amant à la prostitution véritable, il n'y a qu'un pas, et le premier manque de condition le fera franchir inévitablement.

Les femmes qui travaillent à l'aiguille viennent après et pour une forte proportion, près de 30 pour 100. Dans ce cas, on rencontre ordinairement la modicité du salaire comme cause de la dépravation. Ce sont en général des filles qui travaillent pendant la journée et qui se livrent le soir à la prostitution clandestine, jusqu'à ce qu'elles soient inscrites d'office. Elles fournissent une bonne portion des filles en chambre.

Filles ayant été enceintes. — Cette recherche est plus difficile à faire qu'il ne paraîtrait de prime abord, surtout lorsqu'on veut savoir le nombre de celles qui étaient grosses avant de se livrer à la prostitution. En les interrogeant, elles cachent facilement la vérité, parce qu'elles soupçonnent toujours une intention malveillante à leur égard, et les avortements ayant eu lieu dans les premiers mois, laissent souvent peu de traces, de sorte qu'il est parfois bien difficile de les découvrir. En second lieu, comme beaucoup de ces femmes ont fait le métier de prostituée déjà longtemps avant leur inscription, on ne peut reconnaître les conditions dans lesquelles ces conceptions ont eu lieu. C'est avec ces réserves que nous avons examiné les 218 femmes qui se sont présentées à la dernière visite. Il y en avait 66 ayant eu des enfants ou ayant avorté ; ainsi 30 pour 100. En prenant à part les filles en chambre, la proportion est moindre : sur 88, il s'en trouve 22 ; ainsi 25 pour 100. Elle est plus forte pour les filles en maisons, 44 sur 130 ; ainsi 33 pour 100. Ces résultats viennent corroborer ce que nous avons dit touchant les différences entre ces deux classes de prostituées.

Pour compléter le tableau statistique de nos 253 filles publiques, nous avons recherché le nombre d'enfants naturels qui se rencontrent parmi elles, pensant trouver dans cette condition une cause prédisposante à la prostitution. Mais notre attente a été trompé. Neuf indications ont manqué; il reste donc un chiffre total de 244 filles, sur lesquelles 28 n'avaient pas de père avoué, 1 était enfant trouvé, et 1 n'avait jamais connu ses parents. C'est donc un chiffre de 30 sur 244, ou 11 pour 100, chiffre qui doit paraître petit, si l'on songe aux mauvaises conditions d'éducation dans lesquelles se trouvent les enfants des filles-mères.

La position de fortune des parents de ces prostituées ne doit pas être belle ; cependant nous en avons trouvé 6 sur 253 ayant un peu de fortune.

Nous signalerons encore le petit nombre d'Israélites qui se trouvent parmi elles ; nous n'en avons rencontré que 3, chiffre qui n'est pas en proportion avec le nombre d'Israélites habitant Strasbourg et le Bas-Rhin.

Enfin, nous avons été frappé du changement favorable opéré depuis quelques années dans l'extérieur des filles publiques. Elles sont plus propres, moins crapuleuses, plus polies qu'anciennement ; il est très rare que l'une d'entre elles sente l'eau-de-vie en venant à la visite. C'est à la surveillance de la police qu'il faut attribuer cette modification, c'est du moins la seule cause que nous puissions en trouver.

III. *De la prostitution clandestine.*

Que pourrons-nous dire de nouveau sur cette fâcheuse complication de la plaie sociale de la prostitution ? Tout le monde y reconnaît le *delenda Carthago*, mais comment y parvenir ? voilà la grande question. Essayons néanmoins de tirer quelques résultats généraux de ce que nous avons observé à Strasbourg.

Beaucoup d'administrations, parmi lesquelles se trouvait autrefois la nôtre, ne se reconnaissent pas le droit d'intervenir d'une manière active dans la répression de la prostitution clandestine. Elles craignent d'être accusées d'abus de pouvoir, au sujet de la liberté individuelle, en faisant arrêter, soumettre à la visite, et enfin inscrire d'office les filles de cette catégorie. Mais n'est-ce pas annuler tous les résultats obtenus par la réglementation de la prostitution publique ? Pendant que vous surveillez les filles en maisons et en chambre, que vous faites entrer les malades dans les hospices et que vous diminuez ainsi les chances d'infection, vous les laissez subsister et augmenter d'un autre côté. Toutes les administrations reconnaissent ce fait, car toutes ont inscrit dans leurs arrêtés un article qui défend la prostitution clandestine ; mais peu d'entre elles ont agi. En effet, les difficultés à surmonter sont grandes.

Tout d'abord se présente ici la question du droit. Il n'est pas de notre compétence de la discuter à fond ; mais il nous semble que les lois et les arrêtés concernant les mœurs et la santé publique, arment suffisamment le bras de l'autorité, pour lui permettre d'intervenir d'une manière efficace. En cas d'épidémie grave, elle n'hésite pas à employer des mesures exceptionnelles, violant souvent le droit commun pour le salut de tous ; et en face d'une épidémie permanente, qui non-seulement coûte des sommes énormes au gouvernement, à l'assistance publique et aux particuliers, mais qui de plus mine les constitutions et affaiblit la race entière dans toutes les classes de la population, elle se sentirait trop faible ! C'est un contre-sens que nous ne comprenons pas. Dira-t-on qu'en cas d'épidémie, personne ne peut se mettre à l'abri de l'influence, tandis que pour la vérole l'individu court lui-même au-devant de l'infection ? Cette raison, toute spéculative et abstraite, tombe devant l'autorité des faits. Elle aura de la valeur du jour que notre société sera composée d'eunuques, ou bien du jour qu'elle sera organisée de manière à permettre à tout jeune homme de recourir au mariage légal à dix-huit ou vingt ans. Il faut prendre les choses telles qu'elles sont et non telles qu'elles devraient être, et agir en conséquence.

Autre difficulté. Qu'est-ce que la prostitution clandestine ? où commence-t-elle ? Cette difficulté est plus apparente que réelle, et la solution se trouve dans le sentiment intime de chacun. Personne n'y rangera le fait d'avoir un ou plusieurs amants réguliers ; ainsi, les femmes entretenues n'y sont pas comprises. Mais hésiterez-vous dans le classement, quand on vous dira que telle femme fait le trottoir, se donne pour une nuit au premier venu ? Existe-t-il une différence entre elle et la femme habitant une maison de tolérance ?

Les dispositions de l'article 4 du complément du dernier règlement du Préfet nous paraissent assez bien résumer les cas dans lesquels une fille doit être inscrite d'office. Ce sont la fréquentation des femmes soumises; la rencontre en récidive dans un lieu de débauche ; l'arrestation en récidive sur la voie publique, pour conduite contraire aux mœurs, comme provocations, propos et actes licencieux ; la communication du mal vénérien ; enfin, la domesticité dans une maison de prostitution jusqu'à l'âge de quarante-cinq ans. L'article 5 nous paraît compléter le précédent. Il n'y est pas question d'inscription d'office, mais seulement de la visite sanitaire pour une fois, à laquelle pourra être soumise une fille surprise, même pour la première fois, en compagnie de filles publiques, ou dans un lieu de débauche ; celle qui tiendra sur la voie publique une conduite contraire aux mœurs, ou qui sera logée daus une maison mal famée. La récidive entraîne l'inscription.

Comme on le voit dans ces deux articles, la récidive est exigée dans certains cas pour entraîner l'inscription d'office. Cette réserve était nécessaire, car une femme aura pu se laisser entraîner par son amant dans un lieu de débauche qu'elle ignorait, sans mériter pour cela la qualification de fille publique. Les mêmes circonstances atténuantes n'existent plus quand le fait se renouvelle.

La difficulté la plus sérieuse réside dans l'exécution du règlement. A cet effet, il faut le concours sérieux de plusieurs hommes. D'abord de l'autorité, qui, non contente de promulguer les arrêtés, veillera à leur exécution, soutiendra les agents contre les réclamations sans nombre, les aidera à surmonter les obstacles qu'ils ne manqueront pas de rencontrer, et les encouragera dans l'exercice de leur devoir. A ce sujet, Strasbourg doit de la reconnaissance à son Maire, qui le premier s'est opposé avec succès à la prostitution clandestine, en imprimant à tout le service une direction ferme et judicieuse. Aussi les résultats ont-ils été des plus satisfaisants.

Au-dessous de l'autorité supérieure, il faut un homme poursuivant le même but avec la même ardeur. Ce sera, dans notre nouvelle organisation, le commissaire central. A lui le détail de l'exécution, les décisions à prendre au sujet des filles, l'instruction, le maintien du zèle des agents, toutes fonctions exigeant beaucoup de tact, de fermeté et de connaissance de la matière. C'est lui qui sera la cheville ouvrière.

Enfin les agents de police chargés de cette partie devront être des hommes choisis, intelligents, d'une moralité éprouvée, et n'ayant pas d'autre service à faire. Le commissaire central ne pourra juger que sur leurs rapports des inscriptions, des radiations. Ils devront être très actifs et en nombre suffisant pour pouvoir surveiller les différents quartiers d'une ville, et ne pas porter d'uniforme. A Strasbourg, la brigade n'est composée que de trois agents, nombre trop petit pour une grande ville ; aussi des filles rusées peuvent-elles se soustraire pendant quelque temps à leurs recherches. Si la localité n'est pas trop vaste, il ne faudra pas leur assigner des quartiers spéciaux ; la surveillance est beaucoup plus difficile, puisque les filles, quand elles se savent observées de près, peuvent aller habiter un autre quartier où elles ne soient pas connues, et faire leur métier plus ou moins longtemps avant de tomber entre les mains des nouveaux agents. Autant que possible, il ne faudrait pas modifier le personnel de la brigade sanitaire, car il faut du temps pour connaître les filles, leurs allures et leurs ruses.

La nécessité d'une direction unique dans le service de la police nous a été clairement démontrée par ce que nous avons observé au commencement de l'organisation de ce service. Alors chaque commissaire de police de Strasbourg était chef de son canton, quoique sous la surveillance supérieure du commissaire central, fonctions qui, depuis la fin de 1853, étaient remplies pendant quelque temps par le commissaire du canton Nord. Dans ce canton, le nombre des filles vagabondes et autres se livrant à la prostitution clandestine, et soumises à la visite, était généralement aussi élevé, sinon plus, que celui des trois autres cantons réunis. C'est que dans ce canton le service se faisait avec zèle, et avec mollesse dans les autres.

Le chiffre des filles de cette condition arrêtées et amenées à la visite est extrêmement variable. Nous manquons des données nécessaires pour le déterminer avant le mois de septembre 1853, mais nous pouvons affirmer qu'il était très petit, et presque nul, avant l'introduction de la nouvelle organisation. En le calculant comme pour les tableaux précédents, par trimestre, nous trouvons comme moyenne, par mois :

1853.	4 derniers mois,	24	filles par mois.
1854.	1er trimestre,	24	—
—	2e —	49	—
—	3e —	50	—
—	4e —	37	—

1855.	1er	trimestre.	45	filles par mois.
—	2e	—	63	—
—	3e	—	68	—
—	4e	—	48	—
1856.	1er	—	30	—
—	2e	—	55	—
—	3e	—	70	—
—	4e	—	43	—

Le chiffre le plus considérable est de 93, en juin 1856.

Bon nombre de ces filles étaient pendant longtemps ce qu'on pouvait trouver de plus sale et de plus crapuleux : des femmes souvent sans domicile fixe, souvent étrangères à la ville, couchant en été à la belle étoile, sous les portes cochères, dans les diligences, dans des tonneaux. Le reste du contingent était fourni par des filles travaillant le jour et raccrochant le soir, ou bien passant toute la journée dans la paresse et la débauche. Nous verrons bientôt que c'était là le personnel qui donnait le plus de maladies ; aujourd'hui tout a changé de face.

Nous le répétons, la prostitution clandestine doit être poursuivie et traquée sans relâche. A ce sujet, il y aurait à se demander s'il est bien rationnel de charger la prostitution légale de vexations et d'entraves : la fille qui ne trouve pas d'avantages à se faire inscrire essaie de se soustraire à la légalité par tous les moyens. La protection accordée aux femmes soumises détruira mieux la prostitution clandestine que les mesures de rigueur adoptées contre elle. Il faut une certaine compensation aux formalités et à la tache de l'inscription.

PARTIE MÉDICALE.

IV. *Des visites médicales.*

Elles se font trois fois par mois, avec beaucoup de sévérité et en employant le spéculum toutes les deux visites, ainsi tous les vingt jours, lorsqu'aucun symptôme ne fait soupçonner une affection de la matrice. Le toucher est régulièrement pratiqué chaque fois, et l'on tâche de ramener avec soin les mucosités amassées au haut du vagin ; l'exploration de l'urèthre et de l'anus n'est jamais négligée. Le médecin inspecteur et son adjoint font concurremment les visites au dispensaire (visites gratuites) et au local particulier (visites payées) ; ils se sont partagé la besogne pour les visites à domicile. Les malades sont retenues séance tenante et conduites sans délai à l'hôpital ; les filles présentant des symptômes tout à fait douteux sont notées et soumises à une contre-visite.

V. *Maladies vénériennes.*

Tout ce que nous venons de voir doit se résumer dans la grande question de la fréquence des maladies vénériennes. C'est à les prévenir que doivent tendre tous les efforts de l'administration. Voyons rapidement ce que les différentes organisations ont produit à cet égard.

Rappelons d'abord que nous n'avons de documents détaillés que depuis septembre 1853, et qu'à partir de cette époque le service sanitaire a été réglementé et surtout surveillé d'une manière plus rigoureuse.

Nous tenons un relevé exact des femmes vénériennes entrées à l'hôpital dans le service des maladies syphilitiques. Ce relevé comprend, outre les filles publiques et celles envoyées à la suite des visites sanitaires, aussi les syphilitiques entrées spontanément et prises dans le reste de la population. Il a été impossible de les déduire, car les registres de l'hôpital n'en font pas une mention spéciale. Cette addition est d'ailleurs de peu d'importance, car elle n'augmente le chiffre des entrées que de 3 à 5 à peu près par mois, et cette quantité est encore constante aujourd'hui.

De 1829 à 1839 inclusivement, le nombre des entrées des vénériennes variait par an entre 115 et 185 (une fois), et nous trouvons pour ces onze années une moyenne de 146. A la fin de 1839 parut la première organisation du service sanitaire, organisation encore imparfaite, qui cependant augmenta déjà considérablement le nombre des filles visitées. A partir de ce moment, le nombre des malades augmenta dans une progression constante. En voici quelques exemples :

1838.......	174	entrées.	1849.......	350	entrées.
1839.......	172	—	1850.......	338	—
1840.......	228	—	1851.......	310	—
1843.......	247	—	1852.......	322	—
1846.......	255	—	1853.......	336	—
1848.......	337	—			

Ce qui nous donne pour ces quatorze années, de 1840 à 1853, une moyenne de 275 entrées par an, différence en plus de 129.

On ne peut pas dire que des causes accidentelles aient augmenté l'extension de la maladie ou que les visites aient été mieux faites, car c'étaient les mêmes médecins qui en étaient chargés, et la progression a été trop longtemps constante; mais ce chiffre provient uniquement d'une augmentation dans le nombre des filles visitées : ainsi, sans la nouvelle organisation, 129 filles malades auraient continué à propager annuellement la maladie vénérienne. Mais allons plus loin : nous avons vu que la nouvelle organisation a commencé à être sévèrement appliquée à la fin de 1853. Voyons-en les résultats à partir de 1854 :

1853.......	386 entrées.	1855.......	660 entrées.
1854.......	591 —	1856.......	447 —

Ce qui nous donne une moyenne de 566 par an pour ces trois années.

Dans le tableau suivant, nous avons calculé les moyennes mensuelles par trimestre : 1° du chiffre total des trois catégories de filles visitées, 2° du nombre de malades, et 3° de la proportion des malades aux filles visitées pour 100.

		Nombre de filles.	Nombre de malades.	Nombre de malades sur 100 filles.
1853.	4 derniers mois.	160,5	33,0	20.6
1854.	1er trimestre.	165,0	37,6	22,8
—	2e —	205,7	56,0	27,0
—	3e —	216,7	49,0	22,7
—	4e —	201,0	40,0	19,9
1855.	1er —	212,7	44,0	20,7
—	2e —	240,7	54,0	22,5
—	3e —	253,0	49,0	19,0
—	4e —	238,7	49,0	20,5
1856.	1er —	217,3	39,0	17,9
—	2e —	264,3	35,0	13,0
—	3e —	299,0	44,0	14,7
—	4e —	290,0	45,0	15,5

Ce tableau, quoiqu'il nous indique une diminution évidente dans le nombre pour 100 de filles malades, survenue dans les dernières années et tendant à se maintenir, ce tableau n'est pas très instructif. Il n'en est plus de même quand nous comparons les proportions de malades de chaque catégorie de filles. Nous trouvons d'abord que les filles en chambre sont beaucoup moins souvent prises que les filles en maisons, résultat qui s'explique par plus de soins de propreté, par un peu de choix des hommes, et surtout par une moindre répétition du coït. Cinq mois sont signalés par une absence totale de malades parmi elles, ce qui n'est jamais arrivé pour les autres filles.

Tableau du nombre pour 100 des filles malades, par catégorie, calculé sur les moyennes de chaque trimestre.

	Filles en maisons.	Filles en chambre.	Insoumises.
1853. 4 derniers mois.	10,4	6,2	83,2
1854. 1er trimestre.	14,6	7,9	75,6
— 2e —	17,4	3,6	72,6
— 3e —	12,0	1,5	70,3
— 4e —	9,8	4,9	73,0
1855. 1er —	12,5	1,8	64,3
— 2e —	14,8	6,3	51,5
— 3e —	11,4	6,3	47,8
— 4e —	17,8	8,3	42,9
1856. 1er —	17,8	9,2	40,4
— 2e —	12,7	3,8	28,5
— 3e —	12,7	3,2	35,7
— 4e —	17,8	7,6	26,2

D'après ce tableau, il y a une légère augmentation dans la proportion des filles malades parmi les deux premières catégories. Nous n'essaierons pas d'expliquer ce fait, ou plutôt nous ne pourrons donner de preuves positives de notre explication. Notre première idée avait été d'en rechercher la cause dans des changements de garnison : à cet effet, nous avons obtenu avec beaucoup de courtoisie de la division militaire le chiffre mensuel exact des soldats présents sous les armes depuis 1850. Il était impossible de retrouver tous les changements des corps envoyés en cantonnement dans les villes des environs, pour savoir si une augmentation de la garnison dépend de la rentrée d'un détachement, de la rentrée de congés ou de l'arrivée de conscrits. En prenant les chiffres tels que nous les avions et en les comparant au chiffre des filles malades, nous n'avons pu trouver une relation évidente entre une augmentation de la garnison et une augmentation du nombre des filles malades. Plusieurs fois il y a coïncidence; mais elle manque plus souvent, et, avec quelque soin que nous ayons groupé les chiffres, il nous a été impossible d'arriver à un résultat positif. Néanmoins il ne faut pas perdre de vue que les trois dernières années se sont passées avec des mutations fréquentes de la garnison : nos trois régiments d'artillerie ont envoyé de forts détachements en Crimée ; le bataillon de chasseurs à pied et les bataillons de guerre des deux régiments d'infanterie y sont allés, et les recrues arrivaient en foule à

Strasbourg pour y faire leur instruction dans les dépôts. De plus, en 1856, toute la légion anglo-suisse a passé dans nos murs par détachements ; les soldats y ont été payés, puis licenciés après un séjour plus ou moins long, et après avoir largement fréquenté les maisons de débauche.

Enfin, comme dernière cause, nous pourrons invoquer le nombre toujours croissant de voyageurs, quoique les maxima des maladies ne coïncident justement pas avec l'été.

Ce qu'il y a de plus intéressant dans le tableau précédent, c'est la troisième colonne, renfermant la proportion des malades parmi les filles insoumises. Ici nous voyons à l'évidence les résultats d'une organisation bien exécutée. Nous commençons avec une moyenne de 83,2 pour 100 (les mois de septembre et d'octobre 1853 donnent 94,7 et 93 pour 100), moyenne que nous voyons descendre presque constamment jusqu'à 26,2. C'est que, au commencement, l'immense majorité de ces femmes étaient malades et alors envoyées à l'hôpital ; après leur guérison, elles recommençaient leur ancien train de vie et se faisaient reprendre par la police, mais étaient saines. De sorte que, peu à peu, les malades ont été élaguées, et, malgré l'accroissement du nombre de ces filles visitées, le nombre des infectées a toujours été en diminuant. Cette énorme proportion de filles malades, telle que nous l'avons trouvée au commencement, n'indique-t-elle pas la nécessité de poursuivre à outrance la prostitution clandestine, et les résultats obtenus à Strasbourg ne sont-ils pas probants? Autre preuve. Au commencement ces filles nous présentaient toutes les formes de la vérole chronique locale et constitutionnelle ; aujourd'hui ces formes sont rares, et nous ne voyons guère que des accidents primitifs : aussi, la durée moyenne du séjour à l'hôpital a de beaucoup diminué. De 1847 à 1855, elle a été de 44, 44, 40, 38, 30, 30, 31, 25, 24 jours.

Les hommes vénériens n'entrent à l'hôpital qu'en petit nombre, et le plus souvent pour des accidents primitifs graves ou pour des accidents consécutifs. Il n'existe aucune relation entre le chiffre de ces entrées et le nombre de femmes malades, malgré quelques coïncidences fortuites, et, en ne considérant que ces chiffres, l'état sanitaire des femmes semblerait sans influence sur celui des hommes. Mais il n'en est rien ; les médecins de la ville et les pharmaciens s'en ressentent par des recrudescences survenant de temps en temps.

Les militaires atteints de vérole ne se trouvent pas dans les mêmes conditions que les syphilitiques civils; ils sont obligés d'entrer à l'hôpital, et ce n'est qu'un petit nombre qui parvient à se soustraire à cette mesure. Nous comptions donc trouver une relation intime entre le chiffre des vénériens entrés à l'hôpital militaire et celui des filles reconnues malades; mais notre déception a été complète, cette relation existe aussi peu que la précédente entre les malades civils et les femmes infectées. Et cependant elle ne peut manquer; car, abstraction faite des maladies gagnées par les soldats avec les filles se livrant à la prostitution clandestine et ayant échappé à la visite, le reste doit tirer son origine des femmes en maisons, des femmes en chambres (quoique peu de cette catégorie) et des insoumises amenées par la police à la visite sanitaire. Eh bien, nous avons calculé la proportion de vénériens par mois, en la basant sur le chiffre officiel de la garnison réellement présente à Strasbourg; cette proportion, mise en regard de celle des filles malades des trois catégories, séparément ou ajoutées en bloc, ne nous a donné que quelques coïncidences bientôt détruites par des différences plus nombreuses, et tellement grandes, que ces coïncidences perdent presque toute valeur.

Ici encore il faut invoquer les circonstances que nous avons rappelées auparavant. Les années 1853 à 1856 ne peuvent pas être regardées comme normales : les changements de garnison ont été fréquents; les détachements partaient pour la Crimée et étaient remplacés par d'autres détachements revenus en ville ou par l'affluence constante des recrues. Plus tard, dans l'été de 1856, les troupes revenant de Crimée avaient traversé un des grands diamètres de la France et largement usé d'une jouissance dont elles avaient été privées si longtemps. Or, les recrues et ces colonnes en marche ont dû nécessairement payer un tribut considérable à la maladie vénérienne et déposer dans l'hôpital des malades qui devaient leur infection à d'autres localités qu'à Strasbourg. Pour pouvoir nous servir du tableau des entrées des vénériens à l'hôpital militaire de Strasbourg, il aurait fallu défalquer l'apport des conscrits et des Criméens, ce qui est impossible; à défaut de cette condition, il faudrait choisir des années tranquilles, présentant peu de modifications dans la garnison. Nous n'avons pu le faire, puisque nos documents pour les filles ne remontent qu'au mois de septembre 1853.

Nombre des vénériens entrés à l'hôpital militaire.

1850.	1098	12,75	par 1000 soldats (1).
1851.	950	10,54	—
1852.	715	9,31	—
1853.	331	4,90	—
1854.	823	9,39	—
1855.	829	10,08	—
1856.	1009	10,90	—

Nous avons groupé les chiffres de beaucoup de manières pour obtenir quelque résultat positif. Ainsi, nous avons comparé les chiffres des soldats malades par 1000 avec les chiffres correspondants des filles malades, les trois catégories réunies et chacune d'elles séparément ; nous avons confronté le nombre absolu d'entrées par mois à l'hôpital militaire avec celui des filles malades. Nous avons fait la comparaison de ces différentes valeurs en des mois qui se suivaient : ainsi, prenant pour comparaison le mois de mars pour les soldats, en regard de février et d'avril pour les filles, nous avons calculé le nombre des soldats malades par 1000 pour voir si une certaine marche ne se déclarerait pas. Tout cela a été à peu près inutile, car les rapports obtenus sont trop inconstants pour permettre une déduction certaine, quoiqu'une relation éloignée ne puisse pas être méconnue.

Pour mettre le lecteur à même d'en juger, nous donnerons quelques extraits de nos tableaux.

Nombre des soldats vénériens par 1000, entrés à l'hôpital militaire.

ANNÉES.	Janvier.	Février.	Mars.	Avril.	Mai.	Juin.	Juillet.	Août.	Septembre.	Octobre.	Novembre.	Décembre.
1850. . . .	15	11,30	15,40	11,5	15,3	12,4	15,7	16,1	12,4	10	8,6	10,7
1853. . . .	6,73	5,84	4,96	3,85	7,86	4,35	5,22	2,66	2,68	4,95	4,55	5,31
1854. . . .	4,18	6,50	7,40	9,87	11,05	13,02	10,39	14,34	12,41	7,80	9,74	5,07
1855. . . .	7,36	4,66	3,61	12,15	9,19	10,02	9,58	10,44	14,21	13,32	16,35	13,12
1856. . . .	13,61	13,21	11,54	16,66	11,34	8,09	6,72	12,92	9,80	10,78	9,77	7,51

On a déjà dû remarquer dans le tableau précédent la bénignité de l'année 1853 ; sa moyenne est de 4,90, et, en parcourant les

(1) Ces proportions ont été obtenues en comparant le chiffre total des malades de l'année à la somme résultant de l'addition des douze moyennes mensuelles de l'effectif de la garnison, ou bien en comparant la moyenne mensuelle des malades de l'année à la moyenne mensuelle du chiffre de la arnison.

chiffres des mois, on trouve le plus fort de 7,86 ; puis nous voyons ce chiffre s'élever peu à peu dans les années suivantes, jusqu'à atteindre presque ceux de 1850. On peut en trouver peut-être la raison dans la fixité de la garnison de cette année. En effet, depuis 1850, il n'y en a pas qui nous présente des limites aussi restreintes dans les variations mensuelles. A l'exception de janvier, qui figure pour 6,288, tous les autres mois sont renfermés dans 5,000, ce qui est tout à fait exceptionnel : ainsi 1854 varie entre 6,300 et 8,870 ; 1855, entre 5,016 et 9,031 ; 1856, entre 5,138 et 9,742.

Tableau comparatif des soldats et des filles malades pour 1855 *et* 1856.

	Janvier.	Février.	Mars.	Avril.	Mai.	Juin.	Juillet.	Août.	Septembre.	Octobre.	Novembre.	Décembre.
1855. Nombre de soldats malades	56	33	26	61	83	84	75	87	85	65	98	66
Nombre total des filles malades. . .	50	34	48	71	44	47	63	38	47	60	41	45
Nombre de filles en maisons malades	16	17	10	17	19	15	15	8	16	23	19	23
Nombre des filles libres malades . .	32	16	38	49	21	29	44	27	25	31	17	15
1856. Nombre de soldats malades	70	72	68	102	115	70	58	146	95	105	79	59
Nombre total des filles malades . . .	42	42	34	29	29	48	34	49	50	53	43	40
Nombre de filles en maisons malades	18	19	22	17	16	13	9	19	20	29	21	29
Nombre des filles libres malades . .	19	10	8	8	10	32	21	28	26	18	13	3

Il résulte du tableau général que ce sont plutôt les soldats malades qui infectent les femmes publiques, car il arrive plus souvent que l'augmentation du nombre de soldats malades est suivie le mois d'après de celle des filles malades. Nous n'avons pas indiqué dans ce tableau le chiffre des femmes soumises en chambre malades, les soldats n'ayant que peu de relations avec les filles de cette catégorie. Pour que ce tableau puisse être significatif, il faudrait comparer le nombre d'entrées à l'hôpital militaire par dix jours, intervalle entre les visites sanitaires, avec le résultat de chaque visite ; et encore faudrait-il défalquer du premier chiffre les militaires ayant contracté la maladie autre part qu'à Strasbourg.

On voit donc que, dans les conditions dans lesquelles nous sommes placé, les renseignements positifs ne nous permettent pas de savoir : 1° si le nombre des filles malades est en relation directe avec le chiffre de la garnison, et 2° si le nombre des vénériens admis à l'hôpital militaire dépend du nombre des filles infectées.

Tableau synoptique de l'état de la prostitution et du développement de la maladie vénérienne à Strasbourg, depuis le mois de septembre 1853 *jusqu'au mois de décembre* 1856.

	TOTAL DES FILLES VISITÉES.	TOTAL DES FILLES INSCRITES EN MAISONS ET EN CHAMBRE.	FILLES EN MAISONS DE TOLÉRANCE.				FILLES EN CHAMBRE.				FILLES INSOUMISES.				TOTAL GÉNÉRAL DES FILLES MALADES.	CHIFFRE DE LA GARNISON.	SOLDATS VÉNÉRIENS ENTRÉS A L'HÔPITAL.	PROPORTION DES SOLDATS MALADES PAR 1000.
			Saines.	Malades.	Total.	Proportion p. 100.	Saines.	Malades.	Total.	Proportion p. 100.	Saines.	Malades.	Total.	Proportion p. 100.				
1853. Septembre	150	131	95	11	106	10,3	24	1	25	4	1	18	19	94,7	30	5606	15	2,68
Octobre...	167	137	101	11	112	9,8	23	2	25	8	2	28	30	93	41	5456	27	4,95
Novembre.	171	139	107	10	117	8,7	20	2	22	9	6	26	32	81	38	5712	26	4,55
Décembre.	154	140	100	15	115	13	24	1	25	4	5	9	14	64	25	5271	28	5,31
1854. Janvier...	149	130	91	18	109	16,5	21	0	21	0	7	12	19	63	30	6450	27	4,18
Février...	170	139	94	17	111	15,3	23	5	28	17,8	4	27	31	87	49	6304	41	6,50
Mars.....	176	154	105	15	120	12,5	32	2	34	5,9	5	17	22	77	34	6748	50	7,40
Avril.....	184	157	101	20	121	16,5	33	3	36	8,3	7	20	27	74	43	7596	75	9,87
Mai	207	156	89	27	116	23,3	40	0	40	0	6	45	51	88	72	8874	98	11,05
Juin	227	159	104	15	119	12,6	39	1	40	2,5	30	38	68	55,9	54	7370	96	13,02
Juillet....	223	172	106	21	127	16,5	45	0	45	0	14	37	51	72,5	58	7700	80	10,39
Août.....	197	166	109	13	122	10,6	42	2	44	4,7	6	25	31	80,6	40	6906	99	14,34

Septembre	230	161	100	10	110	9	51	0	51	0	29	40	69	58	50	7087	88	12,41
Octobre...	216	171	103	8	111	7,2	59	1	60	1,6	14	34	45	68,8	40	7298	57	7,80
Novembre.	241	161	91	9	100	9	54	7	61	11,4	16	34	50	68	50	7388	72	9,74
Décembre.	178	161	90	14	104	13,4	56	1	57	1,7	3	14	17	82,3	29	7892	40	5,07
1855. Janvier...	208	171	99	16	115	13,9	54	2	56	3,6	5	32	37	86,5	50	7615	56	7,36
Février...	196	163	90	17	107	14	55	1	56	1,8	17	16	33	48,5	34	7078	33	4,66
Mars.....	233	168	94	10	104	9,6	64	0	64	0	27	38	65	58	48	7207	26	3,61
Avril.....	249	175	97	17	114	14,9	56	5	61	8,2	25	49	74	66,2	71	5016	61	12,15
Mai......	227	180	99	19	118	16,1	58	4	62	6,4	26	21	47	46,4	44	9031	83	9,19
Juin.....	248	179	97	15	112	13,4	64	3	67	4,5	40	29	69	42	47	8380	84	10,02
Juillet....	250	174	96	15	111	13,5	59	4	63	6,3	32	44	76	57,9	63	7830	75	9,58
Août.....	244	194	114	8	122	6,6	69	3	72	4,1	23	27	50	54	38	8334	87	10,44
Septembre	267	188	97	16	113	14,1	69	6	75	8	54	25	79	31,6	47	5979	85	14,21
Octobre...	249	188	94	23	117	19,6	65	6	71	8,4	30	31	61	50,8	60	5633	75	13,32
Novembre.	225	183	103	19	122	15,6	56	5	61	8,2	25	17	42	40,5	41	5096	98	16,33
Décembre.	242	202	108	24	132	18,2	64	6	70	8,5	25	15	40	37,5	45	5032	66	13,12
8156. Janvier...	225	183	92	18	110	16,3	68	5	73	6,8	23	19	42	45	42	5138	70	13,61
Février...	218	192	89	19	108	17,6	71	13	84	15,4	16	10	26	38,2	42	5452	72	13,21
Mars.....	208	187	91	22	113	19,5	70	4	74	5,4	13	8	21	38	34	5895	68	11,54
Avril.....	242	204	100	17	117	14,5	83	4	87	4,7	30	8	38	21	29	6125	102	16,66
Mai......	239	206	103	16	119	18,4	84	3	87	3,4	23	10	33	30,3	29	8019	115	14,34
Juin.....	312	219	115	13	128	10,1	88	3	91	3,3	61	32	93	34,4	48	8652	70	8,09
Juillet....	292	226	114	9	123	7,3	99	4	103	3,9	45	21	66	31,8	34	8925	58	6,72
Août	307	234	107	19	126	15,1	106	2	108	1,8	45	28	73	38,3	49	8979	116	12,92
Septembre	297	227	106	20	126	15,9	97	4	101	4	44	26	70	37,1	50	9691	95	9,80
Octobre...	305	243	111	29	140	20,7	97	6	103	5,8	44	18	62	29	53	9742	105	10,78
Novembre.	296	247	126	21	147	14,3	94	9	100	9	36	13	49	26,5	43	8078	79	9,77
Décembre.	269	250	127	29	156	18,6	86	8	94	8,5	16	3	19	15,8	40	7857	59	7,51

Le tableau détaillé qui précède comprend les faits qui ont servi de base à notre travail. Il mettra nos lecteurs à même de pouvoir contrôler nos assertions, et surtout de faire des rapprochements qui nous auraient échappé. Nous y avons réuni toutes les données nécessaires pour pouvoir embrasser d'un coup d'œil les différentes phases de la prostitution à Strasbourg, et nous souhaitons qu'un travail semblable soit fait pour les principales villes.

Les mesures prises par l'administration militaire sont plus judicieuses aujourd'hui qu'anciennement : alors tous les vénériens passaient de l'hôpital à la salle de police; il en résultait que les soldats cachaient leurs maladies autant que possible, se faisaient traiter par leurs camarades, et propageaient ainsi longtemps la vérole. Maintenant la punition n'est réservée que pour les malades qui ne se déclarent pas à temps. Cette mesure toute favorable à une diminution de cette affection n'atteint pas complétement son but : l'incurie des soldats, leur aversion de l'hôpital, la crainte de se faire mal voir des chefs, font que beaucoup d'entre eux essaient de se soustraire au traitement de l'infirmerie ou de l'hôpital. Ceux qui se déclarent doivent indiquer la maison et le nom de la fille qui leur a donné la maladie, sous peine de punition. Par ce moyen, on a cru les empêcher de rechercher les femmes non soumises, mais inutilement. Bon nombre d'entre eux se laissent prendre par des femmes des dernières classes qui se donnent à eux pour quelques centimes, pour un verre de vin ou d'eau-de-vie. En cas de maladie, le soldat, ne connaissant pas la femme, indique la première maison qu'il se rappelle et donne un prénom quelconque, souvent celui d'une femme dont il croit avoir à se plaindre. D'autres fois, ils apprennent qu'une fille d'une maison est entrée à l'hôpital, et, pendant quelques semaines, cette fille figure sur la plupart des bulletins de santé des médecins du régiment : c'est qu'on se passe ce nom. Ces bulletins sont envoyés au médecin inspecteur, qui, d'après sa liste de visite ou d'après une nouvelle visite, constate l'état de la femme accusée. S'il la déclare saine, le soldat est puni.

Un nouvel inconvénient se présente pour cette mesure : le soldat peut avoir exercé le coït avec une fille malade, avoir été infecté par elle et se déclarer seulement trois à quatre semaines après ; mais, s'il ne connait pas le véritable nom de la femme, et si, à la dernière et à l'avant-dernière visite, il n'y a pas eu de malade dans la maison, on mentionne cette circonstance sur le bulletin sanitaire, et le soldat encourt une punition. Il en est de même lorsque la fille envoyée à l'hôpital antérieurement en est déjà ressortie guérie, et alors déclarée saine par le médecin à l'époque de la dénonciation.

Frappé de cet inconvénient, le médecin-major d'un des régiments ajoute sur le bulletin de maladie, autant que possible, la date du coït. C'est quelque chose, mais ce n'est encore rien de positif; on peut donner sciemment ou involontairement une fausse date, et, quand un soldat a couru les maisons pendant quelques jours, il ne peut savoir lui-même quand et où il a pris la maladie.

Nous croyons efficace une seule mesure exécutable : c'est la multiplicité des visites sanitaires des régiments, étendues même aux sous-officiers. Les maladies ne pourraient s'invétérer chez les hommes, et leur extension diminuerait certes. Il faudrait soumettre à une visite sévère tous les soldats et surtout ceux qui reviennent de détachement ou de congé. Les mesures sont prescrites, mais ne sont pas partout ponctuellement exécutées.

VI. *Service hospitalier.*

Les maladies vénériennes sont traitées à l'hôpital civil, et ce service sert depuis nombre d'années de clinique faite par un des professeurs de la Faculté. Il occupe un bâtiment spécial et isolé; le rez-de-chaussée est destiné aux hommes atteints de vérole et de maladies cutanées, et le premier étage aux femmes. Les filles soumises atteintes de vérole sont séparées et tenues sous clef. Une seconde division renferme les prostituées atteintes de maladies cutanées et les syphilitiques particulières. Depuis une dizaine d'années, deux sœurs de Charité sont à la tête de ce service, et leur présence a été d'une grande utilité. La propreté, l'ordre et la décence règnent partout, et il est bien rare que les sœurs aient à souffrir quelque malhonnêteté de la part des filles publiques.

Le service affecté à ces dernières consiste en trois salles spacieuses, aérées, pouvant contenir une quarantaine de lits. Ce nombre est malheureusement trop petit; le plus souvent on est obligé d'avoir une dizaine de lits à terre. Il en résulte un grand inconvénient : le chef du service est souvent obligé de laisser partir des filles avant leur complète guérison, ou bien avant que la cicatrice des chancres soit tout à fait solide. Ces filles doivent recommencer immédiatement leur métier; alors les surfaces non entièrement guéries restent stationnaires ou empirent, et les cicatrices trop molles se déchirent. Ces filles sont alors renvoyées à l'hôpital à la prochaine visite ou à l'une des suivantes, et augmentent ainsi indûment la proportion des filles malades. L'administration de l'hôpital a promis l'ouverture d'une salle de convalescentes où les femmes resteraient jusqu'à leur entière guérison.

VII. *Des radiations et des refuges.*

Nous manquons tout à fait des données nécessaires pour pouvoir dire ce que deviennent nos prostituées, surtout celles qui sont du pays même. Ce que nous en savons nous montre qu'elles ne présentent à Strasbourg aucune différence avec celles d'autres localités.

Les radiations étaient très faciles anciennement; il suffisait d'en faire la demande et de se faire réclamer par un homme, comme femme entretenue. Peu à peu on est devenu un peu plus sévère; on exigeait, en outre, que pendant quelque temps, la femme n'eût plus fréquenté les maisons de débauche et ne fût plus descendue dans la rue. Ces garanties étaient insuffisantes; car les liaisons que l'on prétextait, étaient le plus souvent éphémères et contractées avec des hommes n'ayant pas les moyens pécuniaires convenables. Après la rupture, la femme était libre de toute surveillance et se livrait à la prostitution clandestine.

Il faut faciliter le retour à la moralité autant que l'on peut, mais en demandant des garanties sérieuses quant à la volonté et à la possibilité. La dernière organisation qui régit cette matière nous semble prescrire ce que l'on peut exiger; pour ce qui regarde la volonté, il faut renoncer pendant un temps d'épreuve à l'ancienne vie; quant à la possibilité, il faut prouver que par un moyen quelconque on peut pourvoir à ses besoins. C'est tout ce que l'on peut indiquer dans une instruction générale. La radiation en est une application individuelle à chaque cas spécial, et exige beaucoup de tact de la part de celui qui la prononce. Elles ne seront pas fréquentes.

Les filles qui veulent renoncer tout à fait à leur vie désordonnée peuvent entrer dans des établissements spéciaux, des refuges. Il en existe 2 à Strasbourg, un catholique, le Bon-Pasteur, et un protestant, le Refuge protestant. Le premier est desservi par une congrégation de religieuses, et le second par les diaconesses. Les filles repentantes y restent plus ou moins longtemps, y sont instruites et mises en condition ou placées d'une autre manière, quand on croit être sûr de leur solidité. Ces belles institutions rendent de véritables services, mais en rendraient encore de bien plus grands, si leur organisation était un peu modifiée. Les filles y sont très sévèrement, même durement tenues, surtout dans l'établissement catholique; leur nourriture est mauvaise; elles ne peuvent guère sortir, sont obligées de travailler constamment et n'ont pour toute distraction que des exhortations religieuses. Que l'on fasse la comparaison entre cette nouvelle vie et l'ancienne, changement amené sans transition, et l'on se convaincra qu'il faut une force de volonté rare pour persévérer dans une résolution d'autant plus faible que la moralité avait déjà reçu de profondes atteintes antérieurement. Aussi bon nombre de filles quittent l'établissement après un séjour plus ou moins prolongé. Ces désertions sont plus fréquentes au Bon-Pasteur, parce que les sœurs qui font le service de l'hôpital tâchent de recruter autant de filles que possible, et parviennent souvent, à force d'exhortations et de promesses, à obtenir un consentement superficiel. Comme personne ne recherche activement les filles protestantes, celles qui entrent au Refuge ont généralement une volonté plus forte de changer de vie.

Nous terminons avec le regret que le manque de temps nous ait empêché de traiter encore quelques points que nous nous étions proposé d'élucider, et d'apporter à la rédaction les soins nécessaires; nous trouvons notre excuse dans les lenteurs inévitables de nombreuses recherches statistiques.

VII

DE LA PROSTITUTION EN ALGÉRIE,

Par le docteur A. BERTHERAND,
Médecin principal de l'armée.

ART. Ier. — COUP D'ŒIL RÉTROSPECTIF. — DE LA PROSTITUTION CHEZ LES INDIGÈNES.

La pluralité des femmes, érigée en dogme par le Coran; l'infériorité sociale, suite de l'ignorance à laquelle la loi religieuse condamne le sexe féminin, parqué dans un cercle étroit d'habitudes oisives ou serviles; la commune facilité des divorces, la promiscuité des esclaves et des épouses légitimes au sanctuaire de la famille, toutes ces tristes conditions de la vie intérieure ne pouvaient manquer, sous la climature chaude et excitante du ciel algérien, d'ouvrir un large essor au relâchement des mœurs et à la prostitution.

La femme de l'Orient, plus dépravée que lascive, fait volontiers commerce de son corps : c'est qu'aussi, mariée dès l'âge de douze, quelquefois huit ou neuf ans, livrée innocente et sans aucune expérience de la vie à la brutalité d'un maître pour lequel elle n'est le plus souvent qu'un instrument de plaisirs, la jeune Arabe glisse fatalement sur la pente où l'entraînent, soit la première satisfaction de mauvais instincts, soit le besoin de se dédommager, de s'affranchir, même par des écarts de conduite, de la chaîne qui ne lui offre en perspective que séquestration, labeurs et mauvais traitements.

Telle est l'influence dissolvante du mariage et de la polygamie sur les mœurs musulmanes, que, dans les villes notamment, le divorce assure presque à lui seul le recrutement de la prostitution.

Parmi 37 malheureuses inscrites en 1842 au dispensaire de Blidah, le docteur Finot trouvait 32 femmes légitimes; 12 arguaient des sévices de leurs maris, et la plupart en effet portaient des stigmates de violences graves. Sur ce nombre, 21, c'est-à-dire près des deux tiers, ne dépassaient pas vingt ans : un hymen prématuré avait ainsi déjà flétri leur jeunesse, le divorce ou la séparation brisé chez elles le lien de la famille et de la maternité; déçues, isolées, elles comptaient avec l'abandon, le vice et la misère, à cet âge où, pour la femme chrétienne, la vie laisse à peine entrevoir les espérances, les illusions de l'avenir.

Ne nous étonnons donc pas de la triste réputation d'immoralité dont la régence d'Alger jouissait dès le commencement du XVIIe siècle. « Au dire des Maures eux-mêmes, rapporte en 1612 » l'historien espagnol don Diego de Haedo, il n'y a pas de femmes » dans cette ville qui ne se prostituent, non-seulement aux Turcs » et aux Maures, mais encore aux Européens, qu'elles assiégent » d'importunités et qu'elles poursuivent jusque dans leurs pro- » pres demeures... »

« Les Algériennes, écrivait soixante ans plus tard l'esclave » Emmanuel Daranda, s'abandonnent, quand l'occasion se pré- » sente, au premier venu, fût-ce un coquin, un belître, un sodo- » miste... »

Pour mieux faire apprécier les conséquences néfastes de l'organisation arabe sociale et religieuse, il ne sera peut-être pas hors de propos d'indiquer quelques-unes des pratiques qui en découlent au profit du dévergondage. Ainsi, durant l'intervalle imposé aux femmes divorcées entre la répudiation et un second mariage, ces pauvres créatures, réfugiées chez leur père, leur frère ou un proche parent, jouissent, faute de protecteur intéressé et responsable, d'une liberté d'allures illimitée. Pendant cette période d'attente, elles se prêtent sans retenue, par intérêt, peut-être par besoin, à des relations illicites, sans prendre même souci de les dissimuler. Cette licencieuse latitude existe encore aujourd'hui, à un point extrême, chez certaines tribus de la Kabylie fort voisines de nos postes avancés, ainsi que nous avons pu nous en convaincre, par exemple, entre Sétif et Bougie. Mal interprétée par quelques touristes, observateurs plus pressés que scrupuleux, elle a fait attribuer faussement aux Arabes de ces contrées la coutume d'offrir leurs épouses ou leurs filles à des hôtes de distinction, dans le but d'augmenter le trésor enfoui, de parer à des nécessités pécuniaires ou de se concilier des appuis.

Quoi qu'il en soit, toujours est-il que l'obligation de recevoir dans la famille des femmes auxquelles la séparation conjugale ménage de si commodes loisirs, maintient à la courtisane, chez les musulmans, un niveau de position dont notre civilisation, tout indulgente qu'elle soit, ne saurait de beaucoup s'accommoder. Là, en effet, même les filles publiques ne sont point, comme chez les peuples chrétiens, traitées en êtres dégradés : les meilleures maisons leur restent accessibles ; elles y font visite, devisent en commun, prennent leurs repas, assises à la même table que l'épouse légitime et ses filles, sortent avec elles pour aller au bain, etc.

Avec une aussi grande tolérance dans les relations intimes, cette fréquentation même des bains publics, recommandée par le prophète « comme une des pratiques *les plus utiles à la santé du corps et les plus agréables à Dieu,* » ajoute encore à des éléments de débauche déjà trop nombreux. Ouverts aux femmes exclusivement pendant de longues heures du jour, les bains offrent à la débauche autant de conciliabules où les instincts pervers, les conseils pernicieux, se propagent par voie d'insinuation et de mauvais exemple. Dans ce pêle-mêle de femmes mariées ou de jeunes filles, de concubines et de prostituées juives, mauresques, négresses, qui pourrait dire ce qui se trame d'intrigues, ce qui s'élabore de tromperies, de vengeances à l'encontre de maris jaloux !

Sans doute, il faut se refuser à croire que les masseurs et les servantes de ces établissements aient jamais fait ouvertement métier d'y introduire des jeunes garçons déguisés en jeunes filles pour desservir les passions de leurs habituées, ainsi que le prétend Laugier de Tassy ; mais, si mes renseignements sont exacts, sous l'inviolabilité de ces sombres étuves s'abrite, de nos jours encore, le plus scandaleux commerce d'entremise et de galanterie.

Avant 1830, d'après le capitaine Rozet, on comptait à Alger plus de 3000 filles publiques, divisées, à peu près comme dans nos grandes villes européennes, en *femmes libres entretenues* (*msanat*) et *filles publiques* proprement dites (*dourria*).

L'émigration de la partie la plus riche de la population musulmane, et surtout la suppression de la licencieuse soldatesque des janissaires, durent avoir pour premier effet de faire tomber ce nombre de plus des deux tiers, puisque, au rapport de M. A. Duchesne (1), le premier recensement des prostituées après la conquête fournit seulement 500 noms à l'inscription.

Pour changer un peu d'aspect, en s'éloignant des villes vers les tribus du centre et jusque dans le *Sahara*, la prostitution

(1) *De la prostitution dans la ville d'Alger depuis la conquête*, Paris, 1853, in-8.

n'en conserve pas moins son double et désolant caractère de vogue et de gravité. En Kabylie, les *Barbacha*, les *Ygnifsal*, les *Ouled-Rabah*, les *Beni-Amer*, sont réputés pour le libertinage de leurs femmes.

Chaque tribu possède un certain nombre de filles libres avouées et patentées. L'autorité qui les protége exige d'elles, en retour, un droit annuel d'exercice montant au taux, exorbitant pour des populations pauvres, de 25 francs, payables au trésor public à l'*Aïd el Achour* (jour de l'an, fête de la dîme, des contributions et aumônes). A *Bou-Sâada*, l'impôt versé entre les mains du *mezouar*, fonctionnaire dont nous parlerons bientôt, s'est élevé pour chaque femme jusqu'à 20 francs par mois! Et cette dépravation n'est pas seulement tolérée, réglementée sur place, elle a ses cours et ses cotes sur les marchés voisins; elle fait la renommée et la richesse d'une contrée; elle organise des caravanes; des phalanges d'émigration féminine abandonnent périodiquement le sol natal pour aller approvisionner au loin, dans les oasis du désert, *Boghari*, *El Arouath*, *Bou-Sâada*, *Ghadamès*, *Tougourt*, *Ouârghla*, etc., contrées maltraitées du ciel sous le rapport du nombre et de la beauté des femmes!

Les *Ouled-Naïl*, au sud-ouest de la province de Constantine, fournissent l'exemple, sinon le plus complet, du moins le mieux connu de la *traite des prostituées*. Dans cette populeuse tribu, de nombreux essaims de jeunes filles, la plupart remarquablement belles, quittent chaque année leurs familles pour se rendre dans les stations que nous venons de nommer. Là les attendent une installation consacrée depuis longtemps, une administration instituée pour accueillir et exploiter à la fois ce trafic honteux. A *Bou-Sâada*, le libertinage a planté sa tente au coin d'une place publique, près d'un fondouck; à *Tougourt*, c'est sur le *Drâa-el-Guemel* (mamelon des Poux) qu'il a son mont Aventin; à *Ouârgla*, il campe sous les murs de la ville.

Située un peu en arrière de la ligne du *Tell*, en avant du désert, dans des conditions commerciales excellentes qui en font un marché d'échange des plus fréquentés, la petite ville de *Bou-Sâada* peut être considérée comme le grand lupanar du pays. Quelques détails sur la manière dont la débauche s'y exerce initieront parfaitement le lecteur à la vie galante des *gitanas* de la prostitution saharienne.

Qu'on se figure une cour entourée de seize à dix-huit cabanons destinés à loger chacun deux femmes *Ouled-Naïl*, la plupart très jeunes (il en est qui ne comptent pas douze ans !), jolies et bien tournées, sous le costume, j'allais dire le déguisement grotesque dont elles s'affublent. Vers huit heures du matin, le *chaous* préposé à la garde de ces houris terrestres donne la clef des champs à ses pensionnaires ; elles se répandent bientôt dans les cafés maures qui se pressent autour du harem. Là au son d'une musique dont un tambour de basque fait à peu près tous les frais, elles s'évertuent par toutes sortes de danses et de poses plus ou moins lascives, entremêlées de chansons, à éveiller les désirs des fumeurs ou des oisifs que leur présence attire.

Rien de plus étrange qu'une parure d'*Ouled-Naïl !* A voir ces visages chargés de toutes couleurs, les joues enluminées de carmin, le front jauni d'ocre, les lèvres rutilantes de vermillon, les yeux encerclés de sombre *koheul* (sulfure d'antimoine), les sourcils noyés dans une brune et épaisse couche de *henné* (*Lawsonia inermis*), le tout émaillé de mouches faites de pommade noire à la rose, on croirait assister à une exhibition de momies ou de reliques. Ajoutez à ces affreux pastels l'encadrement d'une chevelure tressée en lourdes nattes mélangées de laine ; pour vêtement, le *haïk*, sorte de chemise longue recouverte d'un châle rayé, négligemment jeté sur l'épaule et fixé par des plaques de métal enjolivées de chaînettes, de coraux, d'amulettes ; enfin, suspendu à la ceinture, un petit miroir de pacotille, vous aurez le nec-plus-ultra de toutes les ressources de la coquetterie chez les bayadères de la débauche du *hôdna*.

Le croirait-on ? après deux ou trois ans d'exercice, d'un métier pareil, les filles des *Ouled-Naïl*, enrichies d'un petit pécule, regagnent la tribu natale où elles sont fort recherchées en mariage. Réintégrées dans la vie de famille, nul souvenir du passé ne les poursuit dans leur considération ; presque toutes, affirme-t-on, sont réputées pour leur bonne tenue comme mères et comme épouses.

Pas n'est besoin du reste d'aller jusqu'au désert chercher des exemples de semblables unions. En 1840, à Blidah, une jeune Mauresque d'une éclatante beauté fut enlevée d'une maison publique, — où, dans une visite sanitaire, nous l'avions reconnue atteinte de syphilis, — par un riche marchand qui la prit incontinent pour femme par-devant le cadi.

C'est ici le lieu de parler des *mezouar* institués par les Maures, avant notre arrivée en Algérie, pour inscrire et surveiller la prostitution, sous le point de vue principalement de la police administrative et du maintien des mœurs.

Chaque ville de la régence possédait un de ces fonctionnaires. Comme il avait charge en même temps d'exécuteur des hautes œuvres, son autorité n'en était que plus redoutée des filles sur lesquelles pesaient à la fois sa sévérité et ses exactions.

Les prérogatives de cette position richement affermée par l'Etat étaient nombreuses et considérables. Ainsi, le titulaire :

1° Faisait payer aux femmes publiques, dont il devait avoir toujours la liste en règle, le *charama*, impôt mensuel variable de 3 à 6 boudjoux (5 fr. 40 c. à 10 fr. 80 c.), taxé sur l'estimation qu'il faisait lui-même du revenu probable de leur clientèle, en raison de leurs avantages physiques.

2° Le *mezouar* avait le droit de faire traquer par ses agents et de rechercher les femmes, filles ou mariées, dont la conduite était suspecte; s'il réussissait à établir leur culpabilité devant le cadi, elles prenaient aussitôt rang sur ses contrôles et devenaient sa propriété.

3° Il ne dépendait pas seulement de lui d'accroître le personnel de ses administrées, il était encore maître de rendre à la liberté celles dont le rachat lui valait une grosse rançon de la part des Maures, assez peu scrupuleux pour demander à cette source abjecte des concubines, quelquefois même, comme nous l'avons vu plus haut, des épouses légitimes.

Dans cette institution entièrement fiscale et policière, rien ne dénote la moindre préoccupation d'hygiène publique, à l'encontre de maladies impures et de leur propagation. Malade, la femme arabe des villes se trouvait signalée par l'individu qu'elle avait contaminé à la répulsion de ses concitoyens ; frappée ainsi dans son commerce, elle ne pouvait plus vivre, et son gagne-pain était au bout de la quarantaine rigoureuse du *bariz*. Là étaient toute la répression, toute la prophylaxie de la syphilis.

El bariz (la diète arabique), aujourd'hui encore fort appréciée des Maures et des juifs de l'Algérie, fut de temps immémorial le remède par excellence accrédité près des *tobba* (médecins) de l'Orient, pour la guérison de tous les maux, principalement le *meurd-n'sa*, *meurd-el-kebir* (la maladie de la femme, la grande maladie). Le but que poursuit cette médication est de faire suer au malade *tout le poison qui circule dans ses nerfs.*

Elle se pratique de la manière suivante :

On pile très fin une livre d'*acheba* (salsepareille) bien sèche, et on la tamise ensuite. La poudre fine qui en résulte est pétrie avec partie égale de *kheurf* (canelle), quatre onces de sucre brut et deux onces de *zendzebir* (gingembre), pour obtenir une pâte dont une grande cuillerée doit être mangée tous les matins. Les résidus de la tamisation, recueillis dans des sachets, sont soumis à une décoction dans deux litres d'eau qu'on réduit de moitié par ébullition, pour la boire dans la journée.

Pendant les dix premiers jours, le malade ne peut manger qu'un léger morceau de pain sans sel et quelques raisins secs ; après, on lui permet un peu de beurre frais avec le pain ; sept jours plus tard quelques bouchées de *kouskoussou* tiède. A partir du vingt-deuxième jour, on sert un peu de viande de mouton plutôt bouillie que rôtie, plutôt froide que chaude, et ainsi de suite, jusqu'au quarantième jour, toujours sans sel. Pendant toute la durée du *bariz*, il est sévèrement interdit de s'exposer au vent, de sortir le matin et le soir, de fumer et de se livrer au coït.

Une sudation abondante, un amaigrissement effrayant, des douleurs atroces d'estomac, la diarrhée, tels sont les effets de cette espèce d'*entraînement*, à la suite duquel j'ai vu de pauvres indigènes devenus réellement méconnaissables. La guérison a-t-elle été du moins le prix d'aussi rudes épreuves ?

Il n'est pas sans intérêt de remarquer que le mercure, introduit dans la thérapeutique de la syphilis en Europe, au quinzième siècle, par Gaspard Torella et Béranger de Carpi, sur la renommée dont ce remède jouissait chez les Arabes pour le traitement des dermatoses, a disparu complétement aujourd'hui de la médication antivénérienne des indigènes.

Art. II. — Aperçu de la prostitution a Alger, depuis 1830 jusqu'a ce jour (25 novembre 1856).

§ Ier. *Prostitution légale.*

I. *Nombre.* — Si notablement réduit qu'ait été le nombre des filles publiques indigènes aussitôt la conquête, par les raisons exposées dans le chapitre précédent, les Français trouvèrent, à leur entrée dans Alger, une prostitution assez largement établie pour réclamer l'attention vigilante des autorités. La population civile que la colonisation appela bientôt de toutes parts sur le rivage africain ne tarda pas à introduire des éléments nouveaux dans la question administrative et policière qui se rattache, au sein des grandes villes, à la surveillance des mœurs publiques. Sous ce rapport, l'étude des transformations et du développement de la prostitution à Alger comporte peut-être un attrait particulier.

Le tableau suivant résume tous les documents qu'il nous a été possible de recueillir à cet égard.

Tableau indiquant en regard la situation respective des populations européenne et immigrée, à Alger, et l'inscription des filles publiques européennes et indigènes, depuis 1833.

ANNÉES.	POPULATION		TOTAL GÉNÉRAL		INSCRIPTION, CHIFFRE MOYEN.	
	Immigrée.	Indigène.	de la population.	des filles inscrites.	Européennes.	Indigènes.
1833..	5,716	19,673	25,389	175	(?)	(?)
1837..	9,824	22,452	32,276	448	(?)	(?)
1838..	12,008	22,874	34,882	375	94	281
1839..	14,434	23,630	38,064	413	91	322
1840..	15,445	22,887	38,332	446	135	311
1841..	20,982	19,237	40,219	512	149	361
1842..	26,754	19,329	45,991	510	167	343
1847..	42,113	26,271	68,384	618	367	251
1848..	37,572	23,157	60,729	431	199	232
1849..	32,713	23,955	56,668	557	328	229
1850..	29,649	24,649	54,041	479	188	291
1851..	en progrès (?)	décroissante (?)	56,465	499	213	286
1852..	(?)	(?)	57,637	495	235	260
1853..	(?)	(?)	57,633	422	200	222
1854..	(?)	(?)	52,201	427	255	172
1855..	(?)	(?)	53,685	466	281	185
1856..	33,062	18,727	51,789	508	319	189

En étudiant les colonnes ci-dessus, on voit que le nombre des filles inscrites au dispensaire, relevé d'une manière approximative à partir de 1833 seulement, s'est maintenu à un chiffre à peu près uniforme, de 1837 à 1855, depuis l'époque où l'inscription a été instituée régulièrement. Les écarts faiblement distancés qu'il présente se rapportent presque mathématiquement à des fluctuations correspondantes dans le cours de la population générale. Chose remarquable, si nous faisons abstraction du chiffre 175, coté en 1833 sur des évaluations manifestement insuffisantes, la prostitution à Alger après la conquête se maintient à peu près invariablement au taux (500) qu'elle accusait en 1830. En effet, pour les seize années relevées, nous trouvons 7,606 inscriptions, soit en moyenne par an 470 prostituées, non compris l'appoint des femmes galantes insoumises.

II. L'*âge* des 508 filles cartées d'Alger, au moment où nous écrivons, peut s'établir de cette manière :

6 ont moins de..... 18 ans.
9............ 18 à 19
17............ 19 à 20
22............ 20 à 21
212............ 21 à 25
186............ 23 à 30
57 ont plus de..... 30

III. Les *professions* mentionnées sur les cartes ou passe-ports donnent lieu au classement ci-après :

Tailleuses et couturières	278
Domestiques	115
Blanchisseuses	11
Marchandes	7
Artistes (chant, danse, etc.)	3
Diverses ou sans profession (presque toutes indigènes)	94

IV. Sous le rapport de la *nationalité*, les registres du dispensaire parlent ainsi :

ANNÉES.	NATIONALITÉS				NOMBRE TOTAL		TOTAL GÉNÉRAL.
	EUROPÉENNES.		INDIGÈNES.		des Européennes.	des indigènes.	
	Françaises	Diverses.	Juives.	Arabes.			
1838..	31	63	27	254	94	281	375
1839..	34	67	38	274	91	312	413
1840..	44	91	37	274	135	311	446
1841..	51	98	43	318	149	361	510
1842..	70	97	38	305	167	343	510
1847..	277	90	26	225	367	251	618
1848..	122	77	28	204	199	232	431
1849..	238	90	22	207	328	229	557
1850..	109	79	19	272	188	291	479
1851..	126	87	19	267	213	286	499
1852..	140	95	12	248	235	260	495
1853..	128	72	8	214	200	222	422
1854..	158	97	8	164	255	172	427
1855..	189	92	7	178	281	185	466
1856..	201	118	13	176	319	189	508

V. *Origine.* — Nous aurions pu sans doute multiplier les colonnes du tableau précédent et développer de la sorte les éléments si utiles que l'*origine* des femmes publiques fournit à la recherche des *causes de la prostitution*. Appliqué au dernier chiffre de la prostitution en 1856, ce dénombrement fournit les subdivisions ci-dessous; elles nous paraissent suffisantes pour étayer les considérations qui les suivent.

1° Les 319 Européennes diverses comptent :

Françaises	256
Anglaises	3
Suissesses	4
Italiennes	4
Allemandes	7
Espagnoles	45

2° Les 189 indigènes se décomposent en :

Mauresques, Kabyles, négresses	176
Juives	13

Les *Mauresques* forment donc, par rapport au chiffre de la population européenne, la majorité des prostituées d'Alger. On doit en conclure, d'une part, à la persistance, sous notre domination, des causes sociales et religieuses dont nous avons signalé l'influence aux temps de la régence; d'un autre côté, il faut bien le reconnaître, la position malheureuse dans laquelle se trouvent un grand nombre de familles indigènes, la répugnance qu'ont les Mauresques pour les travaux manuels, les conduisent presque fatalement toutes à la misère et au commerce de leur corps.

Les causes qui déterminent la prostitution européenne sont, à Alger, ce qu'on les a reconnues partout, et se résument ainsi : oisiveté, goût exagéré de la toilette, insuffisance de salaire pour vivre; cette dernière est une des plus efficientes. Il ne s'agit pour s'en convaincre que de consulter le tableau ci-dessus des *professions*, sur lequel figurent 278 tailleuses ou couturières et seulement 11 blanchisseuses. Or, tout le monde sait que ce dernier état procure à celles qui l'exercent le double au moins du produit de la journée d'une couturière ou d'une lingère.

Il convient d'ajouter que presque toutes *les femmes européennes* cartées à Alger l'ont déjà été en France, où vont les recruter les matrones pour renouveler ou alimenter leur personnel. Ce ne sont donc point des difficultés d'existence particulières à la localité qui sont ici en cause.

115 domestiques forment plus du cinquième de la totalité de la prostitution en 1856 : la plupart ont succombé aux séductions de tout genre qui assaillent les jeunes filles privées de la surveillance et des conseils de leurs parents.

Les *juives*, plus laborieuses, plus aisées que les musulmanes, n'apportent qu'un faible contingent aux listes du dispensaire : la misère ne les y incite pas autant. C'est là, je crois, le vrai motif de leur mince participation dans le désordre indigène : du moins on ne saurait plus invoquer, en présence d'une population européenne et israélite croissante, le discrédit et l'abjection dans lesquels les tenaient les anciens maîtres du pays.

Si les *Espagnoles* n'interviennent que pour 45 inscriptions dans notre dénombrement, c'est qu'elles ont mille moyens de se soustraire aux prescriptions de la prostitution légale et, comme nous le verrons plus loin, de se livrer plus sûrement à la débauche clandestine. Hâtons-nous de le dire aussi, il ne faut pas englober dans cette qualification de *filles espagnoles* les femmes et les filles des *Mahonnais*, qui, par la douceur de leurs mœurs, la régularité de leur conduite et une grande persévérance au travail, acquièrent généralement une certaine aisance et constituent pour ainsi dire à part une population honnête au milieu de leurs compatriotes.

VI. *Maisons publiques*. — Au nombre de 14 actuellement à Alger, ces établissements se subdivisent en :

Maisons fermées.	Françaises	1
	Mauresques	0
Maisons ouvertes.	Françaises	13
	Mauresques	0

Maisons de passe. — Formellement interdites par les règlements locaux, ces maisons n'ont eu jusqu'à présent qu'une existence éphémère, depuis le jour de leur ouverture frauduleuse jusqu'à celui de leur suppression, aussitôt que la police a pu les connaître.

VII. *Exonération de la carte*. — Les arrêtés qui régissent la prostitution ont prévu le cas où les filles inscrites voudraient renoncer à leur profession et rentrer dans la vie commune. Nous verrons tout à l'heure à quelles conditions elles peuvent *racheter leur carte.*

Le nombre de ces radiations est assez considérable.

Il a été de 49 en 1851,
— 72 en 1852,
— 50 en 1853,
— 72 en 1854,
— 82 en 1855.

Soit 65, en moyenne, chaque année.

Une très faible proportion des *retraits de cartes* doit être attribuée au repentir des titulaires et à un retour sur elles-mêmes, qui les ferait rentrer dans les voies de l'honneur. La plupart des filles exonérées, à Alger, continuent d'y vivre en concubinage avec un amant, ou en femmes galantes. Beaucoup s'en vont dans l'intérieur grossir la prostitution légale ou clandestine des camps et des villes de second ordre. La débauche, en définitive, ne perd rien à ce manége ; elle se transforme, voilà tout, pour revivre moins apparente et moins répressible.

VIII. *Affections vénériennes des prostituées.* — Le mouvement journalier du dispensaire d'Alger oscille entre 40 et 50 pensionnaires, ce qui donne, pour un chiffre rond approximatif de 500 prostituées, une moyenne de un douzième à un dixième de malades.

Le tableau ci-après qui résume les moyennes des admissions à l'établissement, pendant les six dernières années, donnera une idée de l'importance numérique et de la gravité proportionnelles de chaque espèce d'affection.

ANNÉES.	ACCIDENTS simples.		ACCIDENTS SYPHILITIQUES.										TOTAUX.		TOTAL GÉNÉRAL.
	Uréthrite.	Vaginite.	Chancres des grandes lèvres.	Adénites.	Ulcères du col utérin.	Chancres du vagin.	Chancres de la bouche.	Chancres de l'anus.	Tubercules plats.	Syphilides.	Végétations.	Syphilis constitutionnelles.	Accidents simples.	Accidents syphilitiques.	
1850..	55	135	80	5	78	14	15	14	16	6	13	8	190	249	439
1851..	76	130	68	»	64	24	16	30	28	19	22	4	206	275	481
1852..	27	155	102	6	59	1	20	6	10	13	11	4	182	232	414
1853..	16	117	76	13	50	1	14	18	9	19	6	2	133	208	341
1854..	24	114	92	7	96	7	18	24	26	40	8	8	138	326	464
1855..	46	136	123	14	126	8	26	12	15	33	26	3	182	386	568
Totaux.	244	787	541	45	473	55	109	104	104	130	86	29	1031	1676	2707
Moyennes annuelles.	40	131	90	7	79	9	18	17	17	21	14	5	172	278	451

L'étude comparative des lésions inscrites ci-dessus appartient plutôt à la syphiliographie, je me bornerai donc à de très courtes réflexions :

1° Les accidents simples sont aux maladies virulentes : : 1 : 1,6, ce qui implique pour ces dernières une proportionnalité relative moindre que celle généralement observée. Faut-il en attribuer le mérite au climat sous l'influence duquel les lésions inflammatoires se développeraient plus facilement, tandis que, par contre, le principe virulent perdrait de son énergie ?

2° Les ulcères des parties génitales externes, produits de la contamination directe et du premier degré de l'infection, représentent à eux seuls plus des deux tiers de l'ensemble des accidents virulents.

3° On remarquera le nombre très restreint des adénites, et celui assez considérable des ulcères de la bouche.

4° Si on fait la somme de tous les accidents attribuables à la période secondaire de l'infection, on trouve que cette part est très large. Conséquence inévitable de l'état de fréquente récidive ou de pérennité syphilitique dans lequel vivent les prostituées.

La durée du traitement des malades au dispensaire d'Alger, calculée pour quinze années, donne une moyenne de 25 à 26 jours.

Le prix de la journée de malade, variable selon les temps et la mercuriale des denrées de première nécessité, est descendu à 1 fr. 18 c. en 1838. Il a atteint 1 fr. 75 c. en 1840.

Indépendamment des femmes dont l'état maladif est réellement constaté, un certain nombre de prostituées réputées suspectes après la visite, sont internées au dispensaire et rendues à la liberté au bout d'un certain temps d'observation, si aucune lésion caractéristique ne se déclare chez elles.

Le nombre des femmes ainsi relaxées, a été :

En 1851, de	98	sur	580	admissions au dispensaire.
En 1852, de	69	sur	484	—
En 1853, de	68	sur	493	—
En 1854, de	103	sur	587	—
En 1855, de	133	sur	703	—
Totaux...	471		2763	

Ceci revient à dire que sur 6 femmes contraintes d'entrer à l'hôpital, il y en a une seulement envoyée sur des apparences de contamination qui ne se réalisent pas. Cet excès de prudence donne la mesure du soin minutieux qui préside aux visites sanitaires.

IX. *Contraventions et discipline.* — Les fautes commises par les matrones ou les filles, sont judiciaires ou administratives, suivant le cas; un arrêté du 8 août 1842 en a réglé l'importance et la répression ; ses dispositions ont été revisées depuis, dans une délibération du Conseil municipal (25 novembre 1852), que nous reproduirons plus loin *in extenso*.

Les filles peuvent être conduites à la geôle, pour :

1° Absence aux visites sanitaires;

2° Evasion du dispensaire;

3° Insultes et rébellion envers les agents de la police ou du dispensaire, les médecins;

4° Ivresse ou scandale, raccrochage, provocation, etc.

La perte de la carte impose l'obligation de s'en procurer une autre, à titre onéreux. C'est une espèce d'amende.

Le tribunal de simple police applique la même pénalité aux matrones, pour infractions aux règlements administratifs, telles que : oubli d'inscription ou inscription insuffisante sur leurs registres, débit de comestibles et denrées, boissons, etc., *au delà de ce qui est strictement utile à l'entretien de leurs pensionnaires*, défaut de fermeture des portes aux heures fixées par la municipalité, etc. L'administration peut toujours d'ailleurs faire fermer temporairement ou pour toujours une maison de tolérance, retirer la licence accordée et n'en plus délivrer de nouvelle à une matrone.

Prévenues de crimes ou délits, les matrones comme les prostituées sont immédiatement livrées au parquet.

X. *Taxes, impôts.* — Les maîtresses de maison sont assujetties, comme tenant pension bourgeoise pour leur personnel, à une licence dont la solde est de 300 francs l'an : elles doivent acquitter, en sus, un droit de patente de 57 francs.

Toutes les filles inscrites, qu' elles soient en maison ou dans des domiciles particuliers, sont réputées *soumises* et cartées : elles paient une rétribution annuelle de 108 francs, soit 9 francs par mois ou 3 francs par visite décadaire. (Voy. les arrêtés ci-après.)

Assurer sans charge nouvelle pour la caisse municipale la police et l'hygiène de la prostitution, sanctionner l'obligation de la visite de santé par celle de l'acquittement régulier d'une imposition, sont des prétextes dont il ne me sera pas difficile de démontrer le contre-sens et l'inanité. Refuserez-vous de visiter la fille qui se présentera au dispensaire sans argent pour solder son droit de carte? Évidemment non! car vous l'affranchiriez ainsi vous-même de cette visite que votre taxe, dites-vous, a surtout le mérite de réaliser. Force vous sera donc d'ouvrir un *crédit* à votre contribuable et d'établir la caisse du fisc en *compte-courant* avec une *fille de joie!* L'administrateur d'un dispensaire que je ne nommerai pas, me disait un jour: « Nous avons des femmes qui nous doivent tant, qu'elles ne pourront jamais s'acquitter et seront forcées de *garder leur carte toute leur vie!* » O moralité de la taxe!!

Que dirai-je après tout, qui n'ait été argué déjà maintes fois contre une perception odieuse, impuissante quant au but de soi-disante réfrénation sous lequel elle se voile! Je sais bien les raisons financières qu'on n'aura pas manqué d'objecter ici, comme à Paris, on les a longtemps opposées à la voix persévérante des Anglès et des Debelleyme (1). Veut-on savoir, dans l'espèce, à quoi se réduit la valeur de l'argument? La taxe, à Alger, rapporte annuellement 30,000 francs au dispensaire. Or, je le demande, si l'institution de cet établissement n'est pas contestée, s'il fonctionne réellement pour l'intérêt des familles et de la santé individuelle de chacun des habitants, ne devrait-on pas, dans un sentiment de justice et de dignité, assurer son existence par une subvention municipale modique en définitive, quand on la compare surtout à la somme énorme de démarches vexatoires, de contraintes, de récriminations, de calomnies, d'impopularité et de discrédit que coûte à l'édilité qui la prélève, une taxe honteuse pour notre époque, indigne de notre civilisation!

§ 2. *Prostitution clandestine.*

Peu de villes de premier ordre, en France, pourraient rivaliser avec Alger, quant à l'étendue de la prostitution clandestine. D'après les évaluations de l'administration municipale, le nombre des femmes qui s'y livrent serait triple ou quadruple de celui des filles inscrites.

On peut ranger la prostitution clandestine sous deux catégo-

(1) Voyez Parent-Duchâtelet, t. II, p. 198 et suiv.

ries : 1° Celle des filles qui, faisant réellement métier de leurs charmes, refusent de se conformer aux règlements de police sur la matière, finissent par être surprises en flagrant délit et forcées de subir la formalité de la carte. Ces femmes, dites *insoumises*, ont donné lieu à Alger, pendant les quatre dernières années, aux inscriptions suivantes :

En 1853, 97 inscriptions.
En 1854, 104 —
En 1855, 100 —
En 1856, 89 — (pour les dix derniers mois).

2° Une seconde catégorie de femmes appelées *galantes*, exercent leur métier à l'abri d'une profession plus ou moins réelle ou nominale, siégent dans les comptoirs, les débits de tabac, louent des appartements garnis, vendent à la toilette, ou sont censées appartenir à des ateliers de couture. On en comptait, à Alger, au 25 novembre 1856, environ 223 ainsi réparties :

Françaises	122
Espagnoles	20
Anglaises	2
Italiennes	5
Israélites	33
Mauresques	41
Total	223

Ces femmes, reconnaissables à un grand déploiement de toilette, aux habitudes de vie luxueuse et sensuelle qu'elles affichent, hôtesses assidues des bals, des tripots et des cabinets particuliers de restaurant, sont les plus dangereuses de toutes, au point de vue de la transmission de la syphilis et de l'impuissance de la police à les saisir en flagrant délit. Cette dernière difficulté provient surtout de ce que les logements qu'elles habitent ou qu'elles empruntent, ne sont pas considérés comme *maisons de passe* et constituent de véritables domiciles particuliers, au seuil desquels s'arrêtent nécessairement les perquisitions officielles.

Il faut bien le dire encore, l'industrie scandaleuse des femmes galantes a malheureusement, à Alger comme partout, ses chaperons et ses défenseurs : l'autorité est-elle édifiée par les rapports de police sur les allures de véritable prostitution de l'une d'elles? Aussitôt des partners, généralement haut placés, de leur dévergondage, élèvent des voix souvent puissantes pour entraver et paralyser la plus juste et la plus morale application des règlements.

§ 3. *Réglementation de la prostitution à Alger.*

Pendant les premières semaines qui suivirent l'occupation française, la juridiction du *Mézouar* suffit à maintenir l'ordre sur la prostitution indigène que nous avait léguée le gouvernement des Deys. Mais cette autorité étrangère, contestable déjà aux yeux de la garnison qui avait pris d'assaut la capitale de la Régence, devait tomber devant l'introduction d'éléments européens versés de tous les pays dans la caste des prostituées algériennes.

Un arrêté du 11 août 1830 créa, sous la surveillance du pouvoir militaire, un dispensaire auquel toutes les filles publiques étaient tenues de s'inscrire, de se présenter une fois par semaine, moyennant une taxe mensuelle de 5 fr., et de se munir d'un livret. Sept mois plus tard, le 27 mars 1831, cet établissement fut placé sous la responsabilité *du maire*, et bientôt la taxe élevée à 7 fr. 44 c. et même 9 fr. par mois, au bénéfice *d'un fermier du dispensaire*.

Le 3 août 1835 on institua pour les filles le droit d'être visitées à domicile, moyennant 3 fr. par visite, payables au médecin.

Le premier système un peu complet d'organisation du service des mœurs publiques date du 28 novembre 1835. Un arrêté de l'intendant civil des possessions françaises dans le nord de l'Afrique détermina les conditions et le mode de l'inscription, et le nombre des visites sanitaires (fixées à deux par mois), en consacrant le droit du médecin à percevoir directement 3 fr. d'honoraires pour les visites faites à domicile, celles pratiquées au dispensaire donnaient lieu à une perception mensuelle de 10 fr. par les mains de l'économe du dispensaire.

Un nouveau règlement du 30 décembre 1837 apporta quelques modifications de peu d'importance aux dispositions précédentes. Nous remarquons pourtant avec satisfaction l'abolition de la perception du droit de visite par le médecin, et le versement direct de ces honoraires dans la caisse de l'économe sous forme de taxe administrative.

L'arrêté de police du 25 novembre 1852 et l'extrait des délibérations de la commission municipale du 30 juin 1853 résument assez complétement l'ensemble des dispositions qui régissent aujourd'hui la prostitution à Alger. Nous croyons ne pouvoir mieux faire que de reproduire textuellement ces deux pièces.

A. — POLICE DES FILLES PUBLIQUES. — ARRÊTÉ DU 25 NOVEMBRE 1852.

Nous, maire de la ville d'Alger, etc. . . . Vu. . . Considérant. . .

Arrêtons :

Art. 1. Le nombre des filles qui peuvent être admises dans les maisons de tolérance ne pourra jamais dépasser le chiffre des chambres existantes dans le local occupé.

Art. 2. Il est défendu aux matrones de loger des filles en nombre plus considérable que celui autorisé, et d'en admettre qui ne seraient pas munies de cartes sanitaires.

Art. 3. Les matrones tiendront un registre coté et paraphé par le commissaire du dispensaire. Ce registre, qui devra être constamment à jour, indiquera, pour chaque fille qui loge dans la maison, ou qui n'y aurait même passé qu'une nuit : 1° la date de son entrée, 2° ses nom et prénoms, 3° le numéro de sa carte d'inscription ; et, lors de sa sortie, le registre en indiquera : 1° la date, 2° le motif, 3° autant que possible, le lieu où elle s'est retirée.

Art. 4. Les matrones devront exiger des filles publiques qu'elles recevront dans leur maison, la représentation de leurs cartes d'inscription. Elles devront également s'assurer, dans les vingt-quatre heures, qu'elles y ont fait annoter par le commissaire du dispensaire la mention de leur nouvelle demeure, et si ces filles n'étaient pas munies de cartes d'inscription, en faire, par elles-mêmes, dans la journée, la déclaration au bureau de police.

Art. 5. L'arrivée ou le départ, quelle qu'en soit la cause, d'une fille admise sera, le soir même, à la diligence des matrones, signalé au bureau de police du dispensaire.

Art. 6. Les matrones conduiront aux visites sanitaires les filles admises dans leur maison ; elles veilleront avec soin à ce que, en y allant et en venant, elles ne portent pas, par gestes ou par paroles, atteinte aux mœurs ou à la décence.

Art. 7. Les filles publiques devront être continuellement pourvues de leur carte de visite, et elles seront tenues de la représenter à toutes réquisitions, tant des commissaires que des inspecteurs de police. Celles qui ne pourront produire cette carte, ou qui, sur son exhibition, seront considérées comme malades et conduites au dispensaire, où elles auront été reconnues n'avoir pas subi les visites périodiques auxquelles elles sont astreintes, resteront tenues en état d'observation pendant le temps nécessaire pour s'assurer de leur état sanitaire.

Art. 8. Il reste expressément défendu à toute personne tenant maison de débauche, ainsi qu'aux logeurs de femmes prostituées, d'avoir cabaret dans leur domicile ou d'y donner à boire.

Il est également défendu à tout cabaretier et cafetier de recevoir dans leurs établissements des filles publiques, et à celles-ci de s'y introduire.

Art. 9. Aucune fille publique ne pourra circuler dans les rues ou sur les places publiques après huit heures du soir, à moins d'une permission spéciale du maire, laquelle sera visée par le commissaire central de police.

Art. 10. Aucune fille publique ne pourra, pendant le jour, aller et venir dans les rues, sur les places et marchés, ni y stationner, ni s'adresser aux passants par gestes ou par paroles, afin de les attirer et de se faire suivre par eux.

Art. 11. Toute fille publique qui se livrera dans son domicile à des actes de débauche ou de prostitution, de manière à être vue de personnes logées en face ou dans le voisinage, sera immédiatement arrêtée et mise à la disposition du parquet, pour être poursuivie et punie conformément au Code pénal.

Art. 12. Il est fait défense aux filles publiques de se tenir à leurs fenêtres ou sur leurs portes, de se présenter aux casernes ou devant les corps-de-garde, d'accoster les militaires dans les lieux publics, et de les recevoir chez elles après l'heure de la retraite.

Art. 13. Les filles publiques ne pourront refuser de laisser pénétrer dans leur domicile, à quelque heure que ce soit, les officiers et agents de police.

Art. 14. Les contraventions aux dispositions du présent arrêté seront punies de la fermeture de l'établissement, s'il y a lieu, et de peines disciplinaires qui pourront être infligées administrativement, sans préjudice des peines plus graves qui seraient encourues pour délits et crimes définis par le Code pénal.

Art. 15. La police et la gendarmerie restent chargées, chacune en ce qui la concerne, de l'exécution des dispositions du présent arrêté.

B. — EXTRAIT DES DÉLIBÉRATIONS DE LA COMMISSION MUNICIPALE D'ALGER, LE 30 JUIN 1853.

Toute femme ayant reçu la carte de fille soumise devra payer une somme de 9 francs par mois. Ce paiement aura lieu par tiers dans le courant de chaque mois.

Lorsqu'une fille soumise demandera que la carte lui soit retirée, et que la demande sera accueillie favorablement, elle devra préalablement payer une somme de 30 francs pour le retrait de sa carte.

Tout renouvellement de carte donnera lieu à un paiement de 2 francs, quelle que soit la cause qui l'aura motivé.

Les filles soumises retenues au dispensaire pour leur guérison, ne paieront pas la rétribution de 9 francs par mois, pendant le temps de leur traitement dans l'établissement.

Toute fille soumise qui voudra s'absenter d'Alger pendant quelques temps devra payer une somme de 10 francs, lorsque cette permission lui sera accordée.

Les femmes qui seront amenées au dispensaire, et qui, ayant été reconnues malades, y seront traitées pour leur guérison, devront payer, avant leur sortie, une somme de 1 franc par jour, pour dépense de nourriture et traitement. Si la carte de fille soumise ne leur est point donnée au moment de la sortie, et si elles justifient de l'impossibilité de s'acquitter des frais de traitement, elles en seront exonérées.

Art. III. — Aperçu de la prostitution sur divers points de la colonie.

De quelque manière que notre occupation ait procédé dans le nord de l'Afrique, soit en s'emparant de villes habitées par les indigènes, soit en érigeant des postes sur de nouveaux points stratégiques, partout elle a dû compter avec la prostitution. Dans les cités prises de vive force, les Mauresques se gardèrent bien de suivre l'émigration des habitants, retenues par l'appât du lucre à prélever sur une nombreuse garnison française. Autour des camps et dans nos villages improvisés, l'intronisation de la *cantine*, cette lèpre si fatalement attachée à chaque pas de la conquête, n'a manqué nulle part de traîner derrière elle l'autre plaie non moins redoutable de la *fille publique*.

Dès le début de l'installation, les commandants de place cumulèrent généralement, avec d'autres attributions, la surveillance de la débauche; mais, peu à peu, les proportions du mal excédèrent les moyens d'action d'une autorité peu préparée, il faut en convenir, aux exigences de ce genre de répression, et l'institution des dispensaires tendit à se généraliser.

A Constantine, peu de jours après la reddition de la place, on dut aviser à des mesures pour garantir nos soldats d'une contagion vénérienne pour ainsi dire *endémique*, si l'on en juge par l'immense quantité d'affections syphilitiques constitutionnelles et héréditaires que nos confrères de l'armée furent appelés à traiter dans la population indigène. En 1838, M. Deleau, chirurgien en chef de l'hôpital militaire, frappé, comme ses prédécesseurs, de l'insuffisance des soins donnés à domicile aux femmes infectées qu'il était chargé de visiter, proposa à l'intendance un nouveau mode curatif et prophylactique à la fois. Il consistait à faire payer aux filles infectées une somme dont l'emploi devait servir à l'entretien d'un dispensaire. A cette époque remonte véritablement la première ébauche d'un établissement où les victimes de la syphilis se sont trouvées logées, alimentées et traitées, sans autre rétribution, sous la surveillance d'une directrice. On y affecta un local salubre. Les malades commencèrent par apporter chacune une natte et quelques *Haïk* pour se coucher; on régla la nourriture selon les habitudes indigènes et la médication conformément aux principes de notre thérapeutique. En 1840, sur 50 filles inscrites, le dispensaire avait en traitement, terme moyen, 7 femmes par jour.

A Blidah, un peu plus tard, pareille création fut inaugurée par le docteur Finot, avec la pensée d'y rattacher l'hospitalisation d'autres malades arabes et quelques essais de vaccination indigène. Comme moyen de transaction avec l'ancien état de choses, le *Mézouar* devint l'économe de ce dispensaire, et, moyennant une redevance personnelle de 12 fr. par mois, il se chargea de nourrir ses pensionnaires.

Blidah comptait alors 37 filles inscrites, savoir :

Mauresques	16
Arabes	13
Kabyles	6
Négresses	2

72 affections vénériennes qui y furent observées se décomposent ainsi :

Affections simples	Vaginites	43	47
	Uréthrites	2	
	Métrorrhées	2	
Affections virulentes	Ulcères vaginaux	20	25
	Adénite inguinale	1	
	Symptômes consécutifs	4	

Comme il était facile de le prévoir, le temps consacra l'utilité de cette fondation provisoire, et Blidah eut un dispensaire régulier, administré par un économe assisté d'un médecin civil.

La même marche suivie ailleurs a déjà doté d'établissements pareils, Oran, Mostaganem, Bône, Philippeville, etc.

Sur bon nombre d'autres points de l'Algérie la prophylaxie de la syphilis n'est point aussi avancée. Partout où la médecine coloniale a un représentant, il visite les femmes publiques une fois tous les 8 ou 10 jours. C'est un officier de santé militaire qui le supplée, si la localité ne compte pas un médecin de district. A défaut d'hôpital civil, l'hôpital militaire reçoit les femmes reconnues infectées. Ainsi se sont longtemps passées et se passent sans doute encore aujourd'hui les choses, à Cherchell, Tenès, Orléansville, Batna, Sétif, etc. J'ai été à même d'observer dans cette dernière ville, en 1852-1853, les inconvénients de toute sorte d'un pareil système. L'introduction des prostituées dans l'hôpital militaire y est une cause incessante de désordre. L'unique, mais considérable, maison de tolérance de la localité, avait en moyenne 2 femmes en traitement dans mon service ; leur isolement complet des autres salles présentait de très grandes difficultés, et si pénible était la charge de les surveiller, par rapport aux malades et aux infirmiers mêmes préposés à leur assistance, que nous nous trouvions presque toujours forcés de renvoyer ces créatures turbulentes et éhontées avant leur entière guérison. On s'est même vu contraint d'en faire conduire quelques-unes de brigade en brigade, par la gendarmerie, jusqu'au dispensaire de Constantine.

Faute d'une surveillance administrative suffisante, le dénombrement exact des prostituées n'est pas assez exactement établi pour permettre d'étudier leur rapport proportionnel avec une population qui manque elle-même de recensement précis.

La moyenne des filles publiques visitées à Sétif en 1852, variait de 4 à 8 d'un mois à un autre ; elle était généralement basée sur l'importance d'une garnison, portée, suivant les circonstances de guerre, au triple et au quadruple de l'élément civil. Ces 8 femmes ont donné, pour une période de 8 mois, de septembre 1852 à avril 1853, 14 entrées à l'hôpital, 7 pour écoulements simples, et 7 pour affections virulentes.

A mesure qu'elle s'éloigne du littoral, la prostitution devient de plus en plus dangereuse, et par la dégradation progressive des sujets qui la servent, et par l'imperfection toujours croissante de la surveillance. Peu de maisons de tolérance de l'intérieur peuvent s'approvisionner en France, au prix de voyages et de transports dispendieux. Force leur est donc de se recruter des rebuts du littoral.

La même dépréciation s'applique à la prostitution clandestine, et pourtant elle n'en est pour cela ni moins achalandée ni moins surveillée !

On peut juger, d'après ces détails, si imparfaits qu'il m'a été permis de les recueillir, combien, sur toute la surface de l'Algérie et principalement à l'intérieur, dans nos villes naissantes, peuplées de garnisons nombreuses, aux points de contact de notre civilisation conservatrice avec le fatalisme indifférent des indigènes en matière d'hygiène publique, il importe hautement que l'administration civile organise sur des bases efficaces la répression et le traitement de la prostitution, qu'elle ait *ad hoc* ses médecins, ses dispensaires, sa police.

J'ajouterai un dernier mot. Si, contre l'intérêt du but qu'elle poursuivra, et pour des nécessités que je n'ai pas à juger ici, l'autorité entend maintenir l'impôt prélevé jusqu'à présent sur le vice et le scandale, que la dîme de l'infamie ne se perçoive point à l'avenir, au nom d'un ministère toujours respectable, au titre de la *visite de santé !* Que cette cote impure ne glisse plus jamais surtout, comme je l'ai vu, de mes propres yeux vu... directement de la main de la prostituée dans la main du médecin !

POST-SCRIPTUM DU MOIS DE FÉVRIER 1857,

RELATIF A LA PROSTITUTION DANS LA VILLE DE MARSEILLE.

(T. II, p. 462 à 480.)

Les modifications suivantes ont été apportées depuis le mois de février 1857 au service médical du Dispensaire des filles publiques de Marseille :

1° Le premier médecin inspecteur vient d'être chargé, par M. le Préfet, de visiter les filles publiques à domicile dans six des principales maisons de Marseille. Il conserve ses appointements (1200 francs), et chaque femme, visitée une fois par semaine, paie une rétribution de deux francs au lieu de cinquante centimes, somme qu'elle donnait pour les visites au Dispensaire (voyez page 477). Les visites ont lieu chaque jeudi.

2° Le second médecin inspecteur demeure chargé comme chef du service médical, d'une des quatre divisions qui sont visitées au Dispensaire. Il reçoit 1200 francs par an.

3° Deux médecins adjoints existaient déjà : M. le Préfet vient d'en nommer un troisième qui prend le service laissé vacant par le déplacement du premier médecin inspecteur. Ces trois adjoints reçoivent 800 francs par an.

Tous les autres arrêtés restent sans modification.

Melchior Robert.

DEUXIÈME PARTIE.

DE LA PROSTITUTION A L'ÉTRANGER.

VIII
LA PROSTITUTION EN ANGLETERRE,

Par M. le docteur G. RICHELOT.

La prostitution se présente, en Angleterre, dans des conditions remarquables qui exercent, sur son développement, sur son économie et sur son aspect général, une influence caractéristique et profonde, digne des méditations de l'observateur. Dans ce pays puissant, la civilisation a pour base la liberté ; la liberté pour le mal comme pour le bien ; presque sans bornes pour le mal, de peur qu'elle ne puisse être limitée pour le bien !

Sous l'empire d'un principe aussi absolu et qui s'applique à tout, galvanisée par une cupidité insatiable et sans entrailles, soudoyée par des passions effrénées, qui peuvent et qui veulent se satisfaire au prix de monceaux d'or, la prostitution marche sans entraves, sans contrôle, sans lois modératrices, la tête levée, en plein soleil.

En France et dans plusieurs autres pays du continent européen, les pouvoirs publics s'attachent à entourer la prostitution d'une surveillance à la fois sévère et protectrice, qui a, en définitive, pour résultat manifeste, l'amoindrissement des dangers qu'elle fait naître et des maux qu'elle produit. L'ouvrage si consciencieux de Parent-Duchatelet est, presque d'un bout à l'autre, un éloquent témoignage de ces nobles tentatives et des succès qui les ont couronnées.

Rien de semblable en Angleterre. Soit indifférence égoïste pour les souffrances que la prostitution traîne après elle, soit dégoût pour le hideux tableau qu'elle dresse devant les yeux qui la regardent de trop près, soit impuissance à lutter contre d'étranges préjugés, soit pruderie, les hommes d'État et les législateurs restent muets, inactifs, ou s'arrêtent à des mesures insuffisantes. En vain la moralité publique s'abîme, la santé des populations s'altère, les armées de terre et de mer sont ravagées par un mal immonde ; le gouvernement anglais détourne la tête, s'efface et laisse faire !

On doit comprendre tout d'abord combien il est curieux et surtout instructif, de rechercher jusqu'à quel degré d'intensité la prostitution peut s'élever de nos jours, quelles formes diverses elle peut offrir, quelles allures cyniques elle peut prendre dans les conditions d'existence qui viennent d'être signalées ; et combien il importe, pour faciliter la comparaison et en faire découler des enseignements utiles à l'humanité, de rapprocher de la prostitution française, réglementée, surveillée, épurée, si l'on ose employer un pareil mot pour une pareille chose, d'en rapprocher, dis-je, la prostitution abandonnée à elle-même, chez un peuple énergique, au sein de la civilisation moderne.

C'est ce que je vais m'efforcer de faire, en traçant ici à grands traits le tableau émouvant de la prostitution contemporaine en Angleterre, et principalement à Londres.

Malheureusement, les documents officiels sont peu nombreux, grâce à l'apathie du gouvernement britannique, et les assertions des auteurs qui ont traité la matière sont souvent contradictoires. Ce n'est donc qu'après une étude laborieuse des faits observés et décrits par les hommes qui paraissent les plus compétents, qu'il est permis de se former une opinion sur les points les plus saillants et les plus utiles à connaître de ce triste et dramatique sujet.

Deux circonstances, qu'il est nécessaire de faire connaître et d'apprécier dans ces considérations préliminaires, ont une grande part dans le vague qui s'attache à quelques-unes des opinions, et surtout des statistiques des auteurs anglais.

La première de ces circonstances est celle-ci : plusieurs écrivains recommandables admettent en Angleterre une prostitution ouverte et une prostitution clandestine. Il y a là une erreur de langage, qui ne peut que mettre de la confusion dans les idées et conduire à de fausses appréciations. En France, la prostitution se divise tout naturellement en deux classes. Dans l'une, viennent se ranger les filles inscrites ; dans l'autre, celles qui, tout en exerçant leur honteux commerce, parviennent à se soustraire à l'action de la police. Ces dernières forment, en effet, une prostitution clandestine. Mais en Angleterre, où l'inscription est inconnue, et où, par conséquent, les prostituées n'ont aucun motif pour éviter les yeux de l'administration publique, qui ne les cherchent point, cette distinction n'a pas de raison d'être, et il n'y a, en réalité, qu'une seule prostitution, qui se cache dans l'ombre, secrète et non clandestine, ou s'étale en public, avouée et sans remords, selon le degré d'immoralité et d'abjection où sont tombées ses victimes.

La seconde circonstance n'a pas moins d'importance. Dans plusieurs écrits, il est facile de reconnaître que l'on a confondu et réuni ensemble les femmes qui vivent en concubinage, les femmes entretenues et les prostituées proprement dites, pour les envelopper dans une réprobation commune. Avec une pareille doctrine, comment arriver à des calculs rigoureux? Il y a, dans cette énumération, trois catégories, qui ont leur place distincte dans notre civilisation. Souvent, il est vrai, la troisième se recrute dans les deux premières. Mais l'instinct général a prononcé: c'est pour les malheureuses de la troisième catégorie, seulement, qu'a été créée cette dénomination ignominieusement pittoresque de filles publiques; ce sont elles seules que la police française soumet à l'inscription et aux visites sanitaires. Les autres doivent donc être écartées provisoirement, dans les recherches qui sont exclusivement consacrées à la prostitution.

Il ne sera question que des filles publiques ou prostituées proprement dites, dans tout le cours de ce travail.

Chap. Ier. — Londres.

C'est dans Londres surtout qu'il faut étudier la prostitution anglaise. C'est là son centre naturel. Dans cette cuve immense, où ses éléments se rassemblent de tous les points du Royaume-Uni, incessamment elle fermente et bouillonne, jusqu'à déborder.

Art. 1. — *Du nombre des prostituées.*

Il serait d'un grand intérêt de connaître, au moins à peu près, le nombre des prostituées que renferme habituellement la capitale de l'Angleterre, soit pour comparer, sous ce rapport, Londres avec les autres capitales du monde civilisé, soit pour offrir une base aux institutions législatives nouvelles que réclame la partie la plus saine et la plus éclairée de la population de la métropole anglaise. Mais cette connaissance, il est impossible de l'obtenir. Le petit nombre de pièces officielles qui ont été produites sur ce sujet, de même que les évaluations des auteurs, présentent des divergences énormes.

A la fin du siècle dernier, alors que la métropole anglaise ne possédait qu'un million d'habitants, le docteur Colquhoun, magistrat de *Thames police*, affirmait que cette ville ne comptait pas moins de cinquante mille prostituées. Aujourd'hui, la population de Londres est bien plus que doublée : d'un million d'âmes, elle s'est élevée à deux millions et demi. Si la prostitution a suivi cette marche ascendante; si, comme le répètent les écrivains anglais les plus recommandables, la démoralisation a fait, depuis le commencement de notre siècle, des progrès effrayants, dans tous les rangs, à Londres, à quel chiffre n'oserons-nous point porter notre évaluation !

Bien que Colquhoun ait appuyé son assertion sur des recherches longues et consciencieuses (1), de tous côtés des voix se sont élevées pour lui reprocher d'avoir été trop loin. On lui a opposé avec raison l'impossibilité où il était de se procurer des renseignements exacts, en l'absence de toute inscription, de tout contrôle, de toute surveillance spéciale exercée par la police sur les filles publiques, et l'on a rejeté son chiffre comme une monstrueuse exagération (2).

A une époque plus rapprochée de nous, deux personnages également officiels, M. Chadwick (3) et M. Mayne (4), ont estimé, l'un à sept mille, l'autre à huit ou dix mille, le nombre des prostituées répandues dans les quartiers de Londres qui sont du ressort de la police métropolitaine, par conséquent, sans tenir compte de la Cité, où cette police n'a pas accès. Mais M. Mayne ajoute qu'il n'existe aucun moyen de constater le nombre des servantes, des modistes, des femmes appartenant aux classes moyennes et même élevées de la société qui pourraient être, à juste titre, classées parmi les prostituées, ni celui des malheureuses qui fréquentent spécialement les théâtres, les casernes, les navires, les prisons, etc., etc. On le voit, tout est incertain dans cette statistique sans règles et sans base. Cependant ces chiffres semblent avoir été accueillis assez généralement, et une opinion qui paraît très accréditée, c'est qu'à Londres le nombre

(1) Ryan, *Prostitution in London*, Londres, 1839, p. 89.

(2) *The great sin of great cities*, Londres, 1853, p. 23.

(3) Léon Faucher, *Études sur l'Angleterre*, 2e édit., Paris, 1856, t. I, p. 63.

(4) *The great sin, etc.*, ibid.

des prostituées ne s'éloignerait guère de dix mille. Mais des juges compétents reconnaissent que cette évaluation est de beaucoup au-dessous de la vérité (1).

Enfin, la police de la Cité est intervenue, elle aussi, dans le débat. Elle porte à quatre-vingt mille le nombre des filles publiques dans la totalité de la métropole anglaise (2). Ce chiffre, quelque élevé qu'il soit, mérite toute attention, car il a l'appui de deux autorités extrêmement respectables, le docteur Ryan et M. Talbot, secrétaire de l'association qui s'est formée à Londres pour protéger les jeunes filles et combattre la prostitution des mineures, qui tous deux l'ont adopté (3).

L'inscription des filles publiques, faite avec rigueur, par les soins d'une police qui exercerait sur la prostitution une surveillance énergique, serait le moyen le plus sûr de faire cesser l'incertitude qui résulte de ces évaluations si profondément différentes. Mais cette ressource fait défaut pour Londres et pour les autres grandes villes de l'Angleterre. Toutefois, en rassemblant et en analysant avec patience ce qui a été publié sur la matière par des hommes compétents et consciencieux, c'est-à-dire par des médecins livrés à l'étude des maladies vénériennes, et par les membres des associations instituées dans le but de mettre un frein à la débauche publique, on reconnaît que les éléments d'une appréciation approximative ne manquent pas complétement; et que, s'il est réellement impossible de formuler un chiffre précis, on peut arriver, du moins, à mesurer d'une manière assez exacte l'étendue effrayante du mal qui ronge au cœur l'empire britannique.

Il est, d'ailleurs, une source de renseignements qui est à la portée de tout le monde. Il suffit, en effet, de visiter les théâtres de Londres, de descendre dans les rues, dans les squares et dans les jardins publics de la vaste capitale, et de jeter les yeux autour de soi, pour juger tout d'abord sur quelle immense échelle s'y fait le trafic de la prostitution. « Il faut, dit Léon Faucher, avoir parcouru, le soir, les rues de Londres pour se faire une idée de la multitude vraiment incroyable des femmes, et surtout des jeunes filles, qui sollicitent les passants (4). »

(1) *The British and foreign medico-chir. Review*, t. XIII, p. 457, 1854.
(2) Ryan, *loc. cit.*, p. 89.
(3) Ryan, *loc. cit.*, p. 120.
(4) *Loc. cit.*, p. 63.

Le chiffre de quatre-vingt mille prostituées pour Londres paraît si énorme, qu'il est bien naturel d'hésiter à l'adopter sans restrictions, et qu'il y a lieu de croire que, pour l'atteindre, on a, ainsi que je le disais au début de ce travail, rangé, parmi les prostituées proprement dites, des femmes qu'il n'est pas permis de confondre avec elles. Cette réserve indispensable étant faite, voyons les raisons qui parlent en faveur de cette estimation; cet examen mettra en lumière des faits tristement intéressants.

M. Talbot, qui a surtout défendu ce chiffre, secrétaire d'une association dont la mission est de rechercher et de combattre, dans Londres, la prostitution par tous les moyens compatibles avec les institutions anglaises, chargé de rédiger les comptes rendus de cette association et de faire connaître au public des actes de répression, dont il a été le plus souvent le principal promoteur; M. Talbot, observateur loyal et infatigable, étudiant sans cesse le sujet qui nous occupe, présente le caractère le plus propre à inspirer la confiance. Or, c'est après les recherches personnelles les plus laborieuses, et en s'appuyant, en outre, sur les témoignages de huit investigateurs engagés dans la même voie, qu'il est arrivé à ce chiffre effrayant de quatre-vingt mille prostituées, qu'il déclare exempt d'exagération. D'autres écrivains anglais ont bien affirmé qu'à Londres et dans sa banlieue on compte une prostituée pour sept femmes honnêtes, et que, dans les rangs inférieurs de la société, sur trois jeunes filles, il y en a une qui devient prostituée avant l'âge de vingt ans (1).

Du reste, les faits se pressent en grand nombre pour démontrer qu'à Londres la prostitution a pris une extension prodigieuse.

D'après M. Talbot, il n'y aurait pas moins de douze à quatorze mille jeunes prostituées qui ne devraient leur triste sort qu'à l'odieuse négligence de leurs propres parents ou des personnes à la garde desquelles elles avaient été confiées (2).

Chaque année, si les recherches de l'association fondée pour combattre la prostitution des mineures sont exactes, il périrait huit mille filles publiques, soit de maladie, soit par le suicide (3). Nous verrons plus loin que la fréquence du suicide, parmi les prostituées de Londres, a été niée. Mais quelles que soient les causes de cette mortalité, si elle était démontrée par une statis-

(1) Ryan, *loc. cit.*, p. 169.
(2) *Ibid.*, p. 171.
(3) *Ibid.*, p. 184.

tique irréprochable, elle aurait une grande portée au point de vue qui nous occupe.

M. Talbot a obtenu, par l'intermédiaire de la police métropolitaine, une liste authentique, donnant la désignation de quinze cents maisons de prostitution. Cette liste n'est qu'un fragment d'une liste générale, qu'il n'est pas possible de se procurer; la Cité n'y est pas comprise. M. Talbot pense que ce chiffre ne représente pas même la moitié des maisons de prostitution de Londres. En effet, selon M. Chadwick (1), il y aurait 3 335 de ces maisons dans le ressort seulement de la police métropolitaine, à part la Cité, où elles sont en grand nombre et de la pire espèce.

Plusieurs renseignements particuliers viennent ajouter aux données officielles, trop incomplètes, et les corroborer. Ainsi, d'après le docteur Ryan, dans le quartier appelé *Fleet ditch*, presque toutes les maisons sont des lupanars ignobles et infâmes (2). Ainsi encore, les recherches personnelles de M. Talbot, en 1835, lui ont fait découvrir onze cent soixante-seize de ces mauvais lieux dans *Lambeth* seulement.

En résumé, on peut admettre sans invraisemblance, avec M. Talbot, que la capitale de l'Angleterre renferme environ cinq mille maisons de prostitution. Et si l'on veut savoir combien chacun de ces repaires loge ou reçoit, en moyenne, de filles publiques, on pourra le déduire approximativement des documents qui suivent.

Dans le voisinage de *Lincoln's-Inn*, le révérend R. Ainslie a signalé 22 maisons qui renfermaient 150 femmes, sans compter les enfants. Dans un autre district, 22 autres maisons étaient habitées par 422 prostituées. Un homme, poursuivi à la diligence de l'association fondée pour combattre la prostitution des mineures, entretenait, dans la seule rue de *Wentworth street*, 8 maisons, où l'on a trouvé 200 voleurs et filles publiques. Chez une célèbre maîtresse de maison, Marie Aubrey, dont les appartements étaient remarquables par le luxe qui y brillait, et que la même association a forcée de fuir l'Angleterre, il y avait toujours 12 à 14 femmes, qu'elle renouvelait avec soin. L'établissement d'un nommé John Jacobs, également poursuivi et condamné, renfermait toujours à la fois 14 jeunes filles. Un officier de police

(1) Léon Faucher, *loc. cit.*, p. 63.
(2) *Loc. cit.*, p. 63.

décrit de la manière suivante un repaire de *Wentworth street*, qui servait d'asile chaque nuit à plusieurs centaines de jeunes voleurs et de jeunes voleuses, et où souvent 5 ou 6 jeunes sujets des deux sexes occupaient le même lit : « Cet établissement se compose, dit-il, de quatre maisons réunies en une seule et divisées en petits compartiments, dans chacun desquels il y a un lit. Ces compartiments sont séparés les uns des autres par des cloisons si minces et si peu élevées, que de chacun d'eux on peut entendre tout ce qui se fait dans les plus voisins et qu'un homme de haute taille peut porter ses regards dans plusieurs à la fois. »

Chaque soir, un nombre incroyable de jeunes filles se trouvent rassemblées dans les salons d'attente de tous ces lieux de débauche.

Indépendamment de ces maisons organisées, il existe sur plusieurs points de la capitale des salons splendides où se réunissent jusqu'à 200 prostituées vêtues avec luxe. Des jeunes gens élégants et riches viennent y choisir des femmes. Un grand nombre de tavernes, dans le *West-End* de Londres, ont de ces salons, qui sont, pour les personnes qui les tiennent, une source de richesse. Dans les autres quartiers de la capitale, principalement le long des bords de la Tamise, des salons d'un autre ordre, parmi lesquels il en est qui sont disposés pour recevoir jusqu'à 500 personnes, sont connus sous le nom de *long rooms*. C'est là que les matelots vont chercher leurs maîtresses d'un moment. Les filles publiques attendent leur grossière clientèle, rangées en longues files !

Enfin, dans la métropole anglaise, on ne compte pas moins de 5000 cabarets établis pour boire spécialement l'eau-de-vie de genièvre, *gin palaces*, où les filles publiques du plus bas étage enivrent les dupes qu'elles vont dépouiller dans les repaires où elles les entraînent ensuite.

M. Chadwick, dans son rapport officiel (1), a prétendu que chaque maison de prostitution de Londres pouvait représenter en moyenne 4 filles publiques. Est-il permis d'accepter une proportion aussi peu élevée, en présence des détails qu'on vient de lire ?

Maintenant, on peut se faire une idée très vraie, sinon précise, du nombre des femmes qui constituent la prostitution de

(1) Léon Faucher, *loc. cit.*, p. 63.

Londres. On peut juger si ce nombre dépasse 10 000, et s'il se rapproche plus ou moins du chiffre adopté par la police de la Cité, par le docteur Ryan et par l'honorable M. Talbot, c'est-à-dire 80 000. Ce qui est incontestable, après tout ce qu'on vient de lire, c'est que ce nombre, quel qu'il soit, doit être extrêmement élevé et tout à fait hors de proportion avec le nombre actuel des prostituées à Paris.

Mais le personnel de la prostitution ne se compose pas seulement des filles publiques. Une foule de gens y figurent comme maîtres ou maîtresses de maisons, comme surveillants ou surveillantes des prostituées, comme pourvoyeurs ou pourvoyeuses des lieux de débauche. Cette multitude ignoble, plus méprisable cent fois que les prostituées elles-mêmes, formerait, à Londres, un effectif de cinq mille individus! Quatre cents personnes, hommes ou femmes, n'ont pas d'autre occupation et d'autre moyen d'existence que de rôder dans les divers quartiers de Londres, de guetter les jeunes filles et les jeunes garçons qui s'arrêtent à regarder les images obscènes appendues aux étalages de certaines boutiques ou qui seulement traversent les rues sans être accompagnés, de les circonvenir et de les entraîner, soit par la séduction, soit par la violence, dans les maisons de prostitution, où on les livre, de gré ou de force, au libertinage!

Et ce personnel est une lourde charge pour la fortune privée, à Londres : « On a calculé, dit le docteur Ryan (1), que quatre cent mille personnes sont directement ou indirectement en rapport avec la prostitution, et que la prostitution donne lieu, chaque année, dans la métropole, à une dépense de deux cents millions de francs. »

Art. 2. — *De l'âge des prostituées.*

Parmi les traits qui peuvent servir à caractériser la prostitution à Londres, ce qui surtout révolte le cœur et excite l'indignation, c'est l'âge auquel elle s'empare de ses victimes. Dans cette métropole, la société laisse sans protection et sans défense toutes ces pauvres petites filles que la richesse n'a pas entourées d'une triple muraille. Elle ne paraît pas même s'apercevoir qu'elles existent, et que, faibles brebis, elles sont entourées et traquées par des loups féroces. Le cri de leurs souffrances, lors

(1) *Loc. cit.*, p. 192.

même qu'il ne serait pas étouffé par une surveillance barbare, lors même qu'il ne s'éteindrait pas sous un abrutissement précoce, est trop faible pour être entendu dans le bruit général. Aussi, des actes de séduction et de violence, qui ont pour mobile un lucre impur, et qui, dans tous les pays civilisés, sont nommés des crimes, s'accomplissent tous les jours presque sans voile, et restent impunis.

On ne saurait dire combien de jeunes enfants, à Londres, deviennent des prostituées à l'âge de quinze, de douze et même de dix ans. On sait seulement que le nombre en est considérable. Il y a, dit M. Talbot, des milliers de ces malheureuses qui n'ont pas plus de onze à quatorze ans. Les deux tiers des prostituées de Londres, avouent les auteurs, ont moins de vingt ans.

A défaut de statistiques, c'est dans les documents partiels, pour la plupart mis au jour par les associations instituées contre la débauche, qu'il faut chercher la preuve des assertions qui précèdent. Voici ce qu'on y trouve :

Parmi les maisons consacrées à la prostitution, il y en a qui sont organisées spécialement pour recevoir et débaucher des filles âgées de moins de quatorze ans. Mais cette séduction ne s'exerce pas seulement sur de malheureuses petites filles. Dans près de la moitié des établissements, on attire également de jeunes enfants de l'autre sexe. Un maître de maison, William Sheen, sur qui planait le soupçon d'avoir tué son propre enfant, n'avait pas moins de trente à quarante jeunes sujets, garçons et filles, de neuf à dix-huit ans, en permanence dans ses maisons de débauche. Dans l'établissement de John Jacobs, cité plus haut, il y avait des prostituées de douze ans!

Les comptes rendus des hôpitaux fournissent aussi des renseignements qui laissent peu de place à l'incertitude. Dans l'espace de huit années, il a été reçu et soigné dans trois des principaux hôpitaux de Londres, deux mille sept cents cas de maladies vénériennes produites par la prostitution, chez des enfants de onze à quatorze ans. Un nombre plus grand encore de ces jeunes malades a été refusé faute de place! Un autre établissement hospitalier, le *Metropolitan free hospital*, reçoit chaque jour beaucoup d'affections de cette nature. La plupart des malades qui se présentent sont des jeunes filles de douze à seize ans (1).

(1) Ryan, *loc. cit.*, p. 120 et 185.

La prostitution de Londres fait donc, si l'on ose ainsi parler, une terrible consommation d'enfants, surtout de jeunes filles. Pour remplir les vides qui doivent se faire fréquemment par l'infection vénérienne ou par une mort prématurée, elle fait ouvertement la chasse à ces êtres sans force de résistance, que les institutions anglaises semblent lui livrer, et se rue principalement sur les jeunes enfants que leurs parents envoient seules aux écoles publiques. Ces enfants sont destinées aux plaisirs des débauchés vieillis ou usés par les excès, qui en donnent des prix fabuleux. Les plus jeunes de ces petites filles, celles qui n'ont que huit à neuf ans, servent d'espions actifs aux maîtres ou maîtresses de maisons, et sont employées à surveiller, dans les rues, les filles publiques que ceux-ci lâchent sur les passants comme sur une proie. A douze ans, sinon plus tôt, elles deviennent filles publiques à leur tour !

Le docteur Ryan (1) a publié, au point de vue de l'âge des prostituées à Londres, un fragment de statistique qui doit trouver sa place ici, quelqu'incomplet qu'il soit.

Sur 3 103 filles publiques, dit cet auteur, il y en avait :

Au-dessous de 15 ans	3
De 15 à 20 ans	414
De 20 à 25 ans	872
De 25 à 30 ans	525
De 30 à 40 ans	273
De 40 à 50 ans	88
De 50 à 60 ans	19
	2196

Cet aperçu de statistique a le grave inconvénient de n'embrasser qu'un nombre relativement trop faible de filles publiques, pour qu'on puisse en tirer des conclusions certaines. Il ne fournit les données de l'âge que sur une partie du total annoncé, 2 196 sur 3 103, ce qui en restreint la portée. Il est presque muet sur le compte des prostituées au-dessous de quinze ans ; et, sous ce rapport, il n'est pas possible de ne pas le considérer comme très défectueux. A ce sujet, je dois faire observer que, par suite de l'absence de toute inscription et de tout contrôle régulier, les statistiques anglaises ne peuvent comprendre dans leurs chiffres que les prostituées qui ont été arrêtées pour un délit quelconque en dehors de leur profession.

(1) *Loc. cit.*, p. 170.

Du reste, on voit par ces chiffres qu'à part les jeunes enfants au-dessous de quinze ans, que tous les documents nous montrent comme occupant une si grande et si triste place dans la prostitution de Londres, le plus grand nombre des filles publiques s'y trouverait compris dans la limite d'âge de quinze à trente ans, et principalement de vingt à vingt-cinq. Il en doit être ainsi partout ; il en serait ainsi à Londres sans aucun doute si la société, ou le gouvernement qui la représente, remplissait son devoir de protection à l'égard des jeunes êtres trop faibles pour se défendre, si la prostitution y devenait soumise au contrôle d'une police munie de pouvoirs suffisants.

En effet, cet abaissement déplorable de l'âge des filles publiques, qui caractérise la prostitution à Londres, n'est-il point un résultat direct et fatal de la liberté illimitée à l'abri de laquelle elle s'exerce, et n'est-il point à craindre que le nombre des prostituées au-dessous de quinze ans ne prenne encore de plus fortes proportions dans l'avenir, sous cette influence funeste? L'impunité agit sur les crimes et sur les vices comme un ferment. Il est si facile de s'emparer de ces pauvres petites âmes, de les pétrir et de les façonner à son gré! Par les caresses, et plus encore par la terreur, on les a bientôt réduites. A vingt ans, une femme a compris la vie; il peut être difficile de l'entraîner. D'un autre côté, le nombre des hommes blasés auxquels il faut des jouissances excentriques augmente avec le progrès des richesses. Les passions usées, les goûts dépravés, s'excitent et deviennent plus exigeants a mesure qu'il sont plus facilement satisfaits. Et l'impunité laisse le champ libre à la cupidité des entremetteurs.

Le tableau ci-après, qui est dû aux recherches laborieuses et éclairées de M. Guerry, corrobore et complète, par les renseignements très précis qu'il renferme, ce qui vient d'être dit sur l'âge des prostituées à Londres.

Art. 3. — *Des causes de la prostitution.*

Parmi les causes de la prostitution à Londres, il en est qui sont communes à l'Angleterre et à la plupart des autres pays civilisés. Là, comme en France, la paresse, l'ignorance et la misère mettent des milliers de jeunes filles à la merci de toutes les séductions, et une disposition naturelle au vice en entraîne plusieurs dans l'abîme. Mais il est des influences qui sont propres à la nation britannique ou qui s'y montrent plus intenses que partout

(A.) AGES DES PROSTITUÉES.

Nombre des prostituées de chaque âge, condamnées pour affaires de juridiction sommaire. (Disorderly prostitutes summarily convicted.) — *Comparaison, pour chaque groupe d'âges, du nombre de prostituées condamnées,* (Total 39 872) *avec le nombre de femmes non prostituées, condamnées* (Total 118 210.) — *Age moyen respectif de ces deux classes de délinquantes. — Distribution par périodes.*

Élévation progressive de l'âge des prostituées. — Fixité relative de l'âge des autres délinquantes. — Variations des rapports respectifs propres à ces deux classes, pendant le cours de la vie.

Londres. — Circonscription de *Metropolitan Police* (*Cité* non comprise).

Moyennes des 19 années 1836—54.

AGES.	NOMBRE DES FEMMES CONDAMNÉES.								
	PROSTITUÉES. Sur 10000 dans chaque période.			FEMMES NON PROSTITUÉES. Sur 10000 dans chaque période.			PROSTITUÉES ET AUTRES DÉLINQUANTES. Sur 10000 collectivement, dans chaque groupe d'âge. PÉRIODE TOTALE. 19 années 1836—54.		
	PÉRIODE TOTALE. — 19 années, 1836—54.	1re PÉRIODE. — 10 années, 1836—45.	2e PÉRIODE. — 9 années, 1846—54.	PÉRIODE TOTALE. — 19 années, 1836—54.	1re PÉRIODE. — 10 années, 1836—45.	2e PÉRIODE. — 9 années, 1846—54.	TOTAUX. Femmes arrêtées.	Prostituées.	Autres délinquantes.
Moins de 10 ans. .	»	»	»	20	23	17	10000	»	10000
10 à 15.	27	41	11	231	231	231	10000	384	9616
15 à 20.	2465	2737	2140	1396	1454	1359	10000	3731	6269
20 à 25.	3623	3671	3568	1963	2022	1904	10000	3837	6163
25 à 30.	2133	2000	2295	1677	1652	1701	10000	3005	6995
30 à 40.	1372	1206	1567	2346	2245	2447	10000	1647	8353
40 à 50.	339	299	386	1477	1452	1500	10000	719	9281
50 à 60.	38	43	31	604	624	585	10000	206	9794
60 et au-dessus.	3	4	2	286	317	256	10000	32	9968
TOTAUX. . .	10000	10000	10000	10000	10000	10000	10000	2522	7478
Moins de 20 ans. .	2490	2778	2151	1647	1688	1607	10000	3377	6623
20 à 30.	5758	5670	5863	3640	3674	3605	10000	3480	6520
30 à 50.	1711	1505	1953	3823	3697	3947	10000	1311	8689
50 et au-dessus.	41	47	33	890	941	841	10000	151	9849
TOTAUX. . .	10000	10000	10000	10000	10000	10000	10000	2522	7478
ÂGE MOYEN. . .	24 ans 11 m.	24 ans 5 m.	25 ans 6 m.	31 ans 10 m	31 ans 10 m.	31 ans 10 m.	30 ans 1 mois.		

ailleurs. Ce sont ces dernières seules qui nous intéressent en ce moment.

Il faut placer ici en première ligne les institutions mêmes de la Grande-Bretagne. Ces institutions, œuvre d'indépendance et de défiance nationales, ont donné beaucoup à l'initiative privée, très peu à l'action du gouvernement, dans l'administration intérieure du pays. Ne voulant pas permettre que l'œil d'un pouvoir quelconque pénétrât au sein des familles, elles ont érigé en dogme absolu le principe de l'inviolabilité du domicile. Puis, par les vieux usages qu'elles respectent et surtout par les difficultés ombrageuses dont elles ont hérissé l'application de certaines lois, elles ont fait naître des abus déplorables, difficiles à réformer parce que la source en est sacrée, et dont les effets désastreux viennent attrister le sujet qui nous occupe.

Le principe de l'inviolabilité du domicile est éminemment respectable, et ce n'est pas en France, pays de liberté aussi, qu'un pareil principe pourrait être condamné. Mais ont-ils le droit de l'invoquer, ceux qui, se plaçant en dehors des lois morales qui sont la base fondamentale de la société, brisent les liens de la famille, inoculent à ses membres un poison destructeur, et deviennent ainsi, par une exploitation contre nature, une cause d'abâtardissement pour la race entière?

Sous l'égide vénérée de ces institutions, deux faits également hideux se sont produits.

Le premier, c'est l'alliance étroite de la prostitution avec le vol. La prostitution est devenue le refuge assuré, puis, naturellement, un des moyens d'action du vol. Par suite, on le comprend, son accroissement était inévitable.

Le second fait, c'est l'extension du trafic des jeunes vierges à peine sorties de la première enfance. En effet, si la loi punit la corruption et l'excitation à la débauche, elle la punit faiblement et ne la poursuit pas d'office! Le gain est facile, les chances de châtiment sont éloignées. L'avidité du corrupteur n'a pas pour contre-poids les mesures de répression sans cesse suspendues sur sa tête.

Après les institutions, viennent les mœurs britanniques.

En Angleterre, les familles sont généralement très-nombreuses. Dans les classes pauvres, et même dans des conditions sociales respectables avec un revenu modeste, ces familles nombreuses fournissent un ample contingent à la prostitution. La misère et le goût du luxe sont les causes prédisposantes ; les manœuvres des entremetteurs séduisent et entraînent.

Mais ce qui, dans les mœurs anglaises, favorise surtout le développement de la prostitution et frappe douloureusement l'observateur, c'est l'habitude, généralement répandue chez le pauvre, du mélange des sexes et des âges dans la même chambre, dans le même lit. Des filles publiques, interrogées sur les circonstances qui les avaient amenées à leur misérable condition d'existence, n'ont pas hésité à signaler cette dangereuse promiscuité comme la cause première de leur démoralisation.

Ce ne sont pas seulement des frères et des sœurs qui vivent ainsi pêle-mêle avec leurs parents et qui, d'abord petits enfants, grandissent ensemble dans l'oubli de toute chasteté ; des cousins, des cousines, des apprentis, et même des locataires, occupent la même chambre et sont entassés, la nuit, dans des lits insuffisants ; des couples mariés ont un asile commun, et n'ont pour séparation, quand ils sont séparés, qu'un simple rideau ou une cloison mince et incomplète.

Cette promiscuité, triste fruit de la pauvreté des basses classes, est plus remarquable encore dans les campagnes que dans les villes ; et, à part quelques rares exceptions parmi lesquelles on cite les parties les plus favorisées des districts manufacturiers du Lancashire, du Cheshire et du Warwickshire, elle s'observe dans toute l'étendue de l'Angleterre (1).

Les rapports officiels, les comptes rendus des associations fondées contre la débauche, les publications des médecins, sont unanimes pour déplorer un tel abus, et renferment des faits nombreux bien propres à émouvoir l'opinion publique. J'en citerai ici quelques-uns.

Un contre-maître, homme estimable d'ailleurs, couchait dans la même chambre et dans le même lit que sa femme et ses deux filles aînées, l'une âgée de vingt ans, l'autre de vingt-deux. Dans une autre chambre, étaient entassés chaque nuit tous ses autres enfants, filles et garçons, parmi lesquels il y en avait qui n'avaient pas moins de seize ans.

Une mère, âgée de cinquante ans, et son fils, âgé de plus de vingt et un ans, n'avaient qu'un seul lit ; un locataire occupait un autre lit dans la même chambre.

(1) *The great sin*, etc., p. 17.

Dans une cave qui leur servait de chambre à coucher, une mère et sa fille, qui n'était plus une enfant, couchaient dans un lit; dans un second lit, à l'autre bout de la cave, couchaient trois matelots.

Dans la même chambre, trois lits étaient occupés, l'un par un homme avec sa femme et son enfant, un autre par deux jeunes femmes, le troisième par deux jeunes hommes.

Ailleurs, le même lit recevait un mari, sa femme et la sœur de sa femme (1)...

Un autre fait mérite d'être rapporté. Il s'agit d'une chambre de *Peter street*, dont l'hôtesse habitait la partie centrale, près du foyer; des quatre coins de cette chambre, trois étaient occupés chacun par une famille, avec quatre ou cinq personnes pour un lit; dans le quatrième une locataire, une pauvre femme invalide, n'ayant pas pu payer le loyer de son lit, en sous-louait la moitié (2)!

Le fait scandaleux qui suit est raconté dans un rapport officiel : un homme veuf couchait dans la même chambre que son fils et sa fille adultes. Cette dernière avait un enfant qu'elle attribuait à son père, celui-ci à son fils, les voisins à tous deux (3)!

Ici, nous touchons au crime et nous passons de la demeure du paysan et de l'ouvrier à celle du malfaiteur. Que sera-ce dans cette dernière, après ce que nous avons vu chez les familles laborieuses et honnêtes!

Il est facile de prévoir les résultats des habitudes étranges qui viennent d'être signalées. Si la pudeur est le meilleur gardien de la vertu des femmes, quelle résistance peut-on espérer de ces jeunes filles chez qui la pudeur est détruite dès le bas âge, au sein même de la famille? Aussi, la prostitution fait parmi elles une moisson abondante et facile.

Un fait affligeant, qui se rattache aux mœurs britanniques et qui est amèrement déploré par les auteurs anglais, comme une des causes qui favorisent le développement de la prostitution dans le peuple de Londres, c'est le défaut de surveillance exercée par les parents sur leurs enfants, à l'âge de l'inexpérience et de la faiblesse. Nous avons vu plus haut que plusieurs milliers de jeunes filles se perdent grâce à cette négligence coupable. J'em-

(1) *General sanitary report*. Londres, 1842.
(2) Léon Faucher, *loc. cit.*, p. 23.
(3) *Report of Board of Health on cellar Dwellings and common Lodging-houses in Lancashire.*

prunterai au docteur Ryan (1) le récit qu'on va lire, et qui peint d'une manière saisissante cette froide indifférence des parents, la funeste liberté dont jouissent les jeunes filles et l'habileté avec laquelle les agents de la prostitution s'emparent de ces cœurs sans vertu : « ...Une fille, âgée de quatorze ans, est venue implorer la protection de l'association fondée pour combattre la prostitution des mineures. A l'âge de douze ans, comme elle se rendait à une école du dimanche, elle avait été attirée dans une maison de prostitution ; et là, l'empire exercé sur elle avait été si puissant, que, bien qu'elle n'abandonnât pas la maison maternelle, elle avait continué pendant deux années à fréquenter cet établissement, sans le laisser savoir à ses amis et à ses parents. »

Des enfants, complétement abandonnés, battent le pavé de Londres, sans demeure certaine, et deviennent la proie des malfaiteurs.

D'autres enfants sont, de la part de leurs parents, l'objet d'une sollicitude aussi odieuse que l'abandon, et qui les mène par une autre voie au même abîme : « Entre *Spital-fields* et *Bethnal-Green*, dit Léon Faucher (2), sur une route dont l'accroissement de la population a fait une rue, se tient, les lundis et les mardis, entre six et sept heures du matin, un marché aux enfants. C'est un espace ouvert où les enfants des deux sexes, de l'âge de sept ans et au-dessus, se présentent pour être loués à la semaine ou au mois par toute personne qui peut avoir besoin de leurs services... Quoi de plus monstrueux !... Un père, une mère mène son enfant au marché. Ils le crient comme une vile marchandise, l'étalent aux regards des passants, et le laissent palper corps et âme ; ils le livrent pour être exploité, dans l'âge où les forces naissent à peine, au premier venu, pourvu qu'il soit le plus offrant, et au maître dissolu comme au maître rangé dans ses habitudes, sans la moindre garantie d'un bon exemple, ni d'un bon traitement ! »

Mais ce n'est pas seulement dans les rangs du peuple que l'influence des mœurs britanniques donne à la famille une physionomie et des allures qui nous paraissent étranges. Portons nos regards plus haut ; dirigeons nos investigations philosophiques parmi les classes aisées. Ce n'est plus, cela va sans dire, cette froide et brutale exploitation des enfants ; ce n'est plus cet ai-

(1) *Loc. cit.*, p. 167.
(2) *Loc. cit.*, p. 12.

guillon acéré de la misère; ce n'est plus cette négligence absolue, ou cet abandon complet. Mais là aussi, une surveillance imparfaite, une liberté, qui nous est inconnue, laissée aux jeunes filles, ont parfois des conséquences terribles. En fait de mœurs publiques, dans une nation donnée, tous les rangs sont solidaires. C'est le même esprit qui règne sur toute la population; il n'y a que des nuances, en harmonie avec la position sociale. Ici, ce que les influences pernicieuses produisent, c'est le libertinage; là, c'est la prostitution.

A cette occasion, on me pardonnera de reproduire ici une anecdote, mais une anecdote saisissante et caractéristique, une anecdote qui constitue, en quelques lignes, toute une peinture de mœurs. Bien que le fait ait eu New-York pour théâtre, il appartient légitimement à mon sujet, car, pour les mœurs de la famille, la civilisation des États-Unis d'Amérique est, à peu de chose près, la même que celle de l'Angleterre; la première n'est que la seconde transplantée.

Un homme du monde, client assidu d'une riche maison de prostitution, demandait qu'on lui présentât une jeune personne qui n'eût point encore été séduite. La promesse fut faite, et la réalisation ne s'en fit pas longtemps attendre. Quelques semaines s'étaient écoulées, lorsqu'un dimanche soir, il reçut un billet où la maîtresse de maison lui faisait savoir qu'elle tenait à sa disposition l'objet de ses désirs, et qu'il eût à venir sans retard. Dans cette maison de débauche l'attendait une jeune fille, délicieuse enfant au matin de la vie! Le libertin fait atteler, arrive au rendez-vous, se dirige vers la chambre où il doit trouver la victime qui lui est destinée. Il entre... c'était sa fille! — « Je suis venue voir ces tableaux, répond la pauvre petite aux questions de son père atterré; et vous, mon père, qui vous amène dans cette maison? » — Prendre son enfant dans sa voiture, précipiter les pas de ses chevaux loin de ce lieu d'horreur, voilà tout ce qu'il put faire. Mais par quelles manœuvres l'entremetteuse était-elle parvenue à attirer cette demoiselle dans son repaire? Rien de plus simple: Elle avait choisi, dans l'église, une place rapprochée de celle où, chaque dimanche, la jeune fille venait assister à l'office religieux. Le premier dimanche, elle l'avait saluée. Le suivant, elle lui avait adressé la parole et s'était informée de sa santé. Peu à peu, elle s'était liée avec elle et lui avait demandé si elle aimait les tableaux. Sur la réponse affirmative de l'enfant, elle lui avait proposé de venir, un jour, examiner la collection qu'elle possédait. Ce dimanche-là, elle était venue la prendre avec son équipage... — « Je m'amusais à considérer les tableaux de cette dame, dit la jeune fille à son père, lorsque vous êtes entré (1). »

En France, ces aventures, qui dévoilent d'un côté tant d'audace et de sécurité, de l'autre tant de laisser-aller et d'imprévoyance, paraissent invraisemblables. Les habitudes de la famille et les lois les rendent impossibles. Mais en Angleterre, elles sont dans l'ordre des événements qu'on peut prévoir ou craindre. M. Talbot, dans un de ses comptes rendus, s'adressait ainsi à son auditoire : « ...Vous, qui vous promettez un bonheur sans mélange de la société d'une fille bien-aimée, pure comme la goutte de rosée qui étincelle à l'égal du diamant, songez que les horreurs de la vie de prostitution peuvent devenir son partage. Soustraite pour un moment à votre attention vigilante, elle peut être attirée, séduite et perdue par une de ces misérables créatures à forme humaine, dont notre association doit s'efforcer de faire disparaître le trafic et le nom (2). » Et dans une autre circonstance : « ... Père de famille, je reporte mes pensées vers mes propres enfants; mes yeux s'arrêtent sur ma fille; et je frémis en pensant que si elle traversait seule les rues de Londres, on pourrait, soit par la séduction, soit par la force, l'arracher à ma tendresse et la plonger dans l'infamie (3)... »

Une cause de prostitution, qui malheureusement n'appartient point à l'Angleterre seule, mais qui ne saurait être passée sous silence dans ce travail, car dans aucun autre pays les effets n'en sont aussi manifestes et aussi affligeants, nulle part les ravages qu'elle fait dans les rangs des jeunes filles du peuple, au point de vue physique et moral, ne sont aussi étendus, c'est la faiblesse des salaires pour les travaux des femmes.

Il ne m'appartient point de rechercher ici quelles peuvent être à Londres les causes de cette dépréciation déplorable, à laquelle contribuent sans doute, là comme ailleurs, la concurrence sous toutes ses formes, l'avidité des agents qui s'interposent entre l'ouvrière et le public, etc. Cependant, il en est une qui mérite d'être signalée parce qu'elle est propre à l'Angleterre :

(1) Ryan, *loc. cit.*, p. 223.
(2) *Ibid.*, p. 122.
(3) *Ibid.*, p. 167.

c'est la participation des hommes aux travaux qui, chez nous, sont considérés comme étant dévolus aux femmes seules. « Toutes choses égales, dit Léon Faucher, la prostitution doit être plus commune à Londres qu'à Paris, parce que les ressources du travail pour les jeunes filles y sont plus limitées. En Angleterre, partout ailleurs que dans les filatures et dans les ateliers de tissage à la vapeur, les hommes font une partie de la besogne qui devrait revenir aux femmes; ils président aux ouvrages d'aiguille et tiennent les comptoirs dans les magasins ainsi que dans les établissements publics (1). » Les auteurs anglais n'hésitent point à considérer cette concurrence particulière comme une des causes qui favorisent le développement de la prostitution.

Le récit des souffrances qu'endurent les pauvres ouvrières qui s'efforcent de vivre avec le produit de leur aiguille, a quelque chose de navrant. On sent à cette lecture combien de fois une lutte pénible a dû précéder la chute; car il est permis d'admettre que, parmi les jeunes femmes en âge d'apprécier ce qu'elles font et qui ont succombé, il n'en est peut-être qu'un petit nombre qui eussent consenti à s'abîmer dans la prostitution si elles avaient eu à leur disposition un autre moyen d'assurer leur existence. « Les ouvrages d'aiguille sont si peu rétribués à Londres, que les jeunes personnes qui s'y livrent ont de la peine à gagner 3 francs 75 centimes à 5 francs par semaine, en travaillant seize à dix-huit heures par jour. Le salaire d'une brodeuse est, pour une forte journée, de 50 à 60 centimes; les lingères obtiennent généralement 30 centimes pour coudre une chemise, et 20 à 25 centimes pour un pantalon. On ne saurait rien imaginer de plus affreux que l'existence de ces pauvres filles. Il faut qu'elles se lèvent dès quatre ou cinq heures du matin, dans toutes les saisons, pour se mettre à l'ouvrage ou pour aller recevoir les commandes des marchands. Elles travaillent sans relâche, jusque vers minuit, dans des chambres étroites, où elles sont réunies, pour plus d'économie dans l'usage du feu et de la lumière, par cinq ou par six... Cette vie sédentaire et cette application constante les vieillissent avant l'âge, quand la phthisie les épargne. Doit-on s'étonner si quelques-unes, effrayées ou rebutées de trouver le chemin de la vertu aussi rude, tendent les bras à la prostitution (2)? »

(1) *Loc. cit.*, p. 64.
(2) *Ibid.*, p. 65.

Des enquêtes plus ou moins étendues ont été instituées sur ce sujet plein d'intérêt, soit par les associations fondées pour combattre la débauche, qui en ont consigné les résultats dans leurs comptes rendus, soit par des philanthropes zélés, qui ont confié à la presse périodique le fruit de leurs recherches, dans le louable but d'éclairer l'opinion. Ces interrogatoires, ces récits, confirment tout ce qui précède, et soulèvent en partie le voile qui recouvre en Angleterre une grande plaie sociale : « ... Tant que mon mari a vécu, répondait une de ces infortunées, je lui suis restée fidèle. Il est mort... nous étions dans un tel dénûment, mon enfant et moi, que j'ai été forcée de demander à la prostitution le pain qui nous a empêchés de mourir de faim. Si j'avais pu vivre avec le produit de mon travail, je n'aurais jamais été chercher mes moyens d'existence dans les rues. J'ai la douleur de dire que trop de personnes sont dans le même cas que moi ; des centaines de femmes mariées et non mariées font ce que je fais pour le même motif (1) ! »

Nous venons de voir la pauvreté forcée de tendre la main. Voyons maintenant la richesse faisant briller son or, et imposant ses dégradantes conditions.

L'immoralité et le libertinage sont de tous les temps et de tous les pays. Partout où il y a des hommes, il y a des besoins et des désirs, qui ont leur source dans les lois les plus impérieuses de la nature, et qui, ne trouvant pas toujours leur satisfaction dans les voies légitimes, débordent avec plus ou moins d'impétuosité par tous les chemins de traverse qui se trouvent à leur portée. Aussi, plus il y a de chasteté chez les femmes des classes élevées, et plus, toutes choses égales d'ailleurs, la prostitution prend d'extension parmi les femmes des classes pauvres, surtout si les lois civiles ne font rien pour la modérer. Il paraît en être ainsi, jusqu'à un certain point, en Angleterre.

Mais la question n'est pas de savoir s'il y a plus ou moins d'immoralité dans le Royaume-Uni que dans les autres pays qui, comme lui, jouissent des bienfaits de la civilisation. Ce qui nous intéresse pour le moment, c'est de rechercher s'il n'existe pas dans la forme particulière, dans la forme nationale pour ainsi dire, du libertinage anglais, quelque chose qui a nécessairement

(1) *The great sin*, etc., p. 16.

pour résultat l'accroissement de la prostitution. Eh bien ! c'est ce que l'étude des faits permet d'affirmer.

L'Anglais a le cœur, comme l'esprit, positif. C'est, du reste, à cette disposition naturelle, je n'ai pas dit à cette qualité, que la nation anglaise a dû ses immenses succès. Cette particularité du caractère anglais se retrouve jusque dans les désordres privés, jusque dans les plaisirs illicites. L'Anglais n'a ni le temps, ni la patience de préparer lui-même ses plaisirs ; il faut qu'on les lui prépare ; il a de l'or pour payer la peine qu'on a prise pour lui. Les affaires de sentiment sont relativement rares de l'autre côté du détroit. Les riches débauchés du Royaume-Uni en ont-ils la notion ?

Dans un pays comme l'Angleterre, l'homme ne manque jamais à la spéculation, quelle qu'elle soit. Or, il y avait là une vaste spéculation à fonder, appuyée, d'une part, sur le libertinage doré, de l'autre, sur la jeunesse et sur la beauté sans pain et sans protection sociale. De là est né, à Londres, un trafic infâme qui s'exerce sur une grande échelle, et pour lequel Londres et sa banlieue, le Royaume-Uni, le monde entier, sont mis à contribution. Il y a un cours pour la marchandise vivante. Le prix d'une vierge varie de 500 à 2500 francs (1).

Une fois créée, la spéculation était sur une pente naturelle, sur laquelle la poussent incessamment trois forces progressives : la cupidité des uns, les besoins physiques des autres, l'impunité de tous. Une impulsion plus forte donnée au développement de la prostitution devait en être l'effet définitif. Cette cause et ses effets, d'ailleurs nettement accusés par les écrivains anglais, sont très marqués dans la métropole de l'Angleterre. « L'opinion publique, dit un auteur, est loin de soupçonner jusqu'à quel point, à Londres, les maisons de prostitution sont fréquentées par des gens appartenant à toutes les classes de la société et à toutes les professions, et même par des gens mariés de l'un et de l'autre sexe (2).

Une spéculation en amène une autre. Des propriétaires, parmi lesquels on cite des personnages influents, et dont les propriétés ne valent pas plus de sept à huit cents francs de location annuelle, louent leurs maisons jusqu'à cinquante francs par semaine pour en faire des lupanars vulgaires. Les maisons consa-

(1) Ryan, p. 181.
(2) *The great sin*, etc., p. 24.

crées à la prostitution peuvent produire un revenu qui varie entre deux mille cinq cents francs et plus de douze mille. Le propriétaire prélève, en outre, une somme de deux mille cinq cents à sept mille cinq cents francs, à titre de pot-de-vin, pour un établissement de premier ordre (1). Quand on est ainsi aguerri en matière de scrupules, et qu'on prise l'argent au-dessus de tout, on doit être peu porté à faire des efforts en faveur de la moralité publique.

Il se passe, depuis plus d'un demi-siècle, en Angleterre, quelque chose de très digne d'attention ; c'est la diminution progressive du nombre des mariages. On attribue généralement ce fait à la cherté sans cesse croissante de la vie en Angleterre. Voici une statistique officielle, extraite du huitième et du neuvième rapport du *Registrar-General*, qui ne laisse pas que de présenter une certaine gravité :

	Mariages par 100000 femmes vivantes.
De 1796 à 1805, il y a eu annuellement...	1716
De 1806 à 1815........................	1637
De 1816 à 1825........................	1607
De 1826 à 1835........................	1588
De 1836 à 1845........................	1533

Ainsi, la décroissance n'est pas accidentelle ; elle continue. Y a-t-il là quelque chose de menaçant pour l'avenir de la civilisation anglaise, le germe d'une réforme ou d'une transformation dans les mœurs ou dans les institutions britanniques? Toujours est-il que ce grand nombre de célibataires vient s'ajouter naturellement aux causes déjà si fécondes de la prostitution à Londres.

Art. 4. — *Du recrutement de la prostitution.*

Dans notre civilisation moderne, si imparfaite encore au point de vue moral qu'on peut dire qu'elle n'est qu'une ébauche de civilisation, il y a des conditions d'existence qui semblent avoir pour éléments naturels et nécessaires tout ce qui porte au crime. C'est comme un reste de l'état sauvage que la société s'efforce de faire disparaître ; c'est souvent aussi un produit des déviations d'une civilisation qui en est encore à chercher ses voies. Une foule de prostituées, à Londres comme partout, mais

(1) Ryan, p. 177.

beaucoup plus à Londres qu'à Paris, naissent prostituées. Ce sont toutes celles dont les parents sont des voleurs et des filles publiques, et qui, ayant toujours vécu dans une atmosphère impure, n'ont aucune notion d'une vie différente. On ne peut pas dire de ces malheureuses qu'elles sont tombées, car l'échelon qui leur a servi de berceau est placé au-dessous de tous les autres. Les foyers d'infamie qui les produisent sont nombreux à Londres, et sont placés plus spécialement dans certains quartiers, tels que Saint-Giles, les parties basses de Westminster, White Chapel, la Cité. Des orgies sans nom pendant tout le temps qui n'est pas consacré au vol, voilà leur existence. Là, la prostitution se recrute d'elle-même; elle coule de source.

En dehors même de ces foyers, le recrutement de la prostitution se fait encore dans une proportion considérable par l'influence maternelle. Car, si nous avons vu des parents qui exposent leurs jeunes enfants à la corruption pour en tirer profit, il y en a d'autres qui les corrompent eux-mêmes; si nous en avons vu qui les donnent à location, il y en a qui les vendent.

Rien n'est plus propre à faire apprécier l'influence délétère de l'abjection des parents, que le procès de la femme Leah Davis, dénoncée par les soins de l'association instituée contre la prostitution des mineures, et poursuivie pour avoir attiré de toutes jeunes enfants dans son lupanar. Cette femme était mère de treize filles. Ces treize filles étaient toutes prostituées ou tenaient des maisons de prostitution dans divers quartiers de Londres (1). Et qu'on ne croie pas que les faits de ce genre sont rares à Londres. « Dans un de nos hôpitaux, dit M. W. Logan, je rencontrai cinq jeunes filles qui souffraient d'un mal honteux, à l'âge, l'une de treize ans, l'autre de douze, la troisième de onze, la quatrième de neuf, et la cinquième de huit. La mère de celle-ci était dans l'hospice, attaquée de la même maladie. Trois de ces jeunes filles avaient été séduites dans la maison de leur mère, et ce n'était pas par des enfants (2). » Une infortunée, âgée de quinze ans, après la mort de son père, fut vendue par sa marâtre à une maîtresse de maison. Les traitements inhumains auxquels elle fut en butte, firent naître promptement une maladie grave, pour

(1) Ryan, p. 137.
(2) Léon Faucher, *loc. cit.*, p. 74.

laquelle elle fut envoyée dans un hôpital. Les bons offices de la sœur la firent admettre dans un asile de repentir (1).

Il est encore d'autres prostituées qui ne donnent pas beaucoup de peine aux pourvoyeurs habituels de la prostitution. Telles sont les ouvrières qui suppléent par cette ressource déshonorante à l'insuffisance de leurs salaires ; telles sont les femmes mariées, les veuves, et même les jeunes filles qui soutiennent leur famille avec le produit de leurs charmes. Les agents de recrutement sont ici la faim, le découragement. L'association dont M. Talbot était le zélé secrétaire, a eu le bonheur de retirer de la misère et du vice plus d'une malheureuse fille engagée dans cette voie, et a pu constater l'état de dénûment de la plupart d'entre elles.

Mais ces trois groupes de filles publiques, quoique formant une partie considérable de la prostitution à Londres, sont loin toutefois, ainsi qu'on a pu le voir par tout ce qui précède, d'en représenter l'ensemble. Pour satisfaire aux demandes intarissables du libertinage, il s'est organisé à Londres un vaste système d'intrigues, de ruses et de piéges de toutes sortes, un commerce considérable d'importation indigène et d'importation étrangère, en un mot, une immense industrie, qui s'est établie et développée, et qui s'exerce, presque sans entraves, avec une activité et une impudence telles, qu'on peut dire qu'il n'existe rien de semblable chez aucune autre nation européenne.

Le recrutement des filles publiques pour les maisons de l'ordre le plus élevé, parmi lesquelles un grand nombre sont tenues par des étrangers, est confié à des agents nombreux, largement rétribués, et dont plusieurs sont accueillis dans les classes les plus respectables de la société. Les fonctions de ces agents sont diverses.

Il en est dont la mission est de voyager sur le continent. Par l'appât d'un salaire élevé, ils engagent comme brodeuses, comme modistes, comme couturières, de jeunes filles qu'ils enlèvent froidement à leurs parents. Pour tromper plus sûrement ces derniers et prévenir tout soupçon, ils versent d'avance entre leurs mains les gages du premier trimestre. Les prémisses de ces jeunes filles se vendent cher à Londres; et les voyages se succèdent.

(1) Ryan, p. 129.

D'autres agents, qui sont plus particulièrement des femmes, établissent leur quartier général dans les bureaux des voitures publiques, soit à Londres, soit dans d'autres localités. Là, elles guettent les jeunes filles et les jeunes femmes qui viennent dans la capitale pour se placer comme domestiques, comme ouvrières, comme institutrices. Sous prétexte de les guider dans la vaste métropole, et de leur faire connaître des logements convenables, elles les entourent de leurs soins et de leurs prévenances perfides, gagnent leur confiance et les entraînent dans les maisons de prostitution. « Un grand nombre de jeunes filles qui viennent principalement des districts manufacturiers, écrivait M. Thwaites, administrateur des secours dans la Cité, quittent leurs familles par goût pour le changement, parce qu'elles manquent de travail, qu'elles sont maltraitées, ou qu'elles ont été attirées par les pourvoyeurs de la prostitution. L'avenir de ces malheureuses est à jamais ruiné, quand elles n'ont pas le bonheur d'être réclamées et renvoyées à leurs parents (1). » Souvent de jeunes dames sans expérience et sans protection tombent dans ces piéges qu'aucun indice ne leur révèle.

Une fois dans le repaire, ces femmes y restent prisonnières jusqu'à ce qu'elles aient succombé de gré ou de force. Si les caresses, les cajoleries, les moyens de persuasion échouent, si la violence et la terreur sont insuffisantes, les drogues narcotiques paralysent toute résistance, et dès lors ces malheureuses appartiennent aux maisons de débauche. Ainsi, à Londres, le crime s'allie à la fraude dans le recrutement de la prostitution.

Ces procédés, pour lesquels aucune dépense n'est épargnée, supposent des capitaux considérables. Il en est de moins dispendieux, parmi lesquels je vais décrire rapidement ceux qui peuvent servir à caractériser la prostitution anglaise.

On a vu plus haut avec quelle audace et quelle impunité les pourvoyeurs des maisons de débauche font main basse sur les enfants qu'ils rencontrent seuls sans surveillance dans les rues de Londres. On a vu que les petites filles de huit à dix ans, qui sont dressées ensuite au métier de filles publiques, servent d'abord à surveiller dans les rues celles qui, plus âgées de quelques années, sont déjà en pleine exploitation. Lorsqu'une jeune

(1) Léon Faucher, *loc. cit.*, p. 54.

et belle enfant est prise, entraînée d'abord dans un riche lupanar, elle y est violée pour une somme élevée ; puis ses bourreaux la livrent aux propriétaires d'un établissement d'un rang inférieur. A mesure que sa beauté se flétrit et que sa santé s'altère, elle descend ainsi de degrés en degrés ; et souvent, au bout de quelques semaines ou même de quelques jours, elle se trouve rejetée dans un des repaires les plus ignobles (1).

Pour se procurer l'approvisionnement qui leur est nécessaire, il n'est point d'artifice auquel les maîtres de maisons n'aient recours. Souvent leurs agents sont de jeunes filles de dix-sept à dix-huit ans, qui se promènent par la ville, se lient avec les jeunes filles qu'elles rencontrent, les engagent à une promenade agréable, les invitent à les accompagner à un théâtre à bon marché, ou leur offrent de leur procurer, soit une place, soit du travail. Ces manœuvres se renouvellent incessamment, pendant le jour et pendant la nuit, dans Londres. Le dimanche surtout est témoin de ces actes iniques, à cause du grand nombre d'enfants qui vont, ce jour-là, aux écoles publiques. Aussitôt qu'une jeune fille s'est laissé attirer dans une maison de prostitution, on la déshabille, on lui met des vêtements nouveaux d'une élégance éclatante, et on la force d'aller, dans la rue, provoquer les hommes. Tantôt elle est retenue et tellement surveillée, qu'il lui est impossible de s'échapper; tantôt, surtout si elle est très jeune, on la laisse retourner chez ses parents, après l'avoir vendue. Une petite fille de dix ans, qui se rendait seule chaque semaine à une école du dimanche, fut ainsi attirée et livrée au libertinage. A l'heure où finissait habituellement la classe, on la renvoya chez elle. Quelques bonbons et quelques autres objets de peu de valeur, dont on lui fit cadeau, l'engagèrent à retourner dans la même maison ; et elle devint ainsi une source de gain pour les gens qui avaient sacrifié son innocence (2).

Il est un genre de piége qui offre un caractère d'infamie tout particulier : « Une jeune fille de quinze ans, dit M. Talbot dans un de ses rapports, ayant aperçu au vitrage d'une boutique une affiche dans laquelle on demandait des ouvrières pour faire des gilets, entra et offrit son travail, en échange duquel on lui accorda la nourriture et le logement. Après une quinzaine de jours environ, sa patronne la conduisit dans une maison de pros-

(1) Ryan, p. 182.
(2) *Ibid.*

titution qu'elle tenait elle-même, et en fit une fille publique(1). »

Parmi les femmes qui servent d'agents à la prostitution, il en est qui se répandent dans les campagnes et s'établissent, pour un temps plus ou moins long, tantôt dans une localité, tantôt dans une autre. Pendant la durée de leur séjour, elles prennent connaissance des jeunes filles du pays, choisissent celles qui peuvent servir à leurs projets sinistres, les engagent comme servantes et les amènent à Londres.

Mais aucun genre d'audace ne manque à cet odieux commerce. Comme s'il s'agissait d'une de ces transactions licites, qui peuvent se faire en plein jour, des maîtres de maisons traitent avec des voituriers de la campagne, qui, sous des prétextes trompeurs, leur amènent des jeunes filles à raison de tant par tête !

Cependant, parmi tant de jeunes femmes qui cèdent à la séduction ou qui succombent, soit par surprise, soit par violence, dans les maisons de prostitution, dans les fêtes publiques de la métropole et de ses faubourgs, dans les tavernes nombreuses où tout est disposé pour la prostitution secrète, il en est qui, de sang-froid et livrées à elles-mêmes, ne peuvent supporter le poids de leurs remords et la pensée de leur flétrissure, et qui mettent fin à leurs jours peu d'heures après l'orgie où elles se sont perdues. D'après le docteur Ryan, c'est un fait bien connu, que les enquêtes du *coroner* sont motivées fréquemment par de pareils suicides. Ce médecin ajoute qu'il y aurait là une occasion favorable pour étudier les changements survenus dans les ovaires pendant les premières heures qui suivent la conception (2).

D'autres ne craignent pas d'engager une lutte désespérée ; et quelquefois elles ont assez d'énergie et de bonheur pour échapper à l'infamie. On lit dans un des rapports de M. Talbot, un récit qui doit trouver ici sa place, ne fût-ce que pour reposer le cœur.

Sarah Reeves, âgée de dix-huit ans, qui habitait Cavendish, en Suffolk, fut attirée à Londres par une pourvoyeuse, et conduite dans une maison de prostitution. Mais, après une résistance énergique, elle put fuir, et vint, le jour même, implorer la protection de l'association fondée à Londres pour protéger les jeunes filles et combattre la prostitution des mineures. Elle fut placée

(1) Ryan, p. 129.
(2) *Loc. cit.*, p. 170.

d'abord au *Workhouse*, maison de travail et asile des pauvres, par l'ordre de M. Walker, magistrat de *Lambeth street*. Puis, une longue et minutieuse enquête fut instituée dans le but de découvrir les personnes coupables qui l'avaient amenée à Londres pour la perdre. Malheureusement, cette enquête fut sans résultat. Bientôt, le témoignage du révérend Edward Pemberton, curé de Beauchamp, à Saint-Paul, en Suffolk, et plusieurs autres témoignages également respectables, ne laissant aucun doute sur la moralité et sur la vertu de la jeune fille, le comité de l'Association s'occupa de lui chercher une position honorable à Londres. Mais elle exprima le désir de retourner dans son pays natal, et on la renvoya à sa mère, à Cavendish, où elle arriva saine et sauve. Le révérend E. Pemberton, frappé de tout le bien qu'une pareille association pouvait faire, s'empressa d'adresser à son comité une offrande de 125 francs pour concourir à ses bonnes œuvres.

Les agents de la prostitution, à Londres, ont deux espèces d'auxiliaires qui exercent, en Angleterre, une action dont nous n'avons pas l'idée en France : ce sont les diseurs de bonne aventure et les marchands d'images et de livres obscènes. Les premiers leur prêtent un concours actif, et sont de véritables entremetteurs ; les autres préparent le terrain en corrompant les cœurs et les esprits.

La superstition, fille de l'ignorance, pousse un grand nombre de jeunes filles et de jeunes femmes chez les diseurs de bonne aventure. Ce sont principalement des domestiques et les filles des petits commerçants, qui les fréquentent. Les diseurs de bonne aventure exercent sur ces esprits faibles la même attraction ardente et invincible qu'exerçaient autrefois, en France, sur les mêmes individus, les bureaux de loterie. Dépouillées peu à peu de tout ce qu'elles possèdent, bientôt même endettées, les jeunes servantes sont excitées à voler leurs maîtres, ou bien la prostitution leur est offerte comme la seule ressource qui leur reste. D'ailleurs, ces maisons présentent une organisation spéciale et appropriée à leur destination. Pendant que ces femmes crédules écoutent avec émotion ce qu'elles considèrent comme l'arrêt du destin, des hommes, placés de manière à tout voir et à tout entendre sans être vus, les examinent et font leur choix. Or, on sait que les agents de la prostitution, à Londres, sont peu scrupuleux sur les moyens à employer pour réduire les femmes qui tombent entre leurs mains. Il y a plus : qu'une jeune fille devienne l'objet des désirs impurs d'un homme assez riche pour solder des complices ; celui-ci trouvera, dans le concours des diseurs de bonne aventure, la source d'un succès presque certain. La jeune fille est circonvenue. Un émissaire habile fait naître en elle le désir de connaître les événements futurs de sa vie. Conduite chez le prétendu devin qui a reçu le prix de son déshonneur, elle entend des révélations dont le fond varie peu : Elle doit faire la rencontre fortuite d'un homme dont on lui fait la peinture, et qui doit être pour elle la source d'une grande fortune !... La rencontre a lieu, en effet ; l'impression qu'elle produit sur de tels esprits doit être profonde. On devine le reste.

Le commerce des images et des livres obscènes, en Angleterre, n'est pas un fait moins remarquable. Des maisons de commerce considérables, de celles que l'on appelle, en style de négociant, des maisons respectables, n'ont pas d'autre objet de spéculation que l'exportation et l'importation de ce genre de marchandise. Avant la naissance de l'association fondée à Londres pour la suppression du vice, ce commerce avait pris un développement incroyable. De nombreux colporteurs répandaient ces images et ces livres dans tout le Royaume-Uni. Les pensionnats de garçons et de filles en étaient infestés. Des femmes s'introduisaient dans les derniers sous le prétexte d'acheter les vieux vêtements : les servantes étaient les intermédiaires. Le gouvernement n'en prenait aucun souci ! Aujourd'hui, grâce aux efforts privés des associations, cette vente ne se fait plus avec autant de cynisme, mais elle se fait toujours. A travers les vitrages d'un grand nombre de boutiques, et principalement des débits de tabac, dans les quartiers populeux et fréquentés, les images les plus licencieuses et les plus excitantes sont exposées aux regards. Je dirai plus loin les louables tentatives qui ont été faites pour amoindrir autant que possible cette industrie dangereuse qui, malgré la guerre qu'on lui a déclarée, occupe encore, dit-on, quatre mille individus (1).

Art. 5. — *De la vie des prostituées.*

A Londres, comme dans toutes les autres grandes villes, la

(1) Ryan, *loc. cit.*, p. 198. — Comparez ce qui se fait à Paris, dans Parent-Duchâtelet, t. II, p. 237.

condition des prostituées varie suivant la classe à laquelle elles appartiennent ; car dans cette tourbe, où tout est en contradiction avec les lois sociales, la société jette encore un pâle reflet de ses divisions et de ses castes. Seulement, dans la prostitution, jamais on ne s'élève ; toujours on tombe de plus en plus bas, et toutes les classes tendent, par un avilissement progressif, à se fondre en une seule, celle qui est placée au dernier échelon. C'est surtout à Londres que cette dégradation rapide est manifeste. Par l'influence combinée de la dureté des entremetteurs, de l'inclémence du ciel et de l'âge tendre des prostituées, ces dernières s'y usent et s'y flétrissent avec une promptitude effrayante.

Les prostituées de Londres, envisagées d'une manière très générale, se divisent naturellement en deux groupes principaux. Au *premier* appartiennent celles qui ont un domicile, soit qu'elles habitent chez elles, soit qu'elles restent à poste fixe dans les maisons de prostitution. Le *second* comprend toutes celles qui, n'ayant pas à proprement parler d'asile, vivent tantôt dans les tavernes ou autres lieux de débauche où elles conduisent les hommes qui se laissent attirer par elles ; tantôt dans des espèces de maisons garnies d'un aspect fort repoussant où elles gisent pêle-mêle avec les voleurs de profession ; tantôt enfin dans les rues, exposées à toutes les souffrances physiques.

Même pour les prostituées du premier groupe, si l'on en croit les récits unanimes des auteurs, la vie serait loin d'être douce. En effet, dans cette prostitution libre, les entremetteurs, qu'aucune crainte ne retient, semblent n'avoir qu'une pensée, l'exploitation à outrance des femmes qui doivent être la source de leur fortune. Ni la santé ni la vie de ces femmes ne leur importent : les filles publiques sont une marchandise qui ne manque jamais, et qu'il faut renouveler souvent. Aussi les jeunes filles qu'on fait venir à grands frais à Londres pour alimenter les établissements les plus riches y restent-elles peu de temps, et sont-elles bientôt usées, *stale*, suivant l'expression consacrée. Dès lors, elles sont impitoyablement rejetées dans les rues, souvent atteintes de maladies vénériennes, mais dans tous les cas exposées à bien des chances de destruction.

A l'appui de ce qui précède, on peut citer, d'après M. Talbot, une jeune fille de quinze ans qui, dans une nuit, fut obligée de se livrer à douze hommes, et rapporta ainsi 12 guinées (300 francs) au propriétaire de l'établissement.

Le même auteur ajoute : « En peu d'heures, ces jeunes filles reçoivent six ou sept hommes. Après chaque visite, elles se lavent, boivent un peu d'eau-de-vie, et se trouvent prêtes pour une autre (1). »

L'association fondée à Londres pour protéger les jeunes filles et combattre la prostitution des mineures a obtenu la condamnation d'un homme nommé David Romaine, âgé de vingt-sept ans, qui vivait avec sa femme et ses enfants du produit de la prostitution de trois jeunes filles âgées d'environ quinze ans, qu'on trouva chez lui dans un état déplorable d'abjection et de misère. Le dimanche soir, l'une d'elles était envoyée dans les rues et avait pour mission d'attirer les jeunes gens. Lorsque ces jeunes gens étaient rassemblés en nombre suffisant pour que leurs offrandes réunies fissent une somme importante, on leur livrait les deux autres filles. Ces manœuvres s'accomplissaient sous les yeux des agents de la police, qui ont pu compter un jour douze jeunes gens réunis ainsi dans ce repaire, mais qui n'avaient aucune autorité pour intervenir (2).

En général, dès qu'une jeune fille a été revêtue des habits plus ou moins élégants de la prostitution, sa vie se dévore dans une activité presque sans repos. Forcée d'errer dans les rues jour et nuit, surveillée de près, soit par le maître de maison lui-même, soit par des femmes qui ont fait le même métier qu'elle, soit, comme nous l'avons vu, par de petites filles de huit à dix ans qui sont destinées à lui succéder, elle ne peut ni fuir ni rester inactive. Il faut que chaque soir elle amène dans la maison de prostitution un certain nombre d'hommes. Si elle échoue dans ses efforts, si elle tente de s'échapper, elle est soumise aux plus durs traitements.

Du reste, à mesure que l'on descend plus bas dans les rangs des prostituées, le tableau s'assombrit davantage : « D'autres pépinières de crimes, dit un auteur cité par le docteur Ryan (3) et Léon Faucher (4), qui n'existent pas dans tous les quartiers, mais qui se concentrent dans certains districts, tels que Saint-

(1) Ryan, p. 180.
(2) *Ibid.*, p. 139.
(3) *Études sur l'Angleterre*, t. I, p. 200.
(4) *Loc. cit.*, 93.

Giles, les bas-quartiers de Westminster et les deux extrémités de White-Chapel, sont les logements garnis tenus par des recéleurs. Ces logements contiennent souvent une cinquantaine de lits qui sont occupés par des sujets des deux sexes, depuis l'âge de dix ans jusqu'à celui de quarante. Il en est où l'on n'admet que des enfants; les logeurs agissent ainsi pour éviter que ces jeunes voleurs ne soient dépouillés par des hommes plus forts qu'eux, et pour s'assurer une plus grande part du butin. Les femmes cependant n'en sont pas exclues. Il serait plus exact de dire que l'on admet des jeunes filles de tout âge, depuis l'âge de dix ans (car les filles qui s'associent aux voleurs arrivent rarement à l'âge de femme), non pas comme locataires pour leur propre compte, mais comme les maîtresses reconnues des jeunes garçons. On ne saurait décrire les scènes de débauche qui se passent dans ces antres, et si on les décrivait, le public n'y croirait pas. »

Descendons encore. L'*Examiner* du 14 octobre 1843, cité par Léon Faucher (1), contenait le récit qu'on va lire : « Les gardiens du parc et les agents de police ont conduit ces jours derniers, au bureau de *Marlborough street*, plusieurs jeunes filles qu'ils avaient trouvées endormies sous les arbres de *Hyde-Park* et dans les jardins de *Kensington*. Ces malheureuses étaient toutes, sans exception, dans la plus effroyable misère, et tellement infectées d'une maladie honteuse que le magistrat qui siégeait crut faire acte d'humanité en les envoyant dans la prison où elles devaient trouver asile et recevoir l'assistance des hommes de l'art. Il paraît, d'après la déclaration des gardes, que cinquante personnes environ des deux sexes et de tout âge n'ont pas, depuis plusieurs mois, d'autre abri pendant la nuit que celui que leur offrent les arbres du parc et les trous pratiqués dans les talus. La plupart sont des jeunes filles de quatorze à dix-sept ans, que des soldats ont amenées de la province, qu'ils ont débauchées, et qu'ils ont ensuite abandonnées à leur horrible destin. Ces infortunées créatures se voient ainsi, dès leur première jeunesse, rejetées complètement hors de la société, et vivent pêle-mêle la nuit au milieu des parcs, où elles pourrissent littéralement dans le besoin, dans la fange et dans la maladie. »

Le petit nombre de faits que je viens de rassembler pourrait

(1) *Loc. cit.*, p. 56.

suffire, à la rigueur, pour donner une idée assez exacte de la vie que les prostituées de Londres ont à supporter en général. Qu'il me soit cependant permis d'en rapprocher l'histoire suivante, qu'un observateur recommandable a recueillie de la bouche même d'une jeune prostituée ; elle complétera le tableau :

« Une belle jeune fille de seize ans, dit **M. Mayhew** (1), me fit le récit terrible qu'on va lire. Ses mains étaient gonflées par le froid :

« Je suis orpheline. A l'âge de dix ans, je fus placée chez un petit commerçant comme domestique pour tout faire. C'était un service pénible ; ma maîtresse me traitait avec dureté et me frappait souvent. Il y avait trois semaines que j'étais dans cette place lorsque je perdis ma mère. Mon père était mort plusieurs années auparavant. Je supportai les mauvais traitements de ma maîtresse pendant six mois environ. Elle me frappait non-seulement avec ses mains, mais aussi à coups de bâton. J'étais toute couverte de meurtrissures. A la fin, je m'enfuis.

» Je me retirai chez mistress ***, qui tient une maison garnie à bon marché. Je ne savais pas qu'il existât des maisons comme celle-là. J'en entendis parler par des jeunes filles à la *Glasshouse* (bains et buanderie) où j'étais allée chercher un abri. J'allai avec elles acheter pour un sou de café, et elles me conduisirent dans cette maison garnie. Je possédais alors 3 shillings (3 fr. 60 c.). Je restai là environ un mois, sans rien faire de mal, vivant sur mes 3 shillings et sur ce que je m'étais procuré en mettant mes vêtements en gage, car j'avais emporté avec moi d'assez bons effets. Dans cette maison garnie, je ne vis, je n'entendis que de vilaines choses. On se moquait de moi ; on m'excitait à jurer. « Voyez, disait-on, cette imbécile qui fait l'honnête. » Quelquefois, c'était pis encore ; si bien que peu à peu je devins aussi mauvaise que les autres. Pendant ce temps, j'avais vu continuellement des garçons et des filles de dix à douze ans coucher ensemble, mais je n'y entendais pas malice. Avant d'avoir quitté ma maîtresse, je n'avais jamais entendu parler de cette espèce de maisons. Je ne sais ni lire ni écrire. Ma mère était une brave femme, et j'aurais voulu l'avoir pour me réfugier auprès d'elle. Souvent en ma présence il se passait, entre des individus qui

(1) *London Labour and London poor*, t. I, *The London street Folk*, London, 1851, p. 413, et *The great sin*, etc., p. 43.

étaient presque des enfants, des choses que je ne puis vous raconter, et qui me faisaient honte.

» A la fin du mois, ayant été mise à la porte, je rencontrai un jeune homme de quinze ans qui me détermina à venir demeurer avec lui. J'allais moi-même achever ma douzième année. Je demeurai trois mois avec lui dans cette même maison garnie, vivant avec lui comme si j'eusse été sa femme, bien que nous ne fussions que des enfants, et lui restant fidèle. Au bout de ces trois mois, il fut condamné pour vol à six mois de prison. J'en fus affligée, car il était bon pour moi, bien qu'il m'eût communiqué une maladie. Alors je brisai quelques carreaux de vitre dans *St Paul's Church yard* pour aller en prison et m'y faire soigner. J'eus un mois de prison au *Compter*, et j'en sortis guérie. On me reprocha vivement au *Compter* l'état dans lequel j'étais à un âge si tendre. En sortant de prison, je reçus 2 shillings 1/2 (3 francs), et je fus obligée d'aller dans les rues chercher de quoi vivre.

» J'ai vécu de cette manière pendant trois ans, tantôt ayant beaucoup d'argent, tantôt ne possédant rien; faisant bonne chère un jour, mourant de faim un autre. Les filles plus âgées que moi me faisaient faire ce qu'elles voulaient de mon argent. Je n'ai jamais été heureuse pendant tout ce temps; mais ne pouvant avoir aucun certificat, il m'était impossible de quitter ce genre de vie. Pendant ces trois ans, j'ai logé dans une maison garnie de *Kent street*. Il n'y avait là que des voleurs et de mauvaises filles. J'y ai vu coucher dans la même chambre jusqu'à trois et quatre douzaines de garçons et de filles. Les lits étaient horriblement sales et pleins de vermine. Il s'y passait de bien vilaines choses. Les garçons, si toutefois il y avait quelque différence, étaient les plus débauchés. Souvent nous étions entassés, la nuit entière, une douzaine de garçons et de filles sur le même lit, les uns au pied, les autres à la tête, garçons et filles pêle-mêle. Je ne puis entrer dans les détails; mais tout ce qui peut avoir lieu en paroles et en actions entre garçons et filles s'y faisait au milieu de tous les autres. J'ai le regret de dire que j'ai pris part moi-même à ces mauvaises actions, mais je n'étais pas aussi corrompue que quelques-unes. Une seule chandelle brûlait toute la nuit dans le dortoir; mais en été il y faisait clair pendant une grande partie de la nuit. Plusieurs garçons et plusieurs filles dormaient sans vêtements, et dansaient en cet état dans le dortoir. Je les ai vus, et toute dépravée que j'étais, j'en fus frappée de honte. J'en ai vu plus d'une vingtaine qui sautaient ainsi d'un bout de la chambre à l'autre. Quelques-uns n'étaient que des enfants. Les garçons étaient ordinairement les plus jeunes... On ne voyait là ni femmes ni hommes. On se battait souvent. Le gérant de l'établissement n'intervenait jamais. Les choses vont aujourd'hui de la même manière, et cela recommence chaque nuit. J'ai entendu des jeunes filles se crier l'une à l'autre combien de fois elles avaient été obligées d'aller à l'hôpital, à l'infirmerie ou au *Workhouse*. C'était à qui, des garçons et des filles, se vanterait des vols commis pendant la journée. J'ai vu des garçons et des filles faire échange de leurs partners pour une nuit.

» Après trois années de cette existence, je volai un morceau de bœuf chez un boucher pour me faire mettre en prison. J'étais dégoûtée de la vie que je menais, et ne savais comment en sortir. Je fus condamnée à un mois de prison. Après ma libération, je passai deux jours et une nuit dans les rues sans rien faire de mal. Alors je retournai devant le même magasin de *St Paul's Church yard*, et menaçai de briser de nouveau les carreaux de la devanture. C'était pour retourner en prison : car là, dans le calme de la nuit, je me figurais que tout était fini ; je considérais quelle honteuse vie je menais, à quel point ma santé pouvait être ruinée, et je me disais qu'il valait mieux rester toujours en prison que de reprendre un pareil genre de vie. J'eus six mois de prison pour ces menaces. A ma sortie, je brisai une lampe dans la même intention, et je fus condamnée à quinze jours. Ce fut là ma dernière incarcération.

» Depuis cette époque, j'ai vécu comme je viens de vous le raconter, logeant dans les mêmes maisons garnies et témoin des mêmes scènes. Aujourd'hui je déteste ce genre de vie plus que jamais. Je suis disposée à faire tout travail qui sera dans la limite de mes forces. Je puis me servir un peu de mon aiguille. Je puis faire des ouvrages pénibles, car je suis de forte santé. Au *Compter*, je m'occupais à laver et à nettoyer, et ma conduite y a toujours été bonne.

» Dans la maison où je loge maintenant, le logement coûte 3 pence (30 centimes) par nuit. Chez Mrs. ***, il coûte 1 penny ou 2 pence ; du reste, même spectacle.

» Plusieurs filles, ou pour mieux dire presque toutes, sortent de ces maisons à un et deux sous, afin de se procurer de l'argent pour les garçons qui vivent avec elles. Si elles ne peuvent trouver d'argent, il faut qu'elles volent quelque chose ; sinon, de retour à la maison, elles sont battues. J'en ai vu qui étaient accablées de coups, les dents brisées, gisant par terre aveuglées par le sang de leurs blessures.

» Les garçons, de leur côté, sont dehors toute la journée pour voler. Le logeur leur achète tous les articles de provision qu'ils peuvent rapporter, et il les revend ensuite à ses locataires.

» Quant à la police, elle n'a jamais paru ici.

» Un garçon revient-il le soir à la maison sans argent, sans provisions, sans aucun objet susceptible d'être vendu aux locataires, ne fût-ce qu'un simple mouchoir, il n'est pas reçu. On lui dit tout net : Va voler ! Il en est de même pour les filles.

» Pendant le jour, le premier venu peut entrer, se faire servir pour un sou de café, et s'installer jusqu'au soir si bon lui semble. J'ai vu là, établis ainsi, plus de trente individus, tous voleurs et mauvaises filles. Il n'y a point de chaises ; il y a seulement devant le feu un banc où peuvent s'asseoir une douzaine de personnes. Les autres habitués sont assis par terre çà et là, dans la chambre, aussi près du feu qu'ils peuvent. Les conversations sont les mêmes le jour que la nuit, mais moins indécentes cependant ; on se demande quels sont les bons endroits pour voler.

» De temps à autre, se montrent des missionnaires ; mais on se moque d'eux souvent pendant qu'ils parlent et toujours avant qu'ils soient partis. Si, trompée par l'enseigne placée au-dessus de l'entrée, une fille honnête vient demander pour quelques sous de café, elle est toujours offensée. Un grand nombre de pauvres filles se sont perdues dans cette maison depuis que j'y suis, et les garçons n'ont pas manqué de s'en vanter. Je n'ai jamais vu un garçon ou une fille tourner au bien après avoir fréquenté cette maison. Ceux qui la fréquentent sont perdus à tout jamais.

» J'étais fille unique, et je n'ai pas un ami dans le monde. Bien des filles m'ont dit combien elles voudraient sortir de cette vie et de cette maison. D'après ce que je sais, la dureté des parents et des maîtresses est une cause qui entraîne ici un grand nombre de ces filles.

» Une femme qui tient une de ces maisons garnies, Mrs. ***, est mise, quand elle sort, d'une manière très décente, et affecte l'extérieur d'une femme honnête. Elle met en gage toutes sortes d'objets provenant de vols, ou va les vendre dans les cabarets. »

Ainsi, dans le plus grand nombre des cas, la vie des prostituées à Londres est une vie de terrible labeur et de dégoûtante orgie. Indépendamment des exigences de la profession en elle-même, il faut généralement qu'elles luttent contre la faim, contre le froid, contre la maladie. Les fatigues de la nuit, au dedans comme au dehors, leur font une loi impérieuse de se gorger d'eau-de-vie de genièvre dès le matin. Mais le *gin* ne peut pas toujours leur rendre la vie et les forces ; et souvent l'hiver, après une nuit toute de marches et de contre-marches pénibles dans les rues, par le vent glacial, par la neige, on voit de ces malheureuses à peine vêtues, épuisées et défaillantes, s'affaisser sur le seuil d'une porte, « trop faibles pour pouvoir se relever, trop misérables pour en avoir le désir (1) ! »

On prévoit quelles doivent être, dans une pareille condition, les allures de ces femmes. Avant l'établissement de la nouvelle police, les prostituées de Londres étaient sans frein ; le soir, plusieurs rues de cette capitale étaient à peu près impraticables. Aujourd'hui elles sont devenues moins brutales et moins dangereuses pour les passants ; mais elles ont perdu peu de leur audace. Calculés pour exciter les passions, leur langage et leurs gestes ont conservé tout leur cynisme. Le jour, elles se montrent aux fenêtres dans des attitudes lascives, qu'elles jettent aux regards des hommes comme autant d'amorces, et qui sont une source de scandale et de démoralisation publiques. Le soir, dans les rues obscures et retirées, elles dansent, jouent et chantent presque sans vêtements (2).

Une pareille existence ne peut durer longtemps. Suivant M. Clarke, ancien trésorier de la cité de Londres, la vie moyenne des filles publiques dans cette métropole serait de quatre ans ; suivant d'autres autorités, elle serait de sept années (3). Plusieurs de ces femmes finiraient par le suicide et l'aliénation mentale (4). Nous avons vu plus haut que la mortalité, dans le sein

(1) *The great sin*, etc., p. 5.
(2) Ryan, *loc. cit.*, p. 174.
(3) *Ibid.*, p. 185.
(4) *Ibid.*, p. 174.

de la prostitution de Londres, a été portée à 8,000 annuellement. Mais ce chiffre énorme ne s'appuie sur aucune statistique. « Est-il vrai, dit le docteur Acton, que ces créatures meurent après quelques années d'exercice de leur métier?... Il est bien connu que les prostituées, quels que soient les autres signes qui les caractérisent, sont recrutées parmi les femmes les plus fortes, les mieux portantes et les mieux proportionnées. Elles sont ainsi dans les meilleures conditions pour résister aux excès ou aux fatigues qui les attendent. Je serai en outre conduit, par le témoignage concordant de tous les observateurs, à soutenir qu'il n'y a aucune classe de femmes aussi exempte de maladies générales que le sont les prostituées. Elles disparaissent, il est vrai, des rues après trois ou quatre ans ; mais ni la maladie ni le suicide n'en sont la cause. En 1840, on a compté à Londres 56 femmes de l'âge de vingt ans mortes de suicide, tandis que le nombre des hommes s'élevait à 126. Il n'y a aucune raison de croire que la moitié d'entre elles se livraient à la prostitution, et l'on peut en dire autant des autres années (1). »

Il est difficile d'accorder une grande valeur à l'argument qui consiste à dire que les prostituées sont dans les meilleures conditions physiques pour résister aux causes de destruction, quand on sait qu'il y en a une proportion considérable qui ne sont que des enfants. Il est certain, au contraire, qu'un grand nombre de ces jeunes filles tombent en peu de temps sérieusement malades, par suite des mauvais traitements qu'elles reçoivent des gens qui les exploitent. Une femme âgée de vingt-cinq ans, nommée Mary Davis, fut condamnée, par les soins de l'association instituée contre la prostitution des mineures, pour avoir attiré dans son établissement des filles d'un âge tendre ; deux de ces malheureuses s'étaient noyées pour le motif qui vient d'être indiqué (2). Le docteur Ryan fait remarquer que, lorsque les fièvres graves viennent à sévir à Londres, elles emportent un grand nombre de filles publiques, et c'est un fait que l'on conçoit parfaitement quand on réfléchit à la manière dont elles vivent.

Mais ce qui est surtout important dans ce sujet au point de vue de l'hygiène publique, c'est l'extension que prennent parmi

(1) *Prostitution in relation to public health*, by Wm Acton ; Londres, 1851 ; traduit par le docteur Alph. Guérard (*Annales d'hygiène publique et de médecine légale*, Paris, 1851, t. XLVI, p. 39).

(2) Ryan, p. 140.

ces femmes les affections vénériennes. Un grand nombre d'entre elles se trouvent infectées peu de temps après être entrées dans la prostitution. On en rencontre dans tous les hôpitaux de Londres.

Le docteur Acton reconnaît que les prostituées de Londres disparaissent après un petit nombre d'années. « Que devient donc, dit-il, cette foule de femmes qui cherchaient leur existence dans le trafic de leur personne ? J'ai toute raison de croire que la grande majorité cesse bientôt ce honteux commerce et retourne à un genre de vie plus ou moins régulier... Les souffrances, les ennuis, les privations inséparables du métier, ont pour effet de les chasser toutes de la rue, à l'exception de quelques-unes qui semblent prospérer en proportion de leur âge... Parmi ces femmes, les plus favorisées se marient avec des ouvriers, des commis, de petits marchands... Quant aux prostituées de l'espèce la plus infime, elles deviennent les habituées des prisons, vivent avec les voleurs, et finissent par être déportées ou par tenir des maisons de débauche. . . . . (1). »

A défaut de statistiques officielles et de documents précis, la raison et les faits qui précèdent doivent conduire, sur la manière dont finissent les prostituées de Londres, à une conclusion qui tienne le milieu entre l'opinion trop optimiste du docteur Acton et la croyance populaire d'après laquelle presque toutes périraient de misère, de débauche, des maladies contractées dans l'exercice de leur métier, ou par le suicide.

Il serait digne d'intérêt de rechercher quel est le degré d'instruction des femmes qui, à Londres, vont chercher leurs moyens d'existence dans la prostitution, ou y sont entraînées, et quels sont, en général, les sentiments qui animent ces créatures, soit que l'on considère les sentiments manifestés par elles comme la cause ou comme le produit de la vie qui leur est propre.

Sur le premier point, le document le plus complet que nous possédions est le tableau ci-contre, qui est dû, comme le précédent, aux recherches de M. Guerry.

D'après ce tableau, nous voyons que, dans les basses classes de la société, à Londres, l'instruction tend à se répandre de plus en plus, depuis l'année 1837 jusqu'à l'année 1854.

(1) *Annales d'hygiène*, t. XLVI, p. 66 et suiv.

(B.) DEGRÉ D'INSTRUCTION DES PROSTITUÉES.

Degré d'instruction des prostituées, comparé au degré d'instruction des femmes non prostituées, arrêtées pour infractions de toute nature. — Progrès relatif de l'instruction, pour chacune de ces deux classes de délinquantes (Tot. 405 362). — *Distribution par périodes.*

Londres. — Circonscription de *Metropolitan Police* (*Cité* non comprise). — Moyennes des 18 années 1837—54.

PÉRIODES.	DEGRÉ D'INSTRUCTION DES FEMMES ARRÊTÉES, NON PROSTITUÉES. Sur 10000 dans chaque période.					DEGRÉ D'INSTRUCTION DES PROSTITUÉES ARRÊTÉES. Sur 10000 dans chaque période.				
	TOTAUX.	Ne sachant ni lire ni écrire.	Sachant lire seulement, ou lire et écrire imparfaitement.	Sachant bien lire et écrire. *a*	Instruction supérieure. *b*	TOTAUX.	Ne sachant ni lire ni écrire.	Sachant lire seulement, ou lire et écrire imparfaitement.	Sachant bien lire et écrire. *a*	Instruction supérieure. *b*
1re Période, ... 6 années 1837—42.	10000	4813	4838	327	22	10000	4524	5031	432	13
2e Période, ... 6 années 1843—48.	10000	4167	5534	279	20	10000	3672	5893	425	10
3e Période, ... 6 années 1849—54.	10000	2802	6972	209	17	10000	2305	7444	212	39
1re Période, ... 9 années 1837—45.	10000	4570	5098	312	20	10000	4109	5424	455	12
2e Période, ... 9 années 1846—54.	10000	3247	6504	230	19	10000	2821	6910	236	33
PÉRIODE TOTALE, 18 années 1837—54.	10000	3861	5851	268	20	10000	3498	6129	351	22

(Colonnes *a* et *b* : *Résultats douteux.*)

a, *b*. Les résultats relatifs à l'instruction des accusés, probablement par suite de transpositions dans les relevés officiels présentent pour quelques années, des discordances qu'il n'a pas toujours été possible de rectifier.

Le défaut d'instruction, au lieu d'être plus grand chez les prostituées que chez les autres femmes arrêtées par la police, se trouve ici invariablement plus faible. — Les relevés de la police de Manchester, pendant les onze premières années, reproduisent précisément cette même distribution. A Dublin, entre les deux classes de délinquantes, la différence d'instruction est peu sensible. — Pendant la deuxième période de 9 années, le progrès de l'instruction, pour les prostituées (femmes sachant au moins lire), a été, comme on le voit, presque exactement le même que pour les femmes non prostituées.

Ce tableau nous donne, en outre, le rapport de l'instruction des filles publiques arrêtées par la police, à celle des autres femmes également arrêtées pour toutes sortes de crimes et de délits. Il en résulte que les filles publiques seraient, en général, un peu moins illettrées que le reste des femmes qui constituent, avec elles, la partie la plus infime de la population féminine de Londres. Ce résultat, on pouvait, à la rigueur, le prévoir, puisque, dans la classe des prostituées, il se trouve un grand nombre de femmes qui étaient destinées à vivre dans une condition moins abjecte. Toutefois, il ne faut pas perdre de vue que ce tableau, opérant seulement sur les filles publiques arrêtées pour un délit, n'est pas rigoureusement applicable à l'ensemble de la prostitution de Londres.

Nous trouvons enfin, dans ce tableau, le rapport suivant : Dans le nombre total des filles publiques arrêtées pendant une période de dix-huit années, il y en avait, sur 10,000 :

3498	ne sachant ni lire, ni écrire.
6129	sachant lire seulement, ou sachant lire et écrire imparfaitement.
351	sachant bien lire et bien écrire.
22	douées d'une instruction supérieure.
10000	

Pour ce qui est des sentiments qui peuvent animer des cœurs aussi bas placés, M. Talbot les dépeint, en général, comme détestables. Deux causes principales concourent à l'abrutissement des filles publiques de Londres : l'abus des liqueurs fortes, qui est porté au delà de toute limite, et les incitations continuelles au vol, qui leur viennent de leurs maîtres.

Les prostituées de Londres manifestent souvent une vive sympathie les unes pour les autres, et n'hésitent pas à se secourir réciproquement. Mais ces sentiments semblent s'éteindre dès que l'être qui en était l'objet a disparu ; rapprochées, par leur existence, de la condition des brutes, leur attention ne saurait aller au delà. Bien qu'elles paraissent tendrement attachées à leurs parents, elles ont peu d'amour pour leurs enfants, qu'elles font périr souvent. Du reste, leur sympathie ne s'étend jamais en dehors de leur propre classe.

A Londres, comme à Paris, les filles publiques ont des amants ou souteneurs, qui sont, en général, des voleurs, souvent des assassins (1).

(1) Ryan, *loc. cit.*, p. 175 et 176.

Cependant, au milieu de ce désordre, un certain respect pour les choses de la religion les domine. Elles croiraient faire une profanation, si elles assistaient à une cérémonie religieuse, et elles évitent d'entrer dans les églises. Une d'elles, pourtant, qui vivait de la prostitution depuis deux ans, errant encore dans les rues, un dimanche matin, après une nuit passée dans une effroyable ivresse, fut poussée par un sentiment de curiosité dans une des églises de la Cité. Le sujet du sermon était le *Retour de l'enfant prodigue*. L'impression produite sur cette jeune fille par les paroles du prêtre fut si puissante et si rapide, qu'elle prit aussitôt la résolution d'abandonner sa vie de prostituée. Ne sachant que faire, ne sachant où aller, elle vivait d'aumônes depuis quinze jours, dormant sous le premier abri venu, lorsqu'elle fut recueillie par le Comité de l'association fondée pour la protection des jeunes filles, qui la fit entrer dans un des asiles de la métropole (1).

Du reste, il en est de la prostitution de Londres comme de celle de tous les pays ; les mauvais sentiments qui y dominent ne sont ni universels ni sans exceptions. Le fait suivant est une preuve touchante des sentiments de charité qui peuvent encore animer ces êtres dégradés. Une pauvre jeune fille qui, après quelques années passées dans l'infamie et la misère, dépérissait rapidement par suite de la destruction de sa santé, n'avait d'autre moyen de subvenir à sa chétive existence que la continuation de son dur et triste métier. Par un sentiment qui a droit de surprendre venant d'une telle source, les prostituées, ses compagnes, se cotisèrent pour qu'au moins, ainsi qu'elles le disaient, elle ne fût pas forcée de mourir dans la débauche, et lui fournirent, sur le revenu précaire de leur infamie, la somme nécessaire pour qu'elle pût passer le peu de temps qui lui restait à vivre dans le repos et dans le repentir (2).

Chose bien digne de remarque, quel que soit le cynisme de ces filles pendant qu'elles exercent leur métier, si elles se décident à sortir des voies de la prostitution, si les associations charitables peuvent leur venir en aide, leur langage et leur attitude changent complétement ; elles manifestent une grande horreur de leur conduite passée, et se montrent très respectueuses. M. Talbot fait observer que celles de ces femmes qui ont été pla-

(1) Ryan, p. 157.
(2) *The great sin*, etc., p. 9.

cées par les soins de l'association fondée à Londres pour protéger les jeunes filles, ont eu le plus souvent une conduite excellente.

Pour un grand nombre de ces femmes, le commerce de la prostitution est un objet de dégoût presque insurmontable. Aux souffrances physiques signalées plus haut, s'ajoutent alors des souffrances d'un autre ordre, qui ne sont pas les moins poignantes. Ce n'est qu'à moitié ivres qu'elles peuvent se livrer à leur métier. Par la stimulation qu'il produit sur leur corps fatigué, par la stupeur qu'il détermine dans leur cerveau, le *gin*, leur boisson constante, les sauve d'un épuisement complet et leur enlève la conscience de leurs actes. « Aucune fille, disent-elles, ne pourrait mener la vie que nous menons sans boire (1). »

Mais une fois dans cette fange, rien n'est plus difficile pour elles que d'en sortir. C'est là, peut-être, un des traits caractéristiques de la prostitution de Londres. Surveillées avec rigueur, ainsi que je l'ai dit, il leur est presque impossible de fuir et d'échapper aux gens, quels qu'ils soient, souteneurs ou maîtres de maisons, qui les exploitent. La fugitive, poursuivie par les espions et accusée de vouloir voler les vêtements qu'elle porte sur elle et qui appartiennent au propriétaire de l'établissement, est arrêtée par l'agent de police de service, qui parfois la dépose au poste de sa division, mais plus souvent la livre aux personnes qui la réclament et en reçoit une rémunération. « Cette pratique inhumaine et infâme, dit M. Talbot, se répète tous les soirs dans cette métropole. Quand la malheureuse fille, désormais sans espoir, est de retour dans l'établissement, elle est maltraitée ; toute la journée on la laisse nue et on la prive d'aliments pour qu'elle ne puisse s'enfuir ; et, le soir, il faut qu'elle retourne dans les rues pour faire son métier (2). »

Mais, lors même qu'elle pourrait échapper à ses bourreaux, où irait-elle? Repoussée de tous, quel moyen a-t-elle de rentrer dans la voie de l'humanité? « Les lois et les mœurs de l'Angleterre favorisent la prostitution; mais elles n'accordent aucune protection aux prostituées (3). »

Dans cette esquisse rapide de la vie des prostituées à Londres,

(1) *The great sin*, etc., p. 5.
(2) Ryan, p. 179.
(3) *The great sin*, etc., p. 4.

dont je n'ai pu qu'indiquer les traits les plus saillants, on a pu voir que ce qui domine dans l'existence du plus grand nombre, et cela dans une mesure qui n'est plus connue depuis longtemps chez nous, ce sont des souffrances de toute nature. Ces misères ont inspiré à un auteur plein de philanthropie une page éloquente, par laquelle je me plais à terminer cette partie de mon travail, tant à cause des nobles sentiments qui y sont exprimés, qu'à cause de sa couleur locale, qui lui donne ici un intérêt tout particulier : « Nous avons vu que le plus grand nombre de ces malheureuses sont entraînées dans leur première chute par des causes auxquelles le vice et la satisfaction de leurs jouissances personnelles ne prennent aucune part. Dans cette succession presque irrésistible de fautes qui s'enchaînent, et par lesquelles une seule atteinte portée à la chasteté conduit fatalement à la prostitution, c'est la société, la société surtout qui est coupable. Qui les met, ces femmes perdues, dans l'impossibilité de revenir sur leurs pas, presque dans l'impossibilité même de s'arrêter dans la carrière de l'infamie ? Evidemment, c'est ce sentiment public, impitoyable autant qu'injuste, qui nous fait excuser dans un sexe, comme une faute légère et naturelle, toute une vie de désordre et de plaisir, et condamner dans l'autre une seule faiblesse, comme un crime sans retour et sans pardon possibles.

» Oh ! qu'il y a peu de ces femmes qui, après leur première erreur, ne s'éveillent pas au repentir, au désespoir, à la honte, et ne voudraient pas donner tout ce qu'elles possèdent pour qu'il leur fût permis de revenir sur leurs pas et de se réhabiliter ! Elles peuvent aimer leur séducteur, jamais leur honteux commerce. Elles le haïssent d'autant plus vivement, qu'elles ont senti le poids de ses chaînes et goûté l'amertume de la dégradation qui en découle. Avec une chaleur de désir inconnue à la candide innocence, elles implorent la grâce de racheter leur position perdue, au prix des plus dures et des plus longues pénitences. Mais nous fermons brutalement l'oreille à ces sanglots. Oubliant, et les préceptes du divin Maître, et la fragilité de la nature humaine, et la lourde part qui nous est propre dans la culpabilité commune, nous détournons, avec mépris, les yeux de la Madeleine qui se met à genoux et qui pleure ; nous la livrons froidement à son désespoir, et nous la laissons *seule avec l'irréparable.* Au lieu de lui tendre la main quand elle fait effort pour se relever, nous mettons le pied dessus. Toutes les portes lui sont fermées, toutes les voies de salut lui sont interdites. Une sorte de fatalité l'entoure ; moins elle a perdu de sa *vertu* et plus elle ressent de honte, plus aussi sa réhabilitation est impossible, car elle ne s'en éloigne qu'avec plus d'effroi de ceux qui pourraient la sauver. Elle est refoulée dans la prostitution par le poids de la société entière qui pèse sur elle.

» Appartient-elle aux dernières classes, quelle autre ressource que la prostitution peut-elle voir s'ouvrir devant elle ? Ouvrière, quelle est la maîtresse qui l'admettra dans son atelier ? Servante, quelle est la femme qui l'accueillera ou qui la gardera à son service ? Dans un rang plus élevé, trouvera-t-elle, en son repentir, un refuge au sein de sa famille, si sa honte lui laisse le courage d'en braver les reproches ? Que peut-elle espérer ? sera-t-elle repoussée avec mépris et colère, ou accueillie avec les larmes de joie qui sont répandues sur la brebis égarée ? Hélas ! qui ne sait que, pour cent pères de famille qui salueront le retour d'un fils, d'un enfant prodigue, par un pardon sans réserve, il en est un à peine qui, s'élevant au-dessus de la morale barbare du monde, ouvrira ses bras à une fille égarée et repentante (1). »

Art. 6. — *Influence de la prostitution sur la santé publique.*

Dans l'étude de la prostitution libre de l'Angleterre, le médecin doit chercher surtout jusqu'à quel point cette condition de liberté peut favoriser la propagation des affections vénériennes. En comparant les faits recueillis à ce point de vue dans le Royaume-Uni, avec les résultats propres aux nations chez lesquelles la prostitution est réglementée, telles que la France, la Belgique, la Prusse, etc., on arrive à des conclusions intéressantes, et qui sont, ainsi qu'on pouvait le prévoir, un triomphe éclatant pour les mesures réglementaires.

Toutefois, pour ce qui est de l'empire britannique, les documents sur lesquels on doit asseoir son jugement sont rares, souvent incertains, et les statistiques sont presque nulles. Sur cette grave question, comme sur la plupart des autres questions relatives à la prostitution anglaise, il faut se résigner à prendre des à-peu-près pour éléments de ses calculs. Mais ces à-peu-près, même interprétés avec toute la réserve convenable, conduisent à des appréciations très dignes de remarque.

(1) *The great sin*, etc., p. 19.

Un juge très compétent dans la matière, le docteur T.-S. Holland (1), cherchant à donner une idée de la manière effrayante dont les affections vénériennes sont propagées en Angleterre par l'intermédiaire de la prostitution, s'est livré à un calcul très simple qui, bien qu'approximatif seulement, n'en offre pas moins un intérêt incontestable.

Pour mettre toute la modération possible dans ses évaluations, le docteur T.-S. Holland admet provisoirement, ainsi que quelques auteurs l'ont avancé, que le Royaume-Uni tout entier renferme 50,000 prostituées, chiffre qu'il déclare très éloigné de la réalité. Il fait observer que chacune de ces femmes doit nécessairement, pour se procurer ses moyens d'existence, avoir des rapports sexuels au moins une fois toutes les vingt-quatre heures en moyenne. Si l'on suppose que, sur 100 prostituées bien portantes, 1 seule, toutes les vingt-quatre heures, contracte une maladie vénérienne, proportion trop faible, ainsi que nous le verrons tout à l'heure, il en résulte que, sur l'ensemble des 50,000 prostituées, il y en a toujours 500, chaque jour, qui sont malades. De plus, si le cinquième de ces dernières obtiennent leur admission dans un hôpital, le jour où la maladie se déclare, il s'ensuit que, tous les jours, il y aurait, dans les rues de l'Angleterre, 400 femmes présentant des symptômes vénériens. Supposons que la faculté de transmission, chez ces 400 femmes, soit limitée à douze jours, et que, sur chaque groupe de 6 individus qui, à raison de 1 toutes les vingt-quatre heures, ont des relations avec ces femmes, il y en ait 5 qui subissent la contagion, la conséquence, c'est qu'il y aura 4000 hommes rendus malades toutes les nuits, et, par conséquent, 1,460,000 dans l'année. Mais ces hommes communiqueraient leur maladie à 400 prostituées quotidiennement, soit 182,500 par an. En résumé donc il se produirait, en Angleterre, annuellement, 1,652,500 cas de maladies vénériennes.

Le docteur Holland s'empresse d'ajouter que ce nombre de plus d'un million et demi ne représente probablement pas la moitié de la réalité. En effet, il s'est tenu, ainsi qu'il le dit lui-même, pour ses estimations, dans une limite *ridiculement* trop restreinte. Ainsi, par exemple, dans le premier rapport des commissaires de la police de l'Angleterre et du pays de Galles, où, comme on le sait, il ne peut être question que des filles publi-

(1) *The British and foreign medico-chir. Review*, 1854, vol. XIII, p. 437.

ques arrêtées pour crimes ou délits, et dont on peut même contester les conclusions relativement à ces filles, puisque les moyens d'exploration sur lesquels elles sont fondées ne sont pas connus, ce n'est pas une, mais deux prostituées sur cent qui sont indiquées comme atteintes d'une maladie vénérienne. D'ailleurs, ce chiffre de 50,000 prostituées pour toute l'étendue des îles Britanniques, est, par sa faiblesse, en contradiction avec tout ce qu'on sait de la prostitution anglaise. Il faudrait donc, non pas doubler, mais tripler, quadrupler peut-être le million et demi du docteur T.-S. Holland.

On peut reconnaître avec notre savant confrère que, par suite de cette libre et incessante dissémination des symptômes vénériens, dans le Royaume-Uni, un nombre considérable d'enfants doivent se trouver, dans le sein de leur mère, entachés du vice syphilitique, et que la mortalité doit être très élevée parmi ces petits êtres. Toutefois il ne faudrait pas perdre de vue que, parmi les accidents vénériens, ceux qui sont de nature infectante, c'est-à-dire qui sont capables de modifier la constitution générale et, par suite, de donner à la liqueur séminale la propriété syphilitique, sont heureusement les moins fréquents. Il y a là une grave question de diagnostic différentiel, qui a été trop souvent négligée par les auteurs anglais. Leurs statistiques et leurs considérations générales ont le défaut de réunir sous le même chef, syphilis, sans distinction pathologique suffisante, toutes les affections morbides, quelles qu'elles soient, qui peuvent avoir leur source ou leur cause déterminante dans l'acte vénérien. Plus de rigueur scientifique est indispensable pour arriver à des conclusions utiles.

Quoi qu'il en soit, partout dans l'empire britannique, les hôpitaux spécialement consacrés au traitement des maladies vénériennes, *Lock hospitals*, sont encombrés, et leur insuffisance est notoire (1).

Depuis l'ouverture du *Lock hospital* de Londres, qui a eu lieu en janvier 1747, jusqu'au mois de mars 1836, il a été traité dans cet établissement 44,973 vénériens, dont 4 seulement sont morts (2). Si ce chiffre est exact, il indique une moyenne an-

(1) *The great sin*, etc., p. 25.
(2) Ryan, p. 186.

nuelle de 500 malades seulement, ce qui porte à penser que cet établissement est peu considérable.

Du reste, indépendamment de l'hôpital spécial, tous les hôpitaux de Londres reçoivent habituellement autant de sujets atteints de maladies vénériennes qu'ils peuvent en contenir (1).

Le docteur Acton (2), ayant fait l'analyse des cas de chirurgie observés pendant une année à la consultation publique de MM. Lloyd et Wormald, aides chirurgiens à l'hôpital Saint-Barthélemy, a constaté que sur 5,327, qui formaient le nombre total, 2,513, ou environ la moitié, appartenaient à la classe des maladies vénériennes, et cela, dans l'un des plus grands hôpitaux de Londres, où des avis sont libéralement donnés à tous ceux qui en demandent. Voici ce document sous forme de tableau :

VÉNÉRIENS.

	Hommes.	Femmes et Enfants.	Totaux.
M. Lloyd	1009	245	1254
M. Wormald	986	273	1259
	1995	518	2513

Le docteur Acton fait remarquer, dans ce tableau, la colonne représentant les femmes et les enfants. Le chiffre de cette colonne atteint presque le quart de la somme totale.

Les armées de terre et de mer de l'empire britannique, mais surtout les premières, sont une source de renseignements non moins précieux que les hôpitaux, pour l'élucidation du sujet qui nous occupe. Voici des chiffres très significatifs, que nous devons au zèle et aux lumières du docteur Acton (3) :

Pendant une période de sept ans et un quart, l'armée anglaise en garnison dans le Royaume-Uni, sur un effectif général de 44,611 hommes, a donné 8,032 cas d'affections vénériennes observées chez des soldats, qui se distribuent de la manière suivante :

(1) Ryan, p. 185.
(2) *Loc. cit.*, p. 48.
(3) *Loc. cit.*, p. 45.

Syphilis primitive (chancre)...............	1415
Syphilis consécutive.....................	335
Ulcère non syphilitique de la verge..........	2144
Bubon simple...........................	844
Cachexie syphilitique....................	4
Blennorrhagie...........................	2449
Chaudepisse tombée dans les bourses........	714
Rétrécissement de l'urèthre...............	100
Phimosis et paraphimosis.................	27
	8032
Moyenne annuelle pour 1000 hommes......	181
Effectif de l'armée pour la période entière....	44611

Ce tableau, selon la remarque de l'auteur, devrait suffire pour attirer l'attention du public anglais sur la fréquence des affections vénériennes. On y voit que les hommes atteints de ce genre de maladies sont dans la proportion de 1 environ sur 5, ou, plus exactement, de 181 sur 1,000. On y voit aussi, et cela mérite d'être signalé, que les chancres de la verge, syphilitiques ou non, sont beaucoup plus nombreux que les écoulements uréthraux dans l'armée anglaise. En effet, d'après les chiffres ci-dessus, il y aurait 1 malade sur 12 atteints de chancres de la verge, et seulement 1 sur 18 affecté de blennorhagie.

Dans la marine royale (1), les résultats semblent être un peu moins mauvais. Dans une période de 7 ans, et sur un effectif de 21,493 hommes, il y a eu 2,880 cas d'affections vénériennes de toute nature, soit 1 sur 7 hommes. Cet effectif, il importe de le dire, était employé exclusivement au service intérieur, c'est-à-dire dans les ports ou sur les côtes.

Mais c'est surtout la marine marchande anglaise qui est maltraitée par ces maladies. Grâce à l'obligeance de M. Busk, chirurgien du vaisseau-hôpital, *le Dreadnought*, à Greenwich, le docteur Acton a pu faire connaître une statistique qu'il est indispensable de reproduire ici :

(1) *Loc. cit.*, p. 47.

État des malades admis dans le service de chirurgie, sur le Dreadnought, *de 1837 à 1841.*

Mois.	Nombre total d'admissions.	Cas chirurgicaux non vénériens.	Vénériens.
Janvier	1246	356	303
Février	1015	302	273
Mars	1073	319	327
Avril	893	272	248
Mai	971	342	251
Juin	986	309	242
Juillet	1082	355	306
Août	1093	335	320
Septembre	1148	334	348
Octobre	1151	319	354
Novembre	1188	355	369
Décembre	1235	399	362
Totaux	12081	3997	3703

Ce tableau comprend tous les malades qui ont été admis pendant une période de cinq années, soit, en tout, 13,081. Comme on le voit, les sujets affectés de maladies vénériennes ont atteint, à peu de chose près, le tiers du nombre total !

En résumé, les affections vénériennes sont énormément répandues dans toute l'étendue du Royaume-Uni ; les opinions sur ce point sont unanimes. Dans certains districts manufacturiers surtout, dont la population est nombreuse et serrée, elles règnent à un degré presque incroyable. A l'examen des recrues pour la milice, les sujets atteints de symptômes vénériens se sont trouvés dans la proportion de 25 pour 100 (1).

C'est sans doute à la vue de tous ces faits et en faisant la confusion que je signalais tout à l'heure, qu'un écrivain anglais n'a pas craint d'affirmer que, dans les armées anglaises, la syphilis est la plus fréquente de toutes les maladies (2).

Mais, quand il s'agit du Royaume-Uni, on ne doit pas se borner à apprécier, dans la limite des documents connus, le nombre des sujets qui peuvent être atteints de maladies vénériennes. Il y a dans la question un autre point de vue qui a son importance, c'est l'âge d'un grand nombre de ces malades.

Nous avons vu plus haut que les hôpitaux de Londres reçoivent quotidiennement une quantité prodigieuse de jeunes sujets

(1) *The Lancet*, 1853, t. I, p. 62.
(2) *The Bristish and foreign med.-chir. Review*, 1854, t. XIII, p. 126.

des deux sexes qui souffrent de ce genre d'affections morbides. Le docteur Ryan insiste sur cette circonstance : « Dans ma pratique, dit-il, comme médecin des établissements de bienfaisance de la métropole, j'ai été bien des fois péniblement affecté de voir de jeunes garçons imberbes, de véritables enfants, se présenter à la consultation pour des maladies vénériennes. Plusieurs vénérables confrères qui suivaient mon service ont été frappés d'étonnement à l'aspect d'une telle précocité dans la dépravation (1). »

Nous allons voir bientôt la précocité dans le crime.

Art. 7. — *Influence de la prostitution sur la moralité et sur la sécurité publiques.*

Une prostitution qui s'exerce avec si peu de ménagement, à ciel ouvert, pour ainsi dire, est nécessairement une cause puissante de démoralisation publique. Les yeux, surtout dans l'âge où les principes n'ont pas encore eu le temps de jeter de profondes racines, se familiarisent avec le spectacle du vice.

Et puis l'absence des mesures répressives de la prostitution amène fatalement cette dernière à une alliance de plus en plus étroite avec le vol.

A l'exception des établissements les plus élégants, les maisons de prostitution de Londres sont aussi des repaires de voleurs. D'après les comptes rendus de la Cour criminelle de cette capitale, près des deux tiers des scélérats qui sont en guerre ouverte avec les lois ont des liaisons avec les maîtres de ces maisons (2). Les vagabonds qui infestent la métropole anglaise en font leur séjour favori. C'est de là qu'ils se répandent dans tous les quartiers pour exercer leur industrie ; c'est là qu'ils se réunissent, soit pour partager leur butin, soit pour dresser leurs plans. Ils y trouvent une organisation complète qui les met à même de tirer le meilleur parti possible du produit de leurs crimes. Elles leur offrent un abri contre les recherches de la police. Les maîtres de maison, en cas d'arrestation, fournissent l'argent nécessaire pour entraver le cours de la justice et obtenir un acquittement (3).

Dans tout le cours de ce travail, on a pu voir que les agents

(1) *Loc. cit.*, p. 186.
(2) Ryan, p. 121.
(3) *Ibid.*, p. 192.

de corruption, à Londres, excitent au vol, aussi bien qu'à la débauche, les jeunes filles dont ils s'emparent pour les exploiter, et les jeunes servantes qu'ils cherchent à circonvenir par l'intermédiaire des diseurs de bonne aventure.

Il est d'ailleurs de notoriété publique que presque toutes les prostituées, excepté celles de l'ordre le plus élevé, sont des voleuses elles-mêmes, ou sont liées avec des voleurs de profession (1).

Le tableau C, placé ci-après à la page 612, dont les éléments ont été rassemblés par M. Guerry, donne sur ce sujet des renseignements numériques fort curieux.

Ce tableau indique que, sur 10,000 individus des deux sexes arrêtés à Londres pour vol et autres méfaits, il y a 3605 prostituées ; ce qui constitue une proportion considérable. Toutefois il est à remarquer que cette proportion tend à s'affaiblir. En effet, dans la première période de quatre années, de 1843 à 1846, elle était de 4074 ; dans la deuxième période, de 1847 à 1850, elle n'est plus que de 3817 ; enfin, dans la troisième, de 1851 à 1854, elle descend à 3001.

Tous les auteurs sont d'accord sur ce point : « Les relations des prostituées, à Londres, avec les voleurs, dit Léon Faucher (2), sont un fait général, et qui souffre peu d'exceptions. On les rencontre par centaines attablés ensemble dans les cuisines des maisons garnies ou dans les salles des cabarets, à jouer aux dés et aux cartes. Ces femmes ont le secret des expéditions, elles en partagent quelquefois les périls, et habituellement les profits. Il n'y a pas de maison de prostitution dans la dernière classe et la plus nombreuse, à Londres, à Manchester, à Liverpool ou à Glasgow, qui ne soit aussi une caverne de brigands. Voici la méthode usitée en pareil cas. Une de ces femmes ignobles, et dont le seul aspect offense tous les sens, se met en quête d'une dupe. Quand elle pense l'avoir trouvée, comme ce malheureux n'aurait jamais le courage de suivre une telle créature ni de s'aventurer dans un tel lieu, elle le conduit d'abord dans la boutique de quelque débitant de liqueurs, et l'enivre de *gin*. Le patient, ayant perdu l'aplomb de sa raison, devient plus facile; on l'entraîne, à travers une multitude d'allées tortueuses, au fond d'une cour, et, de là, dans quelque affreux coupe-gorge,

(1) *The great sin*, etc., p. 25.
(2) *Loc. cit.*, p. 77.

(C.) PROSTITUTION. — VOLS SUR LA PERSONNE.

Proportion des vols commis par des prostituées, et des vols commis par d'autres individus, hommes et femmes (d'après les condamnations). — Proportion de la valeur approximative des vols, pour chacune de ces deux classes de condamnés. — Proportion de la valeur recouvrée par la police. — Distribution par périodes.

Londres.—Circonscription de *Metropolitan Police* (2399 000 hab.), *Cité* non comprise (128 000 hab.).
Moyennes des 12 années 1843—1854.

PÉRIODES.	NOMBRE des VOLS SUR LA PERSONNE. Le total des deux classes de condamnés = 10000.			VALEUR APPROXIMATIVE DES VOLS. PROPORTION DE LA VALEUR DES VOLS DE CHAQUE CLASSE. La valeur totale des deux classes de vols = 10000.			VALEUR MOYENNE DE CHAQUE VOL. Celle des vols non commis par des prostituées = 10000.		RÉSULTATS DES POURSUITES. PROPORTION DE LA VALEUR RECOUVRÉE. La valeur totale pour chacune des deux classes de vols = 10000. VOLS COMMIS PAR DES PROSTITUÉES			VOLS COMMIS PAR D'AUTRES (HOM. ET FEM.).		
	TOTAUX.	Vols commis par des prostituées.	Vols commis par d'autres (H. et F.).	TOTAUX.	Vols commis par des prostituées.	Vols commis par d'autres (H. et F.).	Vols commis par des prostituées.	Vols commis par d'autres (H. et F.).	TOTAUX.	Valeur recouvrée.	Valeur non recouvrée.	TOTAUX.	Valeur recouvrée.	Valeur non recouvrée.
1re Période. ... 4 années 1843 — 46	10000	4074	5926	10000	4832	5168	13598	10000	10000	1901	8099	10000	2132	7868
2e Période. ... 4 années 1847 — 50	10000	3817	6183	10000	5290	4710	18195	10000	10000	1672	8328	10000	2048	7952
3e Période. ... 4 années 1851 — 54	10000	3001	6999	10000	3761	6239	14058	10000	10000	1817	8183	10000	1826	8174
PÉRIODE TOTALE : 12 années 1843 — 54	10000	3605	6395	10000	4549	5451	14804	10000	10000	1789	8211	10000	1969	8031

d'où il ne sort que battu et dépouillé ; souvent on le laisse pour mort, et on le jette ensuite dans la rue. Tout récemment, la Cour criminelle de Londres a condamné à la déportation quatre prostituées, toutes âgées de dix-sept ans, qui avaient figuré comme acteurs ou comme complices dans un guet-apens de ce genre. Mais il n'est pas toujours facile de retrouver la trace des coupables à travers ces labyrinthes de Saint-Giles, dont les allées se ressemblent toutes, où les cours n'ont pas de noms, et où les maisons ne portent pas de numéros. »

On sait que Léon Faucher était aller visiter de ses propres yeux le théâtre même de tous ces méfaits, et cette circonstance donne une grande autorité à sa parole. Il est digne de remarque, aussi, que la publication de son livre est postérieure d'un grand nombre d'années à la réforme de la police de Londres. Cette réforme, un des plus beaux titres de sir Robert Peel à la reconnaissance de ses compatriotes, date de 1829 ; la première publication des *Études sur l'Angleterre* a eu lieu en 1843.

En général, les hommes qui vont chercher le plaisir dans les maisons de prostitution de Londres paient fort cher la satisfaction de leurs sens. S'ils se laissent aller à boire, ils sont endormis par des substances narcotiques, et volés. S'ils refusent de boire, et s'ils tentent de résister à l'avidité des demandes qui leur sont faites, ils sont exposés aux violences des souteneurs des filles publiques, et quelquefois assassinés (1). Dans ces repaires, la rémunération n'est point fixe et connue, comme dans les *maisons tolérées* de Paris.

M. Talbot, s'appuyant sur des faits qu'il a pu constater par lui-même, nous apprend que, parmi les amants ou souteneurs des prostituées de Londres, qui en général sont des misérables capables de tous les crimes, il en est quelques-uns qui appartiennent aux classes moyennes, et même aux classes élevées de la Société (2).

On comprend que, par l'intermédiaire de cette prostitution, il se commette un grand nombre de vols, et même de crimes plus graves, qu'elle trouve le moyen de couvrir d'un voile impénétrable, et qui restent inconnus (3). Le docteur Ryan, dans son ouvrage, que j'ai déjà si souvent cité, et qui a paru, j'insiste sur

(1) Ryan, p. 193.
(2) *Ibid.*, p. 176.
(3) *The British and foreign med.-chir. Review*, t. XIII, 1854, p. 458.

cette circonstance, en 1839, c'est-à-dire dix ans après la réforme de la police de Londres, raconte des faits qui sont d'une telle nature, que je me garderais de les reproduire s'ils n'émanaient pas d'une source aussi respectable. On va en juger :

Dans le quartier appelé *Fleet ditch*, et où, ainsi que je l'ai dit plus haut, presque toutes les maisons sont des lupanars de bas étage, règne un énorme aqueduc qui communique avec la Tamise. Les souteneurs ou associés des filles publiques jettent dans cet aqueduc les cadavres de leurs victimes, qui sont entraînés à une grande distance dans le fleuve, de manière qu'il est impossible de remonter à la source du crime, en admettant que le cadavre, que le courant entraîne vers la mer, attire l'attention des agents de la police (1).

« Deux hommes du monde rencontrèrent dans un des parcs de Londres, conduisant elles-mêmes un tilbury, deux jeunes femmes qui paraissaient avoir environ vingt ans, et dont la tournure était très décente. Elles les engagèrent à les accompagner chez elles, et les attirèrent ainsi dans un des squares les plus mal famés de Londres. Après une nuit passée follement, lorsque les deux hôtes se disposaient à partir, on leur déclara insolemment que la somme qu'ils avaient déposée n'était pas suffisante. Ils répondirent qu'ils n'avaient plus d'argent, et qu'ils reviendraient. Aussitôt les deux femmes se mirent à crier, et deux hommes de mauvaise mine, accompagnés d'un énorme dogue, se présentèrent, menaçant de tuer ces messieurs s'ils ne donnaient de l'argent immédiatement. Il s'ensuivit un effroyable combat. Le chien se précipita sur la cuisse d'un des hôtes, et lui fit une large plaie avec perte de substance. Cependant les voleurs eurent le dessous, et les imprudents libertins purent s'échapper par les fenêtres du rez-de-chaussée. Mais la foule s'assembla rapidement, et apprenant la tentative de meurtre, assaillit la maison, qui était à moitié démolie quand la police arriva (2). » En présence de l'inaction révoltante des protecteurs salariés de la sécurité publique, on est tenté d'admirer cette justice expéditive du peuple.

Léon Faucher a fait remarquer qu'à Londres, dans le district de la police métropolitaine qui, comme on le sait, ne comprend

(1) Ryan, p. 177.
(2) *Ibid.*, p. 177.

pas la Cité, les délinquants au-dessous de vingt ans se montrent, relativement à l'ensemble de la population, dans une proportion quatre fois plus forte qu'à Paris. Je lui emprunte les chiffres suivants (1) :

	Garçons.	Filles.	Total.
Prévenus au-dessous de dix ans.	104	42	146
Prévenus de dix ans et au-dessous de quinze..	2163	428	2591
Prévenus de quinze ans et au-dessous de vingt.	9502	4748	14250
Totaux....	11769	5218	16987

» La moitié de ces enfants, soit 8326, ont été condamnés sommairement par les tribunaux de police ou renvoyés devant le jury. Voici l'énumération des délits qu'ils avaient principalement commis :

Coups, blessures et meurtre.	485
Vols qualifiés.	93
Vols, recel, faux, etc.	3321
A l'état habituel de vol ou de désordre.	1931
Vagabonds et prostituées.	1551

» Ainsi, continue Léon Faucher, le délit qui amène la plupart de ces arrestations est le vol. C'est l'industrie à laquelle on dresse les enfants dès leur bas-âge dans les familles perdues. »

Dans cette éducation pour le vol, la prostitution joue un rôle important. Parmi les moyens qui sont mis en action sur les jeunes enfants dont on veut faire des voleurs, et qu'il n'entre point dans mon sujet d'énumérer tous ici, il en est un qui consiste à exciter chez eux, d'une manière précoce, les passions sexuelles. On les confie à des filles, qui n'ont pas de peine à exercer sur eux leurs séductions et à leur faire comprendre qu'ils ne pourront continuer cette vie de débauche qu'en se livrant au vol.

En résumé, non-seulement la prostitution libre de Londres encourage et protége le vol adulte, mais elle couve et fait éclore une multitude de petits voleurs de l'un et de l'autre sexe, qui se distinguent par leur audace, leur habileté et leur dépravation.

Art. 8. — *Tentatives de réforme.*

Après avoir parcouru cet exposé rapide de la prostitution à Londres, on hésite à croire que jamais les législateurs aient for-

(1) *Études sur l'Angleterre*, t. I, p. 88.

mulé un texte quelconque destiné à combattre le fléau de la prostitution, et l'on est tenté de se demander si, en Angleterre, il y a des lois. En effet, on comprend difficilement un système de législation dans lequel rien n'aurait été prévu, rien n'aurait été édicté pour sauvegarder les bonnes mœurs, l'honneur des familles et la santé publique. Car là est l'avenir de la civilisation.

Cependant ce ne sont pas les lois qui manquent. Tout insuffisantes, toutes défectueuses qu'elles sont, celles qui existent, si elles étaient appliquées, rendraient d'immenses services. Ce qui manque, c'est la possibilité d'en faire usage. Les textes sont là, mais c'est une lettre morte entre les mains de la magistrature. Pour leur donner la vie, l'initiative privée est nécessaire.

La législation anglaise condamne les maisons de débauche, *disorderly houses;* mais les magistrats n'ont pas le droit d'y pénétrer pour faire exécuter la loi, à moins qu'il ne s'y passe des faits qui soient de nature à troubler la paix publique. En dehors de cette dernière condition, il faut qu'une plainte soit portée, il faut des dénonciateurs.

Or, pour qu'un jugement puisse être rendu en pareille matière, la loi exige que les dénonciateurs soient deux habitants payant impôt, deux contribuables appartenant à la paroisse dans la circonscription de laquelle se trouve la maison de débauche. Ceux-ci déposent une plainte ou dénonciation écrite entre les mains du constable ou du percepteur de la taxe des pauvres de cette paroisse. L'officier public qui a reçu la dénonciation est tenu d'accompagner les deux dénonciateurs devant une justice de paix. Là, avant tout, les plaignants ont à verser une première somme de 500 francs pour garantie des poursuites, et une caution de 1 250 francs pour la preuve *matérielle* à fournir au moment du procès ; car la preuve matérielle est de rigueur. Ce n'est qu'après ce double versement que le magistrat peut lancer un mandat d'arrêt contre l'accusé. Lorsque ce mandat d'arrêt a reçu son exécution, les plaignants se présentent de nouveau devant la justice; et, en leur présence, l'accusé s'engage, en donnant caution, à comparaître à la session pour répondre à l'accusation portée contre lui. Enfin, à la session, les plaignants interviennent encore pour fournir la preuve matérielle. Si l'accusé est condamné, les dénonciateurs ont droit chacun à une indemnité de 250 francs ; s'il est acquitté, on peut intenter une action contre eux.

Maintenant en quoi consiste la preuve *matérielle* dans un procès de cette nature? Le voici : Il faut qu'une personne de l'un ou de l'autre sexe, l'âge ne fait rien à l'affaire, déclare devant le tribunal qu'elle a fait acte de prostitution ou de débauche dans la maison incriminée. On conçoit qu'il ne soit pas toujours facile de produire cette preuve.

Évidemment une pareille législation équivaut à l'absence de toute législation. L'exécution de la loi, qui, en Angleterre, est le devoir de tous, n'est plus le devoir de personne quand elle coûte si cher, quand elle oblige à tant de démarches et de perte de temps, quand elle fait courir tant de risques, quand elle rend nécessaires, comme dans le cas dont il s'agit, des relations et des actes qui ne peuvent inspirer que du dégoût.

Quel sera le dédommagement de tant de peines?

Si l'accusé craint de succomber devant les charges qui vont peser sur lui, il abandonnera la maison au sujet de laquelle il est poursuivi, il quittera la paroisse, et toute la procédure aura été faite en pure perte. Un grand nombre de maîtres et de maîtresses de maison exploitent à dessein plusieurs établissements dans des paroisses différentes. S'ils sont en butte à des poursuites judiciaires dans une paroisse, ils font le sacrifice de l'établissement incriminé, et se retirent dans un autre, où les mêmes dénonciateurs et les mêmes magistrats ne peuvent plus les atteindre.

En cas de succès de l'accusation, l'homme ou la femme convaincue d'avoir tenu une maison de prostitution pourra être condamnée à dix jours de prison. Les mêmes juges condamnent à un mois de la même peine une pauvre jeune fille qui aura vendu quelques fruits sur la voie publique.

Un maître de maison, poursuivi à la diligence de l'association fondée pour combattre la prostitution des mineures, John Jacobs, qui, pendant des années, avait livré au libertinage de jeunes filles de douze ans, a eu pour peine un emprisonnement de six mois et une amende de 500 francs; tandis que pour avoir vendu des livres antireligieux, un homme a été condamné à deux ans de prison, à 5000 francs d'amende, à souscrire une obligation personnelle de 12,500 francs, et à fournir deux cautions de

6,250 francs chacune, pour garantie de sa bonne conduite pendant cinq ans (1).

Nous allons voir tout à l'heure que la législation la plus récente ne porte pas le châtiment des agents de corruption et de débauche, même lorsqu'ils exercent leur industrie sur l'âge le plus tendre, au delà de deux années de prison.

Depuis un grand nombre d'années, une législation nouvelle est sollicitée, soit par les associations spéciales, soit par la presse périodique, soit enfin par quelques publicistes philanthropes, qui ont étudié avec un dévouement et un zèle remarquables la grave question qui nous occupe. Des pétitions ont été adressées à la Reine.

Toutes ces voix s'accordent pour demander surtout que des pouvoirs suffisants soient concédés à la police et à la magistrature, et que les entremetteurs de la prostitution soient frappés par une pénalité extrêmement sévère.

Jusqu'à présent ces vœux n'ont point été exaucés, et il n'est guère probable que, d'ici longtemps, l'Angleterre se trouve en possession d'un système complet de législation sur la matière.

Cependant il est permis de croire que cette pression morale exercée par une partie, malheureusement trop limitée, de l'opinion publique, n'a pas été étrangère à l'adoption de l'acte législatif qui a été promulgué au commencement de l'année 1850. Dans cet acte, il est édicté que toute personne reconnue coupable d'avoir, par des moyens frauduleux, amené des relations sexuelles illicites entre un homme et une femme âgée de moins de vingt et un ans, sera condamnée à un emprisonnement dont la durée n'excédera pas deux ans.

Cet acte législatif, quelque jugement qu'on puisse en porter, appliqué avec intelligence et énergie, suffirait à coup sûr pour enlever à la prostitution de Londres une partie de ce qu'elle a de plus repoussant, et pour rendre moins fréquents le rapt et le viol des jeunes filles au-dessous de quinze ans, généralement impunis jusqu'à ce jour. Mais, à l'exemple des lois déjà existantes, il est resté sans effet. Depuis sa promulgation, rien n'a été changé dans la marche habituelle de la prostitution anglaise. L'âge des prostituées est resté le même. Les maîtres de maison

(1) Ryan, p. 115.

ont conservé toute leur audace. Ceux qui exploitent les établissements les plus élégants, dans le *West-end* de Londres, ne craignent pas de faire connaître leur adresse au public par des circulaires qui se distribuent partout, en plein jour, comme celles des industries les plus honnêtes, et d'annoncer, soit par cette voie, soit par la poste, à leurs habitués ou aux hommes qu'ils veulent attirer dans leurs lupanars, l'arrivée récente des jeunes filles qui leur sont amenées des différentes parties du Royaume-Uni ou du continent, pour renouveler leur personnel usé, *stale !*

C'est qu'en effet cet acte législatif n'aplanit aucune des difficultés inhérentes à la matière. Il ne modifie en rien les préjugés déplorables qui égarent l'opinion publique. Il ne donne aucune impulsion nouvelle à l'action de la police et de la magistrature. Ni à l'une ni à l'autre il n'accorde l'initiative qui leur manque. Il n'autorise ni les agents de la police ni les magistrats à pénétrer dans les maisons de débauche, pour s'assurer si la loi n'y est point violée, et si de jeunes filles, attirées dans ces lieux par la fraude, n'y sont point retenues par la violence. C'est donc toujours la même impunité.

Aussi, lorsqu'un agent de prostitution est châtié, lorsqu'un lupanar est détruit, c'est toujours par les soins des associations ; car l'initiative privée, trop faible en présence des montagnes de difficultés qu'il lui faut soulever, ne peut rien sans la puissance de l'association. Mais ces associations étant encore peu anciennes, ce genre de répression demeure encore extrêmement borné.

Quant aux prostituées, elles ne peuvent être arrêtées que lorsqu'elles troublent l'ordre public. Mais alors elles sont arrêtées d'office ; et ces arrestations n'ont pas peu contribué à rendre, ainsi que je l'ai dit plus haut, la présence de ces malheureuses dans les rues de Londres moins intolérable. L'intéressant tableau D, placé ci-après à la page 620, et dû encore aux recherches de M. Guerry, peut donner une notion suffisante de cette justice sommaire.

Dans un pays libre, l'insuffisance des lois et l'inaction du gouvernement sont, tôt ou tard, suppléées par la raison publique et par le zèle des citoyens. Les abus que la liberté fait naître, la liberté les fait périr ; l'association est son moyen d'action et sa force. Sous ce rapport, l'Angleterre présente un spectacle digne d'admiration. Quelque vastes et fécondes que soient, dans son sein, les sources de la corruption et du crime, elle saura travail-

(*D.*) PROSTITUTION. — RÉPRESSION JUDICIAIRE.

Affaiblissement progressif de la répression. — Condamnations prononcées contre les prostituées (disorderly prostitutes). — *Affaires de juridiction sommaire* (summar convictions).

Londres. — Circonscription de *Metropolitan police* (*Cité* non comprise).

Moyennes des 16 années 1839-54.

NATURE ET DURÉE DES PEINES (*).		NOMBRE DES PROSTITUÉES CONDAMNÉES. Sur 10000 dans chaque période. Période totale. — 16 ann. 1839-54.	1re pér. — 4 années. 1839-42.	2e pér. — 4 années. 1843-46.	3e pér. — 4 années. 1847-50.	4e pér. — 4 années. 1851-54.
Emprisonnement. 1 mois à 3 mois.	3 mois	11	29	13	»	»
	2 mois à 3 mois	15	29	35	»	»
	1 mois à 2 mois	2056	2919	2741	1679	1024
Emprisonnement. Au-dessous de 1 mois.	15 jours à 1 mois	956	1025	1114	1162	579
	8 jours à 15 jours	2466	2766	2682	2594	1893
	7 jours et au-dessous	1799	1652	1550	1609	2308
Amende		2656	1480	1797	2956	4196
Condamnation à fournir caution		41	100	68	»	»
Totaux		10000	10000	10000	10000	10000

Rapports, par périodes, du nombre des prostituées arrêtées, avec le nombre total des femmes arrêtées pour infractions de toute nature (**).

(Total général = 522 500. — Moyenne annuelle = 22 777.)

Moyennes des 23 années 1832-54.

ARRESTATIONS DE FEMMES.	PÉRIODE totale. — 23 ann. 1832-54.	1re pér. — 3 années. 1832-34.	2e pér. — 4 années. 1835-38.	3e pér. — 4 années. 1839-42.	4e pér. — 4 années. 1843-46.	5e pér. — 4 années. 1847-50.	6e pér. — 4 années 1851-54.
Femmes arrêtées. Total général. Infractions de toute nature.	10000	10000	10000	10000	10000	10000	10000
Prostituées arrêtées.	1337	1445	1708	1410	1211	967	1309

(*) 5 Geo. IV, cap. 83, s. 3. — « Prostituées circulant ou stationnant, soit sur la voie publique, soit dans des établissements publics, et s'y conduisant indécemment ou de manière à troubler l'ordre :

« 1re Infraction. (*Idle and disorderly persons.*) — Emprisonnement, non au-dessus de 1 mois, dans une maison de correction, avec travail forcé.

» 2e Infraction. (1re récidive). (*Rogues and vagabonds*). — Id., non au-dessus de 3 mois.

» 3e Infraction. (2e Récidive). (*Incorrigibles rogues.*) — Emprisonnement, avec travail forcé dans la maison de correction, jusqu'à l'époque du jugement à la prochaine session des Cours de *Quarter Sessions*. Ensuite, emprisonnement avec travail forcé, dans la maison de correction, non au-dessus de 1 an. »

(**) D'après une déclaration faite devant une commission du Parlement, par le Directeur de la police de la Cité, M. W. Harvey, le nombre des arrestations de prostituées dans la Cité (128 851 hab.) est au-dessous de ce que l'on suppose, et suit d'ailleurs une progression rapidement décroissante. En 1846, il était de 110; en 1850, de 58; en 1851, de 37; en 1852, de 27 seulement. (*Select com. on public houses*, H. C., 1853, n° 9366.)

ler à les tarir ; quelque désordonnée, quelque puissante que soit, sur son sol, la prostitution, elle arrivera un jour à la réglementer. « C'est l'honneur de l'Angleterre, dit Léon Faucher (1), que toute pensée généreuse y trouve de l'écho, et que l'esprit d'association s'empare des besoins moraux avec le même empressement qu'il met à se porter sur les intérêts matériels. »

Au commencement de notre siècle, en 1802, Londres a vu se fonder une association qui, dans sa noble et naïve ambition, s'était imposé pour mission de travailler à supprimer le vice, *The Society for the suppression of vice*. A cette époque, ainsi que je l'ai dit plus haut, le commerce des livres et des images obscènes avait pris un tel développement qu'un grand nombre d'hommes honorables s'en étaient émus. Ce commerce, à la fois un scandale et un danger publics, fut une des causes qui inspirèrent la pensée de cette association ; celle-ci lui a fait une guerre énergique.

Avant les attaques dirigées par l'association fondée pour la suppression du vice, une poursuite judiciaire pour un pareil crime était une chose inouïe. Le trafic se faisait sans la moindre précaution. Aussi les premières recherches de l'association furent-elles suivies d'un succès aussi extraordinaire que facile. En peu de temps, elle put faire saisir et rassembler par milliers les pièces de conviction, qu'elle s'empressa de déférer aux tribunaux avec les coupables. Les magistrats de la métropole furent frappés d'étonnement quand ils virent quelle effrayante extension, dont ils n'avaient pas l'idée, ce genre de corruption avait prise.

L'honorable secrétaire de l'association, M. Prichard, explique comment il se faisait que l'association eût pu avoir connaissance de tant de méfaits dont la police du royaune ne paraissait même pas se douter : ce genre de délit n'est pas de ceux pour lesquels les recherches des agents sont rémunérées. Après avoir donné cette explication curieuse, pénétré comme il devait l'être des idées anglaises, il se hâte de prier l'assemblée de ne pas croire que l'association, en révélant cette circonstance, ait voulu donner à entendre qu'elle désirait que cette rémunération fût introduite dans la législation. Il pourrait en découler des abus dan-

(1) *Loc. cit.*, p. 69.

gereux pour la liberté. La poursuite de ce délit incombe à l'initiative privée. Si cette poursuite est tellement onéreuse qu'elle soit au-dessus des forces des simples particuliers, elle devient le devoir des associations.

Il n'était pas facile, en effet, dans le temps où l'honorable secrétaire tenait ce langage, de combattre le dangereux commerce contre lequel l'association fondée pour la suppression du vice s'était armée. Un colporteur était-il surpris en flagrant délit de vente d'objets obscènes, par exemple dans un pensionnat de jeunes gens ou de jeunes demoiselles, aucun magistrat, aucun agent de police ne pouvait mettre la main sur lui sans un mandat d'arrêt. Avant que ce mandat d'arrêt pût être lancé, il fallait, au préalable, obtenir un bill d'accusation émanant d'un grand jury; et pour toute cette procédure, une chose était indispensable, le nom du coupable, qu'il était à peu près impossible de se procurer.

Depuis, cette législation a été modifiée. Une circulaire émanant du ministère de l'intérieur, et dont on fait application au colportage des mauvais livres, accorde aux magistrats le pouvoir d'arrêter immédiatement, à défaut de caution, pour tout fait tendant à troubler l'ordre. Un acte plus récent encore sur le vagabondage, dans le premier et le deuxième statut de *Victoria*, chapitre 38, permet même de punir sommairement. Mais l'initiative privée n'en est pas moins nécessaire.

Les louables efforts de l'association ont eu pour effet, non de faire cesser le commerce des productions obscènes, mais de le renfermer dans des limites plus étroites, d'en diminuer considérablement l'importance, et par conséquent d'en amoindrir les dangers. Cependant, dès que la surveillance se relâche, il reprend une nouvelle activité. Il faudrait, de la part des associations, une vigilance incessante et infatigable.

Il est à remarquer que, d'après la législation anglaise, il n'y a pas délit quand les images obscènes sont placées à l'intérieur des boutiques, bien qu'elles soient disposées de manière à être vues, du dehors, à travers les vitrages.

L'association fondée pour la suppression du vice n'a pas borné ses poursuites salutaires au commerce des livres et des images obscènes. Elle a attaqué avec vigueur les diseurs de bonne aventure, qu'elle a pu faire condamner quelquefois comme agents de corruption, et les maîtres ou maîtresses de maison, dont elle a eu le bonheur de faire, dans plusieurs cas, supprimer les établissements.

Mais la suppression de quelques maisons de débauche n'était pas un résultat assez important pour satisfaire des esprits éclairés. Une fois à l'œuvre, l'association n'a pas tardé à s'apercevoir que ce qui devait être l'objet des vœux de tous, à l'égard de ces maisons, ce n'était pas la suppression, chose impossible, mais un contrôle efficace.

Une autre association, plus puissante que la précédente, et qui s'est donné pour touchante mission de protéger les jeunes filles et de combattre la prostitution des mineures, *The London Society for the protection of young females and prevention of juvenile prostitution*, a été créée à une époque plus rapprochée de nous, en mai 1835. Cette association est soutenue par le patronage de plusieurs des hommes les plus hauts placés dans la hiérarchie sociale.

A Londres, comme on l'a vu, c'était une chose bien opportune que la création d'une association destinée à prêter appui aux jeunes filles qui veulent échapper à la prostitution. M. Talbot, l'éloquent secrétaire de cette association, a fait à plusieurs reprises, dans ses comptes rendus, le récit de ces faits, où, par l'humanité et l'énergie du comité de l'association, de malheureuses jeunes filles ont été arrachées au désordre et à l'infamie. J'en ai déjà cité quelques-uns. Il n'en est point de plus digne d'intérêt que les deux suivants :

Sarah Beaumont, âgée de quinze ans, avait perdu sa mère depuis plusieurs années, et soutenait son père avec le produit de sa prostitution, lorsqu'elle fut arrêtée en compagnie de plusieurs autres filles qui n'avaient pas encore atteint leur quatorzième année. Amenée devant le magistrat de *Lambeth street*, elle demandait instamment qu'on lui donnât les moyens de quitter cette vie de torture. L'association la prit sous sa protection. Lorsque le comité visita le logement où elle vivait avec son père, *Dunk street*, *Whitechapel*, il y trouva, pour tout ameublement, deux tas de copeaux placés dans les coins de ce bouge pour servir de lits (1).

Anne Nightingale, mère de trois enfants, avait été abandonnée

(1) Ryan, p. 126.

par son mari. Après avoir lutté contre la plus affreuse misère et enduré toutes les privations, elle avait enfin fléchi sous le poids de ses souffrances, et s'était décidée à manger le pain amer de la prostitution. Après trois mois de ce pénible métier, elle se jeta dans les bras de l'association, qui d'abord lui fit avoir de l'ouvrage, puis enfin lui procura une position honorable (1).

Envieuse de remplir la seconde partie de son programme, cette association a pensé que le meilleur moyen de combattre la prostitution des mineures, c'était d'obtenir judiciairement la suppression des établissements destinés à l'exploitation des jeunes filles d'un âge tendre. La législation anglaise se prête heureusement à ce plan très sage. Dans ce but, le comité de l'association a intenté plusieurs actions qui, en général, ont eu le succès désiré. Bien des fois le comité a trouvé, dans ces odieuses maisons, de jeunes enfants dont la famille avait perdu les traces ; et l'honorable secrétaire s'est réjoui, dans ses comptes rendus, d'avoir pu les rendre à la tendresse de leurs parents. Mais qu'il y a loin encore de cette répression partielle, clair-semée dans la métropole, nécessairement intermittente, à la réalisation complète des vœux de l'illustre et charitable compagnie !

Une pensée plus immédiatement applicable a donné naissance tout récemment, en janvier 1844, à une troisième association qui s'est formée, sous l'inspiration de lord Ashley, pour secourir les jeunes ouvrières (*Distressed needlewomen Society*). « Cette institution, dit Léon Faucher (2), est déjà parvenue, sans parler du travail qu'elle a donné à domicile, à placer, dans la première année de son existence, 975 ouvrières, dont chacune ne gagne pas moins de 9 shillings (environ 11 fr. 65 c.) par semaine, ou près de 2 francs par journée de travail. Voilà certes un résultat satisfaisant, un résultat qui prouve que le bas prix des salaires pour la femme a quelque chose d'artificiel à Londres, et que l'on peut déjouer aisément cette conspiration de la famine, en mettant en œuvre, dans l'intérêt des classes laborieuses, un patronage actif et intelligent. Malheureusement, les ressources de l'association n'égalent pas sa bonne volonté... Elle n'a pu admettre qu'un tiers des demandes qui lui étaient adressées... L'amélioration a donc gardé un caractère purement individuel ; c'est un

(1) Ryan, p. 128.
(2) *Loc. cit.*, p. 69.

exemple donné plutôt qu'un secours efficace. Considérées comme une classe, le sort des ouvrières métropolitaines n'a pas changé. Elles demeurent livrées à la même détresse, ayant toujours en perspective, au terme de cette fatale lutte, le suicide, la prostitution ou le vol. »

On ne peut méconnaître tout le bien dont ces associations sont la source. Certainement elles font chaque année cesser d'amères souffrances. Mais, comme le fait remarquer Léon Faucher, leur action est loin d'être assez générale. Elles font détruire quelques milliers d'images ou de livres obscènes, elles font fermer quelques établissements dangereux, elles sauvent quelques pauvres jeunes filles. Tout cela est admirable comme charité privée; mais elles n'ont point pu encore apporter une digue puissante aux progrès effrayants de la prostitution anglaise. Et pourtant l'avenir de cette question est entre leurs mains. « Il est évident, dit un médecin anglais (1), qu'aucun gouvernement, dans ce pays, n'osera intervenir. Si nous avons à espérer quelques améliorations, elles ne peuvent être que le résultat des efforts individuels. Le corps médical doit se mettre à la tête du mouvement. » Quand les associations auront réussi à s'emparer de l'opinion publique, leur force sera immense et leur action souverainement salutaire.

Jusqu'à présent, les associations spéciales, eu égard à la grandeur de leur tâche, ont été très pauvres, et l'insuffisance de leurs fonds a trop souvent trahi le zèle de leurs fonctionnaires. Leurs poursuites, en effet, sont extraordinairement coûteuses. Dans deux procès entrepris simultanément, l'association fondée pour la suppression du vice a dû dépenser la somme énorme de 8,125 francs; et ce n'a été qu'au bout de deux années que la sentence de la cour a pu être obtenue (2).

Les associations spéciales ont à lutter contre deux obstacles étranges qui arrêtent leur essor : le premier, c'est cette pruderie commune à presque toutes les classes de la société anglaise, qui rend si difficile pour les hommes éclairés d'aborder la question de la prostitution, et de travailler, sur ce sujet, à l'éducation générale; le second, qui se lie jusqu'à un certain point au précédent, c'est l'opinion répandue dans le Royaume-Uni que les

(1) *The Lancet*, 1853, t. I, p. 166.
(2) Ryan, p. 113.

filles publiques, livrées sans souffrance morale et sans remords à la débauche et à la joie, sont une classe à part, des êtres immondes, dont il n'y a pas lieu de s'occuper. Ces deux obstacles ne tomberont qu'après des efforts incessamment répétés pendant un grand nombre d'années.

Les asiles, les maisons de refuge et de repentir, *Asylums, Magdalen institutions*, sont les auxiliaires indispensables des associations que nous venons de passer en revue. Dans toutes les grandes villes de l'Angleterre, il y a un ou plusieurs de ces établissements. Mais aucun d'eux n'est dans un état florissant, parce que c'est la charité privée qui est leur seule ressource, et que l'opinion est loin d'être suffisamment éclairée sur les besoins sociaux qui naissent du mal inévitable de la prostitution.

Londres renferme un certain nombre d'asiles. Voici, sur les principaux d'entre eux, quelques renseignements qui ont été mis au jour par M. Talbot :

Le *Magdalen Hospital* a été fondé en 1758. Jusqu'au mois de janvier 1844, il avait reçu 6,968 femmes. Sur ce nombre :

4752 se sont réconciliées avec leur famille, ont été mises en service, ou ont obtenu une position respectable quelconque.
107 sont restées folles, épileptiques ou atteintes d'une autre maladie incurable.
109 sont mortes.
1185 ont quitté l'établissement sur leur demande.
720 ont été renvoyées pour mauvaise conduite.
2 ont disparu.
96 habitaient l'établissement quand ce relevé a été fait.

Le *Lock Asylum* a été fondé en 1787 pour recueillir les filles repentantes à leur sortie du *Lock Hospital*. Jusqu'en 1837, on y avait reçu 984 pensionnaires, sur lesquelles :

170 ont été rendues à leur famille.
281 ont été mises en service.
22 sont mortes dans la maison.
18 restaient dans l'asile.

Le *London female Penitentiary* a été créé en 1807. Depuis cette époque jusqu'en 1843, sur 6,939 postulantes, 2,717 seulement ont pu être admises. Sur ces 2,717 :

1543 ont été mises en service, rendues à leur famille, ou placées de toute autre manière.
350 ont quitté le pénitentiaire sur leur demande.

479 ont été renvoyées pour des motifs divers.
23 ont été remises à leurs paroisses respectives.
47 ont émigré pour la terre de Van-Diemen.
28 sont mortes.
95 restaient dans le pénitentiaire en 1843.

La *Guardian Society* s'est formée en 1812. Jusqu'à ces derniers temps, 1,932 filles avaient profité des bienfaits de cette institution. Sur ce nombre :

455 ont été mises en service ou placées d'une manière convenable.
533 ont été rendues à leur famille.
53 ont été remises à leurs paroisses respectives.
843 ont été renvoyées ou se sont enfuies.
17 sont mortes.
31 restaient dans l'établissement à l'époque où ces chiffres ont été relevés.

Les autres institutions du même genre, le *Maritime penitent refuge*, fondé en 1829, le *British penitent female refuge*, la *Female mission*, le *South-London penitentiary*, et quelques autres encore, ont moins d'importance que les précédentes.

Le nombre de ces asiles témoigne vivement des efforts que ne cessent de faire, à Londres, quelques hommes de bien en faveur des victimes de la prostitution. Mais ces établissements sont d'une insuffisance déplorable. Deux missionnaires du district de *Field-Lane*, qui voulaient procurer un refuge à trois prostituées repentantes, parcoururent un jour avec ces malheureuses tous les quartiers de Londres, sans pouvoir les faire admettre dans aucun des asiles de la métropole. Après avoir marché depuis dix heures du matin jusqu'à six heures du soir, ils n'avaient pas même obtenu une promesse (1). Il paraît, en somme, que tous les asiles de Londres réunis, depuis leur création, c'est-à-dire depuis près d'un siècle, n'ont guère secouru que 14 à 15,000 personnes, ce qui constitue un chiffre bien peu élevé, quand on le compare à l'immense développement de la prostitution à Londres.

Les hôpitaux consacrés spécialement au traitement des maladies vénériennes, *Lock hospitals*, se rattachent très étroitement aux institutions qui précèdent. Soutenus, comme elles et comme toutes les institutions hospitalières de la Grande-Bretagne, par la charité privée, ils n'ont point encore atteint le degré de déve-

(1) *The Lancet*, 1853, t. I, p. 347.

loppement et de prospérité qui serait nécessaire pour qu'ils rendissent au pays tous les services qu'on a droit d'attendre de pareils établissements bien administrés. Récemment, le *Lock hospital* de Londres a failli tomber victime de la pruderie anglaise : peu s'en est fallu que ses ressources annuelles ne lui fussent retirées pour cause d'indignité (1) !

Cependant, ces hôpitaux n'ont pas manqué d'avocats. Non-seulement, dans diverses publications, on s'est attaché à en faire ressortir toute l'utilité, mais encore on a fait appel à l'initiative du gouvernement pour en augmenter le nombre (2).

Telles sont les tentatives qui ont été faites dans le but de tempérer, autant que possible, les maux causés par la prostitution libre de Londres. Jusqu'à présent ces essais, si louables d'ailleurs et si dignes d'être encouragés, n'ont produit aucun grand résultat.

Les médecins, qu'on trouve toujours en tête du bataillon sacré qui combat pour le bonheur de l'humanité, et les écrivains de la presse périodique, ont rivalisé de zèle et d'éloquence pour éclairer les esprits et saper les préjugés anglais. Cependant l'opinion publique marche avec une grande lenteur dans la voie où ces hommes de cœur voudraient l'entraîner. On a poussé la folie jusqu'à dire qu'il était contraire aux lois de s'associer pour combattre la corruption (3). Des écrivains qui connaissent bien leur pays, déclarent qu'une opposition violente accueillera toute tentative pour introduire en Angleterre, même partiellement, les mesures qui produisent tant de bien sur le continent, c'est-à-dire la surveillance des filles publiques et des maisons de prostitution par l'autorité. Cette opposition ne sera pas isolée ; elle viendra de plusieurs sources ; elle viendra de sources influentes (4).

La prostitution a ses racines dans les entrailles mêmes de la nature humaine, dans les appétits invincibles de l'homme. Aussi est-ce une rude tâche, dans tous les pays, que de lui imposer un frein. Mais en Angleterre, où elle sert des passions qui n'ont jamais connu d'entraves et qui s'effarouchent à la seule pensée

(1) Acton, *loc. cit.*, p. 61.
(2) *The Lancet*, 1853, t. I, p. 62.
(3) Ryan, p. 103.
(4) *The Lancet*, 1853, t. I, p. 137.

d'un contrôle, les difficultés doivent être plus grandes que partout ailleurs.

Que les hommes de bien s'associent donc, que les institutions charitables s'élèvent pour satisfaire aux besoins les plus pressants. Mais on comprend qu'une grande réforme doit précéder celle de la prostitution : c'est la réforme des mœurs dans les classes riches. Cette haute et immense besogne, on peut espérer que l'association, la presse libre et le patriotisme anglais l'accompliront.

Art. 8. — *Parallèle.*

De même que l'on connaîtrait mieux l'histoire naturelle des maladies, si l'on pouvait, observateur impassible, en suivre, sans la troubler, l'évolution complète, dans toutes les conditions d'âge, de sexe, de climat, etc., et que cette étude permettrait de mieux apprécier ensuite l'influence réelle des agents thérapeutiques, de même c'est dans le foyer où une liberté presque absolue écarte les entraves qui pourraient gêner le développement naturel de la prostitution contemporaine, qu'il faut aller observer cette dernière, pour en avoir une notion vraie, et pour juger sainement les salutaires effets des mesures auxquelles elle a été soumise dans plusieurs pays et notamment en France.

Ai-je besoin de le dire? La comparaison est terrible pour l'Angleterre. Les écrivains anglais le disent avec une grande sincérité, tous les voyageurs qui ont scruté Londres le confirment, la prostitution, dans cette capitale, est effroyable.

« Dans aucune capitale du continent, écrivent les rédacteurs d'un journal anglais qui jouit d'une estime méritée (1), nous n'avons vu le vice et le libertinage s'imposer à la société d'une manière aussi repoussante que dans notre propre métropole, où, dans ces derniers temps, *Waterloo-Road*, le *Quadrant*, *Hay Market*, *Waterloo-Place*, pour ne rien dire des foyers des théâtres, offraient des scènes comme nous n'en avons jamais vu dans les villes étrangères les plus dissolues. »

« Quiconque a visité les villes du continent, dit un auteur respectable (2), a dû être frappé du contraste marqué que présente l'attitude des filles publiques dans les rues de l'Angleterre

(1) *The Lancet*, 1853, t. I, p. 347.
(2) *The Great Sin*, p. 32.

et dans celles de la France ou de l'Allemagne. Là on n'observe jamais les regards audacieux, les parures éclatantes, les sollicitations choquantes si habituelles chez nous. »

Léon Faucher (1) a caractérisé en peu de mots la prostitution telle qu'on l'observe dans la Grande-Bretagne : « . . . La prostitution en Angleterre présente généralement un caractère plus repoussant, elle commence dans un âge plus tendre, elle a des relations plus étroites avec les crimes ainsi qu'avec les délits. »

Le parallèle de la prostitution libre de Londres avec la prostitution inscrite et surveillée du continent se trouve renfermé tout entier dans ces courtes citations, qui sont comme le résumé des faits que j'ai recueillis de diverses sources, et que j'ai rassemblés pour en faire un ensemble aussi complet que possible dans sa concision.

En résumé, dans la prostitution inscrite, le nombre des filles publiques se réduit nécessairement ; la faiblesse de l'âge est sauvegardée ; les affections vénériennes, serrées toujours de plus près, tendent à s'éteindre ; les crimes et les délits, forcés d'avoir leur existence à part, perdent leur ressort le plus puissant et leur élément le plus fécond ; la prostituée, moins dégradée, moins détachée de la société, conserve son cœur ouvert à ses semblables, et ne cesse d'avoir devant les yeux la possibilité de sa réhabilitation. Le mal est nécessaire, dit-on ; mais le palliatif, sinon le remède, est à côté. La plaie est presque voilée.

Dans la prostitution libre de Londres, l'aspect est tout autre. C'est une tache hideuse, blessante pour les yeux, qui s'étend de plus en plus sur la société, augmente avec la population, s'accroît avec la richesse publique, et dépasse toute limite. L'enfance est sa proie la plus certaine. Le poison qu'elle verse dans les sources de la vie, s'infiltre dans tous les rangs et abâtardit les races. Cause active de démoralisation, elle puise dans la démoralisation qu'elle engendre des aliments qui doublent son énergie. Tous les mauvais instincts de la nature humaine se réfugient dans son sein, où ils trouvent encore, de nos jours, leur droit d'asile. Et la fille publique, objet d'horreur pour une civilisation qui, après l'avoir livrée sans défense, la met hors la loi et l'abandonne sans protection et sans merci, séparée du monde autant par le crime que par la honte, sans retour pos-

(1) *Loc. cit.*, p. 73.

sible, poursuit sa rapide et dévorante carrière dans la haine, dans le désespoir, ou dans la glaciale impassibilité de l'abrutissement. L'ulcère est là qui ronge ; mais aucun baume n'y est appliqué pour en tempérer les ravages ; aucun voile ne le dérobe à la pudeur publique.

CHAP. II. — LIVERPOOL.

Liverpool, port de mer d'une importance considérable et centre d'un commerce immense, renferme, comme on sait, d'après le dernier recensement, 375 955 habitants, sans compter la population flottante qu'il doit à sa position géographique et à la nature de ses transactions. Liverpool, en effet, n'est pas seulement une ville d'affaires ; c'est encore une ville de passage. Si des milliers de navires pénètrent sans cesse dans ses docks, chaque jour aussi des milliers de voyageurs de tous rangs, des familles pauvres de l'Irlande surtout, y arrivent ou en partent, soit par les chemins de fer, soit par les bateaux à vapeur.

Cette agglomération et ce mouvement doivent réunir des éléments nombreux de prostitution ; on le conçoit. Mais ce qui est à remarquer surtout ici, c'est l'influence du contact des filles publiques avec les marins des diverses nations dont le pavillon flotte dans les docks de Liverpool. Il semble que ce contact imprime à la prostitution un cachet tout particulier d'effronterie sauvage et de turbulence. Sous ce rapport, surtout depuis la réforme de la police dans la métropole anglaise, la prostitution de Liverpool l'emporte sur la prostitution de Londres. Elle est aussi plus funeste encore à la santé publique.

La ville de Liverpool proprement dite n'est guère habitée par les familles riches, qui ont, en général, leurs demeures dans les campagnes environnantes. Elle est donc occupée plus particulièrement par les commerçants en boutiques et par les classes pauvres. Celles-ci vivent entassées dans des caves, ou dans des maisons étroites qui ouvrent sur des cours où le soleil ne pénètre jamais. Ce mode d'habitation, incroyable dans un pays civilisé et dans une cité si riche, exerce une action funeste sur la moralité publique. Les enfants des ouvriers passent dans les rues une grande partie des jours et des nuits. Il le faut bien ; sans cela, ils périraient d'étiolement ou d'asphyxie. Mais la corruption les guette et s'en empare de bonne heure. Un rapport du comité de police, cité par Léon Faucher, signalait, en 1836, 600 voleurs, qui se partageaient le pillage des docks. 1200 enfants étaient leurs aides dans cette exploitation !

A cette cause incontestable de démoralisation s'en ajoute une autre non moins réelle : dans les ports de mer, ce sont surtout les hommes qui sont employés ; la nature des travaux est peu en rapport avec la faiblesse des femmes et des enfants. Et puis, à Liverpool, un grand nombre d'hommes s'en vont à la mer ou émigrent dans l'intérieur du royaume, et abandonnent leur famille dans le dénûment. Aussi, les femmes et les enfants tombent en foule à la charge des paroisses, se livrent au vol, ou se jettent dans la prostitution. A Liverpool, les femmes figurent pour plus du tiers, 35 pour 100, dans le nombre des délits graves. Léon Faucher fait remarquer que cette proportion est supérieure à celle de Londres, et qu'elle est le double de celle de Paris.

La population flottante de Liverpool rend nécessaire l'existence d'une grande quantité d'hôtels garnis. Il ne peut être question, dans ce travail, que des plus vulgaires, qui sont les plus nombreux. Les mœurs anglaises ne se démentiront point ici. Dans ces hôtels garnis, chaque chambre ne renferme pas moins de cinq ou six lits ; et dans ces cinq ou six lits, dix-huit ou vingt personnes passent la nuit. Un rideau sépare les femmes des hommes. Plusieurs de ces hôtels garnis ne sont autre chose qu'une cave, où les hôtes couchent pêle-mêle sur des tas de paille.

Ces entassements, cette promiscuité, que j'ai déjà signalés, sont une des coutumes de l'Angleterre les plus funestes à la santé publique et aux bonnes mœurs. Certes, ce n'est pas ainsi que vivent les classes aisées, à Liverpool aussi bien que dans le reste de la Grande-Bretagne. Mais ce ne sont pas non plus les classes aisées qui payent le principal tribut à la prostitution. Quand on décrit la prostitution dans un pays, c'est l'histoire du peuple dont on écrit la page la plus triste.

Il ne faudrait pas croire que les établissements fondés par la charité publique offrent toujours, sous ce rapport, une meilleure organisation. Il y a, à Liverpool, un asile de nuit, destiné à offrir un abri passager aux pauvres gens privés de ressources. Toutes les nuits, une centaine de personnes, hommes, femmes et enfants, viennent y chercher un refuge contre l'inclémence de l'air. Eh bien! dans cet établissement, les lits forment trois rangs superposés !

Le mouvement incessant de la population flottante de Liverpool a donné naissance à une multitude d'établissements publics destinés aux plaisirs des voyageurs. Les lieux de divertissement, les salons, les cabarets, les maisons de prostitution, s'y font remarquer, et présentent là les mêmes caractères essentiels qu'à Londres.

C'est le soir surtout, lorsque la journée d'affaires et de travail est terminée, lorsque les rues s'éclairent et s'animent, que les prostituées envahissent la voie publique et commencent leurs attaques. Le samedi principalement, jour de paie, « elles sortent par essaims, dit Léon Faucher, et arrêtent les passants presque de vive force. » On dirait qu'elles exercent un droit, et qu'elles prélèvent un impôt qu'on ne peut leur refuser que par un déni de justice. Il leur faut des hommes à tout prix, ne fut-ce que pour les voler, car elles ont plusieurs cordes à leur arc : la prostitution n'est qu'une branche de leur industrie. En 1838, les rapports municipaux leur attribuaient 844 vols.

Rien n'égale la hardiesse des prostituées de Liverpool et le cynisme avec lequel elles s'affichent. Rien n'est plus commun que les rixes qu'elles font naître, et dans lesquelles elles jouent un rôle actif. Celles que la police arrête dans ces tapages nocturnes, à peine vêtues, défigurées par l'habitude de l'ivresse, présentent le spectacle le plus triste et le plus repoussant.

A Liverpool, ainsi qu'à Londres, et pour les mêmes raisons, le nombre exact des filles publiques est inconnu. Léon Faucher, après avoir étudié cette question, s'exprime ainsi (1) : « Le nombre des prostituées va croissant à Liverpool comme à Londres. A ne consulter que les documents officiels, il était de 1902 au 1er janvier 1838, de 1965 en 1839, de 2394 en 1840, de 2683 en 1841, et de 2900 en 1842. Les comptes rendus de la police signalent 770 maisons suspectes, 246 maisons garnies fréquentées par les mendiants, et 93 maisons de recel. Voilà ce que la police sait, mais elle ne sait pas tout. Sans aller au delà du vice constaté, on voit que Liverpool dépasse Londres même ; ce qui semble indiquer que les causes de dépravation sont pareilles dans les deux villes, et que ces causes rencontrent à

(1) *Loc. cit.*, p. 211.

Londres, au foyer même de la civilisation, des contre-poids dont Liverpool est dépourvu. »

Ce chiffre de 2900 prostituées pour Liverpool est encore adopté en 1854 par le docteur T.-S. Holland (1). Cependant il s'en faut de beaucoup qu'il représente la réalité. En effet, il paraît que le nombre des filles publiques qui résident dans les grands ports de mer de l'Angleterre, quel qu'il soit, ne répond point aux besoins et aux demandes des marins qui y affluent, et que, pour suppléer à cette insuffisance, les maîtres de maison de ces villes s'adressent au grand marché de la métropole. Lorsqu'un navire considérable, soit de la marine militaire, soit de la marine marchande, est attendu dans un port, les entremetteurs de ce port écrivent à leurs collègues de Londres, et leur demandent le nombre de filles dont ils présument avoir besoin. Ces filles leur sont expédiées par le chemin de fer ; ils les prennent en location pour un temps déterminé et pour un prix qui est en raison de la durée de la location. De cette manière, les maîtres de maison des ports de mer et ceux de Londres sont habituellement en relations d'affaires, en compte-courant si vous voulez ; et il y a lieu de croire qu'en raison de son produit, ce trafic occupe une place *respectable* dans l'ensemble des affaires de la Grande-Bretagne.

Aucun règlement ne s'oppose à la présence des filles publiques à bord des vaisseaux de l'État quand ils sont dans les ports, si l'on en croit M. Talbot, qui, d'ailleurs, s'appuie sur l'autorité des lieutenants Rivers et de Montmorency, de l'hôpital royal de Greenwich (2). Soit qu'ils arrivent dans le port, soit qu'ils y stationnent, soit qu'ils prennent le large, on y voit souvent plus de filles publiques que d'hommes. A l'arrivée d'un vaisseau, la mer se couvre de barques portant des filles publiques escortées d'un maître de maison ou de ses agents. Les matelots demandent à leurs officiers la permission de faire monter à bord *leurs femmes*. Cette permission accordée, les entremetteurs négocient avec l'équipage le taux de la rémunération ; et bientôt commencent les scènes de débauche et d'ivrognerie. Ainsi qu'on vient de le voir, le plus grand nombre de ces femmes sont fournies par la capitale.

Malheureusement, les affections vénériennes montent à bord

(1) *The brit. and for. med. chir. review.*, 1854, t. XIII, p. 457.
(2) Ryan, p. 190.

avec les prostituées. Sur ce point, l'incurie du gouvernement anglais paraît être sans excuse, car ces orgies sont généralement une source de maladies graves, qui doivent nuire au service dans beaucoup de cas (1).

Ces faits déplorables ont ému le corps médical de la Grande-Bretagne. Le docteur Rose a publié, dans un journal de médecine de Londres (2), des lettres où il n'a pas de peine à démontrer qu'il est urgent de créer dans les principales stations navales de l'Angleterre, des hôpitaux spécialement consacrés au traitement des femmes atteintes de maladie vénérienne. « Ces stations, dit le journal anglais (3), sont les véritables foyers du virus syphilitique. . . . . Dans nos grands ports de mer, non-seulement les filles publiques sont infectées en plus grand nombre que partout ailleurs, mais encore c'est chez elles et chez les sujets auxquels elles ont transmis leur maladie, qu'on observe ordinairement les symptômes vénériens les plus graves. »

CHAP. III. — MANCHESTER.

La prostitution présente un tout autre aspect et des allures bien différentes à Manchester. Non-seulement les prostituées y sont moins nombreuses qu'à Liverpool, mais encore elles n'y manifestent ni la même turbulence, ni la même audace. C'est à peine si les rapports de la police en font mention. Il paraît qu'en somme, à Manchester, les mœurs sont moins violentes, et l'on peut penser que l'habitude des travaux assidus contribue beaucoup à les adoucir.

Léon Faucher a réuni, sur le nombre des prostituées de Manchester, des documents qui ne s'accordent point entre eux : « . . . . . Le rapport de 1840, dit-il, suppose 285 mauvais lieux, où résident 629 prostituées ; et celui de 1843, déjà un peu plus exact, 330 mauvais lieux, avec 701 prostituées. Cependant, en parcourant, à l'entrée de la nuit, les seules rues voisines de la Bourse, on en rencontrera certainement 500 ou 600 qui rôdent, cherchant fortune ; à quoi il faut ajouter celles d'un ordre un peu plus élevé, qui ne descendent pas jusqu'à provoquer les passants. Un missionnaire, qui s'est livré à une enquête personnelle dans les districts manufacturiers, M. Logan, affirme que Manchester renferme 1500 prostituées (4). » Suivant le docteur

(1) Ryan, p. 191.
(2) *The Lancet*, 11 et 18 décembre 1852.
(3) *Ibid.*, 1853, t. I, p. 62.
(4) *Loc. cit.*, p. 273.

T.-S. Holland, le nombre de ces femmes ne dépasserait pas 700 (1).

Voici, sur ce sujet, le résultat des informations prises par M. Guerry : à Manchester, avec une population de 330 690 habitants (1855), le nombre des maisons de prostitution n'a jamais été de plus de 366 depuis 1843, année à laquelle remontent les premiers relevés. Ce chiffre comprend, dans la proportion d'environ 4 pour 100, les maisons où les prostituées ne demeurent pas habituellement. Une réduction considérable avait eu lieu immédiatement après l'établissement de la nouvelle police, en 1840. Le dernier rapport adressé au *Watch committee* de cette ville par le *Chief constable*, M. Ed. Willis (19 juin 1856), porte aujourd'hui le nombre de ces maisons à 263, et celui des prostituées à 615.

Pour les sept années 1843-1849, le nombre moyen des maisons était de 322, celui des prostituées de 714.

Pour les six années suivantes (1850-1855), le nombre moyen des maisons n'était plus que de 279, et celui des prostituées de 675, malgré l'accroissement considérable de la population, qui, pendant cette période, s'est élevée de 235 507 (1841) à 330 690 (1855). Nous trouvons donc ici une progression décroissante.

D'après les relevés d'une période de six années (1846-50), à Liverpool (375 955 habitants, 1851), le nombre des maisons excéderait des deux tiers seulement celui de Manchester, tandis que le nombre des prostituées y serait relativement à celui de cette dernière ville dans le rapport de 247 à 100.

Ce n'est pas un fait peu digne d'intérêt que cette différence si tranchée qui s'observe entre deux villes rapprochées comme le sont Liverpool et Manchester. C'est que la destinée, la mission, l'existence de l'une de ces deux cités ne ressemblent en rien à la destinée, à la mission, à l'existence de l'autre. Les éléments de la vie générale n'y sont pas les mêmes ; tout s'en ressent, même la prostitution.

Manchester est, par-dessus tout, une ville d'affaires et de travail ; rien n'y rappelle le mouvement de Liverpool ni celui de la métropole. Quand l'industrie est prospère, la population entière, hommes, femmes, enfants, tout y est occupé. Il y a peu de place pour la débauche.

D'ailleurs, la corruption qui s'exerce à prix d'argent doit y être peu active, à cause de l'absence des classes supérieures. La nouvelle aristocratie elle-même n'habite pas Manchester. « Les

(1) *The Brit. and for. med. chir. rev.*, 1854, t. XIII, p. 457.

marchands et les manufacturiers font leur résidence hors des faubourgs, dans des villas qu'entoure un parc ou un jardin (1). »

Il faut tenir compte aussi du soin que les prêtres catholiques irlandais mettent à surveiller et à protéger les jeunes sujets. « Dans cette ville, où les enfants en bas âge, livrés à eux-mêmes, courent les rues pieds-nus et en haillons, pendant que leurs parents s'enivrent, et où la police en a recueilli jusqu'à 5000 par an égarés sur la voie publique, les prêtres catholiques tiennent le soir les chapelles ouvertes, comme une espèce d'asile où les jeunes filles et les jeunes garçons passent le temps à chanter des cantiques et à écouter la parole de leur pasteur (2). »

La prostitution se façonne, en général, à l'image du personnel qui la fréquente. A Liverpool, les filles publiques sont plus spécialement consacrées aux étrangers, aux matelots ; à Manchester, ce sont plutôt des hommes de bonne compagnie qui vont demander à ces femmes la satisfaction de leurs sens. Cette particularité explique en grande partie pourquoi, dans cette dernière ville, la prostitution a des formes plus décentes.

Toutefois, il ne faudrait pas conclure de ce qui précède que Manchester se fait remarquer par sa moralité. Il n'en est rien.

Le mélange des sexes et des âges dans les manufactures est une cause effroyable de démoralisation. A Manchester, cette démoralisation est excessive ; mais elle s'y accomplit, dans les conditions générales ordinaires, au profit du concubinage, et non au profit de la prostitution. En outre, rien n'égale l'abus qui se fait des liqueurs enivrantes à Manchester. Ce ne sont pas seulement les hommes, mais aussi les femmes et les enfants, qui sont adonnés à l'ivrognerie.

Degré d'instruction des femmes arrêtées pour infractions de toute nature.
Moyennes de 15 années, de 1840 à 1855 (1844 manque).

	Prostituées arrêtées. Sur 10000.	Femmes arrêtées non prostituées. Sur 10000.
1. Ne sachant ni lire ni écrire	5161	5365
2. Sachant lire seulement, ou lire et écrire imparfaitement	4760	4436
3. Sachant bien lire et écrire	78	186
4. Ayant reçu une instruction supérieure	1 ?	13 ?
TOTAUX...	10000	10000

(1) L. Faucher, *loc. cit.*, p. 265.
(2) *Ibid.*, p. 267.

A Manchester, l'instruction des femmes arrêtées par la police (tot. 32276) est, comme on le voit ici, très inférieure à celle des femmes arrêtées à Londres (tableau B). Mais dans ces deux villes, c'est parmi les prostituées que se trouve le plus grand nombre de délinquantes ayant reçu quelque instruction.

L'absence de moralité qne je viens de signaler, produit un fait très digne d'attention parce qu'il met en lumière une des causes les plus puissantes de prostitution au sein des populations sans principes et sans éducation, c'est une variation considérable dans le nombre des prostituées de Manchester, selon que l'industrie est à l'état de crise ou en voie de prospérité. On lit dans le livre de Léon Faucher des renseignements très précis sur ce point (1) : « Pendant la dernière crise, le nombre des prostituées s'accrut dans une proportion énorme. Quand on habite Manchester, on ne peut pas ignorer que la cause de cet accroissement était l'effrayante misère qui existait alors. Aux époques de prospérité, la débauche n'est l'industrie que des prostituées de profession, que l'on distingue aisément à leur mise et à leur tenue. Mais aux époques de détresse, les manières simples et la contenance timide de la plupart d'entre elles prouvent, d'une manière non équivoque, que celles qui augmentent le nombre des prostituées sont des malheureuses que la nécessité de vivre a réduites à battre le pavé. Je ne crois pas que la pauvreté produise nécessairement la prostitution ; mais lorsque l'atmosphère morale est empoisonnée, comme il arrive à Manchester, où même les écoles du dimanche, les églises et les chapelles présentent des exemples fréquents d'impudicité, le sentiment moral s'affaiblit, et un degré relativement léger de privation suffit pour conduire au vice. »

Je terminerai ce court aperçu de la prostitution de Manchester par une anecdote tout à fait caractéristique. « La licence, dit Léon Faucher (2), qui règne dans les rangs épais de cette population, est arrivée à un degré tel, que la statistique est ici impuissante, et que l'observation personnelle, sans mesurer le mal dans toute son étendue, peut seule en donner une idée. Voici du moins un fait qui m'a vivement frappé, comme attestant cette froide régularité dans la débauche, qui suppose l'absence du sens moral. En pénétrant dans un bouge du dernier ordre, j'aperçus une jeune fille d'une tenue assez décente, qui parais-

(1) *Loc. cit.*, p. 277.
(2) *Ibid.*, p. 278.

sait être employée au service de la maison. Son maintien présentait un si grand contraste avec les façons cavalières des habituées, que je voulus savoir ce qui avait pu la jeter dans un pareil lieu. Le surintendant de la police ayant eu la bonté de poser les questions pour moi, nous apprîmes, à n'en pouvoir pas douter, que cette jeune ouvrière, après avoir travaillé pendant treize heures dans une fabrique, venait chaque soir aider la maîtresse à faire disparaître les traces de l'orgie de la veille, et suppléer ensuite, quand il le fallait, dans leur noble métier, les messalines de l'endroit.

» Les habitudes de travail jointes à celles de la débauche ! L'ordre et, en quelque sorte, la retenue dans le vice le plus abject ! Le calcul faisant faire ce qu'excuserait à peine la passion ! Il faut bien que ce soit là un trait de mœurs dans les pays de manufactures, car M. Villermé a observé les mêmes symptômes à Reims et à Sedan. »

En parcourant le chapitre suivant, on verra que ce froid calcul est loin d'être limité aux cités manufacturières.

CHAP. IV. — ÉDIMBOURG.

La prostitution anglaise contemporaine ne serait pas connue sous tous ses aspects et avec toutes ses nuances, si, après l'avoir décrite dans son foyer principal, à Londres, on se bornait à la suivre dans les ports de mer et dans les villes de manufactures. Pour compléter le tableau, il faut aussi l'observer dans un autre milieu, à Édimbourg par exemple, qui, malgré son importance (66 734 habitants, 1851), est loin de présenter l'inextricable chaos de la métropole de l'Angleterre, et qui ne participe en rien des villes de commerce et d'industrie. Là, sans doute, c'est toujours, au fond, la même prostitution, fille de la licence ; mais des conditions sociales différentes lui impriment un cachet particulier et lui donnent une forme nouvelle. Cette forme, il importe de la connaître et de l'étudier dans ses causes et dans ses résultats. Pour cette partie de mon travail, j'ai puisé les renseignements qui m'ont servi de guide, dans le livre consciencieux du docteur Tait, ancien chirurgien résidant du *Lock Hospital* d'Édimbourg (1).

(1) *An inquiry into the extent, causes, and consequences of prostitution in Edinburgh*, by William Tait, etc., 2d ed. Edinburgh, 1842.

Art. 1. — *Du nombre des prostituées à Édimbourg.*

Il n'est pas plus facile à Édimbourg qu'à Londres de connaître le nombre des femmes qui vivent de la prostitution. L'administration publique n'a fait aucune tentative pour arriver à cette connaissance, et les documents officiels font entièrement défaut. Les officiers de la police eux-mêmes ne paraissent pas avoir sur ce sujet la moindre notion. Dans cette pénurie de renseignements propres à guider l'observateur, les évaluations se sont égarées entre 300 et 6000, deux nombres extrêmes, aussi peu fondés et aussi invraisemblables l'un que l'autre.

Un seul fonctionnaire, le trésorier du *Magdalen Asylum* d'Édimbourg, a pu donner au docteur Tait un chiffre qui semblât se rapprocher de la vérité. Ce fonctionnaire estime à 800, en moyenne, le nombre des filles publiques que renferme la capitale de l'Écosse. L'opinion publique, dans le Royaume-Uni, paraît avoir adopté cette estimation, qui a été admise par le docteur T.S-. Holland (1).

Toutefois, ainsi que le docteur Tait le fait remarquer, ce chiffre de 800 prostituées n'est exact qu'autant qu'il est considéré seulement comme représentant le nombre des femmes qui se livrent exclusivement et ouvertement à la prostitution. A Édimbourg, ville où les principes de moralité ont peu de force, et, en même temps, ville de décorum, un grand nombre de jeunes filles et de jeunes femmes, appartenant à diverses professions, ne craignent pas de demander à la prostitution, tantôt une partie, tantôt même la totalité de leurs moyens d'existence ; mais cette prostitution se cache, en général, aux regards du monde. C'est la prostitution secrète d'Édimbourg ; celle qui, dans cette ville, a le plus d'importance, et dont l'étude offre le plus d'intérêt au point de vue de l'avenir de la société.

Le docteur Tait, qui a fait de nombreuses recherches sur ce sujet, et qui, dans sa position de chirurgien du *Lock Hospital* d'Édimbourg, a pu diriger ses recherches dans la voie la plus sûre et la plus fructueuse, affirme que le tiers des jeunes personnes qui travaillent à Édimbourg, soit comme ouvrières, soit comme domestiques, se livrent au commerce de la prostitution. Pour les unes, c'est un métier habituel, une partie de leurs occupations ; d'autres y ont recours toutes les fois que l'ouvrage

(1) *The brit. and for. medico-ch. review*, 1854, t. XIII, p. 457.

vient à leur manquer; d'autres enfin ne se prostituent que d'une manière accidentelle, et seulement pour se donner les moyens de satisfaire leur goût pour la toilette.

Voici, d'une manière approximative, comment le personnel de la prostitution se trouverait constitué à Édimbourg :

Prostitution ouverte.

Filles vivant habituellement dans les maisons organisées pour la prostitution (200 maisons à raison de 3 filles, en moyenne)..	600	800
Filles libres, ayant un domicile à elles....................	200	

Prostitution secrète.

Ouvrières..	660	1160
Domestiques	300	
Femmes veuves ou abandonnées par leurs maris.............	200	
	Total.....	1960

Il ne faut pas perdre de vue que c'est principalement par des calculs hypothétiques que l'on arrive à ce total de près de 2000 prostituées pour Édimbourg. On ne doit donc l'accepter qu'avec réserve. Cependant le docteur Tait déclare que, loin d'être exagéré, ce nombre est plutôt au-dessous de la vérité. Il faudrait, d'ailleurs, ajouter au tableau qui précède, les maîtresses de maison et leurs pourvoyeuses, pour avoir le personnel complet de la prostitution dans la capitale de l'Écosse.

Quel que soit, du reste, le nombre des filles publiques à Édimbourg, ce nombre subit des variations très remarquables. En été, après le départ des familles riches, qui passent une partie de l'année à la campagne, il s'abaisse d'une manière notable ; en automne, pendant les vacances des élèves de l'Université, il diminue davantage encore.

Ces variations constituent un phénomène social très curieux à observer, car elles mettent en lumière tout un côté des mœurs générales de l'Écosse. A Édimbourg, les prostituées de bas étage ne forment qu'une minorité peu importante dans l'ensemble. Les autres, qui se distinguent, pour la plupart, du reste de la prostitution anglaise, par une tenue plus décente et des manières moins grossières, trouvent la source principale de leur aisance dans les classes riches et parmi les jeunes gens qui suivent les cours de l'Université. Quand ces clients s'en vont, leurs meilleures ressources s'en vont avec eux ; car la clientèle des prostituées n'est point stable à Édimbourg comme dans les villes d'industrie ; elle ne se renouvelle point d'une manière incessante, comme dans les ports de mer, où les voyageurs se succèdent, et comme dans les capitales des grands empires, qui font, avec les provinces, un échange continuel de population. Une partie des filles publiques abandonnent donc la ville, où les moyens d'existence leur échappent. Quelques-unes se répandent dans les villages, afin de rester à la portée de leurs habitués. D'autres accompagnent leurs riches clients, qui les emmènent avec eux dans leurs excursions, dans leurs parties, et portent l'indélicatesse jusqu'à les introduire dans des maisons respectables sous des noms supposés. L'hiver les réunit toutes de nouveau à Édimbourg.

Ces variations sont périodiques ; il en est d'autres qui sont accidentelles. Toutes les causes qui amènent un accroissement temporaire de la population à Édimbourg, y augmentent aussi le nombre des filles publiques ; tout ce qui dépeuple momentanément cette ville, produit l'effet contraire. Ainsi, pendant les courses de Musselburgh, les prostituées arrivent en foule, à Édimbourg, des principales villes de l'Écosse, et notamment de Glasgow. Au contraire, pendant les courses d'Ayr, les filles publiques se portent en masse dans l'ouest de l'Écosse, et abandonnent Édimbourg. A l'époque du tournoi d'Eglinton, qui eut lieu en 1839, et qui attira dans le voisinage de Glasgow un grand nombre de riches familles appartenant à la haute aristocratie anglaise, les prostituées d'Édimbourg se rendirent en grand nombre à Glasgow et dans ses environs ; les maisons de prostitution de la première de ces deux villes se vidèrent. Mais ce qui est digne de remarque, c'est que, quand la fête fut terminée, ces filles ne revinrent point à Édimbourg ; on ne les y revit jamais. Longtemps encore après, les maîtresses de maison étaient obligées de faire les offres les plus séduisantes aux jeunes ouvrières de cette ville, pour les engager à venir combler les vides de leurs établissements.

Art. 2. — *De l'âge et de l'instruction des prostituées d'Edimbourg, des pays qui les fournissent, des sectes religieuses auxquelles elles appartiennent, de leurs sentiments, de leur origine.*

Il en est de l'*âge* des prostituées d'Édimbourg comme de leur nombre. Il n'existe aucun document qui puisse en donner une idée exacte. Voici, cependant, ce qu'on trouve en compulsant le registre d'inscription du *Lock Hospital* de cette ville. Sur 1000 prostituées qui ont été admises dans cet hôpital, comme atteintes de maladie vénérienne, depuis sa création en 1835 jusqu'à l'année 1842, il y en a eu :

Au-dessous de 15 ans	42
De 15 à 20 ans	662
De 20 à 25 ans	199
De 25 à 30 ans	69
De 30 à 35 ans	16
De 35 à 40 ans	6
Au-dessus de 40 ans	6

La plus jeune malade qui ait été traitée dans le *Lock Hospital* d'Édimbourg pour une affection vénérienne, était âgée de neuf ans.

Les chiffres qui précèdent portent à penser qu'à Édimbourg la très grande majorité des filles publiques sont âgées de quinze à vingt-cinq ans, conclusion qui a pour elle beaucoup de vraisemblance. Le docteur Tait ajoute que ces chiffres sont loin de faire connaître l'extension qu'a prise, dans cette ville, la prostitution des jeunes filles d'un âge tendre. On peut prévoir, en effet, que l'absence de tout contrôle sur la prostitution doit produire, à Édimbourg comme dans le reste de l'Angleterre, des abus déplorables. Ainsi, le docteur Tait raconte ce fait honteux : Un particulier avait passé régulièrement, avec une maîtresse de maison très connue, un marché par lequel cette femme s'engageait à lui procurer deux jeunes filles vierges chaque semaine ! Cependant, relativement à l'âge de ses victimes, la prostitution d'Édimbourg n'a rien qui approche du spectacle hideux que présente la prostitution de Londres.

La prostitution d'Édimbourg offre un phénomène digne d'attention. Les prostituées de cette ville ont, en général, un degré d'*instruction* qui, probablement, ne s'observe, chez les femmes de cet ordre, dans aucune autre localité. Elles savent lire presque toutes ; beaucoup savent lire et écrire ; plusieurs ont reçu une éducation assez complète.

A l'inverse de ce qui s'observe en France, ce sont les filles qui viennent de la campagne qui fournissent la plus grande proportion de filles instruites, à l'exception, toutefois, des Highlandaises et des Shetlandaises. Cette circonstance n'a rien d'étonnant. On sait qu'en Écosse l'instruction est très répandue dans les populations rurales. Parmi les filles de bas étage qui appartiennent à Édimbourg, l'instruction est nulle ; elle est au moins aussi médiocre chez celles qui arrivent des grandes villes manufacturières de l'Écosse ; mais les plus ignorantes et les plus superstitieuses de toutes, ce sont les prostituées d'origine irlandaise.

Cette instruction exceptionnelle des filles publiques d'Édimbourg doit être rapprochée d'un autre fait non moins remarquable, c'est que, dans la capitale de l'Écosse, la prostitution a peu de relations avec les délits et les crimes. J'aurai l'occasion de revenir sur ce point de vue.

La prostitution d'Édimbourg se *recrute* principalement à Édimbourg même, dans la proportion, dit le docteur Tait, de quarante pour cent pour la prostitution ouverte, et des trois quarts pour la prostitution secrète. Les divers comtés de l'Écosse et la misérable Irlande fournissent à peu près le reste. L'Angleterre y envoie très peu de filles ; sa capitale et ses riches cités commerçantes et industrielles sont un appât assez puissant pour les attirer et les retenir.

Les filles publiques qui viennent à Édimbourg des diverses parties de l'Écosse, sont fournies surtout par les principales cités de ce royaume, à l'exception des grands centres manufacturiers, tels que Glasgow, Dundee et Paisley. Glasgow, malgré sa grande population et sa proximité d'Édimbourg, ne donne guère que quinze pour cent de la prostitution de cette dernière ; et il y a lieu de croire que cette proportion serait encore moins élevée, sans une disposition réglementaire, en vertu de laquelle aucune femme atteinte de maladie vénérienne n'est admise plus de trois fois au *Lock Hospital* de Glasgow, à moins qu'elle ne paie une guinée pour chacune des admissions ultérieures. Un grand nombre de filles qui occupent les rangs inférieurs de la prostitution à Glasgow, se trouvent ainsi dans la nécessité de venir chercher les secours de l'art au *Lock Hospital* d'Édimbourg ; et plusieurs, après leur guérison, restent dans cette ville pour y exercer leur métier.

Il est facile de comprendre pourquoi les grandes cités manufacturières de l'Écosse envoient, en général, si peu de prostituées à Édimbourg ; les jeunes filles y trouvent, le plus ordinairement, l'emploi de leur temps et les ressources qui les font vivre. Mais, que l'industrie devienne moins prospère, que le travail diminue dans ces villes, un grand nombre de jeunes filles inoccupées viennent chercher à Édimbourg leurs moyens d'existence, et elles les demandent à la prostitution, comme si la prostitution, à défaut de leur travail habituel, était à leurs yeux une occupation également honorable. La plupart, il est vrai, trouveraient difficilement à gagner leur vie d'une autre manière ; la nécessité leur a inspiré une philosophie appropriée à leur misérable condition sociale, et la société ne fait rien pour leur inspirer des sentiments meilleurs ou pour les mettre à même de garder intacts les bons sentiments qu'elles pouvaient avoir. Mais il est à remarquer que presque toutes ces jeunes filles retournent au travail quand le travail renaît ; et il se passe alors un fait intéressant. Pendant leur prostitution temporaire à Édimbourg, elles se lient d'amitié avec des créatures perdues, qui vivent habituellement dans la débauche. Au moment de leur départ, exerçant sur elles une influence salutaire, elles en entraînent plusieurs, qui consentent à les suivre dans leurs ateliers, et elles les arrachent ainsi à la prostitution.

Si Édimbourg reçoit peu de prostituées des autres grandes cités de l'Écosse, en revanche il leur en fournit un grand nombre. Ne pouvant offrir à sa population pauvre, ni les ressources du commerce, ni celles de l'industrie, il devient, pour les autres villes importantes qui l'entourent, une source abondante et impure qui verse sur elles son trop-plein.

Il résulte des recherches du docteur Tait, que c'est à peine si l'on peut rencontrer à Édimbourg quelques filles publiques étrangères au Royaume-Uni. Placée à l'extrémité, et presque en dehors de l'Europe, l'Écosse vit surtout avec ses propres éléments.

Parmi les *sectes religieuses* qui existent en Écosse, la secte des méthodistes est celle qui fournit la plus forte proportion de filles publiques à la prostitution d'Édimbourg, et pourtant c'est une secte pieuse et austère. Les sectes qui sont désignées par les noms suivants, *Church of Scotland*, *United Secession Church*, *the Relief*, entrent chacune pour une part à peu près égale dans cette prostitution. Presque toutes les prostituées irlandaises appartiennent à la religion catholique romaine. A l'époque où le docteur Tait écrivait son livre, on ne connaissait qu'une seule juive qui exerçât le métier de prostituée à Édimbourg. Cette jeune fille, privée, dans un âge tendre, de ses parents, avait été élevée au sein d'une famille chrétienne. Le même auteur n'a rencontré, dans ses recherches, aucune prostituée qui eût appartenu aux sectes des Indépendants, des Baptistes, ou des Quakers.

Les *sentiments* du cœur sont-ils moins éteints chez les filles publiques à Édimbourg qu'à Londres, à Liverpool et à Manchester? On serait tenté de le croire. Fréquemment, en effet, on voit naître entre plusieurs de ces créatures des liaisons affectueuses, qui ne sont point éphémères, et se former de véritables associations de charité po… secourir celles d'entre elles que la maladie ou toute autre cause a jetées dans la détresse. L'amour vient ajouter aussi aux agitations de leur existence. Les infidélités de leurs amants les exaltent à un point extrême, et sont pour elles une cause fréquente de suicide. Dans une seule année, le docteur Tait a eu connaissance de douze tentatives d'empoisonnement inspirées par la jalousie à des filles publiques.

Un sentiment d'un tout autre ordre, l'amour de l'argent, qui, comme on le sait, est loin d'être l'apanage exclusif des prostituées d'Édimbourg, porte ces dernières à des actes qui paraîtront invraisemblables en France. Il n'est pas rare de voir ces femmes employer toutes sortes de ruses pour arriver à connaître le nom et l'adresse des hommes qui viennent les visiter. Quand elles ont réussi à acquérir cette connaissance, si leurs clients sont riches et dans une position sociale qui exige des ménagements, elles leur écrivent ou même se présentent en personne, menaçant de faire du scandale, jusqu'à ce qu'elles leur aient extorqué une somme d'argent plus ou moins importante. Il paraît que les *gentlemen* d'Édimbourg ne trouvent, dans la législation de leur pays, aucun abri contre cette curieuse espèce de châtiment infligé au libertinage.

Du reste, plusieurs femmes à Édimbourg se livrent à la prostitution par la seule passion de l'argent. La plupart sont de jeunes domestiques qui ont changé de condition par avarice. Lorsqu'elles étaient au service, leur conduite était irréprochable; elles se faisaient remarquer par leur zèle, par leur esprit d'ordre et d'économie. Les prostituées de cette catégorie ne se placent jamais dans les maisons de prostitution; rarement elles ont une compagne; le plus souvent elles habitent seules une chambre qu'elles louent garnie à la semaine, ou qu'elles meublent avec leurs propres ressources. Elles ne se livrent jamais à l'intempérance. Elles sont bien habillées, mais sans dépenses extravagantes. Toute leur conduite est dirigée par la plus stricte économie. On ne les voit jamais dans la compagnie des jeunes gens dont la bourse n'est pas bien garnie; leurs clients habituels sont des hommes mariés et riches. Leur seule pensée, leur seul mobile étant d'amasser de l'argent, elles élèvent souvent à un taux excessif le prix de leurs faveurs. Plusieurs d'entre elles, en peu d'années, rassemblent un capital considérable.

Ces prostituées, qui n'ont pour motif déterminant ni le besoin, ni le libertinage, ni la séduction, mais seulement l'avarice, forment, par l'ensemble de leur vie, une variété à part dans la prostitution d'Édimbourg. Ce qui est très remarquable et achève de les constituer comme type, c'est qu'elles viennent presque toutes du nord de l'Écosse, et en particulier du comté d'Aberdeen.

L'*origine* des filles publiques est partout la même; à Édimbourg, comme ailleurs, elles sortent généralement des classes pauvres. Mais partout aussi cette règle subit des exceptions, peu nombreuses, il est vrai. Ainsi, le docteur Tait a pu découvrir dans ses investigations, à Édimbourg, trois prostituées qui étaient nées dans les rangs les plus élevés de la société. Sur ces trois malheureuses, deux étaient sœurs. Or, quelle avait pu être la cause de leur dégradation? Selon toute apparence, la ruine de leurs parents. On observe de ces faits dans tous les pays civilisés.

Le même auteur a signalé également une douzaine de filles publiques qui avaient appartenu aux classes moyennes. Pour celles-ci, la cause de la chute avait été ou une affection mal placée ou la passion de l'ivresse.

Mais, s'il faut en croire le médecin d'Édimbourg, dans cette grande ville, des femmes du monde, par un froid calcul, pour cacher des dépenses folles ou satisfaire un goût exagéré du luxe, se laisseraient aller accidentellement à la pratique flétrissante de la prostitution. Cette absence de principes s'observerait également dans les autres villes de l'Écosse. Ainsi, des personnes qui, dans leur ville natale, jouissent d'une réputation intacte et sont accueillies familièrement dans la meilleure société, visiteraient Édimbourg sous de faux prétextes, et y feraient secrètement trafic de leurs charmes. Ces femmes, dit le docteur Tait, cachent avec le plus grand soin leur nom et le lieu de leur résidence habituelle. Les sommes énormes qu'elles exigent des hommes qui se laissent attirer dans leur société ne permettent pas de douter que le véritable but de leur coupable conduite ne soit de remonter leurs finances épuisées! Si l'inscription sur les registres de la police était exigée pour les femmes qui sont surprises en flagrant délit de prostitution, ce désordre serait impossible, et l'Écosse aurait un scandale de moins.

Art. 3. — *Des diverses classes de prostituées à Édimbourg.*

Dans la capitale de l'Écosse, la prostitution se divise en deux groupes principaux, qui n'ont pour ainsi dire rien de commun. Les femmes du premier groupe sont celles qui constituent, à proprement parler, la prostitution d'Édimbourg ; celles du second groupe, ou les filles publiques de bas étage, ne sont guère autre chose que des voleuses.

Le PREMIER GROUPE de la prostitution d'Édimbourg, qui est de beaucoup et à tous égards le plus important des deux, se subdivise lui-même en plusieurs classes, dont il est nécessaire d'esquisser les traits les plus saillants.

Les prostituées de la *première classe* diffèrent de toutes les autres sous beaucoup de rapports. Ce sont de jeunes filles qui, pour la plupart, ont été élevées pour être couturières ou modistes, et parmi lesquelles il en est même qui ont reçu une éducation libérale. Plusieurs sont musiciennes, pincent de la guitare ou touchent du piano, chantent et dansent avec goût, et se font remarquer par leurs manières aussi gracieuses que distinguées. L'élégance de leur mise et la légère nuance de rouge dont elles rehaussent avec art leur teint, les rendent très séduisantes. Souvent leur attitude modeste dans les rues les fait confondre avec les femmes des rangs élevés de la société.

De ces jeunes filles, les unes ont abandonné toute occupation sérieuse; les autres continuent à exercer leur profession, tout en consacrant leurs soirées à la débauche. Mais il est d'observation que ces dernières perdent peu à peu, elles aussi, le goût du travail, et que, le plus souvent, la prostitution devient bientôt leur ressource unique.

Les prostituées de cette classe sont très recherchées par les hommes riches et les officiers supérieurs de la garnison, qui ne craignent pas de s'afficher publiquement avec elles. L'orgueil que font naître, dans le cœur de ces femmes, de pareilles relations, leur inspire un profond mépris pour les maîtresses de maison et pour les filles publiques qui vivent sous la dépendance de ces dernières. Trop indépendantes de caractère pour sacrifier leur liberté, elles ont une habitation à elles ou restent chez leurs parents ; et, chaque soir, elles vont dans des maisons de rendez-vous spéciales, pour y attendre la clientèle qui les affectionne ; ou bien elles se montrent dans les théâtres, sur les promenades publiques, dans les beaux quartiers, et conduisent dans ces maisons de rendez-vous les hommes qui les remarquent et qui consentent à les suivre. Selon le docteur Tait, il y a dans Édimbourg trois établissements qui sont particulièrement fréquentés par cette classe de prostituées. Ordinairement la prostituée partage l'offrande de son client avec la femme qui tient la maison, et il n'est pas rare qu'une pareille maison rapporte à cette dernière jusqu'à 500 francs dans une seule nuit.

La *seconde classe* se compose des jeunes domestiques qui cumulent les profits de la prostitution avec les gages de leur place. Ces femmes provoquent les passants, soit du seuil même de la porte, soit d'une des fenêtres de la maison où elles servent, et y reçoivent, pendant l'absence ou le sommeil de leurs maîtres, les hommes qui répondent à leurs avances ; ou bien elles acceptent des rendez-vous dans des maisons appropriées à ce genre de commerce. Par suite de l'incurie de bien des mères de famille, les bonnes d'enfants ont surtout des facilités pour ces rendez-vous. Le docteur Tait, voulant donner une idée du scandale et des dangers auxquels donne lieu cette prostitution particulière, raconte, dans son ouvrage, plusieurs anecdotes dont je lui emprunterai seulement la suivante. Un habitant d'Édimbourg, étant entré un jour dans une de ces maisons qui sont disposées pour recevoir les femmes qui se livrent à la prostitution secrète, fut frappé de surprise de se trouver face à face avec ses propres enfants. Les questions qu'il fit, les recherches auxquelles il se livra, dans son anxieuse indignation, lui firent bientôt découvrir que la servante à qui le soin de ces jeunes enfants avait été confié était renfermée avec un homme dans une autre pièce.

La *troisième classe* est la plus nombreuse. Elle comprend les filles publiques qui ont pour séjour habituel les maisons de prostitution C'est elle qui fait le fond de la prostitution d'Édimbourg ; c'est là que viennent aboutir, par un abaissement graduel, quelquefois rapide, les prostituées des deux premières classes.

En général, ces filles, tenues très sévèrement par les maîtresses de maison qui les exploitent et qui exigent d'elles des manières décentes, restent étrangères aux actes de violence et de rapine si communs dans la prostitution de Londres. On ne les voit point, dans les rues, chercher à attirer les hommes. Rarement elles sortent; et, quand on leur permet une promenade, elles sont accompagnées par des personnes qui ont surtout pour mission de les empêcher de se livrer à l'usage des boissons enivrantes, pour lesquelles les prostituées d'Édimbourg, comme celles de tous les pays, ont une passion presque irrésistible.

Une *quatrième classe* peut être considérée comme une sorte de transition entre le premier et le second groupe des prostituées d'Édimbourg. Elle est constituée par ce que le docteur Tait appelle la prostitution des femmes mariées. Le point de départ de cette prostitution, c'est la misère ; les femmes qui s'y livrent sont des malheureuses que la mort a privées de leur soutien légitime, ou que leurs maris ont délaissées sans ressources.

Mais cette condition de veuvage ou d'abandon ne se retrouve pas toujours. Dans quelques maisons garnies d'Édimbourg, où six à huit lits sont entassés dans une ou deux petites chambres, et où se rassemblent une vingtaine de misérables, qui offrent tous les dehors de la plus affreuse indigence, il est très commun de voir coucher pêle-mêle des hommes et des femmes mariés. Des femmes, quittant les côtés de leurs maris quand elles les voient plongés dans le sommeil, vont passer une partie de la nuit avec un autre homme dans un lit contigu. Souvent aussi il se présente dans ces bouges, pour s'y abriter pendant la nuit, des femmes seules, qui offrent de coucher avec un des hommes présents, à la seule condition qu'il payera leur coucher.

Les femmes qui sont poussées à la prostitution par la misère, exercent ordinairement leur métier dans les rues d'Édimbourg, dans les coins les moins fréquentés des promenades publiques et des faubourgs. Quelques malheureuses mères, après avoir couché leurs enfants, ferment la porte de leur misérable réduit, et vont ainsi chercher les ressources nécessaires aux besoins du lendemain. Les prostituées de cette classe ont l'apparence la plus malpropre et la plus malheureuse ; on les voit rôder, après minuit, dans les rues, où elles sont l'objet des rebuffades des passants et des persécutions de la police, qui viennent encore ajouter aux tortures de leur douloureuse existence.

Les filles de bas étage, celles du DEUXIÈME GROUPE, ont une vie entièrement à part dans la prostitution d'Édimbourg. Pour elles, la prostitution n'est qu'un moyen d'arriver au vol. Elles habitent d'affreux repaires situés principalement dans *High street* et *Grassmarket;* et telle est la terreur qu'elles inspirent, que personne ne veut habiter dans leur voisinage. Rien n'est plus repoussant que ces ignobles femmes, qui ne se lavent jamais et ne changent leurs vêtements que lorsqu'ils tombent en lambeaux ; rien n'est plus hideux que ces galetas, où elles couchent ordinairement sur un tas de paille, et où il n'y a souvent qu'un ou deux vêtements pour toutes les filles qui y vivent.

Le docteur Tait a donné la description d'un de ces lieux immondes. Dans le mois de décembre 1839, à onze heures du soir, on vint le solliciter d'aller donner ses soins, dans une maison de cette espèce, à une jeune fille qui, lui disait-on, était mourante. A son entrée, il trouva l'intérieur de la maison rempli de femmes dans un état presque complet de nudité, au milieu desquelles étaient deux hommes en haillons, qui eurent la discrétion de se retirer. Le réduit se composait de deux pièces. La malade gisait dans un coin de la seconde pièce, sur un morceau d'un vieux tapis. Aucune couverture ne l'abritait ; pour tout vêtement, elle avait une vieille robe de mérinos que le docteur Tait lui avait vu porter pendant toute l'année précédente. Aux questions du médecin, on répondit qu'indépendamment de la malade, ce logement était habité par cinq femmes, qui étaient présentes, et auxquelles étaient venues se joindre deux étrangères. Trois de ces femmes étaient étendues ivres sur le plancher, incapables de se mouvoir ou de parler. Les autres venaient de se battre, et le sang coulait le long de leurs joues. Sur ces sept femmes, une seule paraissait être assez maîtresse d'elle-même pour comprendre ce qu'on lui disait ; elle n'avait pas d'autre vêtement qu'un jupon. Ce logement n'avait ni lits ni chaises ; un peu de paille était entassée dans un coin, et quelques grosses pierres étaient rangées autour du foyer. Les seuls ustensiles de ménage qu'on y aperçût, étaient une bouteille de whisky et un verre. Il fut impossible d'y trouver la moindre parcelle d'aliments, seule chose dont la malade eût besoin ; et aucune des femmes présentes n'avait en sa possession la plus petite somme pour en acheter.

Le docteur Tait ajoute que souvent ces filles de bas étage restent plusieurs jours sans manger, parce que tout l'argent qu'elles peuvent se procurer, elles le dépensent en liqueurs fortes. Leur ardeur pour les boissons enivrantes l'emporte sur le besoin de nourriture ; c'est toujours elle qu'elles satisfont la première.

Je reviendrai nécessairement sur les filles publiques de bas étage, quand je ferai connaître les relations de la prostitution avec le vol à Édimbourg.

Quoi de plus différent que l'aspect de ces deux groupes de prostituées, dont les unes, tranquilles, réservées, élégantes, distinguées même, et rivalisant de bonne tenue avec les femmes du monde, tant qu'elles savent résister à la passion des liqueurs fortes, semblent considérer la prostitution comme une profession qui leur procure légitimement l'argent nécessaire à la satisfaction de leurs besoins ou de leurs goûts, et peut même les conduire à la fortune et à la considération, et dont les autres, abruties par l'habitude de l'ivresse, se livrant tous les jours à des querelles sanglantes, insultant dans les rues les femmes honnêtes, n'ont pas d'autre pensée, d'autre but et d'autre occupation que le vol !

Le mépris d'un côté, de l'autre la haine, séparent ces deux espèces de femmes. La prostituée de *Princes street* et des autres beaux quartiers d'Édimbourg ne s'aventurerait pas sans danger dans *High street*. Entourée par ses mortelles ennemies, elle ne sortirait de leurs mains que le corps meurtri et les vêtements déchirés.

Les prostituées les plus élégantes se répandent partout, envahissent les réunions publiques, et semblent affecter de se placer auprès des dames de la meilleure société. Le 15 août 1840, pour la pose de la première pierre du *Scott Monument*, on avait élevé une estrade, d'où un certain nombre de personnes pouvaient assister d'une manière commode à la cérémonie. Les classes moyennes de la population d'Édimbourg, par un sentiment remarquable de déférence, s'abstinrent d'y briguer des places; elles pensaient que la noblesse seule devait être appelée à jouir de ce privilége. La noblesse s'y réunit, en effet; mais à côté des femmes du plus haut rang les prostituées vinrent s'asseoir en grand nombre, et les hommes présents à cette fête, trompés par les apparences, confondirent toutes ces dames dans les mêmes soins et dans les mêmes égards.

Cependant, ces prostituées ne restent pas toujours pures de tout scandale. Souvent, pendant la journée, surtout le dimanche, quand la foule se rend aux exercices religieux, elles se tiennent aux fenêtres, et là, sans être gênées par la police, elles provoquent les passants par des signes, ou même par des discours obscènes. Il n'y a que les établissements de l'ordre le plus élevé où ces scènes indécentes soient proscrites avec rigueur.

Art. 4. — *Des maisons de prostitution à Edimbourg.*

Il y a loin des nombreux repaires qui infestent Londres, Liverpool et Manchester, aux maisons de prostitution d'Édimbourg; si l'on met de côté le petit nombre de bouges ignobles dont j'ai rapporté plus haut une description, c'est avec les établissements les plus riches et les mieux tenus de Londres que la plupart d'entre elles ont de la ressemblance.

Toutefois, elles n'ont pas toutes la même organisation. Les unes sont seulement des maisons de rendez-vous (*houses of assignation*), dans lesquelles les prostituées conduisent ou vont attendre leurs clients, ainsi qu'on l'a vu; d'autres, et ce sont les plus nombreuses, sont des maisons de prostitution proprement dites, où demeurent habituellement, en général, trois ou quatre filles publiques; d'autres, réunissant ce double caractère, renferment deux établissements distincts dans le même local; d'autres, enfin, sont des maisons de débauche dissimulées sous la forme de tavernes, de restaurants, de cabarets, d'hôtels garnis. Mais ces dernières sont placées, relativement aux autres, dans des conditions inférieures; et c'est dans cette catégorie qu'on trouve les établissements les plus vulgaires.

A Édimbourg, les maisons de prostitution se rencontrent dans tous les quartiers indistinctement; on en trouve dans les rues les plus élégantes et les mieux habitées; on en trouve même, comme à Londres et dans les autres villes du Royaume-Uni, auprès des églises. Personne, dit le docteur Tait, en choisissant une maison pour y loger sa famille, ne peut être sûr qu'il n'aura pas auprès de lui une maison de débauche. C'est là un des effets de l'absence de tout contrôle officiel sur la prostitution. C'est aussi un effet de l'avidité et de l'indélicatesse des propriétaires, qui acceptent, pour locataires, des maîtresses de maison et des prostituées, parce qu'elles payent plus cher que les autres, et qu'elles payent d'avance.

Les maisons de prostitution d'Édimbourg sont tenues, dans la très grande majorité des cas, par d'anciennes filles publiques. Elles les ont créées, le plus souvent, avec des fonds qui leur ont été fournis par des hommes appartenant aux classes riches de la société ; quelquefois aussi avec leurs propres ressources, quand elles ont eu assez d'ordre et d'intelligence pour faire des économies.

Cette règle, cependant, souffre de nombreuses exceptions. Parmi les femmes qui sont à la tête de ces maisons, il en est qui ont occupé une position respectable. Voici ce que le docteur Tait raconte à ce sujet.

Une de ces femmes est la veuve d'un *secrétaire du Sceau*, et en cette qualité touche une pension annuelle. Trois autres sont femmes ou veuves d'hommes qui exerçaient une profession honorable. Une maison a été tenue, pendant quelque temps, par un ministre protestant et sa femme. Deux maisons sont dirigées par des femmes dont les maris sont ou ont été attachés aux contributions indirectes. Une autre est tenue par la femme d'un sergent de police.

Un genre de spéculation qui paraît très répandu à Édimbourg, consiste à louer, pour une faible somme, une maison de peu de valeur, et, après l'avoir meublée convenablement, à la sous-louer, à la semaine, à des filles publiques, qui donnent caution. Des prostituées, qui sont parvenues à amasser un peu d'argent, l'emploient de cette manière, et se font ainsi un revenu considérable, qui les rend indépendantes. Mais l'importance des profits qui découlent de cette source impure séduit aussi des gens bien placés. Il y a dans Édimbourg des dames appartenant à des familles respectables, propriétaires de maisons d'un mince rapport, qui ont garni ces maisons de meubles, et les font tenir par des femmes à qui elles donnent des appointements fixes. Les ministres de l'Église d'Écosse eux-mêmes prennent part à ce trafic honteux. Un d'eux, à qui les habitants voisins de sa maison ainsi occupée adressaient une réclamation, répondit nettement qu'il lui importait peu par qui sa maison était habitée, pourvu qu'il reçût exactement ses revenus. Si les préceptes de l'Évangile, s'écrie à cette occasion le docteur Tait, sont à ce point foulés aux pieds par les hommes qui ont accepté la mission de les répandre, quelle influence salutaire peut-on espérer qu'ils exerceront sur ceux à qui ils sont enseignés !

Ces établissements, une fois bien connus et bien achalandés, sont susceptibles de se vendre aussi bien que tout autre fonds de commerce, et se vendent parfois fort cher. D'autres fois ils se transmettent par voie d'héritage de la mère à la fille, de la tante à la nièce. Du reste, il n'est pas rare de voir à Édimbourg des maisons de prostitution tenues par une mère avec ses propres filles, la mère étant la maîtresse de maison, et les filles étant, à l'exclusion de toute étrangère, les prostituées de l'établissement.

Femmes intelligentes et actives, les maîtresses de maison d'Édimbourg ont trouvé dans l'esprit d'association une force et des ressources considérables. Liées par des conventions réciproques, elles repoussent impitoyablement toute fille publique qui se conduit mal envers l'une d'elles, et la malheureuse se trouve rejetée sur le pavé, où elle périt de misère. Si une maîtresse de maison, par sa manière d'être, devient un sujet d'ombrage pour les autres ou nuit à leurs intérêts, elles se liguent toutes pour faire tomber son établissement. Des relations analogues existent entre elles et les maîtresses de maison de Glasgow et des autres grandes villes de l'Écosse. Ces relations sont maintenues sur le pied le plus cordial par des échanges continuels de bons procédés. Tantôt ce sont des envois de jeunes filles à celles qui momentanément, ne peuvent servir une augmentation imprévue de clientèle ; tantôt, ce sont des cartes d'adresse qui sont remises aux voyageurs, avec de chaudes recommandations. En un mot, l'industrie la plus honnête et la plus utile ne serait pas mieux organisée.

A Paris, les dames de maison et les filles publiques ont la conscience de la position dégradée qu'elles occupent dans la société, et généralement elles se tiennent dans l'ombre. A Édimbourg il n'en est point ainsi. Rien n'égale l'orgueil des femmes qui se voient à la tête des établissements fréquentés par les hommes de l'aristocratie. De toutes les personnes qui les entourent ou qui les servent, de leurs fournisseurs et de leurs prostituées, elles exigent les égards et la déférence qu'on accorde aux femmes du plus haut rang. Elles se proposent pour modèles aux jeunes filles qui vivent dans leur établissement, et leur présentent, comme le but auquel elles ne doivent cesser de viser, la belle position qu'elles ont acquise, disent-elles, par leur travail et leur bonne conduite. Rien n'est trop beau pour leur toilette. Sur les promenades publiques, leurs voitures, conduites par des cochers à livrée élégante, viennent se mêler aux voitures de la haute aristocratie. Il en est même qui choisissent avec un soin dédaigneux leur clientèle, et avec lesquelles un tête-à-tête est une haute faveur, qui ne s'accorde qu'aux hommes les plus distingués par la naissance et par la richesse.

Ces étranges sentiments d'amour-propre, qui ne pourraient aller aussi loin, s'ils n'étaient, jusqu'à un certain point, en harmonie avec la manière générale de sentir de la population d'Édimbourg, et qui donnent une si faible idée de la moralité publique de cette grande ville, sont entretenus et fortifiés par l'incroyable immoralité des hommes des classes riches. Ces hommes sans pudeur, non contents de promener publiquement leurs élégantes entremetteuses dans leurs propres équipages, de les mener ouvertement aux théâtres et dans les autres réunions publiques, ces hommes cherchent encore à les flatter et à exciter leur zèle par des actes de véritable déférence. Ainsi, une fois, les riches habitués d'une maison de prostitution de premier ordre se sont réunis pour offrir à la maîtresse de cette maison une magnifique pièce d'argenterie, comme témoignage de leur reconnaissance pour la manière distinguée dont elle dirigeait son établissement et pour le soin actif avec lequel elle s'efforçait de la maintenir toujours digne de leur approbation et de leur patronage. Ce fait a quelque chose d'attristant. Il est très grave, en effet, de voir les hommes des premières familles de l'Écosse se livrer à la débauche sans se cacher les uns des autres, et s'associer, sans voile, pour le libertinage, comme ils s'associeraient pour quelque grande et noble entreprise.

On ne doit pas s'étonner que des femmes qui sont arrivées à n'avoir plus guère de relations qu'avec des hommes de bonne compagnie, et qui s'étudient à en imiter les manières, soient confondues quelquefois avec les femmes de la société. Parmi les méprises de ce genre, qui ne sont pas rares à Édimbourg, le docteur Tait a fait connaître la suivante, que je raconterai après lui; car, ainsi que je l'ai dit déjà, ces anecdotes sont de véritables peintures de mœurs.

Une maîtresse de maison d'Édimbourg, qui était partie avec deux de ses prostituées pour aller faire une visite dans le nord de l'Écosse, fut arrêtée en route, non loin d'un presbytère, par un accident arrivé à sa chaise de poste. Le révérend curé, dont rien ne venait éclairer le zèle dans cette circonstance, se hâta de porter secours à ces trois dames en détresse, dont la mise et la tournure étaient faites pour exciter son intérêt, et les invita à accepter l'hospitalité chez lui pendant le temps nécessaire à la réparation de leur voiture. Cette réparation ne pouvait être terminée que le lendemain matin. En conséquence, des dispositions furent prises dans le presbytère pour faire passer la nuit à ces dames de la manière la plus convenable. Le soir, la dame la plus âgée présenta les deux jeunes personnes qui l'accompagnaient comme ses nièces. Elle allait, disait-elle, dans l'Aberdeenshire, visiter une propriété qu'elle avait l'intention d'acheter. Le révérend curé redoubla alors de soins et de prévenance auprès de ses hôtes, s'excusant de ne pouvoir traiter, aussi bien qu'il l'aurait voulu, des dames de leur rang, et répétant qu'il se trouvait extrêmement honoré de les avoir reçues dans sa maison.

Le lendemain matin, quand la voiture arriva, les habitants du presbytère exprimèrent leurs regrets d'un si prompt départ et manifestèrent l'espérance que ces dames les honoreraient bientôt d'une seconde visite. La voyageuse, de son côté, ne fut pas en reste; remettant sa carte et son adresse au curé, elle le sollicita de venir la voir à son prochain voyage à Édimbourg, car elle tenait, disait-elle, à lui rendre sa bienveillante hospitalité.

En effet, après plusieurs mois, à l'époque de l'assemblée générale de l'Église d'Écosse, le révérend curé, appelé à Édimbourg ainsi que ses collègues, se présenta chez la dame qu'il avait secourue et dont il avait conservé le gracieux souvenir. Il fut introduit dans une pièce vaste et richement meublée, où il attendit pendant une dizaine de minutes la maîtresse de la maison. Celle-ci ne le reconnut pas tout d'abord. Mais aussitôt qu'il se fut nommé, elle salua sa bienvenue par une cordiale poignée de main;

et, après lui avoir fait servir des gâteaux et du vin, elle l'engagea vivement à revenir à l'heure du dîner, et à disposer ses affaires de manière à rester chez elle, lui offrant un asile dans sa maison pendant tout son séjour dans la capitale de l'Écosse. Le révérend curé n'avait aucun motif pour refuser une hospitalité si gracieusement offerte.

A cinq heures, fidèle au rendez-vous, il sonnait à la porte de sa respectable amie. Tout ce qui frappa ses regards le convainquit de plus en plus du haut rang que cette dame occupait dans le monde. Le dîner fut servi avec le meilleur goût et même avec luxe. Cinq jeunes femmes charmantes, qui vinrent prendre place à la table, ne furent pas le mets le moins agréable de ce repas. Après le dîner, les jeunes personnes se retirèrent, et il n'en fut plus question pendant toute la soirée. Le révérend curé resta seul avec la maîtresse de la maison, dont il savoura sans scrupules la conversation spirituelle, affable et sans affectation.

Le jour suivant, après le déjeuner, cette dame proposa une promenade à son hôte, qui lui offrit poliment son bras; ils furent suivis par deux des jeunes femmes qui avaient dîné avec eux la veille. En passant dans *Princes street* avec sa société, le révérend curé se trouva en face de trois de ses amis, dont l'un lui faisait des signes qui paraissaient très pressants. Il demanda donc aux dames qui l'accompagnaient la permission de les quitter pour quelques instants. Avec qui êtes-vous? lui dit tout d'abord cet ami. A cette interpellation, le bon curé se mit à raconter comment le hasard lui avait fait faire la connaissance de cette excellente dame, comment il lui avait donné et en avait reçu l'hospitalité ; il ajouta quels étaient, et la distinction de ses manières, et le luxe de son habitation..... On conçoit facilement la stupéfaction de ce respectable ministre de la religion, quand il apprit de son ami que la dame qu'il paraissait tenir en si haute estime, et dont il était si désireux de cultiver l'amitié, n'était autre que Mrs ***, une des plus célèbres maîtresses de maison d'Édimbourg!

Ainsi, tels étaient l'ordre et le calme qui régnaient dans cette maison, telles étaient la tenue, la conversation, les manières de la maîtresse aussi bien que des prostituées, que rien n'avait pu révéler au révérend curé qu'il se trouvait dans un lieu de débauche. Ce qui n'est pas moins remarquable, c'est qu'aucune tentative de séduction ne fut dirigée contre sa vertu.

A Édimbourg, comme partout, les femmes qui exploitent les maisons de prostitution ont des maris, des amants ou des souteneurs. Mais rien ne ressemble moins que ces amants et ces souteneurs aux amants et aux souteneurs des filles publiques de Londres. Jamais ces hommes ne paraissent. Les uns, *spoony men*, sont de riches libertins qui fournissent les fonds nécessaires à l'établissement ; les autres, *fancy men*, sont les objets de la tendresse des maîtresses de maison, et vivent, en général, à leurs dépens.

Il faut ajouter qu'à Édimbourg plusieurs maîtresses de maison soutiennent et font vivre des hommes de bonne famille, dont les ressources ont été épuisées dans la dissipation. C'est une dette de reconnaissance et d'orgueilleuse humanité dont ces femmes s'acquittent envers d'anciens amis qui se sont ruinés pour elles, ou qui, du moins, dans le temps de leur prospérité, ont contribué, par leurs largesses, au succès des établissements qui ont été pour elles une source de fortune.

Art. 5. — *Comment finissent les prostituées à Édimbourg. — Maisons de repentir de l'Écosse.*

La prostitution d'Édimbourg ressemble si peu à celle de Londres, qu'il serait naturel de penser que, dans la première, l'existence des filles publiques, moins agitée et moins douloureuse, se termine moins souvent d'une manière rapide et tragique, et qu'un grand nombre de ces femmes doivent rentrer, plus ou moins promptement, dans les voies du travail et de l'honnêteté. En effet, dans une prostitution qui reste étrangère au crime, il y a nécessairement plus de place pour la réhabilitation ; la prostituée qui ne s'est pas mise en guerre ouverte avec l'humanité, et qui n'est pas tombée au niveau de la brute, peut prétendre, à plus juste titre, au moment du repentir, à rentrer dans le sein de la société. Cependant, il s'en faut de beaucoup que cette théorie consolante soit complétement applicable aux filles publiques de la capitale de l'Écosse.

Il est vrai qu'il n'est pas très rare de voir ces malheureuses filles revenir à un travail honnête ; il est même vrai qu'il en est quelques-unes qui se marient ensuite convenablement et vivent en bonnes mères de famille. Mais ces cas heureux sont l'exception ; la règle, c'est que, même à Édimbourg, la carrière des prostituées est pénible et courte. Les principales causes de destruction auxquelles elles succombent sont l'abus des liqueurs fortes, la misère, les maladies, le suicide.

L'*abus des liqueurs fortes* doit être placé en première ligne; car il est, pour presque toutes les prostituées d'Édimbourg, une cause certaine d'avilissement et de ruine. Il en est bien peu, parmi ces jeunes filles, qui ne contractent, tôt ou tard, le goût des boissons enivrantes. Peu à peu ce goût devient une passion irrésistible, et sous son influence funeste les plus belles personnes s'usent et se flétrissent avec une rapidité effrayante. Aussi est-il rare que les prostituées des rangs les plus élevés se maintiennent dans la position qu'elles occupaient au début de leur carrière. Tant qu'elles ont le courage de résister au penchant qui doit les faire périr, elles vivent dans l'abondance, leurs toilettes sont brillantes, les hommes élégants les recherchent. Mais quand ce penchant prend le dessus, leur clientèle change, leurs ressources diminuent, et on les voit chaque jour tomber d'échelon en échelon.

Les maîtresses de maison font en général tout ce qu'elles peuvent pour retarder cette dégradation. Au dedans, elles rationnent leurs prostituées. Quand celles-ci sortent, elles les font accompagner. Mais ces tentatives sont rarement suivies de succès : les prostituées abandonnent les maisons où on les rationne et où on les fait surveiller ; il leur faut des liqueurs fortes à tout prix. Cette passion, du reste, tient en partie au climat de l'Écosse et aux mœurs générales de la nation.

Ainsi arrive la *misère*, qui décime ces femmes. Vieilles avant le temps, un grand nombre de ces malheureuses, impitoyablement rejetées comme des êtres inutiles des maisons de prostitution et même des repaires de bas étage, passent la journée à solliciter la charité des passants, errent sans asile pendant la nuit et finissent par disparaître.

Les *maladies*, comme on pouvait le prévoir, jouent un rôle important dans ce drame de courte durée. La phthisie fait mourir beaucoup de filles publiques à Édimbourg. Les affections vénériennes sont aussi une de leurs principales tortures. Il résulte des recherches du docteur Tait qu'elles s'en trouvent atteintes presque toutes dans les premiers mois de leur prostitution et qu'il en est très peu qui y échappent dans la première année. Rien n'est plus commun, en outre, que les récidives de ces affections à des époques rapprochées des atteintes précédentes, ce qui donne à penser que les maladies vénériennes font de grands ravages dans la capitale de l'Écosse.

A l'occasion de la santé des filles publiques d'Édimbourg, le docteur Tait a fait des remarques très curieuses : il n'est pas rare de trouver, même parmi les filles publiques de bas étage, des personnes qui, vers l'âge de vingt ans, deviennent fraîches, grasses et belles. Un grand nombre de maîtresses de maison et de prostituées des classes élevées sont douées d'un embonpoint et d'une fraîcheur remarquables ; mais, ajoute le docteur Tait, ces cas, bien que nombreux, ne forment cependant que l'exception, car c'est un fait bien établi que la grande majorité des prostituées commencent à décliner peu de temps après qu'elles sont entrées dans cette carrière. Leur dégradation physique est plus ou moins rapide, suivant le rang social de leurs clients ; et cela devait être, puisque cette dégradation est l'effet de l'ivresse répétée. Parmi les filles qui entrent dans la prostitution avant l'âge de la puberté, le plus grand nombre se détruisent très promptement ; mais celles qui ne succombent pas tout d'abord et qui prennent le dessus, résistent ensuite plus longtemps que toutes les autres. Les filles qui s'usent le plus vite sont celles qui commencent le métier après l'âge de vingt ans.

Un abaissement graduel et plus ou moins rapide, telle est donc aussi la loi de la prostitution à Édimbourg ; mais, dans la capitale de l'Écosse, cette loi est une cause fréquente de *suicide*. En effet, cet abaissement, quelque rapide qu'il soit, ne s'accomplit pas toujours sans lutte : un bon nombre de filles publiques montrent une énergie remarquable ; soutenues par une ambition et un courage dignes d'un plus noble but, non-seulement elles ne veulent pas déchoir, mais encore, si elles n'étaient pas dès le début dans les premiers rangs, elles aspirent à y monter. Leur fierté se révolte à l'idée de passer dans une classe inférieure.

Quelquefois, quand elles sentent que leur abaissement est inévitable, pour s'y soustraire elles tendent la main à la société et mettent tout en œuvre pour qu'il leur soit possible de rentrer dans une vie honnête. D'autres fois, elles changent successivement de ville, dans l'espoir de paraître plus longtemps nouvelles.

Peut-être, dans cette prolongation désespérée d'une existence qui s'éteint, vont-elles rencontrer un homme qui s'intéressera à elles et qui leur fournira les sommes nécessaires pour fonder une maison de prostitution, car c'est là la grande ambition des filles publiques d'Édimbourg, c'est là que tendent tous les efforts de celles qui ont de l'intelligence et du caractère.

Quand ces femmes ont échoué dans toutes leurs tentatives; quand elles voient qu'il ne leur reste plus d'autre perspective que celle d'une existence avilie, qui doit, tôt ou tard, les conduire dans les rangs des filles publiques de bas étage, elles se tuent. Le docteur Tait affirme que, chaque année, le quart ou même le tiers des prostituées d'Édimbourg se livrent à des tentatives de suicide, et que le douzième environ réussissent à se donner ainsi la mort.

En résumé, le vie moyenne des prostituées, à Édimbourg, est de bien courte durée, car il en meurt annuellement un septième ou même un sixième. Très peu de ces créatures dépassent l'âge de vingt-cinq ans.

J'ai donné, dans la première partie de mon travail, le récit naïf et émouvant de la vie d'une jeune fille publique de Londres. Ce récit doit avoir son pendant. En plaçant ici l'histoire d'une fille publique d'Édimbourg, j'offrirai un terme de comparaison, qui jettera beaucoup de lumière sur mon sujet. Ces deux récits, comme on va le voir, diffèrent entre eux autant que la prostitution de Londres diffère de celle d'Édimbourg.

Un habitant d'Édimbourg, M. ***, qui, pour ses affaires habituelles, se rendait tous les matins de *High street* à *Market street*, remarqua une belle jeune fille, âgée de quinze ans environ, constamment occupée à coudre à une fenêtre du premier étage d'une maison qui se trouvait sur son passage. A quelque heure du jour qu'il passât, le matin, au milieu de la journée ou le soir, il la trouvait toujours à son poste. Frappé de cette remarquable assiduité au travail, il voulut savoir qui elle était, et apprit avec un grand intérêt, de ses voisins, qu'elle était la seule fille survivante d'une femme âgée et infirme, qui n'avait pas d'autres ressources que le travail de cette jeune personne. Depuis trois ans, elle était considérée, par toutes les personnes qui la connaissaient, comme un modèle de zèle et de bonne conduite.

Au bout de quelques mois, elle devint pour M. *** une connaissance, et chaque matin, en passant, il lui adressait un salut bienveillant, auquel elle répondait par une modeste inclinaison de tête et par un sourire. Il y avait quelque temps que ces signes d'amitié étaient échangés, lorsqu'un matin la fenêtre se trouva déserte. Les jours se succédèrent; la jolie ouvrière ne se montrait plus. M. *** conçut alors des craintes pour sa santé, et il se présenta chez elle pour s'en informer. Tout ce qu'il put apprendre, ce fut qu'un dimanche matin elle était sortie pour aller à l'église, qu'elle n'était point revenue, et que, depuis, on l'avait vue une fois ou deux en compagnie d'un jeune homme, qui était commis dans un magasin de *Lawn Market*, pour lequel elle avait l'habitude de travailler. On n'avait aucune connaissance du lieu qu'elle habitait.

Quelques semaines plus tard, traversant, un soir, *North Bridge*, M. *** fut surpris de rencontrer la jolie fugitive en compagnie de deux jeunes filles évidemment suspectes. A l'élégance de sa toilette, il n'était que trop clair qu'elle s'était abandonnée à la prostitution. Il avait cessé de la voir à sa fenêtre vers le commencement de septembre; et, dans le mois de décembre suivant, il la rencontrait vêtue de la manière la plus riche et la plus distinguée, d'abord dans *Princes street*, puis dans *Hanover street*. Trois semaines encore, et il la rencontra de nouveau; c'était dans *Nicholson street*. Déjà, à en juger par son extérieur, elle avait baissé.

Dans le mois de mars de l'année suivante, M. *** venait de passer la soirée chez un de ses amis, dans *George square*, et il retournait chez lui, lorsqu'il fut arrêté, dans *Charles street*, par une sale et misérable femme, qui le pria, d'un ton lamentable, de lui donner quelques sous pour acheter des aliments, car elle mourait de faim. Il lui demanda comment, à son âge, elle était tombée dans un état aussi désespéré. Au court récit qu'elle lui fit, il reconnut la malheureuse jeune fille à laquelle il s'était intéressé, et, après lui avoir fait l'aumône, il s'éloigna d'elle avec tristesse.

Deux mois après cette rencontre, M. ***, qui ne doutait point que la pauvre fille n'eût succombé à sa misère, fut fort étonné, un matin, en se rendant à ses affaires, de la retrouver à la fenêtre de son ancienne habitation, occupée à sa couture comme auparavant. Sa figure était plus pâle; mais, à cela près, il n'y avait aucune différence notable dans son aspect général. La même robe et le même fichu jeté négligemment autour de son cou et sur ses épaules ne lui laissèrent aucun doute sur l'identité de la personne. Tout l'été suivant, il la vit constamment attachée à son travail habituel ; et il eut la satisfaction d'apprendre, quelque temps après, qu'elle s'était mariée avec un honnête commerçant. Il a su depuis qu'elle s'est montrée épouse fidèle et tendre mère.

Il existe à Édimbourg une maison de repentir, *Magdalen Asylum*, qui a été fondée en 1797, et qui, depuis cette époque jusqu'à l'année 1837, c'est-à-dire pendant une période de quarante ans, n'a reçu que 814 repentantes, soit 20 seulement en moyenne chaque année. Glasgow possède un établissement semblable ; et, à l'époque de la publication du livre du docteur Tait, les dames d'Aberdeen venaient de faire l'acquisition d'une propriété qu'elles destinaient à cet usage. Du reste, les établissements d'utilité pnblique à Édimbourg sont peu florissants, tandis que dans la même ville, la prostitution absorbe annuellement la somme énorme de cinq millions de francs environ !

Art. 6. — *Des causes de la prostitution à Édimbourg.*

Il y a peu de chose à dire de spécial sur les causes de la prostitution à Édimbourg. Ce sont les mêmes, en général, que dans toutes les autres grandes cités. Cependant, il est un petit nombre de faits propres à cette ville, qu'il importe de signaler; sans cela, quelques traits manqueraient au tableau.

Là, comme à Londres, il faut mettre en première ligne l'insuffisance des salaires pour les travaux des femmes. Mais il faut ajouter une avidité excessive des filles du peuple pour les jouissances du luxe, une ambition démesurée qui les porte à vouloir participer à la vie brillante et confortable des classes riches. Elles espèrent réussir à s'élever, par la voie de la prostitution, comme ces maîtresses de maison, dont les équipages rivalisent d'élégance, sur les promenades publiques, avec ceux de la haute aristocratie ; et elles sont encouragées dans ces espérances par les hommes qui les font servir à leurs plaisirs : Misère et corruption !

Parmi les causes de la prostitution à Édimbourg, le docteur Tait insiste avec force sur l'usage des boissons enivrantes. Cet usage est répandu dans toute l'Écosse. Dans le peuple, il agit de deux manières : tantôt c'est un moyen d'abattre la résistance des jeunes filles qui ont conservé leur vertu ; tantôt, en se développant et en prenant les proportions d'une passion véritable, il porte ces jeunes filles à se prostituer pour se procurer les moyens de satisfaire un goût devenu irrésistible. Dans les classes riches, il amène, par son excès, l'abrutissement et la perte du sens moral. C'est ainsi que plusieurs femmes appartenant à des familles honorables se sont abaissées jusqu'à devenir des filles publiques.

Les influences de la famille paraissent être, à Édimbourg, une cause puissante de prostitution. Nous avons vu plus haut qu'il est des maisons de débauche où des mères se livrent à cette spéculation avec leurs propres filles. Le docteur Tait a recueilli, à ce sujet, des renseignements qu'il a rassemblés de manière à former les tableaux suivants. Le premier donne le nombre des mères qui, d'après les recherches de ce médecin, vivent de la prostitution avec leurs filles :

2 mères avec quatre filles chacune....	8 filles.
5 mères avec trois filles chacune......	15
10 mères avec deux filles chacune......	20
24 mères avec une fille chacune.......	24
41 mères........................	67 filles.

Ce tableau, ainsi que le docteur Tait le fait remarquer, est de nature à donner une idée déplorable de la moralité de certaines classes de la population à Édimbourg. Malheureusement, cette immoralité n'est point bornée aux rangs les plus bas. Il est de ces êtres dégradés qui sont nés dans des conditions respectables, et qui ont reçu beaucoup d'éducation.

Le second tableau fait connaître le nombre des sœurs qui mènent ensemble la vie de prostituées. Dans l'espace d'un an, le docteur Tait a pu constater :

1 fois........	6 sœurs.
1 fois........	5
3 fois........	4
10 fois........	3
18 fois........	2

Les influences pernicieuses de la famille, comme cause de prostitution, n'agissent pas seulement sur la population urbaine; elles s'observent aussi dans les familles rurales. Plusieurs des jeunes filles comprises dans le tableau ci-dessus étaient venues de la campagne. On a vu, dit le docteur Tait, des familles entières arriver à Édimbourg et s'y livrer à la prostitution.

Art. 7. — *Des relations de la prostitution avec le vol, à Édimbourg.*

La prostitution d'Édimbourg, à proprement parler, n'a que peu ou point de relations avec le crime. Si les filles publiques de bas étage sont toutes des voleuses, elles constituent une minorité peu considérable, qui est pour les autres prostituées un objet de mépris et de dégoût.

Ces femmes ignobles se tiennent ordinairement par groupes, à l'entrée de leurs repaires, d'où elles guettent les passants. Lorsqu'un homme, qui ne les connaît pas, a l'imprudence de répondre à leurs interpellations et de lier conversation avec elles, elles l'entourent et l'engagent à boire, au cabaret voisin, un petit verre de whisky, qu'elles offrent souvent de payer elles-mêmes. Chemin faisant, elles le pressent, le harcèlent, fouillent ses poches avec adresse, et finalement l'abandonnent quand elles lui ont enlevé ce qu'il avait sur lui. C'est surtout sur les hommes qui passent à leur portée, dans un état plus ou moins avancé d'ivresse, qu'elles se livrent avec succès à cette manœuvre. Ceux qui se laissent attirer dans l'intérieur du bouge sont, à l'instant même, complétement dépouillés par elles.

Parmi ces filles publiques de bas étage, ou voleuses, il en est qui ont été élevées dans cette condition dès leur plus tendre enfance, et qui, jeunes encore, ont de la fraîcheur et de la beauté ; elles constituent une catégorie fort dangereuse. Nu-tête et les cheveux arrangés avec beaucoup d'art, elles se promènent dans les rues, cherchant des dupes. Leur jeunesse et leur jolie figure écartent le soupçon et la défiance. Combien de jeunes commis et de jeunes ouvriers se laissent prendre à leur piége! Soit qu'elles les conduisent à une taverne, soit qu'elles les attirent dans leur repaire, le résultat est le même ; car ce sont d'habiles voleuses.

La prostitution, à Édimbourg, favorise encore le vol, mais d'une manière entièrement différente. Les jeunes domestiques qui provoquent les passants et les reçoivent dans les maisons où elles sont en service, s'adressent de préférence à des hommes qu'elles ne connaissent en aucune façon, afin d'éviter plus sûrement d'être découvertes. Souvent alors, sans s'en douter, elles donnent accès, chez leurs maîtres, à des voleurs, qui profitent de l'occasion. Cette espèce de prostitution donne lieu quelquefois à des vols importants.

CONCLUSION.

Telle est la prostitution anglaise, étudiée dans la métropole, dans les ports de mer, dans les villes de manufactures et jusque dans la capitale de l'Écosse, où elle présente un intérêt spécial et considérable. S'il fallait caractériser par un mot cette prostitution dans chacune des conditions particulières où nous venons de la voir, on pourrait dire qu'à Londres c'est le déchaînement de la prostitution ; à Liverpool, la prostitution de la violence; à Manchester, la prostitution de la misère ; à Édimbourg, la prostitution *comme il faut.*

Cette dernière, ainsi que celle de Londres, mais en sens inverse, présente un spectacle bien fait pour fixer les regards. Comme si elle avait la conscience de sa supériorité, elle s'avance de toutes parts dans les rangs de la société normale, s'exhausse jusqu'à elle, fait des efforts étranges pour s'y accoler et s'y fondre; c'est comme un assaut des classes inférieures contre les classes élevées, dans lequel les assaillantes jettent une lueur et succombent. Pauvres exilées, qui entrevoient leur place au soleil de la civilisation et ne peuvent y atteindre!

A Londres, la masse de la prostitution est plongée dans les plus épaisses ténèbres de l'ignorance; à Édimbourg, au contraire, l'instruction y domine. Est-ce à cette cause qu'il faut attribuer le peu de participation de la prostitution écossaise aux délits et aux crimes?

On dira avec raison qu'il y a quelque chose de révoltant dans ce calcul froid et éclairé qui, à Édimbourg, porte les femmes à se prostituer. Cela dénote, en effet, une déplorable absence du sens moral. La malheureuse qui, privée de toute lumière, est entraînée dans la voie de l'infamie ou s'y précipite sans savoir ce qu'elle fait, pour ainsi dire, est moins coupable sans doute aux yeux de la morale privée.

Mais, pour apprécier de pareils faits, c'est à un point de vue plus général qu'il faut se placer. A Londres, la prostitution est une double calamité sociale : on y trouve l'abrutissement et le défaut de sens moral, le crime et l'immoralité. A Édimbourg, l'immoralité reste seule; la sécurité publique est sauvegardée. On ne peut nier que ce ne soit un progrès véritable.

L'instruction ne suffit point à l'établissement des bonnes mœurs, d'autres éléments sociaux sont nécessaires; mais l'instruction prépare le terrain. Le premier et rude défrichement, qui est à faire à Londres, est fait à Édimbourg, comme dans tous les pays où l'instruction est le plus répandue. Que la bonne semence y soit versée, le bien naîtra.

IX

NOTICE

SUR LA PROSTITUTION A BERLIN,

D'après le docteur Fr. J. BEHREND (1),

COMPLÉTÉE PAR LES DÉCRETS, ORDONNANCES ET RÈGLEMENTS DE POLICE.

I. DE LA PROSTITUTION PUBLIQUE.

Berlin, la ville la plus importante et la plus riche de l'Allemagne du Nord, compte plus de 300,000 habitants.

Une industrie puissante, une université très fréquentée, une garnison nombreuse, des habitudes de luxe, les contrastes de la richesse et de la pauvreté ; tous les éléments qui sont considérés comme les causes de la prostitution se trouvent réunis à Berlin ; aussi, peu de villes fournissent-elles un plus large tribut à ce fléau.

Historique. A Berlin, dès le moyen âge le besoin se fit sentir de limiter et de surveiller la prostitution. Des documents constatent que dès cette époque on confina les prostituées dans des rues et des maisons spéciales, et les astreignit à porter un costume particulier. Elles furent mises hors du droit commun et soumises à la surveillance et à la juridiction du bourreau, fait qui caractérise l'esprit de cette époque. La première *maison de joie* dont il ait été question, remonte à la fin du XVe siècle, elle était privilégiée par la commune et lui payait un impôt.

Les prostituées qui se rendaient coupables d'infractions contre le règlement qui leur était imposé étaient fouettées et expulsées de la ville, mais aussi se trouvaient-elles sous la protection de l'autorité, et les considérait-on, en quelque sorte, comme la pro-

(1) C'est à la demande du gouvernement prussien que M. le docteur Behrend, de Berlin, entreprit en 1850 d'intéressantes recherches historiques sur la prostitution, ses caractères, sa règlementation à Berlin jusqu'en 1846, sur les conséquences de la fermeture des maisons de tolérance en décembre 1845. Les résultats de ses investigations ont été consignées, par cet honorable médecin, dans un ouvrage publié en 1850 sous le titre de *Die Prostitution in Berlin*. Nous en avons fait extraire un résumé aussi substantiel que possible par M. Paul Duca, et nous avons complété notre travail par les mesures de police et instructions sanitaires en vigueur depuis la réouverture des maisons de tolérance en 1850. Ces derniers documents sont tirés du *Preussisches Polizei-Lexicon*, Berlin, 1856, t. V, art. PROSTITUTION, p. 41 à 82.

(*Les Éditeurs.*)

priété de la ville; quiconque maltraitait une courtisane soumise à la surveillance était puni comme perturbateur du repos public. On poursuivait la prostitution clandestine, c'est-à-dire celle exercée par des femmes n'appartenant point à la classe des courtisanes, avec une rigueur extrême, et sans avoir égard au rang et à la position des personnes.

Les maisons de bains, introduites à Berlin par les croisés, et qui étaient en plus grand nombre à l'époque dont nous parlons, furent souvent l'objet des investigations de l'autorité. Elles étaient le rendez-vous des libertins des classes riches et élevées, et des femmes équivoques qui s'y livraient à la débauche. De temps en temps des femmes, jusqu'alors réputées honnêtes, y étaient arrêtées, et, sur la preuve ou même sur le simple soupçon de s'être adonnées à la prostitution, étaient punies et bannies de la ville. La chronique raconte que, en 1322, un ambassadeur de l'archevêque de Mayence fut tué par les bourgeois de Berlin, pour avoir proposé à une bourgeoise de l'accompagner au bain.

Le concubinage était considéré comme une prostitution vulgaire et absolument défendu. Une loi portait que les personnes vivant ensemble, sans être unies par les liens de l'Église, devaient être expulsées de Berlin.

Outre les prostituées soumises à la surveillance de l'autorité, lesquelles portaient le nom de *demoiselles de la ville*, il en existait encore d'autres, c'étaient les *femmes errantes* ou *ambulantes*. Elles étaient également notées d'infamie et placées sous la protection de la ville. Elles allaient de foire en foire se livrer à la prostitution,

La Réformation apporta de grands changements à cet état de choses. Des principes de morale plus sévères se firent jour parmi la population. Un rigorisme religieux commença à frapper ce qui jusqu'alors avait été regardé avec indulgence. On alla même jusqu'à considérer le célibat comme un vice, et on crut pouvoir contraindre les célibataires au mariage en éloignant toute occasion de débauche. Une sorte de proscription fut organisée contre les prostituées et les femmes débauchées. Bientôt la ville en fut purgée presque entièrement. Les suites de ce puritanisme, louable sans doute sous le point de vue purement moral, mais peu en accord avec les conditions d'être de notre société, ne se firent pas attendre longtemps : la multiplicité des avortements volontaires, des expositions d'enfants et des adultères força ceux-là mêmes qui avaient professé les principes les plus austères à revenir à des vues plus modérées ; non-seulement l'ancien état de choses fut rétabli, mais on reconnut que le nombre des prostituées n'étant plus suffisant pour la population, il fallait l'augmenter.

Du reste, comme on le verra, cette expérience devait se renouveler fréquemment à Berlin, car la ténacité qui est propre aux Allemands ne permit point aux administrateurs de cette ville de se tenir satisfaits de ce premier essai, et la lutte entre la rigidité protestante et les vues pratiques de l'administration dura jusqu'en 1855, où l'on parvint enfin à l'établissement d'un système fixe.

Du reste, dans les mesures dont nous avons parlé, il n'était question que de la moralité, l'hygiène publique était laissée dans un parfait oubli, et on peut le comprendre ; la syphilis n'ayant véritablement fait de ravages que dans le cours du XVIe siècle, ce n'est qu'au XVIIe siècle que l'on sentit la nécessité de surveiller et d'arrêter les progrès de ce fléau, c'est en 1700 que paraît un premier réglement sur la matière. Une visite médicale y est prescrite tous les quinze jours. Il y est indiqué que les maisons de *débauche* ne sont que *tolérées*, l'on y réglemente aussi la position des prostituées *libres*, vivant chez elles. Les femmes étaient dirigées sur un hôpital, où elles étaient traitées, et, après la guérison, conduites dans une maison de détention, où elles devaient travailler jusqu'au parfait paiement des frais de maladie.

Une enquête faite en 1717 donne une triste idée de l'état moral de Berlin à cette époque, elle contient en outre, sur ce point, des détails assez curieux. La prostitution clandestine avait atteint son comble, les maisons de correction ne suffisaient plus pour contenir les femmes débauchées qu'on y envoyait. Pour remédier à cet état déplorable, l'on se vit forcé de favoriser l'établissement des maisons de tolérance, et le nombre s'en augmenta en peu de temps. On comptait à Berlin, vers la fin de la guerre de Sept ans, plus de cent maisons de ce genre, contenant chacune, en moyenne, neuf prostituées, chiffre très élevé par rapport à la population à cette époque. Ces maisons se divisaient en trois catégories ou classes : celles de la plus basse classe recevaient les hommes des rangs les plus infimes ; les prostituées y étaient vêtues à la mode bourgeoise et en bonnet. Les maisons de seconde catégorie étaient dévolues à la classe des artisans, à la classe moyenne, et les prostituées qui faisaient partie de ces maisons ne se montraient que fardées et en jupons de baleine. Les maisons de troisième classe étaient des espèces de cafés où les prostituées se tenaient en grande toilette; elles n'y demeuraient pas, et elles n'y venaient que pour se montrer et exercer leurs séductions. Ces lieux n'étaient guère fréquentés que par des individus appartenant aux classes élevées de la société. La plupart des prostituées se recrutaient surtout parmi les enfants de soldats.

En 1791 un nouveau règlement introduisit certaines modifications et particulièrement institua un impôt mensuel que chaque prostituée devait payer pour les frais en cas de maladie. En 1795 cet impôt nécessita la division des filles publiques en trois classes. Selon le luxe qui régnait dans ces maisons, selon la taxe établie sur les visiteurs, les filles de la première classe payaient chaque année 3 fr. 75 cent.; celles de la deuxième classe, 2 fr. 50 cent.; celles de la troisième classe, 1 fr. 25. Les filles en chambre étaient rangées dans la première et dans la deuxième classe. L'élèvement du prix des objets de première nécessité pendant et après les guerres de la fin du XVIIIe siècle, diminua les ressources de la caisse de secours, et fit élever l'impôt mensuel à 7 fr. 50 cent., 3 fr. 75 cent., et 2 fr. 50 cent. pour les trois classes de filles de maison. Les filles en chambre payèrent toutes 3 fr. 75 cent. Enfin, l'impôt annuel que payaient les maîtres de maison :

75 fr. pour la 1re classe,
37 fr. 50 cent. pour la 2e classe,
18 fr. 75 cent. pour la 3e classe,

fut élevé à 37 fr. 50 cent. pour cette dernière classe.

Cette mesure, maintenue et pratiquée jusqu'à présent, a donné d'excellents résultats. Les prostituées ont été mieux soignées, et, de plus, la comptabilité de la caisse a pu servir en même temps de bureau de statistique et de surveillance. Les employés étaient d'autant plus intéressés à surveiller les maisons de tolérance et à poursuivre la prostitution clandestine, qu'ils ne recevaient point d'appointements fixes, ne prélevant que des parts proportionnelles aux sommes perçues.

En 1796 on voulut restreindre le nombre des prostituées; mais, comme il arrive toujours, la prostitution clandestine augmenta notablement et les accidents vénériens devinrent plus fréquents. La police reconnaissait bien la nécessité de la prostitution tolérée; mais ce qu'on appelle l'opinion publique, c'est-à-dire cette pression aveugle d'une population morale qui ne voit que les inconvénients, tendait sans cesse à restreindre les permissions.

On comprend que pendant les guerres de la fin du XVIIIe siècle et du commencement du XIXe, la surveillance fut souvent relâchée, et la syphilis fit des ravages de plus en plus grands. De 1815 à 1829, les règlements anciens furent observés; en cette dernière année un règlement nouveau y fit quelques modifications; peu à peu sous l'influence d'une pression normale les maisons de tolérance se rapprochèrent les unes des autres et en vinrent à être presque toutes dans la même rue. On comprend les ennuis d'un tel voisinage; enfin, en 1840 commencèrent des pétitions de propriétaires voisins pour demander la suppression des maisons de tolérance. Malgré les observations pleines de justesse de la police, le gouvernement ordonne en 1844 la suppression des maisons de tolérance; elles furent fermées à la fin de 1845, et les filles dirigées sur leurs foyers ou tel autre endroit qu'elles indiquaient en dehors du territoire prussien. Dans une question qui présente, quoi qu'on fasse, tant de difficultés, il n'est pas étonnant de voir supprimer, rétablir et transformer les choses. Les maisons fermées, la prostitution clandestine prit un développement extrême, la syphilis une extension nouvelle, et après dix ans, on en revint à ce mal nécessaire, le rétablissement des maisons de tolérance. On verra la nécessité de cette mesure par les faits suivants:

Ainsi qu'il a été dit plus haut, pendant la suppression des maisons de tolérance, la syphilis se propagea notablement comme on peut le voir par les tableaux statistiques établis d'après les registres de l'hospice de la Charité (voir p. 678), et des hôpitaux militaires. Non-seulement la maladie fut plus fréquente, mais elle prit une gravité remarquable et le temps de séjour dans les hôpitaux augmenta sensiblement (p. 678).

La garnison surtout eut à souffrir des atteintes de ce mal; les accidents primitifs, secondaires et tertiaires y furent observés, comme il arrive toujours quand la surveillance n'est plus maintenue (1). Le mal fit de tels progrès à Berlin à cette époque que le général de Wrangel, bien édifié sur la véritable cause de cette extension de la maladie, sollicita du Ministre de l'intérieur le rétablissement des maisons de tolérance (2).

Des habitudes infâmes furent le fruit de cette suppression, les accidents vénériens à l'anus furent fréquemment observés, et l'onanisme, ce vice qui mine non-seulement le physique, mais encore affaiblit d'une manière indélébile les facultés morales, se répandit dans la population et parmi les soldats. Les femmes mariées pouvant plus facilement se livrer à la prostitution clandestine, on vit, à la honte de la moralité publique, de nombreux mariages se contracter uniquement dans ce but. Les naissances illégitimes se multiplièrent. Il est intéressant de connaître l'influence de la prostitution, de ses caractères, de sa réglementation et de sa prohibition sur les naissances illégitimes, c'est ce que montre le tableau suivant : la première période indique les naissances pendant le temps où la prostitution tolérée était également répandue dans les divers quartiers de Berlin ; la deuxième période alors que les maisons furent centralisées dans une rue, et la troisième période pendant la suppression.

	Naissances illégitimes.	Naissances légitimes.
1re période : années 1838, 1839, 1840 et 1841,	5,652	34,450
2e période : années 1842, 1843, 1844 et 1845,	10,175	54,696
3e période : années 1847, 1848, 1849 (3 mois),	5,053	26,782

La proportion des naissances illégitimes aux légitimes, dans la première période, est de 1 à 7 ; dans la seconde, de 1 à 5 — 6 ; dans la troisième, de 1 à 6.

Lorsque, à l'époque du rétablissement des maisons de tolérance (1854), une commission de mœurs fut créée, un règlement nouveau plus complet fut publié ; il est rapporté en entier à la page 680.

(1) C'est ce que l'on observa à Paris en 1830 et 1848. (Voyez Parent-Duchâtelet, t. I, p. 571 ; t. II, p. 25.)

(2) Un rescrit du Ministre de l'intérieur (25 novembre 1823) fournit un trait qui montre l'esprit allemand dans tout son jour. Il blâme l'emploi de cette expression : *maisons de joie*, « parce que, y est-il dit, des choses mauvaises en elles-mêmes ne doivent et ne peuvent être ennoblies en changeant leur dénomination, et parce que cette dénomination n'est pas l'expression propre, vu que les *bordels* ne sont que trop souvent la source de longues souffrances et d'un long repentir. » Le mot Bordel était, en Prusse, jusqu'en 1854, la dénomination officielle des maisons de tolérance.

Nombre. — La prostitution tolérée offre un chiffre assez constant ; néanmoins, des influences venues du dehors lui ont fait subir des variations assez considérables. On comptait à Berlin :

En 1792, 269 prostituées.
En 1796, 257 prostituées inscrites, dont 190 réparties dans 54 maisons de tolérance et 67 en chambre.
En 1808, 433 prostituées inscrites, dont 230 réparties dans 50 maisons et 203 en chambre ; en outre, 467 se livrant à la prostitution clandestine. La population était de 150,000 âmes (époque de l'occupation française).
En 1809, 311 — dont 198 étaient réparties dans 43 maisons, et 113 en chambre.
En 1810, 165 — réparties dans 44 maisons.
En 1837, 258 — réparties dans 34 maisons.
En 1844, 305 — dont 287 étaient réparties dans 26 maisons, et 18 en chambre.

Il est impossible de donner des chiffres exacts sur la prostitution clandestine. On peut cependant évaluer le nombre des femmes se livrant en secret à la prostitution au cinquième des femmes qui sont forcées de travailler pour gagner leur vie. Parmi les chiffres qui ont été donnés (5,000, 10,000, 12,000, 8,000), le dernier paraît le plus vraisemblable.

Prostituées, population dangereuse. — Les prostituées, à Berlin, ne diffèrent guère dans leurs mœurs et leur caractère de celles des autres grandes villes. On retrouve ici la même incurie de l'avenir, la même légèreté que partout ailleurs. Les causes qui amènent ces malheureuses à une vie aussi dégradée sont, comme partout, la paresse ou la misère.

La plupart de celles qui vivent dans les maisons de tolérance, tout en ne recevant qu'une nourriture médiocre et même quelquefois insuffisante, sont profondément endettées. Leur légèreté, leur amour de la parure, leur pitié facile à émouvoir, et principalement la hideuse avidité des maîtres de maisons, sont la cause de leur misère. Les maisons de tolérance les reçoivent déjà endettées pour la plupart. D'après le principe établi dans les règlements, qu'une prostituée peut être retenue par le maître pour dette, excepté le cas où elle veut retourner à une vie honnête, il est dans l'intérêt des maîtres de les entraîner à en faire. Si le maître veut la retenir dans son établissement, elle est forcée d'y rester ; s'il veut s'en défaire, elle est forcée de se soumettre à l'autorité du chef de maison auquel il aura cédé la dette; dorénavant elle appartient à celui-ci, pour ainsi dire, et il la cédera de nouveau à un autre avec la même dette, souvent considérablement augmentée. Sort le plus épouvantable et le plus abject qui puisse frapper la créature humaine! Les moyens offerts à ces malheureuses pour se délivrer de leur dette, et par conséquent se soustraire à cette infamie, ne sont malheureusement qu'illusoires, et il n'y a qu'un bien petit nombre qui puisse en profiter. De cette manière, un véritable trafic de chair humaine prend naissance chez les chefs de maisons, ces êtres infâmes qui n'ont de l'homme que la face, troquent leurs prostituées pour offrir du nouveau à leurs habitués, et s'entr'aident dans la recherche et l'exhibition de nouvelle marchandise. Ce commerce a ses agents, ses voyageurs, ses courtiers spéciaux. Ce sont ordinairement d'anciennes prostituées qui se chargent de ces dernières fonctions. Ces femmes ont de nombreux correspondants à Hambourg, Brème, Hanôvre, Copenhague, Kœnigsberg, Riga, etc. Elles entreprennent souvent de longs voyages en Suède, en Danemark, etc., soit pour transférer des prostituées d'une maison à une autre, le plus souvent très éloignée, soit pour recruter des femmes déjà livrées à la débauche et au vice.

Il est rare cependant que les filles innocentes et inexpérimentées soient entraînées de cette façon dans les maisons de tolérance; les maîtres de ces maisons trouvant un plus grand profit à prendre plutôt des prostituées déjà exercées au vice et libres de toute honte, que des femmes qui ont conservé un reste de pudeur et sont inhabiles à exciter les sens des hommes et à les attirer.

Les maisons de prostitution étant soumises à une surveillance très sévère et leurs chefs tenant à être bien vus par la police, sont d'une grande utilité pour arriver sur les traces des malfaiteurs, pour saisir des forçats évadés et pour découvrir des crimes cachés. Ces maisons sont presque continuellement fréquentées, au su du chef de maison, par des agents de police, pour rechercher et découvrir les auteurs des vols et autres crimes. Aidés par les chefs de maisons, les prostituées et leurs souteneurs, ils réussissent le plus souvent à trouver les criminels qu'ils poursuivent.

Les hommes flétris par le crime et le vice cherchent ordinairement leur refuge dans ces lieux infâmes ; ils s'y rendent habituellement, bien qu'ils se sachent là sous l'œil de la police et entourés de personnes prêtes à les livrer. On a vu des coupables saisis et arrêtés à différentes reprises, soit dans le voisinage de ces lieux, soit dans ces lieux mêmes, y retourner après leur évasion, poussés comme par un charme irrésistible, pour s'y faire reprendre de nouveau. Pendant la période où les maisons de prostitution étaient restées fermées, les voleurs, les criminels de toute espèce, les recéleurs, les forçats évadés trouvaient un refuge sûr chez les prostituées, qui avaient elles-mêmes un intérêt puissant à se soustraire à la vigilance de la police. La prostitution publique et surveillée s'était changée en une prostitution clandestine échappant à tout contrôle. Les prostituées mariées notamment, protégées par leur mariage, ménageaient à ceux qui avaient à craindre les poursuites de la justice des asiles sûrs et commodes.

Un rapport, fait en 1849 par un commissaire de police, fournit des renseignements assez détaillés sur les classes dangereuses de Berlin.

Ce rapport évalue le nombre des voleurs de profession, des escrocs vivant entièrement des fruits du crime et des individus déjà punis pour attaques contre la propriété et autres délits infamants, à 7,000 ; celui des personnes qui ont été condamnées, mais qui se sont réhabilitées, et de celles qui ont subi des condamnations correctionnelles, et qui doivent encore être considérées comme dangereuses, à 8,000 ; celui des individus qui changent continuellement de domicile et cherchent à se soustraire à la vigilance de la police, parce que leur manière de se procurer des moyens d'existence met en danger la propriété, à 3,000 ; celui des mendiants, fainéants, vagabonds, gens sans aveu ni domicile, qui tombent à la charge de la charité publique ou privée, à 10,000 ; enfin, celui des prostituées de toutes les classes de la société, à 10,000.

Les éditeurs du livre de Parent-Duchâtelet ont cru qu'il était bon, utile et curieux même, de joindre à l'œuvre de cet estimable auteur les renseignements et les études que fournissent sur le sujet même dont il s'est occupé les lois, arrêtés et règlements de police de la Prusse, et notamment de la capitale de cet état, où les inconvénients et l'existence indestructibles de la prostitution ont été l'objet d'une observation particulière et d'une réglementation toute spéciale. C'est en rapprochant les divers travaux faits sur la même matière, c'est en comparant les diverses théories et les résultats obtenus par la pratique en des lieux différents, que l'administration civile parvient à dérouler plus complétement la carte de la matière, à l'exposer sous les jours directs et obliques qui peuvent en dévoiler plus profondément les divers aspects, et, de cette façon, réunir et former un faisceau de lumières propres à éclairer à fond toutes les questions inhérentes au sujet, et dès lors à en faciliter la solution législative la plus favorable aux intérêts de l'ordre social, et la moins nuisible aux droits respectables de la morale publique.

Maladies vénériennes. — Un hospice (la Charité) est spécialement destiné au traitement des maladies vénériennes. Ses registres fournissent le tableau suivant :

En 1838,	il est entré à l'hospice	634	femmes.
1839,	—	728	—
1840,	—	757	—
1841,	—	743	—
1842,	—	676	—
1843,	—	669	—
1844,	—	657	—
1845 (1),	—	514	—
1846,	—	627	—
1847,	—	761	—
1848,	—	835	—

En 1844,	il est entré	741	hommes.
1845,	—	711	—
1846,	—	813	—
1847,	—	894	—
1848,	—	979	—

Le nombre moyen des journées des maladies s'élève :

En 1844,	pour les hommes à	$21^{5}/_{6}$,	pour les femmes	$31^{2}/_{3}$,	ensemble	$26^{3}/_{4}$.
1845,	—	$26^{6}/_{7}$,	—	$42^{8}/_{9}$,	—	$34^{2}/_{3}$.
1846,	—	$30^{1}/_{2}$,	—	$51^{1}/_{2}$,	—	$40^{7}/_{8}$.
1847,	—	$34^{1}/_{9}$,	—	$43^{2}/_{3}$,	—	$38^{2}/_{3}$.
1848,	—	$33^{1}/_{3}$,	—	$53^{1}/_{6}$,	—	$43^{1}/_{2}$.

Les rapports sur les cas de maladies vénériennes parmi la garnison donnent les chiffres suivants :

Dans les années 1844-1845, il y eut 753 malades dont 633 atteints de syphilis primitive : 17,916 journées de traitement ; et 102 atteints de syphilis consécutive : 4,947 journées de traitement.

En 1846 et pendant la première moitié de 1847, l'on compte 678 malades dont 501 atteints de syphilis primitive : 17,788 jour-

(1) Époque de la suppression des maisons de tolérance.

nées de traitement; 117 malades présentent des symptômes consécutifs : 5,213 journées de traitement.

Les contributions destinées aux frais de traitement et de maladie, perçues des prostituées inscrites, s'élevèrent :

En 1841 à 3,384 thalers (1),
1842 à 3,393 —
1843 à 3,365 —

Les dépenses pour le traitement s'élevèrent :

En 1841, à 1027	thalers pour	191	filles de maison,	2	en chambre,
1842, à 861	—	174	—	1	—
1843, à 689	—	146	—	1	—

Décision de la présidence royale de police du 18 *décembre* 1850, *relative à l'institution d'une commission des mœurs pour la surveillance de la prostitution.*

Il est institué, pour la surveillance de la prostitution et de la syphilis, une commission composée du conseiller de police Hofrichter, et du médecin en exercice, le docteur Fr.-J. Behrend, et désignée ainsi : Commission pour la police des mœurs qui ressort de la présidence de police, et dont les affaires seront expédiées à la première division par le conseiller du gouvernement au département médical.

D'après le projet relatif à la surveillance de la prostitution et de la syphilis à Berlin, confirmé le 30 novembre 1850 par les rescrits des ministères des cultes, de l'instruction publique, des affaires médicales et de l'intérieur, la commission des mœurs est constituée autorité exécutive quant aux mesures relatives à la prostitution tolérée, qui ont déjà été adoptées ou qui le seront par la présidence de police avec le concours de la commission. Celle-ci sera en même temps l'autorité spéciale et consultative de la présidence de police, relativement à la poursuite de la prostitution clandestine.

La commission doit satisfaire aux ordres et réquisitions de la présidence de police, et, de leur côté, les agents de la présidence de police exécuteront les ordres et réquisitions de la commission.

Les rapports et les mesures émanant de la commission seront

(1) Un thaler équivaut à 3 francs 75 centimes.

exécutés régulièrement et conjointement par les deux membres de la commission ; mais les dispositions purement administratives et de police pourront être exécutées individuellement par le conseiller de police Hofrichter, et celles relatives aux médecins de visite par le docteur Behrend.

Rescrit de la présidence de police du 25 *janvier* 1853, *relatif à la prostitution tant tolérée que clandestine à Berlin.*

Tout abandon sexuel et volontaire, moyennant paiement et récompense, est regardé comme prostitution, laquelle se distingue, à l'égard de l'autorité surveillante, en prostitution tolérée et en prostitution clandestine.

1. *De la prostitution tolérée.*

Nous en expliquons le caractère comme il suit :

Il est reconnu que la prostitution, ce parasite de la société, ne peut être supprimée par aucune mesure violente de quelque nature que ce soit ; que tout essai dans ce sens ne fait, au contraire, qu'empirer le mal, et que, par conséquent, il faut lui accorder une certaine tolérance sous une surveillance de police appropriée aux lieux et aux circonstances.

2. Le but de la surveillance apparaît sous un triple point de vue :

1° L'*état sanitaire*, afin que les prostituées ne propagent pas les maladies contagieuses ;

2° L'*état moral*, afin de prévenir et réprimer l'entremettage, la séduction et la corruption morale ;

3° La *sûreté publique*, afin que les lieux de prostitution ne puissent servir de refuge aux voleurs, aux recéleurs, et aux escrocs.

3. Le mode de tolérance peut s'effectuer de deux manières : on peut permettre aux prostituées d'avoir chacune son domicile particulier en les soumettant à un règlement rigoureux ; ou bien on peut les confiner dans des maisons spéciales sous la responsabilité d'un chef de maison.

4. Ce dernier mode offre plus de garantie et de sûreté à la police, et lui facilite la surveillance. Sans doute le sentiment moral se révolte à l'idée que l'autorité tolère et protége des maisons destinées au vice, mais l'expérience a prouvé que ce mode pour Berlin est le moins mauvais.

5. L'autorité, pour éviter de paraître encourager l'établissement des maisons de tolérance, a ordonné que ceux qui voudraient tenir de ces maisons devaient en demander la permission à la police (voy. p. 684 et 685), désigner la maison où ils voulaient s'établir, et faire la déclaration qu'ils sont prêts à exécuter volontairement les obligations que la police jugerait nécessaire de leur imposer (voy. p. 688).

L'autorisation est accordée au postulant lorsque la maison réunit les conditions exigées par la police. Elle doit être située dans une rue peu fréquentée, être éloignée des écoles et des églises, et ne former ni l'angle d'une rue ni contenir des réduits écartés ou cachettes. Cette autorisation est essentiellement révocable, et il sera appliqué à toute infraction au règlement une amende fixée par une convention mutuelle.

6. Il est remis aux chefs des maisons de tolérance un imprimé contenant les prescriptions relatives à la règle de la maison et à la tenue des prostituées (voy. p. 688 et suiv.). Ces prescriptions sont établies en vue :

1° De prévenir tout ce qui pourrait causer quelque trouble aux voisins et aux passants ;

2° D'empêcher les prostituées de se promener ou rôder autour de la maison ;

3° D'éviter les querelles et les disputes entre le chef de la maison de tolérance et les prostituées, et entre celles-ci et les personnes venant visiter la maison ;

4° Enfin de protéger les prostituées qui, tout abjectes qu'elles soient, excitent toujours un sentiment de pitié, contre les mauvais traitements, l'arbitraire et la dureté qu'elles peuvent éprouver de la part des chefs de maisons de prostitution.

7. C'est pourquoi toute femme qui sera présentée au bureau par un maître de maison de prostitution pour y être inscrite, devra être interrogée pour certifier si c'est bien de sa propre volonté qu'elle veut s'adonner à la prostitution, si elle n'y a pas été forcée ou entraînée, et, en tout cas, elle sera exhortée à y renoncer. C'est pourquoi on lui représentera les conséquences de la prostitution, et on l'avertira qu'elle ne peut être tenue par aucune promesse, ni forcée par aucune dette ou obligation de se livrer au vice. Si elle persiste dans sa résolution, si elle a atteint l'âge de majorité, ou si, étant mineure, elle justifie du consentement de ses parents ou tuteurs, elle sera visitée, et si elle n'est point malade, elle sera inscrite.

Les mineures ne seront inscrites que lorsque leurs antécédents démontreront qu'elles étaient déjà livrées à la prostitution ; car les parents mêmes et les tuteurs n'ont pas le droit de vouer au vice une jeune fille qui est sous leur direction. Pour les étrangères qui sont mineures, il suffira du passe-port ou d'une preuve officielle qu'elles se sont adonnées à la prostitution.

8. Toute prostituée signera, lors de son inscription, un procès-verbal, afin qu'il puisse être prouvé qu'il a été satisfait aux mesures commandées par l'humanité et mentionnées ci-dessus. Le chef de maison devra signer ce procès-verbal. Il sera ensuite remis à la prostituée copie du règlement (voy. p. 688 et 689) qui a été délivré au chef de maison.

9. Les femmes demeurant dans les maisons de prostitution sont considérées, à l'égard de l'autorité, comme des locataires en garni, et elles ne se distinguent des autres locataires qu'en ce qu'elles exercent la prostitution qui peut nuire à la sûreté publique, et que, par conséquent, elles doivent être surveillées étroitement par la police.

10. La voie de retour à une meilleure vie doit toujours être ouverte à ces femmes, et conséquemment on les informe que si elles veulent abandonner cette existence, elles le peuvent toujours ; que nulle obli-

gation ou dette contractée envers le chef de la maison ne peut les contraindre à rester un moment de plus dans une maison de prostitution. Le chef de maison, ayant une créance sur une prostituée repentante, ne pourra la poursuivre que par les voies ordinaires. Il pourra d'ailleurs retenir, à titre de gage, les effets de cette femme. Mais la police, sans nul égard à la dette, dirige la débitrice vers son domicile légal, et le chef de maison est obligé de laisser à cette femme des vêtements convenables.

Si elle est étrangère, le chef de maison est tenu de fournir les frais du voyage jusqu'à la frontière ; si elle est née à Berlin même, elle sera placée sous la surveillance du lieutenant (sous-commissaire) de police dans le quartier duquel elle établit sa demeure.

11. La visite sanitaire des prostituées a lieu deux fois par semaine et à domicile. Les médecins attachés à la police du quartier, chargés de la faire, emploieront le spéculum. Le médecin fixera lui-même les jours et les heures de la visite ; seulement elle devra se faire avant midi, soit le lundi et le jeudi, soit le mardi et le vendredi, soit le mercredi et le samedi, et le médecin doit être exact à l'heure, afin que les prostituées se tiennent chez elles et ne manquent pas à la visite.

12. Le médecin notera le résultat de la visite sur une feuille à ce destinée, laquelle sera envoyée au bureau de la commission où elle sera conservée. S'il se trouve qu'une prostituée soit atteinte de maladie contagieuse, le médecin l'enverra avec une note à l'hôpital spécial (la Charité). S'il la trouve affectée de toute autre maladie, et qu'il pense qu'elle ne puisse en être guérie dans la maison de prostitution, il l'expédiera au compte du chef de cette maison au même hôpital.

13. Le chef de la maison recevra des prostituées demeurant chez lui les droits mensuels destinés à la caisse de guérison, et qui servent à couvrir les frais de maladies syphilitiques et ceux de l'administration. Il en versera le montant par anticipation à la caisse centrale de la police, de même que toutes les amendes infligées par la commision des mœurs.

II. DE LA PROSTITUTION CLANDESTINE ET ISOLÉE.

Toute prostitution qui n'a pas été tolérée dans les maisons de prostitution est considérée comme clandestine. La surveillance en est réglée ainsi qu'il suit :

1. Toutes les femmes qui, demeurant à Berlin, auront été déjà punies pour l'exercice de la prostitution, ou emprisonnées pour avoir erré dans les rues en état de débauche, ou envoyées à l'hôpital comme atteintes de syphilis, seront inscrites sur un registre.

2. Un second registre contiendra le nom des femmes qui, bien qu'elles n'aient pas été dénoncées à la police comme se livrant notoirement à la prostitution clandestine, en auront été soupçonnées par les lieutenants commissaires de police des quartiers. Ces deux registres seront constamment rectifiés et tenus au courant.

3. Les femmes inscrites sur le premier registre seront appelées sans exception, devant le bureau de la police des mœurs et soumises à la visite sanitaire; à cet effet elles devront se présenter une fois par semaine au bureau de santé pour y être visitées.

4. Les femmes inscrites sur le second registre seront appelées et averties une ou plusieurs fois; et si elles sont trouvées se livrant de nouveau à la prostitution, ou si elles sont atteintes de syphilis, elles seront dans ce dernier cas envoyées spécialement à l'hôpital de la Charité, et ensuite soumises aux visites sanitaires comme les femmes désignées sous le n° 3.

5. Il sera remis à chacune des femmes soumises aux visites sanitaires un livret qui contiendra son signalement, le numéro de la feuille spéciale qui lui est relative, l'indication du jour fixé pour sa visite, le résultat des visites, et les articles du réglement qui lui seront relatifs. Chacune des femmes soumises à la visite sanitaire devra se rendre au jour fixé dans la salle d'attente du bureau, y déclinera son nom, et recevra son livret de l'employé de service, qui devra connaître, autant que possible, chacune de ces femmes (les livrets sont déposés et rangés dans l'ordre des jours de la semaine); chacune se rendra munie de son livret à la salle de visite, et le résultat de la visite y ayant été inscrit, elle remettra le livret à l'employé de service qui, après avoir pris connaissance de ce résultat, congédie la prostituée si le médecin l'a déclarée saine, et si elle est atteinte de maladie contagieuse, en fait le rapport au bureau en y déposant son livret; après quoi la personne infectée est conduite à la Charité, avec injonction de se présenter de nouveau à la visite après guérison Il est dressé une liste de contrôle sur laquelle sont inscrits les noms des prostituées rangés dans l'ordre des jours de visite. Dans des divisions respectives sont notés le résultat des visites, et la restitution du livret; les colonnes relatives aux femmes qui ne se sont point présentées à la visite ne sont point remplies et les prostituées sont regardées comme réfractaires.

6. Quand une prostituée aura manqué de se rendre à la visite pour la première fois, elle sera arrêtée sur la réquisition faite au bureau de police du quartier où elle demeure, par un agent de police de la quatrième division; elle sera interrogée et il sera dressé procès-verbal des excuses qu'elle aura fait valoir. Lorsque ces excuses ne seront point admissibles, il lui sera donné un avertissement et elle sera mise en liberté. S'il y a récidive, elle sera arrêtée sur la réquisition faite au bureau de police, interrogée, et, si son excuse n'est pas admissible, elle sera emprisonnée dans une maison de travail forcé et y restera de huit jours à un mois.

7. Quand la prostituée aura cherché à se soustraire à la visite sanitaire en changeant secrètement de demeure, des informations seront prises au bureau des logements, et lorsqu'on aura découvert le lieu de son habitation, elle sera punie d'un emprisonnement dans une maison de travail forcé.

8. La visite des prostituées soumises au contrôle sanitaire pour s'être livrées à la prostitution clandestine aura lieu tous les jours de la semaine,

les dimanches et fêtes exceptés, de dix heures à midi. Les médecins des quartiers y procèdent à tour de rôle sous la surveillance du médecin supérieur. Le *spéculum* y doit être employé. Les prostituées n'ont rien à payer ni pour l'inscription, ni pour le traitement qu'elles subissent à la Charité, ils sont aux frais de la commune.

9. Les chefs de division de la police des mœurs décident s'il y a lieu à dispenser, soit temporairement, soit définitivement, une prostituée de la visite sanitaire. Lorsqu'une prostituée allègue une maladie pour ne pas se présenter à la visite, le médecin directeur du bureau chargera immédiatement le médecin de police du quartier dans lequel demeure la prostituée, de constater si l'excuse est fondée ou non; cette constatation aura lieu même pour le cas où la prostituée présenterait un certificat délivré par un médecin ordinaire.

10. Il est à remarquer ici que la ville de Berlin est divisée en cinq capitaineries de police (commissariats de police supérieurs), chaque commissariat supérieur se subdivise en plusieurs sous-commissariats dont chacun est dirigé par un lieutenant de police (sous-commissaire). Les cinq commissariats principaux se divisent encore en dix arrondissements de police sanitaire à chacun desquels est attaché un médecin. Ainsi chaque commissariat principal dispose de deux médecins d'arrondissement de police dont les attributions sont :

1° De veiller à la salubrité de leur arrondissement ;

2° De prêter leur assistance dans le cas d'accidents ;

3° De soigner les soldats de police lorsqu'ils sont malades ;

4° De surveiller, dans leur quartier, sous le point de vue médical, la prostitution tolérée.

Deux médecins supérieurs sont préposés auxdits médecins d'arrondissement de police : le premier exerce sa surveillance dans les cas ci-dessus cités n°s 1, 2, 3; le second est en même temps médecin directeur de la division de police des mœurs, à laquelle est attribuée la surveillance de la prostitution.

11. Pour compléter ce système de surveillance, on a tracé le plan d'un établissement destiné à l'amélioration morale et à l'occupation des femmes qui voudraient mener une vie honnête, et qui, ne trouvant ni emploi, ni travail, ont recours à la prostitution comme moyen d'existence. Cet établissement sera organisé de manière que ces femmes puissent s'habituer de nouveau à l'ordre et au travail, et parvenir à se réhabiliter.

III. MODÈLE DE DEMANDE A L'EFFET D'ÊTRE AUTORISÉ A TENIR UNE MAISON DE PROSTITUTION.

Je prie le commissaire exerçant la surveillance de la prostitution à Berlin de me permettre de louer dans la maison, n°, des chambres meublées à des femmes qui sont entièrement livrées à la prostitution. Dans le cas où cette demande me serait accordée, je m'engage à remplir les obligations suivantes :

1. Je considérerai cette permission comme une concession qui pourra

être retirée ou modifiée à tout moment par la commission, sans que j'aie le droit d'en demander les motifs.

2. Je m'engage à ne point recevoir de prostituées dans ladite maison, sans en avoir obtenu la permission spéciale de la commission. Dans le cas où j'agirais contrairement, je payerai sur l'ordre de la commission, pour chaque contravention, une amende de 100 thalers. Je m'engage également à ne laisser habiter dans la maison et constructions attenantes aucunes autres femmes que celles que j'aurai reçues avec l'assentiment de la commission. Je payerai pour chaque contravention à cet engagement, une amende de 100 thalers.

3. Je m'engage également à n'admettre pour le service de la maison que des femmes qui seront âgées de quarante ans au moins. En cas de contravention, je payerai une amende de 50 thalers.

4. Je m'engage à ne pas laisser pénétrer dans ladite maison d'autres femmes, ni de jeunes gens au-dessous de vingt ans, sous quelque prétexte que ce soit. Je payerai sur l'ordre de la commission, et pour chaque contravention, une amende de 50 à 200 thalers.

5. Je m'engage à veiller à ce qu'il n'y ait dans ladite maison aucun tumulte ou tapage qui puisse donner lieu à des plaintes de la part du voisinage. Si je donnais lieu moi-même à des désordres de cette nature, ou si, causés par le fait d'autrui, je n'avais pas fait tout mon possible pour les empêcher ou réprimer, je payerai, sur l'ordre de la commission, une amende de 10 à 100 thalers, et je réparerai tout le dommage que des tiers auront éprouvé.

6. Je m'engage à ne point tenir ni laisser entrer des boissons spiritueuses dans ladite maison, je n'y tolérerai non plus ni musique ni danse. Je payerai, pour toute contravention à ces points, une amende de 5 à 50 thalers. Je m'engage à veiller à ce que la porte de la maison soit fermée jour et nuit (au loquet); si la porte était trouvée ouverte, je m'engage à payer sur l'ordre de la commission une amende de 5 à 10 thalers.

7. Je m'engage à tenir fermées les fenêtres de la maison, ainsi que la commission l'a ordonné. Je payerai pour tout changement et pour toute négligence de ma part à cet égard, sur l'ordre de la commission, une amende de 5 à 10 thalers.

8. Je m'engage à n'apporter aucun changement dans la construction, soit intérieure, soit extérieure de la maison, sans avoir obtenu préalablement le consentement de la commission. Je payerai pour toute contravention une amende de 5 à 50 thalers et je rétablirai, en outre, les choses dans leur ancien état.

9. Je m'engage à veiller à ce qu'aucune des femmes habitant chez moi ne se montre sur la porte, ni dans les jardins et lieux de réjouissances publics, ni dans les bals et promenades publiques. Dans le cas où une ou plusieurs prostituées y seraient trouvées, je payerai une amende de 3 à 10 thalers, pour chaque personne.

10. Je m'engage, dans le cas où je permettrais aux prostituées qui habitent chez moi, de faire, soit une partie de campagne ou de plaisir, soit un voyage, à en demander préalablement la permission à la com-

mission, et à me soumettre entièrement à sa décision. Je payerai pour chaque contravention une amende de 5 à 10 thalers.

11. Je m'engage à donner connaissance à la commission du contrat que je suis tenu de conclure avec chaque femme demeurant chez moi, pour le prix du logement, de la nourriture, de l'habillement, etc. (1), et à attendre, pour l'exécution, que la commission ait prononcé. Je m'engage également à me soumettre, pour toute modification postérieure de ce contrat, à la décision de la commission. Je payerai une amende de 5 à 20 thalers pour chaque contravention.

12. Je m'engage à soumettre le tarif à l'autorisation de la commission, et je payerai pour toute transgression aux prix du tarif une amende de 5 à 20 thalers.

13. Je m'engage à veiller à ce qu'aucune des femmes logées dans ma maison ne contracte envers moi, ou sous ma caution, envers d'autres, des dettes qui dépasseraient la somme totale de 20 thalers. En cas de fraude ou de négligence de ma part, en ce point, je payerai pour chaque contravention une amende de 5 à 50 thalers.

14. Je m'engage à ne point frapper, ni emprisonner les prostituées qui habitent ma maison, ni exercer des violences sur leurs personnes. Je payerai pour chaque contravention l'amende de 5 à 20 thalers.

15. Je m'engage à ne laisser les visiteurs que jusqu'à 1 heure de la nuit, et après cette heure à n'admettre aucune visite ; en cas de contravention, je payerai une amende de 5 à 20 thalers.

16. Je m'engage à veiller à ce que les femmes habitant chez moi, vivent exactement selon les prescriptions qui leur seront données par la commission, à ce qu'elles observent la plus grande propreté de corps. Dans le cas où l'une d'elles tomberait malade, j'en informerai immédiatement le médecin du district et la commission. Je promets surtout de porter mon attention sur l'existence d'une maladie vénérienne ou de la gale chez ces femmes. S'il vient à ma connaissance, ou même si j'ai une simple présomption qu'une des femmes habitant chez moi soit atteinte d'une maladie contagieuse, non-seulement j'en avertirai aussitôt le médecin préposé et la commission, mais j'aurai soin de la tenir séparée des autres femmes et de tout visiteur jusqu'à l'arri-

(1) Une enquête dont les résultats sont consignés dans un rapport du 19 septembre 1813, établit la redevance journalière payée par les filles aux maîtres de maisons, pour la nourriture, le loyer et l'entretien :

Dans la 1re classe, elles payaient chaque jour ...... 2 fr. 75 c.
Dans la 2e classe .... 2 fr. 12 c.
Dans la 3e classe, la redevance variait de 1 fr. 72 c. à 2 fr. 12 c.

Enfin, en outre de cela, le contrat entre les maîtres et filles de maisons obligeait ces dernières à leur abandonner le tiers du produit de l'exercice de leur métier.

Dans quelques maisons de la troisième classe, aucun prix n'était fixé pour la pension, le maître pourvoyait à tous les besoins des filles, qui lui redevaient, pour chaque visite qu'elles recevaient, environ 95 centimes. Ce qui leur était donné en plus leur appartenait entièrement.

vée du médecin ou jusqu'à son transport à l'hôpital. Pour toute infraction à cet égard, je paierai, sur l'ordre de la commission, une amende de 10 à 100 thalers, etc., et me rends responsable de tout dommage que des tiers auront souffert de l'infection que cette prostituée leur aurait communiquée.

17. Je promets, en outre, aussitôt que j'aurai la certitude ou même le soupçon de la grossesse d'une femme habitant chez moi, d'en faire immédiatement la déclaration à la commission. Pour toute omission de cette déclaration, je payerai de 100 à 200 thalers.

18. Je m'engage non-seulement à ne mettre aucun obstacle aux visites de nuit ou de jour, du médecin et des employés de police, mais encore à les seconder autant qu'il dépendra de moi, et même à me munir des ustensiles, instruments, matières pharmaceutiques et objets divers pour les soins sanitaires prescrits par les médecins ; pour toute contravention volontaire ou par négligence, je payerai de 5 à 20 thalers, etc.

19. Je m'engage à prélever tous les mois et par avance de chaque femme habitant chez moi (les servantes exceptées), la somme de..., comme contributions foncières, et à verser intégralement ces contributions à la caisse principale de la police vers le 6 de chaque mois au plus tard.

Dans le cas où une femme ne m'aurait pas remis sa cote personnelle, je serai tenu de payer pour elle et elle sera considérée comme ma débitrice.

20. Le recouvrement et les avances de ces contributions mensuelles me donnent droit, lorsque les femmes de ma maison (excepté les servantes) sont atteintes de maladies contagieuses, de les faire soigner et traiter à l'hôpital sans rétribution et dispensent la prostituée de payer la contribution pendant la durée de son traitement.

21. Je m'engage à ce que le traitement des prostituées demeurant dans ma maison, lorsqu'elles sont atteintes d'autres maladies ou en couches, soit fait à mes frais, et la commission, en cas de refus de ma part de les payer, pourra les prélever sur mon cautionnement sans que j'aie d'action recursoire à cet égard.

22. Je m'engage en outre, dans le cas où la demande de tenir une maison de prostitution me serait accordée, à verser, pour frais de surveillance et de traitement, à la caisse principale de la police, en renonçant à toute restitution, la somme de..... Cette somme ne pourra m'être rendue que lorsque cette tolérance m'aura été retirée dans les six mois qui suivront le versement sans qu'il y ait de faute à m'imputer personnellement.

23. Pour assurer le paiement des amendes auxquelles j'ai consenti, je m'engage à déposer à la caisse de la police, dans les trois jours qui suivront cette demande, une somme de..... à titre de cautionnement. Cette somme me sera rendue si la permission de loger des prostituées m'est retirée sans ma faute, ou si je renonce volontairement à la tolérance qui m'a été accordée par la police. Dans ce cas, je serai tenu d'en avertir la commission trois semaines à l'avance. Je paierai une amende de 20 thalers en cas d'omission de cet avertissement.

24. Toutes ces amendes ne me dispenseront pas, ainsi que de droit, des peines portées par la loi contre les crimes et délits, et j'ai pris particulièrement connaissance à cet égard des lois et ordonnances prohibitives de la prostitution clandestine, de la séduction, du proxénétisme, de l'escroquerie, de la dissimulation de grossesse et du recel de part. Dans le cas où je subirais un juste châtiment pour un crime ou délit de cette nature, je considérerai le retrait qui me sera fait de la tolérance par l'autorité comme le résultat de ma faute seule. C'est par ma faute également que je perdrai mon autorisation pour avoir contrevenu trois fois aux prescriptions de la commission. Si l'autorisation m'a été retirée pour une faute de ma part, je n'aurai plus de droit au remboursement du cautionnement qui pourra être employé dès lors en frais de surveillance et de traitement.

25. Je promets de me soumettre à tous les points qui sont l'objet de cet engagement, et je renonce complétement à me pourvoir en justice. Ainsi donc, si je ne croyais pas devoir me soumettre à la décision de la commission pour un cas ou pour un autre, il ne me sera ouvert de recours que devant la présidence de la police, à la décision de laquelle je me soumettrai sans réserve. Toute action en justice aura pour résultat le retrait de la permission qui m'a été accordée par la commission.

26. La commission a le droit de se payer *brevi manu* et sans aucune formalité judiciaire, sur le cautionnement que j'aurai déposé, des amendes exprimées dans le présent engagement aussitôt que je les aurai encourues, et, par cette raison, je m'engage à compléter le cautionnement au fur et à mesure qu'il sera diminué par les amendes; à défaut de quoi je perdrai ma permission et le reste de mon cautionnement.

Berlin. *Signature.*

IV. RÈGLEMENT IMPOSÉ AUX CHEFS DE MAISONS DE TOLÉRANCE.

1. L'engagement contracté par le chef de maison envers la commission des mœurs ne le dispense pas de la déclaration ordinaire au commissariat de police du quartier, des personnes qui demeureront ou qui prendront du service chez lui.

2. Le chef de maison devra demeurer ou se tenir habituellement au rez-de-chaussée, près de la porte de la maison, pour en surveiller l'entrée, et pouvoir intervenir immédiatement en cas de tumulte ou de tapage.

3. Le chef de maison a le droit de renvoyer de son établissement toute personne qu'il ne voudra pas y souffrir. Assistance et protection lui seront prêtées par la police pour le maintien de l'ordre et de la tranquillité à l'intérieur et à l'extérieur de la maison.

4. Toutes espèces de danses, de musique et de jeux, sont absolument défendues dans les maisons de tolérance.

5. Le chef de maison présentera préalablement à la commission des mœurs le tarif de son établissement, et sera tenu de l'afficher dans

les endroits apparents du vestibule et des chambres de ladite maison.

Il sera remis à chaque prostituée copie du contrat que le chef de maison est tenu de conclure séparément avec les prostituées fixées chez lui. Le contrat sera soumis préalablement à la commission qui l'examinera et en prendra note.

6. Un règlement concernant les prostituées sera remis à chacune d'elles. Le chef de maison est tenu de veiller à ce que les prescriptions contenues dans ce règlement soient exactement suivies.

7. Il est de l'intérêt même du chef de maison de maintenir l'ordre et la tranquillité dans son établissement, et de veiller à la propreté et à la santé des prostituées. Celles-ci sont tenues d'obéir au chef de maison en tout ce qui a trait aux obligations mentionnées plus haut. En cas de résistance de la part de la prostituée, le chef de maison devra s'adresser au commissaire du quartier ou à la commission des mœurs ; il lui est interdit de frapper la prostituée ou d'employer la violence contre elle.

8. Le chef de maison en cas de maladie d'une prostituée, ou s'il soupçonne qu'elle est atteinte de maladie contagieuse, devra en avertir aussitôt le médecin de visite ou la commission des mœurs. Il devra en outre la tenir éloignée de tout commerce avec d'autres personnes jusqu'à la décision du médecin. Le chef de maison, en négligeant de faire la déclaration prescrite ci-dessus ou de tenir la prostituée séparée, se rend passible des peines portées par la loi sur la transmission de maladies faite sciemment et volontairement.

9. Le chef de maison, trouvant une prostituée enceinte ou la soupçonnant de l'être, est tenu d'en faire immédiatement la déclaration au médecin de visite ou à la commission des mœurs. L'omission de cette déclaration le rendra passible des peines portées par la loi sur la dissimulation de grossesse.

10. Il sera remis au chef de maison une instruction contenant une description abrégée des symptômes qui font présumer l'existence d'une maladie vénérienne, de la gale ou de la grossesse. Quant à la grossesse, la simple interruption des règles suffit pour donner de graves présomptions, et le chef de maison est tenu de s'informer auprès des prostituées si leur menstruation s'est rétablie régulièrement, et, en cas d'interruption, d'en avertir immédiatement le médecin de visite.

11. Les prostituées seront visitées deux fois par semaine par un médecin de la commission à des jours et à des heures fixés. Elles seront en outre, selon l'avis de la commission, soumises à des visites extraordinaires.

12. Pour l'accomplissement des visites, qui sont gratuites et pour l'hygiène des prostituées, le chef de maison devra se munir :

1° D'un siége de visite construit d'après un modèle donné ;

2° De deux ou trois *speculum ;*

3° De plusieurs kilogrammes de chlorure de chaux ;

Il devra fournir à chaque prostituée, outre le linge de corps et de lit nécessaire, le meuble particulier pour se laver, une seringue à injections et deux ou trois éponges.

13. Le chef de maison, quand il aura été permis aux prostituées de

sortir ou de faire au dehors un exercice nécessaire à leur santé, veillera à ce qu'elles conservent un maintien décent et convenable.

Le chef de maison ne pourra s'opposer aux sorties indispensables aux prostituées, mais il sera tenu de les faire accompagner par un homme de confiance chargé de veiller à ce qu'elles soient vêtues convenablement, ne s'arrêtent nulle part dans les rues, et ne restent que le temps nécessaire pour faire leurs affaires ou prendre de l'exercice.

14. Lorsqu'une prostituée exprime la volonté et forme la résolution de sortir de son état, le chef de maison ne devra faire aucune tentative pour l'en dissuader, et même il ne pourra la contrarier dans l'exécution de cette résolution sous le prétexte qu'il aurait fait des avances d'argent à la prostituée. Il devra même lui fournir un habillement de servante dans le cas où elle manquerait complétement de vêtements.

15. Si la prostituée veut quitter la maison de tolérance pour continuer son métier autre part, elle ne le pourra qu'en se conformant aux conditions du contrat qu'elle a conclu avec le chef de maison, ou en faisant avec lui un arrangement nouveau qui devra être communiqué à la commission.

16. On attend du chef de maison qu'il fera tous ses efforts pour aider la commission à ramener les prostituées à une vie honnête, et qu'il la secondera de toutes ses forces dans la poursuite de la prostitution clandestine, et la découverte des sources de la contagion vénérienne

Berlin. *La commission de la police des mœurs.*

V. PRESCRIPTIONS POUR LES PROSTITUÉES.

1. La prostituée qui est libre de quitter la maison de tolérance dans laquelle elle s'est fixée avec l'assentiment de la commission des mœurs, aussitôt qu'elle aura manifesté la ferme volonté de se vouer à une vie honnête, ne pourra être retenue pour dette contractée, soit chez le chef de maison, soit chez une autre personne, et, dans ce cas, elle trouvera assistance et protection en s'adressant, soit à la commission des mœurs, soit au commissariat de police du quartier.

2. Si la prostituée ne veut quitter la maison de tolérance où elle se trouve que pour se fixer dans une autre, elle ne le pourra qu'en vertu d'une convention libre avec le chef de maison, ou après l'échéance du contrat conclu avec celui-ci, à moins que de mauvais traitements de la part du chef de maison ou d'autres causes bien établies ne l'aient amenée à vouloir quitter la maison. La commission des mœurs prononcera sur ce cas.

3. Celle qui, sous prétexte de retourner à une vie honnête, aura réclamé l'aide de la commission pour quitter la maison de tolérance où elle était fixée, et qui après sa sortie sera trouvée se livrant à la prostitution, subira un emprisonnement de trois mois dans une maison de travail forcé, et, l'emprisonnement subi, elle y sera retenue jusqu'à ce qu'elle se soit décidée à reprendre une occupation honnête, et qu'elle ait démontré en avoir les moyens, ou jusqu'à ce qu'elle puisse être remise aux autorités de son pays ou à sa famille.

4. Il est sévèrement défendu au chef de maison de maltraiter les prostituées, de les frapper, de les emprisonner, et d'exercer sur elles des violences de quelque nature que ce soit. Des inspections auront lieu de temps à autre à l'effet de recevoir leurs plaintes. Le commissaire de police du quartier et le médecin de service sont chargés de recevoir ces plaintes et de les transmettre à la commission des mœurs.

5. La prostituée est avertie de ne point se laisser entraîner à contracter des dettes trop considérables ; car étant tenue de ses dettes comme toute autre personne, elle prend des engagements qui lui rendront plus difficile le retour à une vie meilleure.

6. Le chef de maison est soumis à des prescriptions sévères relatives à la surveillance qu'il doit exercer sur les prostituées fixées chez lui ; par conséquent, les prostituées sont tenues d'obéir à ses injonctions, et ne doivent point lui donner de sujet de plainte. Il est défendu aux prostituées de se tenir devant la porte de la maison ou dans les rues, de se mettre aux fenêtres donnant sur la rue, d'attirer les passants par la parole ou par signes. En cas de contravention au présent article, elles seront punies d'un emprisonnement de trois jours pour la première fois, et en cas de récidive, d'un emprisonnement de huit jours, et de plus mises au pain et à l'eau.

7. Il est interdit aux prostituées de fréquenter les bals, théâtres, concerts et promenades publiques. La prostituée trouvée en ces lieux sera arrêtée et punie d'un emprisonnement de trois jours.

8. Les prostituées ne pourront sortir qu'accompagnées du chef de maison ou d'un homme désigné par celui-ci. Elles devront être vêtues convenablement, et se comporter d'une manière décente. Toute prostituée en contravention sera arrêtée et emprisonnée.

9. La prostituée qui aura commis une escroquerie ou des exactions envers les visiteurs, ou qui se sera rendue coupable de vol, d'entremettage, recel ou fraude, sera punie avec une sévérité particulière.

10. Les prostituées devront s'astreindre à la plus grande propreté dans l'intérêt de leur santé et de celle d'autrui. Toute prostituée devra s'abstenir de tout commerce sexuel durant ses règles. Dès qu'elle s'apercevra qu'elle est atteinte de quelque maladie que ce soit, écoulement, ulcération, éruption cutanée, etc., elle devra refuser tout rapprochement, et de suite informer de son état le chef de maison et le médecin de service. La prostituée prise en contravention à ces prescriptions sera punie d'un emprisonnement de six mois à un an, peine portée par la loi contre ceux qui se rendent sciemment et volontairement coupables de transmission de maladies.

11. Ces prescriptions ayant trait surtout aux maladies vénériennes et à la gale, les prostituées devront refuser tous les individus présentant les symptômes d'une de ces maladies. Pour les éclairer sur ce point, il leur est délivré une description sommaire des symptômes qui indiquent l'existence d'une maladie vénérienne ou de la gale.

12. Les prostituées atteintes de maladie vénérienne ou de la gale, et qui auront informé de leur état le chef de maison ou le médecin de service, recevront les soins nécessaires jusqu'à parfaite guérison.

13. Pour subvenir aux frais de ce traitement, le chef de maison percevra tous les mois de chaque prostituée la somme de thalers (1), qu'il versera à la caisse à ce destinée. Au moyen de cette contribution, les prostituées atteintes de maladie vénérienne seront soignées jusqu'à leur guérison. Les prostituées en traitement sont dispensées de payer cette contribution.

14. La prostituée qui se sentira enceinte devra aussitôt en avertir le chef de maison ou le médecin de service ; à défaut de cette déclaration, elle se rendra passible des peines portées par la loi contre la dissimulation de grossesse faite sciemment.

15. Après la menstruation, les prostituées devront prendre un bain, ou se laver tout le corps et particulièrement les parties génitales, et mettre du linge blanc avant de recevoir des visites. Après chaque rapprochement, elles devront se laver les parties génitales avec une dissolution de chlorure de chaux, et pratiquer des injections avec ce même liquide. Le chef de maison est tenu de leur fournir la solution de chlorure de chaux, la seringue à injections et les éponges nécessaires.

16. Le médecin chargé des visites examinera les prostituées régulièrement deux fois chaque semaine, et celles-ci devront obéir à ses prescriptions et n'y mettre aucun obstacle ; elles devront également se soumettre aux visites extraordinaires jugées nécessaires par le médecin de service ou par la commission des mœurs.

17. Le chef de maison devra donner à la prostituée copie du contrat qu'elle a conclu volontairement avec lui. S'élève-t-il un différend, la prostituée se croit-elle lésée, elle devra s'adresser à la commission des mœurs qui statuera, et la prostituée devra se soumettre à sa décision.

18. Toute prostituée, tant qu'elle sera fixée dans une maison de tolérance, devra se soumettre à toutes les décisions et ordonnances de la commission des mœurs. En cas de résistance, elle sera arrêtée comme une personne dangereuse pour la sûreté, la santé et la morale publiques, et après avoir subi la peine portée par les lois, elle sera renfermée dans une maison de travaux forcés jusqu'à ce qu'elle puisse être mise en état de surveillance dans un autre lieu.

Berlin. *La commission des mœurs.*

VI. RÉPRESSION PÉNALE. — DÉFINITION DE LA PROSTITUTION. — PEINES PORTÉES CONTRE LES DÉLITS QU'ELLE ENGENDRE.

Les femmes qui se livreront à la prostitution, *contrairement aux ordonnances de police*, seront punies d'un emprisonnement dont le maximum sera de huit semaines (art. 146 du *Code pénal*).

Le tribunal pourra en même temps ordonner que la femme, après avoir subi la peine d'emprisonnement, sera renfermée dans une maison de travail.

Dans le cas où l'inculpée serait étrangère, elle pourra, après l'expiration de sa peine, être expulsée du territoire.

(1) Ce chiffre est laissé en blanc dans l'ordonnance de police.

La durée de la détention dans la maison de travail sera limitée d'après les circonstances par l'autorité de police, elle ne pourra cependant dépasser une année.

Quiconque aura, habituellement ou par intérêt, facilité la débauche d'une ou plusieurs personnes de l'un ou de l'autre sexe, soit par son entremise, soit en procurant des occasions, sera puni comme proxénète, d'un emprisonnement dont le *minimum* sera de six mois, et de la perte des droits civiques honoraires, et, en outre, sera placé sous la surveillance de la police (art. 147 du *Code pénal*).

Ceux qui auront favorisé et facilité la prostitution, même quand ils ne l'auraient pas fait habituellement ou par intérêt, seront punis d'un emprisonnement dans une maison de correction, lequel ne pourra dépasser cinq années, dans les cas suivants :

1. Si dans le but de favoriser la prostitution, il a été employé des artifices frauduleux.

2. Si les coupables sont les ascendants de la personne poussée à la débauche, s'ils sont ses tuteurs, ses instituteurs, où s'ils sont ecclésiastiques (art. 148 du *Code pénal*).

Celui qui aura commis un outrage public à la pudeur sera puni d'un emprisonnement de trois mois à trois ans. Il pourra, en outre, être privé temporairement de l'exercice des droits civiques honoraires (art. 150 du *Code pénal*).

X

DE LA PROSTITUTION A BERNE,

Par le docteur Ch. D'ERLACH, de Diesbach,
Médecin en chef du service des vénériens de l'hôpital cantonal de Berne.

Dans un travail du genre de celui que nous essayons ici sur l'histoire et l'état de la prostitution dans le canton de Berne, il sera plus d'une fois question d'ordonnances de police. Nous croyons tout d'abord indispensable de déclarer que ces ordonnances ne doivent être considérées que comme prohibitives et répressives, et qu'aucune d'elles ne peut être invoquée comme reconnaissant la prostitution en tant que métier toléré.

Déjà au moyen âge, cependant, la prostitution se trouvait répandue dans la ville de Berne et dans toutes les contrées adjacentes qui font aujourd'hui partie du canton de ce nom, et avait pris, sous certains rapports, en raison des mœurs et de quelques coutumes nationales, un caractère tout particulier.

Parmi ces coutumes, nous mettrons au premier rang l'usage répandu parmi les jeunes hommes de visiter pendant la nuit, et ordinairement par troupes, les jeunes filles de leur connaissance, soit dans leur propre village, soit dans ceux du voisinage. Cette coutume porte le nom bien connu de *kiltgang*. Le plus ordinairement, ces visites n'ont pas pour but des relations intimes entre les jeunes gens de différents sexes, surtout lorsqu'elles se font en nombreuse compagnie. Toutefois, on comprend aisément qu'elles ne peuvent que relâcher le sentiment général de moralité de la population, et qu'une certaine persévérance de la part du jeune homme dans les répétitions solitaires de la visite nocturne doit facilement amener la jeune fille à accorder à son amant toutes les faveurs qu'il peut solliciter d'elle. La plupart des mariages conclus parmi les paysans sont précédés d'intrigues amoureuses de ce genre, et il arrive bien souvent que la bénédiction nuptiale et le baptême du premier né ne sont pas séparés l'un de l'autre par l'espace de temps qui devrait exister entre eux physiologiquement, si les lois civiles et morales étaient rigoureusement observées.

L'inconstance naturelle du cœur humain explique pourquoi les cas ne sont pas rares où la jeune fille change d'amant, et comment le jeune homme visite successivement ou même quelquefois en même temps plusieurs filles, sans que puissent s'y opposer aucune loi, aucune ordonnance de police ou de moralité publique. La solitude de la nuit et les coutumes nationales mettent obstacle à toute intervention officielle. Les quelques lignes qui précèdent suffisent pour expliquer le relâchement des sentiments de pudeur chez les femmes du peuple et la facilité avec laquelle s'établit, au milieu de la population de nos villes, une prostitution clandestine et irrégulière. Ceux qui seraient curieux de connaître des tableaux de ce genre en trouveront en grand nombre, et de la plus saisissante vérité, dans les œuvres de notre auteur national Bitzius.

Depuis l'époque la plus reculée, des bains publics se sont établis dans cette partie de la Suisse, aussi bien au milieu de la population des campagnes que dans le voisinage et dans l'enceinte des villes. Mais ce n'était pas toujours un but hygiénique; c'était bien plus souvent l'espoir de honteuses spéculations qui était le véritable motif de l'ouverture de ces établissements, avec lesquels, du reste, nous nous gardons bien de confondre les eaux minérales d'ancienne réputation dont le sol de la Suisse est couvert.

Au moyen âge, l'usage des bains était extrêmement répandu; c'était presque une habitude journalière. De plus on était accoutumé, comme encore aujourd'hui à Baden, en Argovie, et à Louèche, en Valais, à prendre ces bains en commun dans de vastes bassins ou *piscines*, où les deux sexes se trouvaient réunis. Mais alors ce n'était pas, comme de nos jours, dans une toilette de bains décente, et enveloppés de vastes manteaux ou tuniques de laine, que les individus qui fréquentaient les bains descendaient dans les bassins. La civilisation n'était encore que bien peu avancée et c'était à *corps nu* qu'hommes et femmes s'y rassemblaient. Ne peut-on trouver dans cette coutume une des origines les plus fréquentes des débauches si communes à cette époque, et de la promiscuité lascive qui fut un des caractères particuliers du moyen âge?

On trouve, dans plusieurs ouvrages du temps et dans d'autres publiés plus récemment au XVIe et au XVIIe siècle, des images naïves représentant ces bains pris en commun. Nous nous contenterons de renvoyer les lecteurs curieux de ces dessins tout à fait primitifs à la *Cosmographia universalis*, de Sébastian Munster, publiée en l'an 1550 (lib. III. *Thermæ Fabariæ*, « Pfeffers de nos jours. » page 383, et *Thermæ superiores Badenses*, page 388). Nous indiquerons surtout le livre intitulé : « *Amusements des bains de Bade en Suisse, de Schinznach et de Pfeffers*, » publié en 1739, à Londres, et dont l'auteur est un certain David François de Merveilleux, employé comme interprète du Roi à l'ambassade du Roi de France en Suisse, mort en 1748.

Plusieurs ouvrages du XVIIIe siècle, ce dernier principalement, prouvent combien certains établissements thermaux conservaient encore à ce moment, à côté de leur réputation hygiénique, un renom tout aussi mérité d'immoralité. Ce n'est guère que depuis quelques dizaines d'années que cette corruption publique a disparu pour se réfugier en partie dans de petits établissements du même genre qui se trouvent en grand nombre près des sources ferrugineuses si fréquentes dans les terrains tertiaires de la Suisse, mais plus encore dans certains bains publics situés à la proximité et dans la banlieue même de la capitale, ainsi que de quelques villes importantes de la province.

Nous avons démontré jusqu'ici quelle avait été l'influence des mœurs et de quelques coutumes nationales de notre pays sur l'origine et le développement de la prostitution. Nous pouvons ajouter que dans les établissements de bains situés dans les différentes localités du canton de Berne, le service se fait partout par des femmes ; or, il est bien difficile que, parmi celles qui acceptent ces fonctions ou parmi leurs connaissances, il ne s'en trouve pas un certain nombre qui soient accessibles aux propositions que leur adressent les hommes.

Dans les contrées que visitent fréquemment et en grand nombre les étrangers, soit pour les intérêts de leurs industries ou de leur commerce, soit simplement dans un but d'agrément, l'habitude des visites nocturnes aux filles (Kiltgang), dont nous avons parlé plus haut, déviées de leur pureté et de leur innocence primitives, facilitera à ceux qui le chercheront, l'accès chez celles des filles du pays qui mènent une conduite légère, et ni les lois de police ni les ordonnances consistoriales ne pourront s'opposer efficacement à ces désordres.

A ces circonstances se joignaient constamment, dans la ville de Berne, des occasions semblables à celles qu'offrent partout et toujours les grandes capitales. De tout temps, Berne fut la résidence de familles jouissant d'une certaine influence politique, dont les membres, étrangers ou du pays même, vivaient dans un luxe relatif, et avaient pu, par de fréquents séjours dans les grandes villes de l'Europe, s'initier à toutes les turpitudes enfantées par la civilisation.

Leurs habitudes dissolues, leur fréquentation par les habitants de la ville ne manquaient pas d'augmenter encore la tendance déjà trop grande de la population à une extrême licence. La conséquence toute naturelle de ce malheureux concours de circonstances fut que Berne, depuis des siècles, était citée, parmi les autres villes de la Suisse, comme un triste exemple de la dépravation des mœurs publiques et privées.

Cependant, et comme à toute règle il y a des exceptions, on les trouvait ici principalement dans la classe bourgeoise. — Ce que nous venons de dire explique l'ancienneté de l'existence de maisons publiques (*Frauenhauser*) tolérées par chaque gouvernement (d'où le nom de maison de *tolérance*), sans qu'il y ait jamais eu néanmoins d'autorisation officielle ou émanant de la police.

Ce fut vers la fin du xve siècle que la dépravation des mœurs se manifesta de la manière la plus audacieuse, à l'époque à laquelle eut lieu la visite de l'empereur Sigismond à son retour de Rome. Le chroniqueur Justinger raconte sur cet empereur de curieux détails au sujet d'une maison publique existant alors à Berne.

Cet état de choses fut une des raisons qui contribuèrent le plus à amener la réforme qui s'opéra en 1528. A ce moment, les membres du clergé, malgré leurs vœux de célibat et de chasteté, avaient dépassé toutes les autres classes par les exemples de la plus honteuse immoralité.

Bien que dans ces temps, les bordels ne se bornassent pas exclusivement aux bains publics, ces derniers cependant paraissent avoir été choisis, tant à la ville qu'à la campagne, pour servir principalement de lieux de débauche; et dans le nombre de ces établissements il en est qui, depuis cinquante ou soixante ans, ont acquis de plus en plus cette triste spécialité. Cependant, la maison de tolérance qui, à la suite de l'invasion de la république de Berne par les armées françaises, avait été établie au n° 13 de la rue de l'Arsenal, ne fut pas un bain, ce qui ne l'empêchait pas, d'après le récit des témoins oculaires, d'être extrêmement fréquentée par les grands personnages du temps. Lorsque, plus tard, l'opinion publique commença à devenir plus sévère, l'emplacement de l'établissement, vis à vis d'une église très fréquentée, au milieu de la ville, parut inconvenant aux autorités, en même temps qu'il devenait de plus en plus incommode pour les personnes qui le fréquentaient. Telles furent les raisons de la translation de cette maison publique, vers la fin de l'existence de la République helvétique, à la place nouvelle qu'elle occupait, lorsque ce dernier bordel, qui figure comme tel dans un acte officiel du gouvernement, fut enfin fermé en 1828 par un arrêt du Conseil d'État, en même temps qu'eut lieu la suppression du bain public qui en dépendait. Depuis cet arrêt, il n'existe ni dans les lois du canton, ni dans les règlements de police particuliers à la capitale, aucun article faisant mention des maisons de prostitution.

La pièce officielle qui ordonna la fermeture de cet établissement fut un arrêt du Petit-Conseil formé peu de temps après l'avénement de M. de Fischer à la charge d'avoyer. La célébration du trois-centième anniversaire de la Réformation de l'Église prêtait en quelque sorte une importance particulière à cet acte qui, ne faisant en réalité aucune mention de l'autorisation formelle des maisons publiques, prend prétexte d'un procès pour vol instruit contre une habitante des maisons en question. Cependant les actes d'immoralité révélés par l'enquête que l'on dut ouvrir à cette occasion furent cités au nombre des causes principales de cet arrêt, sans qu'on pût conclure de sa teneur que les autorités aient ignoré l'existence et la véritable destination de cette maison.

Cet établissement, consistant en deux maisons situées l'une à côté de l'autre, et désignées sous les n°s 94 et 95, était placé dans un quartier situé au bord de l'Aar, près des jardins attenant aux élégantes demeures des anciennes familles patriciennes, et au pied de la grande terrasse qui supporte la cathédrale.

Ce quartier, qui porte le nom de la Matte, ne fut de tout temps peuplé que par des familles d'ouvriers. Les deux maisons ne formaient qu'un seul établissement qui, en dehors et à côté de sa destination notoire de bordel, était renommé par l'excellence de la cuisine et la bonne qualité du vin que l'on y buvait. La police ne paraît pas s'être jamais mêlée d'aucune inspection de cet établissement au point de vue sanitaire.

Si, malgré cela, l'existence d'établissements du même genre, tous situés sur les bords de l'Aar, dans des quartiers retirés, est bien connue de chacun et même de l'officier de police, en tant que particulier, ils ne sont tolérés qu'à titre de bains publics, et organisés de telle façon que rien de ce qui s'y passe ne puisse donner lieu en aucun cas à une intervention officielle de l'autorité. Payant à la caisse de l'État leurs concessions de débit de vin et de liqueurs comme toute autre auberge ou boutique analogue, ils sont soumis absolument aux mêmes mesures de police, aux mêmes peines répressives : ainsi, au contrôle des personnes employées au service, à la fermeture du local dans certaines circonstances (1), etc. Du reste, vu leur position équivoque, les possesseurs de semblables maisons ont un double intérêt à ne donner à l'employé chargé du service de la sûreté publique, par une grande exactitude dans l'observation des lois et règlements, aucun motif plausible pouvant amener une enquête sur la tenue du local.

Les filles servant au but principal de ces maisons, soi-disant ignoré, quoique notoire, sont engagées sous divers prétextes, tels que la cuisine, la tenue des bains, des chambres ; elles sont quelquefois censées séjourner en visite pendant l'été chez quelques-unes des personnes attachées au service de la maison, ou même passent pour des parentes de la famille de l'aubergiste. De tout cela, on peut conclure qu'il ne peut être dans ces cas question d'une surveillance sanitaire autre que celle qui est compatible avec l'intérêt de l'entrepreneur ; celui-ci choisit un médecin qui doit une ou deux fois par semaine faire un examen de la santé des prostituées. En effet, à la première plainte d'un individu infecté, la police serait tenue d'ordonner une visite générale du personnel de la maison, mesure de laquelle résulterait nécessairement le plus grand dommage soit direct, soit indirect, pour l'établissement.

Tel est le tableau des deux maisons de prostitution que possède de fait, mais non de droit, la ville de Berne, dans les deux bains bien connus de l'Isle et de l'Aarziehle. — Le personnel actif de l'établissement se compose de trois à cinq filles par maison, soit en tout de six à dix, lequel nombre est parfois augmenté d'une ou deux à l'occasion d'une grande fête qui doit attirer du monde dans la ville, ou pendant la saison des voyages, suivant que l'exige une plus grande affluence d'étrangers.

(1) Voyez dans l'appendice les *règlements sur les conditions essentielles*, etc.

Sur ce nombre de filles, une moitié environ sont ordinairement étrangères à la Suisse; les autres sont censées venir de l'Emmenthal, contrée dont le nom semble faire accueillir avec plus de faveur les femmes que l'on suppose en provenir; il arrive là, qu'on nous passe la comparaison, la même chose que pour certains produits industriels ou commerciaux, dont la provenance constitue une partie du mérite. Or, qu'arrive-t-il? c'est que, pour les filles comme pour ces produits auxquels nous faisons allusion, la fraude s'exerce d'une manière fort active. Le costume de l'habitante des bords de l'Emmenthal recouvre souvent une fille d'une autre contrée, d'un canton voisin, même d'un autre pays.

Celles qui viennent de la France ou du Jura bernois, comme aussi celles du reste de la Suisse où l'on parle la même langue, ne jouissent pas d'une très grande vogue, à l'exception cependant de quelques Strasbourgeoises, lorsqu'elles sont pourvues d'une portion suffisante d'agréments corporels. Les filles italiennes font également complétement défaut. Les prostituées étrangères sont en majeure partie bavaroises; çà et là, on rencontre aussi quelques Wurtembergeoises ou quelques Badoises. Toutes arrivent d'habitude sous le prétexte de chercher du service, ou sont hébergées en qualité de parentes de l'entrepreneur lui-même.

Le degré d'éducation de ces filles ne surpasse guère celui que l'on doit supposer généralement chez les individus de cette classe; la plupart savent lire et écrire; les indigènes du canton de Berne savent parfois encore la langue française.

Les mesures au moyen desquelles on peut infliger des punitions à celles de ces filles qui ont été dénoncées comme fautives, ne peuvent s'exercer que d'une manière légale; il faut donc recourir à celles des loisqui fixent les peines à prononcer contre des attentats à la pudeur en général, en tant que commis hors des endroits dont nous traçons ici l'histoire; en effet, nous le répétons, les établissements dans lesquels ces filles exercent leur métier ne sont notés au registre de police que comme tous les autres bains publics existant dans la capitale.

Les mêmes lois sur les mœurs sont aussi celles qui régissent l'exercice de la prostitution sous les formes diverses qu'elle cherche à revêtir pour s'introduire plus aisément dans tous les états de la vie sociale. Outre le petit nombre de filles de joie employées par les deux établissements que nous avons décrit plus haut, la ville de Berne renferme encore une certaine quantité de femmes, se vouant plus ou moins à ce triste métier, qu'elles exercent clandestinement et sous le couvert d'une profession quelconque.

Dans le cas où un soupçon d'immoralité viendrait à planer sur elles, elles se trouvent alors contrôlées au bureau de police ; non cependant que cette espèce d'inscription leur donne aucun droit, leur accorde aucune licence, elle n'a d'autre but que de faciliter la surveillance à laquelle elles sont soumises, et de permettre de leur infliger une punition d'autant plus rigoureuse, à la première dénonciation d'une faute, ou simplement au premier soupçon que la police a lieu de supposer sérieux et fondé.

Le nombre des filles portées sur cette sorte de liste de proscription s'élève, d'après des données certaines et émanant de personnes compétentes, à 170 ou 200, sur lesquelles on peut compter, en moyenne, 6 étrangères au canton et 4 venant des pays voisins. Elles se recrutent donc presque toutes dans la ville même ou dans les autres parties du canton, attendu que le séjour de la capitale est interdit à toute fille étrangère qui ne peut fournir des renseignements satisfaisants sur ses moyens d'existence.

Presque toutes ces filles figurent au registre officiel de la division de police chargée de surveiller le séjour des femmes habitant la capitale, comme journalières ou servantes ; un très petit nombre d'entre elles sont portées comme lingères, couturières, ou exerçant pour leur compte une profession quelconque.

Arrivées de la campagne sous prétexte, et peut-être même souvent avec l'intention véritable de chercher une occupation honnête, elles succombent à la tentation et embrassent ce honteux métier d'autant plus facilement que rarement elles trouvent à gagner leur vie, et que, d'ailleurs, elles ne sont guère retenues par les principes de moralité fort peu sévères qu'on leur a donnés dans leurs villages.

Elles trouvent à habiter chez certaines femmes qui leur fournissent la chambre et les prennent en pension pour un salaire assez minime, rétribué à l'avance ou payé par moitié, suivant les bénéfices que rapporte le métier.

Sur leur nombre général, on compte :

Appartenant à des familles établies en ville, et n'exerçant aucune profession	50 à 70
Demeurant en ville, sans leurs familles, sous prétexte d'une profession, ou sans cela	120 à 130

Telles sont nos prostituées, comme on les rencontre dans les rues, les carrefours, etc. Là, comme ailleurs, par leurs regards, par leur démarche provoquante, par leurs vêtements à couleurs éclatantes, elles cherchent à fixer l'attention des passants, à les attirer dans les lieux où elles passent la nuit, ou bien encore dans quelques-uns des bains publics de la ville, surtout dans ceux qui ne sont pas notoirement connus pour héberger des prostituées.

Presque toutes ces filles, originaires de la campagne, portent leur costume national, si original et si attrayant, à l'ensemble duquel elles savent ajouter encore, par une certaine exagération coquette, un caractère lascif qui laisse facilement deviner leur profession.

Une autre classe de filles publiques est constituée par les femmes qui, à côté d'une profession véritable qu'elles exercent en réalité, cherchent dans la prostitution un moyen accessoire d'augmenter leur gain journalier. A cette classe, les couturières, modistes, filles de boutique, servantes, fournissent un contingent plus ou moins considérable, de même que dans toutes les autres villes.

A Berne, c'est la classe des domestiques qui fournit le plus grand nombre d'individus à cette catégorie des prostituées. La raison en est que les neuf dixièmes d'entre elles arrivent de la campagne, où, comme nous l'avons dit plus haut, le sentiment général de moralité a été grandement affaibli par les coutumes nationales; aussi peut-on dire que presque toutes, qu'elles soient employées, dans les hôtels, les cabarets, les débits de liqueurs, ou même dans les maisons particulières, et quelle que soit leur condition, sont faciles à obtenir pour quelque argent.

On ne peut, même approximativement, indiquer le nombre des filles de cette classe qui se livrent ainsi à la prostitution; on le peut d'autant moins, que beaucoup d'entre elles n'envisagent pas à un point de vue intéressé les relations qu'elles ont avec des individus de l'autre sexe, mais entretiennent avec des hommes appartenant à diverses classes de la société, et cela sans en tirer aucun profit, un soi-disant commerce amoureux qui peut durer un temps indéterminé.

Pour terminer la revue des prostituées, il nous resterait encore à mentionner les femmes entretenues comme maîtresses et pour eux seuls par des hommes jouissant d'une certaine fortune. Mais, outre qu'il serait encore plus difficile que pour la catégorie précédente d'obtenir des renseignements à peu près certains sur leur nombre, leur origine, leur éducation, leur manière de vivre, ce serait étendre nos recherches sur un terrain trop étendu et trop étranger à notre sujet.

Nous arrivons à un des points les plus intéressants de notre travail, au moins comparativement à ce qui se passe dans les pays qui nous entourent, nous voulons parler des lieux de rendez-vous.

Pour les filles en condition, ou qui n'exercent la prostitution que comme l'accessoire d'un métier véritable quelconque, et qui n'ont à leur disposition aucun local où elles puissent recevoir ceux qu'elles attirent près d'elles, quelques-uns des bains publics auxquels sont joints des débits de liqueurs leur servent à exercer cette industrie. Dans ces bains, chaque chambre renferme deux baignoires. Souvent aussi les chambres sont reliées entre elles par de petites portes de communication, ce qui facilite, sous prétexte de bains communs, le commerce de personnes de différent sexe, entre lesquelles le personnel de l'établissement est censé ignorer les relations illicites qui ont lieu en effet.

De telles circonstances soustraient ces immoralités aux recherches de la police, de sorte que les suites d'une faute, comme une grossesse ou une infection syphilitique, peuvent seuls permettre de sévir contre ces désordres.

De tout cela, il ressort naturellement qu'aucune mesure sanitaire ne peut être prise à l'égard de l'une ou l'autre classe de ces prostituées, la législation étant complétement muette à ce sujet.

Tout ce qui peut avoir lieu, c'est l'arrestation, suivie de l'inspection officielle par le corps médical de l'hospice du canton, des femmes accusées d'infection syphilitique devant la police, ou contre lesquelles d'autres motifs ont pu faire naître quelque soupçon d'immoralité.

Les filles arrêtées ainsi sont incarcérées jusqu'au jour de réception générale à l'hospice; ce jour revient deux fois par semaine, et tous les médecins employés dans l'établissement y sont présents.

Le médecin en chef de la division syphilitique procède à un examen provisoire. S'il découvre les signes d'une infection de ce genre, ou s'il a seulement lieu de la supposer, la femme est conduite par un agent à la division des vénériens, et renfermée de la façon la plus sévère. Après leur guérison, ces filles retombent sous l'action des lois locales relatives aux mœurs publiques, lois qui prononcent, contre toute personne qui s'est rendue coupable d'une infraction, l'expulsion hors de la banlieue de Berne, ou même, suivant les cas, ordonnent son transport d'office dans la commune dont elle est originaire. (Voy. pages 708 et 709).

Quant aux logeurs, aux maîtres des prostituées, aux entrepreneurs des bains publics servant de lieux de débauche, ils ne sont soumis à aucune autre mesure légale répressive de l'immoralité, que celles qui régissent le reste de la population.

Dans les campagnes, la classe des prostituées se recrute dans la population féminine vagabonde, presque tout entière composée de femmes sorties des maisons de correction, où elles étaient détenues pour d'autres motifs, et se livrant à la prostitution après leur mise en liberté, qui n'est presque jamais que temporaire.

Les fautes contre la morale qui se commettent dans les campagnes à l'occasion des visites nocturnes, ne peuvent être considérées comme fait de prostitution, car la fille, dans ces cas, non-seulement n'est jamais salariée, mais, au contraire, outre qu'elle héberge l'individu, lui fournit encore ordinairement des rafraîchissements.

Les formes que revêt la prostitution dans les villes de province varient surtout d'après les différentes industries qui s'y exercent, et les occupations les plus habituelles de la population. Dans la contrée de Thoune, elle reçoit un caractère particulier du concours des touristes étrangers qui la parcourent pendant l'été, ainsi que de l'instruction militaire qu'y viennent puiser les armes spéciales de nos milices. Là, comme ailleurs, le manque total de règlements de police sur ce point empêche d'obtenir des données certaines sur le nombre, la manière de vivre, etc., des prostituées.

La prostitution existe de même, malgré les lois prohibitives en vigueur dans tout le canton, dans les contrées de l'Oberland bernois, que choisissent pour halte dans leurs courses les visiteurs étrangers, comme, par exemple, Interlaken et Unterseen. D'un autre côté, les petites villes où fleurit une branche quelconque d'industrie dans laquelle les femmes sont employées, sont des foyers très favorables au développement et à l'exercice de la prostitution. Tels sont les districts où l'on s'occupe de la fabrication des montres, de même que Berthoud avec ses filatures, et Brienz, lieu principal de fabrication des sculptures bernoises, lesquelles sortent en grande partie des mains de la population féminine. Une des causes principales de la prostitution dans ces lieux est, outre la quantité des filles qui y trouvent une occupation continuelle, leur fréquentation par des commis-voyageurs, qui sont loin de se distinguer par des principes très élevés, mais n'en jouissent pas moins d'une grande influence due à leurs relations commerciales.

Comme les lois et décrets concernant la prostitution, ainsi que nous l'avons déjà répété plusieurs fois, sont toutes prohibitives, il ne peut être question non plus, dans ces foyers d'industrie, de mesures sanitaires régulières sous ce rapport. On ne sera donc pas étonné d'apprendre que ce sont ces endroits qui fournissent le plus nombreux personnel à la division syphilitique de l'hôpital cantonal.

L'établissement, faisant partie de cet hôpital, qui est destiné à la réception des vénériens, ainsi que des personnes atteintes de maladies cutanées chroniques ou incurables et repoussantes, est situé dans la banlieue à une demi-lieue de la ville, dans une localité très salubre, sur un domaine qui appartient à la capitale. Généralement connu sous le nom d'*hôpital extérieur* ou *hôpital des incurables*, il consiste en plusieurs bâtiments d'une étendue considérable, dont les vicieuses dispositions témoignent du caractère des diverses époques auxquelles ils ont été construits

Le personnel du service administratif et médical, indépendant de l'hôpital de l'Isle (destiné à la réception des autres malades), mais subordonné, comme celui-ci, à une direction commune, se compose du médecin en chef qui est en même temps directeur, d'un médecin adjoint, comme interne, d'un économe, d'une ménagère, office rempli par la femme de l'économe, et de quinze domestiques et garde-malades. Le directeur, ainsi que l'économe, avec leurs familles, y trouvent des logements convenables; ces logements, ainsi que plusieurs autres accessoires, sont compris dans leurs appointements.

Le service des vénériens se trouve dans le même bâtiment que celui des maladies cutanées chroniques, mais en est séparé à chaque étage par une cloison fermée à clef. L'étage supérieur est occupé par les hommes, l'inférieur par les femmes, et le rez-de-chaussée par les bains et le service des teigneux. Le nombre des lits ordinairement assignés aux vénériens est de à 25 à 30 pour chaque sexe, et peut, en cas de besoin, être augmenté de 5 à 10 pour l'un et l'autre.

Tout individu domicilié dans le canton de Berne qui produit, dans une séance du corps médical des hôpitaux, un certificat d'indigence signé par le maire et le curé de sa commune, y trouve une réception gratuite, sous la condition de ne pas sortir de l'hôpital avant d'en être congédié par le chef du service, après parfaite guérison. A défaut de certificat d'indigence, la réception est encore accordée par le corps médical aux personnes qui déposent une somme d'au moins 30 francs à la caisse de l'établissement, par laquelle sont soldés les frais du traitement, évalué au minimum à 1 franc par jour. Dans les cas où la durée du traitement dépasse trente jours, les malades sont tenus de renouveler le dépôt de la même somme.

Pour des personnes plus aisées, la rémunération pour le traitement peut être fixée plus haut par le corps médical, selon les prétentions qu'elles font connaître pour leur nourriture et le logement.

Quoique le nombre des femmes syphiliques, traitées à l'hôpital, ne puisse aucunement servir de base à l'estimation, même approximative, des personnes infectées dans la ville et le canton, et moins encore des prostituées en général, nous allons néanmoins donner le chiffre des femmes traitées dans la division en question pendant ll'année 1855.

Dans le petit tableau suivant, les femmes originaires du canton de Berne sont séparées des étrangères ; les femmes habitant la ville, de celles qui venaient à l'hôpital directement de la campagne ; enfin, les personnes arrêtées pour une cause quelconque, sur le soupçon d'infection syphilitique, et conduites à l'examen sanitaire par l'agence des bureaux de police, sont distinguées de celles qui s'y sont rendues de leur gré.

Tableau de la répartition des femmes traitées en 1855 à l'hôpital pour maladies vénériennes, d'après leur domicile et leur origine.

	Domiciliées dans la banlieue de Berne.	Domiciliées hors de la banlieue de Berne.	Sans domicile (vagabondes).	Total.
Originaires du canton de Berne..........	54	203	42	299
Originaires d'autres cantons.............	5	5	1	11
Originaires de l'Étranger	1	2	»	3
Total......	60	210	43	313

Amenées à la visite sanitaire par la police...........	39
Arrivées à la visite sanitaire de leur propre gré.......	274
Total.....................	313

La durée moyenne du traitement s'est tenue, pendant les trois dernières années, entre 30 et 35 jours.

Il nous reste à dire un mot des refuges que peuvent avoir les filles publiques fatiguées, qui désirent se retirer de leur honteux métier ; c'est un établissement fondé par la charité privée, qui cependant jusqu'ici, vu la pauvreté de ses moyens pécuniaires, a pris peu d'extension. On y reçoit sous la surveillance d'une directrice animée d'intentions charitables et religieuses, 10, au plus 15 filles de cette classe qui sont résolues d'abandonner leurs anciennes habitudes de débauche pour un genre de vie moral et laborieux. On les occupe au blanchissage et à la couture. Elles ne sont recrutées jusqu'à ce jour que dans la ville et les environs, et sont ordinairement prises dans la classe des filles en condition prostituées, mais jamais parmi celles employées dans les bains publics servant de maison de tolérance. Quant à la durée des conversions opérées dans cet établissement, on ne peut encore rien préciser, à cet égard, car il n'existe que depuis un petit nombre d'années.

Lois et ordonnances en rapport avec la prostitution, actuellement en vigueur dans le canton de Berne.

Comme complément de ce qui précède, nous allons donner ici un aperçu des lois et ordonnances régissant les mœurs et les établissements publics dans la capitale et le canton.

Les articles plus anciens encore en vigueur sont les suivants :

1° Lois consistoriales de la ville et république de Berne de l'an 178

Titre III. — Loi 1. — *Punition de la fornication.*

§ 2. Dans tous les cas ci-dessus exprimés, la fille ou veuve subira exactement la même peine que l'homme, c'est-à-dire pour la première faute paiera cinquante livres bernoises (1) ou subira cinq jours de prison ; pour la seconde faute cent livres d'amende ou dix jours de prison ; pour la troisième faute, deux cents livres d'amende ou vingt jours de prison.

§ 4. Si quelque personne de l'un ou de l'autre sexe retombait une quatrième fois, ou même plus, dans le cas de fornication, outre la peine déterminée, elle sera encore punie suivant les circonstances par arrêt de notre Sénat.

§ 5. Quiconque, sur la demande qui lui en serait faite, confessera volontairement sa faute au juge ou se dénoncera soi-même, ne subira jamais que la moitié de la peine prescrite par la loi.

Loi 2. — *Châtiment de la fille ou veuve qui aura commis adultère avec un homme marié.*

§ 1. Dans tous les cas ci-dessus exprimés, elle sera punie comme son complice, soit par l'amende, soit par la prison (c'est-à-dire : pour la première faute, d'une amende de cent livres bernoises ou de dix jours de prison ; pour la seconde faute, de deux cents livres ou de vingt jours de prison ; pour la troisième faute, de quatre cents livres d'amende ou de quarante jours de prison. Pour les fautes subséquentes la punition est réservée à la décision du Sénat).

§ 2. Si cependant la fille ou veuve peut prouver qu'elle a ignoré que celui avec lequel elle a commis la faute fût marié, nous remettrons à notre consistoire suprême le pouvoir de mitiger la peine selon les circonstances.

(Suivent les châtiments du double adultère et de l'adultère commis par un homme non marié, avec une femme mariée consistant, pour la première faute, outre une amende honorable à la face de l'église, dans la capitale, devant le consistoire suprême, en quarante jours de prison ; pour la seconde faute, outre l'amende honorable, quatre ans de maison de force ; pour la troisième faute, maison de force pour la vie.)

Loi V. — *Des prostituées.*

Nos consistoires feront veiller sur les femmes publiques et prostituées ; ils doivent les faire arrêter et les dénoncer à notre Sénat, qui les fera mettre à la maison de travail, soit au Schellenwerk (maison de

(1) Une livre bernoise vaut environ 1 franc.

force), ou les bannira du pays ou leur infligera la peine du fouet (maintenant abolie) ou quelque autre punition corporelle selon l'exigence du cas et sans rémission.

Loi VI. — *Des contributions extorquées par les prostituées.*

§ 1. La fille ou femme prostituée qui, s'étant livrée à un homme marié ou libre, chercherait à en extorquer par des menaces des sommes d'argent ou des effets, sera dénoncée à notre Sénat, qui la fera punir selon les circonstances par le carcan, la maison de travail, le Schellenwerk ou même la fera fouetter par la main du bourreau.

§ 2. Si la prostituée est en état de rembourser ce qu'elle aura extorqué, on l'obligera d'en restituer la valeur, et notre Sénat décidera si la somme doit être délivrée à celui qui l'a fournie ou s'il doit en être disposé autrement.

§ 3. Celui qui découvrira des extorsions de cette nature sera autorisé à rechercher et faire saisir à son profit la somme délivrée chez la prostituée qui l'aura reçue.

§ 4. Si celui qui aura souffert de pareilles extorsions a dénoncé lui-même le fait, la punition de sa faute sera mitigée d'un degré, en sorte que, s'il a commis double adultère, il ne sera châtié que comme celui qui est coupable d'un simple adultère; de même aussi, dans ce cas, une seconde faute de fornication ne sera punie que comme une première, et une première faute de ce genre sera pardonnée. Dans ce cas, comme dans l'article second de cette loi, notre Sénat décidera, suivant les circonstances, si la somme extorquée sera restituée ou à qui elle sera adjugée.

§ 5. Ceux ou celles qui serviront de prostituteurs, ou qui prêteront leur ministère pour recevoir ces infâmes contributions, seront punis comme tortionnaires dangereux, et comme tels fouettés par la main du bourreau et de plus mis au Schellenwerk, ou bannis, suivant la grandeur du délit et à la connaissance de notre Sénat.

§ 6. Un domestique ou autre personne à gages qui débaucherait le fils ou la fille de ses maîtres, qui se prêterait à les induire ou entretenir dans un mauvais commerce ou qui même les séduirait, subira, outre la peine ordonnée par la loi, celle que notre Sénat lui fera infliger en proportion de son crime.

§ 7. Un tuteur qui séduirait sa pupille ou qui l'induirait dans un mauvais commerce avec un autre, non-seulement subira la peine prescrite par la loi, mais, suivant les circonstances, il sera en outre châtié en ses biens, son corps ou son honneur à la connaissance de notre Sénat.

2° Ordonnance du Conseil exécutif sur l'organisation de la police dans la capitale, du 31 décembre 1832.

Titre II. — *Compétence du directeur de la police dans certains cas.*

Art. 22. Le directeur de la police de la ville est autorisé à faire mettre préalablement aux arrêts ou en prison tout individu pris en flagrant délit ou qui est accusé d'un crime ou d'un délit par des personnes dignes de foi, et qui ne présente aucune sûreté suffisante pour garantir qu'il ne s'éloignera point, comme aussi tout individu qui désobéit à ses ordres, ou manque aux égards qui lui sont dus; mais dans l'un, comme dans l'autre cas, il devra en informer le préfet dans les vingt-quatre heures.

Art. 26. Il surveille l'exécution des ordonnances relatives au maintien de la sûreté, de la tranquillité et de l'ordre publics, et dénonce au juge compétent ceux qui se rendent coupables d'infractions à ces ordonnances ou aux lois existantes. Il doit de suite donner connaissance au préfet de tous les cas importants.

Art. 30. Il veille à l'exécution des ordonnances concernant les auberges, cabarets, cafés, billards, caves, bains et autres établissements analogues, et particulièrement à ce qu'il ne s'introduise point d'abus dans l'exercice des concessions obtenues. Les plaintes pour comptes exagérés, pour mauvaise nourriture ou mauvais logement, *pour débauche tolérée*, et pour débit après l'heure fixée pour la fermeture de ces établissements, rentrent également dans sa compétence. Il surveille aussi les pensions et les sociétés closes, afin d'empêcher qu'elles n'abusent de leurs concessions, et pour découvrir les débits clandestins.

Art. 32. Il surveille tous ceux qui habitent dans l'arrondissement de la capitale, et délivre les permis de séjour nécessaires aux personnes ci-après désignées, après toutefois qu'elles ont produit les pièces exigées par la loi.

1° A celles qui veulent s'établir, c'est-à-dire avoir ménage (avec feu et lumière) ou exercer une profession pour leur compte pendant plus de six mois ou séjourner au delà de ce terme dans la capitale pour leur agrément, etc.

2° A celles qui sont en condition, en service ou en pension chez des habitants domiciliés, et qui, par conséquent, n'exercent aucune profession pour leur compte, et n'ont aucun ménage, qu'elles logent ou non chez leurs maîtres.

3° A celles qui ne veulent pas séjourner plus de six mois pour exercer une profession, pour leur agrément ou pour des affaires particulières.

Art. 33, *sixième alinéa*. Le directeur de la police est autorisé à retirer, non-seulement chaque certificat constatant que les pièces produites sont en règle, mais le permis de séjour dès que ceux qui l'ont obtenu donnent des motifs fondés pour agir ainsi.

Art. 46. *Il surveille les lieux où l'on offense la pudeur, et où l'innocence est séduite, comme aussi les personnes qui favorisent ou facilitent habituellement la débauche, les filles publiques et les hommes qui mènent une vie dissolue; les vices contre nature,* les femmes non mariées qui sont enceintes ou accusées de l'être, ou qui ont caché leur grossesse.

Il doit chercher à prévenir et à éloigner, le plus promptement possible, tout scandale public.

3° Lois du 4 juin 1852 sur les auberges et autres établissements analogues.

TITRE V.

Art. 36. Le préfet et, sous sa surveillance, les employés de police de l'État et les autorités de police locale sont chargés du maintien de la police des auberges. Les droits et les devoirs de ces dernières autorités seront déterminés par un règlement sur la police locale, lequel sera revêtu de la sanction du Conseil exécutif.

Art. 37. Les autorités de police et leurs employés peuvent, dans l'exercice de leurs fonctions, se faire ouvrir à toute heure du jour et de la nuit les auberges et autres établissements semblables.

Art. 39. Dans des cas particulièrement urgents ou graves, le Conseil exécutif est autorisé à faire fermer provisoirement et par mesure de police une auberge ou un autre établissement analogue, jusqu'à ce que l'ordre troublé soit rétabli ou qu'un jugement soit intervenu. Le préfet a le même droit, sous réserve de la décision du Conseil exécutif.

Art. 41. Le préfet a le droit, sauf ratification du Conseil exécutif, de déterminer par des règlements les conditions essentielles auxquelles doivent satisfaire les locaux destinés aux établissements régis par la présente loi, ainsi que les dispositions auxquelles les aubergistes auront à se soumettre pour l'engagement et le congé de leurs domestiques et aides. La police locale tiendra un contrôle exact et complet de ces derniers.

Art. 55. L'aubergiste ne tolérera chez lui aucune infraction aux ordonnances de police en vigueur. (Amende de cinq à vingt francs, d'après l'art. 71, 2°, de cette loi.)

Art. 56. *Il lui est particulièrement interdit de tolérer ou favoriser, dans son établissement, aucun excès ou acte contraire aux mœurs.* (Amende de vingt à deux cents francs, d'après l'art. 71, 4°.)

Art. 64. Tout aubergiste, dans l'exercice de son industrie, est responsable des actes des membres de sa famille et de ses domestiques et employés, aussi bien que de ses propres actes.

4° Règlements sur les conditions essentielles auxquelles doivent satisfaire les locaux destinés aux établissements régis par la loi sur les auberges, et sur les conditions relatives aux engagements et congés des domestiques et aides desdits établissements, sanctionnés par le Conseil d'État, en amplification de l'article 41 de ladite loi, le 30 novembre 1854.

Le premier article traite de la désignation spéciale de la chambre ou des chambres employées au débit des mets et boissons.

L'art. 2 indique l'arrangement et la situation convenables de la ou des dites chambres.

L'art. 3 porte défense d'employer d'autres locaux au débit des boissons et mets dans les cabarets et buvettes en caves. Défense de placer des lits dans lesdits locaux.

L'article 4 traite de la situation des dits locaux contre la voie publique, l'accessibilité de l'entrée pour les personnes chargées de l'autorité de la police à toute heure du jour et de la nuit. Défense de l'emploi de chambres qui donnent sur le derrière de la maison ou situées dans des étages supérieurs pour débit de boissons et aliments.

L'article 6 fixe entre autres : « Que dans les bains avec droit de cabaret, et dans les auberges de la première et de la seconde classe (cabarets, cafés et buvettes en cave), aucun aide ou domestique ne doit être engagé et employé au service sans permission spéciale de l'autorité de la police locale. — Le porteur de la patente ou entrepreneur de cabaret, etc., doit s'adresser à la police de la capitale (dans celle-ci) pour obtenir la permission susdite, et présenter des certificats acceptables sur la bonne réputation des personnes en question et sur leurs engagements formels.

Art. 7. Les permissions spéciales pour le débit de boissons et le service dans les cabarets seront données par le préfet sur la recommandation des autorités de la police de la capitale pour la durée d'une année.

Art. 8. Le préfet a le droit de retirer la permission susdite aux personnes qui auront favorisé quelque action contre les bonnes mœurs ou quelque autre contravention contre les règlements de police.

XI

DE LA PROSTITUTION A BRUXELLES,

Par M. le docteur J.-R. MARINUS,
Chevalier de l'Ordre de Léopold,
Membre titulaire et secrétaire-adjoint de l'Académie royale
de médecine de Belgique, etc.

I. HISTORIQUE.

La ville de Bruxelles, capitale du royaume de Belgique, dont la population, d'après l'*Annuaire de l'observatoire royal pour 1857*, était au 1er janvier 1856, de 161,826 habitants, non compris la garnison (qui était le 15 mars 1842, de 2,414 hommes), et de 257,676 âmes, en y ajoutant les faubourgs qui forment huit communes différentes et ayant chacune une administration municipale particulière, offre, sous le rapport de la prostitution, un intérêt tout spécial, des enseignements pratiques bons à imiter ailleurs.

Sa position géographique en fait le centre des diverses nations qu'y amènent incessamment les chemins de fer, de sorte que les étrangers constituent en outre une population flottante ou de passage qui comprenait au 15 mars 1842, toujours d'après l'*Annuaire* de M. Quetelet, 942 individus.

Ville de commerce, de luxe et de plaisirs, libérale avant tout, on conçoit que la prostitution a dû y trouver tous les éléments propres à son existence, et a pu, pendant de longues années, s'y étaler sous toutes les formes et avec tous les raffinements du vice et de la débauche. On conçoit qu'arrivée à ce degré de développement, il a fallu, pour mettre un frein aux abus, instituer des mesures administratives et hygiéniques efficaces qui n'ont pu s'improviser, mais ont nécessité de longues et profondes méditations de la part des médecins, des légistes et des magistrats animés du désir de faire le bien.

Aujourd'hui, grâce à leurs communs efforts, grâce surtout à la vive sollicitude et à la puissante énergie du premier magistrat de la ville, M. Ch. de Brouckere, la prostitution est soumise à une police sévère, et réglée par un service administratif et sanitaire spécial, de manière à satisfaire toutes les conditions de l'hygiène et de la morale publiques.

Pour arriver à ce résultat, il a fallu vaincre bien des difficultés, faire de prodigieux efforts, dénoncer de nombreux abus, froisser des opinions préconçues, et harceler les autorités de pressantes et énergiques réclamations.

L'initiative de cette généreuse et philanthropique démarche près des administrations compétentes, nous devons le reconnaître, est due à M. Seutin, chirurgien en chef de l'hôpital Saint-Pierre. A même d'apprécier dans son service les ravages qu'exerçait la maladie vénérienne, il ne cessa, depuis 1852, de réclamer et de proposer des mesures de police médicale sur la prostitution, source de propagation de ce mal hideux. Rien ne put le décourager dans la mission qu'il poursuivait avec une ténacité digne d'éloges. Il fut l'auteur de la question suivante proposée par le Congrès médical de Belgique, assemblé à Bruxelles en 1835 :

« Exposer et déterminer les moyens médicaux et les mesures administratives et règlementaires propres à arrêter ou à modérer la propagation de la syphilis (1). »

Deux mémoires furent couronnés : un prix de 1,000 francs fut décerné au travail de M. le docteur Dugniolle, et une récompense de 500 francs fut accordée au mémoire de l'auteur de cette notice.

La Commission qui avait été appelée à juger les travaux des concurrents, entreprit ensuite, avec les matériaux qu'elle avait en sa possession et ceux qu'elle parvint à se procurer, d'étudier la question, et publia un règlement longuement développé qu'elle adressa aux autorités.

Le Conseil central de salubrité reprit et continua l'œuvre commencée par la commission du congrès médical, et publia à son tour, en 1838, un projet de règlement sur la prostitution, remarquable par les considérations qui servent à appuyer les mesures proposées, tant sous le rapport hygiénique et administratif que sous celui de la législation.

C'était là un progrès, et l'administration en profita en organisant sur de meilleures bases le service sanitaire de la prostitu-

(1) En 1834, la Société des sciences médicales et naturelles de Bruxelles avait déjà, sur les instances de M. Seutin, posé une question semblable. Ce fut le mémoire de M. le docteur F. S. Ratier, de Paris, qui obtint le prix. (*Annales d'hygiène publique et de médecine légale*. Paris, 1836, t. XVI, p. 262.) M. le docteur Lagneau fils vient de traiter de nouveau ce sujet dans un mémoire très intéressant intitulé : *Mesures hygiéniques propres à prévenir la propagation des maladies vénériennes* (*Annales d'hygiène publique*, 1854, t. IV, p. 298 ; t. V, p. 21, 241).

tion, qui fut composé, en 1840, de trois médecins, dont l'un était, comme aujourd'hui, chef de service et chargé de contrôler les visites.

Les choses en était là, lorsqu'en 1842 M. Seutin fit à l'Académie de médecine (séance du 26 décembre), la proposition de s'adresser à M. le Ministre de l'Intérieur, *à l'effet d'obtenir des dispositions législatives propres à restreindre les maladies syphilitiques*. La Commission chargée d'examiner la question fit un rapport, par l'organe de M. Vleminckx, dans lequel elle proposait d'adopter les mesures suivantes :

« 1° Faire en sorte que les filles mineures et les femmes mariées se livrant notoirement à la débauche soient assujetties aux règlements sur la matière ;

» 2° Interdire entièrement le stationnement et la promenade des prostituées ;

» 3° Nommer dans toutes les communes populeuses un ou plusieurs médecins et un commissaire spécialement chargés de la surveillance des prostituées ;

» 4° Donner aux autorités communales plus de latitude pour sévir contre les prostituées en général ;

» 5° Enfin, admettre gratuitement les personnes atteintes de maladies syphilitiques dans les hôpitaux, et leur en faciliter l'accès. »

Ces propositions tranchaient plus d'une question délicate; elles armaient les administrations communales d'une loi dont elles ont encore à déplorer l'absence, bien que la *loi communale* confère à l'autorité municipale le droit de faire les règlements qu'elle juge nécessaires et utiles pour tout ce qui concerne la prostitution. Aussi l'Académie, après discussion, adopta-t-elle les conclusions de sa Commission. Sa voix ne fut pas entendue ; la loi demandée se fait encore attendre.

Pendant ce temps, l'administration communale de Bruxelles s'occupait activement d'élaborer un réglement, et le 21 octobre 1843 elle soumit à l'Académie les mesures sanitaires et hygiéniques qu'elle avait adoptées. Elle tint compte des indications fournies par la savante compagnie, et le 18 avril 1844 elle promulgua son nouveau règlement, dont nous donnons plus loin le texte. Ce règlement a subi, depuis, plusieurs modifications et additions que nous ferons également connaître.

Enfin, pour compléter l'historique de la prostitution à Bruxelles, nous ajouterons que le Congrès général d'hygiène tenu en cette ville, au mois de septembre 1852, s'est aussi occupé de la question, qui était rédigée en ces termes :

« Quelles sont les mesures à prendre pour arrêter les progrès et diminuer les inconvénients et les dangers de la prostitution et de la débauche. »

Cette question, examinée par des hommes spéciaux formant la troisième section du Congrès, dont nous eûmes l'honneur d'être le rapporteur, fut résolue de la manière suivante :

1° *Mesures législatives.*

« 1° Interdiction des maisons de prostitution ou de débauche, si ce n'est en vertu d'une tolérance expresse de l'autorité communale et moyennant les conditions de police et de salubrité posées par celle-ci ;

» 2° Interdiction du stationnement et de la divagation des prostituées;

» 3° Action simultanée et uniforme des villes et communes limitrophes pour les mesures relatives à la prostitution ;

» 4° Extension et définition de la responsabilité des tenants-maison de prostitution et de débauche ;

» 5° Interdiction de la prostitution des jeunes filles mineures jusqu'à un âge déterminé.

» 6° Envoi des prostituées mineures dans des établissements de réforme jusqu'à un âge déterminé ;

» 7° Extension, dans certains cas, aux prostituées âgées et indigentes des dispositions relatives à la mendicité et au vagabondage ;

» 8° Renforcement des pénalités en ce qui concerne la police de la prostitution ;

» 9° Pénalités sévères contre les personnes coupables d'exciter, de faciliter ou de favoriser *habituellement* la débauche et la corruption des mineurs jusqu'à un âge déterminé, et contre les parents, tuteurs et gardiens qui, même *non habituellement*, se rendraient coupables des mêmes offenses ;

» 10° Tutelle spéciale instituée en faveur des enfants dont les pères, mères, tuteurs ou gardiens seraient reconnus coupables d'avoir favorisé la débauche ou la corruption ;

» 11° Interdiction des annonces des remèdes secrets et de traitements appelés *radicaux*.

» 12° Interdiction de loger les militaires dans les maisons de prostitution. »

2° *Mesures administratives.*

» 1° Surveillance médicale de la prostitution ; organisation du service des visites sanitaires ;

» 2° Inscription des femmes qui se livrent à la prostitution ;

» 3° Enquête avant l'inscription ;

» 4° Interdiction des maisons de débauche dans certains quartiers et à proximité de certains établissements publics ;

» 5° Prohibition de toute provocation extérieure ;

» 6° Conditions ayant pour but de substituer les filles en maison aux prostituées éparses ;

» 7° Interdiction aux tenants-maisons d'admettre des jeunes gens au-dessous d'un âge déterminé ;

» 8° Séquestration de toute femme atteinte ou suspecte de maladie vénérienne ;

» 9° Fréquence et gratuité des visites sanitaires ; encouragements à ces visites ;

» 10° Interdiction du traitement des prostituées à domicile ;

» 11° Admission des vénériens indigents et des prostituées dans les hôpitaux civils ou dans des dispensaires établis spécialement à cet effet ;

» 12° Règlement disciplinaire sévère des salles des prostituées dans les hôpitaux et dispensaires ;

» 13° Encouragement aux institutions pour favoriser la rentrée des prostituées dans la société ;

» 14° Visites isolées et périodiques des militaires et des marins ;

» 15° Avertissement immédiat donné aux autorités compétentes de la source de l'infection. »

Comme on le voit, les propositions admises par le Congrès d'hygiène embrassaient tous les points de la question et étaient autant de jalons posés pour l'élaboration d'une loi dont la nécessité se fait sentir et est jugée nécessaire pour la santé publique. Malheureusement ces indications sont restées jusqu'ici à l'état de vœu.

Néanmoins, l'administration de la ville de Bruxelles ne s'est pas découragée : poursuivant l'œuvre qu'elle avait commencée en 1844, elle a successivement introduit dans son règlement, auquel le Congrès d'Hygiène avait rendu une éclatante justice, les améliorations que l'expérience a rendues nécessaires, tout en se maintenant dans les limites du pouvoir que la loi communale accorde à l'autorité municipale. Avant d'aller plus loin, et pour donner une juste idée des mesures qu'elle a mises en usage, nous croyons devoir donner ci-après le règlement et les ordonnances de police qui ont suivi.

II. RÈGLEMENTS SUR LA PROSTITUTION.

« LE CONSEIL COMMUNAL,

» Considérant que le règlement sur la prostitution actuellement en vigueur ne contient pas toutes les dispositions dont l'expérience a fait connaître la nécessité, et qu'il n'est pas en harmonie avec les lois qui lui sont postérieures ;

» Voulant pourvoir par des mesures plus complètes à tout ce qui concerne cette partie importante de la police administrative;

» Vu les articles 78 et 96 de la loi du 30 mars 1836;

» ARRÊTE :

SECTION Ire. *Des filles publiques, de leur inscription et de leur radiation.*

« Art. 1er. Sont réputées filles publiques, toutes filles ou femmes qui se livrent habituellement à la prostitution.

» Elles sont divisées en deux catégories :

» 1° Les *filles de maison*, c'est-à-dire celles qui sont à demeure fixe dans des maisons de débauche tolérées par l'Administration ;

» 2° Les *filles éparses*, c'est-à-dire celles qui ont un domicile particulier.

» Art. 2. Les unes et les autres sont tenues de se faire inscrire au dispensaire qui sera établi à cet effet, et où il y aura, pour chaque catégorie, un registre distinct.

» L'employé du dispensaire en dressera des listes séparées pour la division de police et pour chacune des sections.

» Art. 3. L'inscription d'une fille publique aura lieu, soit sur sa demande, soit d'office, par le collége des bourgmestre et échevins.

» Art. 4. Toute fille publique non inscrite sera mandée au bureau de police pour y être entendue ; elle sera inscrite, s'il y a lieu, conformément aux articles 2 et 3.

» Celle qui n'aura pas obtempéré au premier appel pourra être punie des peines établies par l'article 49 ci-après.

» Art. 5. L'enregistrement de toute fille publique indiquera son numéro d'inscription, son nom, ses prénoms, son âge, le lieu de sa naissance et sa demeure, son dernier domicile, sa profession antérieure, et les causes qui l'ont entraînée à se livrer à la prostitution.

» Les passe-ports, actes de naissance et autres pièces constatant l'état civil des filles enregistrées, seront déposés à la division de police.

» Chaque fille aura son dossier particulier qui contiendra toutes les pièces qui la concernent.

» Art. 6. Après son inscription, chaque fille recevra un carnet dont le collége déterminera la forme, contenant les principales indications mentionnées aux registres d'inscription, et de plus son signalement et sa signature si elle sait écrire.

» Un extrait du règlement en ce qui concerne les filles éparses sera imprimé en tête du carnet ; lecture en sera donnée aux filles de cette catégorie au moment de leur inscription.

» Art. 7. Il est strictement défendu aux filles inscrites de se prêter leurs carnets ; elles doivent toujours en être nanties, et l'exhiber à toute réquisition des agents de police.

» Quand elles le perdent, elles doivent en demander un autre.

» Art. 8. Toute fille publique en maison ou éparse, qui voudra changer de demeure, sera tenue préalablement : 1° d'en faire la déclaration à l'employé du dispensaire qui en informera immédiatement la division de police ; 2° de faire viser son carnet, tant par le commissaire de la section qu'elle quitte que par celui de la section où elle va s'installer.

» Elle subira alors une visite extraordinaire. Le changement d'habitation ne pourra se renouveler plus de deux fois par mois, si ce n'est pour cause indépendante de la volonté de la fille.

» La déclaration à faire par les filles publiques et mentionnée ci-dessus ne dispense pas les personnes qui les logent des obligations que l'ordonnance de police du 15 octobre 1831 impose à tous ceux qui louent des appartements.

» Art. 9. Les filles de maison seront toujours libres d'en sortir, en se conformant toutefois au prescrit de l'article précédent.

» Le tenant-maison qui sera convaincu d'avoir mis obstacle au départ d'une fille sera puni du maximum des peines comminées ci-après, sans préjudice des poursuites plus graves en cas de séquestration ou de détention illégale.

» Art. 10. Les filles éparses sont divisées en quatre classes.

» Elles payeront à chaque visite :

Celles de la 1re classe .... 40 centimes.
Celles de la 2e classe .... 30 —
Celles de la 3e classe........................ 15 —
Celles de la 4e ne payeront aucune rétribution.

» Cette dernière classe comprend toute prostituée qui aurait plus de quarante ans, et celle qui est mère d'un ou de plusieurs enfants qu'elle entretient.

» Art. 11. Aucune fille éparse ne pourra demeurer chez un débitant de boissons.

» Art. 12. Le carnet dont il est question à l'article 6 se payera par ces filles :

Par celles de 1re classe................. 1 fr. 50 c.
Par celles de 2e classe.................. 0 fr. 75 c.
Par celles de 3e et 4e classe .... 0 fr. 25 c.

» Art. 13. Lorsqu'une fille publique enregistrée désirera obtenir sa radiation, elle devra en faire la demande au collége des bourgmestre et échevins, lequel statuera comme il appartiendra.

» La radiation aura lieu d'office en cas de mort ou de mariage.

» Art. 14. La radiation sera telle, que toute trace d'inscription disparaisse.

Section II. — *Des maisons de débauche et de passe.*

« Art. 15. Deux catégories de maisons de prostitution pourront être tolérées :

» 1° Les maisons de débauche où les femmes publiques sont à demeure fixe ;

» 2° Les maisons de passe où les prostituées éparses sont admises.

» Art. 16. Chaque catégorie de maisons sera divisée en trois classes.

» Art. 17. Aucune maison de débauche ou de passe ne peut être établie sans l'autorisation du collége des bourgmestre et échevins. Cette autorisation est essentiellement précaire et révocable.

» Les tenants-maisons de passe ne pourront louer leurs maisons et appartements, si ce n'est à des femmes munies de leur carnet et régulièrement soumises aux visites sanitaires.

» Il ne sera, dans aucun cas, permis de tenir simultanément maison de débauche et maison de passe.

» Les maisons de débauche et de passe devront avoir, au-dessus de leur porte d'entrée, une lanterne de verre de couleur et de forme ronde. Le diamètre de la lanterne et la couleur du verre pour chacune de ces maisons seront désignés par le collége des bourgmestre et échevins.

» Art. 18. Toute personne qui demandera l'autorisation d'établir une maison de prostitution devra indiquer sa destination comme maison de débauche ou comme maison de passe, et désigner la classe dans laquelle elle veut que sa maison soit rangée en conformité de l'article 15. La demande contiendra, en outre, l'obligation de se soumettre aux dispositions du présent règlement, et aux mesures qui seront arrêtées par le collége pour en assurer l'exécution.

» Art. 19. Toute femme en puissance de mari ne sera autorisée à ouvrir une maison de débauche ou de passe qu'avec l'assentiment par écrit de ce dernier.

» Art. 20. L'autorisation de tenir maison de prostitution ne passe point aux héritiers ou aux ayants cause de ceux qui l'ont obtenue, sans le consentement préalable du collége des bourgmestre et échevins.

» Art. 21. Aucune maison de débauche ou de passe ne pourra s'établir dans les rues d'un passage fréquent, à proximité des maisons d'éducation, d'établissements publics ou d'édifices consacrés aux cultes.

» Art. 22. Les prostituées éparses ou autres ne pourront se montrer aux fenêtres ou aux portes des maisons de débauche ou de passe. Les fenêtres de ces maisons seront toujours garnies de persiennes ou de rideaux épais placés à demeure.

» Toute provocation à la débauche de la part des tenants-maisons ou de leurs subordonnés est expressément défendue.

» Art. 23. Le libre accès des maisons de débauche ou de passe devra être livré à toute heure du jour et de la nuit aux agents de la police.

» Art. 24. Lorsqu'une maison clandestine de prostitution sera signalée au collége des bourgmestre et échevins, il fera procéder à une enquête administrative pour s'assurer du fait, et ordonnera, s'il y a lieu, l'inscription des femmes au nombre des prostituées.

» Le tenant-maison sera déféré aux tribunaux.

» Art. 25. Les tenants-maisons de débauche ne pourront admettre chez eux aucune fille publique, sans en avoir fait la déclaration préalable au dispensaire.

» Art. 26. Les tenants-maison de passe ne pourront recevoir chez eux que les filles régulièrement soumises aux visites sanitaires et munies de leur carnet.

» Art. 27. Les tenants-maison de débauche et de passe sont tenus de donner à la police les noms, les prénoms et l'âge des femmes de peine qu'ils tiennent à leur service, lesquelles seront soumises à la visite sanitaire lorsqu'elles seront âgées de moins de cinquante ans.

» Lorsqu'une maison de débauche ou de passe sera tenue par une femme non mariée ou hors de la puissance maritale, celle-ci sera également soumise à la visite sanitaire jusqu'à l'âge de cinquante ans révolus.

» Art. 28. Il y aura dans chaque maison de débauche un registre coté et paraphé par l'inspecteur du service de santé.

» Le tenant-maison y inscrira les nom, prénoms, âge, lieu de naissance et dernier domicile de chaque femme qui habitera sa maison, la date de son entrée et de sa sortie, ainsi que l'indication du lieu où elle aura déclaré se rendre en partant.

» Lorsqu'un tenant-maison voudra renvoyer une femme, ou lorsque celle-ci voudra changer de demeure, il sera obligé d'en donner immédiatement avis au dispensaire, et de faire connaître en même temps le lieu où cette femme aura déclaré vouloir se rendre.

» Art. 29. Toute femme trouvée dans une maison de passe ou de débauche sans carnet en règle, ou sans les déclaration et inscription prescrites par les articles 25 et 26, sera passible des peines comminées par la section V.

» Art. 30. Les filles de maisons de débauche seront logées, nourries, habillées et entretenues aux frais des tenants-maisons chez qui elles habitent.

» Lors de l'entrée d'une fille, il sera dressé par le tenant-maison un inventaire des objets d'habillement qu'elle apporte ; cet inventaire sera visé dans les quarante-huit heures par le commissaire de police.

» Ces objets ne serviront pendant son séjour que pour autant qu'elle y consente. Ils lui seront rendus à sa sortie, ainsi que ceux qu'elle pourrait avoir acquis de ses deniers. Ces effets seront, dans les vingt-quatre heures, portés sur le même inventaire et soumis au même *visa*.

» Art. 31. Une rétribution sera payée par tous les tenants-maison de débauche et de passe; le produit en sera destiné à couvrir les dépenses auxquelles donneront lieu les mesures sanitaires.

» Art. 32. La rétribution dont il est question à l'article précédent sera répartie comme suit :

» Les tenants-maison de débauche payeront par anticipation et sans restitution dans aucun cas, entre les mains du receveur communal, par mois :

Ceux de la 1re classe, pour	6 filles	60 fr.
—	7 —	68
—	8 —	74
—	9 —	76
—	10 —	78

et successivement 2 fr. en plus pour chaque fille qui dépasserait ce nombre.

Ceux de la 2e classe, pour	3 filles	21 fr.
—	4 —	26
—	5 —	29
—	6 —	31
—	7 —	32
Ceux de la 3e classe, pour	2 filles	8
—	3 —	11
—	4 —	13
—	5 —	14
—	6 —	15
—	7 —	16

en suivant la progression d'un franc pour chaque fille en plus dans les deux dernières classes.

» Les tenants-maison de passe payeront par mois :

Ceux de la 1re classe............	25 fr.
Ceux de la 2e classe............	15
Ceux de la 3e classe	5

» Ces payements se feront de la même manière que ceux effectués par les tenants-maison de débauche.

Section III. — *Mesures générales de police.*

« Art. 33. Il est expressément défendu aux filles publiques :

» 1° De sortir de chez elles dans un état peu décent, ou en état d'ivresse ;

» 2° De se montrer aux portes et fenêtres de leurs maisons ;

» 3° De s'arrêter et de former des groupes dans les rues, sur les places et promenades publiques ;

» 4° De commettre sur la voie publique aucune espèce de scandale, ou d'y tenir des propos obscènes ;

» 5° D'accoster ou de suivre les hommes sur la voie publique ou de les appeler chez elles, même par signes ;

» 6° De circuler dans le parc ;

» 7° De se trouver sur la voie publique après la cloche de retraite ;

» 8° D'occuper aux théâtres, cirques, concerts ou divertissements publics, d'autres places que celles qui leur seront assignées par la police.

Section IV. — *Mesures sanitaires.*

« Art. 34. Les filles publiques subiront deux visites sanitaires par semaine.

« La fille éparse qui se sera rendue exactement aux visites pendant quatre semaines consécutives, aura remise entière de la taxe.

» Celle qui aura manqué d'exactitude sera soumise à double taxe pour chaque contravention ; elle pourra, en outre, être condamnée à un emprisonnement d'un à cinq jours.

» Art. 35. Les filles des maisons de débauche des première et seconde classes, seront visitées à domicile, à moins que le collège des bourgmestre et échevins n'en ordonne autrement.

» Les filles des maisons de débauche de la troisième classe et les éparses seront visitées dans le dispensaire à ce destiné.

» Toutefois, il sera facultatif aux filles éparses de se faire visiter chez elles, pourvu qu'elles payent au dispensaire, par anticipation, quatre visites à la fois, à raison d'un franc par visite, y compris la rétribution ordinaire.

» Art. 36. Les bureaux du dispensaire seront ouverts tous les jours, les dimanches et fêtes exceptés, depuis neuf heures du matin jusqu'à trois heures de l'après-midi.

» Les visites sanitaires s'y feront de onze heures du matin à deux heures de relevée.

» Art. 37. Le service sanitaire sera provisoirement confié à trois médecins, dont deux chargés des visites seront appelés *médecins-inspecteurs*; le troisième prendra le titre d'*inspecteur-contrôleur*.

» Art. 38. Les médecins chargés du service sanitaire devront, en tout temps et en personne, s'acquitter de leur mission ; en cas d'impossibilité, ils pourvoiront à leur remplacement sous l'agrément du collége des bourgmestre et échevins.

» Art. 39. Les médecins-inspecteurs feront alternativement, pendant un mois, l'un le service des filles éparses, l'autre celui des filles en maison.

» Art. 40. Le médecin chargé du service des éparses devra se trouver au dispensaire tous les jours de onze heures du matin à deux heures de relevée, pour y faire les visites ordinaires et extraordinaires des femmes qui s'y présenteront.

» Art. 41. L'inspecteur-contrôleur s'assurera, par des contre-visites faites au moins tous les quinze jours, que les visites ont eu lieu avec tout le soin que réclame la santé publique.

» Il surveillera journellement la visite du dispensaire et correspondra avec le collége échevinal pour toutes les affaires du service.

» Art. 42. Il est expressement défendu aux médecins de recevoir aucune rétribution ou émolument pour tout ce qui concerne le service sanitaire, soit des tenants-maison de débauche ou de passe, soit des filles publiques.

» Il leur est également défendu de traiter à domicile les tenants-maison, leurs servantes ou les filles qui s'y trouvent, quelle que soit la maladie dont ils puissent être atteints.

» Art. 43. Le médecin consignera sur le carnet des femmes publiques les jours et heures de chaque visite.

» Il tiendra, en outre, sur des registres déposés au dispensaire et dans chaque maison de débauche, note de l'état sain, malade ou douteux de chaque femme visitée, ainsi que des infractions au service sanitaire.

» Ces déclarations seront revêtues de sa signature.

» Art. 44. Toute femme reconnue atteinte d'une affection syphilitique ou de toute autre maladie contagieuse, sera immédiatement envoyée en traitement. Celle dont l'état serait douteux sera envoyée en observation jusqu'à ce que sa santé ou sa maladie soit bien constatée.

» Art. 45. Lorsque la guérison d'une femme publique autorisera sa sortie, elle sera immédiatement mise en liberté. Son ancien carnet lui sera rendu, à moins qu'elle ne préfère en prendre un nouveau.

» Art. 46. Les femmes publiques et les tenants-maison de débauche et de passe sont tenus d'obtempérer aux ordres des médecins.

» Ceux qui les insulteraient d'une manière quelconque pourront être arrêtés immédiatement et conduits devant un officier de police ; ils seront punis conformément aux dispositions de l'article 49.

» Toute prostituée qui sera convaincue d'avoir employé quelque ruse ou quelque fraude pour tromper les médecins sur son état de santé, encourra le *maximum* des peines de police.

» Art. 47. Les tenants-maison de débauche sont responsables de l'exactitude des femmes à se présenter à la visite.

» Art. 48. Les tenants-maison de débauche et de passe seront obligés de se conformer aux prescriptions qui pourront leur être faites par le collége des bourgmestre et échevins, concernant les moyens préservatifs, tant pour les filles que pour les individus admis près d'elles.

Section V. — *Dispositions pénales.*

« Art. 49. Indépendamment et sans préjudice des peines portées par le Code pénal, par les lois et règlements généraux et locaux de police, les contraventions aux dispositions du présent règlement seront punies de cinq à quinze francs d'amende et d'un emprisonnement d'un à cinq jours, séparément ou cumulativement, selon les circonstances et la gravité du fait.

» Le maximum et le cumul de ces peines seront toujours appliqués dans le cas de récidive.

» En outre, le collége pourra toujours prononcer la révocation temporaire ou définitive de la disposition qui tolère la maison de débauche ou de passe.

Section VI. — *Dispositions générales.*

« Art. 50. Le présent règlement sera publié et affiché dans les formes ordinaires.

» Expéditions en seront transmises à la députation permanente du conseil provincial, aux fins d'approbation, et aux greffes des tribunaux de première instance et des justices de paix.

» Des exemplaires de ce règlement resteront constamment affichés, par les soins et sous la responsabilité des tenants-maison de débauche et de passe, dans toutes les chambres de ces maisons.

» Ces exemplaires devront être placés sous verre, dans un cadre, et suspendus de manière à pouvoir aisément en prendre lecture.

Disposition transitoire.

« Art. 51. Les tenants-maison de débauche ou de passe sont tenus de demander, dans le mois de la publication du présent règlement et dans la forme prescrite par l'article 17, une autorisation nouvelle, sous peine de déchéance et sans préjudice aux peines comminées par le présent règlement.

» Fait en séance du conseil communal, à Bruxelles, le 18 avril 1844.

» *Le Bourgmestre*, chevalier WYNS. »

» Par le conseil :

» *Le Secrétaire*, WAEFELAER. »

» Vu et approuvé par la députation permanente du conseil provincial.

» Bruxelles, le 24 mai 1844.

» *Le Président*, Baron DE VIRON.

» Par ordonnnance :

» *Le Greffier provincial*, DUCHÊNE. »

Pour assurer l'exécution pleine et entière des dispositions contenues dans ce règlement, le collége des bourgmestre et échevins, a arrêté, en date du 5 juillet 1844, les mesures suivantes qui n'étaient pas de nature à pouvoir figurer dans un règlement soumis à la publicité.

§ 1. *Des filles publiques, de leur inscription et de leur radiation.*

« Art. 1. Les inscriptions des filles publiques auront lieu sur des registres tenus conformément aux modèles La La A et B, ci-annexés (1).

» Art. 2. Toute inscription, soit volontaire, soit d'office, sera constatée dans un procès-verbal rédigé par l'employé du dispensaire, et qui portera en même temps la mention qu'il a donné lecture à la femme inscrite des dispositions du règlement qui la concernent.

» Art. 3. Toute fille ou femme qui sera signalée comme se livrant clandestinement à la prostitution sera mandée au bureau de police, pour y être entendue et produire, le cas échéant, ses moyens de justification.

» Les procès-verbaux et rapports qui auront été rédigés à sa charge, ainsi que ses réponses écrites, seront transmis au collége des bourgmestre et échevins qui ordonnera, s'il y a lieu, son inscription d'office sur les contrôles des filles publiques.

» Dans ce dernier cas, la décision du collége sera notifiée à la fille dans les vingt-quatre heures, par les soins de l'officier de police chargé du service de la prostitution.

» Art. 4. Toute fille inscrite d'office devra se présenter immédiatement au dispensaire, pour y recevoir son carnet et subir une première visite des médecins. Elle pourra y être amenée au moment même de la

(1) Nous croyons inutile de reproduire ici ces modèles de registres.

notification de la décision du collége, si elle est suspectée d'être atteinte de maladie contagieuse.

» Art. 5. Toute fille non inscrite, qui sera surprise se livrant publiquement à la prostitution, sera immédiatement arrêtée et conduite au bureau de police pour y être interrogée. Elle pourra ensuite, s'il y a lieu, être envoyée au dispensaire pour y subir une visite des médecins ; dans ce cas, les officiers ou agents de police dresseront un rapport très détaillé des circonstances qui auront motivé l'arrestation, et il sera en outre agi à l'égard de la fille comme il est dit aux articles 3 et 4 ci-dessus, à moins qu'elle ne demande elle-même son inscription sur le contrôle des prostituées.

» Art. 6. Les carnets qui seront délivrés aux filles publiques seront en tout conformes aux modèles ci-annexés L^a^-L^a C et D (1).

» Lorsqu'une fille inscrite changera de catégorie, il lui sera délivré un nouveau carnet.

» Art. 7. Toute fille qui se présentera à l'inscription subira un interrogatoire. L'employé du dispensaire s'enquerra avec le plus grand soin de l'exactitude de ses noms, âge, lieu de naissance, dernier domicile, et des causes qui l'ont entraînée à se livrer à la prostitution.

» Art. 8. Lorsqu'une fille demandant son inscription annoncera de bons sentiments, ou ne sollicitera cette inscription que pour une cause indépendante de sa volonté, l'employé du dispensaire l'interrogera sur sa position de famille et en informera immédiatement la division de police.

» Celle-ci devra, dans ces circonstances, donner avis de la demande d'inscription aux parents de la fille, et leur indiquera, le cas échéant, les moyens qu'ils pourraient employer pour la détourner du vice.

» Art. 9. Conformément à l'article 10 du règlement du 18 avril 1844, les filles éparses seront divisées en quatre classes. La classification aura lieu en prenant égard à l'âge et à la position de chaque fille.

§ 2. *Des maisons de débauche et de passe.*

» Art. 10. La lanterne que les tenants-maison de prostitution doivent placer au-dessus de la porte d'entrée de leurs établissements, sera de couleur rouge pour les maisons de débauche et de couleur jaune pour les maisons de passe. Toutes auront 30 centimètres de diamètre.

» Ces lanternes seront toujours soigneusement allumées dès la chute du jour jusqu'à l'heure de la cloche de retraite.

» Art. 11. Les deux catégories de maisons de prostitution seront divisées chacune en trois classes, comme suit :

(1) Ces carnets, sortes de petits livrets, contiennent, sur la première page, un extrait du règlement qui concerne les filles publiques ; sur la deuxième page, les nom, prénoms, âge et signalement de la fille ; quelques autres pages sont destinées à inscrire son domicile et les changements de demeure ; puis enfin une page blanche pour chaque mois de l'année, sur laquelle le médecin du dispensaire écrit chaque fois la date de la visite et l'état sanitaire de la fille.

» 1° *Maisons de débauche.*

» La première classe comprendra les maisons où les faveurs se paient 5 francs et au delà ;

» La deuxième classe, celle où les faveurs se paient de 2 à 5 francs ;

» Et la troisième classe, celle où les faveurs se paient moins de 2 francs.

» 2° *Maisons de passe.*

» La première classe comprendra les maisons où le prix d'entrée est fixé à 2 francs et plus.

» La deuxième classe, celles où le prix d'entrée est fixé de 1 à 2 francs ;

» Et la troisième classe, celles où le prix d'entrée est moins de 1 franc.

» Art. 12. Toute personne qui demandera l'autorisation d'établir une maison de prostitution devra, indépendamment de la désignation de la classe dans laquelle elle désire que sa maison soit rangée, indiquer les prix qu'elle compte exiger.

» Les tenants-maison de débauche ou de passe qui seront convaincus d'avoir exigé un prix supérieur, seront dénoncés au collége qui prendra à leur égard les mesures administratives que le cas comportera.

» Art. 13. Les maisons de débauche et de passe devront être tenues dans un état constant de propreté, et autant que possible chaque femme publique aura sa chambre particulière, où elle devra avoir à sa disposition tout ce que la propreté exige.

» Art. 14. Il y aura toujours dans chacune des chambres des maisons de débauche et de passe où les hommes sont admis :

» 1° Un flacon contenant une solution de soude caustique (1 partie de lessive de soude à 35 degrés sur 20 d'eau distillée) ;

» 2° Un flacon d'huile fraîche, le tout lisiblement étiqueté ;

» 3° Du linge blanc et deux vases remplis d'eau fraîche.

§ 3. *Des visites sanitaires.*

» Art. 15. L'employé du dispensaire préparera à l'avance et sur des feuilles détachées la liste des femmes qui devront se présenter chaque jour à la visite.

» Les médecins y inscriront le résultat de leurs explorations ; après quoi la liste sera envoyée à la division de police.

» Art. 16. Toute femme publique qui aura négligé de se rendre à la visite sanitaire sera immédiatement arrêtée et conduite au dispensaire, sans préjudice des peines établies par l'article 34 de l'ordonnance du 18 avril 1844.

» Art. 17. Les visites sanitaires seront faites avec le plus grand soin ; les médecins emploieront à cet effet les instruments en usage dans l'art de la chirurgie.

» Art. 18. Les médecins seront tenus de faire des visites extraordinaires chaque fois qu'ils en seront requis, soit par les tenants-maison qui auraient des doutes sur la santé de leurs filles, soit par la police, soit enfin dans toute circonstance où ils soupçonneraient qu'une fille est atteinte de maladie contagieuse.

» Art. 19. Lorsque les médecins trouveront nécessaire d'envoyer une fille de maison à l'hôpital, le tenant-maison sera tenu de l'y faire conduire immédiatement en voiture.

§ 4. *Dispositions générales.*

» Art. 20. Tous transports de filles publiques, tant au dispensaire que du dispensaire à l'hôpital, devront être effectués en voiture.

» Art. 21. Des visites fréquentes seront faites dans les maisons de débauche et de passe par les agents de la police, pour s'assurer si les tenants-maison se conforment exactement au prescrit des règlements.

» Ces agents transmettront à la division de police un rapport de chaque visite qu'ils auront faite.

» Art. 22. Il sera immédiatement pourvu à la nomination d'un employé chargé des écritures de bureau au dispensaire.

» Cet employé sera en même temps chargé de percevoir les rétributions imposées aux tenants-maisons de prostitution et aux filles publiques éparses.

» Tous les mois, il rendra compte de ses recettes au collége des bourgmestre et échevins, qui en ordonnera le versement au bureau du receveur de la ville.

» Art. 23. Un exemplaire du présent arrêté sera remis à chaque tenant-maison de prostitution, qui sera tenu de s'y conformer sous les peines établies par l'ordonnance du 18 avril 1844. »

En 1851, de nouveaux changements et additions ont été apportés à l'ordonnance de police qui précède, et dont voici la teneur:

« Le Conseil communal,

» Revu l'ordonnance de police du 18 avril 1844, sur la prostitution;

» Voulant apporter à cette ordonnance les changements et additions dont l'expérience a de nouveau fait connaître la nécessité;

» Vu l'article 78 de la loi communale;

» Ordonne :

» Art. 1er. Les filles publiques sont tenues de se faire inscrire à la division centrale de police, à l'hôtel-de-ville, où il y aura pour chaque catégorie un registre distinct.

» Avis de ces inscriptions est donné, dans les vingt-quatre heures, à l'employé du dispensaire de salubrité et au commissaire de police de la division que les filles se proposent d'habiter.

» Immédiatement après la réception de ces avis, l'employé du dispensaire délivrera aux filles publiques le carnet prescrit par l'article 6 de l'ordonnance du 18 avril 1844.

» Art. 2. Toute fille publique en maison ou éparse qui veut changer de demeure, est tenue préalablement d'en faire la déclaration à la division centrale de police. Celle-ci en informe immédiatement l'employé du dispensaire.

» Les déclarations prescrites par l'article 28, § 3, de ladite ordonnance, sont également faites à la police centrale.

» Art. 3. Les tenants-maison de débauche ne peuvent admettre chez eux aucune fille qui n'ait été préalablement inscrite à la division centrale de police, et qui ne soit munie de son carnet.

» Art. 4. Il est expressément défendu aux filles éparses de conduire ou de recevoir des hommes ailleurs que dans des maisons de prostitution établies en conformité de l'article 17 de l'ordonnance prérappelée.

» Art. 5. Les contraventions aux dispositions ci-dessus seront punies des peines établies par l'ordonnance du 18 avril 1844.

» Les articles 26 et 29 de cette ordonnance et toutes autres dispositions contraires à celles qui précèdent, sont abrogés.

» Ainsi délibéré en séance, à l'hôtel-de-ville, le 14 juin 1851.

» *Le Conseil*, C. DE BROUCKERE.

» Par le Conseil :

» *Le Secrétaire*, WAEFELAER.

» Publié et affiché à Bruxelles, le 24 juin 1851.

Le Secrétaire, WAEFELAER. »

Enfin, en 1855, le Conseil communal, en vue d'agir efficacement contre les filles éparses et de les empêcher de recevoir chez elles des hommes, et aussi pour supprimer le stationnement et les promenades de ces filles dans les rues et sur les places publiques, mesure réclamée depuis longtemps et que l'on avait jusque-là hésité de prendre, arrêta les modifications suivantes qui reçurent l'approbation générale:

« LE CONSEIL COMMUNAL,

» Revu l'ordonnance de police du 18 avril 1844, sur la prostitution;

» Vu le rapport de la section de police, tendant à apporter des modifications aux art. 17 et 33 de cette ordonnance ;

» Vu l'art. 78 de la loi communale ;

» ORDONNE :

» Art. 1er. — Le 3e § de l'art. 17 de l'ordonnance de police du 18 avril 1844, est remplacé par la disposition suivante :

» Les tenants-maison de passe ne pourront louer leurs maisons en » appartements, ni loger des filles publiques.

» Art. 2. — Il est défendu aux filles prostituées de se promener sur la voie publique après le coucher du soleil.

» Cette dernière disposition est ajoutée à l'art. 33 de ladite ordonnance et formera un nouveau paragraphe entre le n° 6 et le n° 7.

» Art. 3. — Les infractions aux deux articles qui précèdent, seront punies des peines établies par l'ordonnance du 18 avril 1844.

» Fait en séance du Conseil communal, le 22 décembre 1855.

» *Le Conseil*, C. DE BROUCKERE.

» Par le Conseil :

» *Le Secrétaire*, WAEFELAER.

» Publié et affiché à Bruxelles, le 28 décembre 1855.

» *Le Secrétaire*, WAEFELAER. »

Toutes ces mesures, régulièrement mises en pratique, ont produit les résultats les plus avantageux en restreignant la fréquence des maladies vénériennes, et en faisant disparaître de la voie publique le cynisme de ces femmes éhontées, provoquant à la débauche. Ce service est difficile et ne produit pas encore tout le bien qu'on a droit d'en attendre, parce que les faubourgs servent de refuge aux prostituées clandestines, aux filles malades qui y regorgent, la police de la ville n'ayant aucune action dans ces quartiers et n'étant pas secondée par l'autorité locale. Il n'en est pas de même de l'autorité militaire, qui, pour diminuer autant que possible la propagation de la syphilis parmi les soldats, a pris une mesure efficace, dont l'initiative appartient à M. Seutin, mais que l'on doit à la sollicitude de M. l'Inspecteur général du service de santé de l'armée et qu'il est utile de faire connaître ici.

III. MESURES SANITAIRES RELATIVES A L'ARMÉE.

Déjà le conseil central de salubrité publique de Bruxelles, dans son projet de règlement publié en 1838, avait proposé d'exiger de tout militaire atteint de maladie vénérienne la déclaration du nom et du domicile de la femme publique qu'il présume la lui avoir donnée, pour en être fait rapport à la police locale.

Cette mesure, dont on comprend l'utilité, a été mise en pratique avec succès, d'un commun accord entre l'autorité civile et l'autorité militaire. Par une circulaire en date du 21 décembre 1842, M. Vleminckx, inspecteur général du service de santé, prescrit à tous les chefs de service des établissements sanitaires de l'armée :

« 1° Que nul vénérien ne pourra être traité dans les casernes, quelque légère que puisse être son affection ;

» 2° Que tout vénérien entrant à l'hôpital sera interrogé par les chefs de service sur le nom et le domicile de la femme publique qu'il présumera lui avoir donné son mal. Ces indications seront immédiatement adressées par leurs soins à MM. les commandants de place, pour qu'ils puissent les porter à la connaissance de l'autorité communale ;

» 3° Qu'une punition soit infligée au vénérien qui refusera de déclarer quelle est la femme publique avec laquelle il a contracté l'affection dont il est porteur ;

» 4° Qu'on punisse également celui qui aurait caché ou tardé à déclarer son mal. Qu'on affranchisse, au contraire, de toute distinction afflictive ou humiliante le soldat qui, dès les premiers symptômes, aurait déclaré sa maladie au médecin du corps auquel il appartient ;

» 5° Enfin, que les médecins des hôpitaux militaires s'efforcent d'établir les relations les plus étroites avec les hommes de l'art préposés aux visites des femmes publiques ; qu'ils les engagent à visiter le plus souvent possible les salles des militaires vénériens, afin d'apprendre de la bouche des malades les renseignements dont ils peuvent avoir besoin dans l'intérêt de la santé publique. »

Ces mesures, en vigueur depuis l'époque de leur introduction, ont produit les plus heureux résultats. La maladie vénérienne est devenue extrêmement moins fréquente dans l'armée, et elle le serait davantage encore, si dans toutes les villes de garnison, la police de la prostitution était faite avec le même soin qu'à Bruxelles.

Ajoutons encore que les maladies qui s'observent depuis l'introduction de ces mesures, chez les militaires, offrent en général moins de gravité et sont d'une guérison facile.

A Bruxelles, le médecin principal, chef de service à l'hôpital militaire, envoie chaque jour au dispensaire un bulletin indiquant les nom et prénoms du militaire entré, atteint de syphilis, son grade et le corps auquel il appartient, le genre de maladie qu'il a contractée, le lieu d'infection, l'époque de la contamination, le domicile et le signalement de la femme qui lui a donné la maladie. Dans une colonne séparée, le médecin du dispensaire mentionne si la femme lui est connue ou non, et envoie le bulletin à la division de police, qui fait rechercher la femme signalée pour être amenée au dispensaire où elle est visitée. Le médecin inscrit le résultat de sa visite sur le même bulletin, et le retourne à la division de police qui correspond avec le commandant de place. Par suite de ce parfait accord entre l'autorité militaire et l'autorité civile, il est pris telle mesure qui est jugée convenable sous le rapport de la santé publique.

La tableau suivant donne le nombre des vénériens traités à l'hôpital dans une période de cinq années.

Nombre de vénériens traités à l'hôpital militaire de Bruxelles, de 1852 à 1856.

ANNÉES.	Janvier.	Février.	Mars.	Avril.	Mai.	Juin.	Juillet.	Août.	Septembre.	Octobre.	Novembre.	Décembre.
1852...	31	42	39	33	22	18	16	29	20	46	38	27
1853...	39	40	16	29	30	30	34	28	22	47	29	26
1854...	24	28	32	33	38	22	43	35	22	35	26	19
1855...	27	10	20	10	11	3	5	6	15	43	39	27
1856...	53	33	29	25	35	32	42	46	33	34	30	21

IV. INSCRIPTION DES FILLES PUBLIQUES.

Les inscriptions des femmes qui déclarent vouloir se livrer à la prostitution, ne sont admises que depuis l'âge de vingt et un ans. Les filles mineures ne peuvent être inscrites. La femme mariée n'est reçue qu'avec l'autorisation expresse de son mari. Ces inscriptions se font d'abord à la division de police qui en dresse procès-verbal, lequel contient les nom et prénoms de la femme, son âge, le lieu de sa naissance, son dernier domicile, son signalement, l'interrogatoire qu'elle a subi et la mention finale « qu'elle est inscrite sur le registre des prostituées, sous le n° ; qu'elle a été instruite des règlements sanitaires établis pour les filles publiques et a déclaré s'y soumettre ; qu'en conséquence, elle s'engage à subir les visites périodiques de MM. les médecins du dispensaire de salubrité, promettant de se conformer strictement à toutes les règles prescrites pour la surveillance, etc. »

Munie de cette pièce, la fille publique se rend au dispensaire, où elle avait déjà, au préalable, subi la visite, et là elle est inscrite sur les registres de l'établissement qui mentionnent, outre les renseignements ci-dessus, la profession et les maladies antérieures, l'âge de l'évolution des règles, si elle a eu ou non des accouchements ou des avortements, son degré d'instruction et quelques autres détails. Le carnet lui est ensuite délivré.

Le tableau suivant des inscriptions, qui comprend les filles en maison et les filles éparses, pendant une période de 11 années, montre la fluctuation incessante des prostituées de toutes les classes, dont le nombre varie chaque mois, et qu'il est, par conséquent, impossible de préciser. Cette statistique est exacte, car elle est tirée des documents officiels reposant au dispensaire que le chef de service, M. Dugniolle, a eu l'obligeance de mettre à notre disposition.

Il est une observation faite depuis plusieurs années au dispensaire, et que nous devons mentionner ici. Contrairement à l'assertion de Parent-Duchâtelet (1), on a remarqué que les filles publiques, surtout les éparses, devenaient assez souvent enceintes. D'après les faits dont on a tenu note, on compte une fille enceinte sur 40. C'est particulièrement chez celles qui ont un amant que ce phénomène a été observé.

Tableau des inscriptions de 1846 à 1856.

ANNÉES.	INSCRIPTIONS anciennes et nouvelles.	NOMBRE DE FEMMES INSCRITES PENDANT LES MOIS DE											
		Janvier.	Février.	Mars.	Avril.	Mai.	Juin.	Juillet.	Août.	Septembre.	Octobre.	Novembre.	Décembre.
1846	Anciennes. .	388	11	7	11	5	1 2	8	5	5	2	1	3
»	Nouvelles. .	22	22	14	17	18	38	28	23	26	20	13	17
1847	Anciennes. .	427	37	24	24	40	23	30	28	28	20	24	13
»	Nouvelles. .	22	19	14	18	26	20	22	23	21	19	19	14
1848	Anciennes. .	400	19	14	16	18	7	8	4	2	9	»	6
»	Nouvelles. .	13	15	7	6	23	15	21	10	20	16	9	16
1849	Anciennes. .	406	23	9	12	10	11	5	4	4	5	8	4
»	Nouvelles. .	19	10	11	15	19	25	17	17	10	20	9	14
1850	Anciennes. .	439	13	10	14	9	7	3	1	8	2	5	3
»	Nouvelles. .	9	14	18	11	16	18	15	14	15	4	11	14
1851	Anciennes. .	379	20	12	3	8	4	1	4	8	3	2	4
»	Nouvelles. .	14	9	17	16	9	12	13	7	15	9	13	18
1852	Anciennes. .	341	18	13	9	5	9	6	6	5	7	5	3
»	Nouvelles. .	9	8	12	20	10	11	24	11	20	8	11	8
1853	Anciennes. .	347	16	10	14	11	10	8	12	2	5	5	3
»	Nouvelles. .	9	8	17	10	21	14	19	16	18	19	14	11
1854	Anciennes. .	349	17	13	9	7	9	13	7	6	2	9	4
»	Nouvelles. .	10	14	7	16	14	15	24	16	18	12	18	18
1855	Anciennes. .	374	12	19	13	13	9	11	8	6	6	3	»
»	Nouvelles. .	18	10	15	12	11	22	21	25	12	23	17	14
1856	Anciennes. .	355	14	12	12	7	4	9	10	2	7	4	4
»	Nouvelles. .	17	8	20	16	18	8	32	15	19	12	16	17

(1) Voyez Parent-Duchâtelet, t. I, p. 217.

V. MAISONS DE DÉBAUCHE.

Ces maisons sont tenues avec ordre et propreté, ainsi que l'exige le règlement. Elles sont d'ailleurs soumises à une surveillance active et incessante de la police. Les visites sanitaires s'y font régulièrement deux fois par semaine, par l'un des médecins du dispensaire. Le médecin inspecteur-contrôleur y fait, en outre, des contre-visites quand et aussi souvent qu'il le juge nécessaire.

Nombre des maisons de débauche, par mois, de 1846 à 1856.

ANNÉES.	CLASSES.	Janvier.	Février.	Mars.	Avril.	Mai.	Juin.	Juillet.	Août.	Septembre.	Octobre.	Novembre.	Décembre.
1846.	1re classe.	3	3	3	3	3	3	3	3	3	3	3	3
»	2e —	21	21	21	21	21	21	20	20	20	20	19	18
»	3e —	17	17	16	17	18	18	19	19	20	19	18	18
1847.	1re classe.	3	3	3	3	3	3	3	3	3	3	3	3
»	2e —	18	18	19	18	19	19	18	19	20	20	21	20
»	3e —	19	18	18	18	17	18	17	17	16	17	17	16
1848.	1re classe.	3	3	3	3	3	3	3	3	3	3	3	3
»	2e —	19	18	18	18	18	18	18	18	18	18	17	16
»	3e —	17	16	16	15	15	15	15	16	19	20	20	21
1849.	1re classe.	3	3	3	3	3	3	3	3	3	3	3	3
»	2e —	17	17	17	17	17	17	17	17	17	17	18	17
»	3e —	18	18	19	19	20	19	19	20	18	18	18	17
1850.	1re classe.	3	3	3	3	3	3	3	3	3	3	3	3
»	2e —	19	19	19	19	19	21	20	20	20	20	21	21
»	3e —	17	16	16	17	17	17	16	14	13	13	13	12
1851.	1re classe.	3	3	3	3	3	3	3	3	3	3	3	3
»	2e —	21	21	21	22	21	21	21	21	21	21	18	18
»	3e —	14	14	14	15	15	15	15	16	16	16	17	17
1852.	1re classe.	3	3	3	3	3	3	3	3	3	3	3	3
»	2e —	19	18	17	18	18	18	19	19	19	20	18	19
»	3e —	16	16	16	16	16	16	17	16	16	16	16	16
1853.	1re classe.	3	3	3	3	3	3	3	3	3	3	3	3
»	2e —	19	19	18	18	19	19	18	19	21	21	21	21
»	3e —	17	18	16	16	16	16	16	15	15	15	14	14
1854.	1re classe.	3	3	3	3	3	3	3	3	3	3	3	3
»	2e —	20	20	20	20	20	19	21	21	21	20	19	19
»	3e —	14	14	13	13	13	13	13	13	13	13	13	13
1855.	1re classe.	3	3	3	3	3	3	3	3	3	3	3	3
»	2e —	19	19	20	20	21	20	20	20	20	20	20	21
»	3e —	13	13	13	13	13	13	13	13	13	13	13	12
1856.	1re classe.	4	4	4	4	4	4	4	4	4	4	4	4
»	2e —	28	29	28	28	28	26	24	26	25	24	25	25
»	3e —	13	14	14	11	12	12	12	12	14	13	13	13

Ces maisons sont réparties en trois classes, ainsi qu'il est dit dans le règlement. Le tableau page 734 en donne le nombre depuis 1846 jusqu'à 1856 ; on peut y voir le mouvement de croissance et de décroissance par mois et par année. On peut y constater que, pendant 10 ans, les maisons de premier ordre sont restées au nombre de trois, et que la onzième année (en 1856), ce chiffre s'est accru d'une maison en plus ; c'est dans la deuxième et la troisième classe, dont les chiffres varient presque de mois en mois, que les maisons publiques sont les plus nombreuses, et cela se comprend.

La population des maisons de débauche se compose : pour celles de la première classe, de filles ayant reçu une certaine éducation et au fait des manières et du langage du monde. Elles sont généralement ou françaises ou allemandes. Celles de la deuxième et de la troisième classe sont la plupart des filles du pays, recrutées parmi les servantes, les couturières, les ouvrières de tous états, que la paresse et le désir de se parer ont séduites et portées à la débauche. Toutes les provinces en fournissent. Celles de la dernière classe proviennent des bas-fonds de la société et sont particulièrement fréquentées par les militaires.

On trouvera ci-après la statistique de la population de ces maisons, par classe et par mois, également pendant une période de 11 années.

Nombre des filles publiques des maisons de débauche, par mois, de 1846 à 1856.

ANNÉES.	CLASSES des maisons et des prostituées.	Janvier.	Février.	Mars.	Avril.	Mai.	Juin.	Juillet.	Août.	Septembre.	Octobre.	Novembre.	Décembre.
1846.	1re classe.	29	31	23	21	21	25	27	28	28	26	24	23
»	2 —	123	125	118	116	117	118	117	114	119	111	114	113
»	3 —	69	68	70	65	69	69	70	68	80	79	70	70
1847.	1re classe.	23	22	25	25	21	23	26	28	25	24	24	20
»	2e —	113	110	116	104	107	111	107	117	120	119	123	111
»	3e —	78	78	81	80	75	79	77	81	82	80	74	60
1848.	1re classe.	21	21	22	22	22	23	31	21	26	27	23	19
»	2e —	106	108	105	96	80	97	99	100	105	100	89	90
»	3e —	71	79	79	80	69	66	71	77	79	87	81	100
1849.	1re classe.	27	25	23	21	23	24	24	21	32	27	25	22
»	2e —	104	102	103	100	95	102	103	96	98	102	98	95
»	3e —	84	88	87	87	85	81	79	84	74	75	76	83
1850.	1re classe.	24	24	27	24	24	27	28	31	25	24	24	23
»	2e —	108	112	107	106	108	113	104	98	106	104	109	104
»	3e —	71	68	68	65	60	59	49	48	43	43	42	46
1851.	1re classe.	20	20	20	19	20	22	23	20	23	24	20	19
»	2e —	112	113	116	111	106	97	105	111	111	108	47	101
»	3e —	47	48	53	51	51	55	56	55	57	54	64	54
1852.	1re classe.	22	21	21	19	19	19	21	21	21	25	21	19
»	2e —	48	96	96	100	96	95	102	105	103	107	98	105
»	3e —	52	53	57	61	64	68	70	65	61	56	67	67
1853.	1re classe.	20	19	21	22	21	21	21	28	25	26	26	19
»	2e —	97	96	102	99	100	102	97	107	113	110	116	108
»	3e —	56	49	51	47	47	50	54	64	61	61	49	50
1854.	1re classe.	18	24	25	24	21	22	23	27	30	25	24	24
»	2e —	101	105	111	109	111	106	110	108	121	115	114	114
»	3e —	55	53	53	52	50	49	48	50	53	58	49	49
1855.	1re classe.	22	21	21	20	22	20	22	21	26	24	23	18
»	2e —	112	113	113	116	115	113	113	113	118	113	108	114
»	3e —	48	49	50	55	50	50	45	53	52	53	54	53
1856.	1re classe.	28	28	28	27	27	27	29	31	27	29	26	27
»	2e —	134	135	122	117	122	121	123	127	127	123	121	123
»	3e —	56	59	54	49	54	49	50	51	54	46	49	47

VI. FILLES PUBLIQUES ÉPARSES.

Les filles publiques éparses sont les plus nombreuses, et aussi celles dont la surveillance est la plus difficile. Une fois inscrites, elles se soumettent en général régulièrement aux mesures qui les concernent. Divisées aussi en trois classes, on peut établir pour elles la même différence, quant à leur origine et à leurs professions antérieures, que pour celles qui peuplent les maisons de débauche.

On remarquera dans le tableau suivant qui en donne la numération, que le chiffre en a diminué en 1856, ce qu'il faut attribuer aux mesures prises à la fin de 1855, qui défend la circulation et le stationnement de ces filles dans les rues, après le coucher du soleil. Les récalcitrantes ont trouvé plus commode d'aller se réfugier au faubourg où elles peuvent exercer librement et sans contrainte leur commerce honteux.

Nombre de filles publiques éparses, par mois, de 1846 à 1856.

ANNÉES.	Janvier.	Février.	Mars.	Avril.	Mai.	Juin.	Juillet.	Août.	Septembre.	Octobre.	Novembre.	Décembre.
1846.	177	178	188	197	189	190	191	195	188	193	195	219
1847.	197	204	210	212	229	202	207	220	228	218	202	210
1848.	191	181	193	207	215	214	216	217	220	212	214	219
1849.	205	211	217	223	226	233	239	242	239	236	231	232
1850.	221	230	239	240	255	248	256	226	218	222	218	216
1851.	207	203	211	211	204	201	202	198	195	197	189	183
1852.	199	194	201	204	204	213	200	194	182	172	177	184
1853.	163	172	174	186	181	175	176	183	184	194	189	177
1854.	177	181	173	175	187	186	194	190	186	186	182	182
1855.	187	187	188	181	185	180	187	195	187	208	198	186
1856.	158	130	123	121	115	109	115	114	110	103	92	90

VII. DISPENSAIRE.

Le dispensaire est sous la direction du chef du service sanitaire, M. le docteur Dugniolle, aux soins de qui l'on doit sa bonne organisation. Un commissaire spécial y est également attaché pour la partie administrative et de police. Là ont lieu les visites des filles éparses et des filles des maisons de débauche de troisième classe celles des maisons de première et deuxième classes étant visitées à domicile). Elles doivent s'y rendre deux fois par semaine, ainsi que le prescrit le règlement. Toutes les visites s'y font au spéculum et avec le soin et la décence que réclament ces explorations.

L'employé du dispensaire prépare à l'avance, sur des feuilles détachées, la liste des femmes qui doivent se présenter chaque jour. Le médecin y inscrit le résultat des visites, et la liste est ensuite envoyée à la division de police.

L'employé tient en outre, dans un registre particulier, un dossier numéroté pour chaque femme, et sur lequel il inscrit les visites, les recettes, les sommes remboursées, etc.

Le médecin, de son côté, inscrit sur un registre, le résultat de ses explorations, de sorte que l'employé et le médecin peuvent contrôler mutuellement leurs écritures. Sur le même registre, des colonnes spéciales sont réservées pour les contre-visites.

Les femmes qui sont trouvées malades sont envoyées à l'hôpital Saint-Pierre pour y être traitées, et dans ce cas elles sont inscrites sur un registre indicatif qui mentionne l'âge, le lieu de naissance, la demeure, la date de l'entrée à l'hôpital, la désignation du caractère de la maladie et le nom du médecin qui a constaté cette dernière. A sa sortie de l'hôpital, la fille, dont la guérison a été constatée dans cet établissement, on inscrit, sur le même registre, et dans une colonne spéciale, la date de cette sortie.

Tels sont les principaux détails de l'organisation du dispensaire. Il fonctionne de la manière la plus convenable et avec une régularité digne d'éloges, grâce à l'accord parfait qui existe dans toutes les parties de son service.

VIII. MALADIES SYPHILITIQUES. — LEUR TRAITEMENT A L'HÔPITAL.

Nous l'avons déjà dit, les filles publiques trouvées atteintes du mal vénérien sont immédiatement envoyées à l'hôpital Saint-Pierre, où est établi un service spécial, dont M. le docteur Thiry est le chef. Les filles de maisons sont traitées aux frais des tenants. Les filles éparses le sont à la charge de la ville lorsqu'elles y demeurent. Il en est de même des filles non inscrites atteintes de syphilis, traitées dans cet établissement.

Dans ce même hôpital sont également admis les hommes atteints de syphilis qui sont portés sur la liste des pauvres ou qui ont leur domicile de secours à Bruxelles.

Toute personne pauvre reçue à l'hôpital ayant son domicile hors ville est traitée pour compte de la commune qu'elle habite et où elle a de droit son domicile de secours.

Nous mettons sous les yeux du lecteur dans les trois tableaux ci-après la statistique de ces trois catégories de malades.

On a constaté avec satisfaction que depuis la mise en vigueur des dispositions que nous avons amplement détaillées, la syphilis a considérablement diminué et dans sa fréquence et dans la gravité de ses symptômes. On arriverait à des résultats bien plus avantageux pour l'humanité si les faubourgs n'étaient devenus, comme nous le verrons dans le chapitre suivant, le refuge des filles insoumises, des filles malades, et partant un foyer incessant d'infection et de propagation de la maladie vénérienne. C'est là que les hommes vont puiser le mal, qu'ils propagent à leur tour dans des relations subséquentes qu'ils ont avec les prostituées de la ville.

Nombre des filles publiques envoyées du dispensaire à l'hôpital Saint-Pierre, pour maladies vénériennes et contagieuses, de 1846 *à* 1856.

ANNÉES.	Janvier.	Février.	Mars.	Avril.	Mai.	Juin.	Juillet.	Août.	Septembre.	Octobre.	Novembre.	Décembre.
1846.........	27	32	23	29	15	31	31	30	32	26	25	22
1847.........	28	34	29	29	35	53	54	57	47	55	53	45
1848.........	39	27	29	45	69	42	41	50	48	58	43	41
1849.........	55	51	35	35	40	35	45	29	32	41	51	49
1850.........	28	33	51	25	41	31	27	25	31	33	18	22
1851.........	33	21	31	21	49	20	32	18	24	19	15	23
1852.........	13	26	22	21	22	15	16	29	29	33	28	25
1853.........	27	12	22	24	22	22	21	33	21	20	16	16
1854.........	28	22	25	26	29	23	30	25	19	16	27	27
1855.........	16	15	25	15	15	7	24	28	16	24	29	14
1856.........	20	13	15	9	7	8	10	11	8	15	4	16

Nombre de filles libres (non inscrites) atteintes du mal vénérien, traitées à l'hôpital Saint-Pierre, de 1846 *à* 1856.

ANNÉES.	Janvier.	Février.	Mars.	Avril.	Mai.	Juin.	Juillet.	Août.	Septembre.	Octobre.	Novembre.	Décembre.
1846...	6	1	2	2	1	3	10	9	6	14	4	»
1847...	6	10	8	12	5	4	12	9	14	14	18	13
1848...	10	8	14	17	15	17	21	9	9	10	14	13
1849...	7	2	24	9	15	12	8	7	4	14	7	4
1850...	12	14	7	11	11	11	4	6	3	10	6	3
1851...	3	7	7	4	2	4	4	5	10	2	5	3
1852...	3	5	9	5	8	8	5	5	5	12	5	6
1853...	8	6	6	8	9	7	11	8	5	4	7	9
1854...	7	3	3	3	5	6	9	7	5	3	3	3
1855...	7	1	4	5	3	4	4	6	4	7	4	4
1856...	4	7	3		4	1	5	10	7	3	»	6

Nombre de vénériens traités à l'hôpital Saint-Pierre de Bruxelles,
De 1852 à 1856.

ANNÉES.	Janvier.	Février.	Mars.	Avril.	Mai.	Juin.	Juillet.	Août.	Septembre.	Octobre.	Novembre.	Décembre.
1852.	12	19	22	16	20	13	22	30	17	31	24	35
1853.	19	15	12	17	21	13	24	17	20	15	21	12
1854.	19	18	27	16	19	14	14	17	16	24	24	27
1855.	16	10	20	18	20	20	19	14	24	23	22	27
1856.	34	16	17	16	11	18	13	16	21	19	14	17

IX. PROSTITUTION CLANDESTINE.

La prostitution clandestine, à Bruxelles comme dans toutes les grandes villes, échappe à toute numération. Elle se recrute principalement parmi ces jeunes filles que la paresse, la misère ou le désir de briller engagent à se livrer à un commerce honteux qui dégrade la femme. Depuis la courtisane jusqu'à la grisette et la fille en sabots, toutes payent leur tribut au vice et à la débauche. Malgré l'œil vigilant de la police, elles parviennent à éluder les règlements et à exercer impunément leur triste métier en recevant chez elles des hommes qu'elles parviennent à attirer soit dans des lieux écartés, soit dans les établissements publics, comme les spectacles, les casinos, etc., où elles s'introduisent sous un faux air de vertu. C'est pour remédier à ce scandaleux abus que le Conseil communal a arrêté la nouvelle mesure du 22 décembre 1855, qui défend aux filles prostituées de se promener sur la voie publique après le coucher du soleil, et aux tenants-maison de passe de loger chez eux de ces filles. Cette mesure s'est exécutée promptement et avec rigueur. Il en est résulté que la moitié à peu près des maisons de rendez-vous se sont converties en maisons de tolérance avec filles à demeure. On a voulu ainsi empêcher les filles publiques de recevoir des hommes chez elles et les forcer de ne pratiquer leur commerce honteux que dans des maisons où la police exerce son contrôle. C'était aussi le moyen d'atteindre celles non inscrites, ou du moins de les empêcher de se produire dans les rues où souvent elles passaient inaperçues parmi les prostituées officiellement reconnues.

Parmi les filles éparses, s'il s'en trouve qui n'ont pas leur domicile régulier à Bruxelles, et dont l'état sanitaire est signalé comme douteux par les médecins du dispensaire, elles ont à choisir entre leur retour dans leur commune, ou le dépôt de mendicité. Elles deviennent vagabondes si elles ne rentrent pas chez elles ou ne travaillent pas. « Nous sommes parvenus, m'écrit M. le Bourgmestre, à retenir un assez grand nombre de filles qui travaillaient le jour et se prostituaient le soir. Elles ont compris que les amendes et les frais de justice emportaient au delà des bénéfices de la nuit. »

Il existe également des maisons clandestines où la prostitution s'exerce dans l'ombre. Lorsque ces faits parviennent à la connaissance de la police, celle-ci sévit contre elles avec tous les moyens dont elle dispose. Malheureusement la loi ne l'arme pas suffisamment pour réprimer de tels abus : la pénalité est si minime qu'on ne craint pas de l'affronter.

Néanmoins, les mesures de police, toujours exécutées rigoureusement, ont diminué considérablement la prostitution clandestine dans l'intérieur de la capitale. Mais, il faut le dire, les efforts de nos magistrats pour purger cette lèpre dégoûtante, sont paralysés par l'incurie ou l'insouciance des administrations des communes limitrophes, qui constituent les faubourgs. L'action de la police ne s'étendant pas au delà des murs qui limitent l'enceinte de la ville, et les faubourgs, à l'exception d'un seul, tolérant la prostitution avec une nonchalance coupable, les femmes qui se livrent à la prostitution clandestine, les vagabondes, toutes celles, en un mot, qui ont intérêt à se soustraire aux visites sanitaires et à la surveillance de l'autorité, se sont réfugiées dans ces quartiers, et particulièrement dans le faubourg de Cologne, voisin de la gare du chemin de fer du Nord, qui en regorge. Là, la prostitution s'exerce impunément, les promenades du soir dans les rues, les provocations à la débauche se font avec un cynisme révoltant, et ces femmes, auxquelles le vice a ôté toute pudeur, reçoivent librement des hommes chez elles. C'est là l'asile du vice, de la débauche et de la syphilis qui s'y développe et grandit en toute liberté.

Les communes qui avoisinent la capitale, où se commet ce dangereux abus, ont arrêté des règlements sur la prostitution, calqués sur ceux en vigueur à Bruxelles ; mais ils n'ont jamais été exécutés, à l'exception cependant de la commune de Molenbeek-Saint-Jean, forte de 18,121 âmes, où l'on comptait au 1er janvier 1857, une maison de débauche, trois maisons de passe et neuf prostituées inscrites, dont cinq en maisons et quatre éparses, qui subissent la visite sanitaire deux fois par semaine !.....

Mais que peut faire la police de ce faubourg, surtout lorsque la prostitution descend dans la rue et alors que les prostituées, qui, elles aussi, ont l'œil vigilant, n'ont qu'à franchir un pont pour se trouver sur le territoire de la commune voisine où leurs promenades ne sont pas dérangées ? Saint-Josse-ten-Noode, la commune dont nous voulons parler, dont la population est à peu près de 20,000 habitants, est, par son voisinage du chemin de fer, la plus fréquentée: c'est aussi le lieu de prédilection, l'asile des prostituées de toutes les conditions et où viennent même exercer, le soir, les grisettes de la ville non-inscrites. D'après nos informations, une dizaine au plus de femmes y sont inscrites à la police comme se livrant à la prostitution, alors qu'il est de notoriété publique que le nombre en est effrayant. Elles ne sont soumises à aucun contrôle, à aucune visite.

La raison de cette absence de mesures administratives et hygiéniques, est, nous dit-on, dans les dépenses qu'elles entraîneraient et que la commune ne peut supporter. Si la commune ordonnait les visites sanitaires, ajoute-t-on, elle devrait envoyer à l'hôpital les femmes trouvées atteintes du mal vénérien, et comme, d'après la loi, c'est la commune où la femme a son domicile qui doit payer les frais de séjour et de traitement, ces frais incomberaient à sa charge et elle a intérêt à les éviter.

Comme on le voit, les mesures que l'administration municipale de Bruxelles poursuit avec une persévérance digne d'éloges, ne peuvent atteindre complétement le but que se sont proposé les magistrats, celui de soumettre toutes les prostituées à l'action régulière de la police sanitaire et d'arriver ainsi, sinon à anéantir le mal vénérien, du moins à en arrêter, autant que possible, la propagation. Pour arriver à un semblable résultat, il faudrait que la police pût comprendre à la fois les prostituées de la ville et de ses faubourgs, et exercer librement et activement son action salutaire d'une manière générale, ou au moins, comme le Congrès général d'hygiène l'a exprimé en 1852, qu'il y eût une action simultanée et uniforme entre la capitale et les communes limitrophes pour tout ce qui touche à la prostitution.

C'est, nous l'espérons, ce que l'on finira par comprendre, et le temps n'est peut-être pas éloigné où une loi règlera cet objet d'une si haute importance pour la santé publique et les mœurs.

X. COUVENT DES FILLES REPENTIES.

On connaît sous ce nom, à Bruxelles, un établissement tenu par des religieuses, où l'on admet les filles publiques qui, fatiguées du vice et de la débauche, témoignent le désir de rentrer dans la vie privée et de corriger leurs mœurs par un profond et sincère repentir. Là on les moralise et on les emploie à la couture et aux soins du ménage. Elles n'en sortent que quand on les croit suffisamment corrigées et décidées à se conduire honnêtement. Malheureusement, il n'en est pas toujours ainsi ; beaucoup de ces filles, après un séjour plus ou moins long au couvent, trouvent plus commode et plus lucratif de se livrer de nouveau au funeste penchant qui les avait d'abord corrompues, et elles viennent de nouveau figurer sur les registres de la prostitution.

L'établissement dont il s'agit manque son but, en n'admettant que la prostituée déjà souillée par le vice et qui peut difficilement abandonner sa honteuse profession pour gagner sa vie par le travail de ses mains ou de la domesticité. Il en serait tout autrement si ceux qui patronnent et dirigent l'institution, cherchaient à recueillir les jeunes filles que le besoin et la misère seulement entraînent, presque malgré elles, à la séduction et à la débauche, et si, dès le premier pas qu'elles font dans cette fatale voie, elles trouvaient asile, protection et conseils près des religieuses vouées à ces soins charitables.

XII

DE LA PROSTITUTION A CHRISTIANIA,

RÉDIGÉ SUR DES DOCUMENTS TRANSMIS

Par M. le docteur W. BOECK,
Professeur de la Faculté de médecine
à Christiania.

Christiania, ville maritime de la Norwége dont elle est la capitale, contient une population mêlée, dont le chiffre s'élève à 38,000 âmes. Son port est le rendez-vous d'un grand nombre de navires marchands, ce qui fait que les ouvriers et les matelots y forment la grande majorité de la population. On s'explique alors le développement qu'a pris dans cette ville la prostitution. Aussi le gouvernement, qui se montre, en Norwége, soucieux de tout ce qui importe à l'hygiène publique, a-t-il compris la nécessité d'établir des règlements spéciaux sur l'exercice de la prostitution, cette plaie irrémédiable de tous les grands centres de population. Une commission a été instituée dans ce but, sous le nom de : *Commission établie pour remédier à la propagation de la contagion syphilitique* (1).

Des dispensaires sont établis pour la visite des prostituées. Les personnes qui sont soupçonnées d'être atteintes d'affections syphilitiques sont également visitées d'office.

La surveillance de la prostitution est réglée par des ordonnances de police, qui se sont complétées successivement. Les prostituées sont astreintes à l'observation d'un règlement sévère.

Toutes les prostituées (offentlige tolererede fruentimmer) doivent être inscrites sur les registres des bureaux de santé et munies d'un livret ; il contient le numéro d'ordre, les nom et prénoms, l'âge et le signalement de la prostituée à laquelle il a été délivré. Celle-ci est tenue de l'exhiber toutes les fois qu'elle se présente à la visite ou au bureau de police. Il est absolument défendu aux femmes publiques de fixer leur demeure dans certaines parties de la ville, ou à proximité d'établissements publics. Elles sont obligées en outre, toutes les fois qu'elles changent de

(1) Comissionen, angaaende Foranstaltninger mod den veneriske smittes Udbredelse.

demeure, d'en faire la déclaration à la police sanitaire. En cas de contravention, le livret, et par conséquent la tolérance, leur est retiré, et suivant les circonstances elles sont placées dans une maison de travail (forcé) ou punies conformément aux lois.

L'instruction pour les médecins des dispensaires, du 10 novembre 1840, leur impose des obligations assez étendues.

Ils sont tenus de visiter les prostituées soumises à leur surveillance, tous les huit jours ; ils peuvent procéder à des visites extraordinaires s'ils le jugent convenable.

La visite terminée, ils indiquent à la prostituée le jour auquel elle a à se présenter pour être visitée de nouveau. Le médecin lui délivre, sur sa demande, gratuitement un certificat de santé.

Toute femme reconnue atteinte de maladie contagieuse est envoyée du dispensaire devant le *physicien* (médecin) de la ville, qui provoque son admission immédiate à l'hôpital.

Il est du devoir des médecins du dispensaire, de s'efforcer de découvrir les personnes atteintes de maladie syphilitique ou soupçonnées de l'être. Ils doivent signaler ces personnes à la police sanitaire, qui veille à ce qu'elles se rendent au bureau de santé pour y être visitées, et le cas échéant être mises en traitement.

Le médecin visitant est chargé d'inscrire la date de la visite sur le livret de la prostituée et sur un registre ouvert à cet effet. Ce registre contient le numéro d'ordre donné à la prostituée visitée, son nom, son âge, sa demeure, le résultat de la visite et le jour fixé pour la visite prochaine. Une colonne est ouverte aux remarques particulières jugées nécessaires.

Il existe en outre un registre des filles publiques admises à l'hôpital, et de celles qui ont obtenu la permission de se faire soigner chez elles ; de plus, des listes donnant par ordre alphabétique et de numéro les filles inscrites. Les médecins du dispensaire rédigent, à chaque fin d'année, un compte rendu sommaire du mouvement du bureau de santé, du nombre mensuel des malades, avec l'indication des accidents syphilitiques de toute l'année et l'adressent à la commission sanitaire (1).

Le médecin attaché au dispensaire doit faire connaître à la police sanitaire les heures de sa présence pour le service. Il ne doit pas s'absenter de la ville sans la permission préalable du physicien (médecin) de la ville. Si une maladie ou une autre

(1) Le *Journal hebdomadaire* (*Ugeskrift*), t. I, p. 183, et t. II, reproduit ces rapports.

cause légitime le mettait hors d'état de remplir ses fonctions pendant un temps prolongé, il doit en avertir par écrit la police sanitaire, afin qu'elle puisse prendre les dispositions nécessaires pour le faire remplacer à son compte.

La Syphilisation, qui a suscité tant de controverses et de polémiques dans le monde médical, qui a été repoussée à Paris (1), presque avec indignation, poursuit sa carrière, particulièrement à Christiania, où elle est appliquée sur une large échelle par M. le docteur Boeck, professeur à la Faculté de médecine.

M. Boeck n'emploie la syphilisation que pour des malades atteints de syphilis constitutionnelle, il n'introduit donc pas dans l'économie un virus nouveau, il repousse avec force la syphilisation prophylactique ; il ne soutient la syphilisation que comme médication, médication selon lui préférable aux moyens thérapeutiques ordinaires, qui amène l'immunité, et qui, selon son dire, n'a pas les inconvénients du mercure quant à la génération future.

M. Boeck prend la matière d'un chancre primitif et inocule aux bras, aux cuisses ou sur les côtés de la poitrine, selon l'indication de M. Spérino, quand on doit cacher les cicatrices.

Pour plus de détails, on peut consulter les divers travaux de M. Boeck (2). D'après les résultats obtenus par lui depuis plusieurs années, il pose ces principes :

1° L'immunité absolue après des inoculations suffisamment prolongées ;

2° La disparition prompte des manifestations syphiliques qui se produisent au début de la syphilisation, en la continuant régulièrement ;

3° L'amélioration très remarquable de la santé générale sous l'influence de la syphilisation.

Il est bien entendu que nous ne faisons ici que rapporter, en les abrégeant, les conclusions de M. Boeck ; mais nous devons dire que tout se passe au grand jour, dans une ville importante,

(1) *De la syphilisation et de la contagion des accidents secondaires de la syphilis*, Rapport et Communications à l'Académie de médecine, Paris, 1853, in-8. — Voyez Parent-Duchâtelet, t. II, p. 355.

(2) Particulièrement son ouvrage : *Syphilisationen studeret ved Sygesengen* (La syphilisation étudiée au lit du malade, Christiania, 1854). — *Recueil d'observations sur les maladies de la peau*, ouvrage en cours de publication en collaboration avec le docteur Danielsen. Christiania, 1855, 1re livraison, in-folio français-danois, avec planches coloriées.

sous les yeux de médecins éclairés, d'élèves instruits, sous un gouvernement soucieux de la santé publique. — Il s'agit donc là d'une question importante et qui mérite grandement l'attention générale.

Parmi les faits cités par l'auteur, un des plus curieux est celui relatif à la guérison d'une malade âgée de 30 ans, atteinte de syphilis tuberculeuse, traitée inutilement par les moyens ordinaires et bien radicalement guérie par 1224 inoculations faites en deux années ; — sur ces 1224 inoculations, 998 produisirent des chancres et 226 restèrent sans effets.

La syphilisation est-elle appelée à rendre des services véritables au point de vue thérapeutique? Doit-elle être préférée au traitement ordinaire? ou bien doit-on y recourir alors que la thérapeutique est impuissante? C'est dans ce dernier sens que M. Nélaton, dans une de ses dernières leçons cliniques, se prononçait tout dernièrement.

XIII

DE LA PROSTITUTION DANS LA VILLE DE COPENHAGUE ET DES MESURES PRISES EN DANEMARK POUR EMPÊCHER LA PROPAGATION DE LA SYPHILIS (1),

Par M. BRAESTRUP,
Directeur de la police à Copenhague.

La législation danoise défend la prostitution et punit les infractions commises à cet égard comme les autres *delicta carnis*. Le Code de Chrétien V, 1683, et quelques ordonnances rendues ultérieurement contiennent des pénalités contre ces délits. Ces dispositions sont restées en vigueur jusqu'à ce jour, quoique dans l'application des peines fixées elles aient subi quelques modifications dans la législation nouvelle. Comme il n'est cependant guère possible, dans l'état actuel de la société, d'empêcher la prostitution sans provoquer des désordres plus graves encore, on a jugé nécessaire de tempérer, à certains égards, dans la pratique, la rigueur des lois, et c'est ainsi que, depuis longtemps, on a *toléré* des femmes publiques à Copenhague et dans quelques grandes villes de province, telles que Helsingoer, Aalborg, etc.

L'administration générale n'a pas seulement toléré tacitement l'existence de la prostitution, mais elle lui a donné indirectement une sorte de sanction par une ordonnance royale rendue le 9 mars 1809 et restée en vigueur depuis lors. Cette ordonnance enjoignit aux femmes publiques habitant alors la banlieue de la capitale, de se présenter, lorsqu'elles étaient affectées de syphilis, aux bureaux de police, dans les quinze jours. On leur fit connaître que celles qui se conformeraient à cette injonction seraient traitées gratuitement et que leur nom ne serait pas revélé. De plus on leur assura l'impunité alors même que par leur conduite elles se seraient rendues coupables, tandis qu'en cas de désobéissance à l'injonction, on les menaça de l'application de la loi dans toute sa rigueur. Toutefois la prostitution n'est que tolérée, et peut être interdite en tout temps lorsque les circonstances l'exigent. Aussi l'on évite autant que possible tout ce qui pourrait imprimer à la

(1) Note communiquée au Congrès général d'hygiène de Bruxelles. — Extrait du *Compte rendu du Congrès général d'hygiène*, Bruxelles, 1852, in-8.

prostitution le cachet de la légalité. On n'accorde point de concessions formelles, ni aux femmes publiques, ni à ceux chez qui elles logent; les uns ni les autres ne payent de contribution de ce chef. Il n'y a pas non plus, en Danemark, de *maisons publiques* selon l'expression ordinaire et comme on les trouve dans d'autres pays. La condition des femmes publiques ne se rattache, par conséquent, à aucune disposition légale; elles sont placées sous l'autorité discrétionnaire de la police, qui a réglé insensiblement la prostitution, comme l'exigeaient la morale publique, la sûreté et la santé des personnes intéressées.

L'expérience a témoigné jusqu'à présent en faveur du système de simple tolérance. Il offre sous le rapport sanitaire une sécurité suffisante, et paraît, à un point de vue plus élevé, avoir des avantages réels sur le système des concessions et des maisons publiques, telles qu'on les trouve ailleurs. C'est qu'en obviant au scandale inévitable dans les maisons publiques, il empêche, en même temps, que la prostitution ne soit élevée au rang d'une industrie protégée par l'État.

Il ne sera question, dans l'exposé qui suit, que de la prostitution à Copenhague, parce que son organisation dans les autres villes du royaume n'est pas officiellement connue, ou qu'elle se rapproche, quant au principe, de celle de la capitale, sans avoir toutefois le même développement.

La surveillance des femmes publiques à Copenhague appartient à la police. Elle rentre dans les attributions d'un des fonctionnaires publics dont les bureaux sont à l'hôtel-de-ville; elle est spécialement exercée par trois agents subalternes, dont deux pour la ville et un pour les faubourgs.

Il est tenu un registre général où toutes les femmes sont inscrites avec l'indication des jours auxquels elles ont été visitées ou des raisons pour lesquelles elles ont été exemptées ou empêchées. On tient également note de celles auxquelles il n'a pas été accordé de recourir à la prostitution comme moyen d'existence. Le premier agent contrôle toutes les femmes qui se présentent à la visite et reçoit les certificats de celles qui se font visiter en particulier; il veille à ce que celles qui ont manqué au jour fixé, subissent la visite plus tard et justifient de leur négligence. En fait, il surveille, avec les trois agents subalternes, la conduite publique des femmes inscrites.

Les trois agents subalternes tiennent :

a. Un registre de toutes les femmes publiques inscrites; une colonne contient des renseignements sur la vie antérieure de chacune d'elles, les changements de domicile et autres circonstances qui peuvent avoir exercé de l'influence sur leur position, telles que arrestations, punitions subies, entrée en service, mariage, etc.;

b. Un registre d'observations dans lequel sont annotées toutes les femmes suspectes de prostitution sans être inscrites officiellement;

c. Un registre des logeurs du district de chacun de ces agents, chez lesquels les femmes publiques peuvent demeurer.

Ces agents exercent de plus, dans leur district respectif, une surveillance spéciale sur tout ce qui concerne la prostitution; ils contrôlent les changements de domicile et, d'accord avec leur chef, la conduite des femmes et de leurs logeurs. En cas de désordre qu'il leur est impossible de réprimer à l'aide des moyens mis à leur disposition, ils adressent un rapport au directeur de la police.

Ils cherchent également à connaître les femmes soupçonnées de se livrer à la prostitution, afin de les soumettre à la surveillance nécessaire; ils prennent, enfin, comme on le verra plus loin, les mesures nécessaires et préparatoires pour l'inscription des femmes publiques.

Ces employés se communiquent toujours tout ce qui peut contribuer à maintenir l'ordre le plus strict possible dans leur service.

Lorsqu'une fille demande à se livrer à la prostitution, l'agent de police de son district l'interroge d'abord sur sa vie et sa condition antérieures, et sur les motifs qui l'ont déterminée à choisir cette condition nouvelle; il examine scrupuleusement sa déclaration; il consulte les parents, tuteurs ou autres personnes dont elle dépend, et puis, enfin, le cas est soumis à l'avis du directeur de la police qui décide. Si l'on peut supposer que la fille n'est pas encore complétement corrompue ou qu'il y a encore espoir de la ramener à une vie honnête, ou bien, si ses parents s'opposent à son dessein, on refuse d'abord sa demande, et on cherche, par des moyens convenables, à la soustraire à la dégradation, soit par des exhortations, soit par le concours des parents, ou des sociétés charitables qui s'intéressent au sort de ces femmes égarées. Lorsque la fille n'est pas de la ville, on la renvoie chez elle ou bien on la remet à l'administration des pauvres pour la placer dans une maison de travail, en lui enjoignant de tâcher de gagner sa vie d'une manière honnête, et, le cas échéant, de ne point quitter la maison de travail sans autorisation de la police.

Lorsqu'il n'existe pas d'empêchement moral, que par la visite d'un médecin on n'a pu trouver d'obstacles physiques, et que la personne en question est âgée de 18 ans, qui est l'âge de l'émancipation d'après les lois du pays, on cède à sa demande.

L'autorisation de se livrer à la prostitution consiste en ce que l'agent de police accorde à la solliciteuse la faculté de prendre logement dans une maison de tolérance. Cette formalité remplie, l'agent l'inscrit sur son registre, l'envoie au directeur de la police, qui l'inscrit à son tour et lui remet une carte imprimée, sur laquelle est indiqué le jour de la semaine auquel elle doit se présenter à la visite ordinaire et qui contient, en outre, les initiales de son nom. Elle ne reçoit aucun autre document, et les carnets (livrets) usités dans d'autres pays n'existent pas à Copenhague.

Pour le maintien de l'ordre et de la santé, on recommande aux femmes publiques les points suivants :

1° Se rendre régulièrement, aux jours fixés, à la visite des médecins ;

2° Se présenter, aussitôt qu'elles se soupçonnent atteintes d'une maladie vénérienne, au médecin de police ou directement à l'hôpital, afin d'être visitées et traitées ;

3° Ne pas se loger ailleurs que dans les maisons de tolérance, à moins d'une autorisation spéciale ;

4° Annoncer aussitôt tout changement de domicile à l'agent de police de leur district ;

5° Ne pas occuper les premières places, soit au théâtre, soit dans d'autres lieux publics ;

6° Ne pas s'attrouper dans les rues, ni provoquer les passants, soit par des paroles, soit autrement ;

7° Ne pas se trouver dans les rues ou sur la porte de leurs habitations après onze heures du soir ;

8° Ne jamais se montrer aux fenêtres de leurs demeures ;

9° Éviter en public tout ce qui peut choquer la bienséance ;

10° Ne jamais prendre de gage en garantie de leur salaire ;

11° Ne pas loger chez elles leurs amants pendant la nuit ;

12° Enfin, n'avoir près d'elles ni enfants ni jeunes filles.

La police étend également sa surveillance sur les femmes qui, sans être classées parmi les filles publiques, sont connues ou soupçonnées de se livrer à la prostitution. Elle exerce cette surveillance soit par ses agents, soit par les chefs des hôpitaux, soit par d'autres moyens. Lorsqu'il existe quelque soupçon fondé, les femmes sont interrogées, mais avec tous les ménagements nécessaires et en procédant de la même manière que pour les filles qui demandent à se livrer à la prostitution.

Lorsque le soupçon se confirme, on a recours aux moyens de persuasion qui ont été indiqués plus haut; et dans le cas où ces moyens ne réussissent pas, on soumet ces femmes à une surveillance spéciale, on les inscrit même sur le registre d'observation; on les astreint en attendant à des visites extraordinaires; ou bien on les inscrit d'office sur le registre des femmes publiques, surtout lorsqu'elles ont été atteintes à plusieurs reprises de maladies vénériennes, ou qu'on a des preuves qu'elles cherchent dans la prostitution des moyens d'existence.

En cas d'opposition de la part des femmes soupçonnées, le directeur de la police décide la question, eu égard aux renseignements reçus sur leur vie antérieure et leur conduite.

La tolérance des filles publiques est principalement subordonnée à la condition qu'elles veillent avec le plus grand soin sur leur santé, et qu'elles se soumettent spontanément au traitement dès qu'elles se sentent atteintes du mal vénérien; dans ce cas elle sont traitées gratuitement et continuent à jouir de leur liberté après la guérison. Mais lorsque la police a dû les forcer au traitement, et qu'elle parvient à constater que l'intéressée a caché sa maladie, elle est condamnée aux peines portées par le règlement sur la prostitution. Ces peines sont graduées et varient, en cas de récidive, de cinq à trente jours d'emprisonnement au pain et à l'eau, ou bien on place les coupables dans une maison de correction pendant huit mois et plus.

A l'égard des femmes non inscrites, on procède de la même manière, lorsqu'elles sont atteintes d'une maladie vénérienne, avec cette différence toutefois qu'il doit être constaté auparavant qu'elles se sont livrées à la prostitution pour gagner de l'argent.

Lorsqu'une fille atteinte du mal vénérien n'a pas caché sa maladie, elle n'est pas punie, à moins qu'elle soit rendue coupable d'autres délits, tels que vols, corruption de la jeunesse, etc., ou que l'exercice de la prostitution lui ait été formellement interdit. Cependant l'infraction réitérée aux engagements mentionnés plus haut peut être punie par le Directeur de la police, en vertu de son pouvoir discrétionnaire, par des amendes montant jusqu'à dix écus, par un emprisonnement de quatre jours au pain et à l'eau, et lorsque ces corrections ne portent point leur fruit, ces filles sont rayées de la liste des prostituées tolérées et placées dans une maison de travaux forcés.

Les propriétaires ou locataires autorisés à loger des filles publiques reçoivent, de l'agent de police du district, une permission à cet effet, avec détermination du nombre des pensionnaires.

Lorsqu'ils transgressent les limites de leur permission, ils se rendent passibles de peines consistant, selon la gravité du fait, dans l'emprisonnement au pain et à l'eau, ou même aux travaux forcés.

Lorsque, dans leur industrie, ils se rendent coupables de négligence, de désordres ou d'abus, on les avertit d'abord, ou le Directeur de la police leur applique une des peines mentionnées, ou bien, lorsqu'il n'y a pas de motif suffisant de punition, il leur retire momentanément, ou pour toujours, l'autorisation.

En général, on ne tolère les filles publiques que dans les maisons à ce autorisées ; lorsqu'on les trouve ailleurs, on les fait déloger. Cependant, on accorde cette permission dans des cas exceptionnels, lorsque la conduite des filles est d'ailleurs exempte de reproche ; mais toujours avec certaines restrictions. Tels sont le consentement des propriétaires, et la condition de déménager immédiatement, lors même que le loyer aurait été payé d'avance, dans le cas où les propriétaires ou les voisins élèveraient des plaintes, surtout dans les rues où il n'y a pas d'autres maisons autorisées. On permet également, avec des restrictions analogues, à certaines femmes publiques, qui n'ont pas, d'ailleurs, donné lieu à des plaintes, de tenir chez elles quelques autres filles publiques.

Comme on avait remarqué, dans ces derniers temps, une tendance chez ces femmes à demeurer seules, la police a cru pouvoir céder à ce désir, parce que, chez les meilleures d'entre elles, la tranquillité et l'ordre étaient bien assurés, et le loyer devenait aussi moins onéreux.

La police veille avec un soin particulier à ce que des réunions clandestines de personnes des deux sexes n'aient pas lieu à l'effet de favoriser le libertinage et la débauche de la jeunesse. Ces délits sont toujours punis avec toute la sévérité des lois concernant cette matière.

Les enquêtes faites à cet égard, ainsi que celles, en général, qui regardent la prostitution, sont ouvertes avec la plus grande prudence et la plus grande discrétion, afin de ne pas porter le trouble dans les familles ou compromettre des personnes dont la conduite pourrait être irréprochable.

Les logeurs sont tenus de maintenir la propreté, la tranquillité, et de veiller à la conduite des femmes qui demeurent chez eux. Pour le reste, ils n'ont pas d'autre responsabilité particulière.

Pour empêcher que la corruption se propage, il leur est défendu, ainsi qu'aux femmes publiques, d'avoir à leur service ou en quartier des jeunes personnes de bonne conduite. Les servantes doivent être des personnes d'un âge tel, que l'on ne puisse plus supposer qu'elle se livrent à la prostitution. Il est également défendu aux prostituées de garder chez elles des enfants, et l'on veille, autant que possible, à ce que les enfants des logeurs ne se trouvent pas en rapport avec les prostituées, o u àce qu'ils soient éloignés de la maison.

A Copenhague, il n'existe pas de maisons de prostitution proprement dites, comme dans d'autres grandes villes. Dans quelques maisons, où l'on vend à boire, on trouve dans la salle de réunion les filles publiques qui y logent, mais le plus souvent elles se tiennent dans leurs chambres, et les visiteurs n'ont alors aucun rapport avec le maître de l'établissement.

Les conventions entre les logeurs et les prostituées se concluent sans l'intervention de la police, à moins que, dans la suite, il ne s'élève quelque différend entre les parties contractantes. La police ne se mêle pas davantage des payements ou des plaintes qui pourraient lui être faites à cet égard.

La plupart des filles publiques louent une chambre meublée, et règlent le loyer ainsi que le prix de la nourriture, s'il y a lieu, par jour, de manière à pouvoir quitter du jour au lendemain. Le loyer est généralement très élevé, de 1 à 3 thalers par jour, selon la nature du logis, et suivant que la nourriture y est comprise ou non. Cette cherté occasionne de fréquents déménagements, ou des déménagements furtifs dans le but de se soustraire au payement, ce qui cause de grands préjudices aux maîtres des logements. La police ne s'inquiète pas de ce détail, soit par système, soit parce que son intervention n'y porterait guère remède, vu la légèreté des prostituées à promettre des prix élevés pour avoir de plus beaux appartements.

Un grand nombre de prostituées se pourvoient aussi de vêtements à des prix très élevés, jusqu'à un écu par jour, chez leurs logeurs ou chez d'autres personnes qui se livrent à ce trafic. Quelques-unes, plus rangées, ont leur propre toilette, et même leurs meubles : elles louent, dans ce cas, des appartements pour un terme de six mois, selon l'usage du pays. Dans les rues de première classe, on ne tolère des filles publiques qu'exceptionnellement, et lorsqu'elles ont des demeures à elles. Les maisons dans lesquelles on leur permet de se loger se trouvent généralement, et depuis un temps immémorial, dans des rues écartées et peu fréquentées. Les prostituées n'habitent guère les faubourgs.

Il y avait, dans la ville de Copenhague, en 1852, 68 personnes autorisées à loger chacune de 1 à 4 prostituées, lesquelles logeaient ensemble 139 filles ; 56 prostituées ont leur propre demeure.

Pour empêcher la propagation de la syphilis, on a pris à Copenhague, comme aussi dans les autres parties du royaume, des mesures très sévères. L'exécution en est confiée au ministère de la justice, créé en 1848, et auquel ressortissent les affaires médicales et celles de la police générale. Un *Collége royal de santé* est attaché à ce même ministère ; il a des attributions purement médicales.

A Copenhague, ce service incombe spécialement à la police et au *physicien* (médecin pensionnaire) de la ville. Dans l'instruction relative à ce dernier, en date du 23 mars 1813, § 9, il est dit :

« Puisqu'il est de la plus haute importance de mettre obstacle » à l'extension de la maladie vénérienne, le *physicien* de la ville » avisera, sous ce rapport, aux mesures nécessaires et les propo- » sera à qui de droit. Il prêtera son concours au Directeur de la » police, pour l'exécution de ces mesures. »

La police veille à ce que des visites régulières soient instituées pour les filles publiques. Le Directeur de la police nomme, dans ce but, un médecin au traitement de 450 rixdalers par an. Ce médecin doit en outre soigner les malades dans les prisons de ville et de police, et rendre tout autre service médical que la police pourrait réclamer. Il n'a du reste pas à s'occuper du traitement des filles publiques atteintes de syphilis. On veille à ce que ces filles soient toutes traitées à l'hôpital général (*Almindelige*), et qu'elles ne se fassent pas soigner ailleurs, à moins qu'elles n'offrent une garantie suffisante de ne pas propager la maladie, ou que leur position personnelle n'exige quelques considérations, chose qui ne peut guère avoir lieu pour les prostituées ordinaires. On ne permet pas non plus aux hommes de la classe du peuple atteints de syphilis de se faire traiter ailleurs qu'à l'hôpital, s'ils n'offrent pas des garanties suffisantes contre la contagion. Lorsqu'il n'y a pas de place dans l'hôpital, on les admet dans les infirmeries des divers hospices des pauvres. Il en est de même des personnes des deux sexes affectées de maladies de la peau, telles que la gale, etc., affections qui deviennent de plus en plus rares dans la ville.

Les vénériens sont traités gratuitement, en vertu de l'ordonnance de police du 9 mars 1809, citée plus haut. Ceux qui se présentent spontanément sortent librement après leur guérison, on a soin de cacher jusqu'à leur nom.

Les frais de traitement dans les hôpitaux de l'administration des pauvres, causés par des personnes atteintes de maladies vénériennes, sont à la charge de cette administration. Ils ne peuvent pas être imposés, comme pour d'autres maladies, aux communes auxquelles appartiennent les malades. Cette disposition décide l'administration à engager les personnes qui ont le droit d'être traitées dans d'autres villes ou communes à retourner chez elles, ce qui fait que ces malades paient assez souvent eux-mêmes les frais de traitement. Cependant ces cas ne sont pas fréquents et ne produisent pas d'effet fâcheux sur les présentations volontaires.

Depuis la publication de l'édit de police du 9 mars 1809, et peut-être déjà auparavant, des visites générales des filles publiques ont eu lieu à des époques de plus en plus rapprochées. Depuis 1844, elles s'opèrent une fois par semaine. A cette fin, toutes les filles publiques se présentent les jeudis et les vendredis, depuis 8 heures du matin. On visite le premier jour celles dont le nom commence par une des initiales A—L, et le jour suivant les autres. Celles qui se trouvent sur le registre d'observation sont visitées en dehors des jours fixés, et chaque arrestation est en outre suivie d'une visite du médecin.

Les visites ordinaires ont lieu à l'hôpital général par le médecin à ce nommé, en présence du médecin en chef de l'établissement; mais les visites extraordinaires se font par le premier, seul, soit au bureau de police, soit dans un local spécialement à ce destiné. Dans ces deux locaux, et surtout dans le dernier, on visite encore les femmes qui, par pudeur ou par d'autres motifs, n'aiment pas à paraître dans la foule à l'hôpital. Dans ce cas seulement il est permis au médecin d'accepter un léger salaire, tandis que toutes les autres visites sont gratuites. Les femmes qui désirent conserver un certain degré de considération se rendent généralement aux visites privées. Toutes celles qui, dans la visite, sont trouvées atteintes de maladie vénérienne restent à l'hôpital ou y sont conduites immédiatement, quand elles sont visitées ailleurs.

Il est dressé procès-verbal des visites régulières faites à l'hôpital général, ainsi que de celles que le médecin préposé fait ailleurs, et desquelles il délivre chaque fois un certificat qui doit être déposé au bureau de la police le jour même de la visite.

D'après ce procès-verbal, on établit la liste des femmes publiques qui ont manqué à la visite; les agents de police les recherchent et les arrêtent pour les faire visiter; après quoi le directeur de la police leur inflige, selon les circonstances, une des punitions mentionnées plus haut.

Pour compléter le contrôle, l'administration de l'hôpital transmet à la police, chaque semaine, une liste de toutes les femmes traitées pour maladie vénérienne. Ces listes sont comparées avec celles existant à la police pour découvrir les femmes qui se seraient soustraites à sa surveillance. Cette mesure sert encore de guide pour découvrir et surveiller toutes les filles débauchées.

D'autres moyens sont encore mis en usage dans ce dernier but. On peut à cet égard citer une disposition de l'ordonnance royale du 18 octobre 1836, qui enjoint d'utiliser les révélations faites par les militaires atteints de syphilis sur les femmes publiques qui leur ont donné la maladie. Ces renseignements servent à la police pour veiller au traitement de ces femmes de la manière la plus active.

Presque toutes les filles publiques sont tôt ou tard atteintes de la maladie vénérienne; un grand nombre le sont à plusieurs reprises, et il est rare qu'il y en ait une qui y échappe entièrement.

On leur recommande comme moyens préservatifs la plus grande propreté du corps, des vêtements et de l'habitation, des injections et la visite préalable des hommes qui les fréquentent. On ne juge pas à propos de leur donner d'autres instructions soit imprimées soit écrites. Les tentatives faites pour cacher la maladie deviennent de plus en plus rares, parce que les filles publiques s'habituent insensiblement à se rendre auprès du médecin ou à l'hôpital aussitôt qu'elles s'aperçoivent de quelque symptôme du mal, convaincues qu'elles sont d'être toujours bien reçues. On peut dire que les moyens employés ailleurs pour cacher la maladie sont inconnus à Copenhague.

Toutes les fois que l'occasion s'en présente, on cherche à découvrir les personnes avec lesquelles une fille affectée de la maladie vénérienne a eu des rapports. Ces personnes sont invitées par la police à se faire visiter et à se soumettre à un traitement préventif ou médical, selon les circonstances.

Dans toutes ces recherches, on procède, du reste, avec la plus grande réserve et avec la plus grande délicatesse.

On examine dans ce but les personnes qui tombent sous la main de la police pour quelque faute que ce soit; on leur enjoint de déclarer si elles ont eu des rapports à la suite desquels elles auraient pu contracter la maladie, et lorsqu'elles cachent le mal, elles se rendent passibles d'une punition.

Les hommes atteints de syphilis ne sont pas admis, comme les femmes, dans les hôpitaux, immédiatement après leur déclaration ; ils doivent remplir les formalités usitées pour les malades en général. Néanmoins on a toujours soin de les admettre le plus tôt possible.

Ceux de la classe du peuple qui sont sans ressources ou qui demandent à ne pas payer, sont ordinairement traités gratuitement. Cependant les corporations d'ouvriers qui ont une caisse particulière sont tenus de payer pour leurs membres, si ceux-ci n'acquittent pas eux-mêmes les frais de traitement.

Pour les militaires et les marins il existe des règlements spéciaux concernant la maladie vénérienne. Le chirurgien en chef de la marine doit, en vertu d'une instruction du 10 juillet 1789, § 11, veiller à ce que, lors du recrutement pour la marine, on n'admette personne qui soit affecté de gale, d'exanthèmes syphilitiques, d'ulcères aux jambes, de hernies, etc.

Chaque fois qu'un navire prend la mer, une visite doit avoir lieu.

Quant à l'armée, une ordonnance du Ministère de la Guerre (alors le Collége des généraux et des commissaires), en date du 5 mai 1804, enjoint aux commandants que les miliciens aient à subir une visite avant d'aller en congé, afin de ne pas porter la maladie vénérienne dans leurs communes. Lorsqu'ils en sont atteints, ils sont retenus dans la garnison jusqu'à ce que le chirurgien du régiment leur ait délivré un certificat de guérison.

Une circulaire du même Collége, en date du 5 août 1805, ordonne qu'il soit remis aux soldats, à leur entrée au service, une instruction sur les symptômes de la maladie, pour les avertir des dangers qu'il y a à cacher ou à négliger le mal. Cette instruction a été élaborée par le comité royal de santé.

Tous les sous-officiers, musiciens et soldats, sont visités à l'entrée au service, à la sortie, et régulièrement tous les mois.

Afin d'empêcher autant que possible la propagation de la syphilis dans la ville, les militaires qui en sont atteints sont tenus d'indiquer la source probable du mal, pour qu'on puisse en donner immédiatement connaissance à la police, et que celle-ci empêche les filles publiques de communiquer le mal à d'autres.

Dans l'armée de terre et de mer, les sous-officiers, musiciens et soldats atteints de syphilis sont aussitôt dirigés vers les hôpitaux militaires ; jamais ils ne peuvent se faire traiter dans les casernes ou dans les quartiers. Il en est de même des familles qui appartiennent aux deux catégories militaires.

Dans l'administration civile, le ministère de la justice (ci-devant la chancellerie royale danoise) et, en ce qui concerne les affaires médicales proprement dites, le Collége royal de santé dont les attributions s'étendent aussi aux militaires, ont respectivement la direction supérieure des mesures contre cette maladie dans tout le royaume.

Sous les ordres de cette autorité supérieure, le soin de l'objet en question incombe aux présidents des arrondissements (*amts*), et, après ces derniers, à la police des districts. Les autorités ci-dessus désignées sont obligées de se procurer aussi promptement que possible des renseignements sur tous les cas de maladie syphilitique, et de prendre *ex officio* les mesures convenables pour la guérison des malades et pour l'extinction du mal. (Voir l'ordonnance du 5 février 1791, et celle du 5 septembre 1794, § 3, contre les charlatans, etc.)

Pour atteindre le but proposé, les autorités sont en droit d'employer dans certains cas la contrainte (*voy.* rescrit du 20 mai 1799, ordonnance du 17 avril 1782, § 7, et le décret de la chancellerie du 29 avril 1797, dans un cas où tous les habitants de plusieurs districts ont dû subir la visite), et les rescrits du 14 mars 1788 et du 2 juillet 1790 autorisent même les présidents des arrondissements à punir les personnes qui n'auraient pas déclaré leur maladie assez tôt, de l'emprisonnement au pain et à l'eau, ou d'autres peines semblables, après leur guérison. Cependant, ces punitions ne peuvent plus être infligées par ces présidents, comme autorités, mais bien par suite d'un jugement.

En vertu des rescrits et de l'édit de la chancellerie cités, ainsi que par ordonnances du 17 avril 1782, §§ 3 et 5, et du 5 septembre 1794, §§ 1 et 4, il appartient à tous les employés de la couronne, et surtout aux membres du clergé, de prémunir le peuple contre les dangers de cette maladie et de quelques autres, comme aussi contre les fautes de régime et les négligences qui peuvent les favoriser. Il est ordonné aux ministres du culte, sous l'inspection des évêques, aux médecins fonctionnaires de l'État et aux propriétaires, de déclarer aussitôt les cas dont ils ont connaissance. Les médecins font mention des cas qu'ils ont constatés, dans leur rapport annuel aux présidents d'arrondissements (*amts*), qui, de leur côté, transmettent ces rapports à l'autorité supérieure.

Comme, en vertu du décret du collége des généraux et commissaires, en date du 15 août 1805, il devait être remis aux miliciens en congé une instruction sur les symptômes de la maladie avec un avertissement contre les dangers qui peuvent résulter de la négligence, de même, par ordre de la chancellerie, en date du 24 janvier 1801, une instruction analogue a été remise aux autorités civiles et ecclésiastiques, pour les répandre parmi le peuple. Cette instruction renfermait en outre la recommandation pour les malades, de se faire donner des médecins un certificat de leur guérison.

Les mesures médicales à prendre contre ce fléau appartiennent aux médecins fonctionnaires (*physici*) des *stifts* (provinces), et de leurs divisions d'un côté, et de l'autre aux chirurgiens ou médecins de district, placés sous les ordres des premiers. Cependant, il est permis également à d'autres médecins de traiter des gens du peuple aux frais de ces derniers (rescrit du 20 mars 1779, décret de la chancellerie du 8 décembre 1832). Dans ce cas les médecins sont tenus, comme les fonctionnaires de l'État, de donner à l'autorité les renseignements qu'on peut leur demander concernant la maladie. Les *physici* ou les chirurgiens du plat-pays sont obligés, en vertu de leurs instructions du 4 mars 1818, pour le Danemark, et du 25 février 1824, pour l'Islande, non-seulement de donner les conseils nécessaires en cas de maladies épidémiques, de gale, de scorbut, de syphilis, mais aussi de chercher à prévenir ces maladies, d'examiner le genre de vie du peuple, la qualité de l'eau, les aliments ordinaires, les vêtements, les soins de propreté. Cet examen peut leur faciliter la découverte des causes de ces sortes de maladies et les mettre à même de donner aux intéressés les conseils nécessaires. Lorsque l'efficacité d'une mesure prise est prouvée dans un cas donné, les médecins sont obligés d'en faire un rapport à l'autorité la plus rapprochée, et les chirurgiens du plat-pays en instruisent leurs supérieurs immédiats.

Lorsque l'intérêt du traitement l'exige, on réunit les malades de plusieurs endroits dans un seul (rescrit du 14 mars 1798 et du 2 juillet 1790). Le cas échéant, on organise également des infirmeries spéciales à cette fin, lorsqu'il n'en existe pas encore. (Voir Petersen : *Sygehaus for veneriske*, etc.)

Tous les frais de traitement ou autres provenant des mesures prises contre la maladie vénérienne, y compris les honoraires des médecins officiellement employés (ordinairement 2 rixdalers pour chaque cas de guérison, d'après la taxe du 4 octobre 1825, 5), sont à la charge de l'autorité, comme il a été dit plus haut, et les malades ont le droit de réclamer le traitement gratuit, s'ils ne préfèrent se faire traiter par un médecin de leur choix et payer eux-mêmes. Ces dépenses ne tombent pas à la charge des communes, comme celles causées par d'autres maladies ; elles sont réparties sur tout le district, et dans certains cas elles sont supportées par les hospices.

Il n'y a aucune partie du pays, en dehors de la capitale, où la maladie vénérienne règne avec intensité. Dans certains districts, comme à Fuhnen (rescrit du 20 octobre 1773), dans quelques districts de Jutland (rescrit du 19 avril 1782, 14 mars 1788, etc.), et de Laaland (rescrit de la chancellerie du 29 avril

1797, et rescrit du 2 février 1798), on a rencontré depuis les temps fort reculés des cas de maladies syphilitiques, épidémiques et en quelques sorte endémiques. On en trouve encore des traces dans quelques districts de Jutland, mais on peut les considérer partout ailleurs comme éteintes.

Sous le rapport de l'hygiène publique, les maladies qui le plus souvent sont le résultat du contact et de la vie en commun, et qui se propagent quelquefois même sans contact sexuel, sont placées sur le même rang que la syphilis.

Cependant (rescrit de la chancellerie du 16 janvier 1844), les peines concernant le défaut de déclaration ne doivent être infligées, dans ce cas, que lorsque leur existence a été cachée avec intention.

XIV

DE LA PROSTITUTION EN ESPAGNE,

Par le docteur J. M. GUARDIA.

Sévèrement interdite sous les Visigoths, tolérée de fait au moyen âge, organisée et réglementée dès la seconde moitié du XVe siècle, puis définitivement abolie au commencement du XVIIe, et souvent réprimée dans la suite par des ordonnances sans effet, la prostitution a éprouvé en Espagne des vicissitudes diverses avant de tomber dans l'état d'abandon et de désordre où elle est encore aujourd'hui. Rien n'est plus curieux ni plus utile en même temps pour la connaissance des mœurs de la société espagnole, que l'étude critique de ces alternatives de rigueur et de tolérance, de prévoyance et d'incurie. L'histoire vaudrait la peine d'en être retracée. Nous n'avons pu qu'essayer une légère et rapide esquisse. La nature de ce travail forcément resserré dans d'étroites limites nous interdisait les détails minutieux, les longs développements, les digressions et les commentaires. On ne trouvera donc ici qu'un petit nombre de faits extraits des documents imprimés ou manuscrits que nous avons eus entre les mains. Nous les avons recueillis avec choix, rangés avec soin, disposés avec méthode, coordonnés en un mot de notre mieux, afin de relier entre elles ces indications incomplètes, et leur donner ainsi une suite régulière et une certaine unité d'ensemble. Nous voudrions que ce mémoire fût substantiel, et qu'il ne renfermât rien d'inutile ; aussi avons-nous visé à la brièveté.

Après la chute de l'empire romain, les barbares qui s'en étaient partagé les dépouilles se laissèrent amollir aux attraits du vice, et se plongèrent avec fureur dans les plaisirs faciles d'une société corrompue. L'influence d'un nouveau climat, la fougue du tempérament, la violence et l'impétuosité de leur nature, les entraînèrent bientôt après la conquête dans tous les désordres de mœurs d'une civilisation en décadence. Les lois romaines, dont l'esprit avait survécu à la ruine de l'empire, furent impuissantes malgré leur sévérité, et n'offrirent qu'une digue trop faible au torrent des passions déchaînées. Un décret de Récarède le Catholique, roi des Visigoths d'Espagne (586-601), interdit la prostitution d'une manière absolue et sous les peines les plus rigoureuses. La fille et la femme nées de parents libres, convaincues de se livrer à la prostitution et de provoquer à la débauche, recevaient pour la première fois trois cents coups de fouet et étaient ignominieusement chassées de la ville. La récidive était punie du même châtiment corporel, après lequel la coupable était livrée à un pauvre qui devait l'employer à des travaux serviles et pénibles, sans lui laisser la liberté de se montrer dans la ville. Les parents complices des désordres de leurs filles, et convaincus de retirer un profit de leurs débauches, recevaient chacun cent coups de fouet. L'esclave qui se livrait publiquement au libertinage recevait trois cents coups de fouet, et on la renvoyait à son maître, la tête rasée, pour être éloignée de la ville ou vendue en un lieu qu'elle ne pouvait plus quitter. Le maître qui refusait de se soumettre à ces dispositions de la loi recevait en public cinquante coups de fouet, et l'esclave devenait la propriété d'un pauvre désigné par le roi, le comte ou le juge, avec défense expresse de reparaître jamais dans la ville. Si le maître avait consenti aux désordres de son esclave et en avait retiré le profit, il recevait le même châtiment que la coupable, trois cents coups de fouet. Ce décret, fait spécialement pour réprimer la prostitution dans les villes, atteint également les femmes de mauvaise vie qui infestaient les bourgs, les villages et les campagnes. Les juges coupables d'incurie ou de vénalité recevaient cent coups de fouet et payaient une amende de 30 sous. La sévérité exagérée de la loi révèle toute la grandeur du mal. Le bannissement perpétuel, et en cas de récidive la perte de la liberté, suivaient la peine corporelle, et le châtiment le plus ignominieux n'était pas réputé assez fort contre le vice enraciné. Remarquons que le maître qui autorisait le libertinage de son esclave était plus rudement traité que les parents qui trafiquaient de leur fille. Ce n'est plus l'esprit de la législation romaine : dans cette disposition de la loi, l'influence chrétienne des conciles est manifeste. Pour les parents, la honte devait être le plus grand châtiment du crime, tandis qu'une peine infamante pouvait seule protéger l'honneur de l'esclave, livrée en proie aux volontés absolues et aux caprices despotiques de son maître.

Telle était la législation qui régissait les mœurs publiques au commencement du VIIe siècle, sous la domination des rois visigoths. L'empire des barbares s'écroula un siècle après sous l'invasion des Arabes. Les mœurs de l'Orient pénétrèrent en Espagne et s'y établirent avec les conquérants. Les documents nous manquent pour retracer l'histoire de la prostitution au temps des Maures. Nous ne pouvons que former des conjectures sur l'état où elle se trouvait à cette époque, en étudiant les institutions établies dans l'Espagne musulmane, et qui furent en vigueur longtemps après l'expulsion des Arabes. Nous ne savons pas davantage quelles furent les mœurs publiques des vaincus réfugiés dans les montagnes des Asturies. Nous savons seulement que les mœurs de cette époque étaient grossières ; elles devaient être aussi très libres. Les guerres continuelles, la prise et le pillage des villes, la licence de la soldatesque, les habitudes, en un mot, des hommes d'alors, étaient des conditions peu favorables à la chasteté et à la pudeur. Les chrétiens et les musulmans menaient en captivité les femmes prises à l'ennemi, et les traitaient en esclaves.

Lorsque les vaincus eurent reconquis sur les Maures une partie de leur ancien territoire, et que la lutte fut moins acharnée, les deux peuples se trouvèrent en contact et exercèrent l'un sur l'autre une mutuelle influence. Seulement, l'influence des Arabes fut plus directe : les mœurs relâchées de l'Orient, les habitudes fastueuses de luxe et de mollesse s'introduisirent insensiblement parmi les peuples chrétiens. La chevalerie elle-même, dont on a voulu faire dans nos livres modernes une espèce de confrérie religieuse dévouée à l'honneur et à l'amour platonique, ne fut pas un obstacle à l'entraînement des passions brutales. Le christianisme ne put pas davantage empêcher ce débordement. La corruption des mœurs gagna de proche en proche, et ses progrès furent rapides. La prostitution reparut sous toutes les formes, et avec des proportions d'autant plus effrayantes, qu'elle n'était pas, comme chez les Arabes, surveillée par la loi, autorisée et réglée par des statuts et des ordonnances.

Nous sommes en plein moyen âge, à l'époque de l'établissement des communes. Les premiers conseils municipaux en Espagne datent de fort loin : il a été démontré que quelques-uns de ces conseils ou cortès remontent au XIe siècle, et que la plupart d'entre eux sont, au moins, antérieurs au XIIe. De bonne heure les peuples songèrent à défendre leurs libertés, et s'occupèrent de garantir leurs franchises contre les ambitions tyranniques des grands et des nobles. C'est à cette origine ancienne des municipalités espagnoles qu'il faut attribuer le caractère d'indépendance qui les distingue. Mais ces corps municipaux, toujours en lutte avec les grands et les riches (*ricos homes*), étaient plus soucieux d'établir et d'assurer leurs droits que d'élaborer des règlements de police urbaine et de salubrité publique. On ne trouve dans leurs ordonnances aucun document relatif à la prostitution, ce qui permet de supposer que le libertinage public n'était pas toléré par la loi.

Cette supposition nous paraît très vraisemblable ; car la plupart des ordonnances municipales du XVe siècle, qui ne font, le plus souvent, que reproduire la législation antérieure, proscrivent absolument la prostitution, et frappent de peines sévères les femmes et les individus qui exerceraient ou favoriseraient la débauche. Les ordonnances de Huesca, très anciennes (1), font mention d'un magistrat appelé *le Père des orphelins*, dont les principales fonctions consistaient à surveiller les mœurs publiques, à poursuivre le libertinage sous toutes ses formes, et à chasser ou faire chasser les femmes de mauvaise vie. Le prieur et les jurés des villes municipales avaient les mêmes droits que ce censeur ou inspecteur général des mœurs publiques. Ils pouvaient traiter les femmes de mauvaise vie comme les vagabonds, et les expulser de leurs communes. Le concubinage était poursuivi et châtié avec la même sévérité. Ceux qui vivaient dans cette espèce de mariage imparfait (*amancebados*) étaient passibles des peines arbitraires qu'il était permis aux magistrats de leur infliger, sauf la mort, la mutilation des membres, et l'exil pour plus de deux ans.

Ces mesures rigoureuses disent assez quels étaient les désordres et la corruption de ces temps. Mais le remède étant pire que le mal, les désordres ne firent qu'augmenter avec l'application rigoureuse de ces mesures. La débauche privée succéda au libertinage public, et la prostitution clandestine prit des proportions démesurées. Le trafic public des courtisanes se transforma en un commerce honteux, alimenté par les entrepreneurs et les

(1) Elles on été rassemblées en 1640, et imprimées à l'imprimerie nationale de Madrid en 1641.

courtiers de la corruption. Ce fut le beau temps et comme l'âge d'or des proxénètes et des entremetteuses. Ce type ignoble figure dans la plupart des chansons, des romances et des poésies dramatiques les plus anciennes. Nous le retrouvons aussi dans les vieux codes du moyen âge, notamment dans le recueil de lois publiées en 1260 par le roi Alphonse le Sage, sous le titre de *Las Siete Partidas*.

« Les entremetteurs ou proxénètes, dit le code Alphonsin, sont une espèce de gens d'où vient beaucoup de mal à la terre. Leurs paroles sont empoisonnées et très pernicieuses à ceux qui les croient et qu'ils entraînent au péché de luxure. C'est pourquoi nous voulons parler dans ce titre (1) des proxénètes, qui sont les auxiliaires du péché. Nous montrerons ce que veut dire proxénète, et combien il y en a d'espèces, et quels préjudices naissent d'eux ; nous dirons leurs actions, et qui peut les accuser, et devant qui, et la peine qu'ils méritent, lorsque leur entremise a été prouvée vraie. — *Leno*, en latin, a le même sens qu'*alcahuete*, en langue vulgaire ; c'est celui qui trompe les femmes en les débauchant et leur fait faire vilenie de leur corps. Il y a cinq espèces d'entremetteurs :

« La première est celle des méchants ribauds, qui gardent les putains, et habitent publiquement dans les maisons de prostituées, prenant leur part de ce qu'elles gagnent.

» La seconde est celle de ceux qui vont en truchements débaucher les femmes qui se tiennent chez elles, au profit de ceux dont ils reçoivent de l'argent.

» La troisième est celle de ces hommes qui ont chez eux des esclaves ou autres jeunes filles, au su de tout le monde, pour les faire trafiquer de leur corps, et gagner ainsi l'argent qu'elles reçoivent.

» La quatrième est celle de l'homme assez vil pour servir d'entremetteur auprès de sa propre femme.

» La cinquième est celle de ceux qui consentent qu'une femme mariée ou toute autre de bon lieu se livre à la débauche dans leur maison, moyennant un salaire, encore qu'ils ne servent pas d'entremetteurs entre les deux coupables.

» Les entremetteurs se font à eux-mêmes un grand tort, en se livrant à ce commerce honteux de mauvaises paroles : ils

(1) Par. VII, tit. XXII, De los alcahuetes.

égarent les femmes et les induisent à trafiquer de leurs corps, et contribuent ainsi à leur déshonneur ; sans compter que leurs actions soulèvent des rixes, beaucoup de discordes, et donnent lieu à des homicides. » Il était permis à tout le monde d'accuser les entremetteurs, et de les traduire en justice. « Lorsque l'excitation à la débauche leur a été prouvée, s'ils sont ribauds, on doit les chasser de la ville, eux et les putains. » Celui qui louait sciemment sa maison à des femmes de mauvaise vie, pour y exercer leur métier, perdait sa maison, confisquée au profit de la chambre du roi, et payait, en outre, dix livres d'or. Ceux qui trafiquaient de leurs captives ou autres jeunes filles entretenues dans leur maison, étaient tenus de les affranchir. Si les femmes dont trafiquaient les entremetteurs étaient libres, ils devaient les marier et leur donner une dot équivalente au profit qu'ils en avaient retiré, « pour leur avoir appris à faire le mal dont elles ne peuvent vivre. » « S'ils ne veulent pas le faire, ou s'ils n'ont pas de quoi, ils doivent mourir à cause de cela. » C'est le texte même de la loi. « Quiconque se fera l'entremetteur de sa femme, devra mourir à cause de cela. » La même peine frappait celui qui servait d'entremetteur auprès d'une femme mariée, d'une vierge, d'une religieuse, d'une veuve de bonne réputation, pour de l'argent reçu ou promis. Ces dispositions étaient également applicables aux entremetteuses.

Nous n'avons garde de blâmer la sévérité de ces lois. Nulle rigueur ne nous paraît excessive contre les ignobles agents de cet infâme courtage. L'Église, aussi inexorable que la loi, refusait quelquefois la réconciliation, même avant la mort, à ceux qui avaient favorisé la débauche et lui avaient fourni des aliments (1). Constatons, en même temps, comme un progrès, l'indulgence et la sollicitude du législateur pour les victimes de ce trafic immonde. Le même code note d'infâmes les proxénètes et entremetteurs ; or, l'infamie entraînait alors, comme autrefois dans la législation romaine, une sorte de mort civile. Mais l'infamie n'atteint pas ceux qui en vivent. Ni l'infamie, ni le bannissement perpétuel, ni la confiscation, ni la peine de mort ne purent arrêter ce métier lucratif et honteux. Les proxénètes s'associèrent aux femmes de mauvaise vie, et les désordres qui naquirent de cette association furent considérables, ainsi que le démontre la prag-

(1) Voy. *Conc. d'Elvire*, can. XII.

matique d'Henri IV l'impuissant, roi de Castille, promulguée à Ocaña en 1469, qui défend aux prostituées d'avoir des ruffians, sous peine de recevoir publiquement cent coups de fouet et de perdre leurs vêtements, toutes les fois qu'elles seraient en contravention.

« En outre, ordonnons que ni dans notre cour, ni dans les villes ou bourgs de nos royaumes, il n'y ait plus de ruffians; et si dorénavant il s'en trouve, qu'on leur donne à chacun cent coups de fouet en public, pour la première fois ; qu'on les bannisse à perpétuité, pour la seconde fois, de notre cour, de la ville, bourg ou village où on les aura rencontrés ; et qu'à la troisième fois ils meurent pendus à la potence. » On confisquait les armes et les vêtements du coupable, et on les partageait entre l'accusateur et le juge. Toute personne, n'importe de quelle classe, pouvait, de son autorité privée, et en quelque lieu que ce fût, prendre et saisir le ruffian et l'amener sans retard devant la justice, pour lui faire infliger les peines susdites. Le texte de la pragmatique motive cette sévérité et la justifie, en représentant les ruffians, non-seulement comme les corrupteurs des mœurs, mais encore comme des fauteurs de désordres qui compromettaient la sûreté et la tranquillité publiques. Voilà pourquoi la loi sévissait aussi contre les femmes qui employaient comme auxiliaires ces agents subalternes de la prostitution.

On voit qu'une transformation s'était opérée. L'entremetteur, devenu ruffian, n'était plus qu'un courtier de débauche aux gages d'une maison de prostituées. Ce qui prouve que toute provocation était interdite sur la voie publique, et que l'excitation, même indirecte, n'échappait pas au châtiment.

Toutefois, ces mesures rigoureuses ne produisirent pas le bien que l'on en attendait, ou n'eurent pas un effet salutaire de longue durée ; car, le 25 novembre 1552, Charles V, doña Juana et le prince don Philippe, promulguèrent, à Mouzon, une nouvelle pragmatique, sous ce titre : « Augmentation de peine pour les ruffians. » On ajoutait aux peines prescrites par la pragmatique d'Henri IV l'exposition publique et les galères temporaires ou perpétuelles. Cette nouvelle loi fut confirmée par Philippe II, le 3 mai 1566. Encore une fois, on ne peut qu'applaudir aux dispositions rigoureuses de ces lois inexorables. Cette satisfaction était due à la morale et au sentiment de la dignité humaine outragé par des hommes assez vils pour se ravaler au-dessous de la prostituée.

Quant à la prostituée elle-même, la loi lui accordait une protection de complaisance, qui était due à son sexe sinon à sa profession. La violence exercée sur une femme de mauvaises mœurs était punie comme tous les actes de violence exercés sur un membre quelconque de la société. Il est vrai que le châtiment n'était pas déterminé d'une manière précise. La femme débauchée ne pouvait pas se plaindre d'avoir été séduite ; le tribunal repoussait sa plainte. Le rapt et la violence dont une femme de mœurs scandaleuses était l'objet n'exposaient le coupable qu'au châtiment prévu pour le délit d'injures. Les jurisconsultes, élevés dans les traditions sévères du droit romain, croyaient que la femme débauchée était indigne de la protection de la loi. Alphonse le Sage fut plus indulgent, ainsi que le démontrent certaines dispositions de son code. Les femmes publiques mises en prison n'étaient pas mêlées avec les hommes : on les enfermait séparément. Le même code assurait à la courtisane le salaire que lui rapportait son métier. Il défendait à celui qui avait payé d'avance le prix convenu de réclamer son argent, si la femme publique refusait de tenir sa promesse. La loi elle-même a soin de justifier cette disposition singulière, en disant que la turpitude vient de celui qui achète la débauche, non de celle qui la vend et en reçoit le prix (Part. IV, t. XIV, l. 53). C'était une tradition de la législation romaine, qui distinguait subtilement la honte du métier de la légitimité du salaire. Nous préférerions y voir un souvenir de la loi évangélique, toujours indulgente pour la pécheresse, mais inexorable pour le corrupteur qui souillait et profanait une créature de Dieu.

Las siete Partidas défendaient aux prêtres de recevoir les offrandes des courtisanes (Part. I, t. IX, l. 10), et permettaient de convertir en aumônes les produits de la prostitution. Ainsi les courtisanes repentantes pouvaient se racheter par la charité. Cette disposition du code alphonsin, conforme à l'esprit des lois juives, est favorable à l'opinion des jurisconsultes, qui prétendaient, d'après le principe de la loi romaine dont nous venons de parler, que l'Église ne pouvait pas prélever la dîme sur les filles publiques. Il est vrai que les adversaires de cette opinion pouvaient considérer cette dîme comme une aumône forcée, destinée au rachat des pécheresses. Le même code notait les prostituées d'infamie, et ne permettait pas, en conséquence, qu'elles fussent instituées légatrices au préjudice des héritiers directs ou des branches collatérales. Il autorisait la mère à déshériter sa fille pour la punir de son inconduite; mais la mère perdait ce droit, si elle était complice des désordres de sa fille ou coupable des mêmes dérèglements; elle le recouvrait dès qu'elle se repentait et revenait aux bonnes mœurs (Part. VI, t. VII, l. 5). Le père avait les mêmes droits, mais avec certaines restrictions toutefois, qui témoignent d'une grande indulgence pour les désordres de la jeunesse. Ainsi le père ne pouvait déshériter la fille qui se livrait à la prostitution publique, s'il avait retardé son établissement jusqu'après sa vingt-cinquième année; « car, dit la loi, il semble qu'il est lui-même responsable de l'inconduite de sa fille, pour avoir trop tardé à la marier. » Si la fille débauchée se repentait avant la mort de son père, celui-ci pouvait la déshériter; mais il était obligé de lui assurer une dot. La loi ne pouvait être plus indulgente pour les faiblesses du sexe et du tempérament. Preuve singulière du libertinage sans frein et de la profonde corruption de cette époque.

Le désordre des mœurs était général et dans toutes les classes. Le même code permettait le concubinage : seulement il interdisait aux hommes nobles et de bonne race de prendre pour concubines (*barraganas*) des femmes d'un rang inférieur, telles que des esclaves, des affranchies, des jongleuses, des servantes de cabaret, des entremetteuses, toutes les femmes, en un mot, de condition vile ou se livrant à la débauche, ainsi que les filles de ces personnes suspectes.

Tel est le tableau résumé de l'état de la prostitution en Espagne au moyen âge.

Les lois furent impuissantes contre la corruption des mœurs publiques. L'esprit de la législation romaine ni l'influence du christianisme ne purent arrêter le désordre, et essayèrent en vain de le comprimer. L'immoralité est vivace et contagieuse; jamais elle n'est plus désastreuse que lorsqu'elle se cache. Ses ravages latents sont bien plus terribles que le scandale de la débauche publique. Qui pourrait sonder dans toute sa profondeur la dépravation d'un peuple livré à la prostitution clandestine? Tel fut le sort de l'Espagne à la fin du moyen âge : c'était alors l'époque des entremetteuses et des proxénètes, et cette époque dura longtemps, puisqu'elle s'étendit au delà du seizième siècle.

La littérature contemporaine a reproduit le type de ces infâmes courtiers et raconté l'histoire de leur ignoble commerce. C'est à la fin du XVIe siècle que parut la *Célestine*, livre admirable et singulier, qui porte le titre si profond et si vrai de tragicomédie. En effet, le tragique et le comique, le terrible et le burlesque, le rire et les larmes, se touchent à chaque instant et se confondent dans cette œuvre prodigieuse. « Livre divin, s'écrie Cervantès, s'il cachait davantage les humaines faiblesses. » Il est vrai que l'auteur déchire le voile et nous montre à nu la plaie hideuse et dévorante qui avait tout envahi. Son livre n'est qu'un tableau fidèle des mœurs de la société de son temps.

Si grande était la corruption, si profond le relâchement, que les codes anciens réglaient le nombre de concubines (*barraganas*) ou femmes entretenues qu'un prêtre pouvait avoir. Le clergé lui-même n'avait pas échappé à la contagion de l'exemple ; les ministres de l'Évangile avaient imité les mœurs corrompues et la polygamie des Maures. Les monastères d'hommes et de femmes furent aussi infectés par la corruption générale. Les entremetteuses pénétraient avec la même facilité dans l'intérieur des maisons et dans la retraite des cloîtres ; il est vrai que les moines leur donnaient beaucoup d'occupation. L'auteur de la *Célestine* nous représente son héroïne vendant les jeunes filles aux abbés, parcourant les monastères, où elle avait de nombreuses relations, et tout ce qu'il dit à ce sujet justifie assez le nom plaisant qu'il lui donne : il l'appelle *Trotte-Couvent* (*Trota-Conventos*). Rappelons en passant les difficultés de toutes sortes, les obstacles sérieux qu'eut à vaincre sainte Thérèse, lorsqu'elle voulut introduire la réforme dans les communautés religieuses, où la dissipation et les scandales de la vie mondaine avaient depuis longtemps remplacé le recueillement et les pieux exercices.

La tragi-comédie de *Calisto et Melibea* avait un but moral. Elle servit de modèle à un nombre infini d'ouvrages du même genre. Mais ces imitations n'eurent pas le même succès. Leur nombre considérable démontre seulement la profonde corruption de l'époque. Les derniers de ces livres (*la Tebaida*, *la Hipolita*, *la Serafina*), imprimés à Valence en 1513, précédèrent de trois ans seulement l'avénement de Charles V au trône d'Espagne. Aussi n'est-on pas étonné de voir ce prince promulguer, en 1532, le décret connu sous le nom de loi Caroline, portant des peines rigoureuses contre les entremetteurs de toute sorte, qui faisaient tomber la jeunesse dans le désordre et offraient un asile à la débauche. Les coupables pouvaient être bannis ou exposés publiquement; dans certains cas, on leur coupait les oreilles et ils étaient battus de verges (1). Si l'entremetteur était le père, la mère ou l'époux de la victime, il était puni de mort.

Au commencement des temps modernes, le nombre des entremetteuses diminua considérablement. Ce type, si fréquemment reproduit dans la littérature espagnole, se transforma insensiblement et subit une métamorphose. Célestine se fit duègne, et ce fut bien pis. La duègne était le plus souvent une espèce d'entremetteuse domestique, qui favorisait volontiers, moyennant salaire, les faiblesses de la vertu fragile, dont la surveillance lui était confiée. De son côté, le proxénète se fit ruffian et se mit aux gages des prostituées; plus tard, il se fit écuyer et entra au service des femmes galantes. Ce serait une curieuse et piquante histoire que celle de ces transformations des agents de la débauche, qui servirent avec tant de zèle et alimentèrent si efficacement la prostitution clandestine.

Quand celle-ci eut fait des progrès effrayants, quand le vice sortit du lupanar pour se glisser dans les familles, quand la corruption menaça de tout envahir et de devenir générale, on comprit que le système d'interdiction absolue, et même de compression trop sévère de la prostitution publique, avait produit des effets contraires à ceux que l'on voulait obtenir, et que les mesures de la législation à ce sujet avaient été plutôt dangereuses que salutaires et utiles. Le mal étant reconnu nécessaire ou du moins inévitable, on sentit la nécessité de le régulariser pour le circonscrire et l'empêcher de s'étendre. Une sévérité exagérée, intempestive, et passagère par conséquent, devait produire une tolérance forcée, et, disons mieux, une indifférence coupable. Il fallait que la prostitution devînt une branche de l'administration publique, soumise à des lois sérieuses, à des statuts et à des règlements précis.

Cette réforme urgente fut commencée dès le dernier tiers du XVe siècle, et poursuivie avec un zèle vraiment intelligent. La

(1) *Code crim.*, de Ch. V, art. 123.

prostitution publique réglementée et organisée sous la direction ou la surveillance de l'autorité souveraine, fut soumise à une législation fixe, qui se maintint en vigueur avec de légères modifications durant plus d'un siècle et demi, jusqu'au décret d'abolition de Philippe IV, en 1623. Cette période de l'histoire de la prostitution en Espagne est celle qui nous intéresse entre toutes et nous paraît la plus importante. Désormais, le législateur organise le service des mœurs, et intervient d'une manière directe et efficace pour surveiller la moralité publique, pour prévenir et réprimer le désordre. Il s'inspire en outre des conseils de l'hygiène, et demande à la police médicale ses lumières et ses ressources. Cette intervention de la médecine est un grand progrès : l'hygiène et la morale publiques sont inséparables et solidaires. Il faut dire aussi que cette intervention devenait indispensable, à cause des ravages effrayants de la maladie vénérienne, qui revêtit à cette époque les formes d'une terrible épidémie.

L'organisation partielle de la prostitution publique en Espagne remonte à la seconde moitié du XVe siècle. Il est certain qu'elle était soumise à des règlements précis dès l'année 1486, avant la découverte de l'Amérique et l'expulsion définitive des Maures. Si l'on compulsait avec soin les archives arabes antérieures à cette époque, il est probable que l'on fixerait à cette institution une origine plus ancienne. Le contenu des ordonnances municipales de Séville et de Grenade, publiées quelques années après la conquête, prouverait surabondamment que l'organisation des maisons publiques datait de loin et était générale en Andalousie. Car on la trouve établie, non-seulement dans ces deux capitales de l'Espagne arabe, mais encore dans une foule d'autres villes moins importantes, telles que Malaga, Loja, Ronda, Alhama, Marbella.

Après la prise de Malaga, en 1487, les Rois Catholiques donnèrent en propriété à Alonzo Yanez Fajardo, chef de la table du palais, les maisons publiques (*mancebias*) des villes citées ci-dessus ; et ils y ajoutèrent plus tard celles des villes conquises dans la suite, telles que Velez-Malaga, Almeria, Almuñecar, Guadix, Baza et Grenade. Ce serviteur, si avantageusement doté par ses maîtres, reçut en outre l'autorisation de fonder des maisons publiques de prostitution sur les terrains de la régie, sans que nulle autorité pût l'empêcher d'user librement de ce singuller privilège, ni mettre obstacle à l'exercice de ses droits. Les femmes établies dans ses maisons devaient lui payer les frais de location et autres redevances, comme cela se pratiquait déjà à Séville, d'après le décret royal de Salamanque du 4 novembre 1486.

Toutes les villes de quelque importance de l'Andalousie avaient donc des maisons de prostitution autorisées et surveillées.

La prostitution publique, organisée et réglementée par des statuts et ordonnances spéciales, s'étendit bientôt aux villes principales du midi de l'Espagne, ainsi qu'à celles du littoral des deux mers, depuis Valence jusqu'à Cadix et aux frontières du Portugal. Dans quelques villes de l'Andalousie, les maisons publiques avaient des lieux déterminés et des édifices spéciaux. Elles étaient, pour la plupart, hors des murs de la ville. On trouve cependant quelques exceptions. Les *Conversations historiques de Malaga* (1) font mention d'une grande maison de débauche contenant jusqu'à cent femmes publiques, et qui fut installée dans la rue *de las Doce Revueltas*, après la concession faite à Fajardo. Cette maison éprouva par la suite d'autres changements jusqu'à la fin du siècle dernier. A cette époque, un hôpital fut bâti sur la place qu'elle occupait. Nous relevons ce fait curieux, qui prouve que ces maisons avaient aussi leur histoire et une tradition d'ancienneté assez respectable.

Les statuts et règlements spéciaux qui régissaient la prostitution n'étaient autre chose, en général, que les ordonnances urbaines des villes municipales, approuvées ou modifiées par les rois d'Espagne, après la conquête. Ces ordonnances générales, recueil de dispositions relatives à toutes les branches de l'administration municipale, n'étaient pour la plupart qu'une suite de règlements particuliers, dont quelques-uns concernaient la police intérieure. Parmi ces derniers figurent les règlements spéciaux des maisons publiques de prostitution. Chose curieuse! on ne rencontre ces règlements que dans les législations urbaines ou les codes municipaux des villes de l'Andalousie et de la partie méridionale du littoral. Quant aux villes de l'intérieur soumises à la domination arabe, il ne paraît pas qu'elles aient toléré la prostitution ; elles l'interdisaient, au contraire, sous des peines très sévères, ainsi qu'il résulte du contenu des ordon-

(1) Publié en 1792 par D. Cecilio Garcia de la Leña, Malaga, 4 vol. in-4.

nances de Huesca, et de l'institution du Père des orphelins ou inspecteur général des mœurs publiques, dont nous avons déjà parlé. Dans ces villes de l'intérieur, l'esprit de la législation romaine l'avait emporté et avait prévalu sur l'indulgence dont les Arabes donnaient l'exemple, sans que les mœurs publiques eussent beaucoup gagné à cette sévérité. Dans la suite, quelques-unes de ces villes se relâchèrent de leur rigueur, et empruntèrent aux législations urbaines des villes méridionales les principales dispositions qui réglaient la prostitution publique. Mais celle-ci ne fut jamais tolérée dans le nord de l'Espagne, et surtout dans les provinces basques. La vie sobre et frugale des habitants de ces provinces, des mœurs sévères et antiques les ont longtemps préservés des effets pernicieux de la corruption. Encore aujourd'hui, on peut observer un contraste frappant entre la taille élancée et la conformation robuste des descendants des Cantabres et l'apparence chétive de la race mêlée qui habite les provinces du Midi. Il est vrai que ce contraste s'explique en partie par la différence profonde de climat et de tempérament.

Nous arrêtons ici nos réflexions : l'examen des règlements relatifs à l'organisation de la prostitution publique nous en fournira beaucoup plus que nous ne pourrons en faire.

Le 17 juin 1502, ordre fut donné, à Tolède, de réunir en un seul volume les ordonnances de Séville. Ce travail, définitivement arrêté en 1505, fut achevé en 1519 et imprimé en 1526 et 1527, en un volume in-folio. Parmi les trente-sept titres qu'il renferme, il en est un de relatif aux concubines et aux femmes de mauvaise vie (*mugeres barraganas y deshonestas*). Nous en extrayons les dispositions suivantes :

Toutes les concubines en général, et en particulier celles des prêtres, les femmes de mœurs suspectes ou scandaleuses ne pourront porter ni jupons traînants, ni voiles, ni aucun des ornements qui parent les femmes honnêtes. La même défense s'étend « aux femmes publiques qui courent le monde. » Ces mesures, reproduites dans la suite avec quelques modifications, appartiennent à une législation plus ancienne. Le Code d'Alphonse le Sage prescrivait déjà aux femmes de mauvaise vie l'usage d'une coiffure couleur de safran, comme une marque éclatante de leur profession. Mais ce signe ayant été reconnu insuffisant, il leur fut ordonné de porter sur la tête une aigrette brillante, sous peine de confiscation de leurs vêtements et d'une amende de 50 maravédis. Il était aussi interdit aux femmes mondaines, toujours sous la même peine, de porter de l'or, des perles, des vêtements de soie, et de se parer à l'instar des dames des hautes classes. Elles étaient soumises en outre, même dans l'intérieur de leurs maisons de débauche, aux lois somptuaires qui réglaient, pour le tempérer, le luxe des femmes de bon lieu. Nous devons dire toutefois que ces lois étaient assez mal observées, ainsi qu'on le verra tout à l'heure, à propos de la grande maison de prostitution de Valence. Il était encore défendu aux femmes de mœurs galantes de se montrer en public dans des coches, en carrosse ou en litière, et de se servir dans les églises de coussins, de carreaux et de tapis.

Nous reviendrons sur ces lois, qui sont du temps de Philippe II et de Philippe III. Nous les mentionnons seulement afin de montrer que, dans les villes où la prostitution publique était organisée et surveillée, on poursuivait avec beaucoup de zèle la prostitution clandestine. Celle-ci, en effet, qui se produit nécessairement toutes les fois que l'on supprime les maisons publiques, n'avait plus de raison d'être. Voilà pourquoi la même loi qui autorisait les courtisanes dans les lieux de débauche était impitoyable pour les femmes galantes, qui sèment la corruption et échappent à la surveillance. Voilà pourquoi la même loi voulait encore que les prostituées légalement autorisées fussent distinguées par des signes particuliers, « de manière à être reconnues. » Les ordonnances de Séville portent, en termes exprès, que les femmes publiques seules peuvent fréquenter les maisons de prostitution. Cette mesure d'exclusion, jointe à celles qui précèdent, prouverait suffisamment, si les faits ne l'établissaient d'une manière certaine, qu'après l'organisation de la prostitution publique, il existait encore des maisons particulières, où la prostitution clandestine continuait à s'exercer.

Il est démontré, en effet, qu'il existait des maisons de rendez-vous, appelées *monastères*, où se réunissaient des femmes de mauvaise vie. La maîtresse du lieu (*mayorala*) prenait le titre d'abbesse, et recevait une rétribution des habituées de son couvent. Faut-il voir, dans ce nom emprunté à la hiérarchie du clergé régulier, une parodie burlesque ou impie, ou bien une satire sanglante des mœurs des communautés religieuses ? Quoi qu'il en soit, ces maisons clandestines étaient le rendez-vous des femmes mariées et des jeunes filles : c'étaient les succursales de la débauche cachée et le dernier refuge des entremetteuses. Toute fille ou femme mariée surprise dans ces lieux suspects payait une amende assez forte, et recevait publiquement vingt coups de fouet. L'abbesse était plus rudement châtiée : cinquante coups de fouet pour la première contravention ; cent pour la deuxième ; à la troisième infraction, on lui coupait le nez, et ainsi mutilée, on la chassait ignominieusement de la ville. Les maisons clandestines ou abbayes étaient confisquées et vendues aux enchères publiques.

Ces peines corporelles nous semblent aujourd'hui bien sévères ; mais l'intention de la loi est excellente en principe. Une fois que les maisons publiques de prostitution étaient légalement autorisées, il fallait que toutes les femmes qui trafiquaient de leur corps fussent sous la surveillance immédiate de la loi : ainsi le voulaient la morale et l'hygiène. Les marques particulières, les signes distinctifs qui faisaient reconnaître les femmes de mauvaise vie, les empêchaient de se livrer à une vie errante et vagabonde, et d'étendre par conséquent les désordres de la débauche. Aussi était-il défendu aux aubergistes, cabaretiers, logeurs, etc., de recevoir chez eux des femmes prostituées et de leur prêter ou louer du linge pour dormir ou pour se vêtir. Les mêmes mesures se retrouvent dans la plupart des ordonnances des autres grandes villes. C'était un progrès notable que cette initiative de la loi dans la surveillance de la prostitution, qui se trouvait ainsi circonscrite dans les limites légales les plus étroites.

Les ordonnances relatives à la maison publique de Séville (1) furent confirmées et ratifiées à Madrid par Philippe II, le 7 mars 1571, d'après la révision du conseil municipal et du chapitre de la même ville, imprimées à Séville le 13 mai 1570.

Le recueil des ordonnances de Grenade fut publié en 1572. Mais les dispositions qui concernent spécialement la prostitution remontent à l'année 1539. Elles forment le titre 124 du recueil, sous la dénomination d'Ordonnance du Père de la maison publique (2). On appelait ainsi l'entrepreneur qui louait la maison de prostitution et la faisait valoir à son profit. Il traitait préalablement avec la municipalité, et s'il était reconnu « homme convenable pour l'affaire, » on lui confiait la charge qu'il demandait, après avoir stipulé toutefois certaines conditions auxquelles il devait se soumettre. Ce contrat le rendait dépendant et responsable, de sorte que la loi pouvait exercer sur lui une surveillance continuelle et immédiate. Ce père de la maison publique

(1) *Ordenanzas de la casa pública de Sevilla.*
(2) *Ordenanza del Padre de la mancebia.*

recevait de chaque prostituée un réal d'argent par jour pour le logement, le lit et les meubles (1).

L'avidité croissante de ces industriels leur fit bientôt oublier leurs engagements. Ils exercèrent sur les filles publiques une autorité despotique, et se livrèrent à leur préjudice à toute sorte d'exactions et de mauvais traitements. La municipalité ne tarda pas à être instruite de ces désordres ; elle sentit la nécessité de réformer sans délai ce gouvernement arbitraire et très peu paternel. Ce projet de réforme fut réalisé dans l'ordonnance qui nous occupe, rédigée à Grenade par le conseil municipal et le chapitre réunis, le 2 novembre 1538. Elle avait pour but d'assurer aux filles prostituées une certaine indépendance, et la protection que leur devait la loi, et de réduire en même temps le prix excessif que le maître de la maison de prostitution faisait payer à ses pensionnaires, pour le logement, la pension et tous les objets qu'il leur fournissait. Elle se proposait encore de changer leur régime, qui était insuffisant et malsain, et de veiller avant tout sur leur état de santé, dans l'intérêt manifeste de la salubrité publique. Tel est l'esprit de cette ordonnance, ainsi qu'on le voit par l'introduction qui précède et motive les dispositions qu'elle renferme, et que nous essayons d'analyser, ne pouvant les transcrire intégralement à cause de leur étendue.

Chaque prostituée de *la mancebia* devait avoir une chambre fermant à clef, avec un lit composé de deux bancs et une claie, une paillasse, un matelas de laine, deux draps, une couverture et un traversin, un parement de lin pour le devant du lit, une chaise, et une chandelle de 2 maravédis chaque nuit. Tout cela moyennant 20 maravédis par jour. Les draps et les oreillers devaient être changés tous les huit jours. Chaque infraction était punie d'une amende de 2000 maravédis. L'amende était doublée en cas de récidive ; et l'on y ajoutait cent coups de fouet avec perte d'office. — Ceci pour le logement : voici maintenant pour le régime. Chaque prostituée recevait tous les jours deux livres de pain, une petite livre (*una libreta*) de viande, moitié mouton, moitié bœuf ou porc, et un demi-quarteron (*cuartillo*, un tiers de litre) de vin à chaque repas ; un plat de légumes, tels que navets ou aubergines, suivant la saison, en quantité suffisante, et du fruit au commencement du repas : à souper, de

(1) Voyez le *D. Quichotte* de Pellicer, 2ᵉ part., chap. 48, note 33.

la salade, avec des radis, et des cardes à leur défaut. Tout cela apprêté et accommodé au prix de 25 maravédis par jour. Une amende de 2000 maravédis pour chaque contravention, et de 4000 en cas de récidive. — Les femmes avaient, outre cela, la liberté de faire apporter du dehors les mets et viandes qu'elles voulaient. Si le père de la maison se chargeait de leur apporter ce qu'elles désiraient, et de l'apprêter, il ne pouvait réclamer, pour cela, que le cinquième du prix coûtant. Les jours maigres, chaque femme recevait 6 maravédis de poisson ou des œufs, avec du fruit et de la salade, et un plat de légumes de la saison. — Défense expresse au maître ou à la maîtresse de la maison de vendre aux prostituées aucune étoffe de drap ou de lin, ni de leur prêter jamais au delà de 5 réaux. La prostituée ne pouvait être obligée de rendre une somme plus forte, à moins qu'il ne fût prouvé, par l'attestation de deux témoins, avec information préalable, que cette somme avait été avancée pour fournir aux frais d'une maladie. — Le garçon chargé d'ouvrir et de fermer les portes de la maison de prostitution doit être payé par le maître ou la maîtresse, non par les femmes, ainsi qu'il se pratiquait par abus. — La maison de prostitution sera ouverte au lever du soleil, et fermée en même temps que la porte de Vivarrambla. Les femmes pourront laver ou faire laver leur linge hors de la maison, sans rien payer ou donner pour cela au chef de la *mancebia*, sans avoir recours à son intermédiaire ; si elles s'adressent à lui à cet effet, il ne pourra exiger plus de 4 maravédis pour une chemise lessivée et savonnée, et 1 maravédis pour un mouchoir, un bonnet, une gorgerette et un jupon. Défense au père de la maison publique d'admettre aucune femme qui viendrait se prostituer et gagner de l'argent à ce trafic, avant d'en avoir préalablement averti la justice et les députés de la ville, afin qu'ils ordonnent au médecin désigné par la municipalité de la visiter. Le médecin sera tenu de déclarer, sous serment, si la femme est ou a été infectée (*que la vea si esta tocada de bubas, y si las tiene o ha ya tenido, con juramento que sobre ello haga el tal medico*). Dans l'un comme dans l'autre cas, on ne lui permettra pas de rester dans la maison et de trafiquer de son corps. La contravention à cette mesure importante était punie d'une amende de 500 maravédis ; en cas de récidive, 1000 maravédis d'amende et trente jours de prison ; à la troisième fois, on ajoutait à cette peine le bannissement de la ville pour un an. Les femmes entrantes payaient 12 maravédis au médecin qui les examinait, et 4 maravédis au greffier qui accompagnait le médecin dans cette visite d'inspection. Le prix des visites ordinaires, faites par ordre de la justice et des députés de la ville aux femmes habitant la maison, était de 6 maravédis pour le médecin et de 4 pour le notaire. »

Telles sont les principales dispositions de l'ordonnance de Grenade. Elles furent toutes adoptées par le conseil royal, avec quelques modifications importantes. Les amendes ne devaient jamais dépasser 500 maravédis. Les peines corporelles, la prison et le bannissement restaient supprimés. Les femmes ne payeront pas les visites du médecin et du notaire. Ces visites seront payées convenablement (*lo que justo fuere*) sur les fonds de la ville. Ainsi modifiée et adoucie, l'ordonnance du père de la maison publique fut publiée à Grenade, par ordre de Charles V, le 12 août 1539, et affichée dans la grande place de Vivarrambla. Le même jour, cette ordonnance fut publiée et affichée à la porte de la maison publique, sise hors des murs de la ville, en présence de Martin Sanchez et sa femme, père et mère de *la mancebia*. L'une et l'autre publication fut faite devant témoins, et enregistrée avec procès-verbal.

On ne saurait trop louer le principe d'humanité qui a dicté ce règlement aux magistrats de Grenade. Il est conçu dans un excellent esprit ; les intérêts de l'hygiène s'y trouvent heureusement ménagés, aussi bien que ceux de la morale, et, par un sentiment de dignité très délicat, pour ne pas dire touchant, cette loi assure des garanties à la liberté individuelle de ces femmes déchues, qui, en abjurant toute pudeur, en vendant leur corps à ces entrepreneurs de la débauche, semblaient avoir renoncé à toute idée d'indépendance. Mais quelque chose nous paraît l'emporter encore sur l'excellence de ces mesures : c'est la sagesse des modifications que leur fit subir le conseil royal de Charles V. Nous noterons, entre toutes, celle qui prescrit à la municipalité de payer les visites du médecin et du notaire sur les fonds de la ville. Cette disposition est remarquable. Il est à regretter qu'elle ne soit pas adoptée dans tous les pays où la prostitution publique est légalement autorisée, et soumise à des règlements spéciaux (1). Dans la plupart des dispensaires des

(1) A Paris, on a compris la sagesse de cette mesure, et depuis longtemps la *taxe* est supprimée. (Voy. Parent-Duchatelet, t. II, p. 198 et suiv., et 486.

grandes villes d'Allemagne, de Belgique, etc., et même de quelques grandes villes de France, c'est encore la femme qui paye la visite du médecin inspecteur : les honoraires varient suivant le rang ou la classe de la prostituée (1). Non-seulement la disposition de la loi espagnole est plus juste ; elle est encore plus morale et plus digne : elle relève l'homme de l'art aux yeux même de la courtisane, et le met à couvert de tout soupçon de corruption ou de complaisance coupable. Notons encore, comme une chose très importante, que la maison publique était située hors de la ville, autre précaution très sage, aussi favorable à la morale qu'à la salubrité publique. Bornons ici les réflexions et les éloges, et contentons-nous de dire que Charles V, reconnaissant la sagesse et l'opportunité des mesures prises par le conseil d'administration de Grenade, voulut qu'elles fussent observées dans toutes les villes de son royaume, ainsi qu'il résulte du texte même de son décret d'approbation.

Philippe II reprit le projet de son père et le réalisa. La police qui régissait les maisons publiques de prostitution, dans les grandes villes de l'Andalousie, fut étendue à celles de la Castille, par décision rendue à Séville, le 15 mai 1570. Cette décision comprenait aussi les ordonnances concernant la *mancebia* et les *femmes publiques*, données à Séville, le 7 mai 1553, et qui font partie des ordonnances municipales de Salamanque, réunies en 1619, et imprimées dans la même ville en 1658.

Le père de la *mancebia* de Salamanque était nommé par le consistoire, devant lequel il prêtait serment et jurait d'observer les ordonnances. Il lui était formellement interdit de prêter de l'argent aux femmes, et d'être caution pour leurs achats. L'infraction était punie d'une amende de 1000 maravédis ; en cas de récidive, l'amende était doublée, et le coupable était banni de la ville pour quatre ans, après avoir reçu deux cents coups de fouet. Ces peines sont beaucoup plus sévères que celles de l'ordonnance de Grenade. Il ne faut pas s'en étonner. Les maîtres et maîtresses des maisons publiques spéculaient sur la misère des prostituées, et après les avoir réduites à un dénûment extrême, ils leur fournissaient des secours, qui les assujettissaient davantage et les enchaînaient plus sûrement à leur dépendance. Les emprunts forcés que contractaient les courtisanes étaient hypothéqués sur leur propre liberté, et l'on conçoit sans peine que leurs indignes

(1) Voyez Parent-Duchatelet, t. II, p. 404, 453, 471, 549, 686, 721.

créanciers devaient être impitoyables. Aussi la même ordonnance défend aux père et mère de la maison de rien vendre, ni de donner à manger aux personnes du dedans et du dehors, sous peine de 600 maravédis d'amende et de six jours de prison, et d'une amende double avec deux années de bannissement, en cas de récidive. Un chirurgien, désigné par le conseil de la ville, était chargé de visiter les femmes tous les huit jours. S'il s'en trouvait de malades, il en donnait part aux députés du conseil, qui les envoyaient à l'hôpital. Le maître de la maison ne pouvait admettre une femme avant que le médecin l'eût visitée, ni garder chez lui celles qui tombaient malades : il devait en avertir les députés. L'infraction lui coûtait 1000 maravédis et trente jours de prison ; en cas de récidive, la peine était doublée. Le loyer de la chambre, meublée et garnie convenablement, ne pouvait dépasser 1 réal de billon (6 sous) par jour. La maison restait fermée les jours de fête, le Carême, les Quatre-Temps, les Jeûnes et Vigiles. La femme surprise en contravention recevait cent coups de fouet, et le père de la *mancebia* tout autant. Il était défendu aux prostituées de courir les rues pendant la nuit, et de sortir de la maison après le soleil couché. La contrevenante recevait cent coups de fouet, peine également applicable au père de la *mancebia*. Le costume prescrit pour les femmes publiques était une mantille jaune sur la jupe. Celles qui s'habillaient autrement payaient une amende de 300 maravédis, et leurs vêtements étaient confisqués.

Toutes ces mesures sont moins indulgentes que celles qui étaient adoptées en Andalousie. Du reste, nul engagement ne pouvait obliger la prostituée à rester dans la maison de prostitution : elle était libre de la quitter en tout temps, sans que les dettes même fussent un obstacle à son départ. L'engagement était volontaire ; mais nulle femme ne pouvait être admise dans la classe des prostituées, si elle avait des dettes. Il était également défendu de recevoir dans les maisons de prostitution les femmes mariées, les filles nées dans la ville, les mulâtresses, même en qualité de servantes. Enfin, il était défendu aux domestiques des juges d'entretenir des femmes dans la *mancebia*, ou d'avoir des relations avec elles. Le contrevenant était condamné à la peine de cent coups de fouet et de quatre années de galères, pour la première fois. La récidive était punie de deux cents coups de fouet et des galères à perpétuité. Le juge convaincu de complicité ou de simple consentement était condamné à une amende de 100,000 maravédis, avec perte d'office. Ces ordonnances si sévères devaient être affichées à l'intérieur et à l'extérieur de la *mancebia*, sous peine de 2000 maravédis d'amende et de huit jours de prison. En 1571, le 18 janvier, un article additionnel autorisa don Juan Arias, propriétaire de la maison publique de Salamanque, à procéder à la nomination du père de la *mancebia*, par enchères publiques, sous l'approbation du conseil. Le père et la mère ne pouvaient recevoir à leur service des domestiques des deux sexes (*puteros et puteras*) au-dessous de quarante ans. Toute la maison était sous la surveillance immédiate de commissaires spéciaux nommés par l'autorité locale.

Nous en avons dit assez pour donner une idée de la police qui réglait l'administration des maisons de prostitution dans les principales villes de l'Espagne. Cette organisation valait bien, selon nous, la peine d'être étudiée avec soin et décrite en détail. Mais peut-être sera-t-on curieux de savoir ce que c'était qu'un établissement de cette nature. Nous pouvons satisfaire cette curiosité. Écoutons le récit aussi piquant que naïf d'un voyageur français du XVIe siècle, Antoine de Lalaing, seigneur de Montigny, qui visita l'Espagne en 1501, à la suite de Philippe le Beau, roi de Castille. Voici en quels termes il décrit « le merveilleux bordeau » de Valence : « Après souper, les deux gentilshommes, en compagnie d'autres de la ville, allèrent voir le lieu des femmes publiques, qui est grand comme une petite ville et fermé à l'entour de murs et de une seule porte. Et devant la porte y est ordonné ung gibet pour les malfaicteurs qui porroient estre dedans ; à la porte, un homme, à ce ordonné, oste les bastons des veuillans entrer dedans, et leur dit s'ils lui veulent bailler leur argent, se ils en ont, qu'il leur en rendra au vuider bon compte sans perte ; et d'aventure s'ils en ont et ne le baillent, si on leur vole la nuict, le portier n'en est respondant. En ce lieu sont trois ou quatre rues pleines de petites maisons, où en chascune a filles bien gorgiasses, vestues de velours et de satin. Et sont de deux à trois cents filles ; elles ont leurs maisoncelles tendues et accoustrées de bons linges. Le taux ordonné est quatre deniers de leur monnaie, lesquels à nous valent un gros. En Castille ne paient que quatre malvidis, dont se prend le dixième denier comme des autres choses cy après déclarées, et ne peut-on plus demander pour la nuict. Tavernes et cabarets y sont

On ne peut, pour la chaleur, si bien veoir ce lieu de jour que on faict de nuict ou soir, car elles sont lors assises à leurs huys, la belle lampe pendante emprès d'elles pour les mieulx veoir à l'aise. Il y a deux médecins ordonnés et gagiés à la ville pour chascune semaine visiter les filles, à sçavoir si elles ont aulcunes maladies, pocques ou autres secrettes, pour les faire vuider du lieu. S'il y en a aulcune malade de la ville, les seigneurs d'icelle ont ordonné lieu pour les mectre à leurs dépens, et les foraines sont renvoyées où elles veulent aller. J'ay ci escript pour ce que je n'ay ouï parler de mectre telle police en si vil lieu. »

La police était en effet excellente, et l'organisation de ce singulier établissement laissait peu à désirer. Tout était réglé de telle sorte que les désordres, s'ils se produisaient, étaient faciles à réprimer. L'autorité locale déployait beaucoup de zèle et d'intelligence pour le maintien et le perfectionnement de cette organisation modèle. Entre autres règlements relatifs à l'administration intérieure de cette colonie de prostituées, les jurés de Valence publièrent, le 20 juillet 1552, un ban destiné à réformer les abus d'autorité que commettaient les maîtres de la maison, *hostalers*. Il leur fut expressément défendu d'avancer de l'argent aux femmes publiques, qu'ils engageaient ainsi de plus en plus dans le vice, les forçant, lorsqu'elles avaient renoncé à la prostitution, pendant la semaine sainte ou dans les temps de jubilé, de retourner au lieu public, *lloch públich*, pour y recommencer leur métier et acquitter ainsi leurs dettes. Il faut avouer que, dans aucun pays, les choses ne se passaient avec autant d'ordre.

Il serait bon de savoir si l'usage de mettre ainsi la débauche en régie était général dans toute l'Espagne. Nous manquons de documents qui nous éclairent sur ce point. Mais nous pensons que cette organisation ne s'étendait qu'à la partie de l'Espagne conquise récemment sur les Maures, ainsi qu'à quelques grandes villes du littoral, et aux plus considérables de la Catalogne et de la Castille. Remarquons en passant la force de l'ancien usage qui persistait encore, à cette époque, de prélever la dîme sur la débauche elle-même. L'Église n'avait garde d'oublier ses vieux priviléges, et le clergé ne perdait rien à la fondation de ces singuliers couvents. Il est vrai que les maisons de prostitution organisées comme celle de Valence avaient des revenus considérables, et que les femmes qui contribuaient à leur prospérité auraient pu, à la rigueur, payer patente; mais ce progrès était réservé à notre époque.

La prospérité même de ces établissements fut la première cause de leur ruine. Le luxe des femmes publiques, dont la plupart menaient grand train, devint immodéré et contagieux. Tel fut le motif des nouvelles lois somptuaires de Philippe II et de Philippe III (18 février 1575—3 janvier 1611). Elles furent faites spécialement contre les femmes publiques et les personnes vivant en concubinage, d'après les titres ou les textes même de ces lois (1). La pragmatique de Philippe III défend aux courtisanes (*las mugeres que son publicamente malas de sus personas*) d'aller en coche, carrosse, litière ou chaise à porteurs, sous peine de bannissement à cinq lieues de la localité où elles auront été prises en contravention. Le bannissement durait quatre ans; la récidive était punie de la même peine et de l'exposition publique. Elle leur défend encore de porter de l'or, des perles, des vêtements de soie, sous peine de confiscation desdits objets, et les soumet, en outre, à l'observation des lois somptuaires établies, mais hors de chez elles seulement (2).

La pragmatique de Philippe II interdit aux prostituées l'usage des habits de religion, qu'elles usurpaient volontiers, sous peine de confiscation. Elle leur défend aussi de porter aux églises des carreaux, coussins, tapis, sous la même peine, et confirme, en outre, les lois antérieures qui prescrivent le costume particulier aux courtisanes. La pragmatique de Philippe II n'est pas seulement une loi somptuaire, elle a pour but de prévenir d'autres abus et d'empêcher la prostitution de s'étendre. Voilà pourquoi elle défend aux filles publiques d'avoir à leur service des domestiques et servantes au-dessous de quarante ans, *porque con su ejemplo no se crien facilmente otras*. En cas de contravention, les domestiques étaient bannis pour un an, et les maîtresses étaient soumises à la même peine et à une amende de 2000 maravédis. Il leur était défendu, sous les mêmes peines, d'avoir à leur service ou à leur suite des écuyers, genre bâtard d'entremetteurs, qui remplissaient auprès des femmes galantes leurs fonctions d'autrefois, sinon avec le même éclat, du moins avec un égal succès.

(1) *De los amancebados y mugeres publicas*, tt. 26 et 27, lib. XII de la *Novisima recopilacion*. Lib. VI, t. XIX, l. 9, *Leyes de recopilacion*. Madrid, 1772, 3 vol. in-fol., t. II, p. 157.

(2) Lib. IV, t. II, *l. c.*, p. 131.

On voit, par le texte de ces lois destinées à réprimer les scandales de la débauche publique dans les grandes villes, que le métier de prostituée était assez lucratif. La coquetterie, le goût de la parure, l'amour du luxe, si naturel aux jeunes femmes, devaient rendre l'exemple contagieux et fournir de nouveaux aliments à la prostitution. Elle ne tarda pas à regorger des villes dans les campagnes, et au commencement du XVIIe siècle, on voyait des filles de joie se rendre d'une ville à l'autre pour y trafiquer de leur corps. Cervantès introduit, dès le commencement du *Don Quichotte*, deux de ces filles vagabondes, et il appelle ces coureuses *mugeres del partido* (1).

La loi, impuissante à comprimer le désordre, passa brusquement de la sévérité à la rigueur. Il ne fut plus question de mettre un terme aux scandales de la prostitution; on crut couper le mal à sa racine en prenant des mesures extrêmes contre la prostitution elle-même, et l'on résolut d'abolir d'un seul coup les désordres et les abus qu'on n'avait pu corriger. Voici la pragmatique publiée par Philippe IV, le 10 février 1623, troisième année de son règne : « Ordonnons et mandons que, dorénavant, en aucune cité, ville ni localité de nos royaumes, on ne puisse tolérer, et que l'on ne tolère en effet, aucun lieu de débauche, aucune maison publique, où des femmes trafiquent de leur corps : nous prohibons et interdisons ces maisons, et ordonnons la suppression de celles qui existent. Nous chargeons ceux de notre conseil de veiller avec soin (*con particular cuidado*) à l'exécution de ce décret, comme une chose de grande importance; et les tribunaux (*justicias*) de l'exécuter, chacun dans son ressort, sous peine, pour les juges qui toléreraient ces maisons ou les autoriseraient en quelque lieu que ce soit, d'être condamnés, pour ce fait, à la privation de leur emploi et à une amende de 50,000 maravédis, applicables par tiers à notre chambre, au juge et au dénonciateur, et voulons que le contenu de cette loi soit à jamais valable (*se ponga por capitulo de residencia*). »

C'est ainsi que la prostitution publique fut légalement interdite en Espagne. Nous disons interdite, et non abolie; car il est dans la société des maux nécessaires, des abus inévitables, qu'il est plus facile de tempérer que de détruire; de même que ces

(1) *D. Quijote*, part. I, cap. 2-3.

maladies qu'il est dangereux de guérir, et que l'art se contente de pallier, craignant, avec raison, qu'une cure intempestive ne donne lieu à des symptômes plus graves. Il ne paraît pas, du reste, que le décret du jeune et faible monarque ait été suivi à la lettre. En tout cas, il ne reçut pas une exécution immédiate, ainsi que le prouve la nouvelle loi publiée en 1661, quatre ans avant la mort de Philippe IV, et prescrivant la réclusion des femmes publiques de la capitale dans la maison de force (1).

Ni les maisons de force ou de réclusion, ni les asiles ouverts aux pécheresses repentantes, ne contribuèrent en rien à l'extinctionde la débauche. Une rigueur excessive eut le résultat que l'on aurait dû prévoir : l'inefficacité des mesures coercitives, et la transformation inévitable de la prostitution publique surveillée en prostitution clandestine. Cependant la grande majorité du clergé applaudissait et louait la sagesse et l'opportunité du décret, comme on peut le voir dans les livres des pères Geronimo Salcedo et Juan Cabrera, sur le *Gouvernement d'un bon roi* (*Gobierno de un buen rey*), et dans le *Gouverneur chrétien* (*Gobernador cristiano*) du père Marquez. Les jésuites triomphaient, et avec raison. Ils avaient travaillé à la ruine des maisons publiques avec une sorte d'acharnement. Grenade était le centre de leurs opérations, et la maison publique de cette ville le but constant de leurs attaques. Dès l'année 1610, il étaient parvenus à faire fermer cette maison les jours de fête et de vigile, et durant tout le carême. Les sieurs Pedro Zambrana et Fajardo, maîtres de la *mancebia*, eurent beau réclamer et faire valoir les droits que leur accordaient les ordonnances de Séville ; les jésuites avaient pour eux l'archevêque (D. Pedro de Castro), et, par son entremise, ils obtinrent de Philippe III ce qu'ils prétendaient. Ce premier succès les encouragea. Ils voulurent, animés d'un saint zèle pour la plus grande gloire de Dieu, pénétrer de force dans la maison de prostitution, et prêcher la conversion et la pénitence aux pécheurs et aux pécheresses. Mais les magistrats intervinrent pour modérer leur ardeur. Les bons pères se plaignirent d'avoir été maltraités par les agents de la police urbaine. Ils firent porter plainte par l'un des membres de la société, le père Bartholomé Alvarez de Prado, et insinuèrent fort à propos, par l'organe du procureur fiscal, el licenciado Francisco de Alarcon, que l'occasion était

(1) *Recogimiento de las mugeres perdidas de la corte, y su reclusion en la galera*, aut. 2, t. II, lib. VIII.

excellente pour la suppression définitive des maisons publiques, nonobstant la ratification de S. M. Philippe IV et l'adoption des modifications proposées par l'archevêque (1). Bientôt après parut une requête adressée au président de Castille, D. Francisco de Contreras, à l'effet d'ordonner la suppression des maisons publiques de prostitution dans toute l'étendue du royaume, et en particulier dans la ville de Grenade. L'auteur de ce factum, mêlé de théologie et de droit canonique, était encore un membre de la société, le père Geronimo Velazquez (2). Ceci se passait en 1622.

Lors de l'apparition du décret de Philippe IV, qui fut publié, comme on sait, l'année suivante, les jésuites redoublèrent de zèle, et ils furent puissamment secondés par les archevêques et évêques. Ceux-ci déployèrent beaucoup d'ardeur et d'activité pour l'exécution du décret royal. Le conseil municipal de Malaga, cédant aux instances pressantes et aux réclamations de l'évêque, fit évacuer les *mancebias*, et chassa les prostituées avec les gens qui étaient à leur service (*puteros y puteras*), par décision du 5 mai 1623. Toutefois, cet ordre demeura sans effet, ou du moins, ne dura pas longtemps ; car une décision postérieure du même conseil prescrivit la réédification de la *mancebia*, en 1667. Dans les principales villes du midi, aussi bien qu'à Malaga, le zèle intempestif ou exagéré des prélats était paralysé par les membres du conseil : sans encourager la prostitution, ils la toléraient sagement, voulant par là éviter de plus grands désordres et sauvegarder la pudeur et l'honnêteté des jeunes filles, des femmes mariées et des veuves indigentes. Mais enfin les évêques l'emportèrent, et la maison publique de Malaga, supprimée en 1680, fut détruite dans la suite, et sur la place qu'elle occupait, on éleva l'hôpital de Saint-Julien et le couvent de Saint-Pierre d'Alcantara. Ainsi, le même lieu servit successivement de théâtre aux excès de la débauche et aux œuvres de la charité.

Cependant on discutait sur l'opportunité des mesures prises par Philippe IV longtemps encore après la publication du décret de 1623. Ainsi, nous voyons un membre de l'Académie des aspirants de Saragosse publier en 1637, au nom de la société dont il faisait partie, un écrit sur la question de savoir s'il était

(1) Imprimé à Grenade, in-folio, le 11 avril 1622.
(2) Grenade, in-4, 1622, par Bartholomé de Lorenzana.

ou s'il n'était pas convenable de rétablir la maison de prostitution dans la même ville (1). Les théologiens eux-mêmes n'étaient pas tous d'accord sur la question. Tandis que les uns adressaient des mémoires au roi pour le supplier de faire disparaître les maisons publiques de courtisanes (*suplicandole que prohiba las casas públicas de las meretrices*), d'autres écrivaient en sens contraire pour tranquilliser la conscience du roi, et l'engageaient à suivre, sans aucun scrupule, l'exemple des rois ses prédécesseurs, qui avaient jusqu'alors autorisé les maisons de prostitution. Les écrits furent nombreux de part et d'autre, et tous les jours apparaissaient de nouveaux mémoires (*nuevos memoriales que cada dia salen de está materia*) (2).

Nous nous contentons d'indiquer ces débats, qui ne sont pas médiocrement intéressants, et qui prouveraient une fois de plus, s'il en était besoin, qu'en Espagne, depuis l'autorité souveraine des conciles, le clergé a pris de tout temps une part active à toutes les questions politiques, administratives et sociales, et qu'il a toujours exercé, sur les décisions du gouvernement, une influence plus ou moins directe, mais efficace et incontestable. Disons seulement qu'en 1680, un frère mineur de l'ordre de l'Observance, le père Juan del Olmo, publia en latin une solution de théologie morale, pour soutenir et défendre qu'il est licite et permis de tolérer les femmes publiques partout où l'on ne peut éviter autrement de plus grands maux (3). Ce principe était aussi raisonnable que politique. Mais on n'eut garde d'en faire l'application.

En 1696, les alcades de la cour et ceux de Madrid se réunissent pour étudier les causes des dommages et scandales qu'occasionnaient les femmes vagabondes, perdues et de mauvaise vie, et l'état de la maison de force (*galera*) et autres maisons de réclusion pour les femmes. Le mal était constaté et reconnu ; mais nous ignorons les mesures qui furent prises, et les améliorations que l'on opéra. En tout cas, les unes et les autres furent ineffi-

(1) Zaragoza, chez Pedro Virgès, 1637, in-4.

(2) L'auteur de cet écrit était un père de la Providence de la Très sainte Trinité, frère Hernando Nuñez.

(2) Resolutio theologica moralis, in qua, occasione cujusdam casus occurrentis, asseritur et propugnatur, *Licite permitti posse meretrices*, ubicunque majora mala aliter vitari non possent : a Fr. Joanne ab Ulmo, ordini minorum de Observantia sacræ theologiæ lectore generali. In-4, Valentiæ, typis Francisci Mestre, 1680.

caces ou de courte durée; car, en 1704, par acte ratifié le 24 mai, le conseil décida que les alcades de cour feraient arrêter, pour être enfermées dans la galère, les femmes mondaines qui se montraient en foule sur les promenades publiques, et devenaient un objet de scandale et de désordre. Ces mesures coercitives, souvent réitérées, furent sans effet. Bientôt la loi fut impuissante contre les progrès de la corruption, et à une rigueur intempestive et inefficace, à une police mesquine et tracassière, succéda la plus coupable négligence.

Depuis cette époque, le service des mœurs publiques fut nul ou à peu près. Les provinces imitèrent l'incurie de la capitale. Les règlements urbains affectèrent un dédain hypocrite, ou se bornèrent à faire revivre mal à propos les dispositions sévères et surannées de la législation romaine contre les femmes de mauvaise vie. A la fin du XVIIIe siècle, en 1795, le médecin Cabarrus adressa au prince de la Paix (Manuel Godoy) un projet de réforme extrait de sa correspondance avec Jovellanos en 1792. Nous n'analyserons pas ce projet, qui renferme, à côté de quelques dispositions raisonnables, des mesures puériles, et dans lequel l'auteur fait un abus immodéré de la peine de la déportation. Cette pièce ne nous intéresse qu'autant que la prostitution et le rétablissement des maisons publiques y sont reconnus nécessaires, et que l'intervention de l'hygiène et de la police médicale y est indiquée. Sous le règne de Ferdinand VII, les auteurs du projet d'une loi organique sur la salubrité publique proposèrent un prix pour le meilleur mémoire de police médicale sur les moyens les plus directs et les plus sûrs d'arrêter ou d'empêcher la contagion générale et si funeste de la syphilis; et ils demandèrent, à ce propos, que la prostitution fût sérieusement interdite et poursuivie, ou que les maisons publiques fussent légalement autorisées, réglées et réduites, pour amoindrir le mal. En 1822 parut le projet de salubrité publique des cortès, et il fut question de rétablir les maisons de prostitution, c'est-à-dire de les autoriser légalement. Il n'y eut qu'un seul opposant qui fit échouer le projet, et ce fut, il faut bien le dire, un médecin, le docteur Garcia.

« Aujourd'hui, dit un estimable hygiéniste espagnol, l'utilité des maisons publiques autorisées est peut-être problématique; mais nous avons la confiance que la solution légale sera négative. Si les maisons publiques de prostitution existaient encore aujourd'hui en Espagne, peut-être ne faudrait-il pas les supprimer, et devrait-on se contenter de les réformer, d'après les indications de Cabarrus, en se conformant aux progrès des temps. Mais ces maisons étant heureusement supprimées depuis plus de deux siècles, et considérant ce qui se passe dans les capitales étrangères qui en ont, il serait absurde de rétrograder jusqu'au moyen âge (*fuera absurdo retrogradar á la edad media*) et de nous écarter indéfiniment de l'observance des préceptes de l'art et de la morale (1). »

Nous ne voulons pas discuter la valeur de cette manière de voir, qui ne nous paraît nullement progressive, et nous n'avons garde de suivre l'auteur dans les développements de son idée favorite. Nous n'examinerons pas non plus les conclusions du docteur D. Ramon Lopez Matéo, citées avec complaisance par le même écrivain. Nous nous contenterons de les citer : « Voulons-nous que le mal vénérien diminue parmi nous, que le nombre des femmes publiques diminue aussi. Voulons-nous diminuer le nombre des femmes publiques, diminuons aussi les causes positives et négatives qui les déterminent à le devenir. » C'est puissamment raisonné, et l'on ne saurait rien opposer à des arguments d'une telle force. Il est bien vrai que qui veut trop prouver ne prouve rien.

La meilleure réponse que l'on puisse faire à ces réformateurs optimistes, c'est d'exposer l'état actuel de la prostitution en Espagne. Cela ne sera ni long ni difficile. Le lecteur verra tout à l'heure si les maisons publiques ont été *heureusement supprimées* (*suprimidas felizmente*). Avant d'indiquer des réformes radicales, il faut les préparer, et il faut, pour cela, étudier les faits, les accepter tels qu'ils sont, et ne pas se lancer, contre les règles du bon sens et de la philosophie positive, dans les spéculations transcendantes que saint Augustin a si sagement transportées dans le monde idéal de la Cité de Dieu. Ce père de l'Église était bien plus sage que nos réformateurs : « Supprimez les courtisanes, dit-il, et vous mettrez partout le désordre. » (*De Ordine*, lib. II, c. 12.) Ce qui se passe actuellement en Espagne confirme malheureusement la profonde vérité de ces paroles.

La prostitution, à peu près inconnue dans les petites localités, est florissante dans toutes les grandes villes, les ports de mer et

(1) D[r]. D. Pedro-Felipe Monlau, *Elementos de higiene pública*. Barcelona, 47, 2 vol. in-8, § 264, p. 303.

les places fortes qui ont une garnison considérable. Elle ne s'exerce plus dans des maisons publiques autorisées légalement, mais elle est tolérée de fait; et n'étant soumise à aucune surveillance, elle se pratique sans contrôle, et, par conséquent, en toute liberté. Le service des mœurs, autrefois si bien organisé, n'existe plus depuis plus de deux siècles; la loi a oublié son devoir, et la corruption, livrée à elle-même, en a profité pour agrandir son domaine. L'administration ni la police ne s'en mettent point en peine. Philippe IV a interdit la prostitution publique. A quoi bon les règlements, et les statuts, et les mesures que réclament impérieusement la morale et l'hygiène ? Il est oublié, ce principe fondamental de la politique et de la législation romaine, qui voulait que le salut du peuple fût la loi suprême : *Salus populi suprema lex esto.* Progressistes et modérés ont oublié les premiers éléments du catéchisme social. Le grand principe, c'est d'arriver au pouvoir, de s'y maintenir par tous les moyens et de s'enrichir au plus vite. Le peuple est ignorant et docile, et ceux qui vivent de son ignorance et le tiennent dans la misère se gardent bien de le corriger de ces défauts. C'est de haut que vient le mal ; mais c'est la foule qui en pâtit. Qu'importe aux gens sensés un nom ou une couleur? Il s'agit de bien autre chose que des intérêts d'un homme, d'un trône ou d'une dynastie. Le malade veut la guérison : l'Espagne demande des lois sages et des réformes utiles : de là naîtra le progrès, et à ces conditions seulement. Il faut sortir de l'imprévu pour entrer dans la réalité ; il faut renoncer aux projets qui n'ont point de lendemain, et se lancer dans le sérieux, qui est le chemin de l'avenir. Avant de courir, il faut apprendre à marcher, et pour marcher d'un pas assuré, il faut ceindre ses reins, et ne pas craindre les difficultés ni la longueur de la route.

On nous pardonnera tout ce que nous venons de dire, lorsqu'on saura que, sur le sujet qui nous occupe, nous n'avons pu nous procurer aucun renseignement précis, aucun document officiel. Tout ce que nous savons de certain sur l'état des mœurs en Espagne, c'est que le nombre des individus accusés pour attentats contre les mœurs, en 1843, s'élevait à 862. Que l'on se figure, si l'on peut, d'après ces chiffres, le nombre réel des coupables qui n'eurent pas à rendre compte devant la justice. Quant à la prostitution publique, aucune pièce justificative ne nous permet de produire des faits sur lesquels nous puissions raisonner. Nous sommes réduits aux conjectures : le code pénal lui-même ne nous fournit aucun article qui puisse nous éclairer et nous servir de guide. On conçoit l'impossibilité où nous sommes de tracer un tableau général, exact et complet de l'état actuel de la prostitution en Espagne. A défaut de données positives, nous devons nous contenter d'exposer succinctement, d'après des notes manuscrites que l'on nous communique de Madrid, ce qui se passe dans cette capitale. L'état actuel de la prostitution à Madrid nous permettra de comprendre ou du moins nous fera deviner ce qu'elle est dans les autres villes importantes de la Péninsule.

Le recensement opéré en 1853 évalue à 270,000 habitants la population de Madrid : ce chiffre comprend la population flottante et les étrangers, qui sont en assez grand nombre. Madrid ressemble à toutes les capitales. On s'y rend de toutes les provinces : les uns y vont solliciter de l'avancement ou demander des places; les autres y apportent des industries particulières et y exercent des professions plus ou moins lucratives; tous y sont attirés par l'ambition, l'intérêt ou la curiosité. Les grandes réunions d'hommes fomentent les passions de toutes sortes et favorisent le développement du vice. Cet inconvénient est inévitable pour les mœurs. De là l'idée aussi morale que singulière d'un hygiéniste espagnol, qui demande la suppression des capitales et la réduction ou la division des grands centres de population. En attendant cette heureuse réforme, l'amour du plaisir règne à Madrid, et la débauche fournit des aliments nombreux et variés à tous ceux qui veulent s'y livrer. Le nombre considérable d'habitants, l'affluence des étrangers, une forte garnison de troupes, et, par-dessus tout, la misère, qui est la vraie reine de Madrid et de l'Espagne, donnent lieu à une certaine liberté de mœurs, qui est un des caractères particuliers de cette capitale. Aussi la prostitution se pratique-t-elle en grand et avec d'autant plus de facilité, que la surveillance directe et immédiate de la police sur les femmes qui vivent de leur corps est nulle ou peu s'en faut.

Toute fille ou femme qui veut se prostituer pour de l'argent est libre de le faire, et n'a point à rendre compte de sa conduite. Elle peut disposer de son corps sans conditions ni formalités préalables. Point n'est besoin de demander une autorisation quelconque, encore moins de réclamer de la police une carte de sûreté, ni de se faire inscrire sur un registre. Point de surveillance réelle, et, par conséquent, point de statistique possible. La police, si chatouilleuse sur toutes les questions qui l'intéressent de près ou de loin, et souvent même sur celles qui ne la regardent pas, la police ne montre aucun zèle, ou pour mieux dire, aucune intelligence pour cette branche importante de l'administration publique, devenue une de ses attributions le plus accessoires. Que nous sommes loin du temps où le père des orphelins exerçait sérieusement ses fonctions d'inspecteur des mœurs publiques! Mais que nous sommes loin surtout de la prévoyante tolérance et de la sollicitude charitable des ordonnances si sensées du xve et du xvie siècle. Non-seulement la loi tolère de fait la prostitution, mais encore elle la favorise en permettant les plus grands désordres, en ne mettant nul obstacle aux progrès incessants de la débauche, tant qu'il n'éclate point de scandales capables de troubler manifestement la tranquillité publique. L'autorité locale se borne à sévir ou à prendre des mesures de répression, alors seulement que le nombre est excessif des femmes de mauvaise vie qui se montrent dans les rues, dans les promenades, ou sur la voie publique; ou bien encore alors que la maladie vénérienne, propagée trop activement, fait des ravages considérables et frappe un trop grand nombre de victimes parmi les troupes de la garnison. Il faut que les hôpitaux regorgent de malades et ne puissent pas recevoir tous ceux qui voudraient entrer, pour que la police songe à corriger le mal qu'elle n'a pas su prévenir.

Voilà où en est à Madrid, en 1856, le service des mœurs et de la salubrité publique. En vérité, l'on a de la peine à comprendre une pareille incurie, surtout dans un pays où le mal vénérien est si généralement répandu et se montre encore aujourd'hui sous des formes assez alarmantes. Ainsi donc, à Madrid, depuis tantôt deux siècles et demi, les femmes publiques prostituées ne sont point enregistrées sur un livre matricule, et l'autorité civile, non plus que l'administration municipale, ne soumet périodiquement et d'une manière régulière, à l'inspection d'un médecin officiellement désigné à cet effet, les femmes de toutes classes qui trafiquent publiquement de leur corps. Que l'on se figure, si l'on peut, le nombre de femmes infectées. Mais pourrait-on évaluer ce nombre, même approximativement, lorsqu'on ne peut pas calculer celui des prostituées?

Les notes manuscrites que nous avons sous les yeux portent à mille le nombre des femmes qui se livrent ostensiblement à la prostitution. C'est évidemmment un minimum approximatif. Deux cents de ces prostituées vivent dans le concubinage, et forment la classe des femmes entretenues. Nous sommes portés à croire que ce chiffre est très réduit, et cela pour plusieurs raisons. Les relations entre les deux sexes sont très faciles dans la société espagnole en général, et dans celle de Madrid en particulier elles sont très libres. Ajoutons que les progrès de la misère dans les classes moyennes, dus en partie à la ruine des fortunes particulières dans les guerres civiles, ne font que s'accroître tous les jours par le renouvellement des employés, si fréquent dans un pays où les changements politiques se succèdent si rapidement, et où tous les partis montent successivement au pouvoir. Ces bouleversements périodiques dans le personnel des bureaux de l'administration ou des ministères déclassent un nombre considérable de fonctionnaires, qui se trouvent sans emploi et sans moyens d'existence (*cesantes*, *cesantias*). Cette instabilité dans les principes politiques et dans les choses du gouvernement est une cause de misère d'autant plus efficace, qu'elle fomente et entretient la manie des emplois (*empleomania*), qui est devenue, depuis le commencement de ce siècle, un des traits caractéristiques de la nation espagnole. Outre ces causes, une foule d'autres circonstances, que le gouvernement connaît très bien, mais qu'il ne prévient jamais, poussent à la prostitution publique ou à la débauche clandestine un grand nombre de jeunes filles ou de femmes misérables, qui ne trouvent ni dans leur famille ni dans leur localité les ressources nécessaires pour subvenir aux premiers besoins de la vie, et encore moins aux fantaisies de la mode, à l'amour de la parure et aux caprices de la coquetterie, aussi puissants en Espagne que partout ailleurs. Les petites villes et les environs de Madrid fournissent aussi à la capitale un contingent raisonnable de jeunes filles séduites et abandonnées : ces malheureuses, pour fuir la honte d'une première faute, tombent dans les désordres de la débauche et trafiquent de leur corps pour gagner leur vie.

Les femmes entretenues demeurent dans des maisons particulières, seules ou avec leur servante, vivant dans une espèce de concubinage temporaire et imparfait. A la rigueur, ces femmes en chambre n'appartiennent pas à la classe des prostituées proprement dites ; mais, le plus souvent, elles finissent tôt ou tard par en faire partie.

Les femmes publiques qui se prostituent pour de l'argent et vivent de ce métier sont au nombre de six cents (toujours d'après nos notes manuscrites). Elles se livrent à la prostitution dans des maisons de tolérance, dirigées par une espèce de femmes dont le nom se devine, et que l'on appelle en espagnol *alcahuetas*. Comme on le voit, ce mot, qui figure si souvent dans le Code d'Alphonse le Sage, s'est conservé sans subir aucune altération, et il est encore infligé, comme le stigmate de la honte, aux viles créatures qui ont l'entreprise de la débauche. En général, ces maîtresses de maison sont des prostituées émérites, qui exploitent d'autant mieux les novices, qu'elles savent par expérience tous les secrets du métier et en connaissent les ressources. Elles sont, par conséquent, d'un certain âge. Autrefois, on leur donnait en Espagne une qualification très juste, trop vraie et trop énergique pour que nous puissions la traduire (*Alcahueta y puta vieja*). Ces femmes, qui retirent ainsi les fruits du service après avoir pris leur retraite, exploitent comme elles l'entendent les malheureuses qui se mettent sous leur direction. Maîtresses absolues dans leur maison, à l'abri de toute surveillance et de tout contrôle de la loi, elles ont sur leurs pensionnaires une autorité souveraine, que la crainte ne limite point. N'ayant point de compte à rendre, elles font valoir leur marchandise par tous les moyens pour en retirer le plus de profit qu'elles peuvent. On peut deviner tous les abus qu'elles commettent et les exactions dont elles se rendent coupables envers leurs victimes. Les pères et mères de la mancebia n'ont plus à redouter ces terribles ordonnances du XVIe siècle, si sévères et si justes !

Dans chaque maison de prostitution, on trouve un nombre indéterminé de jeunes filles, qui varie de quatre à huit ou dix. La dame du lieu les entretient, les loge, les habille et leur fournit, en un mot, ce qu'il faut pour les faire vivre, et surtout pour les parer. Quelquefois elle ajoute à ce salaire obligé un supplément en numéraire, qui dépend des conditions du contrat d'engagement, et qui varie nécessairement suivant le produit, la valeur ou la vogue de la marchandise. Qu'on se figure ce que peuvent être des conditions faites entre des malheureuses tombées de la misère dans le vice, et une trafiquante avide, qui ne les admet à gagner honteusement leur vie qu'autant que ses intérêts l'y engagent.

Dans plusieurs de ces lieux de débauche, il n'y a que deux ou trois filles publiques qui y font leur demeure fixe. Mais ces lieux sont en même temps des maisons de passe ou de rendez-vous. Si le nombre des pensionnaires internes est très limité, celui des externes est indéfini. Celles-ci courent les rues et les promenades. Elles ont leur logement particulier ou vivent dans leur propre famille Pendant le jour, elles se livrent, pour la plupart, aux occupations de leur sexe dans les ateliers ou les magasins. Ces filles publiques, libres ou non internées, sont presque toutes modistes, couturières, blanchisseuses, repasseuses, employées dans les fabriques de tabac de la régie, etc. Chaque fois qu'elles amènent quelqu'un à la maison de rendez-vous, elles donnent un tant à la maîtresse, selon qu'il a été convenu préalablement. Après avoir ainsi terminé leur travail du soir, ces honnêtes ouvrières rentrent chez elles, le plus souvent entre onze heures et minuit.

Nous n'essayerons point de calculer le nombre probable des jeunes filles qui se livrent ainsi à la prostitution. Toute statistique, même approximative, est impossible. Si l'on veut se rappeler les causes de corruption et de misère mentionnées plus haut, on croira sans beaucoup de peine que ce nombre doit être immense, et de beaucoup plus considérable que celui des filles publiques, qui, le jour et la nuit, exercent leur métier, au su et au vu de tout le monde, dans les maisons de prostitution. Ces prostituées libres ne peuvent manquer d'être une cause perpétuelle et très active d'infection : elles se trouvent, en effet, dans les conditions les plus favorables a la propagation de la maladie vénérienne. Les maîtresses des lieux de débauche sont intéressées à surveiller de près l'état sanitaire de leurs pensionnaires internes, dont tous les services sont à leur profit, et qu'elles sont obligées d'entretenir. Il n'en est pas de même de ces prostituées d'occasion ou de passage. Les maîtresses de maison ne peuvent exercer à leur égard la même surveillance, n'ayant sur elles aucun droit ; et l'on ne saurait, par conséquent, les rendre responsables. Quant aux prostituées établies dans les lieux de prostitution, la prospérité et le crédit de la maison demandent qu'elles soient saines, et elles sont soumises pour la plupart à la visite d'un médecin, soldé par la maîtresse du logis. On ne sait trop ce qu'il faut penser de la sévérité et de la régularité de ces visites. Les droits de l'hygiène et de la police médicale sont à la discrétion des entrepreneurs de la débauche. De la sorte, la salubrité des femmes prostituées et la santé de ceux qui les fréquentent dépendent exclusivement de l'importance de la maison, de la classe à laquelle elle appartient, et d'une foule de conditions et de circonstances qui doivent varier à l'infini. Encore une fois, que sont devenues les ordonnances sanitaires de Séville, de Grenade et de Salamanque? Nous laissons au lecteur le soin de calculer le nombre indéfini de maladies graves, rebelles et incurables qui doivent résulter inévitablement de cet état de choses.

Nous venons de parcourir trois degrés de la prostitution publique : 1° femmes entretenues ou concubines ; 2° prostituées vivant dans les maisons publiques de tolérance ; 3° prostituées libres, exerçant leur métier la nuit dans des lieux de débauche, qui leur servent de rendez-vous, moyennant une rétribution payée à la maîtresse du logis. Descendons encore plus bas, et voyons le fond du cloaque.

On compte actuellement à Madrid un nombre indéterminé de filles publiques (évalué à 200 dans les documents manuscrits que nous possédons), d'une classe infime, pauvres, mal vêtues, errant le soir dans les rues, dans les promenades et les places publiques, et se tenant plus volontiers dans les carrefours et les recoins les plus obscurs de la ville. C'est dans ces lieux mêmes qu'elles se livrent à la prostitution, comme les brutes qui s'accouplent en plein champ. Quelques-unes de ces coureuses, les moins misérables, ou celles qui conservent une ombre de pudeur, amènent les passants qu'elles raccrochent dans les maisons de prostitution de bas étage, qui leur servent de rendez-vous, moyennant une légère rétribution à la maîtresse de ces bouges. Dans cette dernière classe, nous voyons la prostitution unie à la mendicité. Quand les désordres de la corruption ont atteint cette limite, le mal est bien profond, s'il n'est pas incurable. Ceux qui font quelque cas des lois de la morale et de l'hygiène ne sauraient trop s'indigner contre l'incurie d'un gouvernement qui abandonne, par une négligence coupable, la surveillance des mœurs et de la salubrité publiques, abdiquant ainsi un de ses devoirs les plus sacrés. Certes, nous triompherions aisément, si nous voulions réfuter les partisans quand même de l'abolition absolue de la prostitution. Nous n'espérons pas les convertir à une opinion plus raisonnable ; mais nous ne saurions trop les engager à réfléchir sur cet état de choses et à méditer sérieusement sur ces faits, qu'ils peuvent constater, qui sont incontestables, et qui valent mieux, selon nous, que tous les raisonnements possibles.

On ne réfute point la logique positive des faits. L'étude consciencieuse de ces faits doit mettre les esprits éclairés sur la voie des réformes nécessaires. Ces réformes, il faut les établir, non d'après une théorie exclusive, étroite, et peut-être fausse, mais d'après les besoins qui les réclament, en se conformant, avant tout, au principe qui doit guider le législateur et le médecin, savoir : le bien-être, la moralisation et la santé des hommes.

Mais continuons à constater le mal : nous n'avons pas encore tout dit. Jusqu'ici nous avons étudié la prostitution fixe. Quelques mots maintenant sur la prostitution flottante. Il faut ranger dans cette dernière catégorie de prostituées environ trois cents femmes ou jeunes filles que la misère, l'abandon ou les conséquences d'une première faute réduisent à cet état dégradant. La plupart de ces femmes sont des domestiques sans condition, des servantes chassées par leurs maîtres après avoir été séduites, des orphelines, des femmes sans profession ou sans travail, toutes les malheureuses, en un mot, qui n'ont point de ressources ni de moyens d'existence. Les prostituées appartenant à cette classe exercent leur industrie dans des maisons publiques, sous les conditions indiquées plus haut, dans les recoins des carrefours ou dans les allées basses des promenades, selon leur âge, leur costume, leur éducation, ou, pour mieux dire, selon le degré d'abjection où les a réduites la misère. En outre, la prostitution a pour succursales bon nombre de tavernes, de cabarets, de cafés, d'estaminets, où l'on trouve des cabinets réservés. Preuve certaine que la race immonde des entremetteuses et des proxénètes se perpétue encore dans ce pays, où elle fut autrefois si nombreuse et si florissante.

Voilà tout ce que nous avons pu recueillir sur l'état actuel de la prostitution en Espagne. Pour compléter notre travail, il nous reste à parler des maisons de réclusion pour les prostituées, des asiles ouverts aux repentantes, des hôpitaux où sont traitées les maladies vénériennes, et des hospices d'enfants trouvés. Cet exposé sera court, et il le serait beaucoup plus, si nous n'avions pas encore à faire de l'histoire.

Lorsque les prostituées de la classe infime se livrent à des désordres capables de soulever le scandale et de compromettre la tranquillité publique, la police intervient forcément. Les délinquantes sont internées dans la maison de force (prison pour les femmes) ou enfermées dans la prison publique. Quelquefois la police les renvoie dans leur pays, avec défense expresse de retourner à Madrid. Ainsi, la capitale se débarrasse, par ce simple procédé, des femmes publiques de la pire espèce, qui vont promener dans les provinces leur misère, leurs vices, et répandre sur leur passage la contagion du mal dont elles sont atteintes pour la plupart.—La maison de force, appelée la *Galère* (*Galera*), date du XVIIe siècle. On a vu qu'en 1661 Philippe IV avait destiné cet établissement aux courtisanes arrêtées par la justice. L'organisation de cette maison de force subit quelques changements en 1696, et a reçu depuis quelques améliorations. Les prostituées qui veulent renoncer à la débauche peuvent entrer aux Repentantes, couvent fondé en 1771 : c'est une maison de réclusion volontaire, d'où les femmes sont libres de sortir quand il leur plaît, soit qu'elles aient renoncé à leur vie scandaleuse, soit qu'elles veuillent la recommencer. Il n'en est pas de même d'un autre établissement plus sérieux, fondé en 1587, et réorganisé en 1623 (lors du décret de Philippe IV). Cette maison, qui emprunte son nom de sa destination (*Recogidas*), est un lieu de réclusion décente ou de refuge pour les femmes qui veulent revenir aux bonnes mœurs. Elle est dirigée par les religieuses de Sainte-Marie-Magdeleine-de-la-Pénitence, et l'on n'y admet que les prostituées publiques qui ont renoncé à leur métier. Les femmes repentantes de cette maison ne peuvent en sortir, si ce n'est pour se marier ou pour se faire religieuses. On reçoit encore dans cet établissement les femmes ou les filles de mœurs scandaleuses, dont la famille veut empêcher ou punir les débordements, de sorte que cet asile est en même temps une maison de correction. Les femmes qui appartiennent à la seconde catégorie, sont gardées dans une salle à part, et n'ont aucune communication avec les repentantes.

Dès la fin du XVe siècle, époque où la syphilis se manifesta sous la forme épidémique, et fut considérée à cause de cela comme une maladie nouvelle, les ordonnances espagnoles qui réglaient la pros.

titution avaient prescrit la visite périodique et régulière des femmes publiques. Nous ignorons à quelle année il faut rapporter la fondation de salles spéciales affectées au traitement des femmes infectées. Mais il est certain que des médecins nommés par la municipalité procédaient régulièrement à l'inspection des courtisanes, et que celles-ci recevaient les soins convenables dans les hôpitaux de la ville. Nous savons qu'il en était ainsi à Valence et à Salamanque. En 1552, le vénérable Anton Martin fonda à Madrid l'hôpital de Saint-Jean-de-Dieu, desservi par les frères de cet ordre, dont la congrégation a organisé depuis, en Espagne, un grand nombre d'établissements analogues. Cet hôpital, spécialement affecté au traitement des maladies vénériennes et cutanées, peut recevoir à la fois trois cents malades des deux sexes. En 1853, le nombre total des malades traités a été de 2867. Des salles particuculières sont destinées aux maladies vénériennes dans la plupart des autres hôpitaux civils et militaires.

Il paraît que la fécondité des prostituées à Madrid n'est pas considérable. Presque toutes celles qui ont des enfants les portent à l'Enclos (*Inclusa*) ou hospice des enfants trouvés (*Casa de niños expositos*). La fondation de cette maison, due à la charité des fidèles, remonte encore au XVIe siècle. Elle est administrée actuellement par le Conseil de bienfaisance de la province (*Junta provincial de beneficencia*), et desservie par les sœurs de la Charité. Cet établissement sert d'asile à tous les enfants déposés dans les tours, exposés dans les lieux publics, abandonnés, en un mot, par leurs parents légitimes ou non. Une année dans l'autre, cet asile renferme 4500 à 5000 enfants.

Le Code pénal espagnol punit les délits contre les mœurs; mais comme il n'y a point de législation particulière qui régisse la prostitution, les femmes qui la pratiquent ne sont pas même mentionnées par la loi. Nous nous contentons de transcrire les dispositions suivantes :

« Quiconque offensera la pudeur ou les bonnes mœurs, en donnant lieu à de graves scandales, sera détenu dans une maison d'arrêt ou enfermé dans la prison correctionnelle (lib. II, tit. x, cap. II, art. 365). »

La récidive est punie de la même peine avec réprimande publique... « Quiconque, par habitude, par abus d'autorité ou de confiance, provoque et facilite la prostitution de mineurs d'âge, pour satisfaire les désirs d'autrui, sera puni de la peine de prison correctionnelle (lib. II, tit. x, cap. III, art. 367). »

« Le mari ayant une concubine dans la maison conjugale, ou dehors, avec scandale, sera puni de la peine de prison correctionnelle. La concubine sera bannie (lib. II, tit. x, cap. I, art. 362). »

V. lib. II, tit. IX, ca. II et III, *de l'Infanticide et de l'Avortement*, et tout le titre x du même livre : *Delitos contra la honra*.

Nous remarquerons seulement que les attentats contre les mœurs ne sont pas punis avec une grande sévérité. Les peines sont très modérées.

Nous venons d'exposer brièvement, sinon d'une manière complète, l'état actuel de la prostitution en Espagne. Nous en avons dit assez pour montrer que cet état est déplorable. Après avoir constaté le mal, nous faisons des vœux pour qu'il disparaisse. Jusqu'ici il y a eu des projets de réforme, mais des projets seulement. En décembre 1854, le gouverneur de la province de Madrid nomma une commission, composée de trois médecins hygiénistes, chargée d'élaborer un projet de règlement sur la salubrité publique et la police sanitaire. Au mois d'avril 1855, les membres de la commission présentèrent des ordonnances et des règlements pour la répression de la prostitution. Mais jusqu'ici rien n'a encore été publié. Nous savons seulement, de source certaine, que ces projets d'hygiène publique, de police médicale et intérieure, sont conçus dans l'esprit des statuts relatifs à la prostitution qui sont en vigueur à Paris et dans quelques autres capitales de l'Europe. Il nous semble que les auteurs de ce projet auraient pu s'inspirer de la sagesse des mesures si sensées qui réglaient autrefois la prostitution dans leur pays. Il y a d'excellentes choses à prendre dans les ordonnances célèbres des XVe et XVIe siècles ; il suffirait, à la rigueur, de les modifier, pour les accommoder au temps présent. Si l'Espagne n'avait pas renoncé intempestivement aux institutions philanthropiques qui firent autrefois sa gloire, elle ne serait pas obligée aujourd'hui de copier ses voisins, après leur avoir servi de modèle. C'est l'Espagne qui fonda le premier hôpital pour les aliénés ; c'est elle qui établit la première école de sourds et muets ; c'est elle encore qui régla, la première, la police et le régime sanitaire des maisons de prostitution. Aujourd'hui toutes ces institutions ont disparu ou sont en décadence. L'Espagne est, à certains égards, inférieure même à la Chine, qui n'avance guère depuis longtemps, mais qui du moins ne rétrograde pas. Le progrès n'est-il pas de poursuivre la recherche du mieux, tout en conservant ce qui est bien? N'est-ce pas ainsi que le passé peut assurer le présent et préparer l'avenir? Qu'on nous laisse présenter ces réflexions. Nous ne les croyons pas déplacées à la fin de ce travail, et peut-être pensera-t-on comme nous, si l'on songe que la question qui nous occupe est une de celles qui intéressent de plus près la morale et l'hygiène, c'est-à-dire la vie même et le perfectionnement des peuples.

NOTA. L'ouvrage estimable de M. Rabuteaux (*De la prostitution en Europe depuis l'antiquité jusqu'à la fin du XVIe siècle*, Paris, 1851), les recherches intéressantes de M. Ramon de la Sagra (*Notes pour servir à l'histoire de la prostitution en Espagne*, dans *Congrès général d'hygiène de Bruxelles*, 1852, in-8) et le *Traité d'hygiène* du docteur Monlau (Barcelona, 1847, 2 vol. in-12), nous ont fourni pour la rédaction de ce mémoire des détails précieux et d'utiles indications.

XV

DE LA PROSTITUTION A HAMBOURG,

Par le docteur H. LIPPERT (1).

I. — Hambourg, célèbre parmi les anciennes villes hanséatiques par ses richesses et l'énergie de ses marchands, est, par sa population, qui s'élève à 180,000 habitants, une des grandes villes de l'Allemagne ; son commerce, étendu et florissant, en a fait une des rivales de Paris, de Londres et de Liverpool ; et, comme elle est la plus importante des quatre villes libres allemandes, elle est le vrai type des mœurs et des institutions municipales si caractéristiques dans les races germaniques.

Tous les jours, un nombre immense de vaisseaux, arrivant de tous les coins du globe ou partant pour tous les pays, déposent au milieu de cette fournaise ardente les éléments les plus étranges et les plus disparates, des voyageurs de tout rang, de toute fortune, des nationalités les plus diverses, avides de se dédommager, à l'aide de leurs économies forcées, des ennuis et des privations d'une longue traversée.

Cette situation particulière de Hambourg, ce caractère qu'on chercherait vainement ailleurs en Allemagne, nous ont décidés à consacrer un chapitre spécial à l'histoire et à l'état actuel de la prostitution dans cette importante cité.

II. — Le moyen âge, surtout au XIIIe et au XIVe siècle, nous fournit les premiers documents relatifs à la police des filles publiques.

Pour la ville de Hambourg, c'est dans son *Code municipal* (1292) que nous rencontrons les plus anciens règlements de cette nature.

Les paragraphes 17, 18, 19 et 30 de ce Code si important règlent d'une manière détaillée le costume des filles mal famées et les quartiers qui leur sont assignés. Leur nombre n'est pas indiqué, mais il paraît avoir été fort considérable.

Nous ne saurions dire si réellement les sept cents femmes perdues dont parlent les chroniqueurs à l'occasion du concile général tenu à Constance, une des plus petites villes de l'Allemagne, ont été, comme ils le disent, logées dans les écuries

(1) Extrait de son ouvrage *Die Prostitution in Hamburg*. Hamburg, 1848, in-8.

aux frais de la ville; mais nous possédons encore des pièces historiques où sont contenues les conditions du marché conclu entre le conseil municipal de Hambourg et deux entrepreneurs de (?) *Bodæ meretricum*, boutiques de femmes, fondées et louées par la municipalité de Hambourg. Une des conditions du traité portait que, pour chaque fille, les entrepreneurs percevraient une certaine taxe qui, en somme, ne rapportait, de 1460 à 1537, que 5 à 9 talent, 14 sols par an, soit environ de 20 à 50 francs de notre monnaie. En 1540, cette somme fut élevée à 75 talents, et, par extraordinaire, en 1562, à 569 talents ; mais, cette même année, une pareille augmentation se remarque sur tous les autres impôts, et s'explique par un besoin urgent de la caisse municipale.

Les mesures de l'ancien Code furent maintenues jusqu'en 1603, où des rigueurs particulières remplacèrent la tolérance observée jusqu'alors. Les maisons publiques furent fermées ; les filles et leurs complices furent exposées publiquement, et « autant que possible bannies, » ajoute le paragraphe 170 du règlement.

Pour caractériser l'état de la prostitution au commencement du XIXe siècle, nous mettrons sous les yeux des lecteurs le règlement de l'année 1807, que l'on doit au préteur Abendroth, et qui contient les premières instructions un peu complètes sur la police des maisons et des filles publiques. Cette ordonnance, imprimée sans date, et qui ne porte aucune signature, est ainsi conçue :

1. Toute personne qui loge des filles est tenue de remettre à la préture la liste des noms des personnes habitant chez elle, avec indication de leur âge, lieu de naissance, et de l'époque de leur entrée dans l'établissement.

2. Lorsqu'une nouvelle fille arrive dans une maison, elle doit être présentée à la préture.

3. Quand une fille quitte une maison, la préture doit en être instruite, et par écrit ; la nouvelle demeure doit être indiquée également.

4. L'hôte ou l'hôtesse est obligée de recommander aux filles logées chez eux de ne pas avoir de rapports avec les hommes infectés d'une maladie contagieuse.

5. La fille est tenue d'indiquer à son hôte tous les symptômes d'une maladie vénérienne qu'elle remarquerait sur elle, quelque peu graves que lui parussent ces symptômes, et de s'abstenir, dès ce moment, de tout rapport avec les hommes, sous peine de punition sévère.

6. L'hôte ou l'hôtesse qui forcerait une fille malade à continuer son métier serait condamné à être exposé au pilori, et à être détenu dans une maison de correction.

7. L'hôte ou l'hôtesse qui aurait eu connaissance de la maladie vénérienne d'une des filles qu'ils logent, est tenu d'en faire la déclaration à la préture, afin que celle-ci puisse ordonner le traitement de la maladie dans la maison qu'elle habite ou dans l'hôpital général. Il est expressément défendu aux hôtes de se charger du traitement des filles malades.

8. Afin que personne ne puisse prétexter ignorance de ce règlement, les hôtes seront instruits des symptômes des maladies vénériennes indiqués par les médecins nommés *ad hoc*.

9. L'hôte ou l'hôtesse informera de ces symptômes les filles qu'ils logent, pour les mettre à même d'éviter des rapports avec les hommes malades, et de suspendre leur métier, si elles se reconnaissaient malades.

10. Dans le cas où un homme malade demanderait à avoir des rapports avec une femme, et emploierait même la force, l'hôte et l'hôtesse sont tenus, sous peine de punition la plus sévère, de prêter tout leur secours aux filles.

11. Quoique le devoir des hôtes soit d'examiner ou de faire examiner soigneusement l'état de santé des filles qu'ils logent, le chirurgien délégué par l'administration est cependant obligé, pour prévenir toute propagation des maladies vénériennes, d'examiner tous les quinze jours toute fille publique ; les filles inscrites doivent se soumettre sans opposition à cet examen et suivre rigoureusement les conseils du chirurgien.

12. Dans le cas où il serait constaté, à cet examen, que la personne infectée ou l'hôte ont pu avoir connaissance de la maladie, mais qu'ils ont négligé de faire la déclaration prescrite par le présent règlement, l'hôte et la fille seront condamnés à l'exposition au pilori, à la prison et au bannissement de la ville.

13. Comme le public de la ville ne peut pas être tenu de supporter les frais nécessités par ces mesures, l'hôte est obligé de payer, le 1er du mois, à la caisse du prétoire, une taxe mensuelle, pour chaque fille qu'il loge, s'élevant à 2 *marcs banco* ou 3 fr. 80 c. (1). Les frais de la préture une fois couverts, l'excédant sera versé à la caisse de l'hôpital général.

14. En même temps que la loi punit sévèrement l'hôte et la fille qui auraient dissimulé une maladie vénérienne, elle accorde aux personnes qui feront en temps utile cette déclaration, la dispense de tous frais de traitement et d'entretien pendant la maladie.

15. L'autorisation d'exercer ce métier devra être révoquée à la moindre infraction à ce présent règlement. Les filles trouvées en contravention sur la voie publique seront condamnées au pilori et à la détention dans une maison de correction.

16. Les personnes qui se soumettront aux prescriptions du présent

(1) Le *marc-banco* équivaut à 1 fr. 88 c. de la monnaie de France.

règlement, et qui se conduiront convenablement et tranquillement, ne seront pas inquiétées dans le libre exercice de leur métier. Mais il est expressément défendu d'appeler ou d'aborder les passants dans la rue, et particulièrement d'exercer le métier de filles errantes.

17. Il est défendu aux hôtes, sous peine sévère, d'attirer dans leur maison, par de fausses promesses, des filles étrangères, qui n'ont point encore été débauchées, et, en général, d'y attirer, par n'importe quel moyen, des jeunes personnes des deux sexes.

18. Les mêmes peines sévères seront encourues par l'hôte qui aurait empêché une fille repentante d'abandonner cette vie de débauche ; toute contestation sur des comptes d'argent sera immédiatement réglée par la préture.

19. Bien qu'il soit laissé aux hôtes et aux filles le droit de fixer leur tarif, il est sévèrement défendu de dépouiller les hommes qui viendraient en état d'ivresse.

20. En dehors de la taxe indiquée plus haut, personne, sous aucun prétexte, n'a le droit de réclamer ou d'accepter aucun don de l'hôte et des filles.

21. Le présent règlement a été donné provisoirement, pour un an, à titre d'essai.

Suivent les symptômes des maladies vénériennes.

III. Peu d'années après survint l'occupation française, qui nous a laissé, sur la matière un règlement très étendu, daté de l'an 1811. Le commissaire général français y rappelle son ordonnance du 10 février 1810, qui ne paraît pas avoir reçu la publicité nécessaire; toutefois, il ne veut pas qu'on donne à ses nouvelles mesures l'honneur des journaux ni des affiches.

Les articles suivants nous ont paru les plus caractéristiques de cette pièce.

1. Les propriétaires doivent déclarer au commissaire de police les noms des filles publiques et des femmes, en général, qu'ils logent chez eux. Elles reçoivent un numéro en échange de cette déclaration, qui porte leur nom, leur âge, le lieu de leur naissance, leur condition antérieure, l'époque de leur arrivée à Hambourg, si elles sont étrangères.

2. Les maîtres de maisons publiques qui voudraient envoyer à toute heure du jour leurs pensionnaires en ville sont tenus d'en faire la déclaration. Ces mesures s'appliquent également aux propriétaires qui louent des chambres à des filles publiques ou à des femmes en général.

3. Les mêmes personnes sont tenues de se faire présenter tous les quinze jours le certificat de visite.

4. Si on ne leur montrait pas le certificat de visite, les particuliers, les maîtres de maison et autres ont droit de se plaindre devant le commissaire de police.

5. Tout changement de domicile de ces personnes doit être déclaré dans les vingt-quatre heures.

6. Toute femme, ou fille publique, ou pensionnaire de mauvais lieu, occupée en ville, doit être porteur d'un numéro et d'un livret dans lequel sont mentionnés les deux articles précédents et les visites des médecins indiquées.

7. Le changement de domicile ou de service doit être indiqué dans le livret

8. Ces deux catégories de femmes doivent se faire visiter tous les quinze jours par un des officiers de santé nommés *ad hoc*. Cette visite est inscrite dans le livret (art. 6).

9. Dans le cas de maladie, les personnes intéressées (le maître du logis ou la malade elle-même) sont tenues d'en informer la police et de ne plus recevoir d'hommes jusqu'à la guérison complète. Les observations du médecin sont aussi inscrites dans le livret.

10. Les mêmes peines seraient infligées à une femme malade qui verrait un homme pendant le traitement, et à l'homme qui la voudrait forcer à lui céder.

11. Les frais de traitement sont payés sur une caisse particulière; nul maître de maison ne peut refuser les soins nécessaires, si le cas n'est pas de nature à exiger le transport de la malade à l'hôpital.

12. Les taxes resteront les mêmes que par le passé; les sommes en seront réparties entre l'hôpital, les médecins et la caisse de police.

13. Toute personne inscrite doit, quand elle sort, porter son livret (son numéro) et le présenter à la personne qui demande à entrer en rapports avec elle.

IV. Les principes appliqués aujourd'hui par suite des différentes ordonnances de la police de Hambourg sont clairement établis dans le *Livre bleu* (in-4, Hambourg, 1834), où le sénateur Hudtwalcher règle la position des filles et des maisons publiques de Hambourg.

Cette organisation remarquable n'a pu réussir à cloîtrer les filles dans un cul-de-sac devant lequel il voulait créer un corps de garde et établir une porte grillée. Nous n'avons pas à insister sur ce projet, et nous mentionnerons seulement les principes qui guident aujourd'hui la police de Hambourg.

La révision des mesures qui règlent les conditions d'existence des filles publiques à Hambourg étant reconnue nécessaire, il est ordonné ce qui suit :

1. On rappelle aux filles et aux personnes qui tiennent les maisons publiques que la police n'entend pas les autoriser à exercer leur honteux métier, mais seulement les tolérer; que l'impôt particulier qu'elles payent ne leur donne pas le droit de s'en prévaloir vis-à-vis des honnêtes contribuables de la ville, parce que cet impôt n'est destiné qu'à pourvoir aux frais de surveillance et de traitement qu'elles nécessitent.

Le magistrat leur recommande donc une modestie toute particulière et une soumission complète aux ordonnances de police.

2. Personne ne peut ouvrir une maison publique sans en avoir obtenu la permission de la police, de même que toute fille demeurant en chambre ne peut, sans cette permission, recevoir des visites qui lui rapportent salaire. Les personnes tenant maison, et toute fille demeurant en chambre, doivent, lorsqu'on leur accorde cette tolérance, déclarer par écrit se soumettre à cette ordonnance et à tout règlement de police qui serait promulgué à l'avenir.

Il est sévèrement interdit de tenir une maison clandestine et d'exercer la prostitution clandestine. Les lois actuelles punissent cette infraction par un emprisonnement rigoureux avec le régime du pain et de l'eau tous les deux jours, et, s'il y a lieu, par la détention dans une maison de correction.

Les punitions seront plus sévères encore lorsque à cette infraction viendront s'ajouter d'autres délits, comme débauche de jeunes personnes des deux sexes, ou s'il est constaté que la fille non inscrite est atteinte de maladie vénérienne.

Toute fille non inscrite trouvée infectée d'une maladie vénérienne qu'elle n'aurait pu contracter que par des rapports avec les hommes, sera punie comme ayant exercé la prostitution clandestine. La déclaration de la fille que cette maladie a été contractée dans ses rapports avec son fiancé ne sera pas prise en considération.

3. Toute personne tenant maison de prostitution, et toute fille inscrite demeurant en chambre, doivent, avant de louer un logement ou d'en changer, demander l'autorisation à la police. De même, une fille demeurant dans une maison publique ne peut la quitter et prendre un logement sans l'autorisation de la police. Toute infraction à ces règlements entraînerait l'annulation du contrat de location, et serait suivie d'amende et d'emprisonnement. Si le conseiller préfet de police s'opposait à l'établissement d'une maison publique ou au logement d'une fille en chambre, à cause du voisinage d'une église, d'une école ou de la poste, ou pour toute autre raison, et que le propriétaire refusât d'annuler son contrat de location, la tolérance pourrait être révoquée par la police, et dans le cas de résistance, le § 2 serait appliqué.

4. Toute personne tenant maison publique, et toute fille publique, ne peuvent, en aucune façon, se prévaloir de leur séjour prolongé dans une rue. Le préfet de police aura, au contraire, toujours le droit de faire tout changement qu'il trouvera utile, et de retirer la concession aux récalcitrants.

5. Les *pied-à-terre* ou *maisons de passe* ne sont permis que quand la maîtresse du logis est elle-même inscrite, qu'elle a près d'elle une fille inscrite, et les rendez-vous n'y sont autorisés que pour des filles inscrites.

Ni l'hôte d'une maison de passe, ni l'hôte d'une maison publique, ne peuvent recevoir des filles étrangères et des hommes, sous peine sévère, soit détention dans une maison de correction, soit retrait de la concession.

6. Une femme entretenue par un seul homme, si elle est étrangère, a besoin de la permission de la police pour séjourner à Hambourg; elle paye la taxe des filles inscrites de première classe, sans être soumise aux visites médicales prescrites. Elle a, si elle acquitte régulièrement la taxe, le droit de se faire traiter librement à l'hôpital général. Cependant, s'il est prouvé qu'elle ait vu plusieurs hommes ou qu'elle ait donné une maladie syphilitique, elle est traitée comme toute autre femme inscrite.

7. Les maîtres de maison chez lesquels entre une fille non inscrite sont tenus de la présenter, au plus tard le lendemain, à la direction de police, qui décidera si elle peut obtenir l'inscription. Dans ce dernier cas, elle sera également visitée par le médecin.

Dans les cas douteux, l'employé particulier demandera l'avis du préfet de police. S'il résulte de l'enquête que les personnes tenant maison publique ont attiré, par de fausses promesses, une jeune fille non débauchée, elles seront punies de la détention dans une maison de correction, et du retrait de leur concession.

Si un hôte permet à une fille, avant d'avoir obtenu l'inscription, d'entretenir des rapports avec des hommes, il sera condamné pour délit de prostitution clandestine (§ 2), et il sera tenu compte des circonstances aggravantes.

8. Si la fille nouvellement inscrite est étrangère et n'est pas pourvue d'un permis de séjour, ou d'un passeport, ou de toute autre pièce, on devra, avant tout, aux frais de la fille ou de l'hôte, se procurer l'acte de naissance, et, par tout moyen, connaître son origine, afin que le renvoi de cette fille puisse toujours s'opérer sans difficulté.

Toute fille est obligée d'indiquer son vrai nom et son pays. Si elle a été précédemment en service dans cette ville, déclaration en sera faite au bureau des domestiques en y déposant son permis de séjour.

9. L'âge de vingt ans est généralement exigé pour l'inscription des filles. Toutefois on peut accorder l'inscription à des filles plus jeunes s'il est prouvé qu'elles sont déjà séduites, et que l'on ne peut pas les ramener au bien.

Avant l'inscription, il devra être donné préliminairement à la fille connaissance des conditions particulières où elle se trouvera désormais, des obligations qu'elle contracte, et de ses devoirs. Si les parents de la jeune fille, ou l'un d'eux seulement, sont présents, leur consentement devra être demandé, si toutefois le préfet de police ne croit pas utile de passer outre.

10. Toute personne tenant maison publique est punie comme coupable de prostitution clandestine si elle loge chez elle, à titre de parentes, amies ou servantes, des personnes qui auraient moins de trente ans.

11. Une fille publique ne peut avoir chez elle des enfants des deux sexes âgés de plus de dix ans, ni sortir avec eux. Ses propres enfants ne sont pas exceptés de cette règle. La mère est obligée de les placer ailleurs si elle désire continuer son métier.

12. Il est défendu à toute fille d'aborder, le jour ou le soir, les passants, de leur faire des signes, de les appeler, ou d'avoir de la lumière

chez elle sans baisser les rideaux. Les contraventions seront punies ordinairement de deux à huit jours de prison pour la fille et l'hôte.

La punition est l'emprisonnement pendant deux à huit jours avec le régime du pain et de l'eau tous les deux jours, s'il y a lieu, et en cas de récidive, la détention dans une maison de correction, sous la responsabilité de l'hôte, si l'infraction a eu lieu dans sa maison, ou s'il en a eu connaissance.

13. Même peine est infligée à la fille trouvée dans la rue après onze heures sans être accompagnée d'un homme. Une fille ivre ou qui ferait du bruit dans la rue, ou qui résisterait aux agents de la police, est envoyée dans une maison de correction.

14. L'accès de certaines rues, particulièrement le soir, de même que l'entrée des premières et des deuxièmes loges et du parterre, est interdit aux filles et aux hôtes et hôtesses des maisons publiques.

15. Il est défendu, sous peine de quatorze jours à huit semaines de prison, aux hôtes et aux filles de recevoir des jeunes gens âgés de moins de vingt ans.

16. Les danses, les jeux de cartes et autres sont également défendus sous peine d'amende de 10 thalers (1). La police peut autoriser les hôtes à servir à boire et à manger à des prix qui seront affichés dans chaque chambre, sous peine de 18 fr. 75 c. d'amende.

17. L'hôte est tenu de faire cesser tout bruit, querelles, etc., dans sa maison. Il doit, en cas de besoin, requérir l'appui des gardes de nuit ou de la police. Si des plaintes motivées par de semblables désordres sont adressées par les voisins à la police, et que l'hôte ne puisse prouver suffisamment qu'il a rempli son devoir, il est considéré et puni comme complice. Si ces désordres se renouvellent, sa tolérance lui sera retirée.

18. Il est défendu aux personnes tenant maison publique et aux filles de se faire droit elles-mêmes vis-à-vis d'un visiteur. Mais elles ont le droit de faire arrêter tout étranger avec lequel elles ne peuvent tomber d'accord pour les honoraires.

Les bruits, querelles et rixes, les détournements et vols commis dans les maisons publiques ou chez les filles perdues sont beaucoup plus sévèrement punis que commis par d'autres personnes en d'autres lieux.

19. Aucun homme ne peut forcer une fille à lui céder ; la violence de la part de l'hôte serait punie, outre les peines ordinaires, de la perte des créances qu'il aurait sur la fille.

20. Toute fille pourra quitter une maison publique pour revenir à une vie honnête ; les dettes de la fille envers l'hôte ne seraient pas même un obstacle. Si les personnes intéressées ne peuvent tomber d'accord, la fille devra en référer à la police, qui lui prêtera toujours son assistance.

Les filles qui se feraient de nouveau inscrire seraient sévèrement punies, et l'hôte rentrerait dans ses droits.

Il est défendu aux hôtes de prêter plus de 200 francs à une fille de

(1) 37 fr. 50 cent. de notre monnaie.

première classe, plus de 100 francs à une fille de seconde classe et plus de 40 francs à une fille de la troisième, sous peine d'annulation de ses droits pour des prêts plus considérables.

21. Une fille peut être réclamée par ses parents ou son tuteur; la police décidera, selon qu'elle croira qu'il y a ou non espoir de ramener la fille à une vie honnête : ni les dettes de la fille ni son refus ne seraient un empêchement.

22. Si une fille veut changer de maison ou demeurer en ville, et qu'il s'élève des difficultés entre elle et l'hôte, la police règle les comptes.

La sortie ou l'entrée d'une fille doit être immédiatement portée à la connaissance de la police par la personne tenant maison de prostitution. Cette déclaration doit être également faite à l'entrée ou à la sortie de l'hôpital. Toute contravention sur ce point est punie d'une amende de 5 thalers (18 fr. 75 c.), ou de prison.

23. La visite du médecin se fait au moins tous les huit jours chez les filles elles-mêmes et dans la matinée. Il est défendu à une fille de voir les hommes quand elle a une maladie des parties génitales ou ses règles. De même, un homme atteint d'une maladie syphilitique ne doit pas être reçu par une fille.

A cet article est annexé une instruction sur les maladies vénériennes.

Si elles ont été reconnues malades, diverses peines les atteignent ; ce sont : après guérison, la réclusion ou même le travail dans une maison de correction.

24. Les prescriptions du médecin en titre pour conserver ou rétablir la santé doivent être rigoureusement suivies, sous peine de prison et, d'amendes pécuniaires, pour les filles, comme pour les maîtres de maison.

25. Le chirurgien fait connaître les filles qui ont manqué à la visite, et il inscrit sur un livret le résultat de son examen.

La perte du livret est punie d'une amende de 4 francs ou de quarante-huit heures de prison.

26. Les filles sont tenues de la déclarer au maître de maison et de se présenter devant la police aussitôt qu'elles remarquent une maladie des parties génitales. De même, une fille reconnue infectée lors de la visite du médecin doit se rendre à la police le jour même ; elle est alors immédiatement transportée à l'hôpital général. Pour toute autre maladie, le médecin décide où la fille doit être traitée ; le mal vénérien et la gale ne se traitent qu'à l'hôpital général. La fille est obligée de déclarer sa grossesse et d'exécuter les ordres du médecin.

27. Les hôtes sont responsables de l'exécution du règlement qui précède ; ils sont tenus de rembourser les frais du traitement à un homme qui aurait pris dans leurs maisons une maladie contagieuse, le tout sous peine d'une amende de 40 francs, de huit jours de prison ou même de la perte de leur droit d'exercer.

En cas de récidive, ou si, par cupidité, ils permettent, ou même excitent et forcent une fille malade à recevoir un homme, ils sont punis de la détention dans une maison de correction et du retrait de la tolérance.

28. Les taxes des filles doivent être payées dans les quinze premiers jours du mois; il leur en est donné quittance sur un livret particulier qui leur est remis contre un paiement de 8 schellings (1), et dont la perte est punie comme nous avons vu à l'article 25.

29. On distingue trois classes de maisons et de filles, selon que celles-ci ou l'hôte pour elles payent 5 fr. 70 c., 3 fr. 80 c. ou 1 fr. 90 c. par mois; mais les filles qui ont des enfants à élever sont exemptées de ce droit. La concession est retirée quand les taxes ne sont pas payées.

Hambourg, 30 janvier 1834.

V. Hambourg paraît avoir subi, quant aux idées sur le mariage, les mêmes influences que nous observons dans les villes plus peuplées.

On remarque :

En 1799............	1 mariage sur	45 habitants.
De 1826 à 1835.......	1 —	97 —
En 1840............	1 —	100 —

En 1825 et 1826, sur 208 mariages, on ne compte pas moins de 108 femmes accouchées de trois à quatre mois après le mariage, comme on le voit par les actes de naissance enregistrés dans le courant de 1826.

On trouve en outre, à Hambourg même, les chiffres suivants :

3 naissances sur	1 mariage.
1 —	31 habitants.

Parmi les enfants nouveau-nés, on remarque :

1 enfant né mort sur 12 $^1/_2$ nés vivants.

La plupart des enfants mort-nés sont illégitimes.

Voici le tableau des naissances illégitimes en proportion des mariages légitimes :

Années 1701-1715,	sur 16	enfants légitimes,	1 illégitime.
1780-1790,	sur 11	—	1 —
1790-1800,	sur 9	—	1 —
1800-1811,	sur 7	—	1 —
1836-1846,	sur 5	—	1 —

VI. Nous avons rapporté d'une manière assez détaillée les règlements que la police de Hambourg a cru devoir appliquer dans l'intérêt de la sûreté générale et personnelle et de la salubrité. Nous devons essayer maintenant de faire juger par leurs résultats ces mesures de la police; à ce travail nous joindrons, sur

(1) D'après la convention de Lubeck, 16 schellings équivalent à 1 fr. 53 c. de la monnaie de France.

différents points, les lois et usages actuels qui existent en dehors des règlements exposés.

Il n'est pas sans intérêt de savoir dans quels pays se recrute à Hambourg la classe des prostituées.

Dans le nombre de 512 filles inscrites en 1846 se trouvent 101 filles seulement de Hambourg. Ce petit nombre s'explique, parce que nulle jeune fille élevée dans une maison de charité à Hambourg n'y est admise à se faire inscrire; de plus, le contingent que les classes pauvres, généralement peu surveillées quand elles ont quitté les maisons d'éducation, fournirait à la prostitution publique se retrouve sans doute parmi les victimes de la prostitution clandestine, qui, on le sait, échappent à toutes recherches; en outre, toute fille de Hambourg qui veut se faire inscrire doit y être autorisée par ses parents, et les étrangères n'en ont pas besoin; enfin, les indigènes ont plus de ressources et plus de moyens que les étrangères pour exercer leur métier sans l'autorisation de la police.

Le Holstein, la Prusse, et surtout le Brunswick et le Hanovre, dont les femmes sont d'une beauté connue, figurent ensemble pour trois cinquièmes du total, de sorte que tous les autres pays d'Europe n'y contribuent que pour un cinquième (100 filles); la France et l'Autriche n'y comptaient chacune qu'une seule personne.

Les causes qui amènent ordinairement les filles à se faire inscrire sont aussi rarement la résolution excusable de pourvoir aux besoins de leurs familles que des instincts sexuels exagérés : c'est ordinairement la paresse, la légèreté ; mais avant tout, la coquetterie, la manie des chiffons et du clinquant qui les y pousse.

A Hambourg, comme dans tous les centres de commerce et d'industrie, une jeune fille peut rarement suffire à ses besoins; une semaine de travail est moins bien rétribuée qu'un seul acte de condescendance. Les amies, les vieilles entremetteuses, les instincts de gourmandise et de coquetterie aidant, la jeune fille succombe, et bientôt elle fera un métier régulier de fautes dont elle espérait pouvoir se retirer à volonté. On voit que les observateurs ont trouvé à Hambourg les mêmes germes de corruption qu'on déplore dans toutes les villes; enfin il est également vrai que les filles nées dans les grandes villes n'aiment pas la condition surveillée de domestiques.

Les filles illégitimes, les servantes, qui en Allemagne remplacent les garçons dans les brasseries, les ouvrières coiffeuses et enfin, comme partout, les couturières, lingères, modistes, etc., fournissent la plus grande partie des prostituées.

Les filles publiques à Hambourg sont rarement jolies; mais elles sont ordinairement robustes et de formes voluptueuses. Les belles jeunes filles des pays voisins n'ont pas souvent besoin de recourir à l'inscription pour trouver un nombre suffisant d'adorateurs; les premières contrastent singulièrement avec les filles des autres villes allemandes par l'expression d'une insolence brutale, d'une intelligence très bornée, et par leur chevelure d'une rare beauté.

VII. Nous avons vu que l'usage de prélever des taxes sur les filles publiques était en vigueur à Hambourg dans les premiers temps du moyen âge. Peu à peu il tomba en désuétude; mais, en 1807, on régla définitivement la question en établissant parmi les filles plusieurs classes imposables. On eut soin, et nous l'avons fait remarquer, de rappeler aux contribuables que la police n'entendait leur donner par là aucun droit nouveau.

Actuellement on dispose de la manière suivante des 12 à 14,000 marcs banco (22,560 à 26,320 francs) que produisent ces taxes : 5000 marcs banco ou 9,400 francs sont réservés pour l'hôpital général, où les filles sont traitées gratuitement; 2000 marcs banco ou 3760 francs sont donnés à la maison de correction de la Madeleine; le reste sert à fournir les fonds nécessaires pour secourir les filles enceintes, etc.

Toute fille était alors tenue de payer 3 francs par mois à la caisse de police; aujourd'hui, comme nous l'avons dit, les maisons et les filles sont distinguées en trois classes, dont la première paye 5 fr. 70 c., la deuxième 3 fr. 80 c., la troisième 1 fr. 90 c. par mois, et, comme nous l'avons vu encore, page 814, les filles qui nourrissent leurs enfants peuvent être dispensées de cette contribution.

VIII. Le nombre des filles inscrites s'est maintenu, dans les dernières années, au nombre à peu près constant de 500. On compte également, depuis assez longtemps, près de 90 maisons publiques.

Dans ces chiffres, comme dans toutes nos autres données statistiques, nous ne comprenons pas le faubourg Saint-Paul, auquel sera consacré un paragraphe particulier, page 822.

Voici le mouvement du nombre des filles et des maisons pour

une période de six années, d'après les renseignements complets et authentiques que nous avons pris :

Des 512 filles inscrites au mois d'août 1846, 334 demeuraient dans les maisons publiques, 178 en ville. Si l'on compare le chiffre des filles inscrites au nombre des habitants de Hambourg, on remarquera à peu près la même proportion que Parent-Duchâtelet et M. Poirat-Duval ont trouvée pour Paris :

En 1846, Hambourg comptait, pour 120,000 habitants, 500 filles inscrites, c'est-à-dire 1 fille sur 240 habitants, et Paris, en 1854, pour une population de 1,200,000 habitants, une moyenne de 4,232 filles inscrites (1), c'est-à-dire 1 fille sur 283 habitants.

Une maison publique réunissait en 1846 ordinairement de 2 à 4 filles, rarement davantage ; 4 maisons seulement en comptaient de 9 à 12 ; enfin 5 maisons étaient inoccupées. Le nombre des prostituées non inscrites ne peut être évalué, non plus que le nombre des *pied-à-terre* ou maisons de rendez-vous, dont 28 étaient tolérées par la police en 1846.

IX. Les livres de la police nous permettent d'établir la liste suivante, constatant l'âge des filles pour 1844 :

	16	filles avaient	moins de 20 ans.
	401	—	de 20 à 30 ans.
	74	—	de 30 à 40 ans.
	11	—	de 40 à 50 ans.
Total...	502		

Les mesures de police destinées à empêcher les jeunes filles de moins de vingt ans de se livrer à la prostitution publique ont été, paraît-il, reconnues insuffisantes, car on s'est vu obligé d'en inscrire qui n'avaient pas l'âge voulu. Les auteurs parlent de filles de onze ans auxquelles la police a dû donner leur carte, après avoir inutilement essayé des maisons de correction.

On remarquera que l'âge de cinquante ans paraît être la limite naturelle pour les filles de Hambourg, et nous n'y avons trouvé aucun exemple de ces femmes de soixante et même de soixante-cinq ans dont parle Parent-Duchâtelet (2).

X. Les filles sont obligées de se fournir chez leurs hôtes de leurs toilettes, qu'elles payent fort cher. La coupe des habits est toujours hardie et les couleurs très criardes ; les rubans et les

(1) Tome I, page 32.
(2) Tome I, page 90.

faux bijoux complètent leur mise, comme partout. Nous n'avons pu constater ici cette influence des marchandes à la toilette qu'on observe à Paris, où les catastrophes paraissent être beaucoup plus fréquentes dans la fortune des filles.

A Hambourg, le café remplace pour les filles presque toutes les autres boissons; en outre, dans les maisons de choix, elles ont de bon vin, que quelques-unes remplacent par l'eau-de-vie, où elles trouvent une excitation nécessaire; toutes sont très friandes de sucreries. Elles dînent communément entre une heure et deux, copieusement et vraiment bien dans les maisons de première classe, très frugalement dans les autres. La plupart des filles vivent ordinairement de légumes et de soupe, exceptionnellement de viande.

On chercherait vainement à Hambourg parmi les prostituées ordinaires, à part les cinquante ou soixante entretenues par quelques riches patriciens, un degré d'intelligence notable. La plupart d'entre elles parlent un mauvais allemand; elles savent lire et écrire autant que le leur permet l'instruction élémentaire, très répandue en Allemagne; mais leur lecture se borne exclusivement à ce genre de romans où les scènes grotesques de chevalerie, les revenants et les grandes émotions en faveur chez les romanciers d'une certaine école jettent cette sorte d'intérêt qu'elles aiment.

Leur paresse égale leur passion pour les jeux les plus simples, le domino entre autres; les tireuses de cartes, les musiciens de dernière espèce, rarement quelque broderie, voilà ce qui les occupe journellement dans les heures que leur laissent libres les repas, le sommeil, la toilette et leurs efforts pour attirer des visiteurs.

XI. Quant aux infractions aux lois communes, les renseignements sont assez instructifs. Les condamnations portent presque exclusivement sur le vagabondage, les querelles avec leurs hôtes et leurs amants, enfin sur l'ivrognerie. Sur les cent vingt ou cent cinquante arrestations qui se font chaque année parmi les filles, on en remarquera très rarement une ou deux accusées pour vol d'objets de toilette à leurs camarades. Les filles venues de l'étranger ne peuvent facilement tomber en récidive, car on les bannit à la première condamnation.

La prison et les occupations forcées d'une maison correctionnelle, — travaux de cuisine, de couture et de lessive, — pendant six à neuf mois au plus, pour les étrangères le bannissement, et enfin, pour les détenues libérées, une société régulière, tels sont les moyens ordinairement employés pour maintenir à Hambourg le repos parmi les prostituées ou pour les ramener à des sentiments et des habitudes honnêtes.

Le traitement des prisonnières est très humain. Rien n'est négligé pour leur inspirer le respect d'elles-mêmes; mais on y réussit rarement. Nous terminerons ce chapitre par cette observation, que nous ne connaissons point d'exemple qu'une détenue ait appelé auprès d'elle le prêtre chargé de l'instruction religieuse, qui ne doit leur donner la communion que sur leur demande expresse.

XII. Trois médecins sont nommés par le conseil de salubrité et d'hygiène pour surveiller la santé des filles publiques. Ils les examinent deux fois par semaine et les font porter à l'hôpital au premier symptôme de maladie.

Les médecins doivent avoir trente ans au moins et avoir leur diplôme de docteur; ils sont nommés pour trois ans seulement, mais rééligibles, et ils ont droit de donner leur démission en l'annonçant trois mois d'avance.

Chaque médecin est nommé pour un quartier de la ville dont il change chaque mois; il fait ses rapports une fois par semaine.

L'examen est fait au domicile des filles entre neuf et trois heures, deux fois par semaine; un officier de police assiste le médecin pour maintenir les règlements; le spéculum est toujours employé. Le résultat de l'examen est inscrit sur le livret de chaque fille, et celle-ci doit signer les observations du médecin, lesquelles portent particulièrement sur les maladies vénériennes, la gale et l'état de la menstruation.

Ces trois médecins inspecteurs ne doivent pas entreprendre le traitement des filles vénériennes; mais tout autre médecin peut s'en charger, sans pouvoir toutefois exiger d'honoraires; c'est d'ailleurs à l'hôpital général, où elles sont toujours transportées, qu'elles suivent leur traitement.

Chaque visite des inspecteurs était et est encore payée par la fille sur un taux extrêmement modique; mais ce singulier usage doit, dit-on, être aboli.

L'état de santé des filles est, grâce à leur constitution robuste, ordinairement bon, à l'exception près des symptômes syphilitiques, pour la fréquence desquels nous trouvons peu de différence entre Hambourg et les autres villes; les filles publiques paraissent même y posséder de meilleures dents que le reste de la population féminine, qui brille peu à Hambourg par ce genre de beauté.

Les enfants des filles naissent ordinairement avec une santé faible; comme ailleurs, l'influence de la vie de la mère en est la principale cause. La mort prématurée de ces enfants et les fausses couches des filles enceintes ont rarement besoin d'être expliquées par des violences calculées.

On croit avoir fait cette remarque que, sur quinze enfants de mères prostituées, il y a neuf filles.

La menstruation des filles ne paraît pas plus souffrir à Hambourg qu'à Paris, quoique les moyens employés pour interrompre les règles ou pour les empêcher tout à fait ne soient que trop répandus parmi elles.

Avant de donner les tableaux des maladies des filles dans notre ville, constatons d'abord que la syphilis paraît diminuer sensiblement parmi les hommes. Ainsi on trouve à l'hôpital général :

En 1843, 355 hommes syphilitiques.
En 1844, 335 —
En 1845, 316 —

sans que l'on puisse expliquer cette diminution par un changement dans l'affluence des étrangers ou dans l'administration de l'hôpital, ou par toute autre cause de ce genre.

I. *Enrôlement des filles publiques à Hambourg.* — La police tolère un certain nombre d'entremetteuses, auxquelles s'adressent, pour recruter les filles, les hôtes des maisons publiques; ces femmes reçoivent 4 marcs barco ou 7 fr. 60 c. au moins pour chaque fille qu'elles ont procurée. La fille subit l'examen du médecin, comme nous l'avons dit, et la leçon obligée de l'employé de la police, qui doit chercher à la détourner de la voie où elle s'engage.

Les entremetteuses paraissent, de l'aveu de la police, faire un commerce important, non-seulement avec l'Allemagne, mais encore avec tous les pays du Nord.

II. La manière dont les filles publiques, à Hambourg, *terminent leur carrière* n'offre rien de particulier. Quelques-unes se marient; d'autres adoptent différentes professions assez humbles : elles vendent des fleurs, par exemple, tiennent cabaret ou prennent des maisons publiques ; un très petit nombre entrent en service dans des familles bourgeoises. Il est rare qu'une faute grave les amène dans des prisons où elles aient à finir une vie qu'abrégent toujours les vices de ces malheureuses victimes de la paresse, de la gourmandise et de la séduction.

Sainte-Madeleine. Sainte-Madeleine est une maison de refuge pour les filles; elle a été fondée, en 1821, sur le modèle de l'hospice du même nom qui existe à Londres (1) et peut recevoir douze filles.

Les fonds sont fournis :

1° Par les dons particuliers et les souscriptions annuelles ;

2° Par la vente des objets que fabriquent les pensionnaires ;

3° Par la caisse spéciale des filles tenue par la police.

L'entretien de la maison ne monte pas à plus de 5,000 fr. par an. Elle est située au milieu d'un grand jardin, et séparée des maisons voisines par des murs et de grands arbres. L'administration est entre les mains d'un conseil composé d'un conseiller municipal, président-né, du chef de la police, de deux pasteurs, d'un médecin, — lequel doit être marié et âgé de trente ans au moins,—de quatre bourgeois de la ville, de trois sous-directrices et d'une directrice générale. Ce conseil exerce sur la maison une influence toute morale : lorsqu'une des pensionnaires est admise à la communion, c'est une fête à laquelle il est toujours convié.

La direction active et incessante de la maison appartient à la directrice générale, assistée de trois sous-directrices, d'un des pasteurs, faisant fonction d'économe, et du médecin. Les trois sous-directrices sont des dames du monde qui se sont charitablement chargées de cet emploi ; elles visitent la maison, la surveillent, et ont le soin de placer les filles repentantes et libérées.

La réception se fait dans cette forme : les filles s'adressent directement, ou par l'intermédiaire de leurs parents, à la police, qui fait examiner si elles sont malades; auquel cas leur réception est ajournée jusqu'à ce qu'elles soient guéries. Avant d'être définitivement admises, elles sont soumises à un noviciat de quatre à huit semaines, à l'issue desquelles elles sont définitivement reçues si elles persistent, ou si la maison même n'a des motifs pour les refuser.

(1) Voyez tome II, page 626.

Admises, les filles changent de nom, et la directrice seule connaît leurs noms véritables. Elles ont un dortoir commun surveillé par des gardiennes et éclairé par une lampe.

Pendant la journée, on les occupe à tous les travaux du ménage; de plus, on les instruit et on leur apprend différents métiers, qu'elles doivent exercer, et le quart du produit de leur industrie leur est remis au moment où elles sortent; le séjour dans la maison ne saurait dépasser deux ans; une fille incorrigible n'y peut être maintenue, et elle est remise entre les mains de la police.

Voici quelle était, en 1840, la situation de la maison: les recettes s'étaient élevées à 7,500 fr., formant un excédant de 1,500 fr. sur les dépenses. — Des douze pensionnaires, huit étaient sorties avec de bons certificats, mais plusieurs étaient malades; quatre étaient restées.

En moyenne, sur quatre filles qui sortent avec de bons certificats, trois retombent dans leur ancienne vie: la paresse, une santé compromise, le sentiment moral affaibli, sont autant de causes qui les éloignent de la vie, ordinairement si dure, d'une ouvrière honnête.

Le faubourg Saint-Paul. Le faubourg Saint-Paul, ou le Mont-Hambourg, rendez-vous des marins et des ouvriers du port, surtout des charpentiers en vaisseaux, était autrefois le seul quartier de Hambourg où la prostitution publique fût tolérée; il comptait en 1847 dix-neuf maisons et 172 filles, que nous n'avons pas comprises dans les tableaux statistiques qui précèdent. C'est en automne surtout, au moment où la navigation de l'Elbe est interrompue, que la prostitution y est le plus active.

Aucune maison de passe n'est tolérée dans ce faubourg, soumis à un service de police particulier, organisé en vue du caractère sauvage de la population, des Espagnols surtout, et des scènes sanglantes qu'il est trop souvent nécessaire d'y réprimer.

Si les maisons de passe n'y sont pas tolérées, en revanche les entremetteuses publiques semblent avoir choisi de préférence ce quartier.

Les concessions de maisons publiques sont fort difficiles à y obtenir; mais elles ne sont pas autrement imposées que toute autre catégorie de professions civiles. Les taxes des filles n'y sont pas classées. Toutes les maisons sont très simplement meublées;

elles sont fermées à onze heures du soir; il y a ordinairement musique et danse.

Ces filles payent des impositions qui varient suivant les frais de traitement dans leurs maladies. C'est à l'hôpital général qu'elles sont soignées, et l'on y tient un compte particulier des frais nécessaires pour leur guérison.

La visite des médecins a lieu, pour toutes les filles de ce quartier, une fois par semaine; chacune paye un franc au médecin chargé de l'inspection.

En 1846, on a trouvé les chiffres suivants, qui feront connaître le mouvement des maladies sur un contingent de 170 à 189 filles; on remarquait :

15 à 21 cas de maladie par mois,

et sur ce nombre :

6 à 13 cas de syphilis,
1 à 8 cas de gale,
1 à 2 cas de coliques de filles.

Hôpital général. Les filles publiques et la plupart des femmes atteintes de maladies vénériennes sont placées dans une division particulière de l'hôpital général. Ce service est soutenu par la caisse de la police, qui fournit une somme annuelle de 7,500 fr., prélevés sur les impositions particulières des filles et des maisons publiques; mais cette somme ne suffit aucunement à couvrir les frais de traitement des filles syphilitiques à l'hôpital. Des chiffres le prouveront :

En 1844, on reçut 580 filles malades, qui furent traitées à raison de 53 jours et demi par malade, soit 30,387 jours; la somme de 7,500 fr., répartie sur les 30,000 jours, ne donne que le chiffre, évidemment insuffisant, de 0 fr. 25 c. par jour de traitement médical.

Sur le nombre exact de 592 femmes reçues, cette même année 1844, à l'hôpital général, se trouvaient 521 filles inscrites et 71 filles libres.

Quant aux hommes atteints de syphilis et reçus à l'hôpital général, nous nous bornerons à remarquer que leur nombre s'élevait, en 1843, à 355, dont l'état était beaucoup plus grave que celui des femmes infectées du même mal, fait qui s'explique par la négligence, particulièrement des marins, au début de la maladie.

On a pris des mesures spéciales pour la surveillance de la santé des troupes de la ville, qui sont du reste peu nombreuses. Deux fois par mois, les hommes sont examinés par le chirurgien-major; les soldats atteints de mal vénérien sont transférés dans l'infirmerie de la caserne, et ils sont tenus d'indiquer la femme qui leur aurait communiqué leur maladie, sous peine de trois jours de prison, peine qu'ils préfèrent habituellement à la trahison, comme ils disent, de leurs amours.

En 1844, on comptait 121 cas syphilitiques, dont 58 blennorrhagies et 63 ulcères. Pendant quelque temps, le docteur Fricke avait prescrit le mercure, qui, disait-il, amenait une guérison plus prompte, moins sujette à des rechutes, et laissant les récidivistes exposés à un danger moins grave. Ce système a été abandonné. On a essayé aussi d'employer l'hydrothérapie, mais les résultats ont été peu brillants ; maintenant, les malades syphilitiques sont traitées d'après les idées du docteur Ph. Ricord, de Paris.

Nous donnons ci-joints les tableaux statistiques des maladies observées, à l'hôpital général, sur les filles inscrites pendant une période qui comprend les trois années 1837, 1844 et 1846.

1837.

	Ulcères syphilitiques aux parties génitales.	Ulcères syphil. dans la gorge et dans la bouche.	Condylômes.	Flueurs blanches.	Dartres et exanthèmes syphilitiques.	Bubons idiopathiques.	Gale.	Autres maladies.	Total.	Filles non inscrites.
Janvier......	12	»	4	»	1	»	8	8	33	1
Février......	13	2	2	3	»	»	14	4	38	2
Mars........	15	»	5	1	2	»	2	6	31	2
Avril........	9	1	6	»	2	»	4	6	28	4
Mai.........	12	»	2	»	»	»	7	6	27	4
Juin........	14	»	8	»	1	1	7	6	37	1
Juillet.......	12	1	2	2	»	»	3	2	22	2
Août........	18	»	2	1	1	»	2	3	27	3
Septembre ...	15	3	4	1	»	»	2	5	30	3
Octobre......	11	1	5	1	1	»	8	5	33	7
Novembre....	25	2	3	1	1	»	13	4	49	8
Décembre....	15	1	7	3	»	1	6	7	40	5
Total....	171	11	50	13	9	3	76	62	395	42

1844.

	Exanthèmes, ulcères dans la gorge et exost. syphil.	Ulcères syphilitiques aux parties génitales.	Condylomes.	Flueurs blanches.	Abcès aux lèvres, bubons idiopathiques.	Dartres.	Gale.	Autres maladies.	Total.	Filles non inscrites.
Janvier......	3	18	2	4	4	»	4	10	45	5
Février......	2	20	4	1	3	1	6	4	41	5
Mars........	3	20	4	1	3	»	2	7	40	1
Avril........	3	19	4	»	»	»	1	9	36	2
Mai.........	2	21	3	2	»	»	2	8	38	4
Juin.........	»	22	3	1	2	»	6	4	38	1
Juillet.......	3	24	1	2	1	»	2	7	40	8
Août.........	6	30	3	8	3	»	4	6	60	7
Septembre ...	3	22	8	2	»	1	3	7	46	5
Octobre......	2	38	2	1	3	»	2	10	58	4
Novembre....	2	16	4	1	5	»	2	10	40	3
Décembre....	2	19	6	»	»	»	4	4	35	»
Total....	31	269	44	23	24	2	38	86	517	45

Total : 517.

Déduction faite des filles non inscrites restent : 472, desquelles :

Entrées 1 fois.........	225
— 2 —	81
— 3 —	20
— 4 —	5
— 5 —	1

De ces 472 filles inscrites, si l'on déduit le chiffre des malades d'autres affections, qui est de 86, il nous reste 386 cas de maladie contagieuse pour l'année 1844. Presque tous les cas de syphilis, en cette année, étaient de nature légère ; seulement, dans les 31 cas de syphilis secondaire, quelques-uns ont réclamé un traitement assez long à l'hôpital.

Le nombre de toutes les femmes non inscrites malades à l'hôpital en 1843 était de 106.

43 étaient de Hambourg,
63 étaient étrangères à la ville.

La majorité de ces femmes a été arrêtée pour prostitution

clandestine. Plusieurs s'étaient présentées comme malades, et avaient réclamé elles-mêmes des soins. 24 d'entre elles ont demandé à être inscrites.

1846.

	Ulcères dans la gorge. Exanthèmes, exostoses.	Ulcères aux parties génitales.	Condylomes.	Flueurs blanches.	Bubons idiopathiques.	Abcès des lèvres.	Dartres.	Gale.	Maladies non contagieuses.	Total.	Filles non inscrites.
Janvier...	1	23	4	»	1	1	»	3	9	42	2
Février...	»	14	5	3	1	»	2	6	5	36	7
Mars.....	1	14	2	2	1	3	»	4	5	32	5
Avril.....	»	12	3	1	»	1	»	5	5	27	2
Mai......	3	19	6	5	»	1	1	1	7	43	5
Juin.....	2	19	6	2	1	1	»	»	3	34	4
Juillet....	»	10	8	2	»	2	1	3	10	36	5
Août.....	2	22	9	1	»	2	»	1	9	46	7
Septembre.	2	14	8	2	1	1	1	4	6	39	6
Octobre...	2	27	11	1	»	2	2	»	5	50	5
Novembre.	4	21	4	2	1	4	»	3	3	39	2
Décembre.	5	17	8	2	1	1	»	6	10	53	5
Total...	22	212	74	23	7	19	7	36	77	477	55

De ces 477 filles malades, si l'on déduit 55 non inscrites, il reste 422 filles inscrites reconnues malades,

dont 196	sont entrées	1	fois.
71	—	2	—
18	—	3	—
6	—	4	—
1	—	6	—
292			

Sur 150 filles inscrites en 1846, environ 4/5 sont entrées à l'hôpital.

Au tableau que nous venons de tracer des mœurs de la ville de Hambourg mérite d'être comparé le règlement de la police municipale de la ville d'Ulm (1430), dont nous donnerons ici les points les plus importants.

Les mœurs du moyen âge, telles que nous les voyons reflétées dans ce document historique, ont pour nous d'autant plus d'intérêt que la pièce remonte à l'époque antésyphilitique, et que le climat, la situation commerciale et le nombre peu considérable des habitants de la ville d'Ulm, alors libre, nous permettent d'en tirer des conclusions analogues sur les institutions pareilles que devait posséder toute l'Allemagne du moyen âge.

Par cette ordonnance de police de l'an 1430, la municipalité d'Ulm établit des hôtes particuliers des filles. Ces hôtes étaient au service de la ville, qui les obligeait par serment « à augmenter l'honneur et les ressources de la ville, » à empêcher la contrebande et les jeux défendus, à se procurer des femmes saines et convenables dont le moindre nombre devait être de quatorze pour chaque maison. Comme signe de distinction de leurs charges, ils portaient le couteau et autres armes.

Les filles payaient 6 deniers pour chaque repas, composé de deux plats de viande, de soupe et de légumes, avec du pain blanc. Pendant le carême, on faisait maigre, la ville étant alors catholique. L'hôte devait fournir du vin aux filles à leurs frais, quand et autant qu'elles en demandaient. Une fille enceinte devait être immédiatement renvoyée de la maison.

Les prix des visites des hommes étaient variables ; ils étaient fixés par des femmes nommées *ad hoc*. Tout ce qu'une fille gagnait pendant le jour était déposé dans la caisse particulière de la ville ; le soir, l'homme qui venait pour elles payait un kreutzer (4 centimes) dans la caisse et un autre kreutzer au bénéfice de l'hôte. Ce qu'il donnait en outre à la fille était à celle-ci, sans qu'on pût en rien retenir ; les présents particuliers, rubans, etc., restaient également leur propriété.

Toute vente d'habits, etc., de la part de l'hôte était interdite.

Les parents et les maris pouvaient engager pour dettes leurs filles ou leurs femmes chez les hôtes, mais avec le consentement des filles ; les parents pouvaient les reprendre quand ils le voulaient sans être obligés de rembourser à l'hôte les sommes avancées sur ces nantissements.

La fille avait le droit de quitter la maison et d'emporter ses économies ; l'hôte ne pouvait rien lui réclamer tant qu'elle ne rentrait pas dans une maison publique.

Dans la maison existait, outre la caisse dont nous avons parlé, une autre caisse où chaque fille devait, tous les lundis, verser un denier et l'hôte deux. Cet argent servait à l'achat d'un cierge qu'on brûlait le dimanche soir, en l'honneur de la sainte Vierge et pour le salut de toutes les âmes chrétiennes, dans une église consacrée à Notre-Dame. L'hôte et le conseiller municipal chargé du département des filles et des mendiants avaient chacun une clef de cette caisse particulière, qui paraît avoir été aussi une sorte de caisse de secours mutuels, puisque la fille, hors d'état de gagner sa vie, avait le droit d'en tirer ce qu'il lui fallait pour vivre.

Les filles étaient tenues de filer une certaine quantité de fuseaux au bénéfice de l'hôte ; à certains jours, la maison était fermée, les samedis par exemple, le jour de Notre-Dame après vêpres, etc.

Le conseil municipal pouvait renvoyer les hôtes quand il le voulait; tous les trimestres, les conseillers de la ville devaient visiter les maisons publiques, lire aux filles l'ordonnance de police citée et faire un rapport au conseil municipal sur l'état des choses.

Tel est le résumé de ce règlement important ; on n'y a remarqué aucune trace de prescriptions relatives à la santé des filles, et cette absence de mesures sanitaires est fort caractéristique.

XVI

DE LA PROSTITUTION EN HOLLANDE,

PAR MM.

Le docteur G.-E.-V. SCHNEEVOOGT,
Premier médecin de l'hôpital à Amsterdam (dit *Buiten Gasthuis*),

Le docteur A.-C. Van TRIGT,
Médecin adjoint du même hôpital et du dispensaire pour les syphilitiques,

ET

H. Van OORDT,
Élève des hôpitaux de Paris (1).

On s'étonnera tout d'abord que dans un pays dont la législation répond aux exigences modernes, chez un peuple signalé par son génie pratique, une administration éclairée n'ait adopté que bien tard les seules mesures propres à atténuer le fléau de la prostitution. Depuis peu d'années seulement, la Hollande a, sous ce rapport, renoncé à la désastreuse théorie du *laisser-faire*.

Mais l'exagération des scrupules religieux, qui maintient encore ce régime en d'autres contrées, a dû céder en Hollande devant des considérations d'un ordre supérieur. Le gouvernement néerlandais s'est enfin décidé à laisser aux communes la faculté de prévenir par la réglementation les funestes conséquences de la prostitution libre. La surveillance, indépendamment des services qu'elle rend à la santé publique, aide encore aux efforts de la charité chrétienne pour prévenir le mal que nous décrivons. La philanthropie privée seconde la vigilance de l'autorité à combattre la misère et l'ignorance, ces deux sources principales de l'immoralité populaire. Comme chez toutes les nations protestantes, l'initiative individuelle et laïque est active dans les œuvres de la charité en Hollande. Tout en cherchant à restreindre à l'avance par les bienfaits du travail et de l'instruction le tribut payé à la prostitution par les classes laborieuses, le zèle des particuliers s'attache à arracher à leur dégradation les malheureuses victimes du vice.

Parmi les tentatives faites dans ce sens et couronnées de succès, nous signalerons l'*asile Steenbeek*. Situé dans les campagnes de la Gueldre, dans toutes les conditions désirables de salubrité et d'isolement, cette institution donne déjà les plus heureux ré-

(1) Les pages 829 à 838 sont de M. Van Oordt, et les pages 838 à 847 sont de MM. Schneevoogt et Van Trigt.

sultats. Dès 1851, cet asile, établi sur les bases les plus larges, puisqu'il reçoit les *repenties* de tout culte, et dont l'idée première appartient à l'honorable pasteur O.-G. Heldring, ne suffisait plus à sa destination. Il a fallu l'agrandir. Ces résultats sont dus à une direction à la fois sévère et bienveillante.

La directrice de Steenbeek, mademoiselle P. Voute, diaconesse, est une personne aussi distinguée par sa piété tolérante que par sa position sociale et ses lumières. La liberté, le respect des convictions religieuses, tels sont les principes qui l'inspirent. Toute idée de claustration est bien loin de la pensée des fondateurs de l'œuvre; ils ont rendu facile la sortie de leurs *pensionnaires*, au cas où celles-ci voudraient quitter la maison avant l'expiration du délai de deux ans fixé pour leur séjour normal. Dans ce cas même, elles reçoivent un secours en argent (1). Pareille disposition existe, du reste, dans le règlement antérieurement adopté par l'abbé Coural de Montpellier, pour sa *Solitude de Nazareth*.

Malgré ses louables efforts, la communauté catholique hollandaise n'a pu encore établir de couvents de *repenties*.

Il semble, au premier abord, que le fléau qui nous occupe doit exercer parmi les populations hollandaises des ravages modérés. Dans un pays où l'aisance est générale, où prévaut la vie de famille, la sévérité habituelle des mœurs paraît un obstacle à la propagation du désordre. L'influence climatérique porte plutôt à l'ivrognerie qu'au libertinage. Qu'on me passe l'expression, l'*offre*, en cette matière, semble devoir être peu considérable, parce que la *demande* paraît moins abondante qu'ailleurs.

Mais, devant les causes d'excitation factice que développent les grandes cités, il faut aussi peu tenir compte de l'action du climat que de la pureté souvent tout extérieure des mœurs. Sous ce dernier rapport, on découvre trop fréquemment ce qu'il y a de désordre caché dans la vie, en apparence si régulière, des hommes appartenant à la classe aisée. N'osant commettre leur réputation dans des relations trop difficiles à cacher avec les femmes galantes, ils fréquentent les maisons de tolérance.

Ce que nous disons ici des classes supérieures s'applique aux hommes du peuple. En Hollande, le respect du foyer commande au pauvre comme au riche; on peut le dire, ici l'hypocrisie est un hommage que l'un et l'autre croient devoir, dans leur désordre, à la vertu de leurs femmes et de leurs filles.

(1) Les *repenties* apprennent un état qui leur permet, à leur sortie, de pourvoir honnêtement à leur subsistance.

Les *kermesses*, si populaires en Hollande, ont pour les gens des campagnes des séductions dangereuses qui souillent parfois la pureté patriarcale de leur vie. On sait qu'une *kermesse* est à la fois un marché et une fête, où le paysan, en écoulant ses denrées, vient jouir des plaisirs des villes. L'autorité tolère alors l'établissement de débits de boissons et de pâtisseries, qui sont aussi des lieux de débauche à bon marché, construits en bois pour la circonstance.

Les provinces manufacturières d'Over-Yssel, Noord-Braband, etc., fournissent à la prostitution de nombreuses victimes. Un grand nombre de filles sont d'anciennes domestiques. A La Haye, résidence de la cour, centre d'une société élégante, on trouve un assez grand nombre de femmes *entretenues*. Dans les ports d'Amsterdam et de Rotterdam, les prostituées n'ont pas à redouter la concurrence de ces courtisanes de haut parage; cette classe de femmes existe à peine. Leur absence, dont nous avons dit la cause, jointe à la présence d'une population passagère de marins et de voyageurs, augmente le nombre des filles entièrement publiques. Nous donnons à chaque article spécial le nombre des filles publiques de chaque ville par rapport à sa population. Nous indiquons aussi la proportion dans laquelle les diverses provinces néerlandaises et les pays étrangers contribuent à recruter la prostitution.

Art. I. — La Haye.

Résidence royale et ville de garnison, La Haye est, bien plus que nos cités commerçantes, un centre de plaisir et de luxe élégant. La population oisive y est plus considérable. Les mœurs et les habitudes des classes élevées s'y rapprochent de celles des riches habitants des autres capitales. Nous n'avons pas à nous occuper d'une catégorie de femmes qu'en Hollande on ne rencontre guère qu'à La Haye. Nous ne mentionnons la présence de ces filles plus ou moins richement *entretenues* que pour rappeler que partout, même chez notre nation puritaine et bourgeoise, l'opulence oisive a pour la moralité publique les mêmes conséquences.

Quant à la prostitution proprement dite, nous ne donnons pas dans leur entier les règlements actuellement en vigueur. Ce n'est que depuis l'année dernière qu'ils diffèrent en quelques points de la législation établie à Rotterdam, Arnheim, etc.

Par un arrêté du 12 septembre 1856, l'autorité municipale a régularisé et rendu plus sévère une surveillance jusqu'alors imparfaite. Nous reproduisons seulement les dispositions nouvelles qui dérogent à l'état de choses antérieur et distinguent de tout autre le dernier règlement.

Nous devons les renseignements qui suivent à l'obligeance de M. le docteur Champfleury van Ysselstein.

Sur une population de 75,000 âmes (y compris le bourg de Scheveningen pour 6,000 habitants), le nombre des femmes inscrites est de 100. Mais cette statistique est incomplète. Jusqu'à la mise en vigueur du nouveau règlement, les recensements ont été faits avec négligence. On peut élever à 300 le chiffre des filles publiques.

Les maladies vénériennes et les affections de la peau sont traitées dans un hôpital particulier. Les militaires atteints de syphilis sont reçus dans un hospice spécial.

La moyenne des malades civils est de 50, dont les deux tiers au moins sont affectés de syphilis.

Le traitement dure, en moyenne, deux mois, ce qui donne environ 200 à 250 vénériens par an. On en comptait beaucoup moins autrefois. Mais le savant praticien à qui nous devons nos renseignements donne la raison de cette augmentation du nombre des malades. « Depuis onze ans que je suis chargé de ce service, » nous écrit M. le docteur Van Ysselstein, j'ai vu continuelle- » ment s'accroître le chiffre des vénériens. Il n'était, la première » année, que de 150. On ne peut attribuer qu'à une surveillance » incomplète l'infériorité que présente ce chiffre sur le nombre » des malades actuellement traités. »

Les établissements de tolérance, parmi lesquels il ne faut pas compter les maisons clandestines, sont au nombre de 10. Mais ce nombre s'accroîtra par l'action d'une police plus sévère, qui soumettra à la surveillance la prostitution secrète.

Règlement sur la police sanitaire des maisons publiques de débauche et des filles publiques.

Titre I. — *Des femmes publiques, de leur inscription et radiation au registre.*

Art. 2. Toute fille publique doit se faire inscrire au registre ouvert à cet effet et déposé au bureau de la police. La femme qui, sans être inscrite, sera reconnue s'être livrée à la débauche dans une maison publique, est en contravention. En cas de récidive, elle sera inscrite d'office.

Art. 4. La femme qui se livre à la débauche et, en vertu de l'article précédent, ne se présente pas à l'inscription, est tenue, sur l'ordre du bourgmestre, de comparaître devant le commissaire de police, qui établit une enquête et ordonne, s'il y a lieu, l'inscription d'office. Dans ce cas, il sera dans les vingt-quatre heures donné connaissance à la femme de cette décision par les soins du commissaire de police. L'ordre de se présenter sera donné à la femme par une lettre close, remise à son domicile par un agent de police. L'inscription d'office sera signifiée dans les mêmes formes. La femme qui ne se rend pas à l'ordre de l'autorité est passible d'une amende qui peut s'élever jusqu'à 25 florins, ou d'un emprisonnement qui peut s'élever jusqu'à trois jours.

Art. 8. Les femmes publiques sont tenues d'exhiber leur livret aux *tenants* de maison et aux hommes qu'elles reçoivent et qui l'exigeraient. Elles doivent à cet effet le porter toujours sur elles ; en cas de perte, elles sont tenues d'en demander un nouveau.

Art. 10. Il est toujours permis aux femmes qui habitent les maisons de prostitution de quitter ces maisons en en faisant la demande au bureau de la police.

Les *tenants* de maisons qui voudraient s'y opposer seront punis d'une amende de 7 à 25 florins, ou même d'un emprisonnement de un à trois jours.

Art. 11. Les femmes demeurant isolément sont divisées en trois classes :

1° Celles qui désirent se faire visiter à domicile ;

2° Celles qui désirent subir la visite dans une maison de tolérance ;

3° Celles qui se rendent au lieu destiné à cette visite.

La première catégorie est tenue d'acquitter les frais de la visite.

Pour la deuxième et troisième, la visite a lieu gratuitement.

Les femmes qui, au moment de l'inscription, ne se rangent pas dans une de ces trois catégories sont regardées comme appartenant à la troisième.

Titre IV. — *Mesures médicales.*

Art. 29. Toute femme publique est soumise au moins deux fois par semaine à une visite sanitaire et, de plus, à une contre-visite faite par le *médecin contrôleur*.

Art. 36. Sont aussi soumises à cette visite les *maîtresses* et toutes les autres femmes habitant ces maisons, excepté les filles des maîtresses de maisons qui ne se livrent pas à la débauche.

Art. 43. Le service sanitaire est fait par deux médecins chargés, l'un des visites, l'autre du contrôle. S'il y a lieu et sur la proposition du *médecin contrôleur*, le bourgmestre nommera un second *médecin visitant*.

Art. 46. Les médecins chargés de la visite des femmes publiques ne pourront en aucun cas et pour une affection quelconque les traiter à domicile.

ART. II. — ROTTERDAM.

Rotterdam est, sous le rapport de la prostitution, soumis à la loi commune, modifiée par quelques dispositions locales. Cette ville est sans garnison; mais la population flottante, marins, étrangers, paysans attirés par les marchés, y est considérable.

Sur une population de 96,749 habitants, on compte :

362 femmes inscrites, divisées en trois catégories :

1° Filles de maison		131
2° Filles en carte 3° Filles étrangères	demeurant isolément	231

Mouvement des maisons de tolérance et des femmes publiques habitant ces lieux où bien demeurant isolément, pendant les années 1852—1er *janvier* 1857 (statistique donnée par le commissaire central de la police de Rotterdam).

	1852	1853	1854	1855	1856
Nombre des maisons publiques	16	16	18	19	16
Nombre de filles soumises demeurant dans des maisons publiques	135	120	122	129	131
Isolément	165	160	172	191	231
TOTAL	300	280	294	320	362
Nombre de filles admises à l'hôpital comme étant infectées	151	115	121	194	213
Filles clandestines arrêtées comme telles	80	97	101	107	201
De ces dernières, reconnues comme malades, et admises comme telles à l'hôpital	30	29	33	37	65

	1851	1852	1853	1854	1855
La population de Rotterdam s'est accrue considérablement dans ces dernières années	88,813	91,533	92,745	95,062	96,749

La première catégorie comprend en proportion un plus grand nombre de filles *soumises* que les deux autres, ce qu'il faut attribuer à la permanence déjà remarquée d'une population flottante considérable, à l'affluence périodique des gens de la campagne et de la banlieue, appelés par les marchés et les fêtes publiques.

La classe aisée, composée surtout de négociants et de jeunes gens employés dans le commerce, demande d'ordinaire ses plaisirs aux prostituées de la deuxième et de la troisième catégorie, quand elle ne va pas chercher ses distractions dans la capitale. Le rigorisme des mœurs hollandaises à ses exigences, d'où la préférence accordée par les personnes des classes supérieures aux filles vivant isolément sur celles de la première catégorie, dont la fréquentation est plus difficile à dissimuler.

Le plus grand nombre des maisons est aggloméré dans un quartier de la ville, tandis que les filles isolées occupent des logements disséminés.

La surveillance sanitaire et administrative ne date que d'environ cinq ans; antérieurement, aucune loi n'obligeait les femmes à la visite.

Les vénériennes étaient traitées dans le seul hôpital existant alors, mais dans des salles séparées. Depuis la construction d'un nouvel hospice en 1851, l'ancien établissement est tout entier réservé aux prostituées atteintes de maladies syphilitiques. Il renferme soixante-dix lits, sous la surveillance d'un médecin spécial.

Sous le double rapport de la surveillance sanitaire et administrative, on divise les prostituées en :

1° Filles de maison;

2° Filles en carte et clandestines;

3° Filles étrangères.

On désigne sous la dénomination toute locale de filles étrangères les prostituées qui, en arrivant à Rotterdam, se font inscrire volontairement. La surveillance des femmes publiques est confiée à un inspecteur de police chargé aussi de la recherche de la prostitution clandestine.

Règlement relatif a la prostitution dans la ville de Rotterdam.

1° *Obligations des individus tenant maison publique.*

Art. 1er. Bien qu'interdite en principe, l'existence des maisons publiques pourra être tolérée par le directeur de la police à des conditions particulières et sans contrevenir en rien à la règle générale établie sur ce point. Les maisons ainsi tolérées et qui ne se soumettraient pas en tout aux mesures indiquées ci-dessous seront fermées.

Art. 2. Les maisons de prostitution sont de deux ordres :

A. Maisons habitées par des filles publiques;

B. Maisons fréquentées par des filles publiques, ayant leur domicile isolément.

L'établissement des maisons secrètes est interdit et puni selon la rigueur des lois.

Art. 3. Toute personne qui veut tenir un lieu de débauche (art. 2) est obligée d'en faire la demande par écrit au directeur de la police, avec indication du local où elle compte s'établir. Elle déclarera le nombre des chambres que renferme la maison et celui des filles qu'elle compte y admettre. Sa demande devra être accompagnée :

1° De la permission du mari de la postulante, si celle-ci est mariée et non séparée de son mari ;

2° De la permission du propriétaire de l'immeuble.

Art. 4. Aucune chambre ni appartement dépendants d'une maison de tolérance ne pourront être loués séparément.

Art. 5. Les ouvertures donnant sur la rue devront être garnies de rideaux d'une étoffe épaisse qui seront constamment fermés. Les employés de la police auront libre accès à toute heure du jour et de la nuit.

Art. 6. Aucune femme ne pourra être admise sans qu'elle soit pourvue d'un livret personnel constatant son inscription à la police.

Les servantes devront être approuvées par la police, et, si elles ont moins de quarante ans, elles seront soumises à la visite.

Les maîtresses de maisons non mariées et âgées de moins de quarante ans seront également soumises à la visite.

Art. 7. Les livrets des *tenants* de maisons devront toujours être exhibés sur la première réquisition d'un employé de la police. Ils seront délivrés gratis ; mais, en cas de perte, ils seront remplacés contre payement d'un florin.

Art. 8. Les *tenants* de maisons devront se rappeler qu'ils sont passibles de toutes les rigueurs de la loi en cas d'attentat à la pudeur ou de détournement de mineures.

2° *Obligations des filles publiques.*

Art. 1. Est appelée femme publique, et traitée comme telle, toute femme qui se livre habituellement à la débauche, soit qu'elle habite une maison publique de prostitution, soit qu'elle demeure isolément.

Art. 2. Toutes les femmes publiques seront tenues de se présenter au bureau central de la police pour y être inscrites sur un registre tenu à cet effet.

Art. 3. Elles seront obligées de produire leur acte de naissance ou, si elles sont étrangères, leur passe-port.

Art. 4. Après leur inscription, elles seront visitées par le médecin. Si l'état de leur santé est satisfaisant, il leur sera délivré un livret renfermant leur nom, signalement, âge et règle de conduite. Elles devront montrer ce livret à toute réquisition faite par un employé de la police. Il leur sera délivré gratis; mais, en cas de perte, il sera remplacé contre payement de 50 *cents* (1 fr. 5 cent.) au plus.

Art. 5. Qu'elles habitent ou non une maison publique, il est défendu aux femmes inscrites de changer de domicile sans en avoir fait la demande au bureau central de la police.

Art. 6. Toute femme publique qui désire quitter la vie de débauche pourra toujours demander à être rayée du registre, afin de n'être plus soumise à la surveillance de la police.

Elle devra faire cette demande par écrit au commissaire central, qui ne la refusera jamais si la demande est sincère.

En cas de mariage ou de mort, la rature sera faite de droit.

Art. 7. Les femmes publiques qui habitent les maisons de prostitution seront visitées toutes les semaines. Pour les femmes qui habitent isolément, cette visite n'aura lieu qu'une fois tous les quinze jours. Les visites seront *gratuites* et faites par le chirurgien désigné par la police. Les femmes des maisons publiques seront visitées à domicile, tandis que celles qui vivent isolément seront tenues de se rendre au cabinet du médecin; les maîtresses de maisons et les servantes âgées de moins de quarante ans sont soumises à la visite.

Il sera pris note sur le livret de la visite faite, avec la date et l'observation de l'état sanitaire.

Le cabinet du médecin sera ouvert de deux à quatre heures pendant les cinq premiers jours de la semaine, excepté les jours de fête.

Art. 8. Il est défendu aux femmes publiques :

1° De se montrer dans la rue en état d'ivresse ou de nudité ;

2° De se montrer aux portes ou aux fenêtres, soit de jour, soit de nuit ;

3° De troubler la tranquillité publique et de tenir des propos obscènes dans la rue ;

4° De provoquer les passants dans la rue par des paroles ou des signes ;

5° De se prêter mutuellement leur livret. En cas de perte dudit livret, elles devront se conformer aux dispositions de l'article 4.

Art. 9. Indépendamment de ces obligations, toutes les femmes publiques doivent se rappeler qu'elles sont soumises aux peines portées par la loi contre l'attentat aux mœurs et à la pudeur.

Les règlements précédents sont reproduits dans les livrets que la police délivre aux *tenants* de maisons et aux filles publiques.

Les livrets des *tenants* de maisons portent sur la première page l'instruction suivante :

« Le directeur de la police de Rotterdam permet par la présente à... de tenir une maison de prostitution rue..., n°..., et d'y admettre (nombre des filles). »

Sur la réquisition d'un employé de la police, on sera tenu de montrer le présent permis, lequel pourra être retiré s'il y a lieu.

Le livret donné aux filles publiques porte en tête :

« N°... (matricule de la fille).

» Le présent livret, contenant six feuilles cotées et paraphées par nous, commissaire de police, est délivré à... (suivent le nom et le signalement de la fille). »

Quant à l'état sanitaire, le nombre des cas d'infection est dans la proportion suivante :

1° Femmes inscrites et en maison.....		1 sur 7
2°	— étrangères.......	1 sur 5
3°	— clandestines......	1 sur 2 ou 3

Cette proportion démontre que le service médical organisé avec soin réussit à diminuer le danger physique, mais qu'en même temps les visites par quinzaine sont insuffisantes (1).

Nous regrettons de ne pouvoir donner de statistiques plus détaillées sur l'origine, l'âge et la fin des malheureuses livrées à la prostitution. Elles sont pour la plupart originaires des provinces les moins favorisées sous le rapport de l'instruction et du bien-être. Beaucoup viennent des contrées limitrophes ou voisines, de Belgique, d'Allemagne et d'Angleterre.

Art. III. — Amsterdam.

On peut s'attendre à trouver dans la capitale de la Hollande, ville maritime et commerciale, un berceau assez favorable au développement de la prostitution. Un coup d'œil sur le mouvement de la population de cette ville, pendant les dernières années, servira à en mieux faire apprécier les éléments. Elle se compose comme suit :

	1851	1852	1853
Population municipale	221,111	240,669	250,304
Population flottante	3,532	5,687	7,357
Militaires	881	1,030	793

L'affluence continuelle d'étrangers, les marins que le commerce y attire, le luxe que déploient les classes aisées, le grand nombre de jeunes gens de bonne famille qu'une fortune médiocre condamne au célibat, l'indigence, unie au relâchement des mœurs parmi les ouvriers, sont autant de causes de débauche dont les conséquences doivent se manifester à chaque pas.

Cette assertion, bien qu'évidemment fondée pour quiconque étudie sainement la question, est loin de pouvoir s'étayer de données positives, car, avouons-le tout d'abord, l'administration municipale jusqu'à ce jour a reculé devant les obstacles que lui oppose la tendance éminemment libérale de l'esprit hollandais. La police, parmi nous, dans l'exercice de ses fonctions, se heurte à tout moment avec le peuple qui n'aime pas les mesures imposées avec autorité, toutes salutaires qu'elles soient ; aussi a-t-on vainement tenté des démarches décisives pour enrayer le développement du mal, comme pour en connaître l'étendue. On se

(1) Voyez Règlement des filles, art. 7.

voit donc réduit, pour toute statistique, à une évaluation approximative empruntée à des documents épars et incomplets, et aux renseignements que pourraient fournir les registres des hôpitaux, évaluation dont nous ferons connaître plus bas les minces résultats.

Pour mieux faire ressortir l'état actuel des choses, remarquons comment déjà nos ancêtres entendaient l'obligation des magistrats de veiller sur les mœurs publiques. Un livre curieux sur les prostituées d'Amsterdam, qui parut en 1648, relate un édit publié en 1506, en vertu duquel la tenue des maisons publiques n'était permise qu'aux agents mêmes de la police municipale, dans des quartiers désignés à cet effet. Ailleurs l'auteur, en avouant la nécessité de la prostitution tolérée, rappelle les ordonnances restrictives imposées alors aux maisons de prostitution, en même temps que les mesures sanitaires dont elles étaient l'objet.

Le nombre des maisons publiques comme aussi celui des filles qu'elles recélaient, était limité par le pouvoir public; des barbiers ou chirurgiens, chargés de l'inspection des femmes, soignaient les malades; celles que l'on appréhendait en sus du nombre permis étaient renvoyées à leur domicile, sous peine d'amende ou de réclusion correctionnelle en cas de contravention ou de récidive. Il en était de même pour les maîtres et maîtresses des maisons dont la soumission était garantie par une surveillance rigoureuse. Quant au service médical, la plupart, comme on vient de le voir, se faisaient traiter à domicile. L'hôpital, particulièrement affecté aux individus atteints de la peste qui régnait alors, venait d'être formé dans la banlieue; on relégnait les vénériens dans un bâtiment situé tout près, réduit infect, manquant d'air et de lumière, qui justifiait pleinement sa mauvaise renommée.

N'oublions pas que ceci se passait vers la fin du XVIIe siècle. Il paraît que, dans le cours du siècle suivant, la surveillance municipale s'est endormie sur ce point. En 1789, une commission, nommée pour convoquer un conseil sanitaire, insistait sur des mesures à prendre pour restreindre la prostitution, dans un rapport rédigé à cette fin. Rien ne fut fait cependant, jusqu'à ce que les Français, envahissant la Hollande, établirent péremptoirement un enregistrement des prostituées. Toute fille publique dûment munie d'une carte dite de sûreté, avait à se soumettre à l'inspection d'un chirurgien une ou deux fois par semaine; une salle plus spacieuse fut annexée à l'hôpital pour celles que l'on trouvait infectées. Il en résulta que, pendant une année, on y traita 177 femmes, nombre presque double de celui d'auparavant; puisque la moyenne annuelle n'était que de 86 élevée à 177. On comptait 700 filles enregistrées, nombre bien minime pour une population de 200,000 âmes, ce qui prouve, à l'égard de la prostitution clandestine, l'impuissance d'une police, même bien organisée; aussi les naissances illégitimes atteignirent-elles un chiffre inconnu jusqu'alors. Il est juste de reconnaître, cependant, le bien positif qui avait été opéré, ne fût-ce que par l'introduction d'un traitement médical obligé, et il y a de quoi s'étonner que, la suprématie française abolie, les édits salutaires dont elle frappait le mal soient sitôt tombés en désuétude. Soit inertie, soit parcimonie mal entendue, selon quelques-uns, soit aversion pour des mesures qui dérogent à la liberté personnelle, le magistrat cessa de s'opposer au dévergondage, qui dès lors se donna libre carrière.

L'auteur d'une topographie médicale d'Amsterdam, qui parut en 1820, se plaint amèrement de la dépravation des mœurs qu'accusaient la diminution des mariages, et le grand nombre des prostituées qui, de jour comme de nuit, fréquentaient les rues et les places publiques, s'évertuant à attirer les passants par des gestes et des propos indécents. Plus de 800 étaient connues de la police, dont 200 environ habitaient des maisons de tolérance. Les autres hantaient des lieux de prostitution clandestine, que l'on évaluait à une centaine. C'est là souvent que s'introduisirent des filles de bonne maison pour y trouver à satisfaire leurs appétits illicites. En outre, les ressources médicales étaient de nature à aggraver le mal, plutôt qu'à le corriger, le traitement de la syphilis se trouvant entre les mains de pharmaciens et de charlatans, qui s'entendaient à merveille pour exploiter leurs malades. L'hospice mentionné plus haut, bien qu'ayant subi quelques changements, n'en continuait pas moins à inspirer une aversion générale, à cause de la négligence avec laquelle on traitait les malades et de l'ignominie qui pesait sur ceux qui avaient dû y chercher secours. Du reste, pas de traitement obligatoire. Il n'y avait qu'un chirurgien chargé par l'autorité d'examiner les filles publiques qui désiraient se faire soigner. On finit cependant par se convaincre de l'inefficacité de cette mesure qui bientôt tomba dans l'oubli.

Voilà donc où nous en étions il y a bientôt quarante années. La population, depuis, s'est accrue d'un quart. La prostitution s'est-elle accrue de même? Nous ne saurions l'affirmer, faute de chiffres qui s'y rapportent. Il n'y a que le nombre relatif des naissances illégitimes qui s'est trouvé augmenté, nombre dénué de toute valeur pour la question qui nous occupe, faute de connaître la quantité d'habitants nubiles non mariés, durant les époques successives. Pour la seule année 1850, nous avons trouvé 764 naissances illégitimes, pour 21,365 habitants non mariés entre 16 et 30 ans, du sexe masculin, et 25,207 du sexe féminin. Dans ce même dénombrement sont rapportés les maîtres de lieux de débauche, au nombre de 20 seulement ; tandis que le nombre des prostituées, non pas inscrites mais seulement connues, était de 400 ! Celui qui parfois s'est engagé dans les ruelles fangeuses qui sillonnent le quartier vieux de la ville, sera porté à douter de l'exactitude de ces nombres ; c'est là en effet que pullulent les maisons de bas étage, peuplées de filles dont la plupart se soucient peu d'une inscription qui n'est nullement obligatoire. Cependant la question reste indécise, et il n'y a de bien prouvé que la condition précaire de la statistique.

Ce n'est pas qu'on n'ait reconnu la nécessité d'une réforme ; plus d'une tentative honorable, de la part de nos médecins, a échoué contre l'inertie d'une administration surannée. Si peut-être l'étendue du mal n'est pas telle qu'on pourrait le croire, les efforts de la police locale y sont pour bien peu de chose. En effet, le rôle qui lui est assigné se borne à prévenir le scandale public, sans qu'aucune ordonnance lui permette d'intervenir directement ; elle a de plus à s'opposer, autant que possible, à l'admission de filles mineures dans les maisons de débauche. Comme cependant les filles ne sont nullement tenues à se faire inscrire, ni à produire des renseignements sur leur personne, il est évident que la majorité des prostituées se dérobent à tout contrôle dans l'exercice de leur trafic honteux. Les maîtres et les maîtresses de maisons, pour peu qu'ils soient autorisés à tenir un débit de boisson ou un garni, n'ont rien à démêler avec la police, exerçant leur état, à ce qu'il paraît, en vertu d'une certaine convention avec l'administration, qui d'un côté suppose la protection en cas de besoin et quelque connivence ; tandis que de l'autre, on en est quitte pour observer quelques règles bien arbitraires.

Après avoir fait la part de l'autorité publique, parlons des efforts de la philantropie pour combattre le fléau qui nous occupe.

Une Société a été fondée dans le but de relever les filles perdues. Ses secours, comme de droit, ne sont accordés qu'aux personnes qui, après un certain temps d'épreuve, annoncent une disposition sérieuse à rentrer dans la bonne voie. Il existe de plus, à Amsterdam, un hospice dépendant de la fondation de Steenbeek déjà citée (voyez p. 829), qui sert de lieu de retraite aux servantes restées sans engagement.

Mentionner le rôle insignifiant de la police, c'est avouer la triste condition de la surveillance hygiénique. Il va sans dire qu'à part les filles des maisons de tolérance, qui, en vertu de leur engagement, consentent à un examen régulier, toute soumission à un traitement médical est volontaire ; tandis que quelquefois des pharmaciens, voire même des barbiers, ou d'autres personnes étrangères à l'art médical, s'occupent du traitement de la syphilis. Les marins surtout sont dupes de ces pratiques illicites (1). Les occasions certainement ne manquent pas de se faire traiter convenablement. Outre le grand nombre des praticiens, il y a l'hôpital, où deux salles, l'une de 24 lits pour les hommes, l'autre de 50 lits pour les femmes, sont destinées aux syphilitiques. On vient d'y établir cette année même, un dispensaire où sont renvoyés tous les vénériens qui s'adressent aux bureaux de consultation gratuite.

Plusieurs avantages se rattachent à cette union des deux cliniques dirigées, comme elles le sont, par le même médecin. Cette union permettra d'abord de mieux connaître l'étendue de la syphilis parmi le peuple, puisqu'aux bureaux de consultation il n'était pas d'usage de noter les cas qui se présentaient. Une plus grande uniformité de traitement permettra de comparer les résultats thérapeutiques, et les malades pourront être l'objet d'une observation suivie. C'est dans les registres de ces cliniques que nous aurons à puiser, pour une appréciation de la syphilis dans la classe pauvre et ouvrière, où se recrute la presque totalité des malades.

Forcées de gagner leur vie par un travail dur et assidu,

(1) Malgré toutes ces circonstances évidemment favorables à la propagation du virus vénérien, nous sommes forcé de convenir que les cas d'infection sont relativement peu nombreux. Outre les registres de l'hôpital, nous avons interrogé les hommes de l'art qui possèdent une nombreuse clientèle dans toutes les classes de la société. Pour tous, la syphilis était d'assez rare occurrence, de sorte que, faute d'admettre ce que nous venons d'avancer, il faudrait supposer que nombre de syphilitiques se passent volontairement des secours de l'art, ce qui nous paraît peu probable.

les personnes de cette classe se nourrissent principalement de pain et de féculents, la viande n'étant que rarement à leur portée. A ce régime peu réparateur s'ajoutent l'abus fréquent des spiritueux et les fièvres endémiques rebelles. D'où un état d'exténuation qui, avec l'incurie et la malpropreté inhérentes à leur dégradation physique comme morale, se prête on ne peut mieux aux ravages du virus. De plus, il n'est pas rare de les voir s'adonner aux excès vénériens presque enfants encore, et leur corps ne tarde pas à s'en ressentir.

Viennent d'abord les cas traités à la clinique de l'hôpital depuis 1810 jusqu'à 1850 inclusivement, desquels il résulte que le nombre des hommes variait entre 50 et 100 par an de 1810 à 1833; que de 1833 à 1846, il s'est accru considérablement, de telle sorte qu'en 1846, 285 cas ont été reçus. Depuis ce temps, leur nombre a varié entre 150 et 216. Pour les femmes, le nombre, depuis 1810 jusqu'à 1823, a varié entre 86 et 150; le plus souvent il était au-dessous de 100. De 1823 à 1836, il n'a pas atteint la centaine; en 1827 même il ne fut que de 46; de 1836 à 1848, il était au-dessus de 100; en 1846, il s'éleva à 174. De 1840 à 1846, il variait entre 32 et 132 par an.

Au dispensaire établi dès le commencement de l'année ont été traités 250 cas, répartis à peu près également parmi les deux sexes.

Voici le chiffre des cas de syphilis parmi les militaires, pendant les cinq dernières années :

1852	1853	1854	1855	1856
87	94	199	156	182

Il est à remarquer que ces nombres paraissent basés plutôt sur le chiffre des malades présents à chaque époque que sur la totalité des militaires. Peut-être faudrait-il y reconnaître une aptitude à encourir la syphilis, variable selon les constitutions épidémiques.

A ne considérer que tous ces nombres, on serait porté à croire que la syphilis tend à s'accroître à Amsterdam. On nous pardonnera de ne pas décider la question, en se rappelant que, dans les dernières années, la population s'est considérablement augmentée, sans qu'il soit prouvé que le mal ait marché de front avec elle; que l'hôpital de la banlieue (dit Buitengasthuis) n'inspire plus, comme jadis, une terreur mystérieuse qui en éloignait les malades ; qu'enfin le nombre des infectés qui se font traiter en secret par des charlatans ne saurait être bien grand.

En somme, si c'est uniquement d'après ses conséquences physiques que l'on peut juger l'étendue de la prostitution d'Amsterdam, nous aimons mieux nous en tenir aux données, précaires peut-être, qui ne déposent pas positivement contre la moralité de ses habitants.

Des règlements de police concernant les filles publiques et les maisons de prostitution en vigueur à Harlem, Leyde, Utrecht, Flessingue, etc.

A Leyde et à Harlem, les règlements sont à peu près les mêmes, ceux de Harlem ayant été refaits en 1855. Le nombre des prostituées connues à Harlem (ville d'à peu près 25,000 habitants) n'est que de 30 environ, d'après une énumération des filles qui se présentent spontanément pour réclamer du secours médical ; appréciation précaire, qui ne donne pas une bien haute idée de l'activité qu'on y met à exécuter les ordonnances. Le nombre des cas de syphilis, du reste, est tout à fait inconnu.

A Utrecht, les règlements sont extrêmement défectueux. Le conseil municipal s'occupe en ce moment d'en projeter de nouveaux. Le traitement des vérolés se fait dans les hôpitaux civils et militaires ; cependant les données manquent entièrement pour cette ville ; on ne peut qu'affirmer, en général, que la prostitution clandestine l'emporte sur la débauche avouée, qui ne compte que trois ou quatre maisons en règle, tandis qu'on a cru devoir admettre une augmentation des cas de syphilis.

L'accroissement de la maladie vénérienne, constaté pour la plupart de nos villes, pour celles même qui se vantent de posséder des règlements bien conçus et une police active, prouve que c'est dans la débauche clandestine qu'il faut chercher la source du mal.

Règlement sur la prostitution et les prostituées d'Arnhem.

Art. 1er. La surveillance des maisons de tolérance et des femmes publiques sera dès à présent confiée au chef de la police.

Art. 2. Il ne sera point toléré de maisons ni de femmes publiques autres que celles connues de la police, et qui auront été enregistrées dans les formes ci-après indiquées.

Art. 3. A cette fin, tout individu tenant ou désirant tenir, après la publication de la présente, une telle maison devra s'adresser par écrit au préfet de police ou au premier magistrat pour obtenir la licence désirée et donner les renseignements requis. A la fin de chaque année on devra demander le renouvellement de la licence.

Art. 4. Tout maître de maison ne pourra changer de domicile qu'après avoir demandé par écrit et obtenu la permission de la police, sous peine d'une amende de 7 florins (14 fr. 70 cent.) et de suspension de son emploi en cas de récidive.

Art. 5. Tout maître de maison sera tenu de déclarer séparément, et par écrit, le nombre et les noms de ses filles. Cette déclaration devra se faire dans les vingt-quatre heures après l'arrivée de la personne en question. Pour une fille qu'on aurait cachée, dont la déclaration ne serait point en règle (1), on payera une amende de 7 florins. En cas de contravention réitérée, le maître sera puni d'une réclusion de trois jours, et la récidive ultérieure par le retrait de sa licence.

Art. 6. Aucun changement dans la condition mentionnée de la maison ne pourra avoir lieu sans la susdite déclaration, sous peine d'une amende de 7 florins.

Pour garantie, le maître pourra exiger du commissaire de police un certificat portant l'accomplissement des déclarations requises.

Art. 7. Le commissaire de police en personne ou ses adjoints, autorisés par écrit, pourront en tout temps visiter les maisons; le refus d'entrée sera puni d'une amende de 7 florins et par la clôture de la maison durant trois mois consécutifs.

Les plaintes, en cas d'inconduite des fonctionnaires, devront être portées au commissaire ou aux magistrats.

Art. 8. Celle qui voudra faire profession de débauche sera tenue d'en faire la déclaration au commissaire de police et de lui fournir les renseignements requis pour l'enregistrement mentionné ci-après.

Art. 9. Chaque femme publique qui, à la publication du présent édit, fréquente, habite ou se propose d'habiter une des maisons en question, ira se pourvoir d'un livret au bureau de police, lequel, chaque année, sera échangé pour un autre.

Art. 10. Ce livret contiendra à la première page, outre l'indication de son numéro au registre de la police, le timbre et la signature du commissaire, sa parafe à chaque page suivante, les nom et prénoms, lieu de naissance et de domicile, avec le signalement de la personne intéressée, comme aussi l'indication de la maison qu'elle habite, et enfin sa signature.

Art. 11. Celle qui se conduit en prostituée ou qui est rencontrée dans une maison sans être munie d'un livret, ou qui, étant inscrite, se sera dessaisie dudit livret, sera passible d'une amende de 3 florins (6 fr. 30 cent.) et, en cas de non payement, d'une réclusion de trois jours.

Art. 12. Les agents de police seront tenus d'arrêter chaque femme qui, se conduisant en prostituée ou trouvée dans un lieu de débauche,

(1) Ou dont on n'aurait pas payé la taxe, selon le tarif ajouté au règlement, dans le temps convenu.

ne serait pas pourvue d'un livret, et de la mener à la préfecture pour qu'un procès-verbal soit dressé de son délit.

Art. 13. Toute prostituée dont le livret serait perdu ou en mauvais état devra incontinent s'en procurer un autre.

Art. 14. Aucune prostituée ne pourra changer de domicile sans en avoir instruit la police, sous peine de 3 florins d'amende ou de trois jours de réclusion en cas d'insuffisance.

Art. 15. Chaque femme publique se soumettra à la visite une fois par semaine.

Art. 16. Afin de subir cette visite, elle se présentera à l'hôpital au jour et à l'heure fixés par le chirurgien chargé de l'inspection. Celle qui désirerait se faire examiner ailleurs en pourra faire la demande au chirurgien, après que le commissaire de police en aura pris connaissance.

Art. 17. Une femme publique ayant, sous un prétexte quelconque, refusé ou négligé de subir la visite, le chirurgien en référera immédiatement au commissaire; de même, si elle refusait d'entrer à l'hôpital quand le chirurgien le jugerait nécessaire. Dans les cas mentionnés, la réfractaire devra quitter la maison qu'elle habitait. Convaincue de prostitution ultérieure, elle subira une amende de 5 florins (10 fr. 50 cent.) ou une réclusion de trois jours.

Art. 18. Le chirurgien fera la visite en personne; en cas de nécessité absolue, telle autre personne que le magistrat aura indiquée au commissaire.

Art. 19. Le chirurgien chargé de la visite en inscrira le résultat au livret de la prostituée, avec la date et le millésime, le tout revêtu de sa signature.

Art. 20. Si, par l'inspection de son livret, il paraissait qu'une femme n'eût pas subi la visite précédente, elle sera punie comme le prescrit l'article 11.

Toute femme publique qui, sans excuse valable, n'aura pas subi régulièrement la visite prescrite sera dénoncée au bureau de police et punie selon l'article 17.

Art. 21. Chaque femme publique que le chirurgien jugera infectée quittera la maison qu'elle occupe, et, tant que la commune n'aura pas pourvu au besoin d'une salle de vénériens, le commissaire lui indiquera un lieu où elle pourra se faire traiter à ses propres frais ou, en cas d'insuffisance, aux frais de la caisse de sa commune religieuse (*diaconie*), qui se réserve le droit d'en réclamer le remboursement au domicile de secours de la malade. La femme ne quittera point la maison qu'on lui aura désignée sans être munie d'un certificat de guérison parfaite, dont mention sera faite dans le livret, retenu au bureau de police pendant sa maladie.

Celle qui, avant ce temps, se serait livrée à la prostitution sera punie selon l'article 11.

Art. 22. D'après ce qui précède, le chirurgien, ayant constaté l'infection d'une femme, sera tenu d'en faire rapport par écrit, revêtu de sa signature, au bureau de police et d'y faire déposer le livret de la dénoncée.

Art. 23. Les filles seront tenues de se soumettre aux règles établies pour les maisons qu'on leur aura désignées. En cas de plainte de la part du propriétaire, il sera agi selon l'article 17.

Art. 24. Dans les susdites maisons ne seront point reçues les femmes atteintes de syphilis ou de maladies cutanées graves et contagieuses.

Art. 25. Celui qui, n'étant pas inscrit comme maître de maison, aura logé des filles débauchées, qui aura employé ou concédé sa demeure comme maison de débauche, qui, d'une manière quelconque, aura favorisé la prostitution secrète, sera passible d'une amende de 50 florins (105 francs) et, en cas d'insuffisance, d'une réclusion de trois jours.

Art. 26. Tout maître de maison qui reçoit une fille insoumise sera puni comme le porte l'article précédent.

Art. 27. Toute femme qui, hors de chez elle, se conduit en prostituée, qui attire les passants par des paroles et des gestes, sera punie de 3 florins (6 fr. 30 cent.) d'amende ou de trois jours de réclusion.

Art. 28. Un exemplaire du présent règlement sera fourni à tout maître de maison.

Art. 29. Le produit des amendes perçues selon le règlement ou le tarif ajouté, sera appliqué pour un tiers au profit des pauvres, pour les deux autres tiers au profit des agents de police et de la caisse communale.

Art. 30. Le conseil municipal se réserve le droit de faire à ce règlement les changements qu'il jugera nécessaires, sauf l'approbation du gouverneur de la province. En ce cas, les maîtres de maisons recevront un exemplaire du règlement modifié.

Le règlement sur la prostitution à Flessingue ne diffère de celui d'Arnhem que par les amendes, en général moins fortes.

L'art. 28 du règlement porte, en outre :

« Le traitement à la salle des vénériens sera défrayé, à raison de » 50 *cents* (1 fr. 5 cent.) par jour, par le maître de la maison que la » femme habite. »

XVII.

DE LA PROSTITUTION DANS LA VILLE DE ROME,

Par le docteur Félix JACQUOT,
Médecin des hôpitaux du corps d'occupation de Rome,
Professeur agrégé à l'École impériale de médecine militaire (1).

Ce chapitre ne peut être conçu sur le même plan que ceux qui sont consacrés à l'étude de la prostitution dans les autres villes de l'Europe. A peu près partout, en effet, la prostitution est tolérée et réglementée, tandis qu'elle n'est reconnue dans aucune localité des provinces pontificales. Cette prohibition engendre un état de choses tout spécial; il n'existe aucun règlement de police relatif à la prostitution, ce qui nous prive d'un des éléments principaux qui entrent dans la composition des autres chapitres de cet ouvrage; mais le déplacement, les métamorphoses et les caractères particuliers de la prostitution, et sa diffusion dans les diverses classes de la société romaine, conduisent au contraire à des considérations médicales, morales et philosophiques qui compensent, et au delà, la pénurie des premières ressources. La fusion des pouvoirs spirituel et temporel à Rome, nous forcera également à faire des excursions dans un domaine qu'on n'explore pas, à propos de la prostitution, dans les États où ces deux directions sont complétement séparées.

Le gouvernement romain pouvait-il tolérer et réglementer la prostitution, c'est-à-dire la reconnaître? C'est là une question qui touche autant à la théologie qu'à l'économie politique et à l'administration. Des prélats éclairés, auxquels nous soumettions la question, l'ont résolue différemment. Les uns pensent que, comme chef du pouvoir temporel, le pape peut autoriser les mesures reconnues indispensables dans l'état actuel de la société; les autres soutiennent en outre que l'initiative et la responsabilité des mesures prises dans les régions inférieures sont endossées tout entières par la police, et qu'il n'est point nécessaire de remonter

(1) M. Félix Jacquot, qui a habité Rome pendant quatre ans, a étudié l'Italie, au point de vue médical et moral, dans les ouvrages suivants : *Mélanges médico-littéraires,* 1 vol. in-8, Paris, 1854; *Lettres médicales sur l'Italie, comprenant l'histoire médicale du corps d'occupation des États romains,* 1 vol. in-8, Paris, 1857; *Études sur les maladies des pays chauds,* 1 vol. in-8 (sous presse). (*Note des éditeurs.*)

au pape chef de l'État, ni au gouvernement cardinaliste, comme à la source et à la sanction obligées des arrêts de simple municipalité. Au contraire, un certain nombre de prélats, considérant comme indivisible le chef du gouvernement, ne permettent point de transactions entre le pontife et le souverain. Le révélateur du christianisme a donné lui-même l'exemple de la chasteté, et l'a imposée comme une loi, en défendant l'œuvre de chair hors de l'union matrimoniale contractée aux pieds des autels ; le vicaire de Jésus-Christ sur la terre pouvait-il donc tolérer dans ses États la violation d'un commandement de Dieu?

Quoi qu'il en soit de cette question, pour la solution de laquelle nous nous déclarons incompétent, tous reconnaissent que l'état moral de la société romaine laisse à désirer, et la plupart n'hésitent pas à confesser que la tolérance des maisons de prostitution, en la supposant possible, semblerait de nature à y apporter des modifications heureuses, en concentrant le vice dans certains repaires, au grand bénéfice des familles, qui y gagneraient en santé et en moralité.

Il est évident que la prostitution ne serait pas nécessaire dans une société de parfaits chrétiens, pour lesquels la mortification de la chair constituerait une loi rigoureusement observée; mais cette cité de Dieu semble malheureusement devoir rester une simple aspiration pour l'humanité, toujours faible et peccante. Judas provoquait Thamar dans les déserts bibliques; les filles de Loth enivraient leur père et engendraient les Amalécites; David et Salomon ont grandement péché; Babylone, Ninive, méritèrent le nom d'impudiques; la Grèce et Rome ne recueillirent que trop fidèlement l'héritage asiatique; de nos jours enfin la prostitution s'est assise, sous un autre nom, jusque sur le trône des rois. A Rome, la prostitution s'est continuée par une chaîne non interrompue de métamorphoses, depuis les premiers temps jusqu'à l'époque actuelle. Au moyen âge, bien des vices ont souillé Rome. A la Renaissance, époque caractérisée par un singulier mélange de cette foi vive et ardente qui a produit tant d'idées généreuses, tant de grandes choses et de grands saints, et de ces réminiscences du paganisme, de ces débris des mœurs de l'ancien monde, qui ont contribué à poétiser ces siècles et à leur donner une splendeur artistique dont nous sommes encore jaloux; à la Renaissance on retrouve le règne de ces courtisanes à la mode antique, dont Ninon de Lenclos est le dernier spécimen perdu dans les temps modernes, ou du moins le dernier qu'il soit permis de signaler en toutes lettres. Si on en excepte l'austère et grande figure de Michel-Ange, chaque peintre avait sa Fornarina avouée, chaque poëte sa Fiammetta bien connue. Ces courtisanes rappelaient par leur distinction et par la culture de leur esprit, autant que par leur beauté, les Laïs, les Aspasie, les Phryné, et toute cette phalange de jeunes filles que Lesbos perfectionnait si bien dans l'art de séduire, et répandait ensuite en Grèce, où ces enchanteresses parvinrent plus d'une fois à partager la couche légitime des plus grands héros. A Rome comme en Grèce, la supériorité de ces femmes était telle, que l'éblouissement causé par leur mérite et par leurs séductions faisait oublier l'infamie de leur métier; on allait chez elles comme aux réunions de la cour; l'épée du gentilhomme y froissait parfois les robes noires, violettes ou rouges; mais leur maison, lieu de plaisir sensuel pour ceux qui la fréquentaient dans ce but, n'était pour les autres qu'un salon neutre où se réunissaient tous les talents et tous les mérites. La fascination causée par la beauté était si grande, que les Romains vinrent assiéger Viterbe, qui leur avait ravi Galiana, la plus belle femme de son temps, disent les chroniques, et que les habitants de la ville éternelle, vaincus, demandèrent en grâce qu'on leur montrât encore une fois, du haut d'une tour, cette Hélène du XIIe siècle (1). Plus tard, à la Renaissance, dans ces siècles héroïques et chevaleresques, voués au culte du beau comme notre époque l'est à celui du réalisme et de la matière, la fameuse courtisane romaine Imperia, l'amie des Sadolet, des Béroalde, des Colocci, des Campani, etc., obtint les honneurs d'un tombeau à l'église de Saint-Grégoire-le-Grand, sans doute en face de Madeleine, à laquelle il avait aussi été beaucoup pardonné parce qu'elle avait beaucoup aimé. Sur l'épitaphe, qui a disparu dans les restaurations du monument, on remarque le néologisme latin *cortisana*, substitué au flétrissant *meretrix*, que Juvénal n'avait pas craint de clouer sur le front d'une impératrice romaine (2).

Cette courtisane, posée face à face avec l'autel, ne paraîtra

(1) Son tombeau est à Viterbe, sur la façade de l'église de Sant' Angelo in Spata.

(2) « Imperia *cortisana* romana, quæ digna tanto nomine, raræ inter homines formæ specimen dedit; Vixit annos XXVI, dies XII, Obivit 1511, die 15 augusti. »

pas une sanction, presque une déification du vice, à ceux qui ont pénétré l'esprit intime de cette époque; elle semblera plutôt l'application du grand principe de pardon proclamé par l'Évangile, et une manifestation de l'indulgence du clergé romain. En France, on a hésité un instant à célébrer le saint sacrifice sur les caveaux qui recèlent Voltaire; en Italie, on trouve souvent dans les églises le tombeau d'hommes qui n'ont point employé leur génie à glorifier Dieu. Le génie est une émanation d'en haut, presque une parcelle de Dieu; la religion peut admirer cette étincelle, tout en condamnant l'usage qu'en a fait celui qui en était le dépositaire et, pour ainsi dire, le second dispensateur.

Il y a une centaine d'années, c'étaient les dames du grand monde qui défrayaient par leur galanterie les passions de la jeunesse et les débauches de l'âge avancé. Le président Des Brosses, dans ses lettres pleines de malice et de bonhomie, fait, ainsi que les écrivains contemporains, un singulier portrait de l'intérieur des nobles maisons de la ville éternelle. Rome et l'Italie ont été longtemps aussi la terre classique du sigisbéisme, et les peintures de mœurs de cette époque, notamment les œuvres dramatiques, contiennent des tableaux d'après nature, trop nombreux pour qu'il nous soit permis de douter de l'extension de cette espèce de prostitution. J'ai prononcé ce mot, et, en effet, le sigisbéisme, c'est la prostitution domestique assise au chevet conjugal et tolérée par le mari.

Aujourd'hui l'immoralité et la prostitution se sont déplacées; le grand monde s'est beaucoup moralisé; les sigisbés ne sont plus que des exceptions qui, sûres d'être flétries par la voix publique, se cachent au lieu de s'afficher comme autrefois. Nous ajouterons que plusieurs familles princières ont pris à cœur de donner l'exemple des mœurs les plus rigides. La débauche est descendue d'un et même de deux crans sur l'échelle sociale, elle fermente dans la lie d'une populace ignorante et corrompue, et gangrène aussi la partie inférieure de cette classe moyenne de la société qu'on appelle partout la classe aisée, mais que les besoins factices et croissants d'un luxe effréné rendent partout, et notamment à Rome, si nécessiteuse de nos jours.

Ces considérations nous conduisent naturellement à exposer l'état actuel des choses au point de vue qui nous occupe. La non-tolérance de la prostitution a amené les résultats suivants :

1° Ne pouvant se concentrer dans certaines maisons, la prostitution s'est répandue dans les familles; il n'y a donc eu qu'un déplacement au détriment de la moralité;

2° La prostitution clandestine, la seule qui règne à Rome, y a produit les maux qu'elle engendre ailleurs : les maisons de passe, la séduction à domicile, l'extension et l'intensité de la syphilis.

J'ai tenté à plusieurs reprises d'obtenir les règlements de la police relativement à la prostitution, et j'ai fait vainement essayer des démarches, à différentes époques, par des personnes influentes; j'ai acquis la certitude qu'il n'y a pas de règlements. Sans doute il ne peut exister d'arrêtés régulateurs, puisque la prostitution n'est pas, ou est censée ne pas être; mais il pourrait, il devrait peut-être même en exister de répressifs. Or, sur ce dernier point, les règlements font également défaut; ils sont remplacés par un regrettable arbitraire qui ouvre la porte à tous les abus, à d'inutiles persécutions comme à la coupable tolérance d'agents subalternes qui font payer par des complaisances leur silence et même leur protection.

Il existe à Rome cinq formes de prostitution clandestine : 1° les pierreuses; 2° la maison de passe; 3° le lupanar mixte; 4° la femme galante; 5° la prostitution dans la famille.

1° *Les pierreuses.* — Nous ne pouvons donner un autre nom à ces ignobles créatures qui se prostituent le soir et la nuit dans les angles obscurs des maisons, sous les porches déserts, sur les talus reculés des promenades, et jusque devant Saint-Pierre, sous les colonnades du Bernin, où les militaires français se sont si souvent empoisonnés. La pierreuse était une ignominie à peu près inconnue à Rome avant la révolution de 1849; elle est née du désordre, et la soldatesque de l'occupation française a quelque peu contribué à prolonger la vie de ce monstre. On ne sait vraiment qui remplit le rôle le plus immonde : sont-ce ces femmes plus couvertes d'ordures que de vêtements, qui, pendant toute une nuit, satisfont les passions bestiales de tout un poste de huit, dix et vingt hommes, ou sont-ce les brutes qui se vautrent dans cette fange sans nom? Quand j'étais chargé du service des vénériens à Rome, j'ai constaté jusqu'à cinq syphilis contractées avec la même femme dans ces crapuleuses accointances nocturnes.

2° *Maisons de passe.* — Je n'ai rien de particulier à dire à ce sujet. Les dangers de la maison de passe sont les mêmes à Rome que partout ailleurs; d'abord ce sont des laboratoires occultes où la syphilis se perpétue et s'exaspère; ensuite, pour les alimenter, les matrones coupables vont séduire et recruter dans les familles la jeunesse vierge et inexpérimentée.

3° *Lupanars mixtes.* — Comme les maisons de prostitution proprement dites seraient vite connues de la police et que, d'autre part, les maisons de simples rendez-vous préparées d'avance ne peuvent suffire à la spontanéité et aux velléités imprévues des passions, il s'est naturellement formé un genre de maisons mixtes, tenant du lupanar proprement dit et de la maison de passe. Les femmes n'y sont pas à demeure et n'y couchent pas; mais on est sûr de les trouver pendant un certain nombre d'heures de la journée. Dans quelques maisons, qui tournent davantage déjà au lupanar, les femmes prennent leurs repas, et elles ne rentrent guère dans leurs familles que pour la nuit. Ces sortes de maisons ne sont pas nombreuses : on en compte à peine en moyenne six ou sept dans toute la ville. Elles se déplacent pour échapper à la surveillance; tandis que les unes se ferment, d'autres s'ouvrent, et l'institution se propage ainsi dans le changement. Au milieu de ces perpétuelles mutations, la topographie de ces maisons ne saurait se tracer; on peut avancer cependant qu'elles affectionnent, soit les quartiers reculés et les rues montueuses peu fréquentées, comme la rampe du Capitole derrière l'église de Saint-Joseph-des-Menuisiers, soit les régions où habitent les étrangers qui viennent passer une saison à Rome, soit enfin quelques quartiers périphériques où s'assemblent le dimanche les campagnards des environs de Rome. Ces maisons ne contiennent pas beaucoup de femmes, et nous pensons qu'aucune d'elles n'en recèle plus de six à huit. Elles sont alimentées par des filles et aussi par un nombre notable de femmes mariées, contrairement à ce qui se passe en France, où le mariage est généralement un puissant moyen de moralisation dans le peuple. A Rome, il n'en est pas tout à fait de même : le grand nombre des célibataires mâles, par suite de l'extension des ordres religieux, entraîne nécessairement beaucoup de célibats forcés dans le sexe féminin, et, d'autre part, dans un pays sans industrie et sans agriculture, le mariage, loin de créer des ressources par la communauté du travail, augmente souvent la misère par la nécessité d'élever des enfants et de soutenir son rang, dernière condition à laquelle les Romaines de toutes les classes tiennent essentiellement, comme à un véritable point d'honneur. Aussi les filles, incessamment préoccupées du but si difficile du mariage, emploient-elles toutes les ressources imaginables pour arriver à leur fin. Commencer à se laisser faire la cour, *fare l'amore*, à partir de l'adolescence, et continuer pendant six à huit ans, en attendant que l'âge arrive, ne leur paraît pas une dure constance si elles entrevoient la solution désirée. Une conduite irréprochable figure parmi les moyens d'y parvenir. Une fois mariées, la scène change et la réserve cesse. On a attribué trop exclusivement cette métamorphose à ce que la passion et les instincts libidineux, moins contenus et couverts par un endosseur, pouvaient alors s'ébattre plus librement; mais ici se présente une autre cause fatale et universelle, car on la rencontre inscrite en tête de la prostitution dans tous les pays et à tous les âges du monde: nous voulons parler de la gêne et de la misère. Or, il est bien établi qu'à Rome, dans le peuple, le mariage engendre trop souvent ces deux mauvaises conseillères.

Les lupanars mixtes fonctionnent dans l'ombre, et les prostituées libres qui les peuplent ne sont soumises à aucune visite sanitaire. La police, instruite parfois de leur existence, les laisse cependant subsister dans quelques circonstances, quand le quartier ne se plaint pas de cet immonde voisinage, et qu'aucun scandale n'appelle répression. N'est-ce pas alors une véritable tolérance chargée de toute l'iniquité morale que la religion déverse sur cette complaisance administrative, mais dépouillée des sûretés dont les arrêts de police et une surveillance rigoureuse entourent la santé publique?

L'existence de ces maisons est souvent liée au caprice de bas employés de la police, dont le silence est souvent payé par une complaisance, tandis que leurs rigueurs sont appelées par un refus. Une dénonciation du voisinage peut aussi attirer l'attention de la haute police, qui n'est point sujette aux petites tentations des employés inférieurs. De ces établissements, du reste, sont loin de s'exhaler les ignobles et bruyantes clameurs d'orgie et les vapeurs vineuses et ordurières qui remplissent les rues mal famées de nos grandes villes d'Angleterre et de France; et jamais l'on ne rencontre, aux abords des maisons, ces groupes d'hommes ivres encore de débauche et d'alcool, qui, chez nous, semblent prolonger dans la rue les turpitudes du lupanar. L'Italien et l'Espagnol mettent une sorte de dignité même dans leurs plaisirs sensuels, et les prostituées de ces deux nations, en restreignant leurs complaisances au simple acte de la copulation, sembleraient des novices à nos femmes publiques, dont l'art invente tant d'immondes artifices. C'est sur ces grandes diversités entre les mœurs et les habitudes des prostituées que nous nous sommes en partie appuyé (1) pour établir que la prostitution implique une dégradation morale bien différente chez les divers peuples, de sorte qu'elle appelle tantôt une éternelle flétrissure, tandis qu'ailleurs elle mérite quelquefois et obtient en effet indulgence et pardon.

La dénonciation anonyme des individus intoxiqués éveille aussi parfois les rigueurs du clergé de la paroisse et de la justice. Alors que se passe t-il? Personne ne saurait l'indiquer, puisque, à défaut de règlements, l'arbitraire, la rancune, l'indulgence ou le caprice président aux mesures. Toujours est-il que les femmes atteintes de syphilis sont dirigées sur les salles de l'hôpital San-Giacomo, destinées au traitement des maladies vénériennes. Il y a donc alors, mais trop tard, visite sanitaire.

4° *Femmes galantes.* — Sous le titre de *femmes galantes*, nous rangerons trois espèces de femmes qui font métier de leurs charmes, et qui toutes rentrent dans la dangereuse catégorie de la prostitution clandestine. Les unes servent de maîtresses aux étrangers et aux indigènes, passent de mains en mains et colportent souvent la syphilis de lit en lit. Les autres sont complétement l'analogue de nos filles publiques en chambre, moins l'inscription et la visite sanitaire : elles reçoivent le premier qui se présente, pour un prix convenu. Mais il est une autre espèce nombreuse de filles en chambre, dont le commerce affecte, à Rome, des allures spéciales : chacune a sa clientèle, ses habitués, appartenant d'ordinaire à une même classe de la société, et leur porte est fermée à quiconque ne jouit pas de ses droits d'entrée ou n'a pas été présenté. Cette restriction dans leur clientèle est une mesure de sûreté personnelle, et un moyen d'éluder l'indiscrétion et d'échapper à la connaissance de la police.

Toutes les espèces de prostitution clandestine contribuent à l'extension de la syphilis, et si cette affection n'est pas plus répandue qu'en France, malgré ces causes aggravantes, il faudrait l'attribuer peut-être à une double cause : à ce que la plus grande retenue des Romains compenserait ces dangers, et à ce que les

(1) Félix Jacquot, *Lettres d'Afrique*, in-8, Paris, 1847 ; voyez aussi : *Quelques considérations sur la prostitution en Algérie* (*Gazette médicale de Paris*, 1853, p. 355 et 363).

femmes galantes sont moins nombreuses, et conséquemment les sources d'empoisonnement plus rares; enfin, il conviendrait de prendre en considération l'influence du climat sur la syphilis.

Voici ce que nous écrivions, en 1850, des caractères affectés par la syphilis en 1849, dans les hôpitaux militaires français de Rome : « Le chiffre des hommes affectés a toujours été proportionnellement moins élevé (excepté pour les officiers) qu'en certaines villes de France, qu'à Lyon, par exemple. A l'armée des Alpes, la troupe a également été plus maltraitée qu'à l'armée de Rome; mais la gravité de la syphilis est plus grande dans cette ville qu'en France. Nous appelons avec insistance l'attention sur les points suivants : à Rome, les accidents consécutifs, les syphilides surtout, se manifestent avec une rapidité à peu près sans exemple chez nous; les uréthrites sont rares comparativement aux chancres; les bubons d'emblée ont été fréquemment observés; les bubons ouverts revêtent souvent le plus mauvais caractère.

» Cette gravité de la syphilis était née des désordres et de la licence de la révolution romaine; elle n'est point un produit permanent du genre de prostitution qui règne dans la ville éternelle. En effet, dès 1850 (1), nous écrivions : « La gravité générale de la syphilis a diminué; nous ne dépassons pas aujourd'hui le niveau habituel de gravité qui existe en France. »

Ajoutons que nos visites à l'hôpital Saint-Jacques, destiné aux vénériens fournis par la population romaine, nous ont présenté moins de cas graves et mortels que l'hôpital du Midi, à Paris, et de l'Antiquaille, à Lyon. Nous avons constaté en Afrique l'influence bienfaisante du climat sur la syphilis; le climat romain ne remplirait-il pas un rôle analogue qui contrebalancerait les causes d'aggravation que nons avons signalées?

Une expérience qui date déjà de près de huit années, puisque nous occupons Rome depuis 1849, est venue pleinement confirmer nos observations; aujourd'hui, les faits suivants sont complétement acquis :

1° L'évolution de la syphilis est plus rapide à Rome qu'à Paris; les syphilides et les douleurs ostéo-musculaires se montrent prématurément; il n'est pas rare d'observer ces symptômes, surtout les douleurs, dès le quarantième jour. L'in-

(1) *Lettres médicales*, etc., in *Gazette médicale de Paris*, 1850, p. 76.
(2) *Lettres médicales*, etc., in *Gazette médicale de Paris*, 1851, p. 193.

tervention de l'élément douleur est, du reste, un fait important dans la pathologie romaine en général, comme en est la preuve, non-seulement la syphilis, mais aussi cette fièvre gastro-rhumatique qui, taxée d'abord par la médecine française d'entité artificielle et chimérique, est aujourd'hui acceptée. Les douleurs syphilitiques récentes exigent un double traitement au mercure et à l'iodure de potassium ; plus anciennes, elles peuvent céder à cette dernière substance employée seule.

2° A Rome, l'iodure de potassium trouve son indication à une époque plus rapprochée du début qu'en France ; serait-ce parce que la syphilis y arrive plus rapidement à la période des accidents constitutionnels ?

3° Les accidents tertiaires, qui ne sont pas fréquents dans les hôpitaux militaires de France, se manifestent au contraire, à Rome, chez les deux tiers des vénériens.

4° Les mercuriaux employés d'emblée, lors des accidents primitifs, n'empêchent pas, ou n'entravent que peu les accidents constitutionnels.

5° Les bubons d'emblée sont incontestables et incontestés. Obligés de céder, sous la pression de faits si nombreux et si probants, les partisans de l'opinion qui rejette ces bubons se sont réfugiés dans le subterfuge suivant : Il y a des bubons d'emblée, mais ils ne sont pas syphilitiques, car les accidents tertiaires, qui surviennent chez les deux tiers des individus affectés de chancres, ne se manifestent pas à la suite de ces adénites dites d'emblée, adénites purement irritatives ou inflammatoires (1). L'observation subséquente est venue démentir cette opinion, et M. Trudeau, entre autres, aujourd'hui professeur agrégé à l'École impériale de médecine militaire, a observé, tout comme moi, des phénomènes bien manifestes d'intoxication syphilitique générale après ces bubons d'emblée.

5° La *prostitution dans les familles* est une des plus déplorables conséquences de la non-tolérance des maisons publiques ; cette loi se vérifie à Rome, comme nous le verrons, mais non pas dans des proportions aussi considérables qu'on aurait pu le croire *à priori*.

Un des plus grands saints, un des plus beaux génies dont

(1) Charlon, *La syphilis à Rome*, note lue à la Société de biologie. — Id., in *Annales des maladies de la peau et de la syphilis*, par Cazenave et Chausit, 1852, p. 101.

l'Église s'honore, saint Augustin, qui avait pratiqué le vice avant de pratiquer la vertu, fait nettement la déclaration suivante en vrai connaisseur du cœur humain et des besoins des sociétés : *aufer meretrices de rebus humanis, et turbaveris omnia libidinibus* (1). Parent Duchâtelet dit, avec un sens profond, que la prostitution, les égouts et les voiries, sont indispensables dans toute agglomération d'hommes; et les moralistes les plus sévères avouent généralement que, semblable à un émonctoire de précaution, la prostitution empêche des maux plus grands, en concentrant la débauche dans des lieux restreints, et en empêchant sa diffusion au sein même de la famille.

Comme conséquence de ces lois fatales, à Rome la prostitution est un peu partout : elle s'exerce, par malheur, trop souvent dans la famille, sous les yeux des parents, presque comme un métier avouable, et parfois la mère vous introduit chez sa fille, la jeune sœur, qui attend son tour, vous mène à sa sœur adulte, et le petit frère vous éclaire dans l'escalier ! Turpitudes et dégradations que l'on retrouve du reste à Naples, où pourtant la prostitution est tolérée. Si l'habitude des Sigisbé semble avoir déserté les grandes et opulentes maisons, où l'oisiveté et l'immoralité seules les entretenaient, le besoin a transporté des conventions à peu près pareilles dans les familles de la classe moyenne, surtout de la partie la moins aisée de cette catégorie.

Les femmes appartenant à cette caste se livrent assez souvent à un commerce qui est de la prostitution proprement dite, en fréquentant les maisons de passe. En outre, il est des entremetteuses qui envoient chez les étrangers et chez les habitants, des femmes que ceux-ci ont remarquées et signalées aux proxénètes. Les causes de la démoralisation de cette classe doivent encore être recherchées, à notre avis, bien moins dans des instincts libidineux, que dans le besoin, dans la gêne; seulement, cette gêne ne provient pas d'une pénurie absolue, mais des nécessités factices que la passion du luxe extérieur et de l'étalage, si vive chez les peuples méridionaux, a créées parmi les petits propriétaires, la noblesse sans patrimoine et chez les employés qui, voulant avant tout tenir ce qu'ils appellent leur rang, sont conduits à des dépenses au-dessus des moyens dont la famille peut honnêtement disposer. Le carrosse à deux chevaux est d'une impérieuse né-

(1) *De Ordine*, lib. II, cap. 12.

cessité aux dames romaines, et leur dignité ne souffre même pas la voiture à un cheval que l'on appelle chez-nous une *demi-fortune*. Les Milanais dépeignent, par le proverbe suivant, cette passion pour le carrosse, qu'on ne contente souvent qu'en s'imposant la plus maigre chère : *les Romains traînent leurs voitures avec leurs boyaux*; dicton auquel on pourrait ajouter que les Romaines y attellent aussi leur honneur.

Ces femmes, qui se prostituent ainsi pour une parure ou pour un carrosse, sont, dit-on, le plus souvent bonnes mères de famille; et des hommes qui connaissent profondément les mœurs romaines, m'ont assuré que la vente de leurs charmes n'exclut pas du tout un grand attachement et même un véritable amour pour leur mari. Ce serait donc une prostitution avec dégradation morale et déchéance bien moindres que chez nous. Il faut juger la prostitution et l'immoralité dans leurs rapports avec les mœurs du pays, et bien se garder de prendre pour critérium ce qui se passe chez soi, c'est-à-dire dans un monde étranger. Les dames de l'ancienne Rome portaient des phallus d'or pendus à leurs colliers, et cette image, type d'indécence chez nous, n'était pour elles qu'une amulette protectrice; et aujourd'hui encore, dans la Rome moderne, deux immenses cornes de bœuf, signe moqueur dans nos mœurs, se dressent sur la console de l'appartement conjugal, talisman destiné à éloigner les sorts, la *gettatura*.

Dans le peuple, c'est la véritable misère, et, qui le croirait? parfois encore un peu la passion du carrosse de louage pour se promener le dimanche au Corso, qui engendrent la prostitution. Certaines castes de la population romaine, par exemple les Transtévérins, ont pourtant échappé à la gangrène : au Transtévère, on épouse mais on ne séduit pas; et l'on ne trouve plus le matin, dans la rue, qu'un cadavre percé de coups de couteau, quand un étranger téméraire est venu chasser aux jeunes filles dans ces dangereux parages. Le quartier des Monts n'est pas beaucoup plus sûr. La populace la plus corrompue est celle qui a eu le plus de contacts avec les étrangers, et cette race bâtarde et mêlée qui contraste avec le vieux et pur sang romain.

Dans les misérables ménages de la populace, l'impérieuse nécessité talonne quelquefois la vertu : travailler est si dur dans la patrie du *far niente*; et d'ailleurs, trouver du travail est si difficile dans un pays sans activité, sans industrie, sans agriculture!

Madame travaillera ; vous devinez de quelle manière. La jeunesse romaine, la vieillesse débauchée et les voyageurs seront les chalands, et la travailleuse, chaude encore de baisers adultères, sera bien reçue dans l'alcôve conjugale, si elle apporte un bon pécule au bout de la semaine. Tel est le marché honteux, dégoûtant, dégradant, qui se conclut trop souvent entre le mari et la femme. J'ai longtemps refusé de croire à tant d'ignominie; aujourd'hui je n'en suis que trop convaincu.

Comme complément de cette peinture des mœurs romaines, signalons en deux mots une cause qui contribue à jeter une teinte spéciale sur la moralité publique à Rome. Nous voulons parler de la prélature des cadets et du nombre proportionnellement plus élevé qu'ailleurs des établissements destinés à recevoir des hommes voués au célibat. Dans un pays où les débouchés manquent, et où l'ardeur travailleuse n'est pas grande, les ordres sont malheureusement quelquefois une carrière imposée par la nécessité, ou un oreiller tout trouvé pour s'y reposer, plutôt que l'objet d'un libre choix, provenant d'une sincère vocation. Mais les inconvénients d'un tel état de choses se maintiennent néanmoins dans certaines limites et n'atteignent pas les proportions qu'une exagération hostile leur a prêtées.

L'état moral de la société romaine est sans doute à déplorer, et, loin de chercher à dissimuler quelque trait du tableau, nous les avons tous nettement dessinés. Mais valons-nous mieux, nous à qui la tolérance de la prostitution enlève tout prétexte? A Naples, comme nous l'avons dit, la prostitution règne dans les familles comme à Rome, malgré l'existence des maisons publiques ; et dans les autres capitales, à Paris par exemple, que se passe-t-il donc? Aujourd'hui, il est à la mode de manquer de charité envers la capitale du monde chrétien ; tâchons, au moins, de ne pas manquer de justice.

A Rome, comme dans une ville de province, tout scandale s'ébruite, et à chaque aventure on accole en toutes lettres le nom d'un personnage ; dans les capitales de premier ordre, comme Londres et Paris, le bruit des aventures s'engloutit dans l'immense tourbillon et dans la colossale rumeur de la grande cité.

Dans ces capitales, comme à Rome, la prostitution est aussi partout ; la classe bourgeoise y est également entraînée par les exigences factices d'un luxe inouï.

Les femmes les plus éminentes du siècle se distinguent généralement encore plus par leur licence que par leur esprit. Quant à la femme du peuple, elle vend aussi sa fille ; seulement, comme le pain, les filles sont bien plus chères à Paris qu'à Rome. Bien plus, le vice qu'Adrien affichait avec Antinoüs dans l'ancienne Rome, héritage dont la Rome moderne n'a accepté qu'une parcelle, émigre dans nos climats, et il a aujourd'hui à Paris, sinon des maisons, du moins des lieux de rendez-vous et de réunion, et même des bals. Or, puisque les mœurs ne sont pas pires à Rome, malgré les inconvénients que chacun reconnaît à la non-tolérance de la prostitution, il en résulte une supériorité morale relative pour la capitale de la chrétienté ; et cette supériorité provient de l'excellence des institutions et des croyances religieuses. Arrêtons un instant notre attention sur ces deux influences bienfaisantes.

Quand, dans une société qui n'est plus guère chrétienne, on arrive à admettre que la chasteté n'est qu'une convention qu'on est libre de ne pas adopter, qu'un commandement d'une religion dont on s'affranchit, dès lors se trouve promulgué le principe que tout organe doit fonctionner dès qu'il est adulte, et que tous les moyens mis à notre disposition par la nature peuvent légitimement contribuer à nous faire vivre et jouir, dans des limites qui ne s'arrêtent qu'à la satiété ou qu'au danger. Conséquemment, plus de bornes à la promiscuité, et surtout, plus de retour à une meilleure conduite. A Rome, au contraire, un reste vivace de la foi des temps passés, surgit à chaque instant comme une entrave ou comme un repentir : on pèche en se condamnant, on ne récidive qu'avec un combat contre soi-même, et l'on se corrige fréquemment. C'est ainsi que, contrairement à ce qui se passe chez nous, les asiles ouverts aux repenties moralisent un très grand nombre des pécheresses qui y sont admises ; fait d'une haute signification et qui ressort d'exactes statistiques.

Le raccrochage, ce scandale public qui s'exerce encore dans des rues fréquentées de Paris, de Londres, Bruxelles, etc., et de presque toutes les grandes villes, n'est pas plus toléré à Rome que les maisons de prostitution. Du reste, même permis, il ne serait pas dans les mœurs romaines. A Rome, aucune femme honnête ne sort seule du moment que la nuit est tombée, et une simple domestique du pays refuse même d'aller faire en ville une emplette pressée, dès que le jour a disparu. Les chercheurs d'aventures peuvent donc attaquer, avec chance de réussite, toute femme qu'ils rencontrent le soir dans les rues; inutile d'attendre une demi-provocation qu'elles ne donnent guère d'ailleurs. Même à notre entrée dans Rome, en 1849, après les désordres de ces temps agités et dans l'affreuse misère qu'ils ont entraînée, l'abject raccrochage a généralement répugné à la dignité romaine.

Voyons enfin ce que le gouvernement pontifical a fait pour sauvegarder la pauvreté contre la séduction et le vice, et pour la ramener quand elle a éprouvé une chute. Dans cette voie de prévoyance, de moralisation et de secours, Rome a précédé les autres peuples, et telles sont ses institutions relativement à sa population et à ses finances, que la capitale de la chrétienté marche encore en première ligne, et, non contente de prêcher la charité, en donne aussi un éclatant et perpétuel exemple.

La ville de Rome, peuplée de 150 000 âmes, nourrit, loge et entretient complétement plus de 4 000 pauvres, infirmes, vieillards, orphelins, enfants trouvés, etc., sans compter les secours à domicile, le droit au travail pour 1 000 ouvriers âgés, infirmes ou chargés de famille, les divers hôpitaux, la Trinité-des-Pèlerins, les Sourds-Muets, les Fous, les institutions agricoles, les asiles où le pauvre ne trouve que le logement, etc. A l'aide de ces larges moyens, 22 000 nécessiteux sont secourus chaque année. Mais, parmi ces institutions de bienfaisance, envisageons seulement celles qui sont afférentes à notre sujet; considérons la femme à tous les âges et dans toutes les conditions, dans tous les accidents qui peuvent lui survenir, et voyons si la charité romaine lui tend la main pour l'empêcher de tomber et pour la relever quand elle a fait une chute.

Une femme commet un oubli : il faut ou qu'elle cache le produit de sa faute et qu'elle le fasse adopter par l'État, ou que, la perte de sa réputation lui fermant les moyens de vivre honnêtement, elle se jette dans la prostitution. L'archi-hôpital de Saint-Roch admet les femmes sur le point d'accoucher, sans qu'on s'informe de leur nom, de leur condition, sans qu'on s'enquière si elles sont mariées ou non. Les femmes aisées qui veulent déposer dans le mystère le fruit de coupables amours peuvent aussi, d'après les statuts de l'institution, compter sur un silence religieux et trouver tous les soins convenables, moyennant 3 scudi (1) par mois. La statistique de dix ans ne relate que 0,47 décès pour cent femmes traitées, résultat des plus satisfaisants. L'enfant est déposé à la *Pia casa di Santo-Spirito.*

La femme, au sortir des divers hôpitaux, se trouve dans un état de faiblesse qui la rend incapable de subvenir à sa subsistance, et sa vertu peut succomber sous l'aiguillon du besoin; mais, à la sortie des hôpitaux, hommes et femmes sont reçus à l'hospice des convalescents de la Trinité-des-Pèlerins, établissement d'une utilité incontestable.

A certaines époques de l'année, par exemple à la semaine sainte et aux grands jubilés, de nombreux pèlerins affluent à Rome, qui évite le spectacle de la mendicité et du désordre en leur donnant une complète hospitalité dans l'immense établissement de la Trinité-des-Pèlerins. De leur main délicate, les princesses et les nobles dames romaines lavent la poussière des pieds des pèlerines, et servent à la table de l'hospitalité les dévotes visiteuses qui, à l'abri de tout besoin, le sont aussi de tout danger. L'hospice des Pèlerins a reçu près de six cent mille hôtes pendant le grand jubilé de 1625 : six cent mille individus reçus par une ville de cent-soixante mille âmes! n'est-ce pas un prodige de la charité chrétienne?

Dans les péripéties de la vie pénible de la femme du peuple, combien de fois n'arrive-t-il pas qu'une malheureuse fille se trouve sans gîte pour la nuit, et que le chercheur d'aventures qui rencontre la pauvre créature étendue froide et gémissante sur le pavé des rues lui offre un asile dans le lit de la débauche! Or, à Rome, il existe, sous le nom générique de *Ospizii e case di ricovero*, plusieurs établissements destinés à donner aux individus qui n'ont point de toit, un lit garni de draps pour la nuit et la soupe le matin. Les femmes sont reçues à San-Luigi-Gonzagua et les hommes à Santa-Galla. On remarquera qu'à Santo-Galla il y a un dortoir particulier pour onze ecclésiastiques; prendre l'habit est loin d'enrichir toujours à Rome.

Outre une maison de correction, il existe à Rome, sous le nom de *Pia casa di carità per la famiulle pericolanti*, un établissement où l'on reçoit, de douze à dix-huit ans, les jeunes filles qui,

(1) Le scudo vaut 5 fr. 40 c.

pauvres, orphelines, portées au mal par de mauvais penchants ou négligées par leurs parents, sont exposées à la séduction. Presque tous les gouvernements comptent des couvents de repenties, dont le but est la réparation ; il appartenait au gouvernement chrétien par excellence de pousser plus loin la sollicitude et de prévenir le mal en couvrant de son aile les *jeunes filles en péril*. J'ai parlé du gouvernement ; mais je dois ajouter que ce n'est pas toujours de lui qu'émanent ces pieuses fondations, et que les princes opulents de Rome, les Colonna, les Doria, les Odeschalchi, les Borghèse, etc., une foule de prélats et plusieurs médecins, par exemple le docteur Ghislieri, profession qui connaît trop les misères humaines pour ne pas y compatir, sont les fondateurs de ces établissements de bienfaisance publique. Les grandes familles se font gloire à juste titre d'attacher leur nom à une durable institution de bienfaisance, et pensent ajouter ainsi à leur couronne un fleuron qui vaut bien les prouesses de leurs ancêtres.

Nous parlerons des orphelines et des filles abandonnées en même temps que des enfants trouvés.

Enfin il est une classe de femmes que la charité n'a pas non plus oubliées, nous voulons parler des femmes malheureuses en ménage et des veuves. Un établissement, destiné aujourd'hui aux repenties et fondé sous Léon X, porte le nom de *Mal maritate, mal mariées*, qui indiquerait peut-être que son fondateur lui a assigné dans l'origine une autre destination que celle de recevoir des pécheresses.

Les veuves peuvent aussi être sollicitées à la prostitution par le besoin ; plusieurs petits établissements sont destinés à les recueillir et à les préserver du vice. Comme les revenus ne sont pas assez considérables pour leur fournir une hospitalité complète, on se contente de leur donner le logement : elles vivent et travaillent en communauté, sans rétribution prélevée par l'établissement ; ou bien elles vont chercher du travail au dehors. La vie en communauté et la surveillance entretiennent l'ordre et les bonnes mœurs.

Il existe à Rome deux institutions excessivement utiles : nous voulons parler de la justice entièrement gratuite pour les pauvres. On examine la cause, et, si elle est reconnue juste, l'archiconfrérie se charge de tous les frais d'avocat, de procureur, de vacations, etc. Dès 563, saint Grégoire le Grand se préoccupait de la défense gratuite des pauvres, trop souvent opprimés par les riches et les puissants, et fondait la première institution. Aujourd'hui l'archiconfrérie de Saint-Ive prend en main les intérêts des malheureux en général, et l'archiconfrérie de Saint-Jérôme-de-la-Charité soutient spécialement les intérêts des pauvres veuves privées d'appui et spoliées par la cupidité de leurs enfants ou de la famille de leur mari. Cette belle institution va encore au-devant de la misère, c'est-à-dire du vice et de la prostitution.

Prenons maintenant à sa naissance l'enfant abandonnée, ou rencontrons-la adulte, délaissée et pauvre, et voyons ce que la bienfaisance publique va faire pour lui assurer l'existence et pour protéger sa vertu. Ici encore la charité chrétienne déploie des ressources dont des gouvernements plus riches pourraient être jaloux.

2 000 filles environ sont complétement à la charge de la bienfaisance publique dans divers *conservatorii* ou conservatoires. Les unes sortent des Enfants-trouvés (1) (*Pia casa degli esposti in Santo-Spirito in Sassia*) et sont recueillies au Conservatoire des bâtardes (*Conservatorio per le bastarde*), établissement qui fait partie de Saint-Esprit et qui compte en moyenne 558 filles; les autres, orphelines, nécessiteuses, abandonnées, trouvent l'hospitalité dans 17 établissements contenant 1 294 places pour les filles seulement, car, dans cette statistique, nous laissons de côté les garçons. En ajoutant quelques autres institutions qui ne doivent pas nous occuper ici, on arrive à ce chiffre énorme de 2 000 que nous avons énoncé plus haut. Ces établissements reçoivent les jeunes filles à différents âges, les uns de sept à onze ans, les autres jusqu'à vingt-six ans, etc., et, comme bon nombre y vieillissent, il en résulte qu'on y rencontre la femme à tous les âges.

Longtemps les seules manufactures de Rome ont existé dans ces conservatoires, et les ouvrières en étaient les jeunes filles. Aujourd'hui encore, plusieurs de ces établissements sont des plus florissants, et le grand hospice de Saint-Michel est une vé-

(1) En moyenne, Rome et les environs fournissent annuellement 834 exposés. Voyez l'excellent ouvrage de S. Emin. le cardinal Morichini, intitulé : *Degl' istituti di pubblica carità*, etc., 2 vol. in-8, Rome, 1842, et la traduction française de la 1re édition, par Ed. de Bazelaire.

ritable cité industrielle et artistique d'où les femmes sortent capables de remplir un rôle dans la vie sociale, et qui a produit, chez les garçons, quelques hommes remarquables, tels que les graveurs Calamata et Mercurii.

L'État ne peut pas conserver indéfiniment ces femmes dans les établissements de bienfaisance, qui seraient bientôt encombrés, et qui ne pourraient plus recevoir de nouvelles jeunes filles, auxquelles la charité publique ferait ainsi défaut. Mais, en favorisant par tous les moyens l'établissement des filles hors des Conservatoires, on garde celles pour qui l'on n'a pas trouvé de débouchés. Ce sujet nous concerne spécialement. Que fait la sollicitude gouvernementale pour lancer ces filles dans le monde avec le moins de dangers possibles pour leur vertu?

Et d'abord, on cherche à alléger la *pia casa degli esposti*, en accordant des primes aux familles qui veulent conserver et adopter les jeunes enfants mis en nourrice chez elles, et en favorisant leur réclamation par les parents. Les filles adultes ont trois issues pour sortir des Conservatoires : 1° le placement en domesticité dans des maisons de moralité connue, 2° le couvent, 3° le mariage. Cette dernière issue, le mariage, est, avec le couvent, le plus sûr moyen de sauvegarder contre la prostitution ces jeunes filles que l'État ne peut avoir nourries pour en faire des femmes perdues, mais pour leur ouvrir la vie utile de mère de famille. Or, ce que la bienfaisance publique, les dons particuliers et la largesse du gouvernement ont fait pour marier les filles des Conservatoires, n'est égalé dans aucun autre État.

Des fondations pieuses ont réalisé un capital tel, que ses revenus suffisent à fournir annuellement, à onze cents filles qui se marient ou qui entrent au couvent, une dot de 100 scudi ou 540 fr., somme qui acquiert déjà une certaine importance dans un pays où l'argent n'est pas commun, et où l'existence du droit d'aînesse frustre les filles de tout patrimoine et ne leur laisse qu'une dot, dans toutes les classes de la société. Une portion des revenus fournis par la loterie est consacrée à ces dots et à d'autres bonnes œuvres, seule excuse, avec les mœurs du pays, que puisse trouver une institution justement condamnée chez nous. Ces efforts, ces sacrifices, dans le but de marier les filles, sont un fait fort remarquable : le gouvernement qui semble exciter le plus vivement au célibat par les honneurs et les prérogatives qu'il lui réserve, est précisément aussi celui qui encourage et favorise le plus le mariage. On voit que la direction spirituelle ne fait pas perdre de vue le temporel.

Autrefois les mariages étaient assez fréquents. Pie II avait institué trois processions annuelles, dans lesquelles les jeunes filles, escortées des chanoines et des chantres de Saint-Esprit, défilaient dans les rues : sorte d'exposition de fleurs, parmi lesquelles les hommes qui cherchaient à s'établir pouvaient cueillir celle qui leur plaisait, pour en faire leur compagne. Cette exhibition a été abolie au commencement du XVIIIe siècle.

Aujourd'hui, les mariages sont devenus moins fréquents, et cette diminution dans leur nombre permet de porter quelquefois les dots jusqu'à 600 scudi ou 3240 fr., et d'en accorder aux jeunes filles pauvres de la ville, de manière à favoriser les mariages, c'est-à-dire à éviter la prostitution chez les filles sortant ou non des établissements de bienfaisance.

Malgré ces trois issues, les Conservatoires s'encombrent encore, et les entrées dépasseraient de beaucoup les sorties, si la mort ne se chargeait d'en ouvrir largement une quatrième.

L'encombrement provient de ce que l'existence libre dans le monde ne présente à ces pauvres filles que trop peu de carrières ou de professions dans lesquelles elles pourraient exercer leur activité en gagnant honorablement leur vie. Elles restent dans leurs tristes cloîtres, parce qu'elles y vivent, et qu'au dehors, à défaut de travail, elles ne pourraient souvent que mendier, se prostituer ou mourir de misère.

Si le gouvernement a été à la hauteur de sa mission comme bienfaisance; si le riche a toujours su, à Rome, donner le denier au pauvre; si la charité du Christ revit dans la charité de son vicaire, il reste encore beaucoup à faire au point de vue temporel. Le travail amène l'aisance et la moralisation; mais, à Rome, le travail n'a point d'objet sur lequel il puisse s'exercer, et le besoin d'activité n'est plus dans le caractère de la nation. Le gouvernement a donc une métamorphose complète à opérer, à l'aide de moyens dont l'indication ne nous appartient pas.

Pour terminer le chapitre de la prostitution à Rome, il ne nous reste plus qu'à suivre la femme à partir du moment où la syphilis l'a conduite à l'hôpital.

L'archi-hôpital de San-Giacomo in Augusta (*Saint-Jacques au Corso*) a été fondé, en 1338, par le cardinal Jacques Colonna. On y compte 384 lits, destinés à des affections chirurgicales et aux vénériens des deux sexes. Un dispensaire, où l'on vient chercher des consultations gratuites et des remèdes, est en outre annexé à l'établissement. Les salles de l'hôpital destinées aux blessés sont vastes, bien aérées, sans encombrement, et tenues avec une remarquable propreté. Les salles des vénériennes laissent à désirer.

Saint-Jacques est un des hôpitaux destinés à l'instruction médicale, et l'on y fait aux étudiants une clinique chirurgicale et syphilitique.

Les statistiques de la mortalité de l'hôpital Saint-Jacques portant en bloc sur les blessés et sur les vénériens, ne sont pas pour nous d'un intérêt spécial : elle a été de 11,29 p. 100 dans une période décennale. Comme dans tous les hôpitaux de Rome, les femmes fournissent plus de décès que les hommes.

Les femmes qui, ayant encouru des peines correctionnelles, sortent de prison, sont reçues au refuge de Sainte-Marie au Transtévère, et les vénériennes guéries à l'hôpital Saint-Jacques sont dirigées sur les deux établissements de repenties de Sainte-Croix et de Lorette; le premier a été fondé en 1520. Il existe en outre la maison du Pon-Pasteur, vulgairement connue à Rome sous le nom de Scalette, et qui remonte à l'an 1615.

Le *Bon-Pasteur* est surtout alimenté par les femmes de mauvaise conduite que leurs maris font saisir et transporter dans cet établissement, après en avoir obtenu l'autorisation du cardinal-vicaire, qui a préalablement fait procéder secrètement à une enquête sur l'opportunité de cette rigoureuse mesure. Les familles ont recours au même moyen pour les jeunes filles débauchées. Enfin, une troisième catégorie de pécheresses est admise au Bon-Pasteur : ce sont les filles qui viennent volontairement s'y réfugier pour sortir de leurs habitudes de vice. Ces filles sont libres de quitter l'établissement quand elles veulent; mais les femmes appartenant aux deux premières classes y demeurent jusqu'à ce qu'elles soient réclamées, ou qu'elles se soient évidemment amendées. Les visites sont assez rares : les proches parents et les personnes de bon conseil ont seuls le privilége d'entrer au Bon-Pasteur. Les familles qui font enfermer les femmes débauchées donnent une modique rétribution pour subvenir à la pension; les filles qui s'y retirent volontairement trouvent, au contraire, une hospitalité tout à fait gratuite. Le régime alimentaire est en rapport avec la rétribution; mais la ration la plus mince n'est pas au-dessous des quantités suivantes, qu'il faut apprécier, ainsi que celles que nous indiquerons plus bas, en se plaçant au point de vue de la sobriété naturelle des Romaines : un léger déjeuner; à dîner, soupe, viande bouillie, un plat de légumes; à souper, une salade et un plat quelconque; pain à discrétion toute la journée, et une *foglietta* de vin (1). Les pénitentes n'ont point d'uniforme, mais la simplicité doit présider à leur costume.

Parent-Duchâtelet blâme (2), non sans raison, le régime trop rigoureux, trop monastique, trop monotone, auquel on soumet sans transition, à Paris, des filles habituées à une vie libre, irrégulière, pleine d'imprévu, d'agitation et d'émotions. Ces reproches incombent aussi au régime du Bon-Pasteur de Rome, et l'objection que la vie monastique a plus d'attraits pour la population de la ville éternelle, ne nous paraît pas légitimer cette rigoureuse répartition du temps : lever à cinq heures du matin en été, à cinq heures et demie en hiver; prière du matin; entendre la messe; travail en commun, dont tout le bénéfice revient aux femmes; on travaille en chantant des cantiques; les *a parte* sont défendus, mais on peut converser à voix haute en évitant les légèretés; avant le dîner, examen de conscience; dîner en silence, en écoutant une lecture spirituelle; le *benedicite* précède, les grâces suivent le repas; récréation d'une heure après le dîner; prière et lecture; le travail recommence et se prolonge jusqu'aux litanies et au rosaire; souper de six heures et demie à sept heures et demie; une seconde heure de récréation; à neuf heures du soir la journée se termine par la prière, puis on se rend dans les chambres à coucher. Les pénitentes se confessent tous les huit jours et communient chaque mois.

Les maisons de *Sainte-Croix* et de *Lorette* reçoivent les vénériennes qui sortent guéries de Saint-Jacques; elles ont la liberté de quitter l'établissement quand elles veulent. Sainte-Croix contient en moyenne 20 et Lorette 15 filles. Vêtues d'un habit presque monastique et uniforme, elles vont promener de grand matin dans les rues écartées ou sur les chemins déserts. Le travail et la prière se partagent le temps, comme au Bon-Pasteur.

Quoique libres de quitter l'asile que leur ont ouvert la charité et la piété, pour recommencer leur vie débauchée, ces filles re-

(1) La foglietta vaut un peu moins d'un demi-litre.
(2) Tome II, page 377 et suivantes.

prennent rarement cette route de perdition : beaucoup revêtent l'habit monastique, on en place un certain nombre dans des conditions honnêtes, on parvient à doter et à marier quelques filles, et à réconcilier quelques femmes avec leurs maris.

Au point de vue philosophique, nous devons insister sur la métamorphose que la retraite opère dans la moralité de ces filles. Elles ont à se relever de moins bas que les prostituées que la mesure nécessaire de l'enregistrement à la police sitgmatise, pour ainsi dire, officiellement et publiquement, et elles ne trouvent point d'entraves dans les obligations, souvent si difficiles à remplir, imposées aux filles publiques qui veulent se faire rayer.

Parent-Duchâtelet, qui a consacré de remarquables pages de son ouvrage à l'étude de la moralisation des filles publiques dans ces asiles, dit, avec raison, que l'influence et les conseils des femmes mariées qui connaissent le monde, seraient plus utiles à ces créatures dégradées que la direction des religieuses dont la piété n'est pas assez éclairée par l'expérience. Cette opinion semble se vérifier à Rome où certaines de ces maisons ont été instituées par de nobles dames qui en ont été les premières directrices; exemple encore suivi aujourd'hui dans cette ville, où, pour ces âmes d'élite, l'exercice de la charité n'est pas une ostentation, mais un besoin et une véritable jouissance que l'on satisfait dans le silence. S. E. le cardinal Morichini pense qu'il serait utile de substituer des religieuses aux dames qui dirigent ou surveillent Sainte-Marie au Transtévère; mais nous sommes obligé de nous ranger contre l'avis de ce prélat éminent et éclairé, avec Parent-Duchâtelet qui a creusé si profondément les questions relatives à la réhabilitation des prostituées.

Nous avons terminé notre tâche, qui n'était pas sans dangers. Puisque nous avions à opérer dans un gouvernement où la fusion du spirituel au temporel ne permet pas d'aborder l'un sans toucher l'autre, et qu'en second lieu, ne pouvant remplir les pages qui nous sont ouvertes en relatant les arrêtés de police, nous avons dû faire excursion dans le domaine de la morale, de la philosophie et même de la religion. Il fallait d'abord nous dépouiller de cet esprit français, qui, partant de ce qui se passe chez nous comme d'un critérium dont rien ne peut s'éloigner sans être vicieux, juge moins les choses dans leur essence que d'après des principes, souvent faux, arrêtés d'avance. En second lieu, il importait de suivre une ligne impartiale entre l'admiration trop absolue et la trop complaisante absolution qui signalent les écrits de certains écrivains purement catholiques, et l'esprit systématique de dénigrement et même de calomnie qui caractérise trop d'auteurs. Nous n'avons pas oublié qu'on n'est instructif et utile, qu'à la condition de demeurer toujours indépendant et juste.

XVIII

DE LA PROSTITUTION DANS LA VILLE DE TURIN.

Turin, capitale du Piémont, est une des villes les plus importantes de l'Italie ; depuis quelques années, elle a pris une activité remarquable. Des circonstances particulières ont amené dans son sein beaucoup d'étrangers, population flottante assez considérable qui augmente encore la population ordinaire qui est de 140 à 150,000 habitants.

Les causes et les effets de la prostitution sont à peu près les mêmes dans toutes les villes importantes ; il est donc inutile d'ajouter ici de nouvelles considérations à cet égard.

Jusque dans ces derniers temps, la surveillance de la prostitution en Piémont ne s'exerçait que fort imparfaitement, et par conséquent la propagation de la syphilis était fort grande. M. Rattazzi, ministre de l'intérieur, désireux d'établir une organisation meilleure, demanda à M. le docteur Sperino (1), bien connu du monde savant pour ses travaux sur la syphilis et la syphilisation, un projet sur cette partie importante de l'hygiène publique ; et c'est d'après les indications du médecin dont nous parlons que furent rédigées les *Instructions* sur la prostitution, promulguées le 20 juillet 1855 (voy. p. 873), qui ont pour base le *Règlement* de la ville de Bruxelles.

De nouvelles ordonnances compléteront la réforme qui s'établit non-seulement à Turin, mais dans tout le royaume, et qui très certainement arrêtera en partie la propagation de la syphilis.

Nous donnons plus loin la traduction d'un Règlement spécial, relatif à la prostitution dans la ville de Turin, qui vient d'être publié.

Les filles publiques ou femmes soumises à la visite s'élevaient avant 1856 à 180 environ à Turin ; depuis qu'une surveillance attentive est établie, ce nombre s'est élevé à 750. Ces deux

(1) Médecin et chirurgien en chef du syphilocome de Turin, auteur de l'ouvrage : *La syphilisation étudiée comme méthode curative et comme moyen thérapeutique des maladies vénériennes*, Turin, 1853 ; et de communications à l'Académie de médecine de Turin, insérées dans l'ouvrage : *De la syphilisation et de la contagion des accidents secondaires de la syphilis, Communication à l'Académie de médecine de Paris.* Paris, 1853, pag. 205 à 240.

chiffres comparés font voir combien cette branche de l'organisation de la police sanitaire était négligée, et combien les mesures indiquées par M. le docteur Sperino étaient nécessaires et sont efficaces. Ce qui le prouve mieux encore, c'est la diminution notable des maladies syphilitiques dans la garnison. Lorsque la surveillance de la prostitution est mal faite, les désastreux résultats de cette négligence peuvent échapper à l'attention du gouvernement ; mais le registre d'entrée des hôpitaux militaires est un moyen de vérification facile et toujours probant.

Depuis longtemps déjà, un hôpital spécial est destiné au traitement des affections syphilitiques ; il a reçu le nom de *syphilocome*. Les femmes infectées y sont admises et traitées gratuitement. On y admet également les filles publiques envoyées des provinces. Les femmes mariées non prostituées et les nourrices avec leurs enfants y sont reçues de même gratuitement et traitées dans des chambres à part. Le nombre d'admissions annuelles, qui était en moyenne de 800 à 1000, s'élevait déjà à 1661 en 1856. Gênes, cette ville si importante, sera prochainement dotée d'un établissement de même nature. L'impulsion est maintenant donnée. Le gouvernement sarde a compris combien cette partie de l'hygiène publique était importante, non-seulement pour la santé des individus, mais plus encore pour les générations futures, et nul doute qu'avant peu, le royaume ne bénéficie des mesures indiquées par M. Sperino.

1° Instructions relatives a la prostitution.

Section I. — *Bureaux de surveillance.*

Art. 1. La surveillance des prostituées, tant de celles habitant les maisons de tolérance que de celles qui vivent éparses (en chambre), est commise pour les villes de Turin et de Gênes aux questeurs de salubrité publique, pour les chefs-lieux des provinces aux intendants, et pour les communes aux syndics.

Section II. — *Des prostituées.*

Art. 2. Les femmes qui se livrent notoirement à la prostitution se divisent en deux catégories :

Celles qui se tiennent dans les maisons de tolérance, et celles qui vivent isolées dans leur propre demeure.

La police délivrera difficilement, avec beaucoup de réserve, l'autorisation aux prostituées de demeurer en chambre dans les localités où il existera des maisons de tolérance.

Art. 3. Les prostituées des deux classes devront se faire inscrire au bureau de police où un registre spécial à chaque catégorie sera ouvert à cet effet.

Art. 4. L'inscription des prostituées aura lieu, soit sur leur demande, soit d'office. Il sera, pour chaque inscription, dressé un procès-verbal dans lequel il sera fait mention expresse d'avoir notifié à la femme les articles de la présente instruction qui peuvent la concerner.

Art. 5. Chaque fille publique à l'époque de son inscription sera soumise à la première visite sanitaire.

Art. 6. Les femmes qui se seront vouées à la prostitution clandestine seront citées devant la police ; en cas de non-comparution, elles devront y être amenées, et le fait de s'être livrées à la prostitution clandestine constaté, elles seront inscrites sur le registre des filles publiques.

Art. 7. Le procès-verbal devra mentionner les motifs bien circonstanciés pour lesquels l'on a procédé à la citation ou à l'acceptation de ces filles, et on les a inscrites sur le registre des prostituées.

Art. 8. L'inscription de toute femme sur le registre des prostituées énoncera le numéro d'ordre du registre, les nom et prénoms de la femme, les noms et prénoms de ses père et mère, sa patrie, sa résidence, son domicile à l'époque de l'inscription, sa profession antérieure, et les causes qui l'auront poussée à la prostitution.

Art. 9. Le passe-port, l'acte de naissance et les autres actes concernant l'état civil de la femme inscrite, seront déposés et conservés au bureau qui aura procédé à son inscription.

Art. 10. Dans le cas où la prostituée ne serait pas en possession de papiers réguliers, des informations devront être prises à l'effet de constater son identité.

Art. 11. S'il résulte de l'interrogatoire de la femme qu'elle s'est adonnée à la prostitution sans connaître la gravité de sa résolution, ou qu'elle y a été amenée par des causes accidentelles indépendantes de sa volonté, et qu'elle désire y renoncer, sa famille en sera immédiatement instruite, afin qu'elle puisse prendre les mesures nécessitées par ce cas particulier. Si elle ne peut rentrer dans sa famille, et qu'elle désire être reçue dans quelque asile de filles repenties, la police lui en facilitera les moyens.

Art. 12. Il sera remis à chaque prostituée, à son inscription, un livret contenant les indications principales mentionnées dans l'article 8.

Sur ce livret seront aussi indiqués les résultats de la visite, la maison de tolérance à laquelle appartient la prostituée, ou, si elle est en chambre, sa demeure.

Art. 13. En tête de chaque livret sera imprimé un extrait des instructions présentes concernant les prostituées.

Art. 14. Il est absolument défendu aux prostituées de prêter leur livret. Elles sont tenues de le garder sur elles, et de le représenter à la première demande qui leur en sera faite par les agents de la sûreté publique.

En cas de perte du livret, elles auront à se pourvoir immédiatement d'un autre.

Dans l'expédition du nouveau livret, il sera mentionné sur celui-ci qu'il a été expédié en duplicata.

Art. 15. La prostituée, soit qu'elle habite une maison de tolérance ou un logement particulier, devra, quand elle voudra changer de lieu de demeure, en avertir la police, afin d'en obtenir la permission. Dans le cas où la demande de changement de logement aura été accordée, la prostituée sera soumise à une visite extraordinaire.

Art. 16. La prostituée ne pourra quitter le lieu de sa résidence ou en changer, sans le consentement et la participation préalable de l'autorité (police).

Art. 17. L'admission d'une fille publique dans un hôpital civil pour maladie ordinaire devra être notifiée à la police.

La sortie de l'hôpital lui devra être également notifiée, et en ce cas, la prostituée subira une visite extraordinaire.

Art. 18. Les femmes qui, ayant fixé leur demeure dans une maison de tolérance, voudront la quitter, devront préalablement faire la communication de leur intention à la police qui décidera, après avoir entendu le maître de ladite maison.

Art. 19. Il est défendu à toute fille publique de demeurer chez des marchands de boissons spiritueuses.

Art. 20. Il est absolument défendu aux prostituées :

a. De sortir de leur habitation indécemment vêtues ou en état d'ivresse ;

b. De se tenir aux fenêtres et de stationner sur la porte de leur demeure ;

c. De s'arrêter, et de fréquenter les rues, les places et les promenades publiques ;

d. De commettre des actes indécents dans les lieux publics et d'y tenir des discours obscènes ;

e. De suivre les passants dans les rues, et de les attirer chez elles par des paroles ou des signes ;

f. De se trouver hors de leur domicile après sept heures du soir, depuis le mois d'octobre jusqu'au mois de mars inclusivement, et après neuf heures du soir dans les autres mois ;

g. Il est défendu aux prostituées de fréquenter les théâtres.

Art. 21. Les filles publiques sont tenues d'informer immédiatement la police de tout désordre, de tout ce qui peut intéresser la sûreté publique.

Art. 22. La prostituée, désirant obtenir sa radiation du registre des prostituées, devra en faire la demande à la police en indiquant le nouveau domicile qu'elle a l'intention de prendre, ses moyens d'existence, et l'occupation à laquelle elle compte s'adonner.

Art. 23. La susdite autorité ne procédera à la radiation que quand elle la jugera opportune.

Elle devra faire surveiller la conduite de la prostituée pendant trois mois consécutifs.

Art. 24. Il sera procédé à la radiation définitive à l'expiration de ce temps, pourvu que la conduite de la femme ait été régulière.

La radiation sera faite de telle manière qu'il ne restera trace de l'inscription.

Art. 25. La femme qui, après avoir été rayée du registre des filles publiques, se prostituera sans s'être fait inscrire de nouveau, sera considérée comme se livrant à la prostitution clandestine.

Art. 26. En cas de mort ou de mariage, la radiation aura lieu d'office.

Section III. — *Des maisons de tolérance.*

Art. 27. Toute personne voulant obtenir l'autorisation d'établir une maison de tolérance devra en faire la demande aux autorités respectives mentionnées dans l'article 1.

Cette demande devra contenir l'indication de l'endroit où le postulant veut établir la maison et l'indication du tarif.

Le consentement du propriétaire de la maison ou de toute personne y ayant droit devra être annexé à la demande.

Le postulant est tenu de se soumettre aux prescriptions de ces instructions, comme à toutes celles qui avec le temps seront jugées nécessaires.

Il pourra être imposé aux personnes tenant des maisons de tolérance l'obligation de payer annuellement une somme destinée à couvrir les frais de surveillance et de sûreté publique occasionnés par la prostitution.

Art. 28. En tous les cas, l'autorisation sera toujours considérée comme essentiellement temporaire et révocable.

Art. 29. L'autorisation de tenir une maison de tolérance est personnelle, et ne pourra être transmise en aucun cas.

Art. 30. Il ne pourra jamais être permis à la même personne de tenir simultanément deux ou plusieurs maisons de tolérance.

Art. 31. Les femmes mariées, se trouvant sous l'autorité de leur mari, ne pourront être autorisées à ouvrir une maison de débauche sans le consentement par écrit de celui-ci.

Art. 32. Il est interdit d'ouvrir des maisons de tolérance dans les rues fréquentées de la ville, ni dans le voisinage de maisons d'éducation, d'établissements publics et d'édifices destinés au culte.

Art. 33. Il sera du devoir de ceux qui tiennent des maisons de tolérance de veiller à ce qu'il y règne la plus grande propreté, et de se procurer tous les objets que les médecins jugeront nécessaires.

Art. 34. Il est défendu aux prostituées des maisons de tolérance de se mettre aux fenêtres et de stationner près des portes.

Les fenêtres de ces maisons seront pourvues de vitres à panneaux, de persiennes fermées et de rideaux.

Art. 35. Toute provocation immorale, toute invitation de la part de ceux qui tiennent les maisons de tolérance, ainsi que des entremetteurs et entremetteuses, est absolument interdite.

Art. 36. Les chefs de maisons de tolérance ne pourront s'opposer aux visites de jour et de nuit opérées par les agents de la sûreté publique, quand elles seront nécessaires pour le maintien de l'ordre et l'exécution des instructions présentes.

Dans le cas où ils croiraient avoir des sujets de plaintes, ils devront les porter devant l'autorité.

Art. 37. Dès que l'existence d'une maison de débauche clandestine aura été signalée, il sera immédiatement ordonné une enquête pour assurer le fait, et ce fait constaté, toutes les femmes qui se seront trouvées en ce lieu seront inscrites sur le registre des filles publiques.

Le chef de cette maison ne pourra jamais obtenir d'autorisation pour tenir une maison de tolérance.

Art. 38. Les personnes tenant des maisons de tolérance ne pourront recevoir aucune femme avant d'en avoir fait la déclaration à la police.

Art. 39. Ces personnes sont tenues de déclarer les nom et prénoms, le lieu de naissance, de toutes les personnes attachées à leur service.

Art. 40. Les femmes de service n'ayant pas dépassé l'âge de quarante-cinq ans seront soumises aux visites sanitaires.

Art. 41. Si l'autorisation de tenir une maison de tolérance a été accordée à une femme n'ayant pas dépassé la quarante-cinquième année, elle sera également soumise aux visites sanitaires.

Art 42. Dans toute maison de tolérance, il sera tenu un registre coté et visé. Le chef de la maison y inscrira les nom et prénoms, l'âge, le lieu de naissance et la dernière demeure des prostituées et femmes de service qui se trouveront dans la maison, leur entrée et sortie de ladite maison, et le domicile qu'elles auront pris après avoir obtenu la permission de sortie.

Un feuillet sera réservé à chaque femme.

Art. 43. Toute femme trouvée dans une maison de tolérance sans être munie du livret prescrit et sans être inscrite sera considérée comme livrée à la prostitution clandestine.

Le chef de la maison pourra en ce cas être puni de la suspension ou de la révocation de la permission.

Art. 44. Les rapports d'intérêts entre les chefs de maisons et les prostituées seront réglés par la police.

Art. 45. Les chefs de maisons de tolérance devront tenir affiché en un lieu visible l'extrait des articles de la présente instruction, concernant ceux relatifs aux chefs de maisons et aux prostituées.

Art. 46. La police déterminera le nombre des prostituées qui pourront être admises dans chaque maison de tolérance.

Art. 47. Il ne pourra être délivré dans les maisons de tolérance ni nourriture ni boisson d'aucune sorte.

Les jeux de toute sorte y sont prohibés.

Art. 48. Tout objet oublié dans les maisons de tolérance devra être consigné immédiatement à la police.

Art. 49. Les chefs de maisons de tolérance devront faire à la police un rapport quotidien de tout désordre, de tout ce qui peut intéresser l'ordre et la sûreté publiques.

Art. 50. Dans le cas de grossesse d'une prostituée, le chef de la maison de tolérance en donnera avis à l'autorité (police) dès qu'il en aura connaissance.

Art. 51. Si une prostituée montrait l'intention d'abandonner la prostitution, le chef de maison devra en avertir immédiatement l'autorité (police), pour que celle-ci puisse encourager la prostituée dans sa résolution.

Art. 52. Les maisons de tolérance devront être fermées aux heures qui seront déterminées.

Art. 53. Les chefs de maisons de débauche ne pourront s'absenter du lieu de leur résidence sans permission préalable.

Section IV. — *Mesures sanitaires.*

Art. 54. Les prostituées seront soumises à deux visites chaque semaine.

Art. 55. La prostituée éparse, qui se sera rendue exactement aux visites pendant quatre semaines consécutives, aura remise de la taxe pour les deux visites de la cinquième semaine.

Celle qui ne se sera pas présentée à la visite pourra être punie de l'emprisonnement.

Art. 56. Les prostituées en maison de tolérance seront visitées à domicile.

Art. 57. Les filles en chambre (éparses) seront visitées dans le lieu à ce destiné.

Il sera facultatif aux prostituées en chambre de se faire visiter à domicile en payant la visite un tiers en sus de la taxe ordinaire.

Art. 58. Si la prostituée en chambre est retenue au lit par une maladie, elle sera visitée à domicile, et ne paiera que la taxe ordinaire.

Art. 59. Il sera procédé à des visites extraordinaires toutes les fois qu'elles seront jugées nécessaires.

Il ne sera rien prélevé pour ces visites. Elles ne dispensent point les prostituées des visites ordinaires.

Art. 60. La visite sanitaire des prostituées sera faite avec le plus grand soin, et tous les moyens qui dans l'état actuel de la science sont reconnus rendre plus certain le diagnostic des maladies vénériennes seront employés.

Art. 61. Il est absolument défendu aux médecins visitants de recevoir aucune rétribution ou cadeau pour ce qui concerne le service sanitaire, soit des chefs de maisons de tolérance, soit des prostituées ou de tiers.

Art. 62. Les médecins, après chaque visite tant ordinaire qu'extraordinaire, inscriront sur le livret de la prostituée et sur le registre du bureau le jour et l'heure de la visite, l'état de santé de la femme et les observations qu'ils jugeront convenables.

Art. 63. Pour les prostituées des maisons de débauche, les déclarations indiquées ci-dessus seront aussi inscrites sur le registre mentionné à l'article 42.

Toutes ces déclarations devront être signées par le médecin de visite.

Art. 64. Chaque jour, le bureau de police dressera la liste nominative des prostituées qui devront être visitées dans la journée, pour que dans le cas où l'on en aurait oublié une, ou qu'elle ne se fût pas présentée, on le reconnaisse.

Art. 65. Toute prostituée atteinte de syphilis primitive ou constitutionnelle, ou d'autres maladies contagieuses, sera immédiatement envoyée à l'hôpital des syphilitiques.

Art. 66. Celle qui présentera quelque symptôme douteux d'infection sera également envoyée au même hôpital, où elle sera mise en observation jusqu'à ce qu'on reconnaisse si elle est ou non infectée.

Art. 67. Les livrets des prostituées resteront déposés au bureau sanitaire tant que durera leur séjour à l'hôpital.

Lorsque la prostituée sera rétablie, elle devra se présenter audit bureau pour retirer son livret et faire reconnaître son domicile futur.

Art. 68. La prostituée qui aura dépassé le septième mois de la grossesse sera envoyée, si elle est saine, à l'hôpital de la Maternité; dans le cas contraire, à l'hôpital des syphilitiques où elle demeurera jusqu'à parfaite guérison. Après quoi elle sera transportée à la Maternité. Vingt-quatre heures après sa sortie, elle devra se présenter au bureau sanitaire pour y présenter son billet de sortie.

Art. 69. Les prostituées et les chefs des maisons de tolérance devront se conformer aux prescriptions hygiéniques et sanitaires ordonnées par les médecins.

Art. 70. Les chefs des maisons de tolérance sont responsables de l'exactitude que doivent mettre les prostituées à se présenter aux visites et à se rendre à l'hôpital spécial, lorsque l'ordre en est donné par le médecin visitant.

Art. 71. Le nombre des médecins visitants, leur grade, le paiement qui leur sera alloué, seront déterminés, selon les localités, par le ministère de l'intérieur.

La nomination de ces médecins appartiendra au ministère de l'intérieur.

Section V. — *Dispositions diverses.*

Art. 72. Les livrets qui seront remis aux prostituées, les permissions des chefs de maisons de tolérance et les livrets prescrits, seront imprimés par les soins du gouvernement et remis au bureau de police.

Art. 73. Les prostituées des maisons de tolérance paieront 2 francs pour le livret, et les prostituées éparses 3 francs.

Les livrets devront être renouvelés chaque année.

Art. 74. Chaque visite se paiera 1 franc. Le paiement en sera fait par les prostituées par anticipation de quinze en quinze jours.

Les chefs de maisons sont garants des prostituées qu'ils tiennent chez eux.

Le bureau de police règlera la comptabilité et y veillera.

Art. 75. Les droits ci-dessus prescrits, ainsi que ceux imposés aux chefs de maisons, serviront pour le paiement des médecins, pour les achats des objets nécessaires, les impressions, et généralement tout ce qui est relatif à la prostitution.

Art. 76. On fera un budget préventif de six mois en six mois.

Art. 77. Les présentes instructions entreront en vigueur dès qu'elles seront notifiées aux (autorités politiques) bureaux de police. Dès cet instant cesseront toutes les permissions dont peuvent être pourvus, soit les chefs des maisons de tolérance, soit les prostituées ; ils devront les uns et les autres se conformer aux présentes.

Vues et approuvées.

Ministère de l'intérieur, le 20 juillet 1855.

Le ministre, RATTAZZI.

2° RÈGLEMENT SUR LA PROSTITUTION POUR LA VILLE DE TURIN.

(Ce règlement, concernant seulement la ville de Turin, ne modifie en rien, relativement aux provinces de l'État, les instructions ministérielles du 20 juillet 1855.)

Section I. — *Du bureau sanitaire.*

Art. 1. Il est établi à Turin un bureau sanitaire, lequel a pour but la surveillance de la prostitution pour tout ce qui regarde la santé publique.

Le personnel de ce bureau est fixé par le ministre de l'intérieur.

Art. 2. Le directeur du bureau sanitaire est en rapport avec le bureau de la sûreté publique et avec le directeur du syphilicome pour tout ce qui concerne la bonne exécution de la surveillance de la prostitution. Il exerce les fonctions de comptable.

Art. 3. Le bureau de la sûreté publique avise le bureau sanitaire de tout ce qui est relatif à la santé publique.

Art. 4. L'arrestation des prostituées ou des chefs de maisons de tolérance ordonnée par la police sera notifiée au bureau sanitaire.

Art. 5. Le bureau sanitaire est tenu de transmettre, par l'intermédiaire de la police, aux commissaires de police, une note indiquant le nom, le prénom, l'âge, le lieu de naissance et le domicile des prostituées habitant dans leur section respective, et chaque semaine les changements de domicile desdites prostituées.

Art. 6. Au bureau sanitaire, une chambre est destinée à la visite des prostituées.

Art. 7. Sont attachés au bureau sanitaire des gardes de police en nombre nécessaire pour la bonne exécution du service; ils sont choisis parmi ceux signalés pour leur activité, leur conduite régulière et leur honnêteté.

Art. 8. Les gardes attachés au bureau sanitaire doivent exercer une active et continuelle surveillance sur les maisons de tolérance, les prostituées, les entremetteuses et sur la prostitution clandestine, et obéir à tous les ordres qui leur sont donnés par le directeur du bureau sanitaire pour la bonne exécution du service.

Art. 9. Les gardes qui par négligence ou connivence manqueraient à leur devoir, ou qui, à quelque titre que ce soit, recevraient de l'argent ou des cadeaux des chefs de maisons de tolérance, des prostituées ou de leur part, seront punis conformément au décret royal du 21 septembre 1854.

Section II. — *Des prostituées.*

Art. 10. Sont considérées comme prostituées les femmes qui exercent notoirement la prostitution, et elles sont divisées en deux catégories :

1° Les prostituées qui habitent dans les maisons de tolérance ;

2° Les prostituées libres, isolées, c'est-à-dire celles qui ont une habitation particulière.

L'autorisation pour le domicile particulier sera donnée par la police moins difficilement et avec le consentement préalable du propriétaire de la maison.

Art. 11. Toutes les prostituées devront se faire inscrire au bureau sanitaire où se trouve ouvert un registre à ce destiné.

Art. 12. L'inscription d'une femme comme prostituée peut se faire sur sa demande ou d'office.

L'inscription d'office doit être ordonnée par la police après attentives informations et après avoir consulté le directeur du bureau sanitaire.

Art. 13. Les femmes reconnues comme vouées à la prostitution clandestine doivent être citées à comparaître au bureau sanitaire, et si elles ne répondent pas à la citation, arrêtées et conduites audit bureau par les gardes de police pour être enregistrées d'office parmi les prostituées après l'autorisation de la police.

Art. 14. Pour chaque inscription, il est rédigé un procès-verbal dans lequel est indiqué si l'inscription est faite sur la demande de la femme ou d'office. Dans ce dernier cas doivent être exprimés les motifs bien circonstanciés qui ont décidé le bureau à l'inscrire parmi les prostituées. Il y est en outre fait mention expresse d'avoir donné connaissance à la femme de tout ce qui peut la concerner dans le présent règlement. On doit y indiquer le numéro d'ordre du registre, le nom, le prénom, le lieu de naissance de la femme; y dire si elle est fille, mariée ou veuve; noter la résidence et le domicile à l'époque de l'inscription, la profession et les motifs qui l'ont déterminée à se livrer à la prostitution, inscrire enfin le nom, le prénom et la demeure de ses père et mère.

Art. 15. Au moment de l'inscription, la femme doit être soumise à la première visite sanitaire.

Art. 16. Le passe-port, l'acte de naissance et les autres papiers (documents) relatifs à l'état civil de la femme inscrite, sont tenus en dépôt au bureau et renfermés rigoureusement.

Si la femme n'a pas de papiers réguliers, on tâchera, par informations près l'autorité du lieu, de s'assurer de son identité.

Art. 17. Si dans l'interrogatoire auquel la femme est soumise lors de son inscription, on reconnaît qu'elle a entrepris la prostitution sans connaître la gravité de cette résolution, ou par causes accidentelles indépendantes de sa libre volonté, et qu'elle désire l'abandonner, on en donnera de suite avis à sa famille, afin qu'elle puisse prendre les résolutions nécessitées par la circonstance.

Si elle ne peut rentrer dans sa famille et désire être reçue dans un asile de filles repenties, le bureau s'occupera de lui en faciliter les moyens; mais sous la réserve que si elle en sort avant une année, elle devra être de nouveau soumise à la surveillance du bureau sanitaire.

Art. 18. Chaque prostituée recevra au moment de son inscription un livret contenant tous les articles des règlements qui la concernent, tous les renseignements qui la regardent, et s'il est possible, sa signature. Dans ledit livret seront faites les annotations de la visite sanitaire; on indiquera la maison de prostitution que la femme habite, ou si elle est libre, son logement.

Art. 19. Il est absolument défendu aux prostituées de prêter leur livret. Elles devront toujours le tenir sur elles, et le présenter à toute demande qui serait faite par les agents de la police.

Si elles le perdent, elles devront tout de suite s'en procurer un autre, et en le délivrant on notera qu'il est expédié en *duplicata*.

Art. 20. Toute prostituée, soit qu'elle demeure en une maison de tolérance ou en un domicile particulier, si elle veut changer de demeure, doit préalablement en demander l'autorisation au bureau sanitaire.

Si l'on autorise ce changement, la femme sera soumise à une visite extraordinaire.

Art. 21. La prostituée ne peut changer le lieu de sa résidence ni s'absenter pour plus de deux jours, sans en avoir obtenu le consentement du directeur du bureau sanitaire, lequel doit préalablement en obtenir la permission de la police.

Art. 22. Quand une prostituée sera reçue dans un hôpital civil pour une maladie accidentelle, on en devra informer le bureau sanitaire.

La sortie de l'hôpital lui sera également notifiée, et la prostituée, dans ce cas, devra subir une visite extraordinaire.

Pendant le séjour de la femme à l'hôpital, le livret sera retenu au bureau sanitaire.

Art. 23. Il est absolument défendu aux prostituées :

1° D'habiter près d'un débitant de boissons spiritueuses, vin, bière et semblables boissons ;

2° De sortir de leur logement vêtues d'une manière peu décente ou en état d'ivresse ;

3° De se tenir à leur fenêtre ou à la porte de leur logement ;

4° De s'arrêter ou de fréquenter les rues, les places ou les promenades publiques ;

5° De commettre des actes indécents dans les lieux publics et de tenir des discours obscènes ;

6° De suivre les passants dans les rues ou de les inviter à entrer dans la maison par paroles ou signes ;

7° De se trouver hors de leur demeure après huit heures du soir, du mois d'octobre au mois de mars inclusivement, et après neuf heures pendant les autres mois ;

8° Il est défendu aux prostituées de fréquenter les théâtres.

Art. 24. Lorsqu'une prostituée inscrite va habiter chez un particulier, elle n'est pas pour cela exonérée de l'obligation de la visite, à moins que ledit individu ne fasse constater au bureau ses moyens de subsistance et se rende responsable de la conduite de la femme.

Art. 25. Lorsqu'une prostituée désire être rayée du registre des prostituées, elle doit présenter une demande au bureau en indiquant le nouveau domicile qu'elle entend choisir, ses moyens de subsistance et l'occupation qu'elle doit avoir.

Art. 26. La police fait procéder à la radiation après l'avis du bureau sanitaire.

Dans ce cas cependant la femme doit encore être enregistrée à une visite chaque semaine au bureau sanitaire pendant trois mois, mais à une heure spéciale pour la visite des femmes rayées du registre de la prostitution.

Art. 27. La radiation définitive est faite après ce temps, si la conduite de la femme a toujours été régulière.

Art. 28. La femme qui, après avoir été rayée du registre de la prostitution, ou dispensée de la visite sanitaire sous la caution d'un répondant, reprendra la prostitution sans se faire inscrire de nouveau, sera considérée comme adonnée à la prostitution clandestine, et comme telle inscrite d'office et punie selon la gravité du cas par la police.

Art. 29. En cas de mariage, on procède d'office à la radiation de la femme du registre des prostituées.

Art. 30. La misère, l'insouciance et les excès de table étant les principales causes de la prostitution, on a adopté les dispositions suivantes, lesquelles tendent à faire retourner les prostituées à une vie laborieuse et honnête :

La prostituée, qui six mois après son inscription présentera au bureau le certificat nominatif prouvant le dépôt d'une somme à la caisse d'épargne, obtiendra un encouragement en argent égal au vingtième de la somme versée, n'ayant d'ailleurs retiré dans le même espace de temps aucune somme déposée antérieurement. Si ensuite la femme avait retiré une somme de la caisse d'épargne, on ne comptera plus pour le droit à l'encouragement que les sommes versées huit mois après l'époque du retrait ou remboursement.

Section III. — *Des maisons de tolérance.*

Art. 31. Sont tolérées deux catégories de maisons de tolérance, savoir :

1° Celles dans lesquelles les prostituées ont un domicile fixe ;

2° Celles dans lesquelles les prostituées libres se rendent pour exercer la prostitution.

Art. 32. Chaque catégorie est subdivisée en trois classes, comme suit :

Dans la première classe sont comprises les maisons de tolérance dont le prix est de 5 francs et plus ;

Dans la seconde, celles où le prix est de 2 à 5 francs ;

Dans la troisième, celles dont le prix est au-dessous de 2 francs.

Art. 33. L'autorisation d'ouvrir une maison de tolérance est donnée par le préfet de police, et de préférence aux nationaux. Elle est toujours considérée comme essentiellement temporaire et révocable.

Dans la demande, on doit indiquer le lieu dans lequel on veut ouvrir la maison de tolérance, la catégorie à laquelle elle doit appartenir et le prix fixé.

On doit y joindre le consentement du propriétaire de la maison ou de tout autre ayant droit. Le postulant doit se soumettre aux prescriptions de ce règlement et à toutes les ordonnances qui seront jugées plus tard nécessaires.

Art. 34. Il n'est jamais permis au même individu d'avoir simultanément deux maisons de tolérance de diverses catégories ou plus.

Art. 35. Une femme mariée sous la dépendance de son mari ne peut obtenir l'autorisation d'ouvrir une maison de tolérance, sans le consentement par écrit de celui-ci.

Art. 36. Il n'est jamais permis d'ouvrir des maisons de tolérance dans les rues fréquentées de la ville, ni près des maisons d'éducation, des établissements publics et des édifices destinés au culte.

Art. 37. Les chefs des maisons de tolérance sont dans l'obligation d'y faire régner la plus grande propreté possible, et de se procurer tous les objets prescrits par les médecins au point de vue hygiénique.

Les fenêtres des maisons de tolérance doivent être pourvues de vitres dépolies l'hiver et de persiennes fermées ou stores dans l'été.

Art. 38. Les chefs de maisons de tolérance doivent faire en sorte que les prostituées attachées à leur maison se trouvent présentes au jour et à l'heure fixés pour la visite sanitaire.

Art. 39. Toutes provocations immorales, soit de la part des chefs de maisons de tolérance, soit de celle des entremetteurs ou entremetteuses, sont absolument prohibées et seront punies selon le Code pénal.

Art. 40. Les chefs de maisons de tolérance ne pourront, en aucun cas, s'opposer aux visites des agents de police, soit le jour, soit la nuit, quand lesdites visites seront jugées nécessaires dans l'intérêt de la sécurité publique.

Art. 41. Les chefs de maisons de tolérance ne doivent admettre dans leur maison aucune prostituée, sans en faire une déclaration préalable au bureau sanitaire.

Le nombre des prostituées dans chaque maison est fixé par la police.

Art. 42. Les chefs de maisons de tolérance des deux catégories sont obligés de consigner au bureau sanitaire le nom, le prénom, l'âge et le lieu de naissance des femmes de service (domestiques). Si elles ne dépassent pas l'âge de quarante ans, elles sont également soumises à la visite sanitaire. De même si l'autorisation de tenir une maison de tolérance est donnée à une femme non mariée ou séparée de son mari, elle est également soumise à la visite.

Dans l'un et l'autre cas, la visite sanitaire est toujours gratuite.

Le bureau sanitaire doit donner la liste desdites femmes à la police.

Art. 43. Dans les maisons de tolérance de toutes catégories, le chef de la maison doit avoir un registre coté et visé par le bureau sanitaire sur lequel il inscrira, sur une feuille spéciale pour chaque prostituée ou servante, le nom, le prénom, l'âge, le lieu de naissance, la dernière demeure, la date de l'entrée et de la sortie de la maison, ainsi que le nouveau domicile choisi par ladite femme lors de sa sortie.

Art. 44. Lorsqu'une prostituée veut quitter la maison ou lorsqu'elle en est renvoyée par le chef, celui-ci doit la présenter au bureau sanitaire pour que les annotations nécessaires soient faites sur le registre d'inscription et sur le livret de la prostituée.

Art. 45. Toute prostituée trouvée dans une maison de tolérance, n'importe la catégorie, sans le livret prescrit et sans que la déclaration prescrite en l'article 41 ait été faite, sera considérée comme se livrant à la prostitution clandestine. Le chef de la maison sera frappé dans ce cas, soit de la suspension, soit de la révocation de la permission.

Art. 46. Seront à la charge entière des chefs de maisons de la première catégorie :

1° Le logement, l'alimentation, les vêtements des prostituées de la maison ou de passage, la taxe de leur visite sanitaire, les dépenses en cas de maladie non vénérienne traitée dans la maison ;

2° Les dépenses nécessaires pour un habillement, divers selon la saison, mais uniforme pour toutes les femmes envoyées au syphilocome; comme de tout ce qui peut être nécessaire pour la propreté desdites femmes pendant leur séjour dans la maison et au syphilocome.

Art. 47. Lorsqu'une prostituée est reçue dans une maison de tolérance, le chef de ladite maison doit immédiatement procéder à l'inventaire des habillements et autres objets appartenant à ladite femme ; le tout sera décrit en un registre spécial que le chef de la maison doit se procurer selon le modèle prescrit.

Art. 48. Pendant le séjour d'une prostituée dans la maison de tolérance, elle n'est pas obligée de se servir de ses effets. Ceux-ci doivent être renfermés par le chef de la maison, et lui seront remis au moment de sa sortie avec ceux achetés par elle avec son argent, et qui auront été ajoutés à l'inventaire. Les registres contenant l'inventaire des objets appartenant aux prostituées seront renfermés au bureau sanitaire.

Les chefs de maisons ne doivent, sous aucun prétexte, prêter de l'argent à intérêt aux prostituées habitant la maison, et ne faire aucun achat pour leur compte.

Art. 49. Dans les maisons de la première catégorie, les trois quarts du prix fixé sont dévolus au chef, et l'autre quart à la prostituée.

Dans celles de la deuxième catégorie, deux tiers à la prostituée, et un huitième au chef de la maison.

Art. 50. Les chefs de maisons de tolérance de toutes catégories doivent payer au bureau de surveillance, outre la taxe pour les visites sanitaires faites aux prostituées demeurant dans leur maison, une somme annuelle ainsi fixée :

Pour les maisons de la 1re catégorie.	1re classe.	400 francs.
	2e —	200
	3e —	100
Pour les maisons de la 2e catégorie.	1re classe.	100 francs.
	2e —	60
	3e —	40

Les payements pour les visites sanitaires seront faits tous les quinze jours, et ceux pour la taxe fixe tous les trois mois par anticipation.

Art. 51. Les chefs de maisons de tolérance de toutes catégories devront toujours tenir affiché, dans un endroit visible, l'extrait des articles de ce règlement relatifs aux maisons de tolérance, sur lequel extrait sera en outre indiqué en gros caractère la classe à laquelle la maison appartient.

Art. 52. Il est absolument défendu aux chefs de maisons de tolérance d'admettre des femmes au-dessous de seize ans. En cas de transgression, la permission leur sera retirée.

Art. 53. Toute contestation entre les prostituées et les chefs de maisons ou les entremetteuses, si elle n'est pas de la compétence des tribunaux, sera soumise au bureau sanitaire, lequel, s'il le juge convenable, en instruira la police pour que telle mesure jugée utile soit prise.

Art 54. La police ordonnera la fermeture immédiate des maisons clandestines ou ouvertes sans autorisation, et les femmes qui y auront été trouvées seront inscrites comme prostituées.

Art. 55. Dans les maisons de tolérance de toutes catégories, les jeux de quelque sorte que ce soit sont défendus, et il est interdit d'y délivrer des aliments ou boissons.

Art. 56. Les objets oubliés dans les maisons de tolérance doivent être tout de suite consignés à la police.

Art. 57. Si une prostituée montre l'intention d'abandonner la prostitution, le chef de la maison doit tout de suite en avertir le directeur du bureau sanitaire, par lequel elle sera encouragée à mettre son projet à exécution.

Art. 58. Les maisons de tolérance doivent être fermées à l'heure fixée par la police.

Art. 59. Les chefs desdites maisons ne doivent pas s'absenter de Turin sans un permis spécial.

Section IV. — *Précautions sanitaires.*

Art. 60. Un inspecteur sanitaire a la direction de toutes les précautions sanitaires propres à empêcher la propagation des maladies vénériennes.

De concert avec le directeur du bureau sanitaire, l'inspecteur sanitaire fera en sorte que la santé publique soit préservée le mieux possible.

Art. 61. Les médecins chargés de la visite sanitaire des prostituées sont également nommés par le ministre de l'intérieur et en nombre nécessaire, pour que les prostituées inscrites soient régulièrement et exactement visitées.

Art. 62. Les médecins attachés au bureau sanitaire ont un traitement fixe déterminé par le ministère de l'intérieur.

Art. 63. Les médecins chargés de la visite sanitaire des prostituées pourront, en cas de légitime empêchement, se remplacer entre eux ou même se faire remplacer par un autre médecin, mais sauf le consentement préalable de l'inspecteur sanitaire.

Art. 64. Ils devront assister à la visite sanitaire au syphilocome au moins une fois chaque semaine.

Art. 65. Il est absolument interdit aux médecins attachés audit service de traiter les prostituées atteintes de syphilis ou de toute autre maladie, et de recevoir des honoraires desdites femmes ou de leur part.

Ils devront mettre dans l'exécution de leurs fonctions la plus grande diligence, exactitude et ponctualité, dans l'intérêt de la santé publique.

Art. 66. Il est également interdit aux médecins attachés audit service de donner des soins aux chefs des maisons de tolérance et aux gens de service qui y sont attachés.

Art. 67. Toutes les prostituées inscrites sont assujetties à deux visites sanitaires chaque semaine, soit tous les trois jours.

Art. 68. La visite sanitaire sera faite avec le plus grand soin et avec tous les moyens qui, dans l'état actuel de la science, sont reconnus utiles pour rendre plus certain le diagnostic des maladies vénériennes.

Art. 69. Les prostituées appartenant aux maisons de la première catégorie sont visitées à domicile. Celles qui appartiennent aux maisons de la deuxième catégorie seront visitées, soit en leur demeure, soit au bureau sanitaire, selon la décision prise pour le bien du service par le directeur et l'inspecteur, de concert entre eux.

Art. 70. Les prostituées isolées sont visitées dans la chambre à ce destinée, au bureau sanitaire.

Il leur est cependant facultatif de se faire visiter à domicile en payant au directeur du bureau quatre visites à l'avance à raison de 1 fr. 50 c. l'une.

Art. 71. La visite sanitaire dans la chambre annexée au bureau a lieu tous les jours, excepté le dimanche, de onze heures à deux heures, et est faite simultanément par deux médecins du bureau.

Le nombre total des prostituées libres à visiter au bureau est divisé par le directeur en trois sections, de façon que le tiers en soit visité chaque jour.

Le directeur et l'inspecteur doivent faire tout ce qui est nécessaire pour que la visite sanitaire soit faite avec la plus grande exactitude possible.

Art. 72. La visite des prostituées dans les maisons de tolérance, et de celles libres qui veulent être visitées dans leur logement, est répartie entre les médecins du bureau, de manière que toutes les prostituées soient successivement examinées par tous les médecins. Pour cela, le nombre total est divisé en listes nominatives qui sont successivement transmises aux médecins du bureau.

Art. 73. La prostituée en maison de tolérance ou libre, en ne se trouvant pas à son logement au jour et à l'heure fixés pour la visite, doit le même jour se présenter au bureau pour y être examinée.

Art. 74. La prostituée qui manque à la visite sanitaire est arrêtée et conduite au bureau pour y être visitée. En cas de récidive, ou si elle cherche à mettre des obstacles à un examen exact comme celui que doit pratiquer le médecin du bureau, elle pourra être soumise à certaines mesures coercitives, décrétées selon les cas par la police.

Art. 75. Si la prostituée libre s'est présentée régulièrement pendant trois mois consécutifs à la visite au bureau sanitaire aux jours indiqués, et a satisfait régulièrement à la taxe fixée pour la visite, la somme entière par elle payée dans le troisième mois lui sera restituée.

Art. 76. La prostituée libre, retenue au lit en cas de maladie, est visitée chez elle, et la visite est gratuite.

Art. 77. Il sera fait des visites extraordinaires chaque fois que l'inspecteur sanitaire le croira nécessaire.

Les visites extraordinaires ne dispensent pas les prostituées des visites ordinaires.

Pour les visites extraordinaires, soit dans les maisons de tolérance, soit au bureau sanitaire, il n'est dû aucune taxe.

Art. 78. Les médecins, après chaque visite ordinaire ou extraordinaire des prostituées, doivent inscrire sur leur livret et sur le registre du bureau, le jour de la visite, l'état sanitaire de la femme et les observations particulières qu'ils croiront utiles. Les visites faites aux prostituées dans les maisons devront en plus être inscrites sur le registre dont il est parlé à l'article 43.

Toutes ces déclarations sont écrites par le médecin lui-même.

Art. 79. Toute prostituée reconnue affectée de syphilis primitive ou constitutionnelle, ou de toute autre maladie contagieuse, doit immédiatement être envoyée au syphilocome avec un certificat médical indiquant la nature et le siége de la maladie. Celle qui présentera quelque symptôme douteux d'infection syphilitique sera également renfermée au syphilocome, où elle restera jusqu'à ce qu'il soit reconnu si elle est ou non infectée.

Art. 80. La prostituée qui, visitée au bureau sanitaire, est reconnue infectée, est tout de suite dirigée au syphilocome par les soins du bureau. Tout transfèrement des prostituées du bureau sanitaire au syphilocome, et *vice versâ*, doit autant que possible être effectué en voiture.

La prostituée, domiciliée en une maison de tolérance de première classe et déclarée infectée par le médecin de visite, doit le plus promptement possible être envoyée au syphilocome par les soins et sous la responsabilité du chef de la maison, auquel, en cas de non-exécution, on pourra retirer la permission.

Art. 81. La prostituée qui, déclarée affectée de syphilis, au lieu de se présenter au bureau pour être envoyée au syphilocome s'absente, sera arrêtée et conduite de force au syphilocome, et à sa sortie sera punie de cinq à quinze jours de prison.

Art. 82. Pendant le séjour d'une prostituée au syphilocome, son livret est déposé au bureau sanitaire.

Lorsqu'elle est guérie, elle doit se présenter audit bureau pour y remettre son billet de sortie et déclarer le lieu de son domicile.

Art. 83. Toutes les femmes nubiles et les femmes mariées non comprises parmi les irrépréhensibles, non encore inscrites parmi les prostituées, doivent à la sortie du syphilocome se présenter au bureau pour être soumises au moins à une visite chaque semaine pendant trois mois consécutifs, quand le bureau n'aura pas de motifs suffisants pour les inscrire parmi les prostituées, sauf autorisation préalable de la police.

Art. 84. Lorsqu'une prostituée enceinte a dépassé le huitième mois de grossesse, si elle est reconnue saine, elle sera envoyée à l'hospice de la Maternité ; si elle est infectée, elle sera reçue au syphilocome jusqu'à sa guérison, et alors transférée audit hospice.

La prostituée qui a des moyens de subsistance peut se rendre chez une sage-femme légalement reçue, après le consentement préalable du directeur de l'office sanitaire.

La sage-femme qui aura reçu chez elle une prostituée devra en faire la déclaration au bureau sanitaire.

Art. 85. Les prostituées et les chefs de maisons de tolérance devront obéir aux ordres des médecins relativement aux prescriptions hygiéniques qu'ils pourront faire.

Section V. — *Dispositions diverses.*

Art. 86. Les registres que doivent avoir les chefs de maisons de tolérance dont il est parlé article 43, ceux indiqués article 47 et les imprimés dont il est fait mention à l'article 51, seront fournis par le bureau sanitaire contre le payement du prix d'impression.

Art. 87. Les livrets que les prostituées doivent avoir seront payés par elles au moment de l'inscription, savoir :

Pour les prostituées attachées aux maisons de tolérance.	2 fr.	» c.
Pour celles libres, de 1re classe....................	2	»
— de 2e —	1	»
— de 3e —	»	60

Les livrets seront renouvelés annuellement.

Art. 88. La visite sanitaire faite aux prostituées libres et faite à domicile est fixée à.. 1 fr. 50 c.

Pour celle dans les maisons de la 1re catégorie............ 1

Pour celle au bureau sanitaire, aux prostituées libres :

De 1re classe..........................	1	»
De 2e —	»	50
De 3e —	*gratis.*	

Dans cette dernière classe ne sont comprises que les indigentes.

Art. 89. Toutes les taxes imposées aux prostituées et aux chefs des maisons de tolérance doivent être payées au directeur du bureau sanitaire, et sont destinées à subvenir aux nombreuses dépenses nécessaires pour la surveillance de la prostitution.

Art. 90. Ce règlement entrera tout de suite en vigueur.

Turin, le 1er janvier 1857.

Vu par ordre du ministre :

Le directeur chef de division au ministère de l'intérieur,

MICONO.

FIN DU TOME SECOND ET DERNIER.

TABLE DES MATIÈRES

DU SECOND VOLUME.

SUPPLÉMENT.

PRÉCIS STATISTIQUE, HYGIÉNIQUE ET ADMINISTRATIF DE L'ÉTAT DE LA PROSTITUTION DANS LES PRINCIPALES VILLES DE L'EUROPE.

FIN DE LA TABLE DU TOME SECOND ET DERNIER.

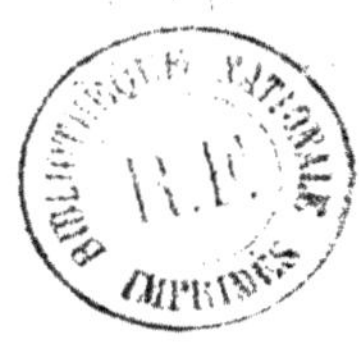

www.ingramcontent.com/pod-product-compliance
Lightning Source LLC
LaVergne TN
LVHW050651060726
842527LV00001B/12

* 9 7 8 2 3 2 9 3 0 3 3 4 5 *